腎生検からここまで解る
臨床病態50症例

企　　画：重松腎病理カンファレンス
監　　修：**重松秀一**
責任編集：**両角國男**
編集協力：山中宣昭　山口　裕　長田道夫　武田朝美

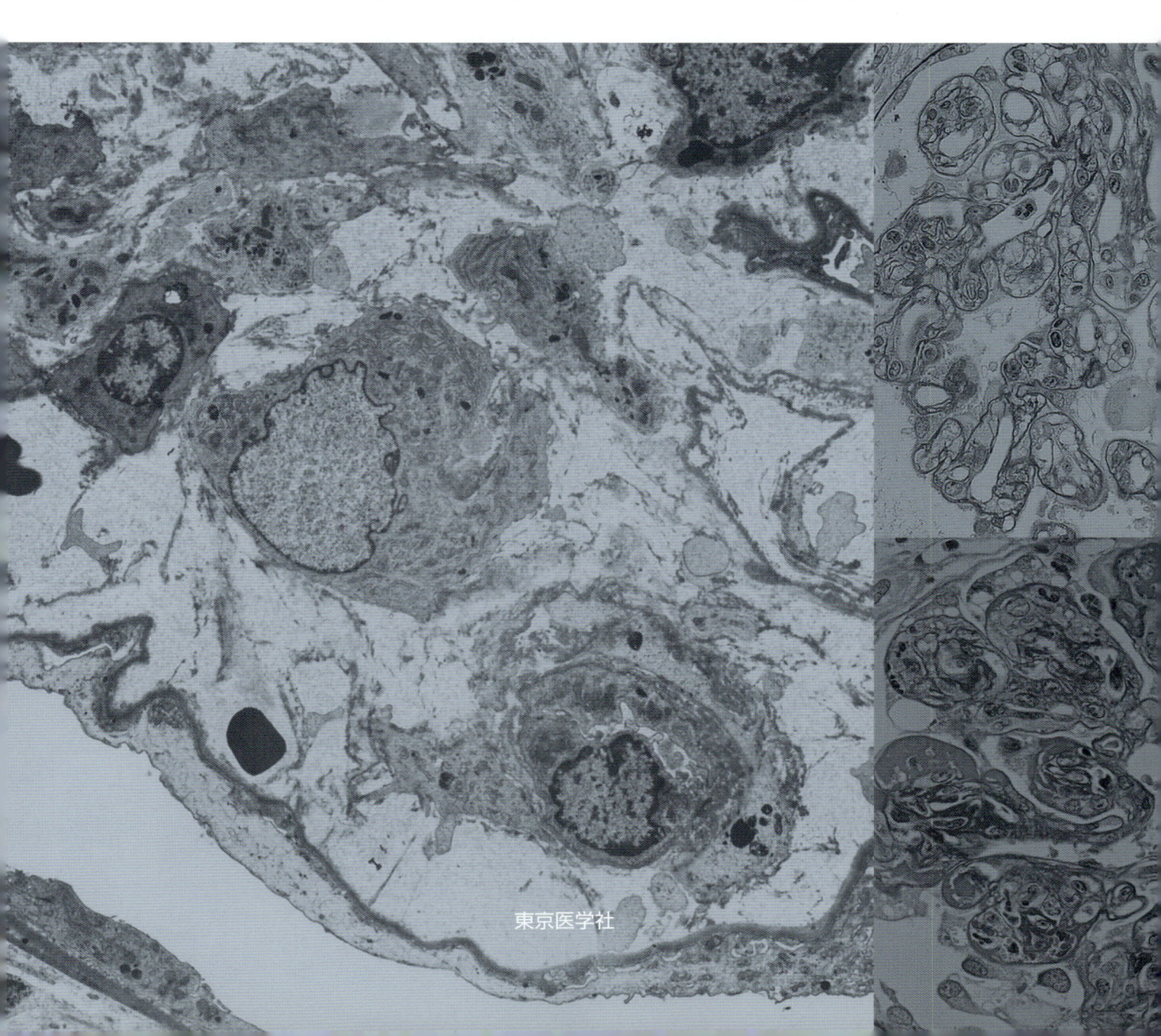

東京医学社

執筆者一覧

- **企　画**　重松腎病理カンファレンス
- **監　修**　重松秀一　　信州大学名誉教授
- **責任編集**　両角國男　　名古屋第二赤十字病院腎臓内科／増子記念病院理事長
- **編集協力**　山中宣昭　　東京腎臓研究所
　　　　　　　山口　裕　　山口病理組織研究所
　　　　　　　長田道夫　　筑波大学大学院人間総合科学研究科医学系分子病理学
　　　　　　　武田朝美　　名古屋第二赤十字病院腎臓内科

■執筆者（五十音順）

稲熊大城	名古屋第二赤十字病院腎臓内科
上村　治	あいち小児医療センター腎内科
乳原善文	虎の門病院腎センター
大塚康洋	名古屋第二赤十字病院腎臓内科
大橋徳巳	大垣市民病院
岡崎雅樹	名古屋医療センター腎臓内科
岡本直樹	藤田保健衛生大学腎内科学
荻山義明	名古屋第二赤十字病院腎臓内科
尾崎武徳	名古屋大学腎臓内科
小野田浩	名古屋第二赤十字病院腎臓内科
掛下幸太	名古屋第二赤十字病院腎臓内科
勝野敬之	名古屋大学腎臓内科
加藤由貴	名古屋第二赤十字病院腎臓内科
金山恭子	藤田保健衛生大学腎内科学
川口武彦	名古屋第二赤十字病院腎臓内科
川田真宏	虎の門病院腎センター
川野充弘	金沢大学医学部リウマチ膠原病内科
北村　謙	名古屋第二赤十字病院腎臓内科
鬼無　洋	半田市立半田病院
後藤千慶	名古屋第二赤十字病院腎臓内科
後藤芳充	名古屋第二赤十字病院小児科
坂井　薫	名古屋第二赤十字病院腎臓内科
白澤祐一	名古屋市立大学腎臓内科
新城　響	名古屋第二赤十字病院腎臓内科
末田伸一	名古屋第二赤十字病院腎臓内科
杉山和寛	岡崎市民病院
鈴木　聡	海南病院腎臓内科
鈴木大成	名古屋第二赤十字病院腎臓内科
鈴木康倫	金沢大学医学部リウマチ膠原病内科
薗村和宏	近江八幡市立総合医療センター腎臓内科
武田朝美	名古屋第二赤十字病院腎臓内科
田中章仁	名古屋大学腎臓内科
玉井宏史	愛知厚生連安城更生病院腎臓内科
戸川博之	名古屋市立大学腎臓内科
冨田英孝	愛知厚生連安城更生病院腎臓内科
富田貴子	県立多治見病院
永井琢人	あいち小児医療センター腎内科
永田高信	大垣市民病院
長谷川詠子	虎の門病院腎センター
長谷川みどり	藤田保健衛生大学腎内科学
八田　告	近江八幡市立総合医療センター腎臓内科
福田道雄	名古屋市立大学腎臓内科
堀家敬司	名古屋第二赤十字病院腎臓内科
松尾清一	名古屋大学腎臓内科
丸山彰一	名古屋大学腎臓内科
美浦利幸	名古屋市立大学腎臓内科
水谷　真	半田市立半田病院
水野晶紫	名古屋市立大学腎臓内科
村田実奈子	名古屋第二赤十字病院腎臓内科
八尾村多佳朗	名古屋医療センター腎臓内科
山川　聡	あいち小児医療センター腎内科
山岸優雅	旭川赤十字病院腎臓内科
山崎秀憲	名古屋第二赤十字病院腎臓内科
山本慶子	名古屋第二赤十字病院腎臓内科
湯澤由紀夫	藤田保健衛生大学腎内科学
吉田篤博	名古屋市立大学腎臓内科

発刊にあたって

　重松腎病理カンファレンスは28年前に名古屋市立大学病院の小さな会議室で腎臓内科の勉強会として始まりました．契機は，重松秀一先生が信州大学病理学講座教授として着任され，直接のご指導をいただける機会が生まれたことです．

　腎臓内科医の多くは腎生検病理学に精通したいとの強い思いを持っています．しかし，腎臓内科医が腎病理診断を学習する環境は恵まれているとはいえません．現在も基本的な状況は同じです．腎臓病理専門医の国内分布に大きな偏りがあるため，腎病理専門医に直接の指導を常に受けながら腎臓病理学を学ぶことができる地域は稀で，多くは独学で研鑽しています．

　東海地方では腎生検診断への専門医の支援や指導体制はなかったため腎臓内科医が診断のすべてを担ってきました．腎生検件数は当時から多く，診断困難例に悩むことは頻回にありました．

　重松腎病理カンファレンスの黎明期は，適切な診断には優れた光顕標本が不可欠なこと，基本的病理診断用語の使用，特殊染色の評価のしかた，腎生検病理診断は，光顕所見に加え免疫病理検索，特に蛍光抗体法検査が重要であること，電子顕微鏡の重要性など腎生検診断の基礎を学ぶ時期でした．当時の我々の診断は腎病理専門医から十分な能力があるとの評価をいただけるレベルには到達できませんでした．しかし，1年2回のカンファレンス定期開催を楽しみに自己研鑽する日々を過ごすようになりました．

　黎明期から発展期に移行し，重松腎病理カンファレンスの参加者は大きく膨らみました．名古屋市立大学腎臓内科の腎生検病理診断勉強会から脱皮し，名古屋大学腎臓内科を中心とする東海地方の腎臓内科医が加わり，50名を超すカンファレンスに育ちました．

　その後，重松腎病理カンファレンスは転換期を迎えました．

　2001年に両角が名古屋第二赤十字病院に移動し，重松腎病理カンファレンスは日赤で開催されるようになりました．この時期を契機に重松先生に山中宣昭先生，山口裕先生が指導者に加わり，日本の3大腎病理医から指導をいただくことができるようになりました．腎臓内科医にとって天の声に等しい3大腎病理医の意見をいただく大変贅沢だが緊張感のある会となりました．同じ標本を診断する3大腎病理医の見解が異なる症例があることに出会ったことは驚きでしたが，腎生検の病態診断に必要な因子として腎臓内科医の正確な臨床情報と病態解析への努力の重要さを再認識することになりました．

　その後，重松腎病理カンファレンスは成熟期を迎えました．

　3大腎病理医に長田道夫先生が加わり4大腎病理医の競演する夢のような会になりました．

　希少な症例のみでなく腎臓病の病態解析に迫ることができるカンファレンスを目指して大きく進化したと実感できる会に変容しました．

　4大腎病理医の診断を学ぶことに加え，腎臓内科医が積極的に討論に参加し，可能な限りの診断方法を駆使して病態に迫る会として運営することができるようになりました．重松腎病理カンファレンスが最高レベルの臨床腎病理カンファレンスであるとの口コミで全国に広がり，現在では北海道から九州・沖縄まで全国各地から130名を超す参加者が集まります．

重松腎病理カンファレンスを支える支柱は，全国の施設から検討会に応募いただく貴重な症例が集まること，病態解析に必要な情報を病理学的検索に加え，臨床的解析，遺伝子解析，特定施設でしか行えない特殊検査などを集約した腎病理検討会であることです．

　今回，第50回重松腎病理カンファレンス開催を記念し，成熟期の50症例を選択し「腎生検からここまで解る臨床病態50症例」として上梓することができました．

　腎生検診断に関する優れた単行本は多くあります．腎臓病の病理診断を網羅的に学ぶには最適の教科書です．わが国でも腎生検病理アトラスが腎病理診断標準化委員会・日本腎病理協会から出版されています．

　「腎生検からここまで解る臨床病態50症例」は腎生検診断を広く学ぶためのアトラスではありません．紹介される1例毎の病態にどこまで腎生検を中心に迫ることができるかにこだわった内容になっています．重松腎病理カンファレンスの討論を軸にその後の解析結果も加えて考察がされています．新しい疾患概念や希少疾患も多く含みますが，最もこだわったのは診断名ではなく，病態をどう考えるかをできるだけ科学的に検証することです．最終的に病態診断できなかった症例も含みますが，今後の課題として大切に記憶したいと思います．

　腎臓病領域のなかで腎病理学，移植腎病理学をライフワークに設定し40年以上を過ごしてきました．4大腎病理医の先生からの温かいご指導と励ましが私の背中を押し続けてくれました．バーゼル大学のM J Mihatsch教授との出会いとその後の親交は私の大切な財産です．私とともに臨床病態にこだわって学んできた武田朝美先生を筆頭に沢山の仲間がいることを誇りに思います．今回の出版は堀家敬司先生と大塚康洋先生の編集補助があり完成することができました．東京医学社の蒲原一夫さんの支援なくしてはできませんでした．また，4大腎病理医を筆頭に日本全国の腎病理が大好きな腎臓内科医，腎病理医の先輩や友人が我々を育ててくれました．本当に感謝しています．

　名古屋第二赤十字病院の腎臓内科を中心に重松腎病理カンファレンスは今後も運営され，これからも複雑な病態解析が困難な症例に腎病理専門医と腎臓内科医が積極的にレベルの高い討論を繰り返していくと思います．成熟度を深めた重松腎病理カンファレンスからは今後も貴重な臨床病態に迫る症例が報告されます．10年後に「腎生検からここまで解る臨床病態50症例 -2-」を出版できるようにこれからも夢を求めていこうと思います．

（新築された増子記念病院新1号館　理事長室にて）

両角國男

序文

　このユニークな腎病理症例集が出版されるに至った経緯を述べてみたい．

　病理組織学的解析は疾患診断上特異性が高いと評価されてきている．腎臓病理学は腎生検が実用化されて以来，その組織診断標準化に努力が傾けられ，WHO では 1974 年腎疾患の組織分類に関する共同研究班を作り，J. Churg 氏を班長に 14 ヶ国の病理学者，腎臓病学者の討論の結果を 1982 年 Renal disease, classification and atlas of glomerular diseases として発表し，ここに国際的に通用する組織診断の標準化が成し遂げられた．

　一方本邦では，組織の基質の融解性変化（組織融解）を研究する病理学者が何人かおられ，その研究成果から腎病理学の分野では，今で言う「メサンギウム融解」「基底膜融解」なる現象が国際分類を補強するものとして取り入れられた．

　また 100％の発生率を誇る「馬杉腎炎」の解析から動きのある糸球体病変についての理解が深まり，糸球体腎炎の「発生」「進展」「治癒」「修復」「硬化」「荒廃」へのプロセスが明らかにされたのも，腎病理組織診断の有用性を高めるうえで大きな貢献となった．

　このような背景のなか，私は 1979 年信州大学医学部に赴任し，当時から盛んに活動していた中部日本糸球体腎炎談話会へのお誘いを受けることになった．何回目かの出席の際両角國男先生から「腎病理学に関心を持つ臨床医のための研究会」を立ち上げたいとのお話が有り，1988 年に「第 1 回名古屋腎病理研究会」が開かれることになった．この研究会が「重松腎病理カンファレンス」のはじまりであった．

　最初は「腎病理のてほどき」でスタートしたが，やがて臨床医が自分の症例を自分の目で見て発表するという形が取られるようになり，病理医は自分の観察の結果を示説し，その症例に対する意見，見解を述べた．臨床所見との乖離をなくそうとしても，多くの問題点を残すことはいたしかたないので，無理な結論づけはしないで記録に留め置かれた．病理担当者も山中，山口，長田の諸先生の参加で充実し育っていった．

　振り返ってみると，会の立ち上げから 4 半世紀が立つわけで，その間の腎臓病学の進歩をたどってみると以下のように要約されるであろう．

1. 感染が関わる腎炎の把握が進んだ．感染後の糸球体腎炎の抗原と発症の仕方がはっきりした．また感染巣を持つひとの腎炎の特徴が明らかにされた．
2. 膜性腎症の自己抗原の一部が明らかにされ，自己抗体による発症もあることがわかった．
3. 膜性増殖性腎炎には補体系の異常に絡む発症と免疫複合体性発症のものがあることが明らかにされた．
4. 従来の多クローン性抗体による腎炎の他に単クローン性抗体による発生があることがわかった．
5. 腎間質の，異常とも言える線維化が終末像となりうる IgG4 関連腎臓病が把握された．
6. 移植腎病理の免疫学的把握の進歩があった．
7. IgA 腎症の組織学的重症度分類が本邦から，国際的にも提示された．
8. 従来の WHO のループス腎炎の分類が新しい国際分類（ISN/RPS 分類）に改定され

た．
9. 血管炎症候群については Chapel Hill 分類に加えて，国内的，国際的に臨床治療指針が示された．

などが挙げられる．

　数多くの検討症例の中にはその後の経過で，ある変化がはっきりしてきて，新たに提示された腎病変に相当するものであることが判明する症例が出てきた．病理医間で見解の異なった症例が実は新たなカテゴリーの腎病変に包括される症例も出てきた．それでも完全な発症機構はわからない症例は依然多く残された．このような状況の中「重松腎病理カンファレンス」で発表された症例のうち，研究会の後新たな事実がみつかったり，興味ある経過を示したりした症例を集め出版することにしたことは大きな意味があると考えられる．ある 1 時点での腎生検の組織診断で，全貌を捉えることはまず不可能であり，そこで生じた疑問点を絶えず念頭において以後の経過観察に目を配ることは臨床医にとって大切なことである．

　この症例集がそのような観点から腎病理学に主点をおいて，後進の医師たちに贈るメッセージとなることは素晴らしいことであると思われる．

　腎臓病理学で主に使われる光顕，蛍光，電顕試料は現在ではそれぞれその保存がうまくゆくようになった．光顕についてはバーチャルスライドの普及でいつでも各染色標本がみられるし，蛍光，電顕についても画像の保存はうまくいっている．今後ますます症例の見直しが必要となってくる場合があるだろうが，ゆるがぬ証拠試料が整っていることは腎生検病理学の強みでもある．

（信州大学名誉教授）

重松　秀一

目 次

発刊にあたって　iii

序文　v

■急性糸球体腎炎症候群

1 経過から溶連菌感染後急性糸球体腎炎を疑い，腎生検にて膜性増殖性糸球体腎炎と診断した1例
感染後急性糸球体腎炎と膜性増殖性糸球体腎炎の鑑別のキーポイントは何か？
名古屋第二赤十字病院　1

2 管内増殖性病変と血管炎を呈した急性腎炎症候群の1例
急性糸球体腎炎に動脈病変を合併することはあるか？
名古屋第二赤十字病院　11

3 低補体血症の持続する慢性糸球体腎炎症例
C3 腎症と溶連菌関連腎症の可能性は？
名古屋第二赤十字病院　20

■膜性増殖性糸球体腎炎様

4 好酸球増多・補体低下と高 IgG 血症を示した腎機能低下を伴うネフローゼ症候群の1例
膜性増殖性糸球体腎炎（MPGN）-III 型に合併した間質性腎炎？全身性疾患，それとも偶然の合併？
名古屋大学　27

5 診断にも治療にも苦慮している膜性増殖性糸球体腎炎（MPGN）様所見を示した1例
MPGN 様病変の原因は特定できるか？
県立多治見病院　36

6 予後良好な経過をたどった C3 glomerulonephritis の1例
C3 glomerulonephritis は治療に反応し改善するか？
虎の門病院　43

■先天性ネフローゼ症候群

7 先天性ネフローゼ症候群フィンランド型（Finnish type）と考えられた男児例
腎組織像と遺伝子検索から，先天性ネフローゼ症候群を解析する（1）
あいち小児医療センター／名古屋第二赤十字病院　50

8 先天性ネフローゼ症候群（びまん性メサンギウム硬化症 DMS，いわゆる French type）と考えられた男児例
腎組織像と遺伝子検索から，先天性ネフローゼ症候群を解析する（2）
あいち小児医療センター／名古屋第二赤十字病院　55

■SLE 関連腎症

9 Lupus vasculopathy により血栓性微小血管症を合併したと考えられた全身性エリテマトーデスの1例
SLE にみられる動脈病変には何があるか，lupus vasculopathy の特徴と鑑別診断の考え方
虎の門病院　60

10	典型的 lupus vasculopathy の 1 例		
	SLE ではどのような動脈病変が出現しているのか？	名古屋第二赤十字病院	68

11	SLE の lupus vasculopathy では小葉間動脈から血管極までの 血管病変を呈することはあるのか？		
	どのレベルの血管病変までを lupus vasculopathy と診断するのか？	大垣市民病院／名古屋大学	75

12	当初，上皮細胞陥入症で発症したループス腎炎の症例		
	上皮細胞陥入症はループス腎炎の早期病変か？	半田市立半田病院／名古屋大学	86

13	著明な間質障害を呈したループス腎炎の 1 例		
	ループス腎炎 V+IIIA と著明な間質尿細管病変を合併した SLE 症例，間質尿細管病変の原因は？	名古屋第二赤十字病院	96

14	IgA 腎症で発症し，多彩な組織像の変遷を示した 1 例		
	SLE と診断されていないループス腎炎はあるのか？ 経時生検での評価	名古屋第二赤十字病院	106

15	AKI の臨床経過を示した急性尿細管間質性腎炎をきたした SLE の 1 例		
	AKI を惹起した急性間質性腎炎の原因は SLE，薬剤性，それ以外の可能性はあるか？	藤田保健衛生大学	119

■壊死性糸球体腎炎：ANCA 関連腎症

16	著明な管内増殖を伴った壊死性糸球体腎炎の 1 例		
	病態診断に難渋した壊死性管内増殖性糸球体腎炎	半田市立半田病院	126

17	多彩な腎病変を呈した関節リウマチ（RA）患者の 1 例		
	RA の腎病変に特異的な所見はあるのか？	名古屋第二赤十字病院	134

18	膜性腎症を合併した抗糸球体基底膜（GBM）抗体型糸球体腎炎の 1 例		
	抗 GBM 抗体型糸球体腎炎と膜性腎症の合併は偶然か？	名古屋市立大学	143

19	多核巨細胞を伴う肉芽腫が目立った MPO-ANCA 関連血管炎の 1 例		
	多核巨細胞性動脈炎は MPO-ANCA 血管炎として例外なのか？	金沢大学	153

■糸球体沈着症

20	コンゴーレッド陰性物質沈着をみる lobular glomerulopathy の症例		
	糸球体への non-amyloid organized deposit 陽性例の鑑別をどう進めるか？ 孤発例の Fibronectin 腎症と診断できるか？	愛知厚生連安城更生病院	160

21 急激な経過で不可逆性腎不全に至ったイムノタクトイド腎症
ネフローゼ症候群，急速進行性糸球体腎炎症候群（RPGN）の経過を示した原因は
イムノタクトイド腎症？　クリオグロブリン腎症？
名古屋第二赤十字病院　171

22 単クローン性γグロブリン血症を伴うI型クリオグロブリン血症により急性腎障害を呈した1例
多彩な糸球体・尿細管病変を認めた crystal storing histiocytosis を伴った
I型クリオグロブリン腎症
名古屋医療センター／名古屋大学　181

23 免疫グロブリン陰性の organized deposit を認めた MPGN の1例
奇矯な形態の organized deposit の正体は何か？
旭川赤十字病院／名古屋第二赤十字病院　195

■ TMA 病変

24 急性腎障害（AKI），悪性高血圧，多彩な自己抗体を認めた1例
高血圧緊急症をきたした強皮症腎クリーゼ（scleroderma renal crisis）
岡崎市民病院　204

25 26 ゲムシタビン（GEM）使用による異なる臨床所見を呈した血栓性微小血管症（TMA）の2例
今，最も重要な薬剤性溶血性尿毒症症候群（HUS）の
病態を内皮細胞障害から考える
名古屋第二赤十字病院　213

27 クリオグロブリン血症を伴い，ゲムシタビン（GEM）誘発血栓性微小血管症（TMA）をきたした1例
GEM による TMA とクリオグロブリン腎症の合併か？
名古屋大学　224

28 急速進行性糸球体腎炎・溶血性尿毒症症候群（HUS）の臨床経過を示し，
高度血栓性微小血管症（TMA）病変を呈した IgA 腎症の1例
IgA 腎症に TMA は合併するのか？　見落としている疾患はないのか？
名古屋第二赤十字病院　233

29 生体腎移植後に非典型的溶血性尿毒症症候群（atypical HUS）を再発し，
補体制御因子異常と診断された1例
腎移植後の経過から原疾患が確定された atypical HUS 症例
名古屋第二赤十字病院　241

30 ABO 血液型不適合腎移植後，急性抗体関連型拒絶反応症例
TMA の極初期病変を急性抗体関連型拒絶反応から観察する：
既存抗体のある移植では血流再開1時間で内皮細胞障害は起こっている
名古屋第二赤十字病院　250

31 ALL に対する同種骨髄移植後の腎障害
骨髄移植後腎症の病態は？
名古屋第二赤十字病院　258

■多発性骨髄腫：Mタンパク血症関連腎症

32　Myeloma cast nephropathy と light chain の沈着を併発した骨髄腫症例
多発性骨髄腫の腎病変は多彩だが，どんな合併は稀なのか？　　　藤田保健衛生大学　264

33　免疫電気泳動で IgG-κ 鎖が陽性の膜性増殖性糸球体腎炎（MPGN）の 1 例
糸球体基底膜内側の高電子密度沈着物（EDD）は
　軽鎖沈着症（LCDD）の可能性はないか？　　　名古屋大学　271

34　腎生検で診断した Crystal-storing Histiocytosis を合併した IgG-κ 型の MGUS 症例
糸球体毛細管腔内に高度な crystalloid 含有細胞が多数存在し，
　尿細管上皮細胞内にも crystalloid が確認された M 蛋白血症例　　　名古屋市立大学　283

35　多発性骨髄腫に合併したネフローゼ症候群
ネフローゼ症候群を呈した多発性骨髄腫に認めた
　C3 腎症は偶然合併か，それとも？　　　名古屋第二赤十字病院　294

36　IgA-κ 型の多発性骨髄腫に認められた IgA 腎症に経時生検をし得た 1 例
monoclonal IgA glomerulonephritis の症例か？　　　名古屋第二赤十字病院　301

■間質性腎障害

37　著明な肉芽腫形成を認めた間質性腎炎の 1 例
巨細胞性肉芽腫を伴う間質性腎炎に皮膚病変を合併した症例　　　海南病院　310

38　抗ミトコンドリア M2 抗体（抗 M2 抗体）陽性の非原発性胆汁うっ滞性肝硬変（non-PBC）例に発症した Fanconi 症候群の 1 例
抗 M2 抗体は Fanconi 症候群を惹起するか？　　　近江八幡市立総合医療センター　318

39　壮年発症家族性 Fanconi 症候群の 1 例
家族性に発症した Fanconi 症候群の原因は何か？　　　名古屋第二赤十字病院　326

40　検尿異常を伴わない末期腎不全の 18 歳症例
ネフロン癆の組織形態学的特徴とは？　　　旭川赤十字病院／名古屋第二赤十字病院　333

41　検尿異常や腎形態異常なく急激な腎機能低下を示した高齢症例
Medullary cystic kidney disease（MCKD）の診断は妥当か？
　　　名古屋第二赤十字病院　339

42　高度な間質尿細管病変を呈した自己免疫異常症例
組織診断困難例だったが，4 年後に IgG4 関連腎疾患と確認できた：
　引き出しに入れた診断困難例は，忘れなければ宝物かもしれない
　　　名古屋第二赤十字病院　345

43
間質性腎炎を合併した難治性ネフローゼ症候群を呈した膜性腎症
非典型的 IgG4 関連腎症：IgG4 関連腎症の疾患概念はまだ流動的か？
名古屋第二赤十字病院　351

44
後腹膜線維症の治療経過中に発症した低補体血症を伴った急性腎障害の 1 例
複雑な背景をもった抗尿細管基底膜抗体型腎障害は SLE 関連の病変か？
愛知厚生連安城更生病院／名古屋大学　363

■移植後腎障害

45
腎移植 1 年の移植腎生検で診断された軽鎖沈着症（light chain deposition disease: LCDD）の再発例
移植腎に再発しやすい重要な腎臓病を知ろう
名古屋第二赤十字病院　375

46
生体腎移植後早期に再発し，進展経過を確認できた Fibronectin 腎症
移植後再発しやすい稀な家族性糸球体疾患を知ろう
名古屋第二赤十字病院　387

47
腎移植後に進行性に腎障害を呈した 1 例
腎移植後の単クローン性 IgG 沈着型増殖性糸球体腎炎 proliferative glomerulonephritis with monoclonal IgG deposits（PGNMID）の再発
名古屋大学　399

48
特異な動脈内膜病変を伴いシクロスポリン急性腎毒性が疑われた生体腎移植症例
移植手術後きわめて早期に出現した動脈内膜の浮腫性増殖性病変をどのように考えるのか，拒絶反応を否定できるか？
名古屋第二赤十字病院　411

■その他

49
急性骨髄性白血病の地固め療法中に生じた急性腎不全の 1 例
腎臓への稀な感染症として真菌感染症も忘れてはならない
名古屋第二赤十字病院　419

50
傍尿細管毛細血管（PTC）に限局した血管内大細胞型 B 細胞リンパ腫（PTC dominant IVLBCL）の 1 例
血管内悪性リンパ腫は PTC 内に浸潤することで AKI を起こす
近江八幡市立総合医療センター　428

索引　437

1

経過から溶連菌感染後急性糸球体腎炎を疑い，腎生検にて
膜性増殖性糸球体腎炎と診断した1例

感染後急性糸球体腎炎と膜性増殖性糸球体腎炎の鑑別のキーポイントは何か？

キーワード 感染後急性糸球体腎炎，低補体性腎炎，膜性増殖性糸球体腎炎，
感染後糸球体腎炎症候群

➕ 症例
15歳，男性

➕ 主訴
肉眼的血尿，浮腫

➕ 既往歴
小学生時　肺炎

➕ 生活歴
高校1年生，ラグビー部に所属

➕ 現病歴
30日前に下肢に外傷を負った．近医受診し，下肢感染に対して創処置で一時期軽快したが，2週間前に再度悪化し，再度近医受診．伝染性膿痂疹疑いにてクラリスロマイシン，ロラタジン処方受けた．
4日前より肉眼的血尿出現．
顔，足の浮腫が出現し休日診療所受診後，急性腎炎疑いにて当院救急外来紹介受診．同日精査加療目的で入院となった．

➕ 服薬歴
14日前より　クラリスロマイシン，ロラタジン

➕ 家族歴
特記すべきことなし

➕ 初診時現症
身長170.2 cm，体重58.5 kg（+3.5 kg），血圧146/99 mmHg，脈拍72/min，SpO$_2$（RA）99%，体温36.3℃
意識清明　眼瞼結膜貧血なし，眼球結膜黄疸なし　咽頭発赤なし，口蓋扁桃腫脹なし，心音・呼吸音　整　腹部　平坦，軟，圧痛なし　眼瞼および下腿浮腫あり　左下肢に浸出液を伴うびらんあり

➕ 初診検査所見
表参照

表1　検査所見

尿定性	pH 5.5，蛋白（2＋），潜血（3＋），糖（－）
尿沈渣	赤血球 20〜29/HPF，白血球 5〜9/HPF，顆粒円柱 50〜99/FF，上皮円柱 30〜49/FF，顆粒円柱 50〜99/FF
尿定量	蛋白 0.3 g/day 尿中 β_2mG 45.8 μg/mL，尿中 NAG 9.7 IU/L，尿中 FDP 832 ng/mL，CCr 87 mL/min
血算	WBC 9,900/μL，RBC 408×10^4/μL，Hb 12.2 g/dL，Ht 35.0%，Plt 26.8×10^4/μL
生化学	TP 5.93 g/dL，Alb 3.06 g/dL，CK 159 IU/L，AST 20 IU/L，ALT 20 IU/L，LDH 196 IU/L，ALP 625 IU/L，γGTP 25 IU/L，BUN 44.1 mg/dL，Cr 1.16 mg/dL，UA 11.94 mg/dL，TC 139 mg/dL，T-Bil 0.54 mg/dL，CRP 0.60 mg/dL，Na 140 mEq/L，K 4.2 mEq/L，Cl 110 mEq/L，Ca 9.0 mg/dL，Pi 4.9 mg/dL，Mg 2.4 mg/dL，Glu 115 mg/dL，β_2mG 2.1 mg/L
免疫学	IgG 1,487 mg/dL，IgA 156 mg/dL，IgM 81 mg/dL，IgE 289 IU，C3 20 mg/dL，C4 20 mg/dL，CH50＜12.0 U/mL，ASO 238 IU，ASK＞20,480 倍，ANA＜40 倍，RF 1 IUm/L，MPO-ANCA＜10 EU，クリオグロブリン（－），梅毒（－），HBsAg（－），HCVAb（－）
凝固系	PT 13.6 sec，APTT 34.7 sec，Fibrinogen 291.9 mg/dL
細菌検査（左下肢創部）	*Streptococcus pyogenes* 検出

✚ 臨床経過

　　ASO 238 倍，ASK 20,480 倍以上，低補体血症，左下肢創部より A 群 β 溶血性連鎖球菌検出した．溶連菌感染後急性糸球体腎炎の疑いにて，血圧，水分など保存的管理を行った．
　　検尿異常出現し 2 週間経過するが，検尿所見に改善認めず．
　　12 日後に，腎生検施行した．

光顕所見：

　　60 個の糸球体が得られ，びまん性全節性の糸球体病変を示していた．糸球体病変は後述するように高度な増殖性病変で，やや分葉化傾向を示し，管内増殖を呈していた．1 つの糸球体に限られていたが内皮下の massive な沈着物を認める．

免疫蛍光抗体法：

　　蛍光輝度は C3 が最も強かったが，IgG がメサンギウムから係蹄壁にわずかに顆粒状に染色されていた．標準的な感染後急性糸球体腎炎の蛍光染色パターンと異なり I 型膜性増殖性糸球体腎炎との鑑別が蛍光所見では困難であった．
　　入院 23 日目より検尿所見の改善がないため steroid pulse（mPSL 500 mg　3 日間）を実施したが，この時点でも C3 42 mg/dL，C4 35 mg/dL と C3 低値は持続していた．
　　入院後 26 日より後療法として PSL 40 mg/日を開始した．
　　32 日目で PSL 40 mg の内服で退院し，その後の治療は外来通院にて行うこととなった．

✚ 腎生検所見

光顕所見：

図 1〜8

1. 経過から溶連菌感染後急性糸球体腎炎を疑い，腎生検にて 膜性増殖性糸球体腎炎と診断した1例

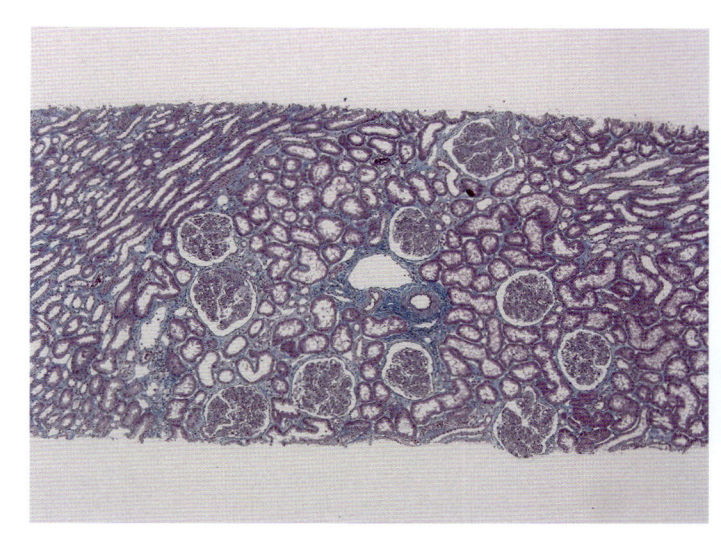

図1 Masson-Trichrome 染色
病変の主体は糸球体にあり，びまん性全節性の病変である．弱拡大でも確認できる分葉化傾向がある．全節性硬化，半月体，癒着はみられない．間質は保たれている．小動脈にも病変はない．

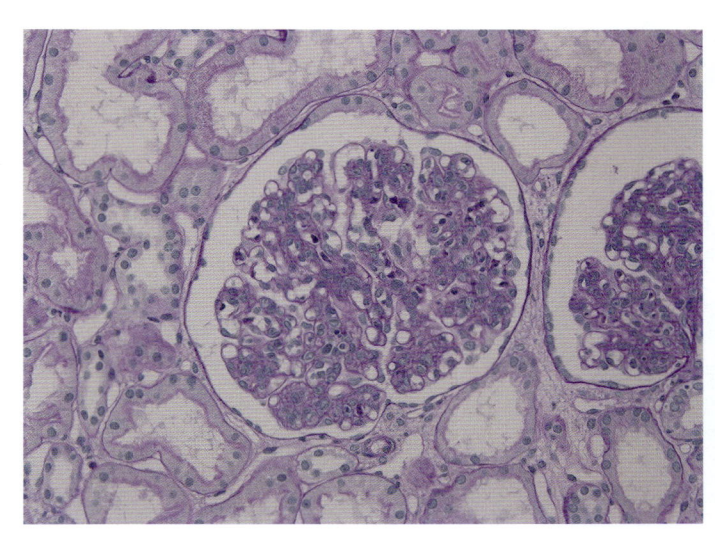

図2 PAS 染色
糸球体毛細血管腔内には核の濃染する白血球が増加し，糸球体毛細血管腔の開大が不良な部位を伴っている．糸球体内の固有細胞は増加し，管内とメサンギウム細胞増殖もみられる．

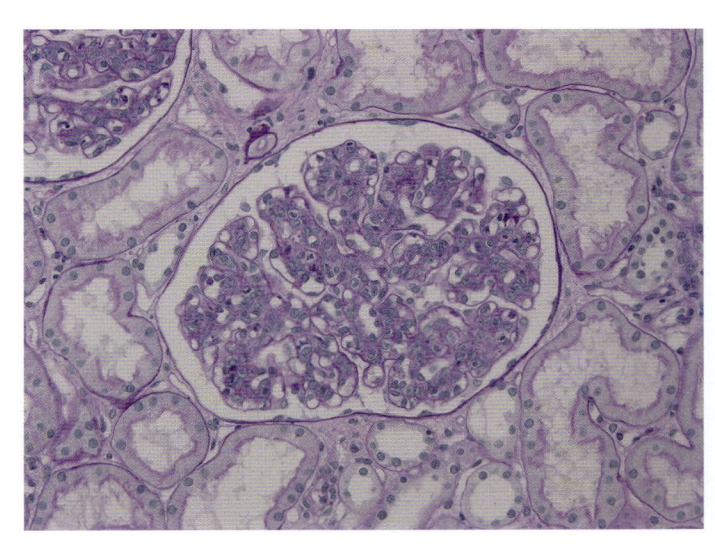

図3 PAS 染色
メサンギウム領域には多数の細胞が増加し，分節性にメサンギウム域の高度の拡大（メサンギウム融解）を認める．管内増殖性病変に加え，メサンギウム領域の増殖がより強い糸球体変化である．

免疫蛍光所見：

図9

　　IgA mes-cap±，IgG mes＞cap＋，M-Fib mes＞cap±，C1q mes±，C3 mes＞

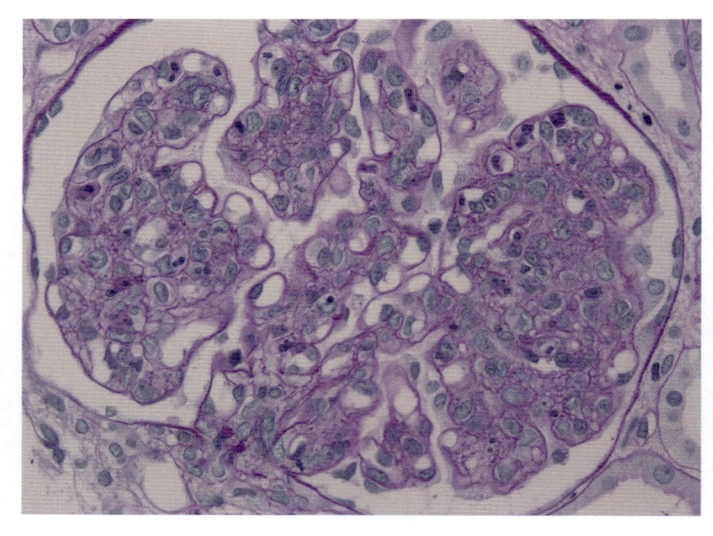

図4　PAS染色
糸球体は腫大して，単核球および多核球が内皮細胞に接着している．メサンギウム細胞の増生および腫大した内皮細胞などで血管腔は狭小化している．浮腫状に拡大したメサンギウム融解を伴い，細胞増多の高度な部位では血管腔の確認はできない．

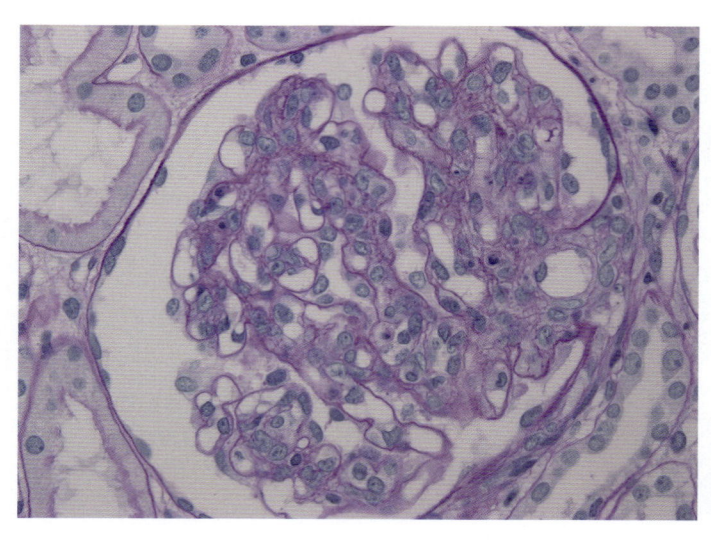

図5　PAS染色
基本構築の比較的保たれた糸球体で糸球体係蹄壁の評価が可能な糸球体でも光顕で確認できるhumpはない．

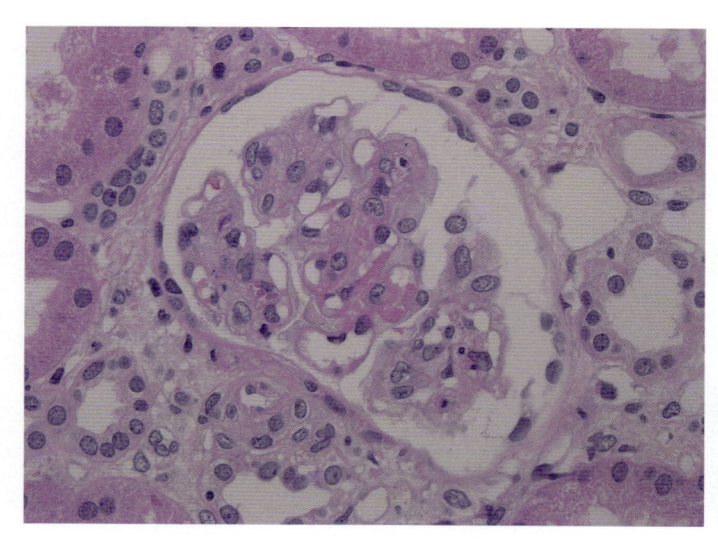

図6　HE染色
メサンギウムから内皮下腔にかけてエオジン好性の沈着物が連続している．この染色でもhumpは確認できない．

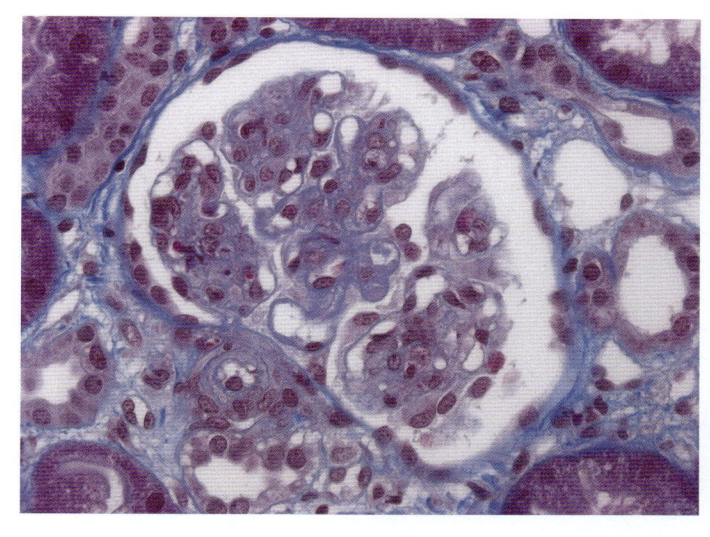

図7 Masson-Trichrome 染色
内皮下からメサンギウムにかけての沈着物は淡いピンク色から青に染色されている．

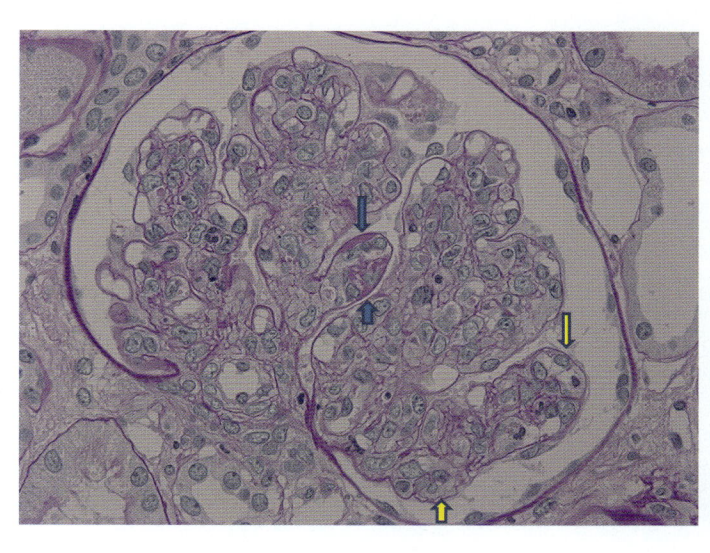

図8 PAS 染色
糸球体内皮下に PAS 陽性の deposit を認める（⇒）．糸球体係蹄壁にはわずかながら二重化が確認される（⇒）．高度な増殖性病変によりメサンギウム融解を呈しているが，同部位の細胞がどの細胞であるかを光顕で識別することは難しい．この構造を判別するには，細胞マーカー染色と内皮細胞の染色が必要である．

cap＋＋＋，C4 mes＞cap±
　細顆粒状にメサンギウムおよび係蹄に沈着がみられる．
電顕所見：
　図10〜13

+ **初診時画像所見**
　　胸部X線：心胸郭比49％，左肋骨横隔膜角鈍
　　腹部骨盤単純CT：両側腎腫大，肝脾臓やや腫大あり

+ **この症例の臨床的問題点**
　　臨床経過からは溶連菌感染後急性糸球体腎炎（PSAGN）を疑ったが，低補体血症，検尿異常が遷延し，通常のPSAGNとは異なると考え，腎生検を施行した．
　　腎生検組織では高度な管内増殖性病変でメサンギウム融解を伴っていた．PSAGNの診断に有用なhumpはなかった．1つの糸球体に光顕レベルで大量の内皮下からメサンギウムへの沈着物を認めた．PSAGNでは基底膜の二重化やメサンギウム間入を示すことは少なく，蛍光抗体法でC3が係蹄に沿って特徴的顆粒状パターンを示すとされる．免疫蛍光抗体法の染色パターンもPSAGNと膜性増殖性糸球体腎炎（MPGN）I型の中間的な染色

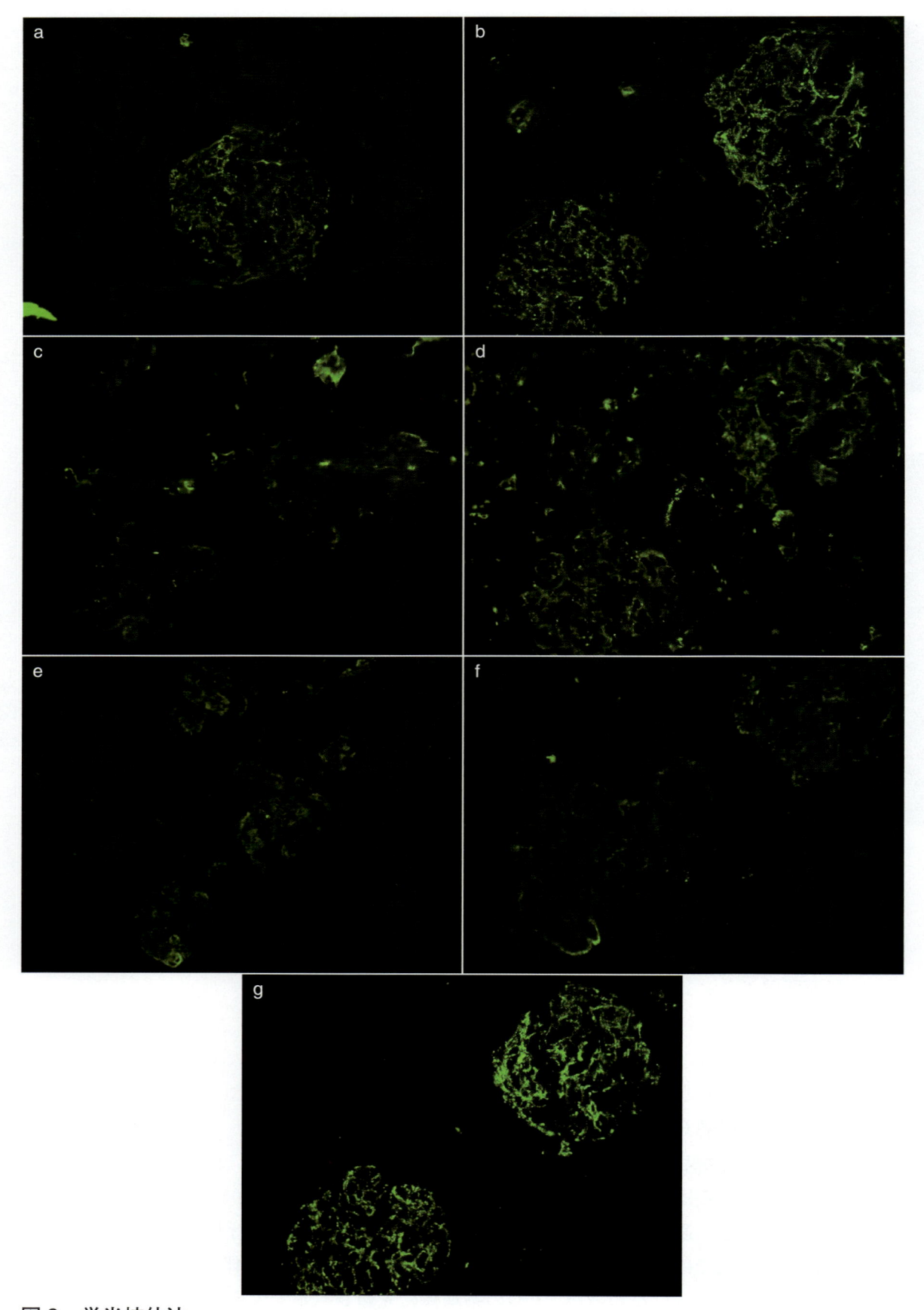

図9 蛍光抗体法
a：IgA，b：IgG，c：IgM，d：Fib，e：C1q，f：C4，g：C3
C3が糸球体係蹄壁からメサンギウムに強く染色されている．糸球体内に星屑のような顆粒状陽性とは異なり，係蹄に沿って内皮からメサンギウムにも沈着している印象を受ける．IgGも弱いながら顆粒状に沈着をしている．

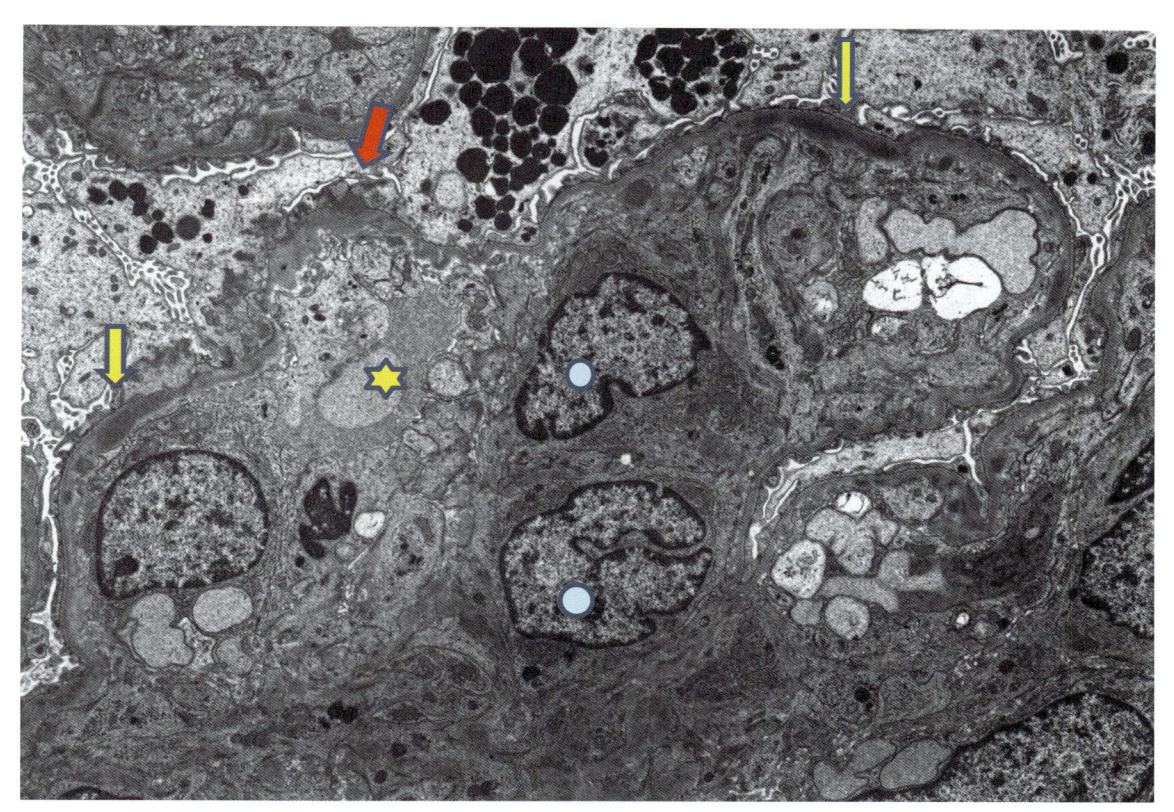

図 10　電顕　糸球体所見

内皮細胞の細胞質には腫大が目立ち，毛細血管腔が狭小化している（＊）．
内皮下腔に連続性の高電子密度沈着物（EDD）がある（⇒）．また，小さな内皮下の EDD も散見される．
上皮下に 1 カ所のみだが hump の形状やサイズとは異なるが EDD が存在する（⇒）．拡大したメサンギウム領域中心部の細胞はメサンギウム細胞の特徴である細胞質の端の収縮蛋白の構造がみられないため単球である可能性が高いが，単球では相互の interdigitation 嵌合はなく，ER の発達したメサンギウム細胞の可能性もある（○）．

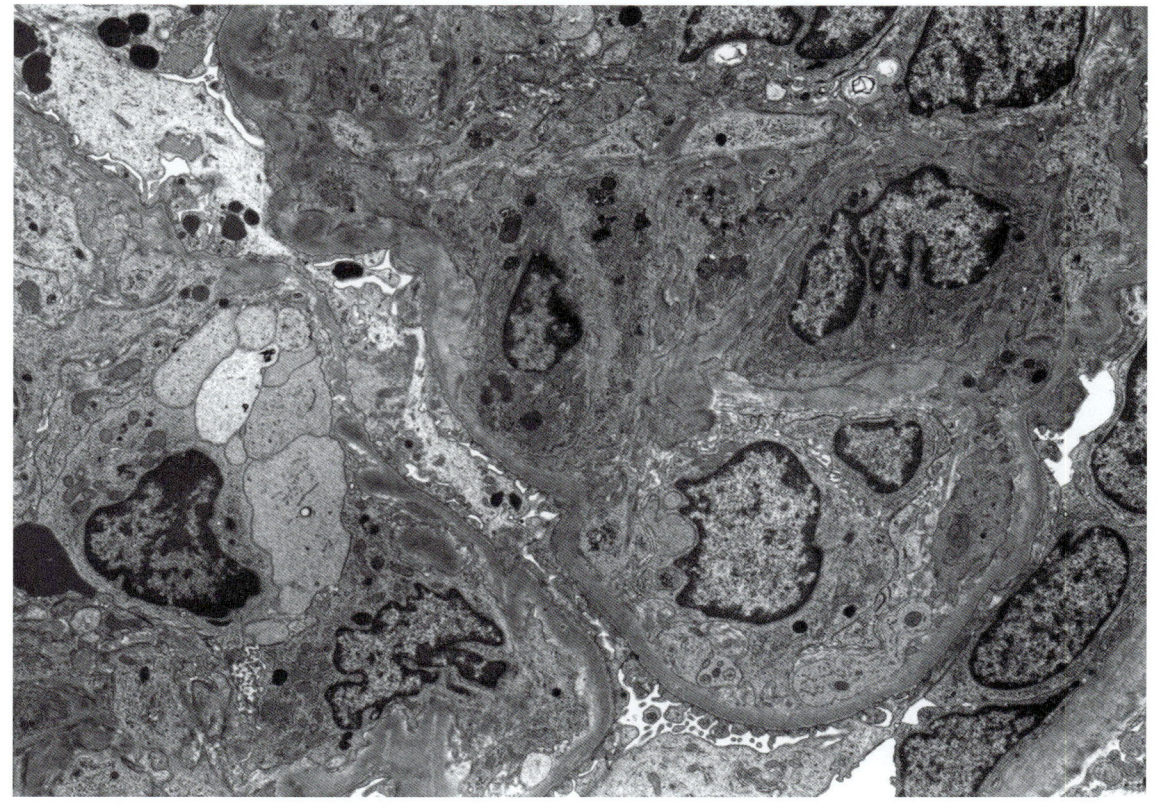

図 11　電顕　糸球体係蹄病変

血管管内に集積した dense granules のある単球と腫大した内皮細胞により血管腔はほとんど閉塞している．メサンギウム領域内の細胞のいくつかは浸入した血液細胞で単球と思われる．膜内に比較的小さな高電子密度沈着物を多数認める．

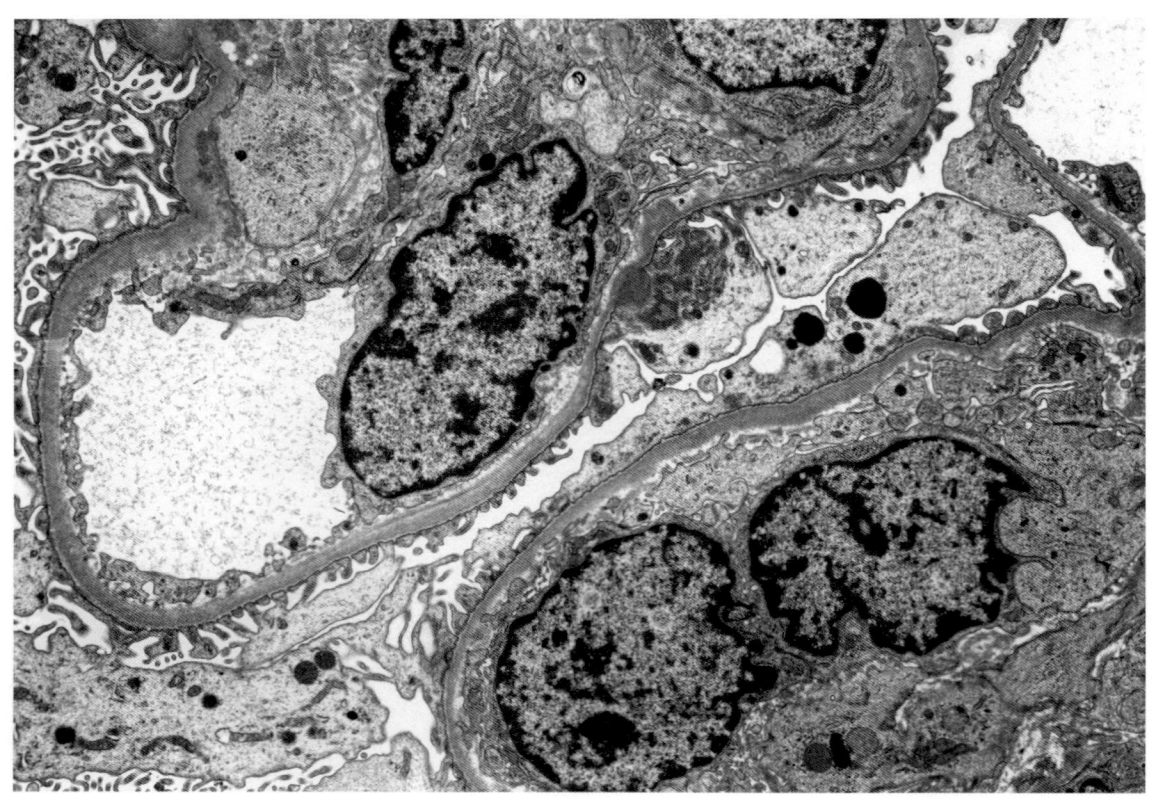

図 12　電顕
比較的に構造のよく保たれた部位の毛細血管腔内にも集積して単球が存在する．

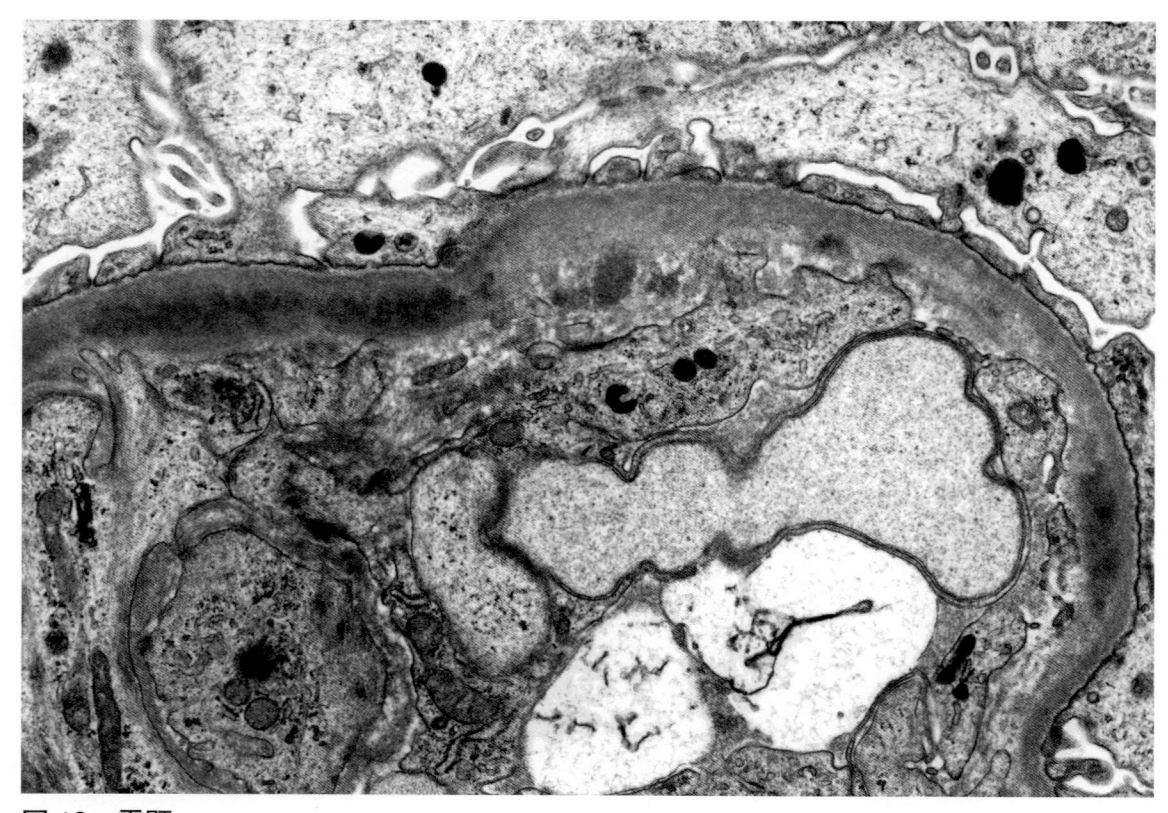

図 13　電顕
基底膜内から内皮下腔には一部では連続性に分布しているものを含め，多数の小さな EDD が存在する．

であった．今回の症例では，電顕にて内皮細胞下の高電子密度沈着物（EDD）が多数確認され，最終的な診断はMPGNタイプIと考えた．

本症例の腎病理組織診断において，PSAGNとMPGNの鑑別はどのように考えたらよいかに疑問を感じている．

✚ この症例の問題点に関する病理医の見解

溶連菌感染後急性糸球体腎炎（PSAGN）の疾患概念は臨床的にも病理所見からも確立しているため通常は診断上の問題はない．一方，広く感染後急性腎炎の臨床病理学的な診断に関しては大きな問題が残されている．細菌感染症の原因がどの細菌かにより臨床経過も病理所見も異なる．さらに，ウイルス感染後の急性腎炎になるとさらに複雑となる．今回は，低補体血症性腎炎のうち，溶連菌感染後急性糸球体腎炎と膜性増殖性糸球体腎炎の病理所見の比較が問題となった．

膜性増殖性糸球体腎炎を考える際には感染症との関連は忘れることができない重要なポイントとなる．水頭症へのVAシャント留置後に出現する腎炎は，低補体血症性腎炎で白色ブドウ球菌などの感染に続発することが知られ，シャント抜去により低補体も検尿異常も改善し，その病理像は膜性増殖性糸球体腎炎I型に酷似している．また，重症MRSA感染に伴って出現してくるMRSA腎炎は低補体血症を伴うことが多く，IgA沈着を有する膜性増殖性糸球体腎炎様となることが多い．膜性増殖性糸球体腎炎の原因として細菌感染症はきわめて重要な役割を担っている．感染症に罹患しやすい小児で溶連菌感染後急性糸球体腎炎も膜性増殖性糸球体腎炎I型が多いことも無関係ではない．感染症の中で補体制御蛋白に対する自己抗体としてC3NeFが出現してくると膜性増殖性糸球体腎炎になると考えられる．

感染症関連腎炎として，代表が溶連菌感染後急性糸球体腎炎であるが，膜性増殖性糸球体腎炎I型の一部は感染後，感染中糸球体腎炎として理解することができると考える．

一方，別な病理医の意見として以下の見解が示された．この症例は，ASO 238倍，ASK20,480倍以上，低補体血症，左下肢創部よりA群β溶血性連鎖球菌検出という臨床情報に矛盾がないことを重視し，溶連菌感染後のpostinfectious glomerular changeの遷延像とみるべきであろう．糸球体の炎症が激しかったために著明なメサンギウム融解をきたし，そのあとに高度のpostmesangiolytic endocapillary glomerulitisが生じたもので，光顕像を仔細に観察してみると，明確なdouble contourはほとんど目立たず，電顕像でもmesangial interpositionとするほどの所見は確認できず，この糸球体所見をMPGNパターンといえるかどうか疑問と考える．Humpは溶連菌感染後急性糸球体腎炎診断の錦の御旗ではなく，humpがみられないということは溶連菌感染後腎炎を否定する根拠にはならない．Humpは炎症の程度や経過により消失することが少なくないし，電顕像をよくみると，humpの消褪像を示唆するところも2，3カ所認められる．Secondary MPGNの原因のひとつとして溶連菌感染後急性糸球体腎炎はその候補にあげられるわけだし，本症例のような不規則なdepositの分布はこのような場合によくみられるのではないだろうか．

今回の症例の鑑別診断においては，光顕では，メサンギウム融解を伴う激しい増殖性腎炎であったことと，電顕でのEDDが膜内内皮側に目立ったことが診断確定上の重要なポイントと考えた．きわめて早期に膜性増殖性糸球体腎炎I型を診断し得た症例として貴重と考えるが，この腎生検後の臨床経過の追跡，特に検尿異常の推移，低補体血症の推移，可能であれば再生検を行っての評価が確定診断につながるだろう．

(第 39 回重松腎病理カンファレンスより)

【文献】
1) Jenett JC, et al：Acute poststreptococcal glomerulonephritis. Heptinstall's Pathology of the kidney, 6th ed, Lippincott Williams & Wilkins, Philadelphia, pp322-358, 2007
2) Jenett JC, et al：Membranoproliferative Glomerulonephritis. Heptinstall's Pathology of the kidney, 6th ed, Lippincott Williams & Wilkins, Philadelphia, pp254-319, 2007
3) Sethi S, Fervenza FC：Membranoproliferative glomerulonephritis-a new look at an old entity. N Engl J Med 366（12）：1119-1131, 2012
4) 上田善彦, 他：管内性糸球体病変を伴う糸球体疾患. 病理と臨床 19：111-124, 2001

2

管内増殖性病変と血管炎を呈した急性腎炎症候群の1例

急性糸球体腎炎に動脈病変を合併することはあるか？

キーワード 急性糸球体腎炎，増殖性動脈内膜炎，感染後糸球体腎炎，感染性糸球体腎炎

✚ 症例
40歳代，女性

✚ 主訴
発熱，全身倦怠感，下腿浮腫

✚ 既往歴・生活歴
特記すべきことなし
喫煙歴20本×20年，機会飲酒
常用薬・サプリメント服用なし

✚ 現病歴
入院7日前に夫との北海道旅行（3日間）から自宅（名古屋）に戻り，その後38℃台の発熱と倦怠感が出現した．明らかな先行感染のエピソードはなく，肉眼的血尿もみられなかった．入院6日前に近医受診しフロモックス®とロキソニン®を処方されたが症状は改善せず，次第に下腿浮腫を自覚するようになったため，入院前日に当院救急外来を受診．血清 Alb 3.1 g/dL，血清 Cr 1.87 mg/dL，尿蛋白（4＋）と腎障害を認めたことから，翌日に腎臓内科に紹介となった．

✚ 家族歴
特記すべき事項なし，腎臓病（−），透析（−）

✚ 初診時現症
身長157 cm，体重48.1 kg（症状出現前43.1 kg，体重増加＋5.0 kg）
意識清明，血圧107/64 mmHg，脈拍73/min，体温37.1℃
著明な両側下腿浮腫あり．動悸・呼吸苦なし．
頸部・腋下・鼠径リンパ節腫脹（−），口腔潰瘍（−）
皮疹・紫斑（−），蝶形紅斑・日光過敏（−）
神経学的異常（−），明らかな感染を疑う異常所見なし．

✚ 初診時検査所見
表1参照

✚ 初診時画像所見
胸部X線：心拡大（−），胸水貯留（−）
腹部CT：腎腫大・腎萎縮（−），尿路閉塞・水腎（−）

✚ 臨床経過
腎臓内科紹介後に再検査を行い，上記の結果より急性腎炎症候群と考えられたため，原

表1 入院時検査所見

尿定性	蛋白（4+），潜血（1+），糖（−）
尿沈渣	赤血球1～4/hpf，白血球5～9/hpf，硝子円柱＞100/hpf，上皮円柱＞100/hpf，顆粒円柱1～4/hpf
尿定量	尿蛋白 1.6 g/gCr
血算	WBC 3,900/μL，RBC 329万/μL，Ht 29.9%，Hb 10.2 g/dL，Plt 10.7万/μL
生化学	TP 5.7 g/dL，Alb 2.9 g/dL，UN 35 mg/dL，Cr 2.1 mg/dL（eGFR 22 mL/min/1.73 m^2），Na 131 mEq/L，K 5.1 mEq/L，Cl 104 mEq/L，Ca 8.2 mg/dL，P 3.3 mg/dL，AST 64 IU/L，ALT 65 IU/L，LDH 243 IU/L，ALP 234 IU/L，CRP 1.04 mg/dL，ESR 52 mm/hr
免疫学	IgG 1,047 mg/dL，IgA 299 mg/dL，IgM 136 mg/dL，C3 66 mg/dL，C4 25 mg/dL，CH50＜12 U/mL，ASO 66 IU，ASK 5,120，ANA 40倍，抗DNA抗体（RIA）＜2.0 IU/L，抗ssDNA抗体＜10 IU/L，抗dsDNA抗体＜10 IU/L，抗SS-A抗体 251 U/mL，抗SS-B抗体＜7 U/mL，RF 1.0 IU/mL，MPO-ANCA＜10 EU，cryoglobulin（−）梅毒 STS（−）TPHA（−）HBVAg（−）HCVAb（−）HIVAb（−）VCAIgM（−）VCAIgG（+）EBNAIgG（+）HPVIgM（−）HPVIgG（+）HHV6IgM（−）HHV6IgG（+）CMVIgM（−）CMVIgG（+）HSVIgM（+）HSVIgG（+）
凝固系	PT-INR 1.14，APTT 37.0 sec，Fibrinogen 232 mg/dL，FDP 12.7 μg/mL，D-dimer 6.83 μg/mL

因精査と加療目的に即日入院となった．C3低下は定形的急性腎炎の経過には合致しないが一過性の低補体血症は確認された．塩分制限と利尿剤による浮腫のコントロールを行ったうえで，第4病日に腎生検を施行した．

その後免疫抑制剤や抗生剤は投与せずに保存的治療を継続したが，徐々に浮腫は消退し，第11病日には腎機能，尿所見ともに改善した．一方で，入院時からの37～38℃の発熱と頭痛は改善せず，炎症反応も高値が持続していた．この原因として髄膜炎などの感染症が鑑別にあがったが，血液培養・尿培養・髄液検査により感染は否定的であり，第11病日よりプレドニゾロン20 mg/日より内服を開始した．その後発熱・炎症反応ともに改善し，全身状態も良好であったことから，プレドニゾロン内服を15 mg/日に減量し，第15病日に退院となった（図1参照）．

✚ 腎生検所見

光顕所見（図2，3）：

観察された糸球体は73個あり，うち2個が球状硬化を呈していた．ほぼすべての糸球体は著明な管内増殖性変化を呈していたが，浸潤細胞の主体は単核球（mononuclear cells：MNC）であり，多核球（polymorphonuclear cells：PMNC）ではなかった．一部の糸球体ではメサンギウム融解や有糸分裂を呈している細胞もみられ，腎炎の活動性が高いことが示唆された．一方で半月体やボウマン嚢との癒着は認められず，糸球体基底膜にスパイクや点刻像，二重化はみられなかった．尿細管の萎縮や間質の線維化はなかった．葉間動脈とその分枝に，MNCの浸潤を伴う動脈内膜炎がみられ，その分枝の血管壁にはフィブリノイド壊死を認めたが，血栓形成はなかった．特殊免疫染色では単核球由来のKP1陽性細胞が管内増殖および動脈内膜炎の部位に一致してみられ，わずかにT細胞由来のCD3陽性細胞も認められた．

図1 入院後臨床経過

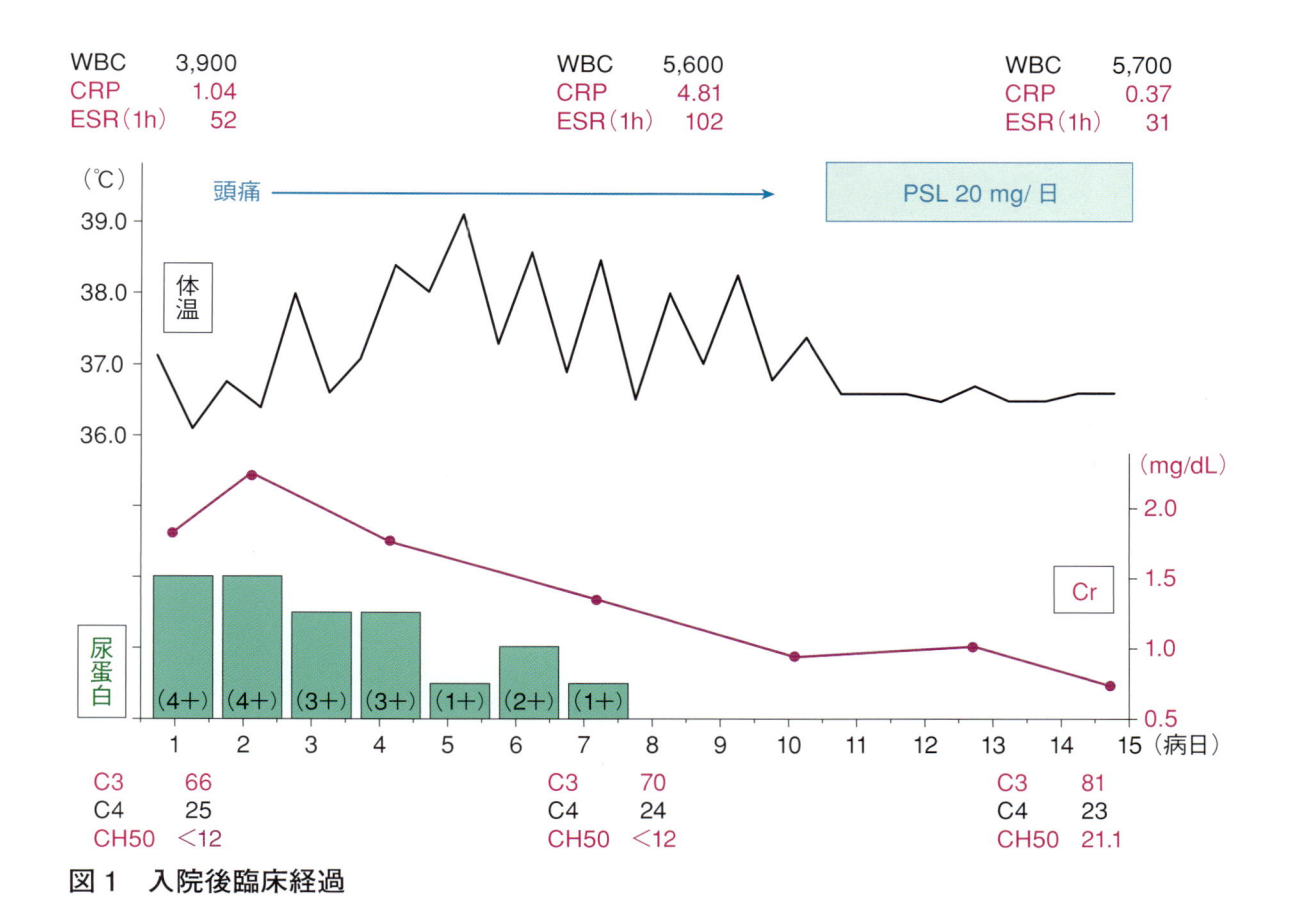

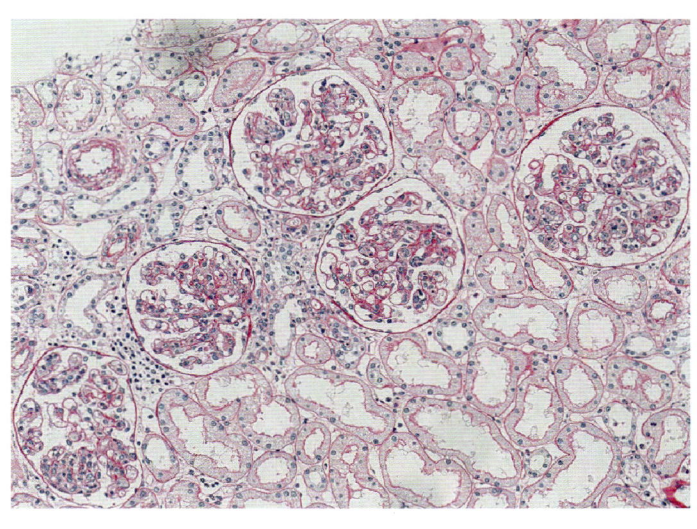

図2 PAS染色
糸球体にびまん性に管内増殖性病変を認める．尿細管の萎縮や間質の線維化はみられない．

免疫蛍光（IF）所見（図4）：

　IgG，IgA，IgM，C3，C4，C1q がすべて陽性であり（"full house" パターン），メサンギウム領域および係蹄壁にかけて顆粒状の沈着を認めた．フィブリノーゲンは有意な沈着を示さなかった．血管炎像を呈する動脈は IF サンプルには含まれておらず，動脈内膜炎を呈する動脈を含む光顕サンプルを用いて peroxidase antiperoxidase（PAP）法で再検したところ，免疫複合体の沈着はなく pauci-immune 型のパターンを呈していた．

電顕所見（図5）：

　糸球体に管内増殖性変化を認め，内皮下に高電子密度沈着物がみられたが，上皮下沈着

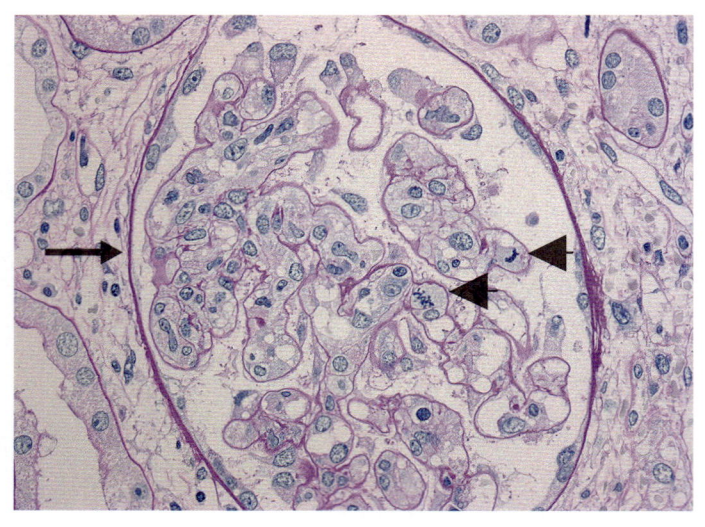

図2 PAS染色
管内増殖性変化にメサンギウム融解（矢尻）と有糸分裂像（矢頭）を伴っている．膜性変化や管外性病変はみられない．

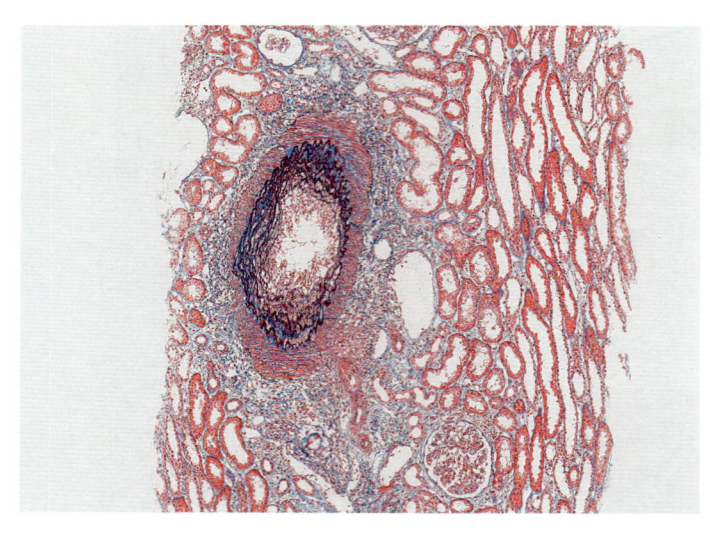

図2 EM染色
葉間動脈に動脈内膜炎を認める．

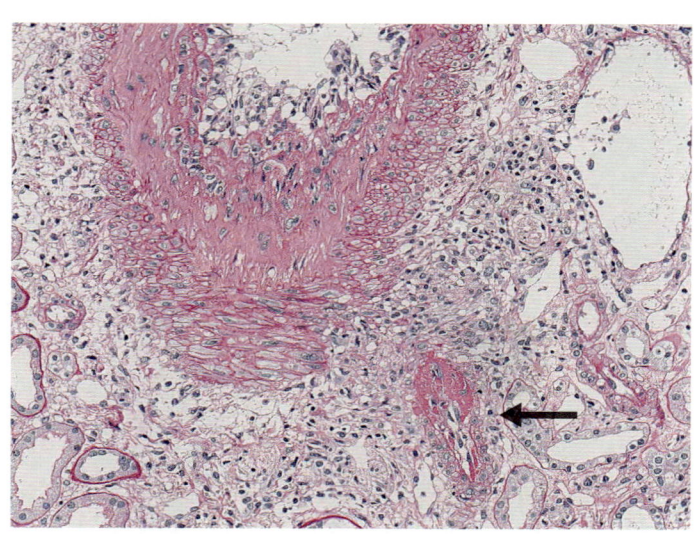

図2 HE染色
葉間動脈の分枝にフィブリノイド壊死（矢印）を伴う動脈内膜炎を認め，弓状動脈にも内膜炎が認められる．

物（hump）はみられなかった．高倍率で沈着物を観察したところ，微細構造としてクリオグロブリンに特徴的な管腔構造はみられなかった．

コメント：
　感冒様症状の後に出現した管内増殖性糸球体腎炎の原因として細菌感染症の存在は証明

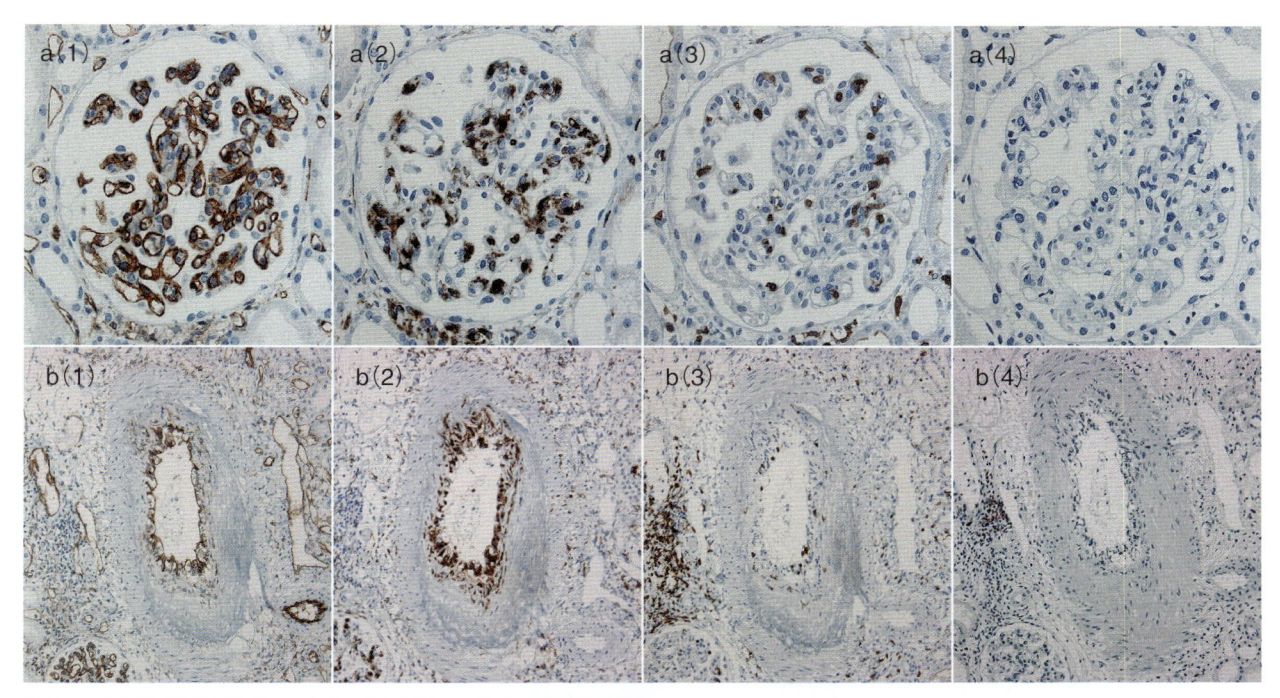

図3 特殊免疫染色：(a) 糸球体，(b) 葉間動脈
(1)：JC70a，(2)：KP1，(3)：CD3，(4)：L26
管内増殖および動脈内膜炎における浸潤細胞の主体はともにKP1陽性細胞（マクロファージ/単球系細胞）であり，わずかにCD3陽性細胞（T細胞）も認められる．L26陽性細胞（B細胞）はほとんど観察されない．

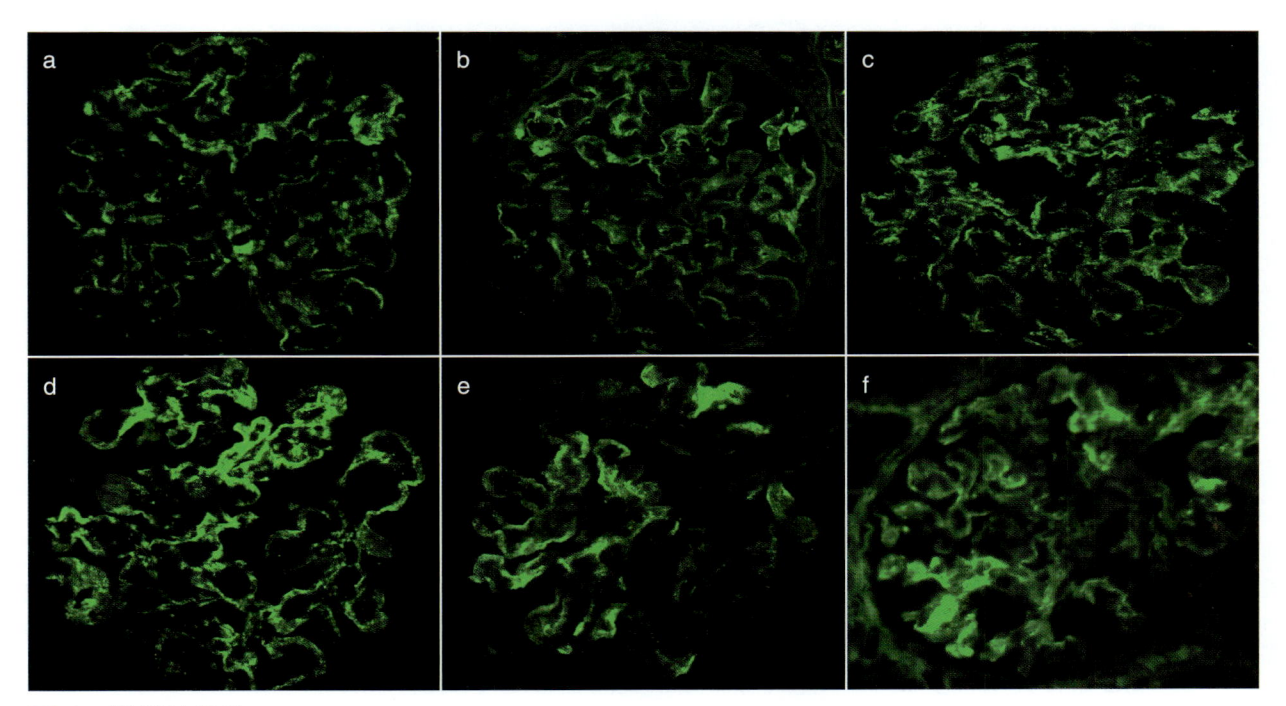

図4 蛍光抗体法
a：IgG，b：IgA，c：IgM，d：C3，e：C4，f：C1qのすべてが陽性（"full house"パターン）であり，メサンギウムから糸球体係蹄にかけて顆粒状の沈着を認めた．フィブリノーゲンは有意な沈着を示さなかった．

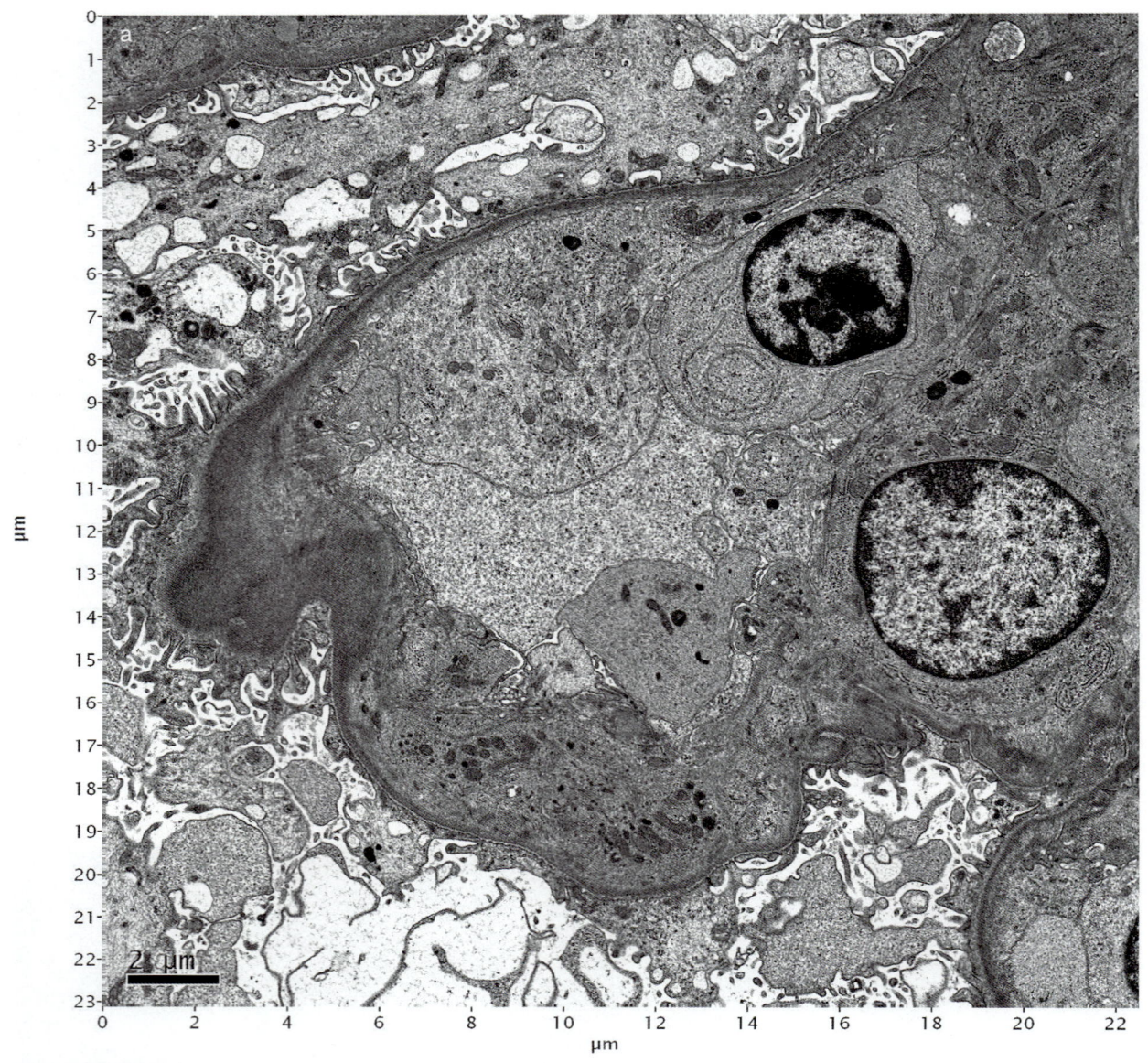

図5 電顕（a）
（a）単球とリンパ球の浸潤を伴う管内増殖性変化を認める．糸球体基底膜の肥厚はみられない．

できず，ウイルス感染と考えてよいのかが臨床的には問題であった．一方，抗 HSV IgM 抗体が陽性であったが，今回の腎病変との関連はあるのかが論議の対象となったが残念ながらより詳細な検索はできなかった．

今回の症例で最も特徴的な所見である管内増殖性糸球体腎炎に合併してみられた renal vasculitis の原因は，同じくウイルス感染によるものと考えてよいのか，今回の管内増殖病変と血管炎の病態は同一のものなのかが疑問として残った．

✚ 本症例の臨床的問題点

本症例の急性腎炎症候群の鑑別としては，先行する感冒様症状，低補体血症，比較的良好な臨床経過から考えると，起炎菌や感染部位は明らかでなかったものの，臨床的には溶連菌感染後糸球体腎炎（post streptococcal acute glomerulonephritis：PSAGN）以外の感染後急性糸球体腎炎（post infectious acute glomerulonephritis：PIAGN）が第一に考えられた．しかし腎生検では，PIAGN に典型的である管内増殖性病変を認めたものの，IF 所

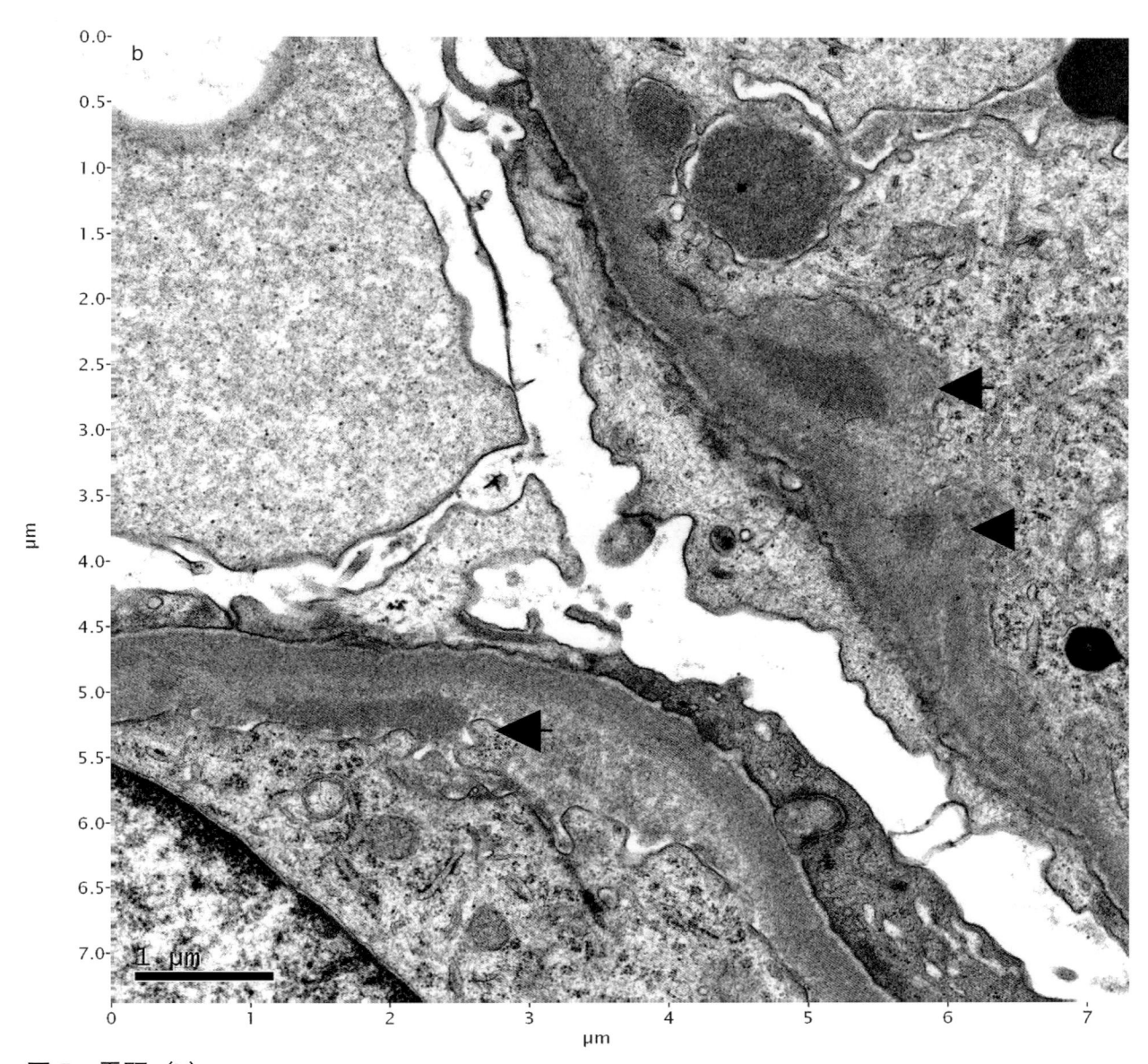

図5 電顕（b）
（b）内皮下に高電子密度沈着物（矢尻）を認める．上皮下沈着物（hump）は認めない．微細構造として（クリオグロブリンに特徴的な）管腔構造はみられない．

見で"full house"パターンを呈しており，従来の感染後糸球体腎炎のパターンに合致していなかったことに疑問が残った．各種検査結果からはループス腎炎など自己免疫を介した二次性腎炎も否定的であり，今回の腎炎の原因を明らかにすることはできなかった．可能性としてウイルス感染に伴う腎炎も鑑別にあげられたが，糸球体腎炎の原因としてよく知られている HBV，HCV，HIV，HPV，CMV による感染は血清学的には否定的であった．一方で臨床症状は伴わないものの，血清学的には単純ヘルペスウイルス（HSV）に対する IgM 抗体が陽性であり，急性の HSV 感染の可能性が示唆されたが，HSV 感染と今回の病理所見との関連については不明である．文献上は HSV 感染と巨細胞性動脈炎についての関連については報告があるものの[1]，HSV 感染を契機とした管内増殖性腎炎については過去に報告されていない．

また，今回最も特徴的な所見として，管内増殖性病変に加えて血管炎（renal vasculitis）を合併していた．血管炎も管内増殖性病変と同様に何らかの感染を契機に発症したのか，

また血管炎と管内増殖性病変の病態は同一なのか，これらについては不明のままである．臨床的な対応の点から考えると，通常のPIAGNであれば腎予後は良好で，一般的に塩分制限や利尿剤による浮腫のコントロールなど保存的なものが治療の中心であり，必要に応じて高血圧や電解質異常の補正を行う[2]．PIAGNの治療介入については原因の差により対応策が異なることもある十分な臨床研究がなく臨床的対処は経験に基づくが，免疫抑制療法は一般的には推奨されていない．しかしながら本症例では，発熱と炎症反応が持続し，自然軽快の方向に向かうことはなかった．この原因として管内増殖性糸球体腎炎に合併した血管炎の寄与が考えられた．実際に，活動性の感染症を除外したうえで少量のステロイドを本症例に投与した結果，速やかに症状は改善した．臨床的にPIAGNとして診断されても炎症が持続する症例のなかには，免疫抑制療法に反応する血管炎が合併している可能性があることを示唆する点で貴重な症例である．このような症例では，病態を明らかにし治療に結びつけるために腎生検による診断を積極的に行うべきである．

✚ この症例の問題点に関する病理医の見解

糸球体病変としては，感染後糸球体腎炎（PIAGN）に典型的所見としてみられることの多い管内増殖性変化を呈していた．溶連菌感染後糸球体腎炎（PSAGN）に特徴的なhumpはみられなかったが，PIAGNのなかでも非PSAGNの場合は必ずしもhumpを伴うとは限らず[3]，その点においては診断上の矛盾はない．しかし，管内増殖の細胞浸潤の主体がMNCであり，またIFにて"full house"パターンを呈している点で，病理学的には典型的なPSAGNあるいはPIAGNとして合致しない印象である．通常のPSAGNあるいはPIAGNの初期では通常MNCではなくPMNCが細胞浸潤の主体であるが，時間経過との関連で考える必要はある．またPIAGNでのIF所見ではIgGとC3が沈着の中心であることがほとんどであり，"full house"パターンを呈するものは文献上ごくわずかに報告されているに過ぎない[4]．しかし，この染色特性については異論もあり断定的なことはいえない．感染巣が体内に内在している際にみられる感染性糸球体腎炎（IAGN）についても検討する必要があろう．臨床的には感染巣の存在は否定的であったが，糸球体病変に内皮下に滲出性変化があり，電顕的にメサンギウム融解がみられ，また種々の免疫グロブリンの沈着があった．さらに壊死性血管炎がみられることはIAGNに伴う変化として矛盾していないと考えられる（文献4は亜急性感染性心内膜炎に付随するIAGNの例である）．

一方，急性糸球体腎炎に血管炎（動脈内膜炎）が合併するのはきわめてまれである．小動脈炎や動脈内膜炎は，ループス腎炎[5]やクリオグロブリン腎症[6]，低補体血症性じん麻疹様血管炎（hypocomplementemic urticarial vasculitis）などの全身疾患に関連する二次性糸球体腎炎にしばしば合併することが知られるが，本症例ではこれらの疾患は否定的であった．病理学には光顕にてびまん性全節性に管内増殖性病変を認め，IFで"full house"パターンを呈していることよりループス腎炎class IVにも類似しているが，臨床的にはSLEの診断基準を満たしていない．また鑑別としてクリオグロブリン腎症もあげられるが，再検の結果クリオグロブリンは陰性であり，電顕上も特徴的な管腔構造は呈しておらず否定的である．

動脈内膜炎と管内増殖にみられる浸潤細胞がともにMNCであることから，両者の病態が同一である可能性はあるが，現在確立されている感染後急性糸球体腎炎の範疇に位置づけるのは困難である．これについては今後同様の症例を集積し，腎炎に合併する動脈内膜炎の病態や管内増殖病変との関連についてさらに検討が必要である[7]．

本症例のポイント：
PIAGN のなかでも非 PSAGN の場合は必ずしも hump を伴うとは限らない．管内増殖性病変に加えて血管炎を合併していたのも非典型的である．

（第 42 回重松腎病理カンファレンスより）

【文献】

1) Powers JF, Bedri S, Hussein S, et al：High prevalence of herpes simplex virus DNA in temporal arteritis biopsy specimens. Am J Clin Pathol 123：261, 2005
2) Kanjanabuch T, Kittikowit W, Eiam-Ong S：An update on acute postinfectious glomerulonephritis worldwide. Nat Rev Nephrol 5：259, 2009
3) Nadasdy T, Silva FG：Acute postinfectious glomerulonephritis and glomerulonephritis caused by persistent bacterial infection. In. Jennette JC, Olson JL, Schwartz MM, et al（eds）：Heptinstall's Pathology of the Kidney, Lippincott Williams & Wilkins, Philadelphia, p357, 2007
4) Lee LC, Lam KK, Lee CT, et al："Full house" proliferative glomerulonephritis：an unreported presentation of subacute infective endocarditis. J Nephrol 20：745, 2007
5) Appel GB, Pirani CL, D'Agati V：Renal vascular complications of systemic lupus erythematosus. J Am Soc Nephrol 4：1499, 1994
6) D'Amico G, Fornasieri A：Cryoglobulinemic glomerulonephritis；A membranoproliferative glomerulonephritis induced by hepatitis C virus. Am J Kidney Dis 25：361, 1995
7) Kawaguchi T, Takeda A, Ogiyama Y, et al：Peculiar renal endarteritis in a patient with acute endocapillary proliferative glomerulonephritis. Clin Nephrol 77：151, 2012

3

低補体血症の持続する慢性糸球体腎炎症例
C3 腎症と溶連菌関連腎症の可能性は？

> **キーワード** 低補体血症，溶連菌感染，Nephritis-associated plasmin receptor（NAPlr），感染関連腎炎，C3 腎症

✚ 症例
16 歳，女性

✚ 既往歴
特記すべきことなし　中学校まで健診で検尿異常の指摘なし

✚ 現病歴
高校 1 年生の学校定期健診で初めて尿潜血，蛋白尿を指摘された．その後も検尿異常が持続し，半年後に当科へ紹介初診した．軽微ながら検尿異常持続し低補体血症もみられることから，慢性糸球体腎炎が疑われた．検尿異常を初めて指摘されてから 1 年 3 カ月後に腎生検を施行した．

✚ 現症
扁桃腫大なし　右奥下歯にポケット形成を伴う齲歯あり　尿路奇形なし
体重 58 kg　身長 156 cm　血圧 110/64 mmHg

✚ 腎生検時検査所見
WBC 8,800　RBC 462　Hb14.6　Ht 40.0%　PLT 33.3
Na 142　K 4.1　Cl 106　Ca 10.5　P 4.9　BUN 7.6　Cre 0.54　UA 4.28　TP 7.5　Alb 5.05
LDL-cho 116　Gluc 107　CRP 0.20　ASLO 242　ASK x5,120
IgG 963　IgA 268　IgM 120　C3 34　C4 36　CH50 23
RF 4　ANA x40　抗 DNA 抗体（RIA）<2.0　cryoglobrin（−）　HBsAg（−）　HCV（−）
尿 PRO（2+）OB（2+）　RBC 10〜19/HPL　WBC 5〜9/HPL　尿蛋白 0.90 g/gCr

✚ 腎生検所見
図 1〜8 を示す．

光顕像では，荒廃糸球体はなく，糸球体病変の主体は軽度のメサンギウム増殖性変化であり係蹄内に好中球および単核球集積が分節性に目立つ．メサンギウムからパラメサンギウム領域にかけてと hump 様の沈着物を多数認める．一部係蹄には，パラメサンギウムから延びるリボン様の基底膜肥厚をみる．足細胞の変性像はわずかに認めるが，癒着や半月体形成はみられない．間質尿細管，血管には著変はない．

蛍光抗体法では，C3 のみがメサンギウムから係蹄にかけて強い陽性所見を示し，係蹄部位は starry sky 様であった．

C3 が単独で陽性を示し，好中球主体の管内増殖と hump を伴ってメサンギウム増殖性変化とリボン様の基底膜肥厚（沈着）を呈しており，デンスデポジット病（DDD）様の腎炎

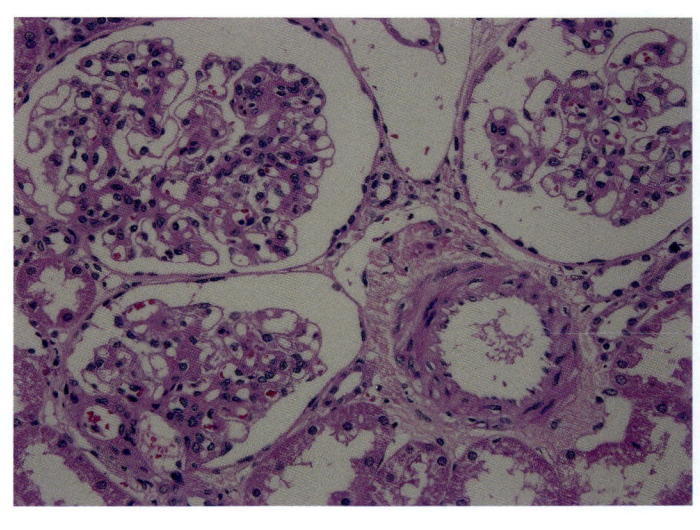

図1　HE染色
軽度のメサンギウム増殖性変化と係蹄内に好中球の集積を認める．

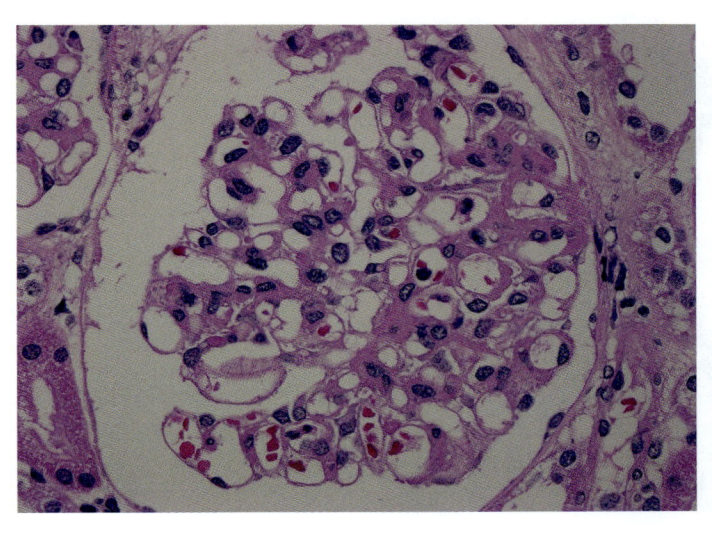

図2　HE染色
係蹄内への少数の好中球集積あり，パラメサンギウム領域から係蹄壁に多数の上皮下沈着物（hump様）がみられる．

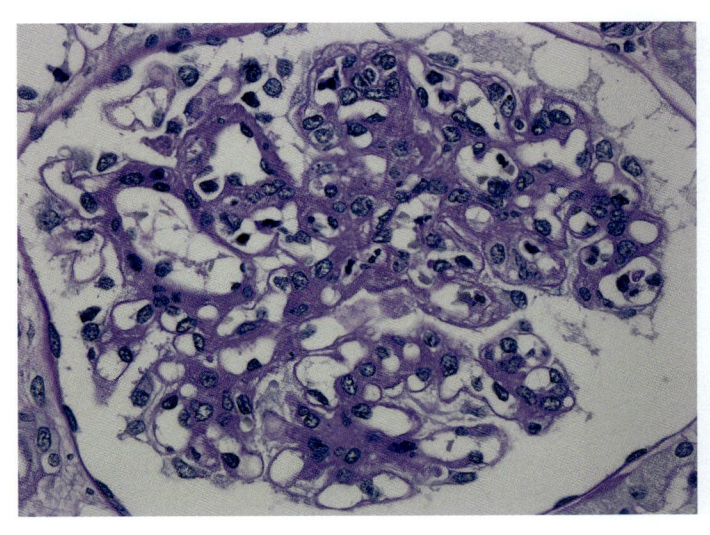

図3　PAS染色
係蹄腔内への好中球や単核球の集積とメサンギウム増殖性変化を認め，分節性に糸球体基底膜（GBM）の二重化および内皮下へのメサンギウム間入を伴っている．

が考えられた．

🞤 腎生検後の経過

　腎生検組織像から感染関連腎炎が疑われたが，溶連菌感染症や扁桃炎の既往なく急性糸球体腎炎症候群は呈していなかった．数年前より右奥下歯にポケット形成を伴う齲歯があ

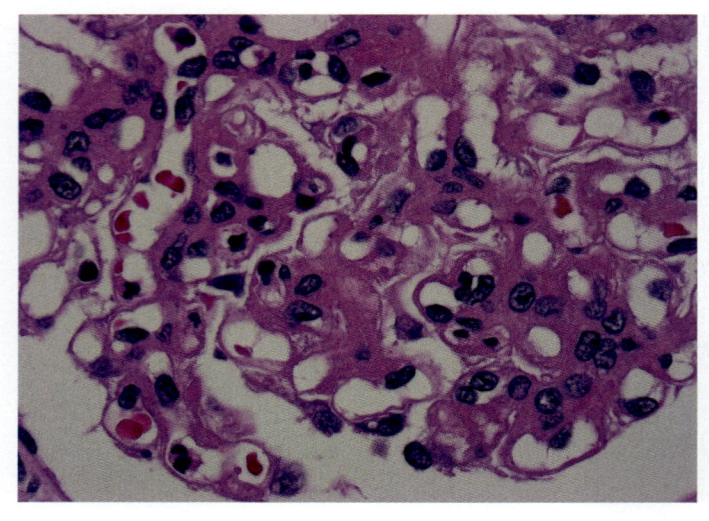

図4　HE染色
軽度のメサンギウム増殖性変化とともに，パラメサンギウム領域から係蹄壁にかけてDDD様に沈着物により肥厚している．上皮下のhump様の大きな沈着物も多数存在する．

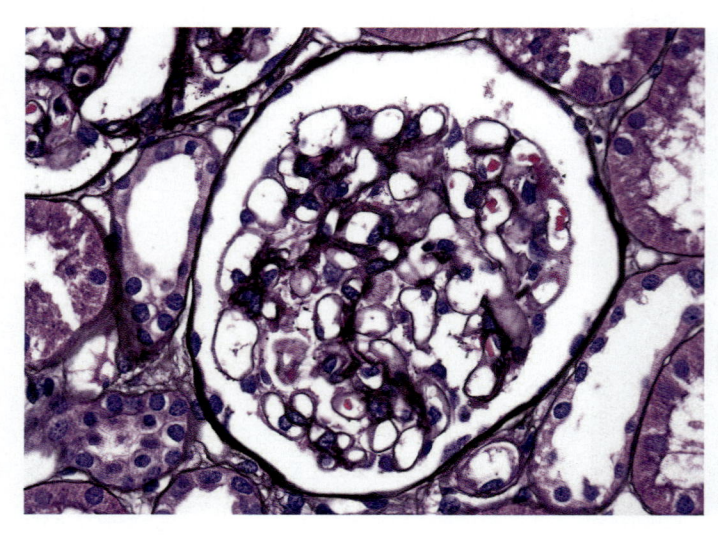

図5　PAM染色
この糸球体ではメサンギウム増殖性病変は目立たないが，パラメサンギウムから係蹄にかけてのGBMのリボン状の肥厚（二重化，GBM内deposits），上皮下沈着物（hump）を認める．

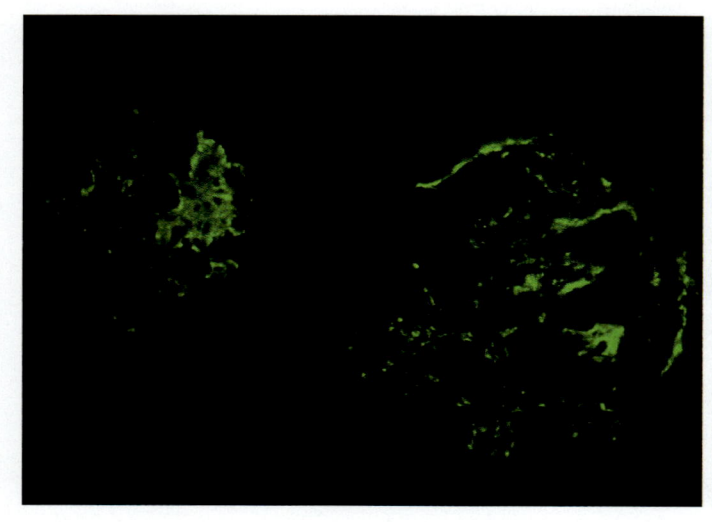

図6　蛍光抗体法（C3）
蛍光抗体法ではC3のみが強く陽性所見を呈している．メサンギウム領域から，係蹄全体にパラパラと陽性（starry sky状）で，一部ボウマン嚢にも陽性所見を認めた．
ほかの免疫グロブリン（IgG, IgA, IgM），補体（C1q, C4）は陰性であった．

り（痛みなどの症状はなし），ASKおよびASLOの持続陽性を認めており，病巣感染として溶連菌が関与している可能性は考えられた．まず齲歯の治療を開始し，溶連菌関連腎症（NAPlr腎症）の鑑別のために防衛医科大学校腎臓内科の尾田高志先生にNAPlr染色を依頼した．図9に示すように，NAPlrおよびPlasmin活性が弱いながら糸球体に分節性に陽

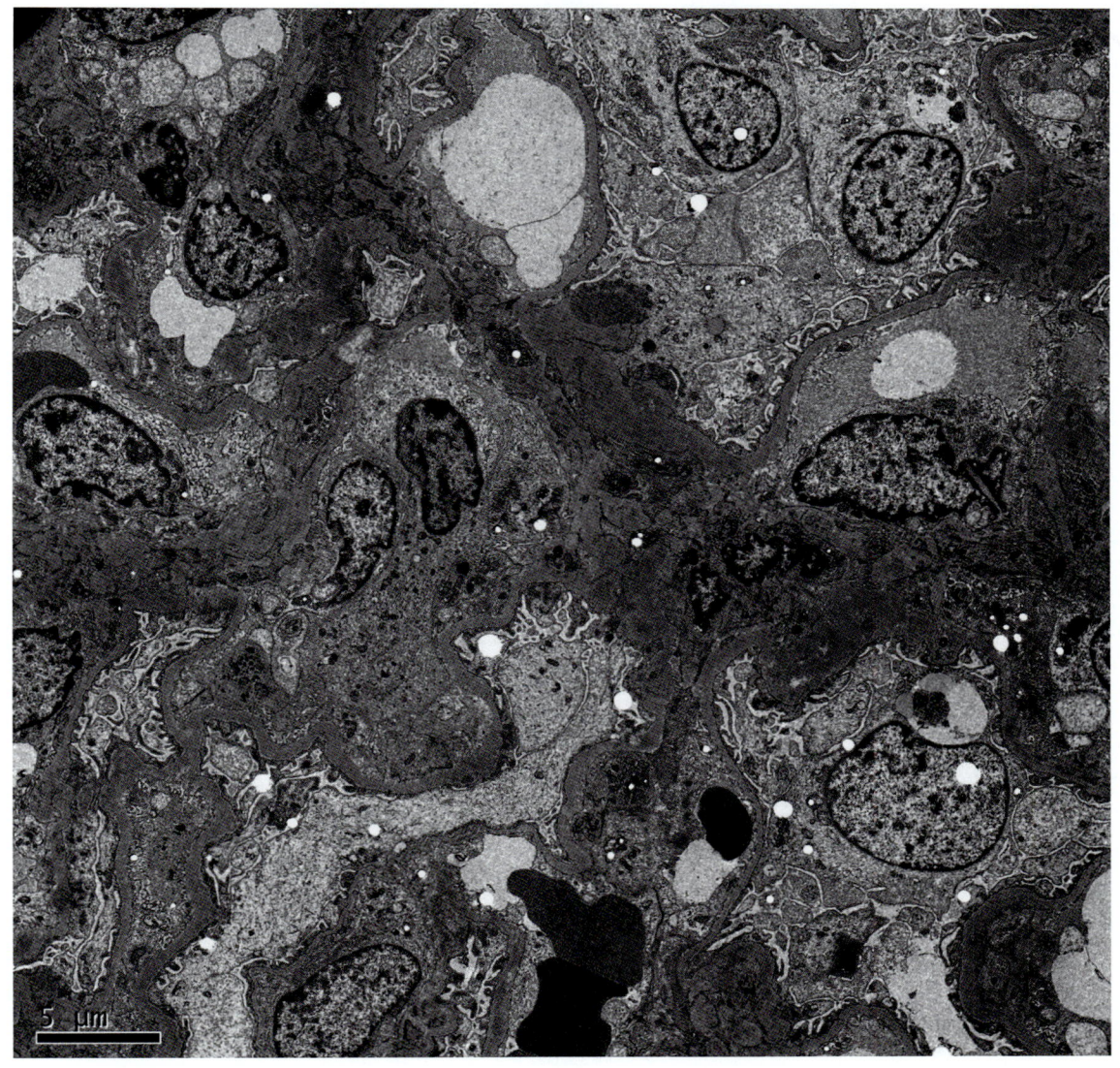

図7 電顕像 弱拡大
係蹄内に遊走細胞がみられるが，メサンギウム増殖性変化は軽微である．内皮下拡大や内皮下高電子密度沈着物（EDD）は認めない．

性であり，溶連菌関連腎症を示唆する所見と考えられた．

　検尿所見と低補体血症は，齲歯治療後も悪化はないものの持続したため，ステロイド治療（パルス後 40 mg/day から内服）を施行した．ステロイド治療の効果は判然とするものではなかったが，治療 2 年後の状態としては，検尿所見は軽微となり腎機能悪化はなく低補体血症は持続している．

✚ 考察

　C3 腎症は 2010 年にはじめて提唱された病態であり，遺伝的および後天的な補体制御因子の異常によって C3 が糸球体に沈着することで生じる腎炎と考えられる．本症例は臨床像および腎生検像からは，現在では C3 腎症に分類されるもので，補体制御蛋白，特に Factor-H の異常や遺伝子異常を検索すべき症例であろう．しかし C3 腎症の概念が提唱されてから，補体制御因子の異常をきたす要因が遺伝子異常や自己抗体の産生が主因とはいわれているがどちらも呈していない症例があること，ステロイドなど免疫抑制療法が効果を示す症例が半数ほど存在することなど，C3 腎症とされる疾患群にも種々の病態が混在

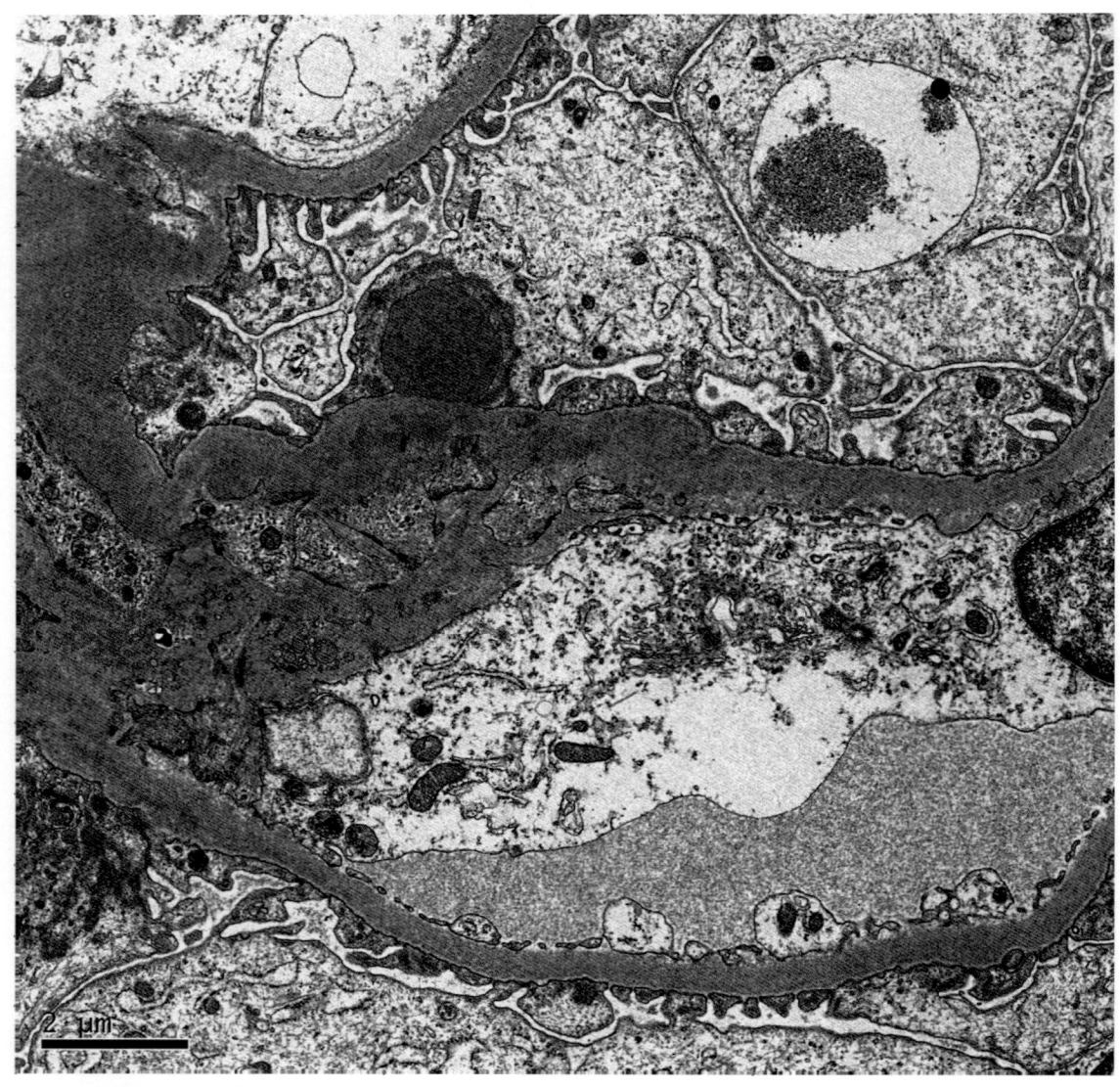

図 8 電顕像　強拡大
Hump を認める．パラメサンギウム領域から基底膜内にやや低電子密度の沈着物が連続性に認められる．

している可能性もある．

　本症例は C3 腎症を知る 2010 年以前に経験しており，感染関連腎炎のなかで急性腎炎症候群を呈さない DDD-like な腎炎（溶連菌関連腎症）との類似性を考えた．

　溶連菌関連腎症は，防衛医科大学校腎臓内科の尾田らが提唱した疾患概念である．免疫複合体が関与する細菌感染後急性糸球体腎炎の代表的疾患が APSGN であり，A 群 β 溶連菌体抗原が糸球体に付着し，抗体を含む免疫複合体が形成されて GBM に沈着すると考えられている．その腎炎惹起抗原のひとつが Nephritis-associated plasmin receptor：NAPlr で，多くの溶連菌に存在する glyceraldehydes-3-phosphate dehydrogenase：GAPDH と同一物質と考えられている．回復期急性糸球体腎炎患者では血清中に NAPlr を高率に認め，早期の患者では 100％に認められた．溶連菌感染症患者での蛍光抗体染色では糸球体に NAPlr 陽性像を示し，形態的な急性溶連菌感染後糸球体腎炎の診断には意義のある染色法である．そして NAPlr が，臨床的に APSGN が年余にわたって遷延し組織像で DDD-like な病変を呈する小児例に陽性となることが報告され，溶連菌関連腎症の存在が明らかとなった．

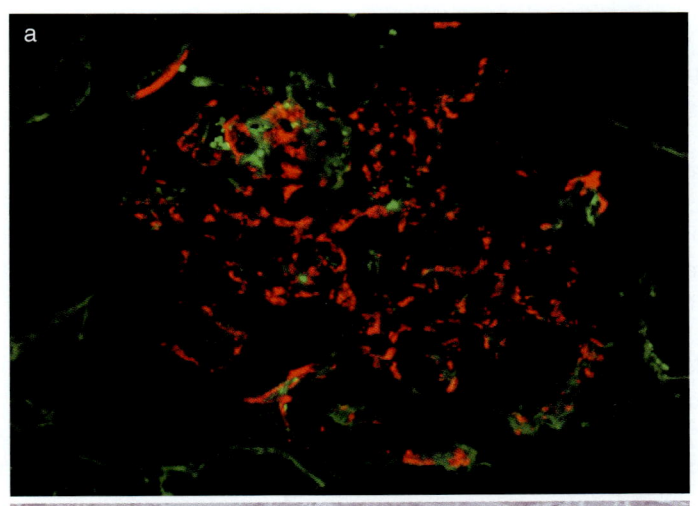

図 9a, b
(防衛医科大学校腎臓内科　尾田高志先生の厚意で染色していただいた)
a は，緑：NAPlr-FITC，赤：C3-AF594 の merge であり，b は，plasmin 活性を示す．
NAPlr は，分節性に弱いが糸球体内に陽性であった．

　果たして，本症例では NAPlr が糸球体に陽性であり溶連菌関連腎症と診断することができた．病巣感染治療とステロイド治療を行い，経過観察を続けているが低補体血症は持続している．残念ながら，補体関連蛋白の異常や遺伝子検索は行えていない．

　また Batsford らによって明らかにされた溶連菌の外毒素（Spe B）および Spe B のチモーゲン前駆体（zSpe B）に対する抗体が溶連菌感染後糸球体腎炎の背景となっていることも知られている．本症例ではこの方面の検討は行われていない．

　C3 腎症の病態が解明されていくなかで，補体制御因子の機能異常を呈してくる要因のひとつとして溶連菌感染があげられてくるかもしれない．また，補体制御蛋白の遺伝子異常症例において溶連菌感染が C3 腎症の発症危険因子となっている可能性もある．

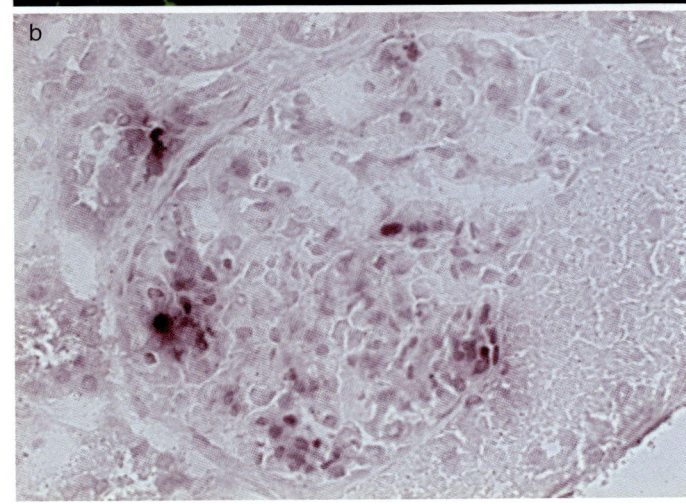

　C3 腎症という新しい疾患概念がでてきたことにより，これまでの症例を臨床的組織学的に見直すことで真の病態に近づくことができるかもしれない．

本症例からのメッセージ：

　①糸球体に NAPlr 陽性が証明され，溶連菌関連腎症（NAPlr 腎炎）と考えられる低補体血症性腎炎が存在する．

　②NAPlr 腎炎の腎生検組織像は C3 腎炎と同様であり，NAPlr 腎炎は C3 腎症に含まれるものかもしれない．

（第 44 回重松腎病理カンファレンスより）

【文献】

1) Vernon KA, et al：Acute presentation and persistent glomerulonephritis following streptococcal infection in a patient with heterozygous complement factor H-related protein 5 deficiency. Am J Kidney Dis 60（1）：121-125, 2012
2) Fakhouri F, et al：C3 glomerulopathy：a new classification. Nat Rev Nephrol 6（8）：494-499, 2010
3) Sawanobori E, et al：A prolonged course of group A streptococcus-associated nephritis：a mild case of dense deposit disease（DDD）? Clin Nephrol 71（6）：703-707, 2009
4) Suga K, et al：A case of dense deposit disease associated with a group A streptococcal infection without the involvement of C3NeF or complement factor H deficiency. Pediatr Nephrol 25（8）：1547-1550, 2010
5) Oda T, et al：Glomerular plasmin-like activity in relation to nephritis-associated plasmin receptor in acute poststreptococcal glomerulonephritis. J Am Soc Nephrol 16：247-254, 2005
6) Batsford SR, Mezzano S, Mihatsch M, et al：Is the nephritogenic antigen in post-streptococcal glomerulonephritis pyrogenic exotoxin B（SPE B）or GAPDH ? Kidney Int 68（3）：1120-1129, 2005
7) Rodriguez-Iturbe B, Batsford S：Pathogenesis of poststreptococcal glomerulonephritis a century after Clemens von Pirquet. Kidney Int 71（11）：1094-1104, 2007

4

好酸球増多・補体低下と高 IgG 血症を示した腎機能低下を伴う
ネフローゼ症候群の 1 例

膜性増殖性糸球体腎炎（MPGN）-Ⅲ型に合併した間質性腎炎？　全身性疾患，それとも偶然の合併？

> **キーワード**　MPGN-Ⅲ型，好酸球性間質性腎炎，低補体性腎炎，ネフローゼ症候群

✚ 症例
60 歳代，男性

✚ 主訴
下腿浮腫

✚ 既往歴
43 歳：原因不明の眼球突出にて総合病院眼科を受診しており，手術および輸血を受け，以後 10 年間ステロイド剤内服を続け完治した（詳細不詳）．
48 歳：腎結石にて ESWL 施行．
58 歳：近医で糖尿病を指摘され，薬物療法を受けた．現在は薬剤の使用はなし．
気管支喘息の既往はない．

✚ アレルギー歴
30 年前にペニシリン系抗生物質にて発疹が出現した既往あり．
本人に喘息の既往なし

✚ 現病歴
平成 18 年 2 月頃より食思不振と全身倦怠感が出現し，近医受診．
血圧上昇，心拡大，胸水貯留を指摘され，利尿剤（ループ系，スピロノラクトン），降圧剤（ARB, Ca blocker），ジゴキシンを処方された．体重は 82 kg から 70 kg へ減少した．
その後食欲の若干の回復にて 72 kg となるも，むくみは増悪傾向があった．
平成 18 年 2 月に BUN 25 mg/dL, Cr 1.0 mg/dL であったのが，4 月になり BUN 61 mg/dL, Cr 2.68 mg/dL と腎機能障害が進行したため，A 病院紹介受診となった．

✚ 家族歴
父が前立腺肥大症，子が小児喘息．

✚ 初診時現症
身長 163 cm，体重 72 kg，血圧 136/86 mmHg，両下腿浮腫 3＋，心音肺呼吸音異常なし
皮疹などなし

✚ 初診検査所見
表参照
高度な低補体血症と高 IgG 血症を伴うネフローゼ症候群で，腎機能低下を伴っていた．
また，高度な好酸球増多症を認めていた．

表　初診時検査結果

尿蛋白 3＋，尿潜血 3＋（変形赤血球−，10～19/HPF），硝子円柱 3＋，脂肪円柱 1＋，顆粒円柱 1＋
WBC 14,380〔Neu 38.3%，Lym 17.8%，Eos 38.5%（5,500）〕，Hb 11.6，Ht 34.7　PLT 41.0 万
ALP 314，AST 17，ALT 14，LDH 256，CK 149，TP 6.5，ALB 2.2
UA 11.2，BUN 58.2，Cr 1.90，
Na 138，K 5.2，Cl 106，Ca 7.3，IP 5.0
T-CHO 248，TG 167　HbA1c 5.0，CRP 0.09，
RA 230.3，IgG 2,959，IgA 193，IgM 71，
C_3 34.3，C_4 3.3，CH_{50} 5.4，ANA 40 倍↓
HBsAg　陰性，HCV 定性　陰性

画像
胸部 X 線では心拡大なく胸水貯留なし
腹部 US では右腎結石∅1.2 cm，左腎結石∅0.4 cm，左腎囊胞∅1.3 cm
水腎症なし，腎萎縮なし
その他脂肪肝，胆囊ポリープ∅0.8 cm ∅0.4 cm
腹水貯留なし

✚ 臨床経過

　　　好酸球増多症，腎機能障害，RA 高値，補体低値などあり（抗核抗体結果未着），atypical SLE などを疑い B 大学病院免疫内分泌内科を紹介した．
　　　CRP 0.16 mg/dL，LE テスト陰性，免疫複合体（C1q）2.1，抗 ds-DNA IgG 抗体，抗 Sm 抗体，抗 RNP 抗体，抗 SS-A 抗体，抗 SS-B 抗体などもすべて正常であり，SLE は否定的と診断された．
　　　腎機能障害，浮腫に加え，下腹部の間欠痛の訴えもあり，精査加療目的に A 病院入院加療となった．
　　　A 病院入院後の検査所見を下記に示す．
　　　動脈血液ガス
　　　PH 7.339，HCO_3^- 13.6，$PaCO_2$ 25.9，AG 11.4 と代謝アシドーシスであった（尿 AG 未計測）
　　　便潜血（±）～（＋），便ヒト Hb（−）～（＋），CEA 1.19　　検便虫卵検査は陰性
　　　胸部 CT に有意の異常所見なし
　　　腹部 CT では両腎結石を認めるが水腎症なし，腎萎縮も目立たず
　　　そのほか下腹部痛の原因となり得る所見を得られず．
　　　心臓超音波検査では LV diffuse hypokinesis および拡張能の低下（70 歳レベル）を認める．
　　　一日尿量 680 mL　一日尿蛋白 14.5 g
　　　クレアチニンクリアランス 22.9 mL/min（uCr 0.9 g/日），selectivity Index 0.4，抗 DNA 抗体 2.0 以下，ASO＜20.0，ASK 80 倍，HIV 抗体　陰性，PR3-ANCA＜10，MPO-ANCA＜10，抗 GBM 抗体＜10，クリオグロブリン定性陰性
　　　IgE 1,450，BNP 48.4，HANP 47，i-PTH 220，ジゴキシン血中濃度 1.2
　　　尿中蛋白免疫電気泳動正常，血清蛋白免疫電気泳動 polyclonal pattern で M 蛋白（−）

✚ A病院入院後経過

　ARB，Ca拮抗剤，利尿剤，食事療法，安静などで浮腫・血圧コントロールを行い，各種精査を進めた．テモカプリル4 mg，バルサルタン160 mgへ増量した．

　浮腫はあまり増悪なく，胸部X線上も溢水傾向はみられなかったが，尿量は400〜700 mL/日で推移し徐々に体重増加を認めた（10日間で4 kg増）．

　高脂質血症が遷延するためアトルバスタチンを投与．

　TSH 11.85，FT_3 1.70，FT_4 0.827で甲状腺機能低下症へのレボチロキシン25 μg開始．

　収縮期血圧は120〜150 mmHgとやや改善し，体重も76 kg台で落ち着いていた．

　眼科受診では，眼底に高血圧性および糖尿病性変化は認めなかった．

　途中，左上下眼瞼の発赤と腫脹が出現して左頬部までひろがり，眼瞼を開けられないほどとなった．眼科再診し蜂窩織炎を指摘されCDTR-PIを処方され，改善した．

　上記経過に示した低補体と高IgG血症，好酸球増多を伴う腎機能低下しているネフローゼ症候群の病態診断目的に入院第7病日に腎生検を施行した．

腎生検所見（図1〜10）：

　得られた組織は皮質中心で，診断に十分な組織が採取されていた．糸球体は23個得られ，びまん性の増殖性腎炎，細胞性半月体，係蹄内皮下などへの沈着性病変と多彩な変化

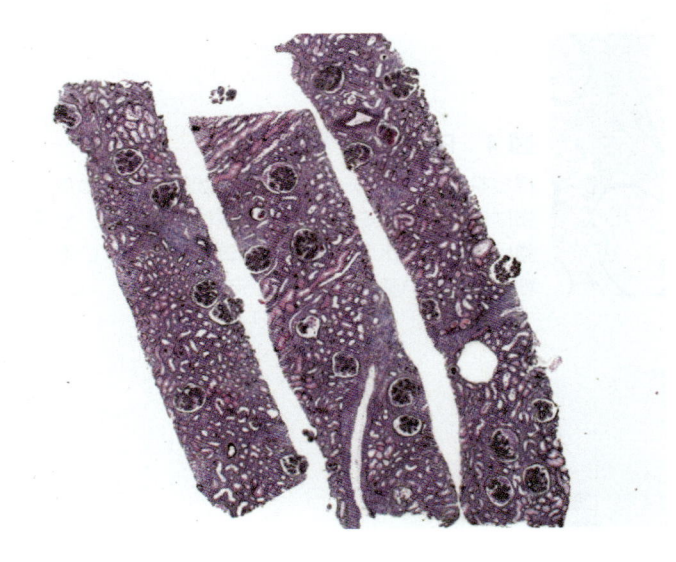

図1　PAM染色
得られた組織は皮質中心で，糸球体は23個得られている．荒廃糸球体はない．いずれの糸球体もびまん性増殖性腎炎の像を呈している．間質病変も強く，拡大した間質には細胞浸潤を認める．

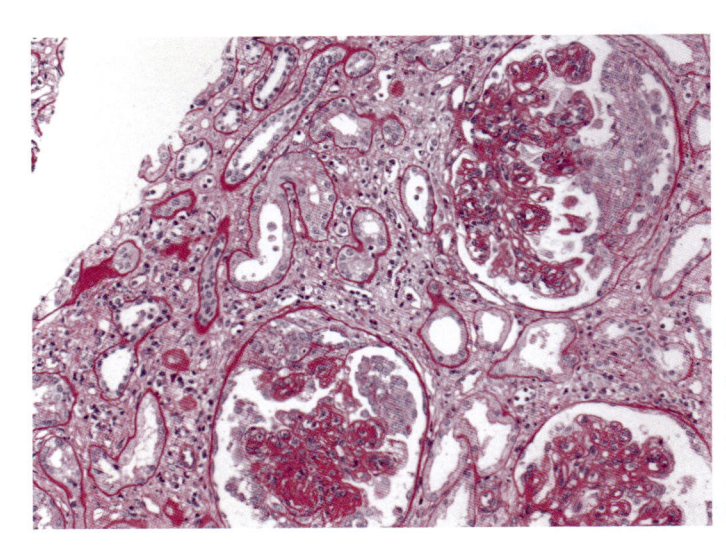

図2　PAS染色
糸球体はびまん性かつ全節性に増殖性の変化を認めた．糸球体毛細血管腔の開大は一部不良で，係蹄壁に不規則な肥厚とメサンギウム領域での基質増加を認める．約1/3の糸球体ではadenomatoid crescentを伴う管外性変化を認め，ボウマン嚢との癒着を認めた．

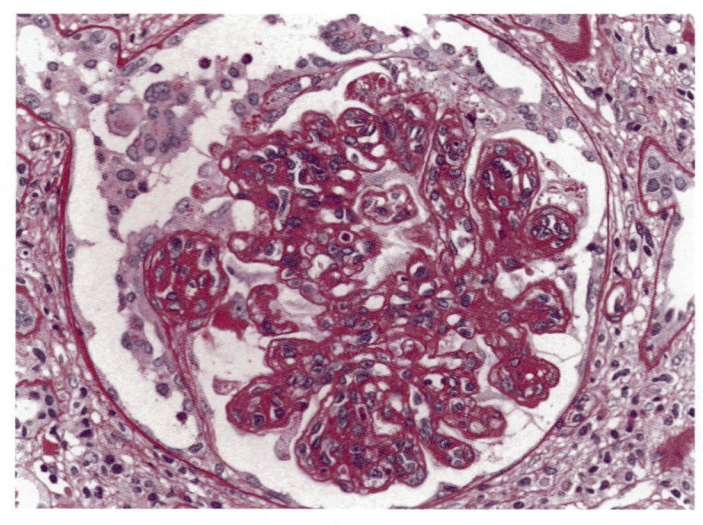

図3　PAS染色
糸球体は分葉化を呈し，メサンギウム細胞増殖を全節性に認め，一部の血管腔内には単核細胞の管内集積がある．メサンギウム間入を伴う係蹄壁の二重化も顕著に認める．管外増殖性病変として不完全な adenomatoid crescent がある．

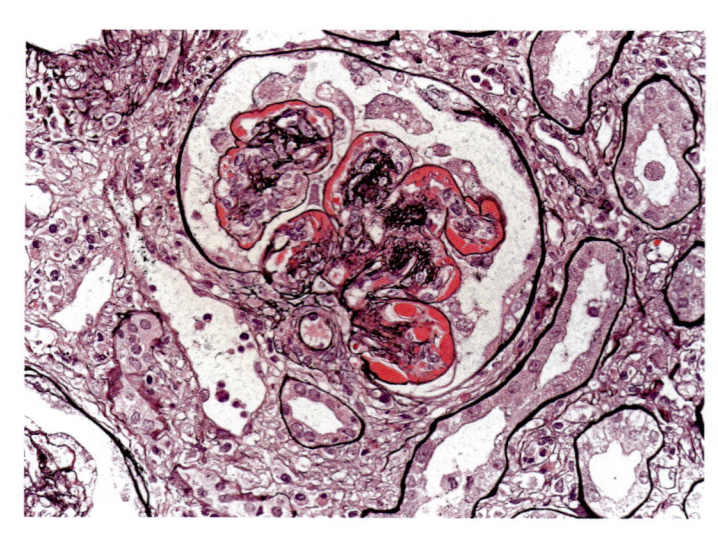

図4　PAM-HE染色
得られた糸球体の一部に高度な沈着物を認めた．沈着物は血管腔内にも存在し硝子塞栓様である．分葉化の強い糸球体でメサンギウム基質が増加している．上皮細胞の著しい腫大も伴っている．

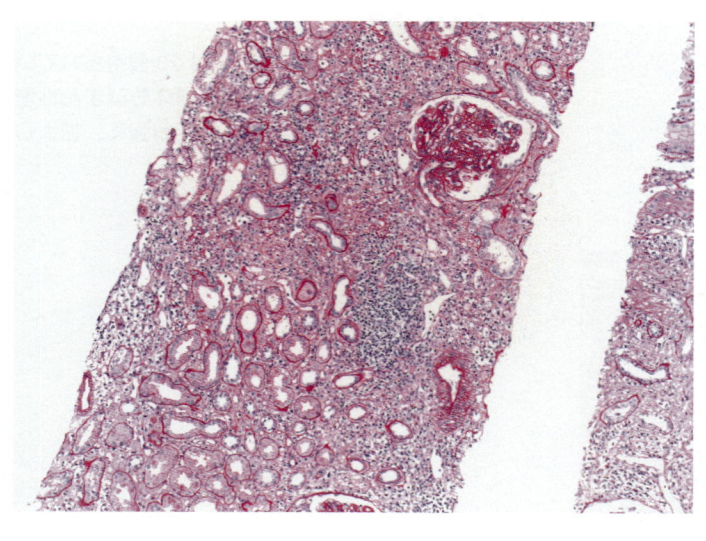

図5　PAS染色
間質には糸球体病変と関連性なく独立した高度の細胞浸潤を認める部分が散在性に広く存在する．

を呈していた．間質の変化も強く，部分的に強い細胞浸潤を認め，一部尿細管の脱落を認めた．

✚ その後の経過

腎生検の診断結果を待たず，生検翌日より PSL 60 mg 経口投与を開始した．

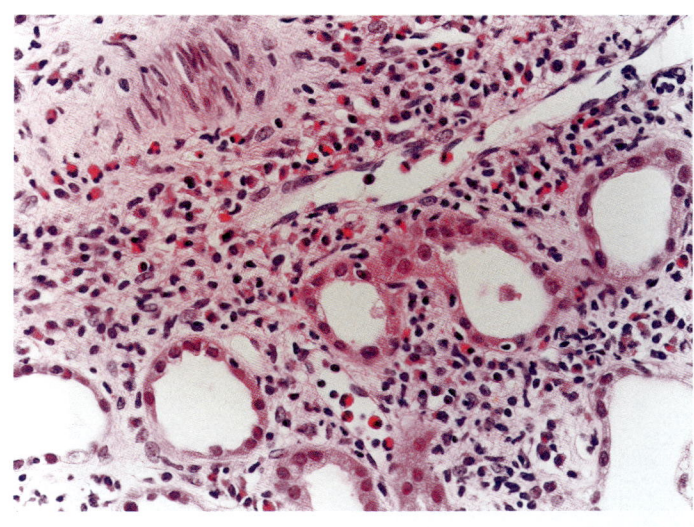

図6 HE 染色
間質細胞浸潤は単核球優位だが，好酸球の浸潤も目立ち一部には plasma cell の浸潤も認める．PTC 内に好酸球を認める．尿細管炎はごく一部に認められたのみで大半の尿細管では認められていない．

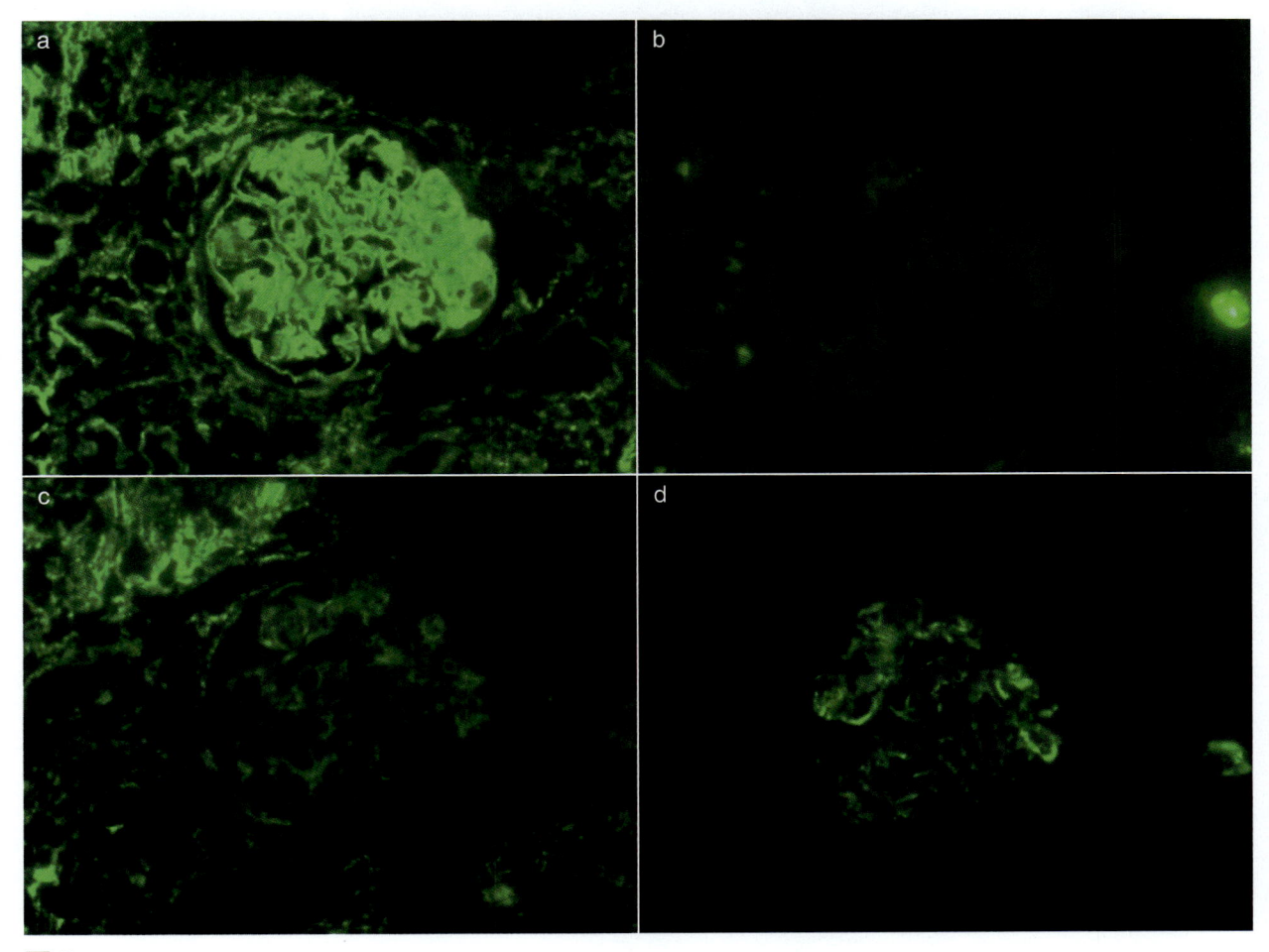

図7
a：IgG．b：IgA．c：IgM．d：C3．
IgG・C3 は末梢側優位に fringe pattern に強陽性であり，IgA・IgM は陰性であった．図には示さないが C1q・C4・Fib は末梢側優位に弱陽性であった．

ジピリダモール 100 mg およびアスピリン 100 mg を併用した．
4 日後の蓄尿検査では一日尿量 1,010 mL，一日尿蛋白 11.8 g であった．
7 日後のデータ　WBC　26,550/μL（Eos　0.2%，500/μL）と好酸球は減少していた．

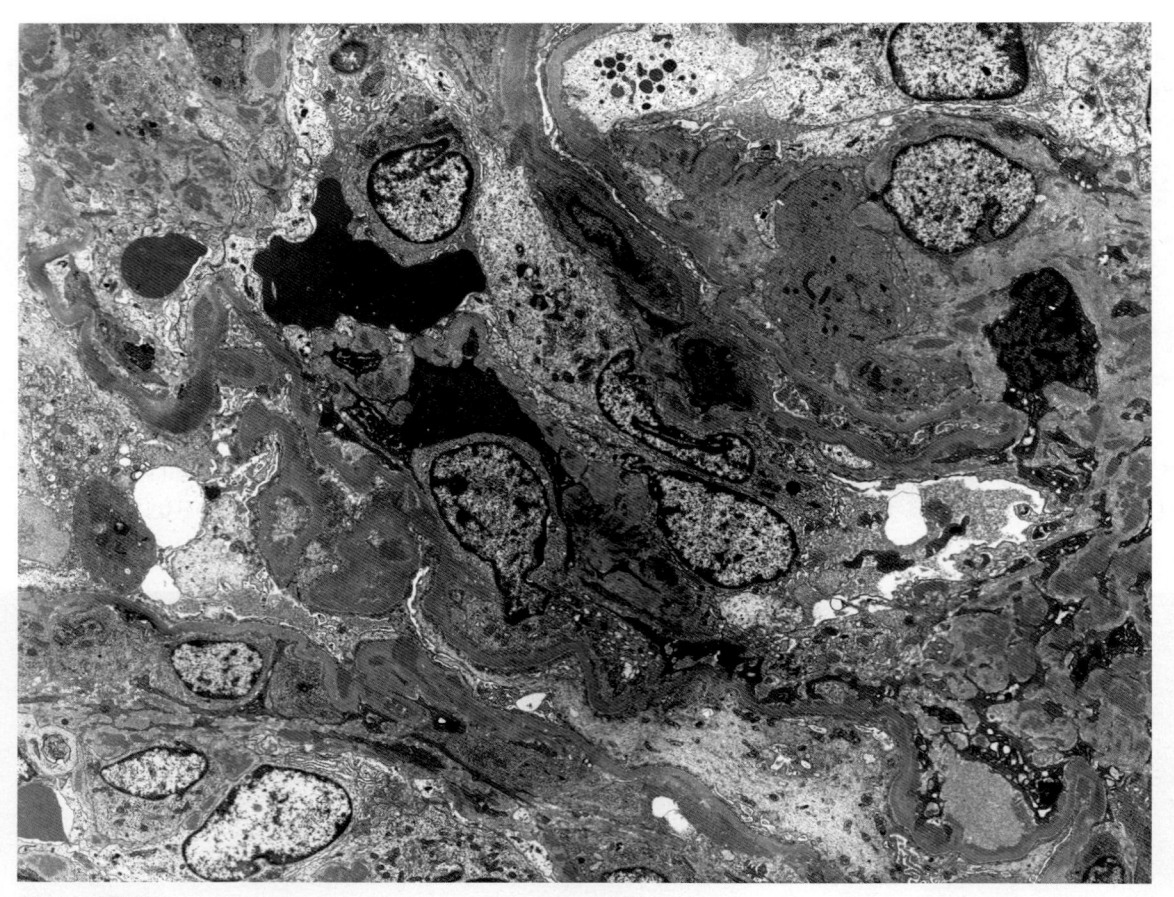

図8 電顕
メサンギウムから内皮下，上皮下，基底膜内に EDD を認める．メサンギウム領域の拡大部には EDD とともにメサンギウム細胞の増生と基質の増加がみられる．内皮細胞は腫大して毛細血管腔に開きは悪い．

　　　　UA 11.4 mg/dL，BUN 68.5 mg/dL，Cr 1.9 mg/dL と腎機能は変わりなかった．
　　　ステロイド投与開始後好酸球は減少したが，治療への急速な反応はない印象であった．
　　　プレドニン開始 10 日後に発熱があり下腹痛も出現した．
　　　CRP 31 mg/dL に上昇していたため感染症合併を考え，PSL 60 mg→20 mg に減量した．
　　CT にて穿孔などの所見なかったが，肺に胸水と肺炎疑いと判断した．
　　　その日の朝の血液培養より「耐性肺炎球菌」陽性が夕方に判明した．
　　　抗生剤を投与するも呼吸状態は悪化した．（インスピロン 12 L で SO$_2$ 90％程度）
　　　しかし呼吸状態悪化に見合う程の肺炎像は認めず，肺梗塞を疑い造影CT を撮影したが，はっきりとした梗塞像は認めなかった．その後，血圧も低下し，無尿となった．
　　挿管して呼吸管理し，カテコラミン投与下での緊急透析を開始した（BUN 138 mg/dL，Cr 4.2 mg/dL，Alb 1.3 g/dL）．
　　　2 日後よりゆっくり改善傾向となり，1 週間後に抜管でき，2 週間後に HD 離脱した．
　　　HD 離脱後も蛋白尿 13.1 g/日と改善なかった．PSL は 20 mg のままで続行中で好酸球は低値のままであった．
　　　ステロイドの再増量は感染症再燃のリスクを考慮し，行わず，経過をみることとした．
　　　その後リハビリなどを行って全身状態は安定していった．
　　　一日尿蛋白も 13 g/日から 9 g/日→4 g/日→3 g/日→2 g/日と徐々に改善し，アルブミンも 2.0 g/dL まで回復．

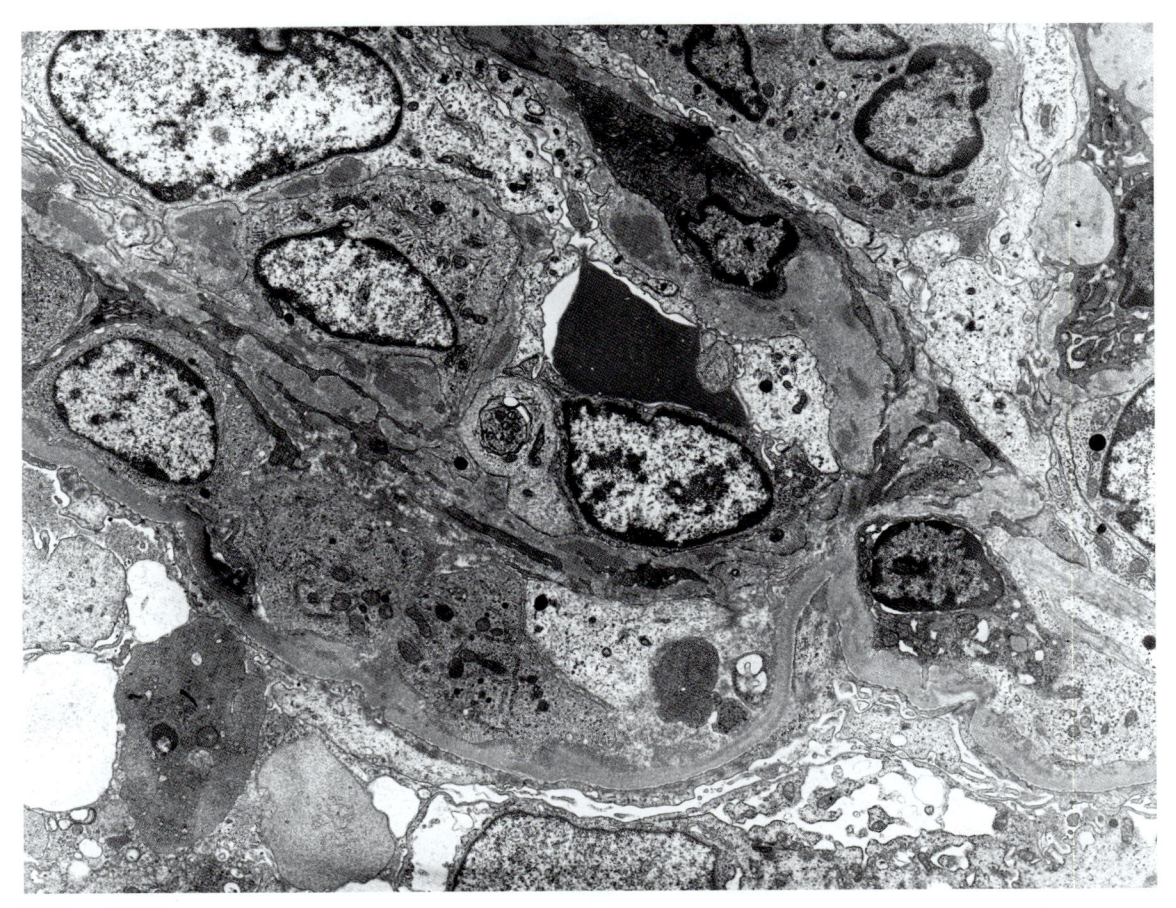

図 9　電顕
肥厚した係蹄壁にはメサンギウム間入と EDD が存在し内皮細胞の腫大がある．

　補体も C_3 34.3 mg/dL，C_4 3.3 mg/dL，CH_{50} 5.4 U/mL→C_3 67.9 mg/dL，C_4 22.7 mg/dL，CH_{50} 25.3 と改善していった．
　Cr は 2.0 mg/dL 前後で安定したので，その後，PSL を漸減していった．

この症例の臨床的問題点

この腎生検診断をどう考えるのか？：
　主病変である低補体性糸球体病変は MPGN Ⅲ型でよいか？
　この糸球体病変の基礎疾患はあるのか？　臨床的には疑わしい疾患は見つかっていない．
　間質病変は糸球体病変による二次性の変化と考えてよいのか，別に考えるべきか？
　好酸球増多との関連性はどのように考えるのか？　薬剤性間質性腎炎の合併か？
　大きな診断の見落とし，ピットフォールはないか？

病理医の見解：
　病理診断としては MPGN 様糸球体病変を主病変とする．すべての糸球体に同様の，管内・メサンギウム増殖を呈し，基底膜の二重化を認める．好酸球増多と IgG 上昇から Helper T cell type 2 優位の免疫背景であることが推察され，鑑別診断として Churg Strauss 症候群，IgG4 関連腎臓病などが考えられる．低補体性糸球体腎炎の原因は臨床情報に求めることになるが，電顕での所見を勘案すると MPGM-Ⅲ と診断することになる．MPGN-Ⅲ は光顕所見，蛍光抗体法結果，電顕所見からの形態診断であり，病態診断ではないため，MPGN-Ⅲ と診断することに大きな意義はないと考える．最も多い MPGN-Ⅲ の基礎疾患である膠原病性腎症は臨床的に否定されているため既知の基礎疾患によるものでな

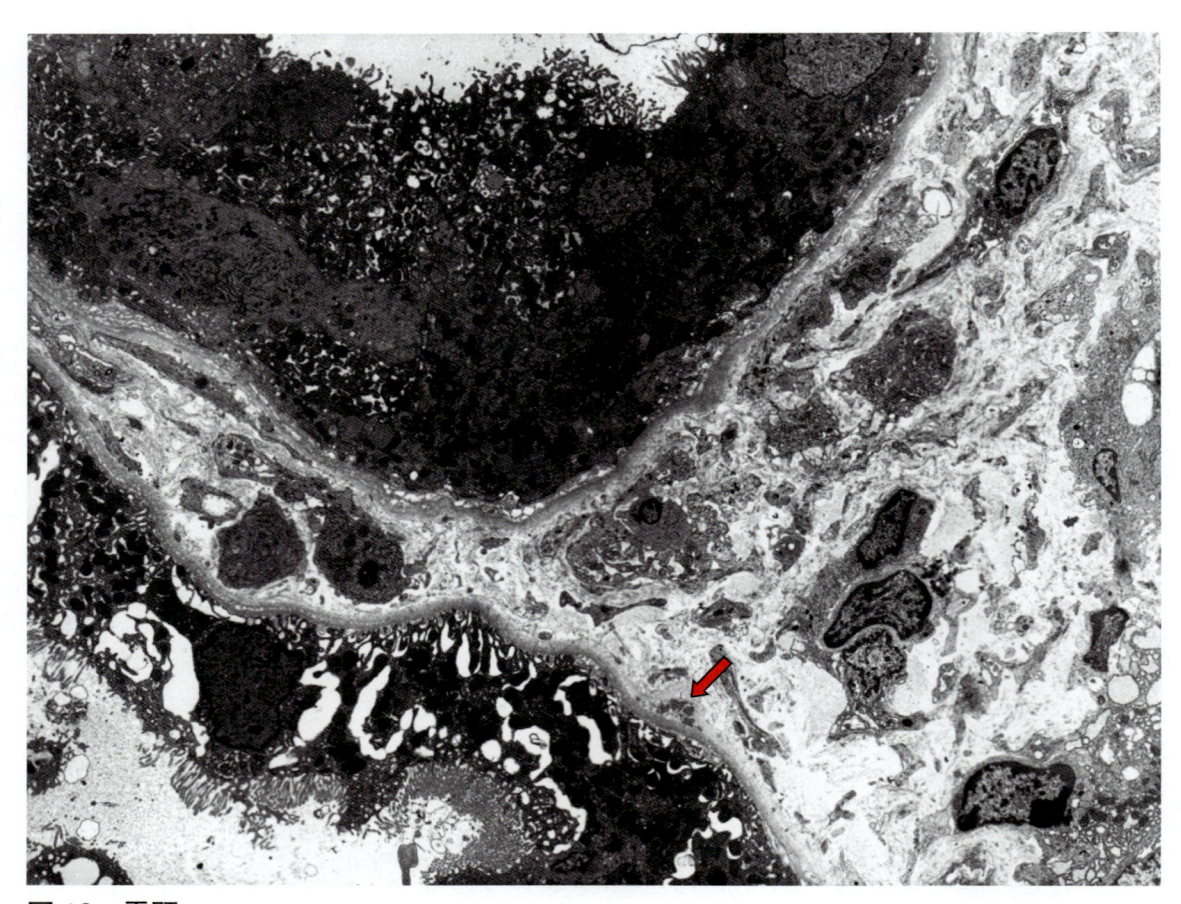

図10　電顕
尿細管基底膜の外側の一部に electron densse deposit を認めた（矢印）．二次性腎疾患の可能性を示唆する EDD だろうか？

い．すなわち特発性の MPGN-Ⅲ と考えることになる．蛍光抗体所見と大量の EDD 沈着，一過性の低補体を示していたことから免疫複合体型腎炎であると考えてよい．もし，間質病変が同じ原因に起因するなら，蛍光抗体法での間質，尿細管基底膜，PTC などへの免疫グロブリン，補体や EDD 沈着があるのがふつうである．好酸球増加を伴う間質性腎炎については薬剤性など別の原因に起因すると考えると無理がない．また本例は半月体を高頻度に伴っているが，糸球体病変は Churg Strauss 症候群のそれとは異なると考えられる．

またこの症例は IgG のみが陽性であり，MPGN の組織像を呈し，PGN with monoclonal IgG deposits が疑われる．IgG subtype1-4 と軽鎖を染め直す必要がある．

この症例のポイント：
①MPGN-Ⅲ の病態，原因は特定できないことがあり，特発性と暫定的に診断することになる．ただし，特発性としても，原因不明の基礎疾患があることを想定し検索することは重要である．
②低補体性糸球体腎炎では一過性の補体代謝経路の活性化を伴う免疫複合体型糸球体腎炎が多彩な病変を呈することがある．
③糸球体病変と間質病変は独立した異なった原因で起きることがあるため，一元的な病変の可能性については慎重に考える必要がある．

（第 36 回重松腎病理カンファレンスより）

【文献】

1) Nasr SH, Satoskar A, Markowitz GS, et al：Proliferative glomerulonephritis with monoclonal IgG deposits. J Am Soc Nephrol 20（9）：2055-2064, 2009. doi：10.1681/ASN. 2009010110. Epub 2009 May 21

5

診断にも治療にも苦慮している
膜性増殖性糸球体腎炎（MPGN）様所見を示した1例

MPGN様病変の原因は特定できるか？

キーワード 難治性ネフローゼ症候群，MPGN様病変，内皮細胞障害，上皮細胞障害

✚ 症例
80歳代，男性

✚ 主訴
全身浮腫

✚ 既往歴
関節リウマチのみで高血圧・糖尿病の指摘なし

✚ 現病歴
10年頃前から関節リウマチを指摘．無治療で経過．健診は20年間行っておらず，経過不明．入院2カ月前頃から下腿浮腫を自覚．徐々に進行し，腹部まで浮腫んできたため，近医受診．検査上ネフローゼ症候群を示し，当科に紹介受診．腎生検の適応ありと説明あるも拒否した．入院2週間前から浮腫が増強し，救急外来受診．胸水を伴う高度ネフローゼで入院．第3病日より発熱あり，右肺炎疑いでCTRXを開始された．培養からは何も検出されず，1週間程度で抗生剤治療は終了．浮腫のコントロールができ呼吸も安定していたため，腎生検に承諾し，第17病日腎生検となった．

✚ 服薬歴
なし

✚ 初診時現症
身長159 cm　体重48 kg
BP 121/71 mmHg　BT 37.3℃　HR 117/min　SpO$_2$ 92%
心音整，呼吸音 coarse　crackle あり，
腹部膨満・圧痛なし，下腿浮腫あり，
両手尺側偏位あり

✚ 初診検査所見
WBC 11.3×10^3/μL，RBC 5.28×10^6/μL，Hb 15.4 g/dL，Ht 47.2%，Plt 263×10^3/μL，TP 4.7 g/dL，Alb 1.4 g/dL，AST 23 IU/L，ALT 11 IU/L，LDH 297 IU/L，BUN 25.6 mg/dL，Cr 2.11 mg/dL，Na 142 mEq/L，K 3.6 mEq/L，Cl 110 mEq/L，CRP 1.58 mg/dL，Tcho 267 mg/dL，LDL-C 168 mg/dL，HbA1c 5.5%，RF 169.3 IU/mL，MMP-3 150.5NG/ML，ANA 80倍，IgG 836 mg/dL，IgM 56 mg/dL，IgA 444 mg/dL，C3 81 mg/dL，C4 23.4 mg/dL，ESR 1h 53 mm，ds-DNA Ab 10 IU/mL，CCP Ab 300 IU/ML，Cryoglobulin（−），MPO-ANCA（−），PR3-ANCA（−），a-GBM Ab（−），M-protein（−），

図1　入院後の臨床

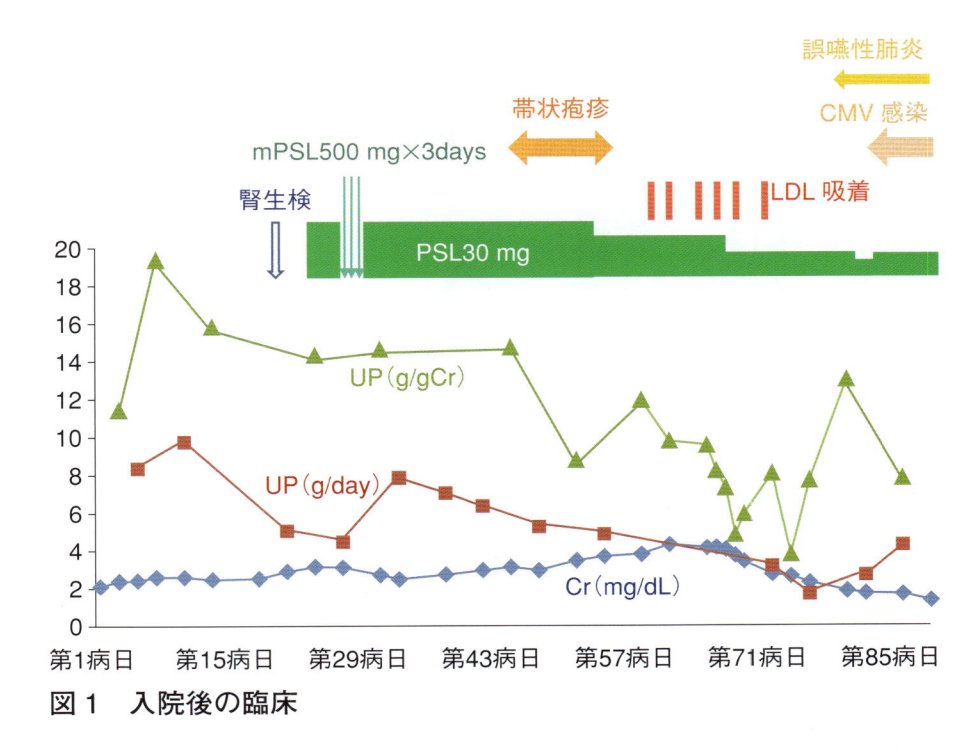

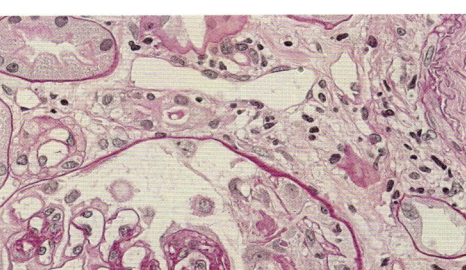

図2　光顕　PAS染色

フィブリンの析出を伴う細胞性半月体を認める．糸球体には管内増殖性変化とメサンギウム領域の拡大がある．糸球体の中央右の糸球体係蹄壁はメサンギウム融解により基本構造を失いPAS陽性物質の増加した係蹄壁の硬化性病変，不規則に肥厚した係蹄壁を認める．一部の係蹄壁には内皮障害に起因すると考えられる基底膜の多層化と考えられる所見を認めた．上皮細胞は腫大している．

HBs Ag（−），HCV Ab（−），TPHA（−）

+ **尿検査**
　pH 6.5，UP 4+，OB 3+，RBC 10〜19/HPF，WBC 6〜9/HPF，硝子円柱3+，顆粒円柱+，上皮円柱+，卵円形脂肪体2+，UP（蓄尿）9.8 g/day，UP（随時尿）11.9 g/gCr

+ **培養**
　第3病日　プロカルシトニン>2（2+），第5病日尿培養 MSSA10^5，第6病日 喀痰培養 口腔内常在菌，第10病日 血液培養2セット 陰性

+ **初診時画像所見**
　CTでは腎萎縮なし，胸腹水著明

+ **入院経過**（図1）
　腎生検の結果を待ち，PSL 0.5 mg/kg，30 mg内服開始した．ただ半月体が多数みられたことから，3日間mPSLハーフパルス500 mg投与，後療法PSL 30 mg内服継続．蛋白

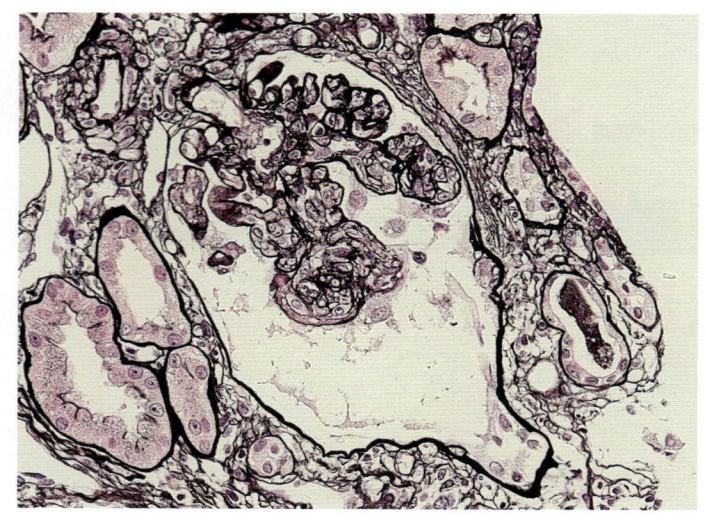

図3　PAM-HE染色
内皮細胞障害を強く示唆する糸球体変化．糸球体係蹄壁は不規則に二重化している．一部では内皮下腔が拡大している．管内増殖性変化により毛細血管腔がほぼ閉塞している部位が目立つ．糸球体係蹄壁にエオシン陽性物質の沈着がある．

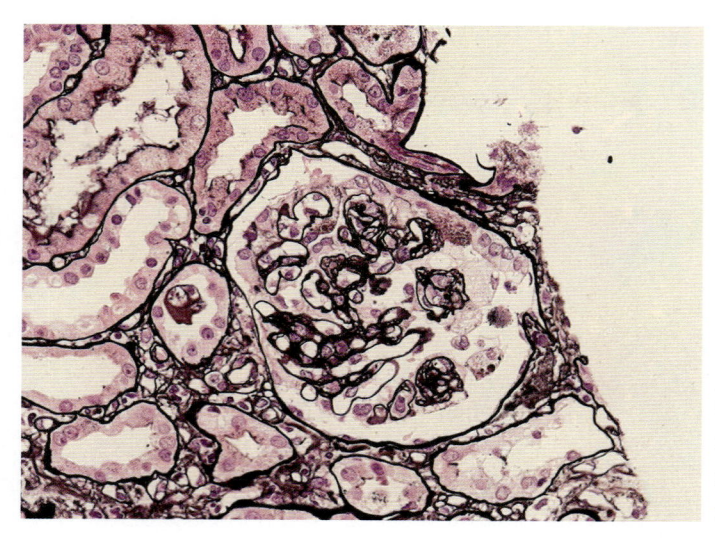

図4　PAM-HE染色
二重化した係蹄壁に接して腫大した係蹄上皮細胞を認め，近接するボウマン嚢上皮細胞も反応性に増生し腫大している．

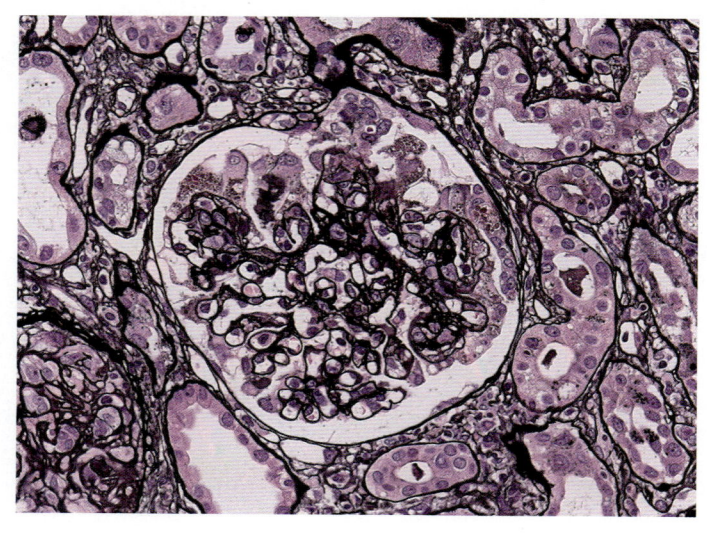

図5　PAM-HE染色
二重化した係蹄壁と，顆粒状の物質が細胞質内に目立つ腫大した上皮細胞を認める．

尿の改善がみられないうえに帯状疱疹となり，ACVを1週間投与したが，腎障害，乏尿が出現した．アルブミン・補液点滴投与などを行い，辛うじて腎機能はCr4台までで留まった．ただ水分コントロールが難しくなった．PSL 20 mgへ減量した．これ以上の免疫抑制は感染リスクを考えると追加しづらく，また上皮障害が強くみられた組織であったこと，

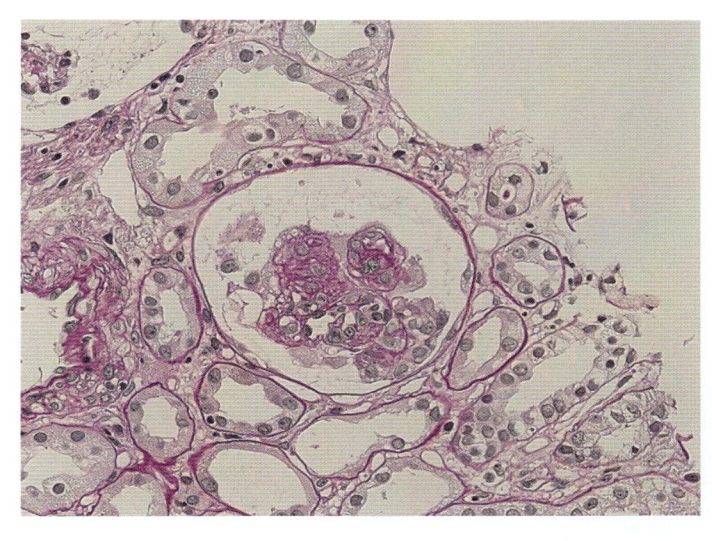

図6　PAS染色
内皮障害が強いと思われる部位でメサンギウム融解様変化がみられるが，その係蹄上皮細胞には腫大をみとめない．

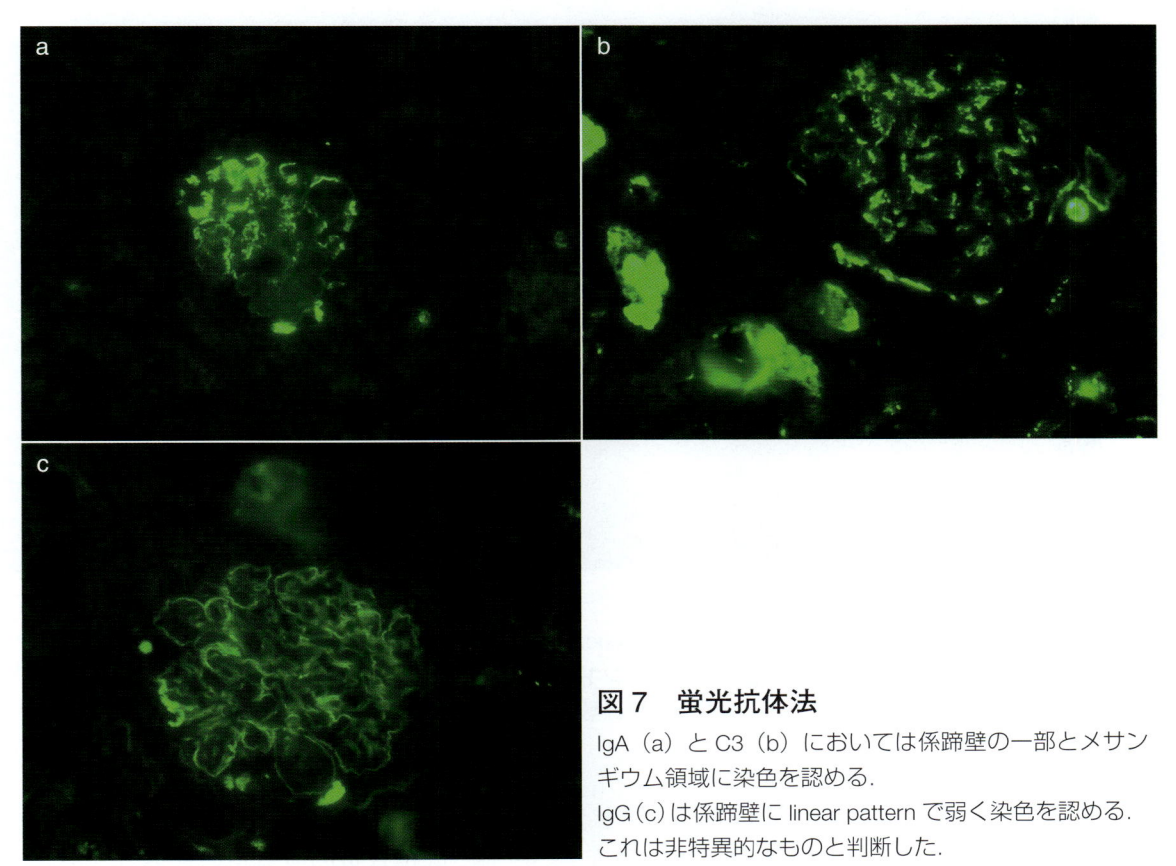

図7　蛍光抗体法
IgA（a）とC3（b）においては係蹄壁の一部とメサンギウム領域に染色を認める．
IgG（c）は係蹄壁にlinear patternで弱く染色を認める．これは非特異的なものと判断した．

LDLコレステロール値が高値であったことを考慮し，LDL吸着を開始，計6回施行した．少し改善傾向と思われたためPSL 15 mgへ減量した．しかし蛋白尿はまた増え，誤嚥性肺炎やCMV感染などを起こされて，ADLは徐々に低下していった．

✚ 腎生検所見

光顕所見（図2〜6）：
　得られた組織は2片でともに皮質で29個の糸球体を認める．全節性硬化糸球体は2個あり，分節性硬化病変はみられない．管外増殖も認め，細胞性，線維細胞性半月体はあわせて8個認める．病変の主座は糸球体にあり，多彩な組織像を呈している．係蹄壁は分葉化傾向を示し，内皮細胞腫大，管内増殖，また一方で高度な係蹄上皮細胞腫大がみられる．

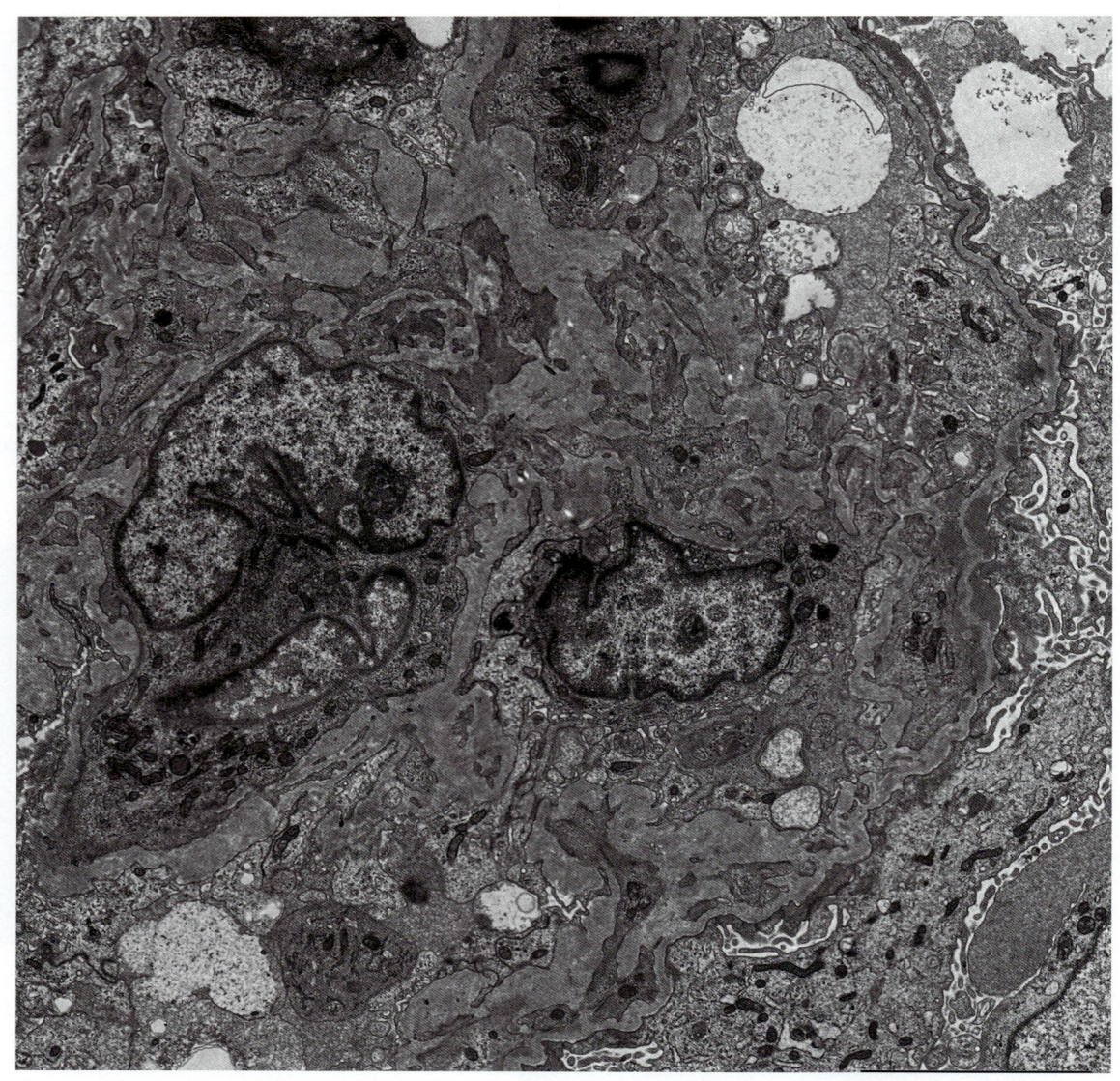

図8　電顕　糸球体所見

糸球体基底膜（GBM）の外側と内側の一部にdepositが沈着している．係蹄上皮細胞は腫大し空胞化している部位がある．拡大したメサンギウム領域ではメサンギウム細胞の増加がみられ，actin filamentを有するメサンギウムの細胞質が大きく広がっており，メサンギウム基質も増加している．

糸球体係蹄壁の二重化も目立つ．メサンギウム細胞増殖や基質増加は軽度である．
　間質の線維化や尿細管萎縮は10％程度で，一部に尿細管炎の所見を認める．小葉間動脈において，内弾性板の多層化が目立つ．

免疫蛍光所見（図7）：
　IgAとC3において係蹄壁の一部とメサンギウム領域に染色陽性を認める．
　IgGはlinear patternであり，非特異的な所見．

電顕所見（図8〜10）：
　上皮下と内皮下の一部，また傍メサンギウム領域にdepositを認める．内皮細胞が腫大し，係蹄上皮細胞のアクチン線維が強調され，障害を受けている部位と思われた．

✚ この症例の臨床的問題点

①MPGN様糸球体病変で高度な蛋白尿を認めた症例．典型的MPGNの蛍光抗体像や電顕像が得られなかったので診断に悩んだ．特に，本症例の形態変化の特徴を内皮障害の像

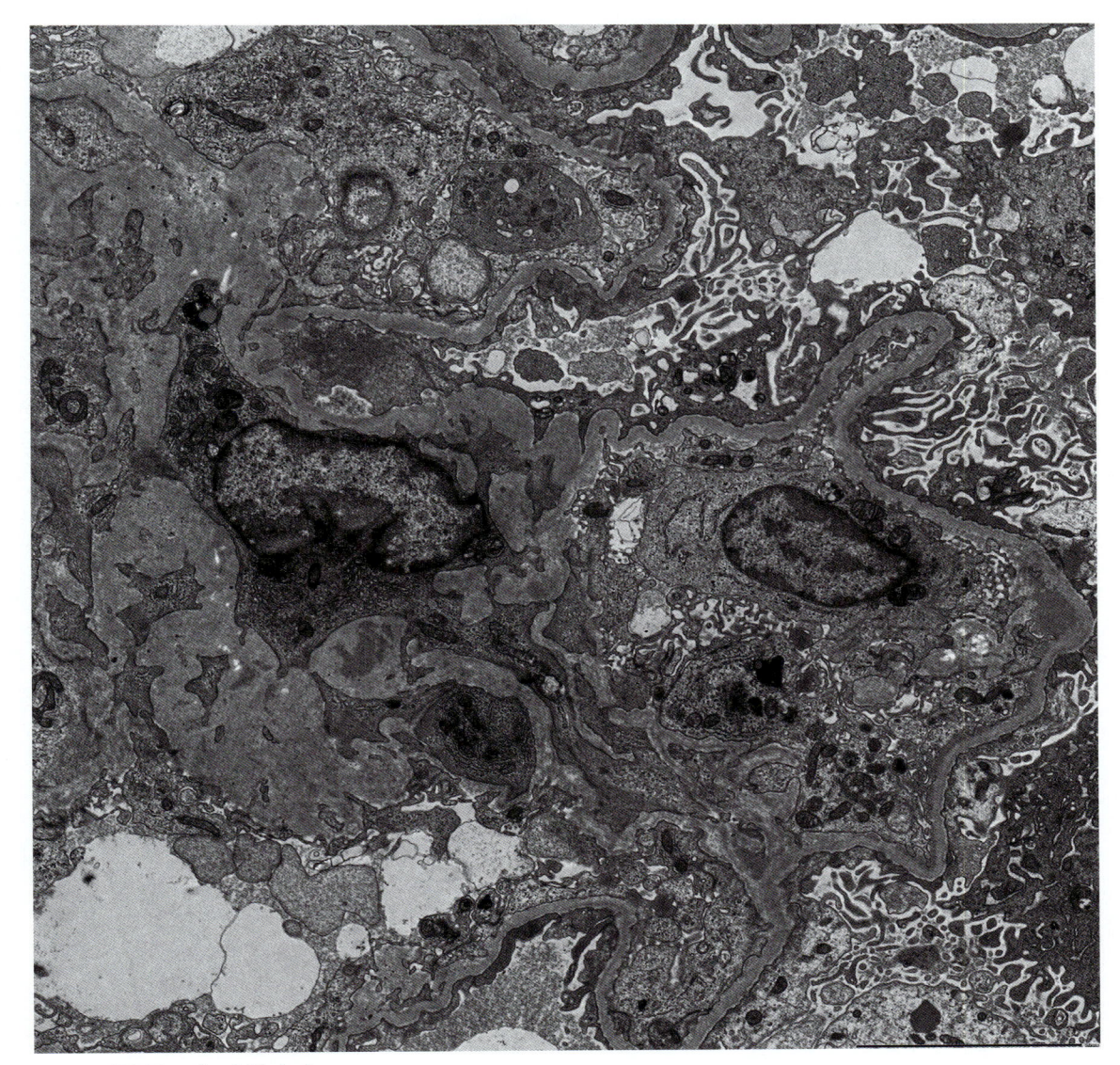

図9 電顕 糸球体病変
内皮細胞が腫大し血管腔は狭小化している．内皮下やメサンギウム基質内に deposit を認める．

と考えた．本症例ではTTP/HUSの病態や高血圧重症症は臨床所見から否定されている．
②このMPGN様所見が内皮障害を発端とする病態ならば，原因は何か．糸球体障害が高度であるためネフローゼレベルの蛋白尿を示したことは納得できるとして，上皮障害がみられるのは内皮障害からの，高度な蛋白尿による二次的変化なのかと疑問を感じた．
③沈着している免疫複合体は多くはなかったようだが，この病態にどの程度関与しているものなのか．内皮障害や壊死性病変の原因となっているのか．
④糸球体上皮細胞の腫大，変性がみられるが，FGSにみられるような一次的変化なのか，内皮障害や免疫複合体などに影響された変化なのか．こうした疑問に対する意見を尋ねたい．

✚ 病理医の見解

この症例の診断については病理医間での意見が合致しなかった．MPGN様糸球体病変は多岐にわたる病態下で出現するためその原因を完全に特定できないことはまれではない．本症例では，電子顕微鏡での所見と光顕所見とに解離があるため判断が難しくなったと考えられる．また，蛍光抗体法での陽性染色がIgAとC3であったが，病変の強い糸球体変

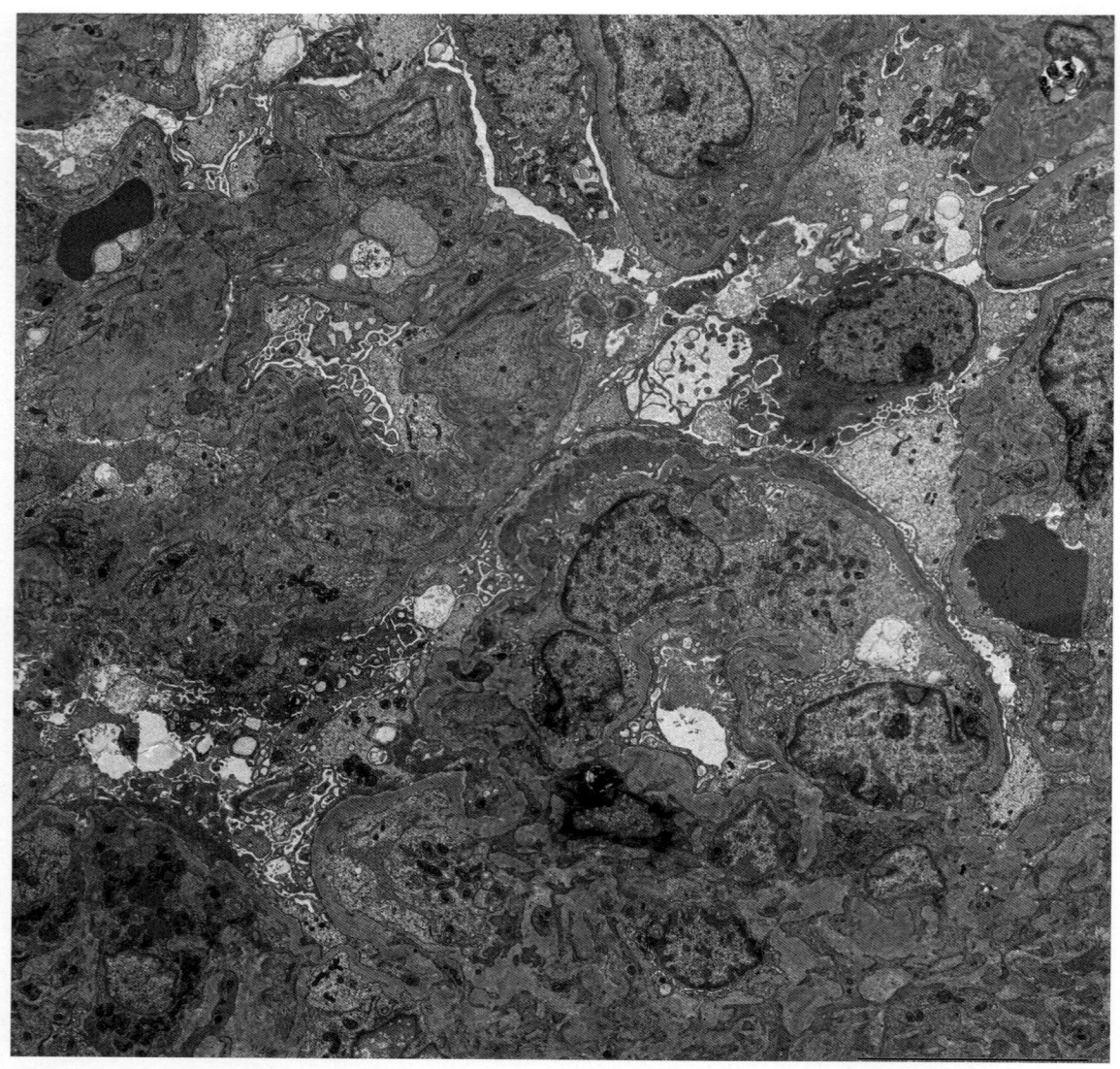

図10 電顕 糸球体
内皮細胞が腫大し血管内腔の閉塞が目立っている．肥厚した係蹄壁にはメサンギウム間入が観察される．また係蹄上皮細胞足突起部にはアクチン線維が凝集して，扁平化しており係蹄上皮障害を示唆している．

化と合致しない蛍光染色所見であった．

　結果として形態像からはMPGNで構わない，IgA腎症で説明可能，FGSの亜系かもしれないなどの意見となり一致しなかった．高度な蛋白尿があれば上皮細胞障害は惹起されるため，こうした臨床例での内皮障害と上皮障害の関係性については病理所見からどちらが先行したかを知ることは難しいとの判断であった．ただし，最近は内皮細胞とポドサイトのcross talkの存在が示唆され，特にポドサイト障害にはTMAを伴うことも知られているため，本例はポドサイト障害により管外の増殖に加えて管内の内皮障害がみられる，という解釈も可能である．

（第46回重松腎病理カンファレンスより）

【文献】
1) Dijkman H, Smeets B, van der Laak J, et al：The parietal epithelial cell is crucially involved in human idiopathic focal segmental glomerulosclerosis. Kidney Int 68（4）：1562, 2005

予後良好な経過をたどった C3 glomerulonephritis の 1 例
C3 glomerulonephritis は治療に反応し改善するか？

> **キーワード** C3 glomerulonephritis，MPGN 様病変，ステロイド治療反応性

✚ 症例
30 歳代，男性

✚ 主訴
なし（治療後評価目的）

✚ 既往歴
特記すべきことなし

✚ 現病歴
17 歳時の学校健診で初めて蛋白尿を指摘された．以降健診で蛋白尿を指摘されていたが放置していた．21 歳時には健診で蛋白尿 3+ を指摘されたため近医を受診，その際の尿検査で 2〜3 g/gCr の尿蛋白を認めたため当院腎センター内科を紹介された．

✚ 服薬歴
オルメサルタン 40 mg，アリスキレン 300 mg，アロプリノール 100 mg，シルニジピン 20 mg，メトプロロール 120 mg，アゼルニジピン 16 mg

✚ 家族歴
特記事項なし

✚ 初診時現症
身長 166.0 cm，体重 64.0 kg，体温 36.2℃，血圧 124/64 mmHg，脈拍 72/分，整下腿浮腫含め所見なし

✚ 初診検査所見
表参照

✚ 臨床経過
図 1 参照

受診時，血清総蛋白（TP）や血清アルブミン（Alb）の低下はみられなかったものの尿検査で 3.0 g/gCr の蛋白尿を認めたため同日緊急入院となった．確定診断のため腎生検を施行したところ，その病理所見から膜性増殖性糸球体腎炎（MPGN）と診断しステロイド療法を行った．その後，治療に奏功し 4 週間後には完全寛解に至った．

27 歳時に通院自己中断するも 29 歳時に高血圧を認めるようになり通院を再開した．その際の尿検査でも尿蛋白増加なく寛解を維持していた．治療から約 10 年経過した 33 歳時に再度腎生検を行い，治療後評価を行った．

表 検査所見

尿定性	pH 1.026，蛋白（4＋），潜血（1＋），糖（±）
尿沈渣	赤血球 1〜5/HPF，白血球＜1/HPF，脂肪円柱（＋），顆粒円柱（＋）
尿定量	蛋白 3.0 g/g・Cr，NAG 4.1 IU/g・Cr，β₁MG 78 μg/g・Cr
血算	WBC 11,000/μL，RBC 538×10⁴/μL，Hb 15.2 g/dL，Ht 43.5%，MCV 83.4 fL，PLT 19.1×10⁴/μL
生化学	TP 6.4 g/dL，Alb 3.4 g/dL，AST 16 IU/L，ALT 22 IU/L，LDH 164 IU/L，ALP 146 IU/L，γGT 47 IU/L，TBil 1.2 mg/dL，AMY 90 IU/L，UN 10 mg/dL，Cr 0.7 mg/dL，eGFR 119.6 mL/min/1.73 m²，Na 141 mEq/L，K 3.7 mEq/L，Cl 105 mEq/L，P 3.5 mg/dL，Ca 9.2 mg/dL，UA 7.7 mg/dL，CRP 0.0 mg/dL，FBS 93 mg/dL，HbA1c 5.4%，Tchol 198 mg/dL
免疫学	IgG 708 mg/dL，IgA 229 mg/dL，IgM 44.6 mg/dL，CH50 35 U/mL，C3 74.4 mg/dL，C4 16.2 mg/dL，RF 1 U/mL，ANA 40 倍未満
凝固系	APTT 26 秒，PT 98%

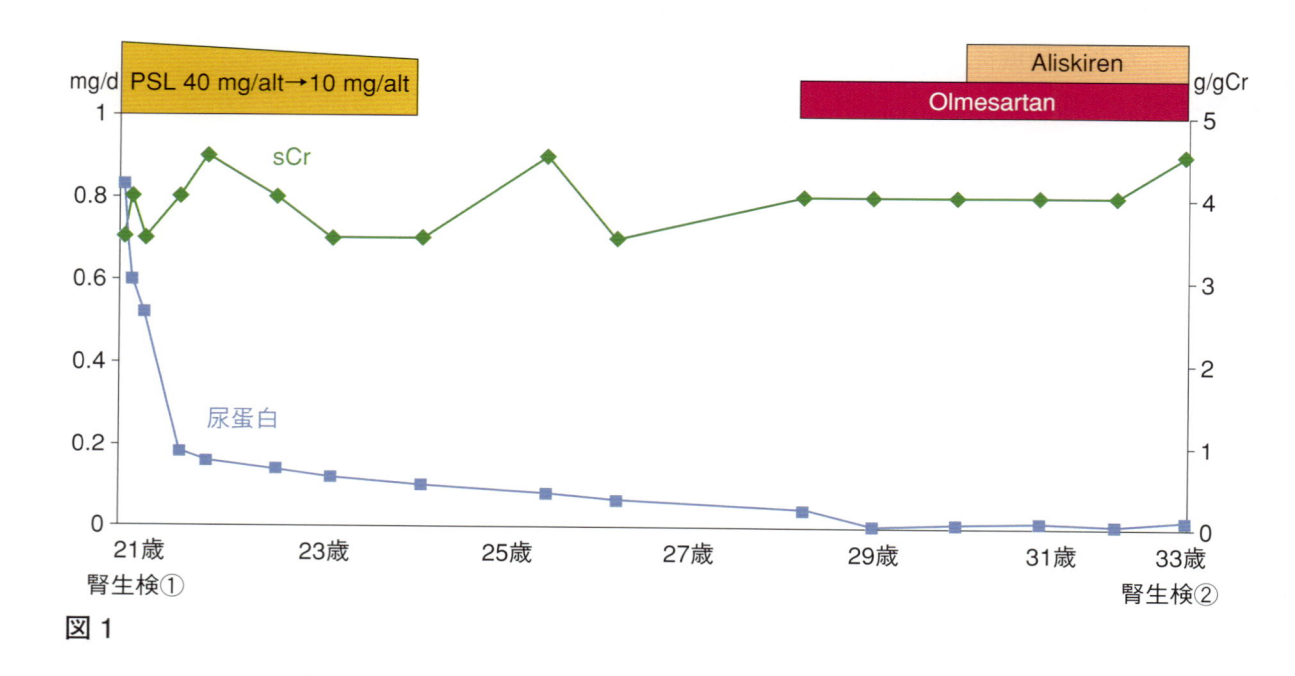

図 1

✚ 初回腎生検所見

光顕所見（図2，3）：

　糸球体は13個得られ，そのうち2個が全節性硬化糸球体である．メサンギウム基質の増加およびメサンギウム細胞の増殖は中等度〜高度に認められ，また著明な係蹄の二重化と点刻像，係蹄壁の肥厚も認められる．

　軽度の間質の線維化および尿細管の萎縮を認める．リンパ球浸潤は軽度である．

　細動脈の硝子化や小葉間動脈内膜肥厚は軽度に認められる．

免疫蛍光所見（図4）：

　メサンギウム領域および係蹄壁にC3沈着あり．

電顕所見（図5）：

　係蹄基底膜の広範囲に高電子密度沈着物（EDD）を認める．EDDは一部，結節状となり基底膜が高度に肥厚している．EDDの多くは濃淡不均一であるが，一部に結節状の

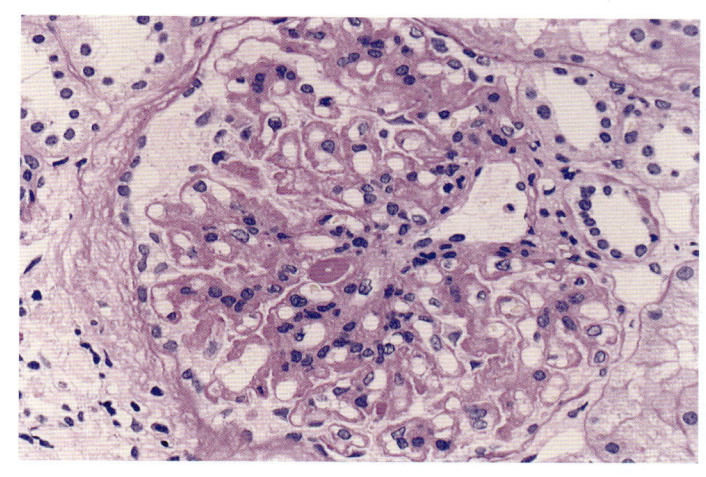

図2 光顕 PAS染色
糸球体ではメサンギウム間入が目立つ．メサンギウム基質が増加しメサンギウム細胞の増殖を伴っている．こうした変化は巣状分節性に強調されている．メサンギウムおよび糸球体係蹄の処々に滲出と思われる無構造の PAS 弱陽性物質をみる．他の1つの糸球体では係蹄壁とボウマン嚢とが癒着している．

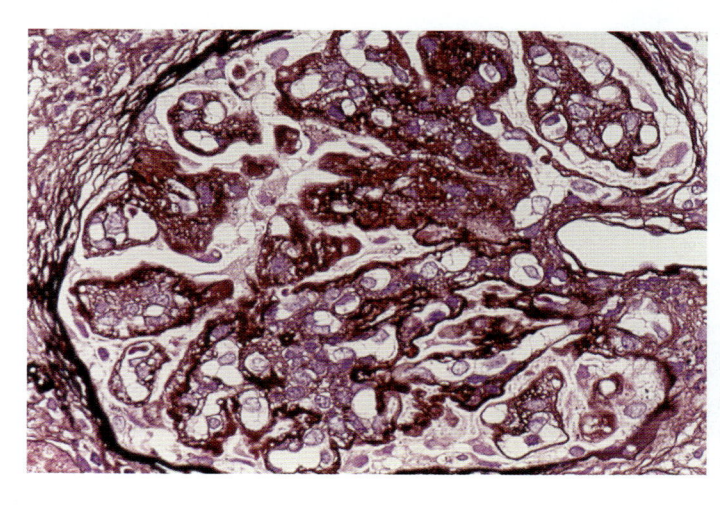

図3 光顕 PAM染色
著明な係蹄壁の二重化と，点刻像や spike を散見する．メサンギウムの拡大や係蹄壁の肥厚が目立つ．糸球体係蹄壁とボウマン嚢との癒着もみられる．

lucent EDD を認める．EDD の多くは基底膜内に存在するが上皮下や内皮下にも少量認められる．

✚ 2回目腎生検所見

光顕所見（図6）：
糸球体は40個得られ，そのうち4個が全節性硬化糸球体である．メサンギウム基質の増加は軽度であり，メサンギウム細胞の増殖は目立たない．係蹄壁の肥厚や二重化，Spike 形成は明らかでない．管内増殖性変化も認められない．

軽度の間質の線維化および尿細管の萎縮を認める．リンパ球浸潤はごく軽度である．

細動脈硝子化は中等度に，小葉間動脈内膜肥厚は軽度に認められる．

免疫蛍光所見（図7）：
係蹄壁の一部にのみ C3 沈着あり．

電顕所見（図8）：
基底膜内の EDD や係蹄壁の肥厚は認められない．

コメント：
初回生検時は，増殖性変化や基底膜の2重化が目立つものの免疫蛍光所見では IgG の沈着は明瞭でなく，C3 がメサンギウム・係蹄壁に沈着していたこと，電顕所見では GBM が肥厚してその density が高くみえることから，GBM への EDD の沈着を特徴とする Basement membrane Dense deposit disease（DDD）が最初に考えられた．しかし，これまで

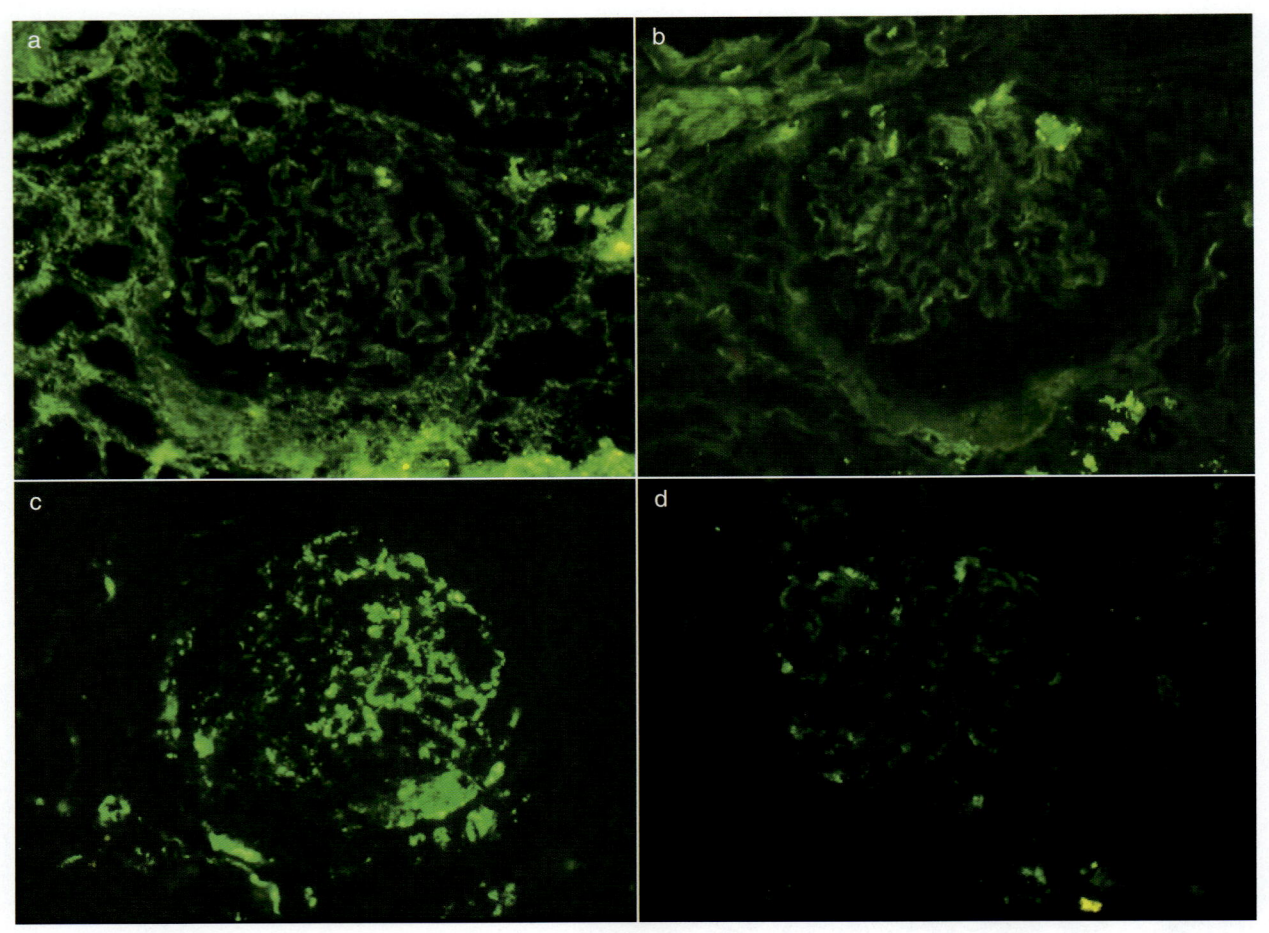

図4 蛍光抗体法
a：IgG，b：IgA，c：C3，d：C4
IgGやIgAなどの免疫グロブリンの沈着はみられず，C3がdominantにメサンギウム，および糸球体係蹄壁に沈着を認める．C4も軽微であるが同様の所見．

　DDDの典型像として報告されてきたリボン状あるいはソーセージ様と称される均等性のあるGBM内沈着物という観点から比較すると，本症は均等性に欠ける部位が目立ち，さらに上皮下，GBM内，内皮下にもlucent area（deposit）がみられることや補体C3の低下がないことなどより，非典型的なDDDと考えていた．

　1970年頃よりMPGN I 型や III 型のなかでも免疫グロブリンの沈着のない，C3のみが沈着する疾患群が報告されていたが，2010年Fakhouriらにより「免疫グロブリンの沈着のない，C3のみが沈着する疾患群」をC3 glomerulopathyと定義したことで新たな概念が誕生した．さらに典型的な特徴像を示すDDDと，DDDとしては非典型像を示すもう一つの疾患群としてC3 glomerulonephritisが定義された．DDDは治療抵抗性を示すとされてきたが本症では治療の介入10年後の再腎生検で，初回で認めたEDDは消失し，GBMの肥厚の改善が得られたことから治療反応が良好な疾患群で治療反応が不良なDDDとは一線を画する疾患と推察された．

✚ この症例の臨床病理学的問題点

　　C3 glomerulopathyの概念を考える際にその鑑別点からみるとうってつけの症例である．病理像と治療反応性をあわせて評価するとC3 glomerulonephritisに分類されると考えられる．

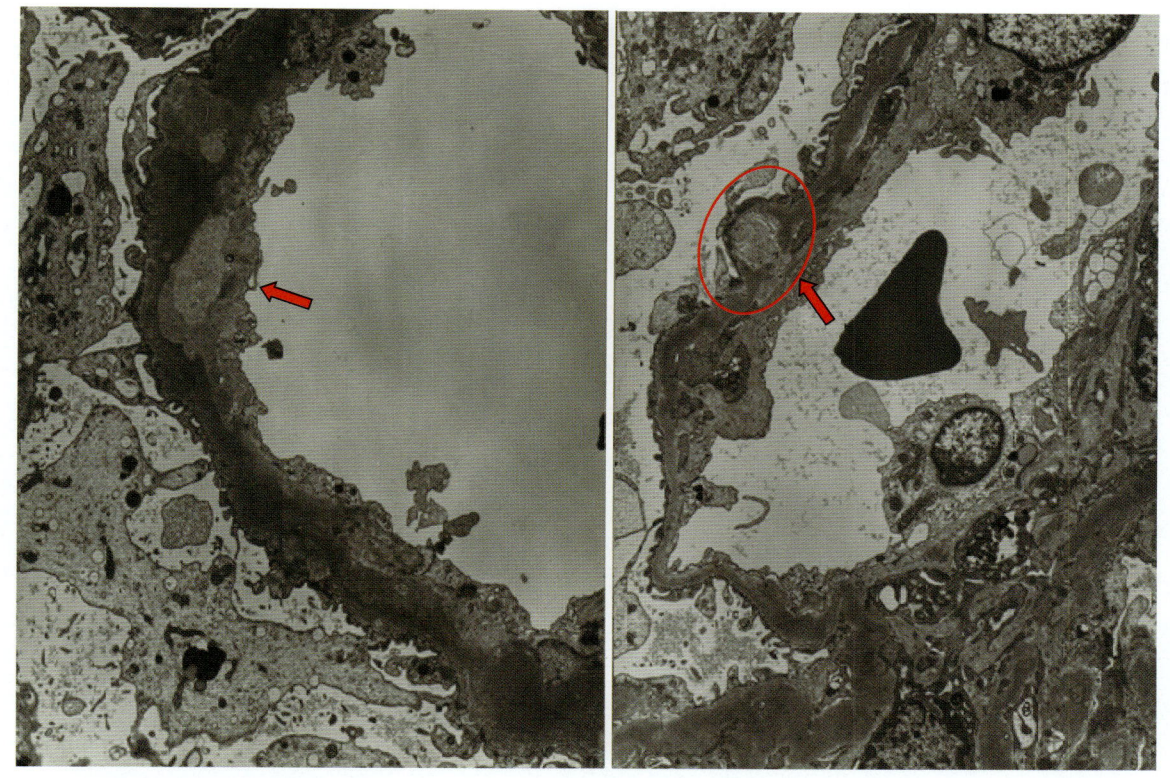

図 5　電顕　糸球体所見
糸球体基底膜（GBM）が広範囲に肥厚しておりその density も高いことから GBM 内への electron dense deposit（EDD）沈着物に相当すると考えられた．不均一性の目立つ部位もみられ，場所により結節状であったり菲薄化像もみられた．Lucent deposit が GBM 内のみならず上皮下や内皮下の一部にも認められる（矢印）．足突起が処々で扁平化している．これらの所見は典型的なデンスデポジット病（DDD）とは異なる所見であった．

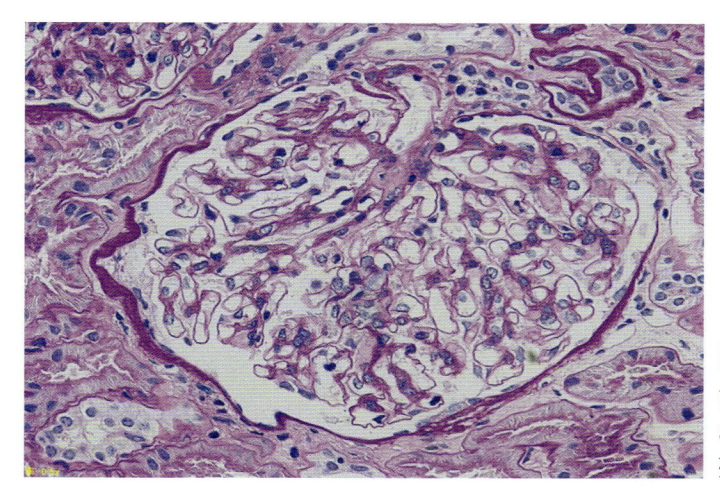

図 6　PAS 染色
前回と比較するとメサンギウム基質増加はごく軽度であり，メサンギウム細胞の増殖も目立たない．管内増殖性変化はない．

　C3 glomerulopathy は補体異常に関連した疾患群で，その機序として補体制御因子 H や I などの遺伝子異常や C3 convertase に対する抗体（C3NeF）を介した副経路および終末補体複合体の調整不全が考えられている．C3NeF は C3 転換酵素（C3bBb）に対する IgG 自己抗体である．C3NeF は C3bBb と複合体を形成し安定化し，かつ Factor H/I の作用を阻害することで持続的に C3 を活性化，結果 C3 の大量消費と C3d などの代謝産物の増加，低補体血症を惹起する．DDD では約 80％で，C3 glomerulonephritis では約 40〜50％で

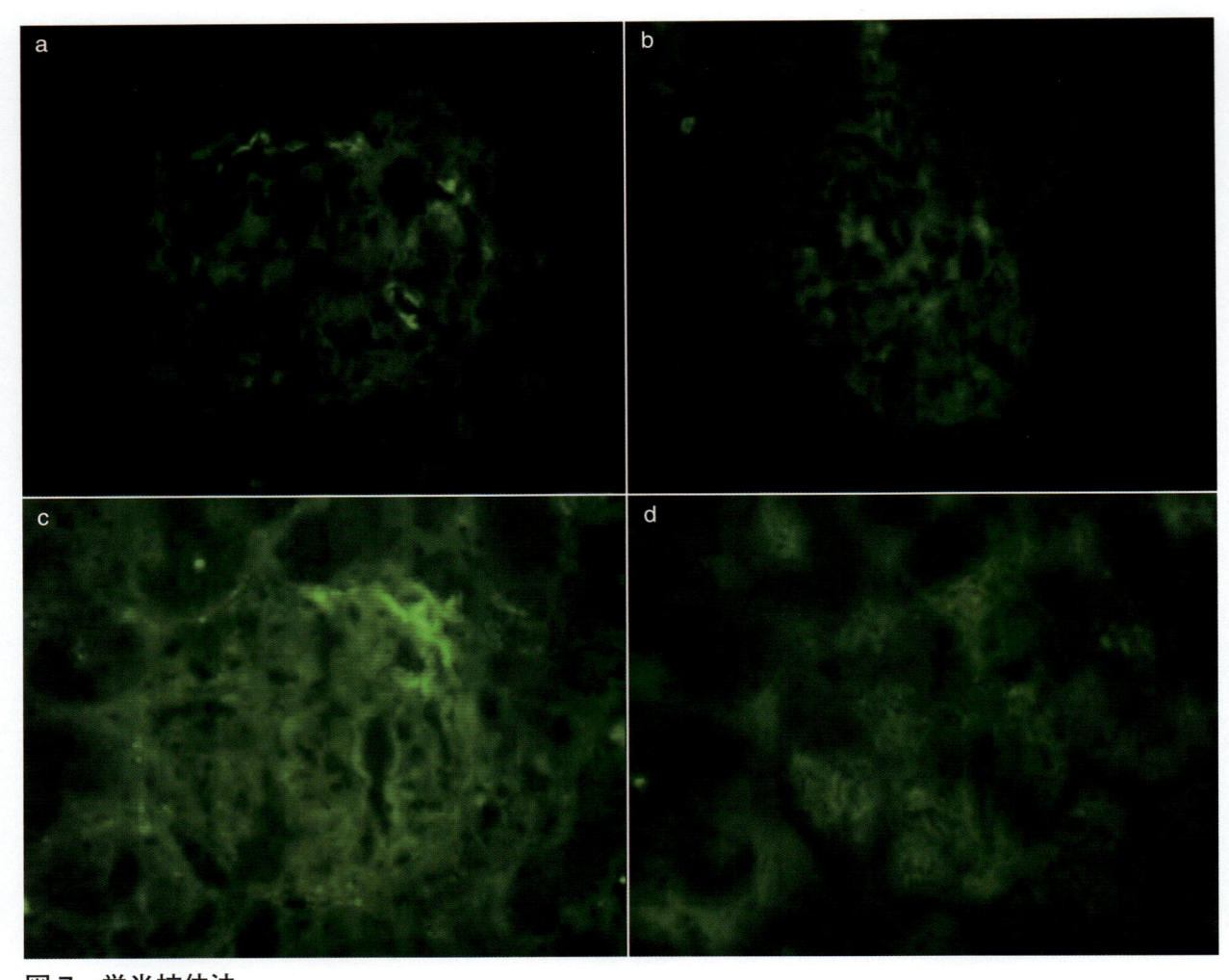

図7 蛍光抗体法
a：IgG，b：IgA，c：C3，d：C4
前回と比較するとC3沈着は軽度であり，係蹄壁の一部に認められるのみ．

C3NeFが陽性となるとされている．本症例では成人発症であること，ステロイドが速やかに反応したことから遺伝子変異よりも自己抗体であるC3NeFの関連が考えられた．現在，C3NeFおよびFactor Hの血清学的検査を依頼中である．C3 glomerulonephritisの予後はDDDと比較するとやや良好とする報告が多いが，症例数も少ないためその具体的な予後は不明な点が多い．本症例は病理学的にはC3 glomerulonephritisに合致すると考えられるが，ステロイドへのきわめて良好な反応が臨床的経過として疑問が残る．また今後，診断においてDDDとC3 glomerulonephritisの鑑別，すなわちEDDの分布をどこまでDDD variationとして捉えるべきかが非常に気になる点である．C3 glomerulopathy，DDD，C3 glomerulonephritisに関しては概念提唱からの時間経過が短いこともあり，疾患単位としての概念の確立，臨床病理学的な特徴は整理されてきた．しかし，治療反応性を含めた臨床的意義，補体代謝異常や自己抗体の詳細な解析が進むことでさらなる疾患単位としての概念が整理されることが期待される．

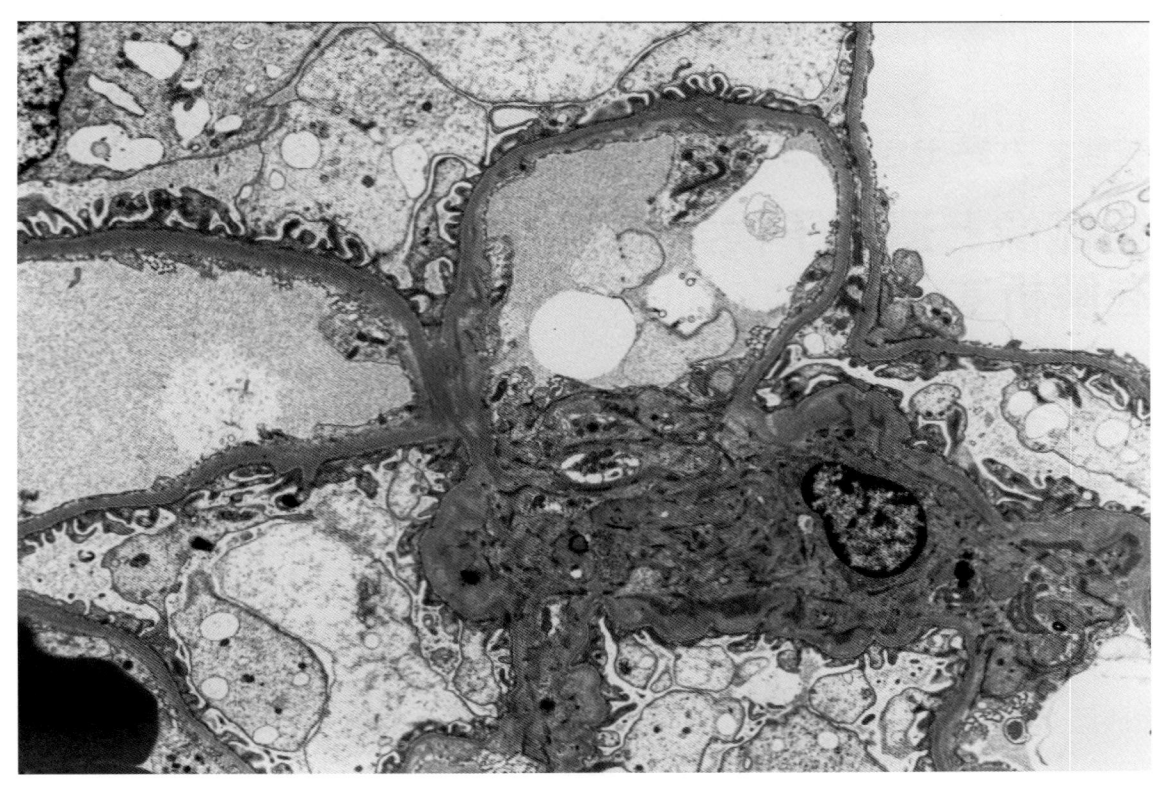

図8 電顕 糸球体所見
前回と比較すると明らかな EDD はみられず，GBM の肥厚もはっきりしない．上皮細胞の足突起はよく保たれている．

本症例からのメッセージ：

①C3 glomerulonephritis には治療に反応する予後良好なタイプがある．

②C3 glomerulopathy，DDD，C3 glomerulonephritis の異同について整理することが重要である．

③C3 glomerulopathy，DDD，C3 glomerulonephritis では補体制御蛋白の異常が重要である．

（第 50 回重松腎病理カンファレンスより）

【文献】

1) Sethi S, Fervenza FC, Zhang Y, et al：C3 glomerulonephritis：clinicopathological findings, complement abnormalities, glomerular proteomic profile, treatment, and follow-up. Kidney Int 82：465-473, 2012
2) D'Agati VD, Bomback AS：C3 glomerulopathy：what's in a name? Kidney Int 82：379-381, 2012
3) Servais A, Noël L-H, Roumenina LT, et al：Acquired and genetic complement abnormalities play a critical role in dense deposit disease and other C3 glomerulopathies. Kidney Int 82：454-464, 2012
4) Sethi S, Fervenza FC, Zhang Y, et al：C3 glomerulonephritis：clinicopathological findings, complement abnormalities, glomerular proteomic profile, treatment, and follow-up. Kidney Int 82：465-473, 2012

先天性ネフローゼ症候群フィンランド型（Finnish type）と考えられた男児例

腎組織像と遺伝子検索から，先天性ネフローゼ症候群を解析する（1）

キーワード 先天性ネフローゼ症候群，Finnish type，ネフリン遺伝子

✚ 症例
日齢21，男児

✚ 主訴
蛋白尿

✚ 家族歴
母が卵巣癌で手術および化学療法の既往あり．

✚ 臨床経過1
在胎35週5日，2,020 g，経腟分娩で出生した．Apgar score 8→9点，胎盤重量1,013 gだった．胎便吸引症候群（MAS）のため，他院NICUへ搬送され，高頻度振動換気法（HFO）管理となった．入院時，TP 2.7 g/dL，尿蛋白陽性，IgG 20 mg/dLにてアルブミン補充．日齢1で抜管，日齢8にIgG 1 mg/dLとなりγグロブリン補充．日齢11に尿蛋白強陽性に気付かれた．日齢18に浮腫の増強，IgG低値にてアルブミンとγグロブリンが補充された．アルブミンは日齢19，20にも投与された．先天性ネフローゼが疑われ，日齢21に当科へ転院となった．前医での一日尿蛋白は1 g程度であった．

✚ 初診時現症
身長45.2 cm，体重2,613 g，頭囲33.2 cm，胸囲31 cm，腹囲（臍上）30 cm，体温37.0℃，血圧93/48 mmHg，脈拍160 bpm，呼吸数30回/分
大泉門平坦，顔貌は正常，肺音清，心雑音なし，腹部は軟，全身の浮腫は目立たず

✚ 初診時画像所見
腎エコー：両腎とも長径5 cm弱，皮髄境界判別可，腎実質やや輝度高い．
胸部X線：肺野にうっ血なし，胸水なし，心拡大なし．

✚ 初診時検査所見
表参照

✚ 臨床経過2
図1に，臨床経過と検査データの推移を示す．
日齢21に転院となった．日齢27，眼科受診にて前眼部や眼底の異常なし．転院後にアルブミン補充なしで経過をみたところTPはゆっくり減少し日齢23 2.9，日齢26 2.4，日齢30 2.1，日齢36 2.1，日齢41 2.3と低値横ばいで浮腫は軽度，腹部症状は認めなかった．日齢44 DMSAシンチ：uptake lt 10.1%，rt 10.3%で左右差なし．尿蛋白量の程度は莫大な量ではなかったが腎機能は正常でありFinnish typeを疑った．日齢48，49と25% Alb 20

表 検査所見

尿定性	蛋白（4＋），潜血（3＋），糖（2＋），ケトン（－）
尿沈渣	RBC 675.0/μL，WBC 83.3/μL，ガラス円柱 0.12/μL
尿定量	Pro 5,616.5 mg/dL，glu 140 mg/dL，Cre 14.52 mg/dL，Na 24 mEq/L，$β_2$MG 11,308 μg/L，NAG 106.6 IU/L，IgG 84.4 mg/dL
血算	WBC 13,100/μL，RBC 371×10^4/μL，Hb 13.2 g/dL，Plt 61.0×10^4/μL
静脈血液ガス	pH 7.518，pCO_2 28.3 mmHg，HCO_3 25.3 mmol/L，BE ＋0.8 mmol/L
生化学	TP 3.6 g/dL，Alb 2.5 g/dL，BUN 5.2 mg/dL，Cre 0.17 mg/dL，UA 2.0 mg/dL，glu 86 mg/dL，Na 137 mEq/L，K 4.8 mEq/L，Cl 106 mEq/L，Ca 9.0 mg/dL，P 6.9 mg/dL，AST 19 IU/L，ALT 6 IU/L，LDH 194 IU/L，ALP 525 IU/L，CK 138 IU/L，T-chol 218 mg/dL，TSH 5.310 μIU/mL，FT3 4.61 pg/mL，FT4 0.86 ng/dL，T-Bil 4.2 mg/dL，CRP ＜0.1 mg/dL
免疫学	IgG 143 mg/dL，IgA 1 mg/dL，IgM 27 mg/dL，C3 56 mg/dL，C4 19 mg/dL，CMV IgM（EIA）0.03（－），HSV IgM（EIA）0.14（－），Rubella IgM（EIA）0.03（－）
凝固系	PT 13.1 秒（INR 1.10），APTT 47.7 秒，TT 45％，HPT 54％，D-dimer 3.6 μg/mL，FDP 6.6 μg/mL，AT-Ⅲ 25％，Fib 448 μg/mL

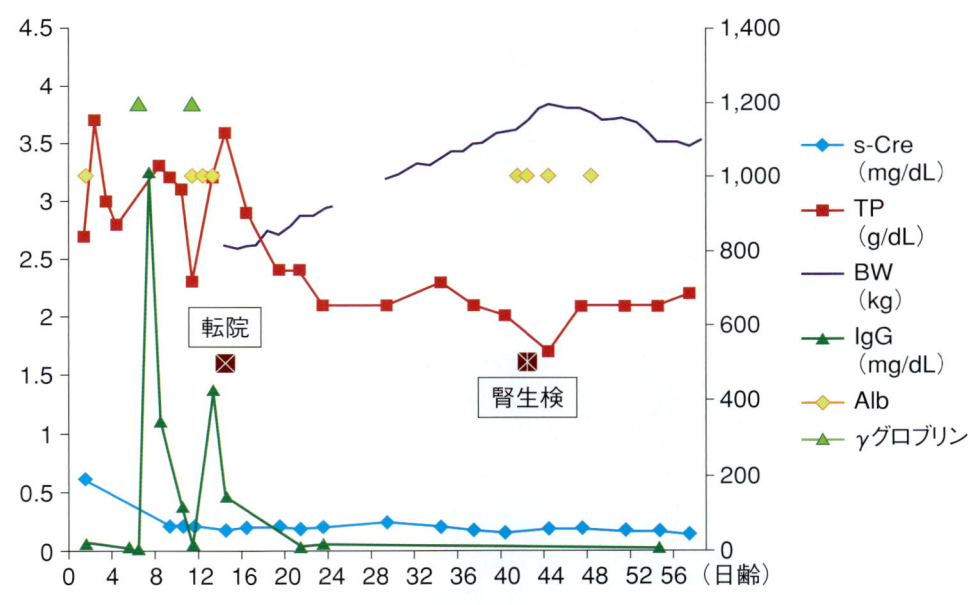

図1 臨床経過と検査データの推移

mL（5 g）ずつ投与し，日齢49に開放腎生検を行った．右腎より14 G針生検と楔状切除し検体を得た．血栓傾向（過凝固）に対して日齢29アスピリンとジピルダモールの投与を開始し，腎生検のために日齢45一旦中止し日齢51に再開した．低カルシウム血症に対しては，日齢58より活性型ビタミンD，炭酸カルシウムの投与を開始した．なお，転院後のアルブミン投与は腎生検前後の4回（日齢48，49，51，55）のみであり，その後も全身状態が安定していたために日齢65に退院となった．

✚ 腎生検所見

図2〜4

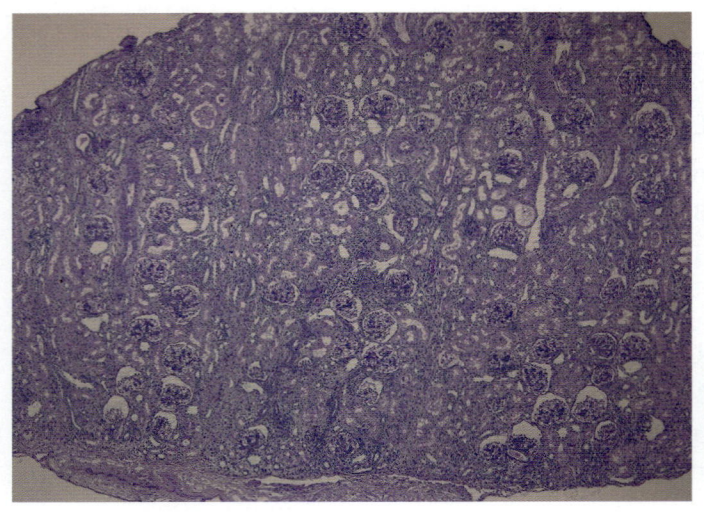

図2 PAS染色
楔状に被膜から切除採取された皮質である．糸球体密度は高く，荒廃したものはない．間質尿細管は保たれている．

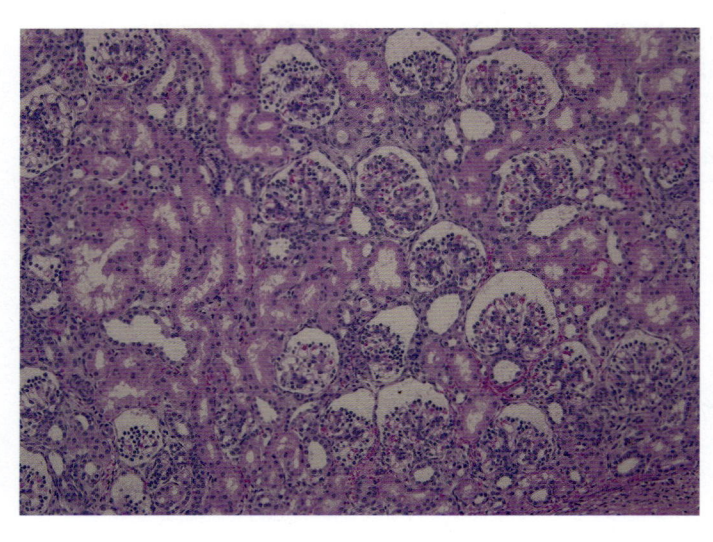

図3 HE染色
多数の糸球体を認めるが，大きさにはややばらつきあり未熟な糸球体も散見する．拡張した尿細管はみられない．

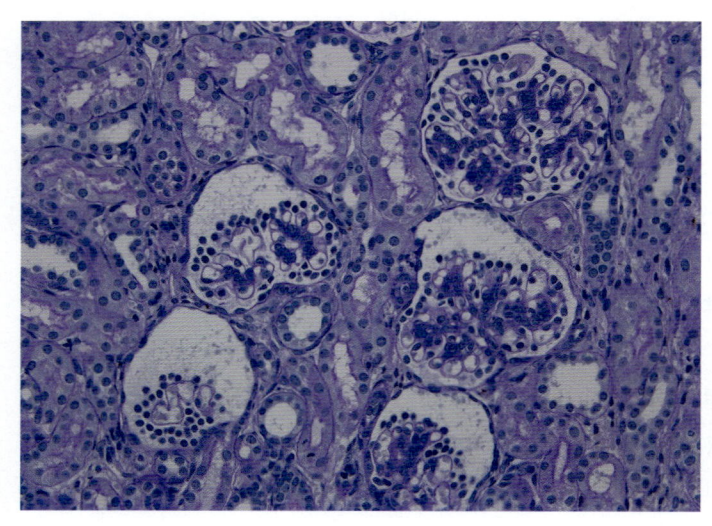

図4 PAS染色
糸球体では，係蹄の開きはよくメサンギウム領域の軽度の増殖性変化を認める．ポドサイトは丸い核だけが目立ち，未熟さがうかがえる．間質に浮腫なく線維化なく，尿細管上皮細胞の変性像はみられない．

✚ 遺伝子検索

遺伝子検索ではExon 16の723番目のアミノ酸Asn（AAC）→Lys（AAA）とネフリンのミスセンス変異のヘテロ接合体が認められ，Finnish typeの先天性ネフローゼ症候群と診断した．この変異は母親由来のヘテロ接合体であり，解釈としては父由来のネフリン

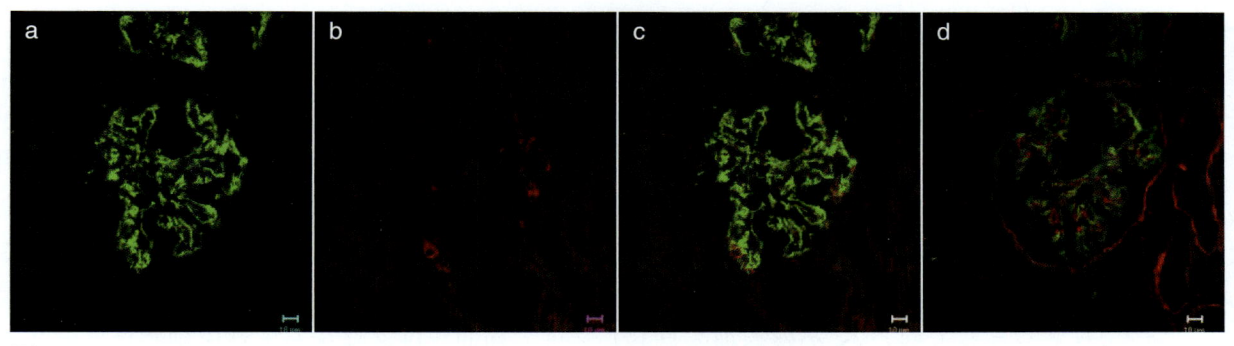

図5
a：podocin，b：nephrin，c：merge，d：type-Ⅳ collagen
Podocin，type-Ⅳ collagen は糸球体に染色されているが，nephrin は染色されていない．Finnish type の先天性ネフローゼ症候群を示唆する所見である．

変異がイントロンあるいはプロモーターに存在する，もしくはネフリン以外の遺伝子変異（複数の疾患遺伝子）が発症に関与するものと考えられた．

腎生検凍結切片において，podocin と nephrin の染色を行った（図5）．

➕ 臨床経過3

その後，アルブミン補充での浮腫コントロールが困難となり腹水が多量となったために，生後3カ月時に腹膜透析カテーテルを留置し腹水ドレナージを開始した．低栄養による成長・発達障害など，多量蛋白漏出に伴う種々の合併症コントロール目的で1歳時に左腎摘出を行った．片腎摘出前は頻回のアルブミン補充の必要性があったが，片腎摘出後は蛋白漏出量が減りアルブミン補充をせずに安定した血清蛋白値を保つことが可能となった．また，体重増加も良好となった．1歳3カ月時には一旦腹膜透析カテーテルを抜去できたが，徐々に腎機能が低下し3歳時に腹膜透析を導入．5歳時に父を donor として生体腎移植術を実施した．

➕ 先天性ネフローゼ症候群について

一般に生後1年以内に発症したネフローゼ症候群を乳児ネフローゼ症候群といい，特に出生直後から生後3カ月以内に発症するネフローゼ症候群を先天性ネフローゼ症候群（congenital nephritic syndronme：CNS）と分類している．臨床的には子宮胎内で発症する場合と生後発症する場合がみられる．これまでCNSはフィンランド型，非フィンランド型，びまん性メサンギウム硬化症（DMS），特発性に分けられてきたが，責任遺伝子や原因微生物などが明らかになって遺伝性，感染症，特発性，そのほかと分けられてきている．遺伝性ネフローゼ症候群では，4種の遺伝子異常が知られており，nephrinをコードするNPHS1，podocinをコードするNPHS2，ウイルムス腫瘍原因遺伝子であるWT1，ラミニンβ_2をコードするLAMB2であり，CNSではNPHS1遺伝子変異によるいわゆるフィンランド型CNSとWT1遺伝子変異に伴うびまん性メサンギウム硬化症（DMS）がみられる．DMSはHabbibらによって報告され，フィンランド型に対してFrench型CNSと呼ばれた疾患である．生後3カ月以内に発症したネフローゼ症候群は，これら遺伝性CNSとそれ以外のMCNS，FSGS，膜性腎症，感染症などを鑑別しなければならない．いずれにせよCNSの原因は多様であり，原因特定には腎病理診断や遺伝子検索を用いても容易でないことが多い．遺伝性CNSはステロイド治療に反応せず予後は不良であるが，腎移植可能な状況まで保存療法を継続することになる．

✚ フィンランド型 CNS について

　　フィンランド型 CNS では，胎児の多くが胎生期にすでにネフローゼ症候群を発症しており，1 kg 以上の巨大胎盤を呈し未熟児で出生する．初期には尿蛋白の選択性(selectivity index)は良好で低アルブミン血症，低グロブリン血症と高脂血症を伴って全身浮腫が著明である．感染症を繰り返し，生後 4～8 年で慢性腎不全に至る．蛋白漏出量を減少させて全身管理を行う目的で片腎摘出されることも多い．腎移植可能な状態まで全身管理が行えるようになり，本疾患の予後は飛躍的に向上した．

　　フィンランド型 CNS の腎病理所見としては，初期には糸球体および尿細管には顕著な変化はみられない．高度な蛋白尿に伴って深部皮質から尿細管の拡張がみられ，尿細管上皮細胞内に蛋白滴の沈着を認める．糸球体病変も病期の進行に伴って，メサンギウム増殖性変化，癒着，分節性硬化や全節性硬化などが増加する．

（第 34 回重松腎病理カンファレンスより）

【文献】

1) Niaudet P：Genetic forms of nephrotic syndrome. Pediatr Nephrol 19（12）：1313, 2004
2) Hinkes BG, Mucha B, Vlangos CN, et al, Arbeitsgemeinschaft für Paediatrische Nephrologie Study Group：Nephrotic syndrome in the first year of life：two thirds of cases are caused by mutations in 4 genes（NPHS1, NPHS2, WT1, and LAMB2）. Pediatrics 119（4）：e907, 2007
3) Huttunen NP, Rapola J, Vilska J, et al：Renal pathology in congenital nephrotic syndrome of Finnish type：a quantitative light microscopic study on 50 patients. Int J Pediatr Nephrol 1（1）：10, 1980
4) Lenkkeri U, MännikköM, McCready P, et al：Structure of the gene for congenital nephrotic syndrome of the finnish type（NPHS1）and characterization of mutations. Am J Hum Genet 64（1）：51, 1999
5) Kestilä M, Lenkkeri U, Männikkö M, et al：Positionally cloned gene for a novel glomerular protein—nephrin—is mutated in congenital nephrotic syndrome. Mol Cell 1（4）：575, 1998

8

先天性ネフローゼ症候群（びまん性メサンギウム硬化症 DMS，いわゆる French type）と考えられた男児例

腎組織像と遺伝子検索から，先天性ネフローゼ症候群を解析する（2）

> **キーワード** 先天性ネフローゼ症候群，DMS，WT1 遺伝子

✚ 症例
日齢 5，男児

✚ 主訴
全身浮腫，蛋白尿

✚ 家族歴
特記すべきことなし

✚ 臨床経過 1
在胎 38 週 5 日，普通分娩にて出生．体重 2,990 g，身長 48.9 cm，頭囲 31.4 cm，胸囲 30.4 cm，Apgar score 9→10 点，胎盤重量 780 g．日齢 2 に下肢の浮腫，心雑音を指摘されて，日齢 4 に前医へ紹介入院．多呼吸，腹部膨満，SpO$_2$ 94%，BP 51/21 mmHg，HR 130 bpm，BW 2,970 g，心奇形なし．このとき，尿蛋白（3+），尿潜血（3+），尿糖（1+），TP 3.5 g/dL，Alb 1.7 g/dL，T-chol 268 mg/dL，BUN 30.2 mg/dL，Cre 1.6 mg/dL，Na 137 mEq/L，K 5.9 mEq/L，Cl 98 mEq/L，Ca 8.8 mg/dL，P 3.5 mEq/L，IgG 80 mg/dL であった．先天性ネフローゼ症候群と考えられ，日齢 5 に当科へ転院となった．

✚ 初診時現症
身長 53.8 cm，体重 2,858 g
体温 36.8℃，血圧 61/13 mmHg，脈拍 160 bpm，呼吸数 16 回/分，SpO$_2$ 98%
顔貌は正常，肺音清，心雑音なし，腹部は軟，眼瞼浮腫軽度あり，四肢の浮腫は目立たず

✚ 初診時検査所見
表参照

✚ 初診時画像所見
腎エコー：両腎ともエコー輝度高く，皮髄境界はっきりせず．
長径は左腎 5.0 cm，右腎 5.3 cm，両腎とも軽い水腎あり．
右腎に simple cyst（径 0.8×0.6 cm）あり．
胸腹部 X 線：肺野は異常なし，CTR 50%（臥位）．腹部 gas 均一分布．

✚ 臨床経過 2
図 1 に転院後の臨床経過と検査データの推移を示す．
日齢 5 に当院へ転院となった．血清の Alb は低値が持続していたが，尿量は十分保たれておりバイタルも安定していたので Alb の補充は行わなかった．腎機能は血清クレアチニ

表1 検査所見

尿定性	蛋白（4+），潜血（3+），糖（2+），ケトン（−）
尿沈渣	RBC 71.0/μL，WBC 68.4/μL，ガラス円柱 0.24/μL
尿定量	Pro 794.1 mg/dL，glu 152 mg/dL，Cre 13.65 mg/dL，Na 33.8 mEq/L，$β_2$MG 27,666 μg/L，NAG 48.6 IU/L
血算	WBC 15,430/μL，RBC 583×10^4/μL，Hb 20.0 g/dL，Plt 40.2×10^4/μL
静脈血液ガス	pH 7.443，pCO_2 29.9 mmHg，HCO_3 22.6 mmol/L，BE −2.3 mmol/L
生化学	TP 3.0 g/dL，Alb 1.6 g/dL，BUN 28.4 mg/dL，Cre 1.79 mg/dL，UA 7.5 mg/dL，glu 92 mg/dL，Na 128 mEq/L，K 4.6 mEq/L，Cl 98 mEq/L，Ca 8.7 mg/dL，P 6.0 mg/dL，AST 32 IU/L，ALT 10 IU/L，LDH 551 IU/L，ALP 496 IU/L，CK 89 IU/L，T-chol 299 mg/dL，T-Bil 11.2 mg/dL，CRP 0.2 mg/dL
免疫学	IgG 55 mg/dL，IgA 0 mg/dL，IgM 50 mg/dL，C3 117 mg/dL，C4 15 mg/dL
凝固系	PT 11.7 秒（INR 0.98），APTT 46.3 秒，TT 62％，HPT 96％，D-dimer 6.4 μg/mL，FDP 9.9 μg/mL，AT-Ⅲ 43％，Fib 523 μg/mL
内分泌系	TSH 9.155 μIU/mL，FT3 3.17 pg/mL，FT4 1.34 ng/dL レニン活性 20 ng/mL/hr，アルドステロン 2,400 μg/dL

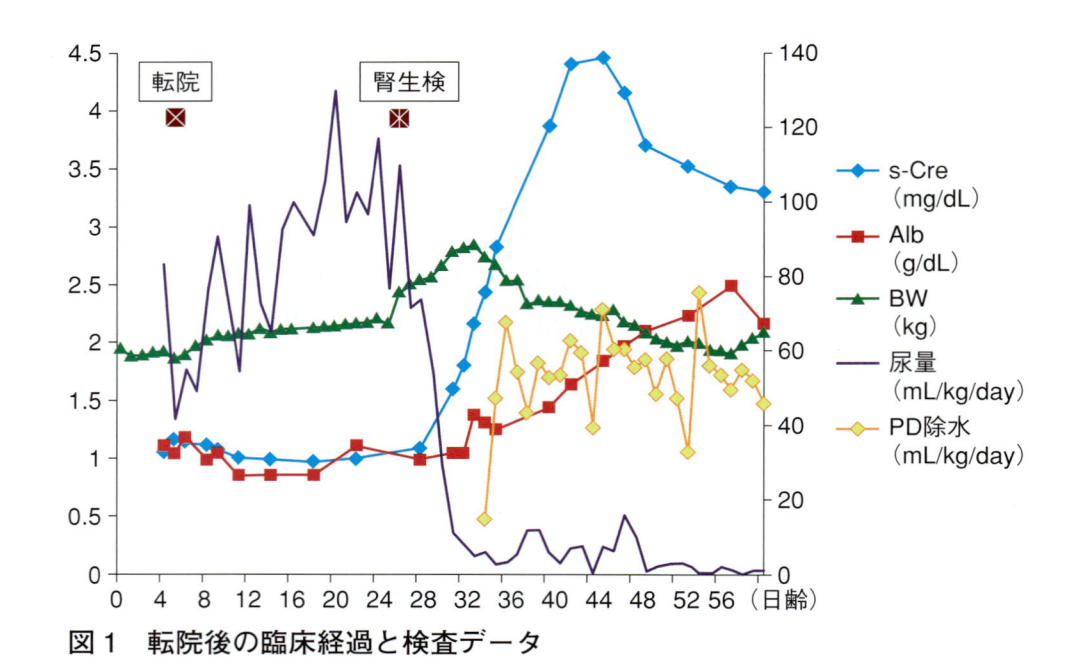

図1 転院後の臨床経過と検査データ

ン値から考えて正常者の20％程度であり，French type（DMS）を強く疑った．日齢26に開放腎生検施行し，右腎より14G針生検と楔状切除し検体を得た．

✚ 腎生検所見
図2〜6

✚ その後の臨床経過

腎生検結果をみてWT1遺伝子検索を行い，exon 9の390番目のアミノ酸Arg（CGA）→Gly（GGA）のミスセンス変異のヘテロ接合体と判明，経過と合わせてびまん性メサンギウム硬化症（diffuse mesangial sclerosis：DMS）と診断した．外陰部は正常，男性腟もなく，経過中にWilms腫瘍の発生もなくDenys-Drash症候群は否定的であった．腎生検

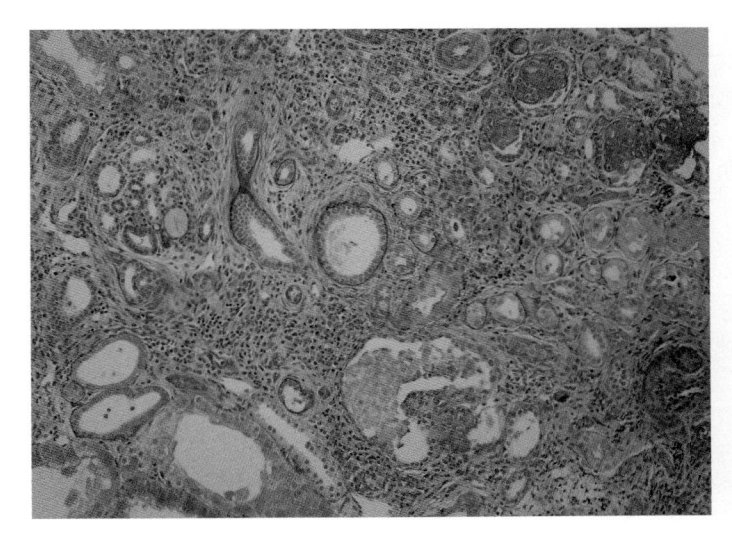

図2 PAS染色
間質はびまん性に障害されて，線維化および単核球浸潤がひろがっている．尿細管は萎縮傾向のものと大きく拡張したものが目立つ．拡張した近位尿細管上皮は腫大し顆粒変性を伴う．糸球体は小さく未熟な状態で全節性硬化に至っている．

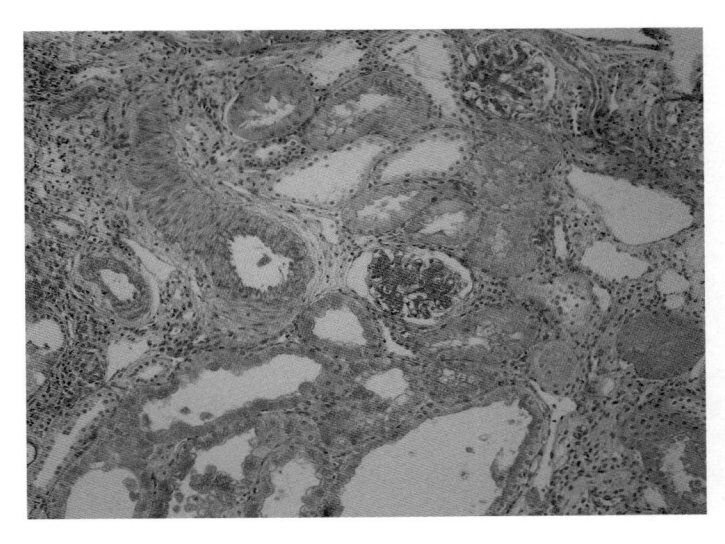

図3 PAS染色
深部に存在する糸球体は成熟しており，全節性のメサンギウム硬化像を示す．拡張した近位尿細管の上皮細胞の腫大・変性像はきわめて高度で，大量の蛋白尿を反映している．

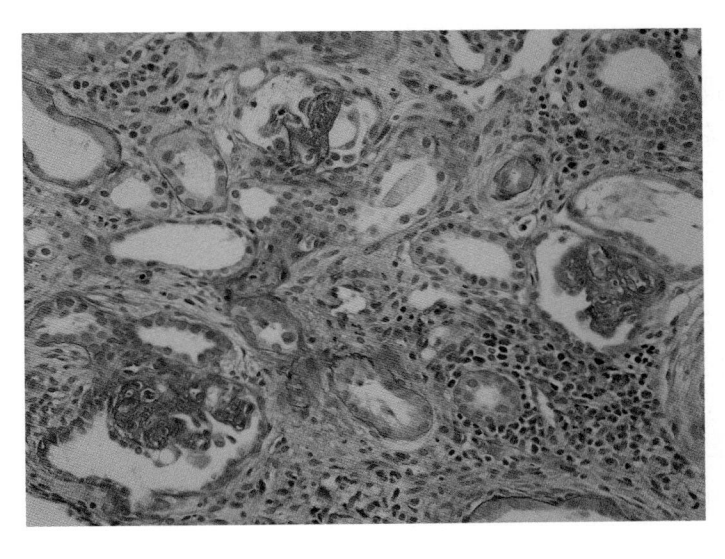

図4 PAS染色
未熟な状態で全節性メサンギウム硬化を呈している糸球体を示す．

後に急速に腎機能は悪化し（日齢33の血清クレアチニン値：3.3 mg/dL），日齢33に腹膜透析カテーテルを留置，翌日よりCAPDを開始した．残腎機能はまもなくほぼ無尿の状態となった．生後3カ月時に突然に大量の血尿（出血）があり，選択的腎動脈造影により腎生検の合併症である右腎動静脈瘻と診断しコイル塞栓術を施行した（出血時には輸血も併

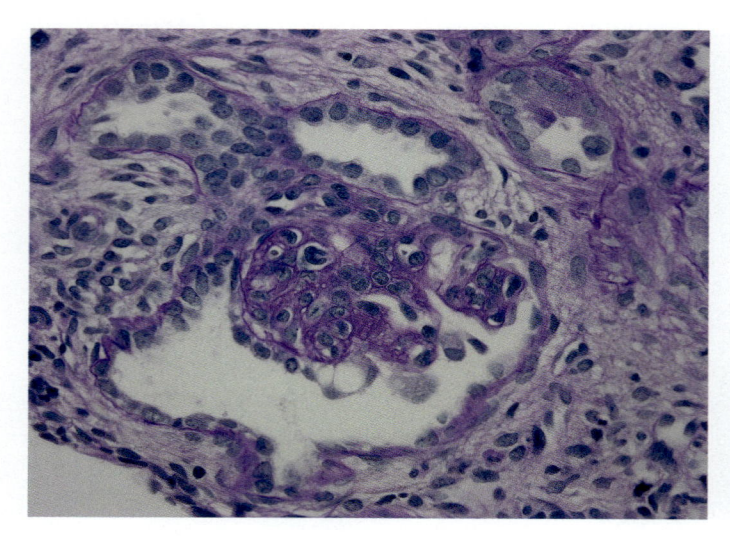

図5　PAS染色
糸球体係蹄は全節性に硬化に陥り，変性・腫大した上皮細胞（ポドサイト？）が取り囲んでいる．癒着を伴っている．

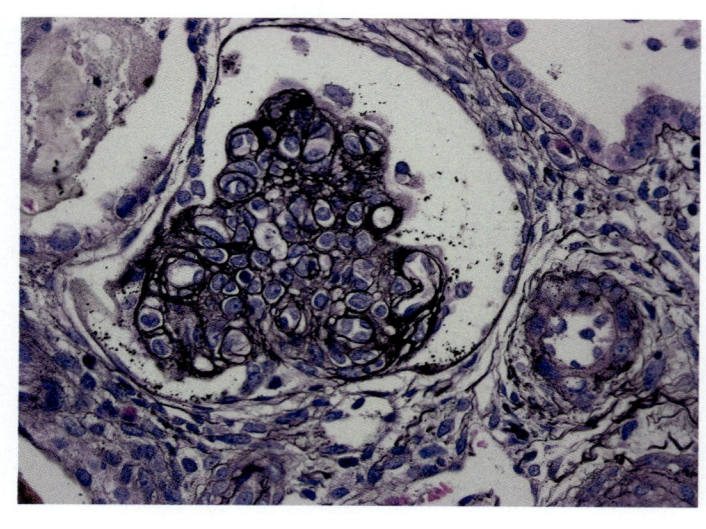

図6　PAM染色
メサンギウム細胞とメサンギウム基質が増加し，係蹄は一塊となって硬化に至っている．
蛍光抗体法では，免疫グロブリンおよび補体の有意な沈着は認めなかった．

用）．術後高血圧となるもARBの投与等で改善した（降圧剤は生後5カ月時に中止）．

しかし，生後6カ月時に溢水や高血圧を伴わない原因不明の心不全に引き続き，広範な頭蓋内出血を起こし血腫除去術を必要とした．その後遺症のため重度中枢神経障害（寝たきり）の状態に至り経管栄養を開始，現在も維持腹膜透析を継続している．

✚ WT1遺伝子変異と腎障害

WT1遺伝子は，染色体11p13に存在するウイルムス腫瘍原因遺伝子として1990年にクローニングされたものである．WT1遺伝子異常はDenys-Drash症候群（DDS）やFraiser症候群に関与することが知られている．DDSの場合にはウイルムス腫瘍発症に先立ち，腎症が発症してくる．先天性ネフローゼ症候群のびまん性メサンギウム硬化症（DMS）は，WT1遺伝子変異を伴ってDDSと同様な糸球体病変を呈してくるが，ウイルムス腫瘍や男性仮性半陰陽などは伴わずに腎臓だけにネフローゼ症候群という病態をきたすものである．フィンランド型CNSが子宮胎内で発症して生後すぐに高度な浮腫と蛋白尿を呈することに比べると，DMSの発症はやや遅いとされる．DMSは発症時にすでにネフローゼ症候群だけでなく高血圧と高度な腎機能障害を伴っていることが多い．しかし，本症例のように出生直後に発症する症例もあり，臨床的にはフィンランド型と区別ができない場合もある．鑑別には遺伝子検索と腎組織病変診断が重要となる．

WT1遺伝子異常に伴う腎病変が, びまん性メサンギウム硬化症（DMS）である. DMSの典型的腎組織所見は, 病初期であってもびまん性であり, 全節性のメサンギウム増殖と基質の増加によるメサンギウム硬化像を呈する. この硬化病変の周囲には空胞変性を有する上皮細胞（おそらく足細胞）の過形成あるいは肥大による取り囲みがみられる. 発達障害を呈する未熟糸球体も多く認められる. 尿細管間質障害は, 円柱を含む尿細管萎縮あるいは拡張を認めることが特徴で, 特に近位尿細管上皮では蛋白尿を再吸収して肥大したリゾソームの集簇が目立つ.

　DMS単独のCNS症例であっても, 将来的なウイルムス腫瘍の発生には慎重な経過観察が必要と考えられている.

（第34回重松腎病理カンファレンスより）

【文献】
1) Yoshikawa N, Nakanishi K：Congenital nephrotic syndrome：Pathogenesis, pathophysiology, and therapy. Nihon Rinsho 64（Suppl 2）：568-571, 2006
2) Urbach J, Drukker A, Rosenmann E：Diffuse mesangial sclerosis—light, immunofluorescent and electronmicroscopy findings. Int J Pediatr Nephrol 6（2）：101, 1985
3) Ozen S, Tinaztepe K：Diffuse mesangial sclerosis：a unique type of congenital and infantile nephrotic syndrome. Nephron 72（2）：288-291, 1996
4) Liapis H：Molecular pathology of nephrotic syndrome in childhood：a contemporary approach to diagnosis. Pediatr Dev Pathol 11（4）：154-163, 2008. doi：10.2350/07-11-0375.1

9

Lupus vasculopathy により血栓性微小血管症を合併した
と考えられた全身性エリテマトーデスの1例

SLE にみられる動脈病変には何があるか，lupus vasculopathy の特徴と鑑別診断の考え方

キーワード lupus vasculopathy, TMA, APS, lupus vasculitis

＋ 症例
26歳，女性

＋ 主訴
痙攣

＋ 既往歴
特記すべきことなし

＋ 家族歴
特記すべきことなし

＋ 生活歴
機会飲酒，喫煙なし

＋ 現病歴
2004年2月中旬より全身倦怠感，微熱が出現．その後血尿，口腔内出血を認め，同年3月近医入院．持続する発熱，腎機能障害（UN 40 mg/dL，Cre 1.5 mg/dL），汎血球減少，ハプトグロビン低下（＜10 mg/dL），破砕赤血球陽性，蛋白尿および血尿を認め，当初は血栓性血小板減少性紫斑病（TTP）と診断され血漿交換を開始．その後精査にて抗核抗体陽性，抗 dsDNA 抗体 19 IU/mL，補体低下（CH50 13 U/mL，C3 48 mg/dL，C4 3 mg/dL），心膜炎の存在が認められ全身性エリテマトーデス（SLE）と診断された．ステロイド治療（PSL 50 mg）が追加されたが Hb 5.6 g/dL，Plt 4.2万/μL，Cre 1.9 mg/dL と悪化したためステロイドパルス療法3クール，ビンクリスチン，シクロスポリンによる追加治療が行われた．治療経過中に全身強直間代性痙攣が出現し画像所見と合わせ中枢神経ループスと考えられた．難治性 SLE に対する加療目的で同年5月当院転院となった．

＋ 内服薬
プレドニゾロン 50 mg，シクロスポリン 150 mg，フェニトイン，スルファメトキサゾールトリメトプリル，ランソプラゾール

＋ 転院時現症
身長 161 cm，体重 45.5 kg，体温 36.9℃，血圧 150/104 mmHg，脈拍 84/min・整，眼瞼結膜に貧血あり，黄疸なし，呼吸音正常，心音正常，腹部所見に異常なし，血管雑音なし，下肢に pitting edema あり，左下肢不全麻痺を認めた．

表1 転院時検査所見

尿検査	比重 1.013, pH8.5, Protein（2＋）3.2 g/day, Occult blood（2＋）, Glucose（−）, Sediments；RBC 多数/HPF, WBC 1〜5/HPF, β_2MG 17,574 μg/L
血算	WBC 2,300/μL（Seg 67.0％, Lym 15.0％）, Hb 7.9 g/dL, Ht 23.2％, RBC 245×10^4/μL, Plt 6.5×10^4/μL
凝固	PT 119％, INR 0.91, APTT 44.9 秒, D-dimer 2.3 μg/mL, LAC 陰性
生化学	TP 5.7 g/dL, Alb 3.1 g/dL, T-Bil 0.9 mg/dL, AST 56 IU/L, ALT 35 IU/L, ALP 182 IU/L, γGTP 79 IU/L, LDH 685 IU/L, UN 15 mg/dL, Cr 0.8 mg/dL, Na 137 mEq/L, K 4.3 mEq/L, Cl 104 mEq/L, Ca 8.0 mg/dL, IP 1.6 mg/dL, UA 3.5 mg/dL, CRP 0.3 mg/dL
免疫	IgG 957 mg/dL, IgA 1,720 mg/dL, IgM 1,030 mg/dL, CH50 25 U/mL, C3 62 mg/dL, C4 6 mg/dL, RF 2 IU/mL, ANA（ELISA）81.7 index, Anti-ds DNA Ab 2.8 IU/mL, Anti-Sm Ab（−）, C1q 2.2 μg/mL, Haptoglobin 11 mg/dL, Anti-CLβ_2GPI Ab＜1.3 IU/mL, vWF multimer；normal multimer pattern

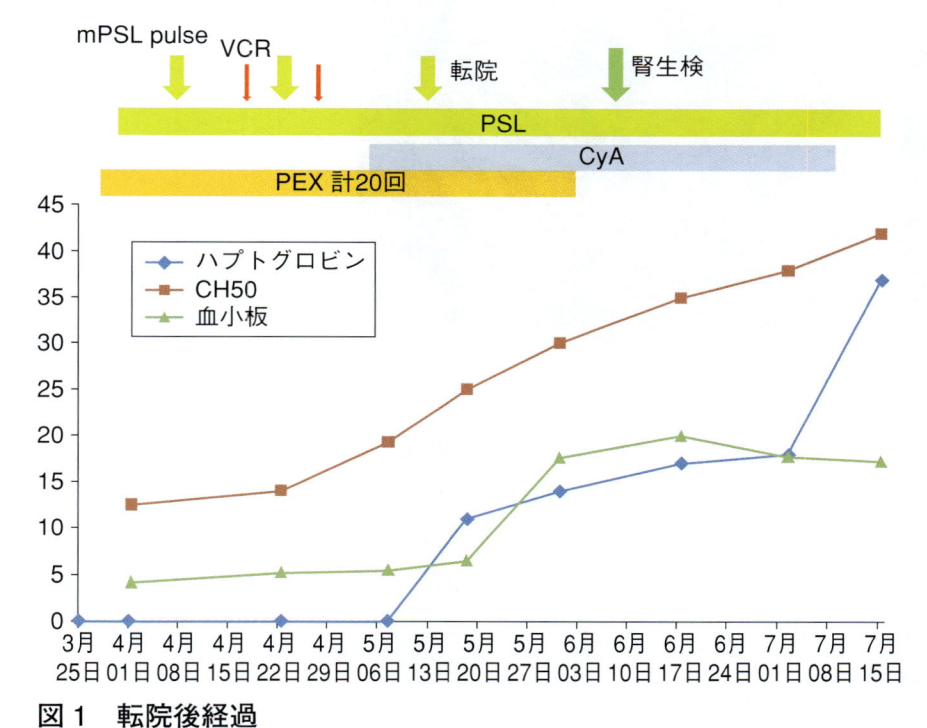

図1 転院後経過

✚ 転院時検査所見
　　表1参照

✚ 転院後経過
　　図1参照

　　転院後腎炎所見が持続していたため腎生検を施行した．光顕で軽度から中等度のメサンギウム基質の増加があり，高度のメサンギウム細胞増生を伴う部分が多く，係蹄腔に単球，好中球等の炎症細胞を散見しループス腎炎ClassⅢと診断された．糸球体内に明らかな血栓は認められなかったが，一部の細動脈内腔に血栓形成がみられループス腎炎に細動脈病変を伴う所見であった．蛍光抗体法ではメサンギウム，係蹄壁にIgG，IgA，IgM，C1q，C3が陽性であったが，細動脈の血栓部位に一致したIgG，IgA，IgM，C1qの陽性像がよ

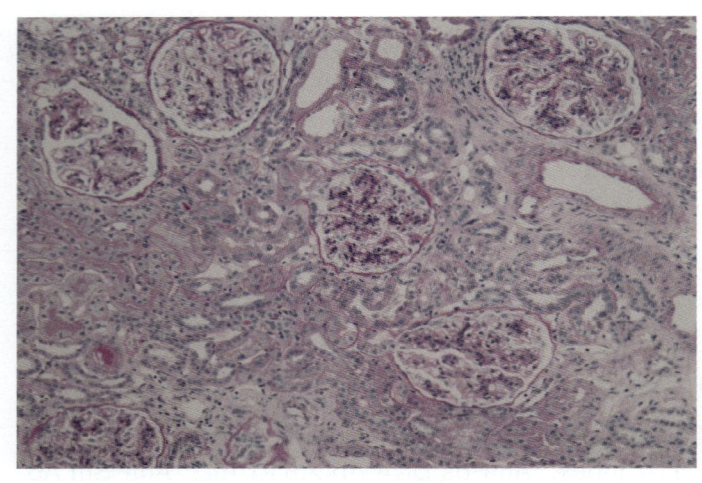

図2　PAS染色
いずれの糸球体にもメサンギウム細胞の増生と基質増加が認められる．

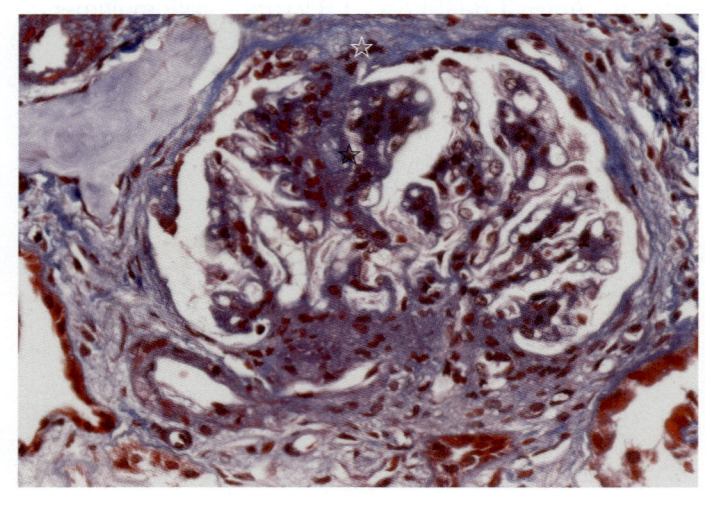

図3　Masson Trichrome染色
メサンギウム細胞の増生，基質の増加を認め，ボウマン嚢との癒着（☆）も認められる．

り目立った．電顕では係蹄上皮下，基底膜内，内皮下ならびメサンギウム領域にdense depositを認めた．ループス腎炎にLupus vasculopathyを伴った病理所見と考えられ，転院後もステロイド，ネオーラル，血漿交換による治療を継続した．臨床症状，データともに改善したためステロイドを減量し退院となった．外来でも順調に経過し1年後には帝王切開にて出産した．

腎生検所見

光顕所見（図2～6）：

糸球体は40個前後認められた．このうち30個前後の糸球体にメサンギウム細胞増殖およびメサンギウム領域の拡大が認められた（図2）．残存糸球体を含め，すべての糸球体において管内細胞増殖の所見は認められなかった．糸球体係蹄壁に著変はなく，管外細胞増殖所見も認められなかったが，3個の糸球体でボウマン嚢との癒着が認められた（図3）．尿細管の萎縮と炎症性細胞浸潤を伴った間質の軽度線維化も一部に認められた．血管では小葉間動脈には著変を認めなかったが，細動脈に内腔が著しく狭窄もしくは閉塞したものが散見された（図4）．これらの細動脈の血管壁はPAS陽性のにじんだような好酸性物質によって置換されており，構造は不明瞭になっていた（図5）．ごく一部の細動脈には器質化血栓様の所見も認められた（図6）．血管炎の所見は認められなかった．

免疫蛍光所見（図7）：

糸球体毛細血管係蹄壁，メサンギウム領域および上記の細動脈壁の沈着物にIgG, IgA,

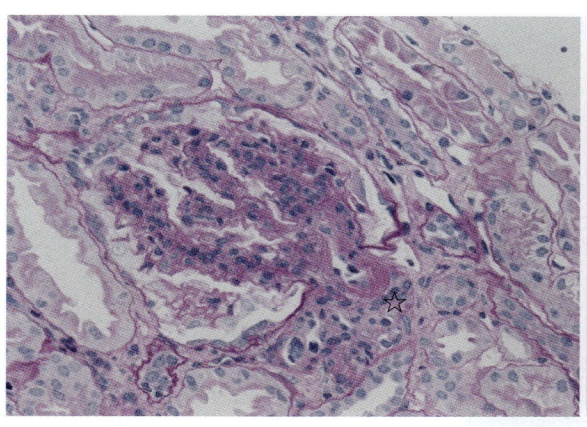

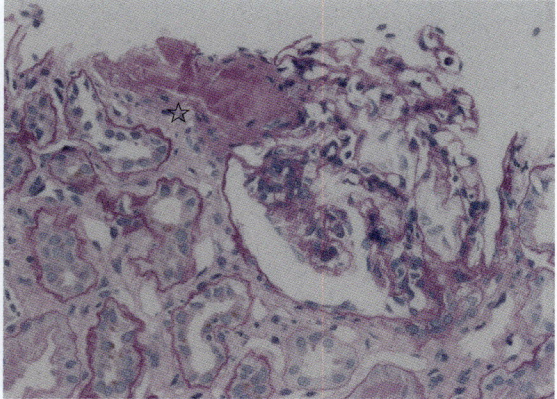

図4 PAS染色
細動脈の中膜および内膜にはPAS陽性の無構造物の沈着がみられ，内腔には著しい狭窄を認める．

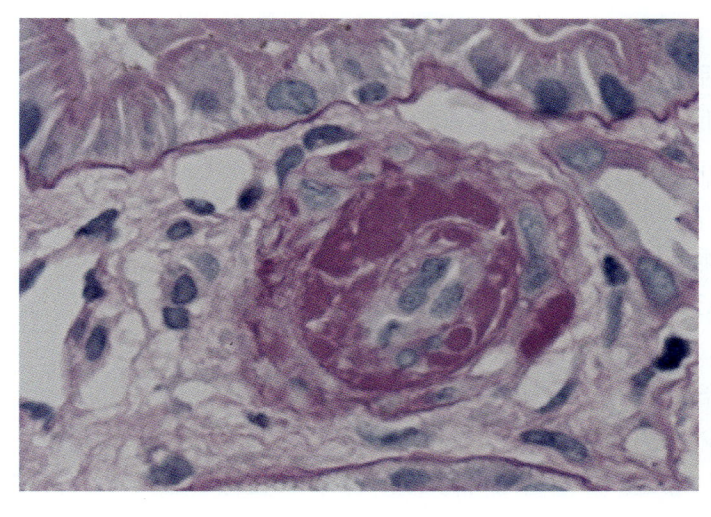

図5 PAS染色
中膜下にPAS陽性物質の高度沈着を伴って内腔の著しい狭窄を認める細動脈．

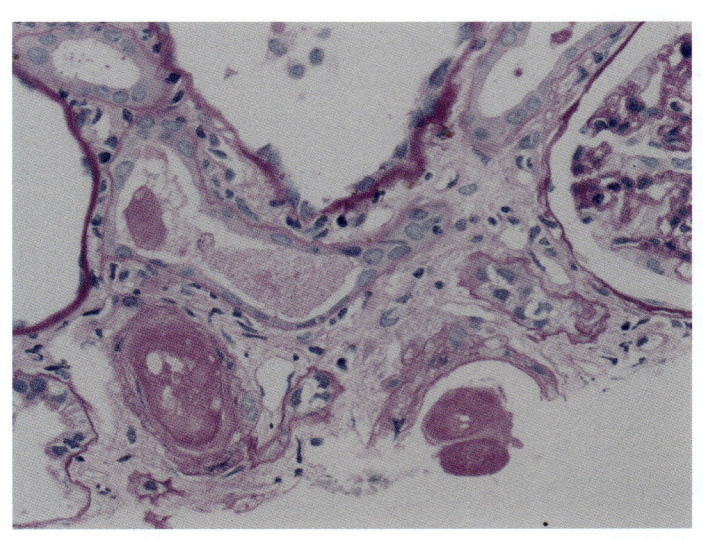

図6 PAS染色
一部の細動脈には器質化血栓を認める．

IgM，C1q，C3，C4，fibrinogenが陽性であった．

電顕所見（図8）：

内皮下，メサンギウム領域に高電子密度物質を認めた．

図7 蛍光抗体法
係蹄壁，メサンギウム領域および細小動脈壁にIgGの強い沈着が認められる．

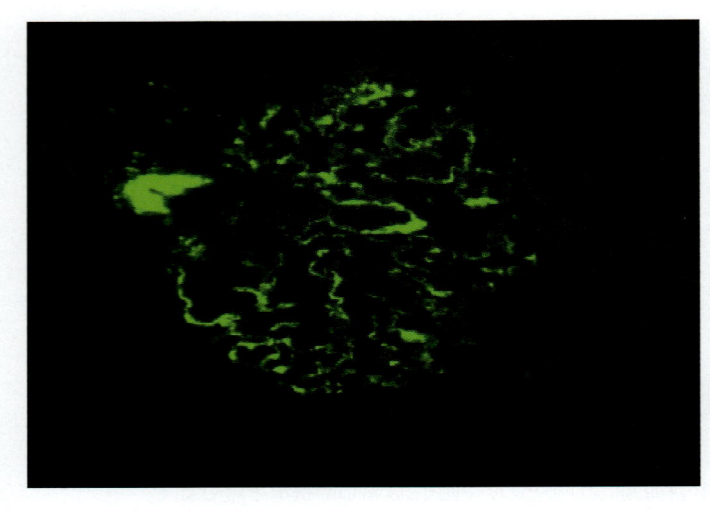

コメント：
　光顕的にループス腎炎としての活動性病変は明らかなものを認めず，慢性病変である線維性癒着像を少数認めるのみで，巣状ループス腎炎Ⅲ（C）型（ISN/RPS）に相当する所見にTMAを伴ったlupus vasculopathyが加わった所見と考えられた．

+ **転院時画像所見**
　胸部X線：心拡大やうっ血，胸水貯留なし
　頭部MRI：右頭頂葉にT2・FLAIR高信号の病変あり

+ **症例の問題点**
　本症例は多彩な臨床像を呈したSLEの1例である．①心膜炎，②抗核抗体160倍，抗DNA抗体19 IU/mL，③汎血球減少（溶血性貧血，リンパ球減少），④腎障害（蛋白尿）を呈したことからSLEと診断された．また，本症例は当初①発熱，②溶血性貧血（ハプトグロビン低下，破砕赤血球あり），③血小板減少，④蛋白尿，血尿を呈し，のちに⑤中枢神経症状（痙攣）も併発したことからTTPが合併しているものと考えられ血漿交換が施行された．当院転院時のvWFマルチマー解析は正常パターンでありTTPの診断には至らなかったが転院時はステロイド，血漿交換の治療後であり診断は不可能であった．したがって本症例ではTTP様の臨床症状を呈したSLEの症例と表現する．上記の症状はすべてステロイド，血漿交換，免疫抑制剤による治療で改善した．転院後の腎生検でループス腎炎ClassⅢと診断された．また，本症例では細動脈内腔に血栓を多数認め，蛍光抗体法で血栓に一致して多彩な免疫グロブリン沈着（IgG，IgM，IgA，C3，C1q）を認める血管病変が特徴的であった．血栓は輸入細動脈に限局しており糸球体内には認めなかった．また，抗リン脂質抗体症候群（APS）の検索として抗カルジオリピン抗体，ループスアンチコアグラントを測定したがどちらも陰性であり，その後流産もなく帝王切開にて分娩していることから臨床的にもAPSを示唆する所見は認めなかった．
　ループス腎炎でみられる主な血管病変を表2に示した[1,2]が本症例はどこに分類され病理所見からどのような病態が推測されるのかという疑問が残った．

+ **症例の問題点に関する病理医の見解**
　本例でのTTP様病態発症と光顕にて認められた血管病変の関連を検討することは，ループス腎炎にみられる血管病変と予後の関係を知るうえでも興味深い．ループス腎炎でみられる主な血管病変（表2）のうち，本例に認められた血管病変は光顕にて認められた

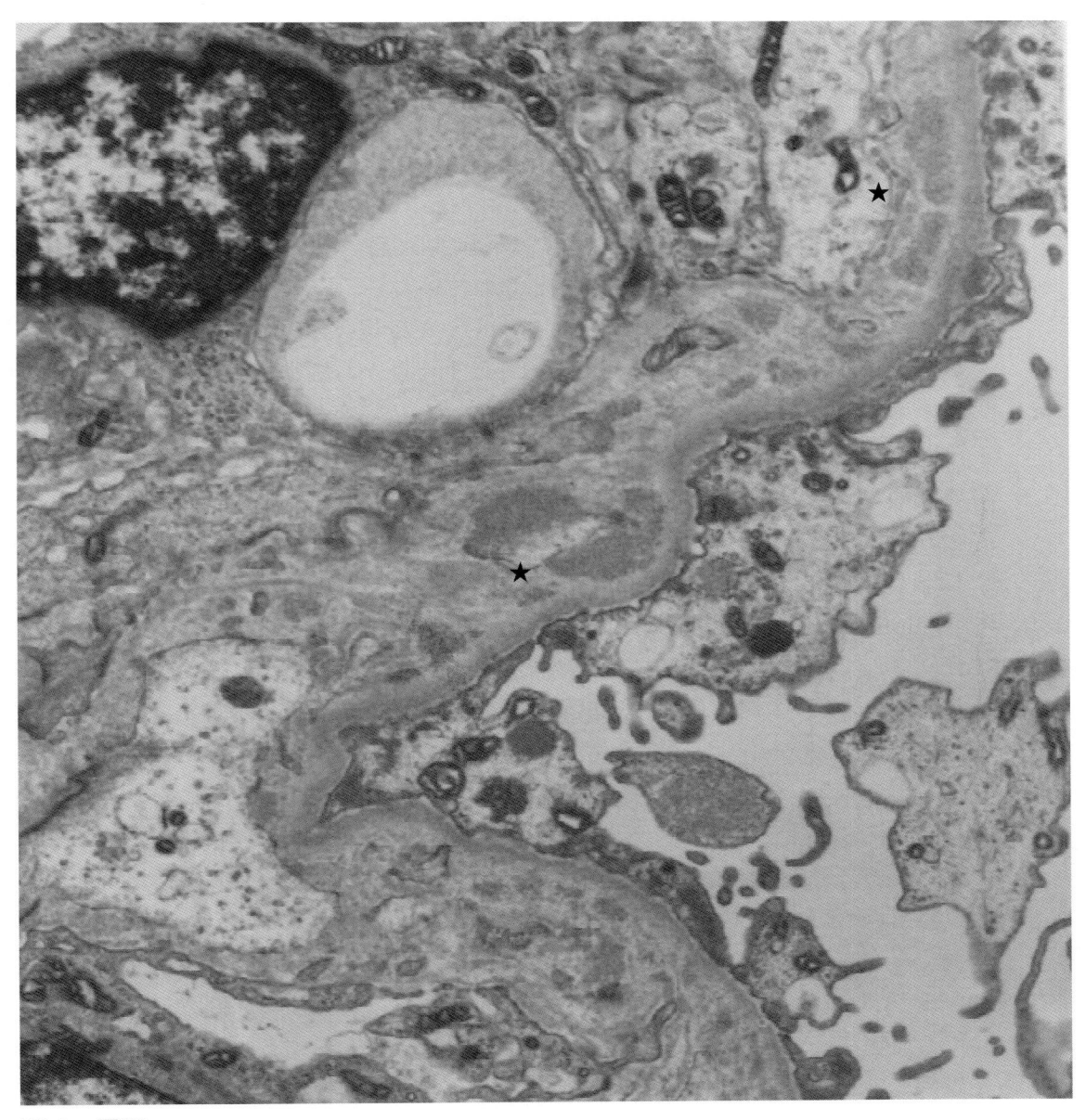

図8 電顕
糸球体毛細血管基底膜下やメサンギウム領域に高電子密度物質（★）の沈着が認められる．

表2 SLEにおける主な血管病変

1．動脈硬化症および細動脈硬化症
2．免疫複合体沈着（Uncomplicated vascular immune deposits）
3．非炎症性壊死性血管病変（Lupus vasculopathy）
4．血栓性血管病変（Thrombotic microangiopathy）
1）血栓性血小板減少性紫斑病（TTP）
2）抗リン脂質抗体症候群
5．血管炎（非常にまれ）

特徴的所見より，非炎症性壊死性血管病変（Lupus vasculopathy）に相当すると考えられる．Lupus vasculopathy は細動脈，特に輸入動脈を障害する非炎症性壊死性血管病変で，免疫染色にて，免疫グロブリン，フィブリン関連抗原が，障害された動脈の中膜，内膜で

同定できる．電顕にて血漿成分や免疫複合体を示唆する高電子密度物質の沈着および血管内皮の腫大，剥離がみられる．Lupus vasculopathy の成因は不明であるが，免疫複合体沈着と血管内凝固が病変成立に関与している可能性がある．ループス腎炎 ClassⅣ にみられることが多く，予後不良である．1981 年に Bhathena らが，SLE 患者の腎生検で認められた，小葉間動脈から細小動脈にかけて，内腔の狭窄もしくは閉塞を伴う病変を，Lupus vasculitis として報告したが，本病変は炎症性血管炎ではないことから，Lupus vasculopathy という用語が今日，一般的に用いられている[3,4]．

　ループス腎炎でみられる血管病変のうち，免疫複合体の沈着が関与する病変としては非特異的免疫複合体沈着がある．これは小葉間動脈から細動脈血管壁への免疫複合体沈着である．蛍光抗体染色にてはループス腎炎の糸球体病変と同様 IgG, IgA, IgM, C1q および C3 などの顆粒状陽性所見が認められるが，Lupus vasculopathy と異なり光顕的には著変を認めない．いずれのクラスのループス腎炎にも生じる病変であるが，通常臨床的に問題となることは少ない．Lupus vasculopathy はこの非特異的免疫複合体沈着と比較して頻度は著しく低く，両者は別の病変として扱われている．

　Lupus vasculopathy との臨床的鑑別が重要な血管病変として血栓性微小血管症（TMA）がある．TMA では光顕的に輸入動脈とともに小葉間動脈が障害され，糸球体には血栓形成，メサンギウム融解像（mesangiolysis），毛細血管基底膜の二重化などがみられる点が，Lupus vasculopathy と異なる．

　本例の病変の進展について考察すると，TTP 発症後にこれほど多量の細動脈への免疫複合体沈着が生じたとは考えがたく，Lupus vasculopathy が先行病変として存在していたと考える．腎細動脈血管内腔の狭窄とこれに引き続いて細血管障害性溶血性貧血，血管内皮障害／壊死と血小板減少および自己抗体産生が起こり，これらに引き続いて 2 次性 TTP 発症を発症したと考えられた．

　ループス腎炎では，クラス分類の決定，活動性と慢性度の評価を行う際のいずれにおいても血管病変が検討項目には入っておらず，ないがしろにされやすい．しかしながら，血管病変の有無は腎予後に深くかかわっている．血管病変を合併している場合，5 年後，10 年後の腎予後はそれぞれ 74.3％ と 58％ であり，腎血管病変のない場合のそれぞれ 89.6％，85.9％ と比較して不良である[5]．ISN/RPS によるループス腎炎分類（2003 年）は，糸球体腎炎の分類であり，間質尿細管や血管などの評価は分類されていない．本例のような，重篤な血管障害は，上記のごとく腎機能予後因子として重要であることから，診断においては必ず糸球体腎炎の分類に併記される必要がある．この点は，今後のループス腎炎の改訂において，重要な課題である．

本症例からのメッセージ：
①SLE では動脈病変を伴うことがある．
②非特異的な免疫複合物沈着や，lupus vasculopathy と血栓性血管病変（TMA や APS の病変）と lupus vasculitis などがある．
③SLE で認められる細動脈病変の典型例が lupus vasculopathy である．
④Lupus vasculopathy は，非炎症性壊死性血管病変で，免疫グロブリン，フィブリン関連抗原が，障害動脈の中膜，内膜に確認される．
⑤Lupus vasculopathy に TMA 病変が加わることがある．

（第 45 回重松腎病理カンファレンスより）

【文献】
1) Appel GB, Perani CL, et al：Renal Vascular Complications of Systemic Lupus Erythematosus. J Am Soc Nephrol 4：1499–1515, 1994
2) Descombes E, Droz D, Drouet L, et al：Renal vascular Lesions in Lupus Nephritis. Medicine 76（5）：355–368, 1997
3) Bhathema DB, Sobel BJ, Migdal SD：Noninflammatory renal microangiopathy of sustemic lupus erythematosus（'lupus vasculitis'）. Am J Nephrol 1：144–159, 1981
4) Appel GB, Pirani CL, D'Agati V：Renal vascular complications of systemic lupus erythematosus. J Am Nephrol 4：1499, 1994
5) Banfi G, Bertani T, Boeri V, et al：Renal vascular lesions as a marker of poor prognosis in patients with lupus nephritis. Am J Kidney Dis 18：240, 1991

10

典型的 lupus vasculopathy の 1 例
SLE ではどのような動脈病変が出現しているのか？

キーワード SLE, lupus vasculopathy, SLE と動脈炎, lupus nephritis

✚ 症例
40 歳代，女性

✚ 主訴
全身倦怠感，両下肢痛

✚ 既往歴
特記すべきことなし

✚ 現病歴
入院約 3 カ月前から全身倦怠感あり，2 カ月前に腸炎にて近医を受診した．同じ頃から両側ふくらはぎからつま先にかけて疼痛あった．入院 1 週間前の採血にて汎血球減少（白血球 3,300/μL，ヘモグロビン 7.8 g/dL，血小板 6.9 万/μL）および心エコーで心囊水貯留が認められた．血液内科紹介受診して，尿所見も併せて SLE，ループス腎炎疑われるとして腎臓内科に入院となった．

✚ 家族歴
膠原病はない，そのほか特記すべきことなし

✚ 初診時現症
血圧 180/128 mmHg，脈拍 114 回/分・整，身長 154.5 cm，体重 52.0 kg，体温 36.9℃，下腿浮腫は両側ともに ＋
意識は清明，蝶形紅斑，円板状皮疹，口腔潰瘍はなし

✚ 初診時画像所見
胸腹部単純 CT：心囊水貯留あり
眼底写真：Cotton wool spots あり

✚ 初診時検査所見（表参照）

✚ 臨床経過（図 1 参照）
心膜炎，腎障害，汎血球減少，抗核抗体陽性，抗 ds-DNA 陽性の各項目を満たしており，SLE と確定診断した．SLE およびループス腎炎に対してプレドニゾロン 50 mg/日の内服治療を開始した．

第 10 病日に腎生検を施行した．第 12 病日より 1 回目のステロイドパルス療法を行い，第 26 病日から 2 回目のステロイドパルス療法を行った．その後も尿蛋白は減少せず，補体価の改善はみられなかった．プレドニゾロン 30 mg/日の内服治療を継続し，第 46 病日よりタクロリムス 3 mg/日の内服治療を開始した．第 53 病日に退院とした．

表 検査所見

尿定性	蛋白（3+），潜血（3+），糖（−）
尿沈渣	赤血球＞100/HPF，白血球 10〜19/HPF，硝子円柱 50〜99/HPF，上皮円柱 30〜49/HPF，顆粒円柱 50〜99/HPF，赤血球円柱 1〜4/WF
尿定量	蛋白 1.9 g/g・Cr
血算	WBC 3,600/μL，RBC 251×10⁴/μL，Hb 7.3 g/dL，Ht 21.8％，Plts 4.5×10⁴/μL
生化学	TP 6.12 g/dL，Alb 2.61 g/dL，CK 97 IU/L，AST 30 IU/L，ALT 19 IU/L，LDH 522 IU/L，γGTP 23 IU/L，BUN 25.2 mg/dL，Cr 1.40 mg/dL，UA 6.86 mg/dL，TG 202 mg/dL，TC 213 mg/dL，T-Bil 0.58 mg/dL，CRP＜0.20 mg/dL，Na 136 mEq/L，K 4.0 mEq/L，Cl 103 mEq/L，Ca 8.1 mg/dL，Pi 3.8 mg/dL，Glu 105 mg/dL，Haptoglobin 11 mg/dL
免疫学	IgG 2,103 mg/dL，IgA 301 mg/dL，IgM 41 mg/dL，C3 35 mg/dL，C4 4 mg/dL，CH50＜12.0 U/mL，ANA＞1,280 倍，抗 DNA 抗体（RIA）＞300 IU/mL，抗 ds-DNA 抗体＞400 IU/mL，抗 ss-DNA 抗体＞800 AU/mL，抗 CLβ₂GPI 抗体＜1.2 U/mL，MPO-ANCA＜10 EU，Cryoglobulin 陰性，C1q 8.1 μg/L
凝固系	PT 11.8 sec，APTT 29.3 sec，Fibrinogen 257.0 mg/dL，血中 FDP 10.80 μg/dL

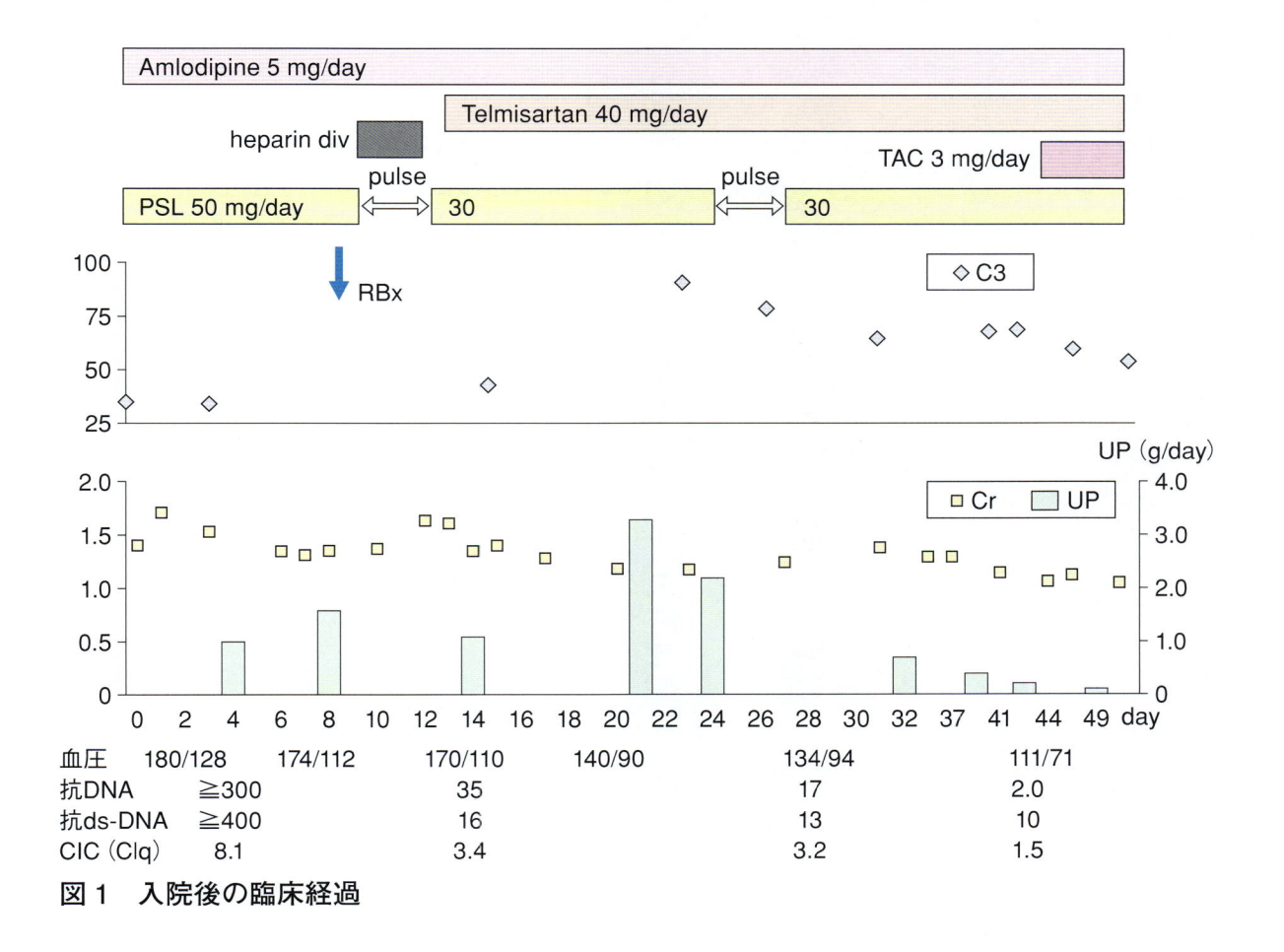

図 1 入院後の臨床経過

腎生検所見

光顕所見（図 2〜4）：

　糸球体は 29 個得られ，そのうち 4 個が全節性硬化糸球体である．残りの糸球体のうち 2 個に細胞性半月体が認められる．メサンギウム増殖が主で，軽度の管内増殖性変化のある

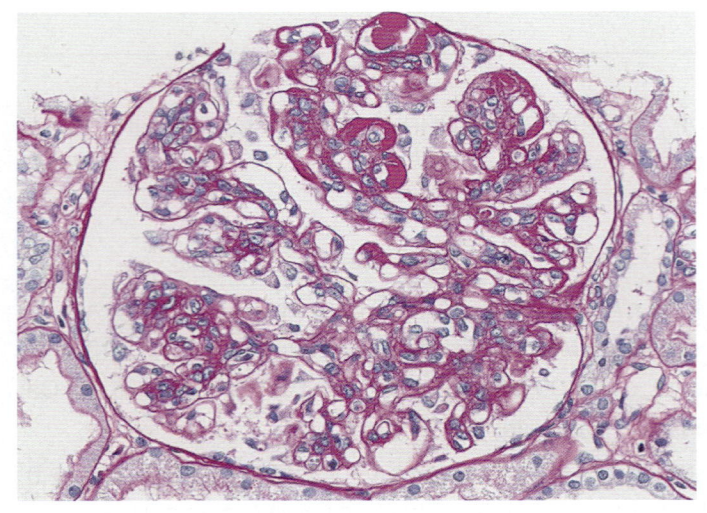

図2　PAS染色
糸球体にはPAS陽性の沈着物が係蹄壁に血栓のように内側に散在性に沈着してwire-loop lesionsを形成している．また，PAS陽性物質が係蹄内の塞栓のように存在するhyaline thrombiが認められる．メサンギウム細胞増殖が主で，わずかな管内増殖性変化が認められる．

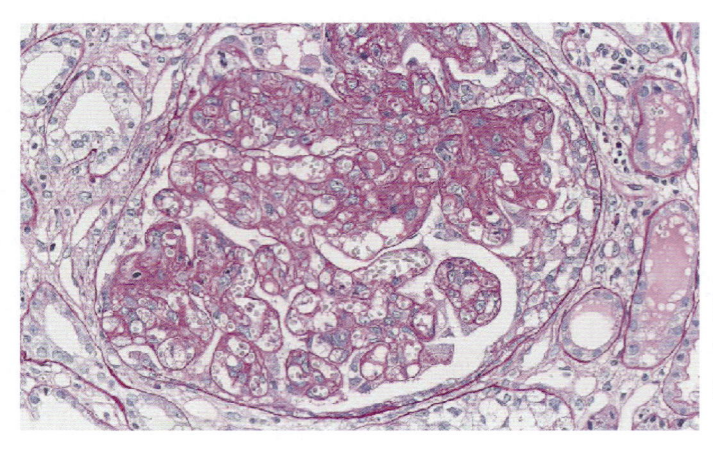

図3　PAS染色
TMA様病変によると思われる広範囲のメサンギウム融解を呈している．ボウマン腔内は細胞性半月体が認められる．

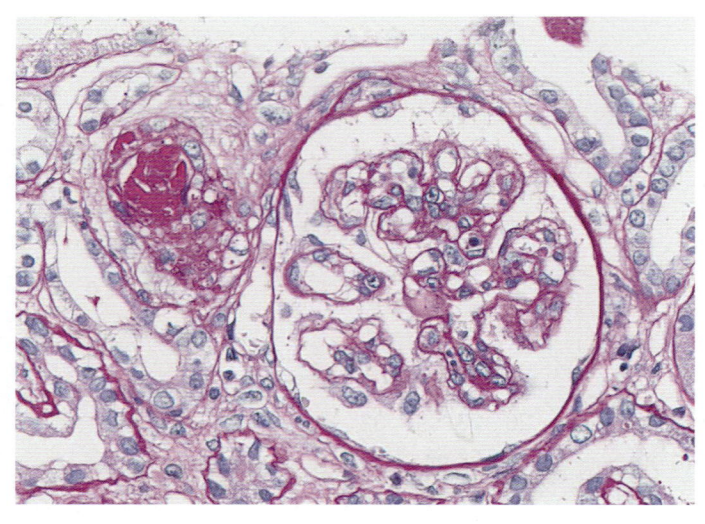

図4　PAS染色
細動脈壁内にPAS陽性の沈着物を認め，その動脈腔内にPAS陽性の血栓様物質を認める．

糸球体が散見される．いくつかの糸球体にwire-loop lesionsあるいはhyaline thrombiの病変がともに著明な内皮下沈着が認められる．細動脈にもPAS陽性の沈着物が認められ，一部血栓様になっている．血管壁への炎症細胞浸潤は伴っていない．小葉間動脈には明らかな沈着物は認められない．

免疫蛍光所見（図5）：
　IgGは糸球体内のみならず細動脈の血管壁，血管内にも沈着し，また一部間質側への沈

10. 典型的 lupus vasculopathy の 1 例

図 5　蛍光抗体法
a：IgG，b：IgA，c：IgM，d：C1q
IgG は糸球体内のみならず血管壁，血管内にも沈着を認められる．IgA，IgM，C1q も同様に血管壁，血管内に沈着を認める．IgG は尿細管基底膜に顆粒状の沈着を示している．

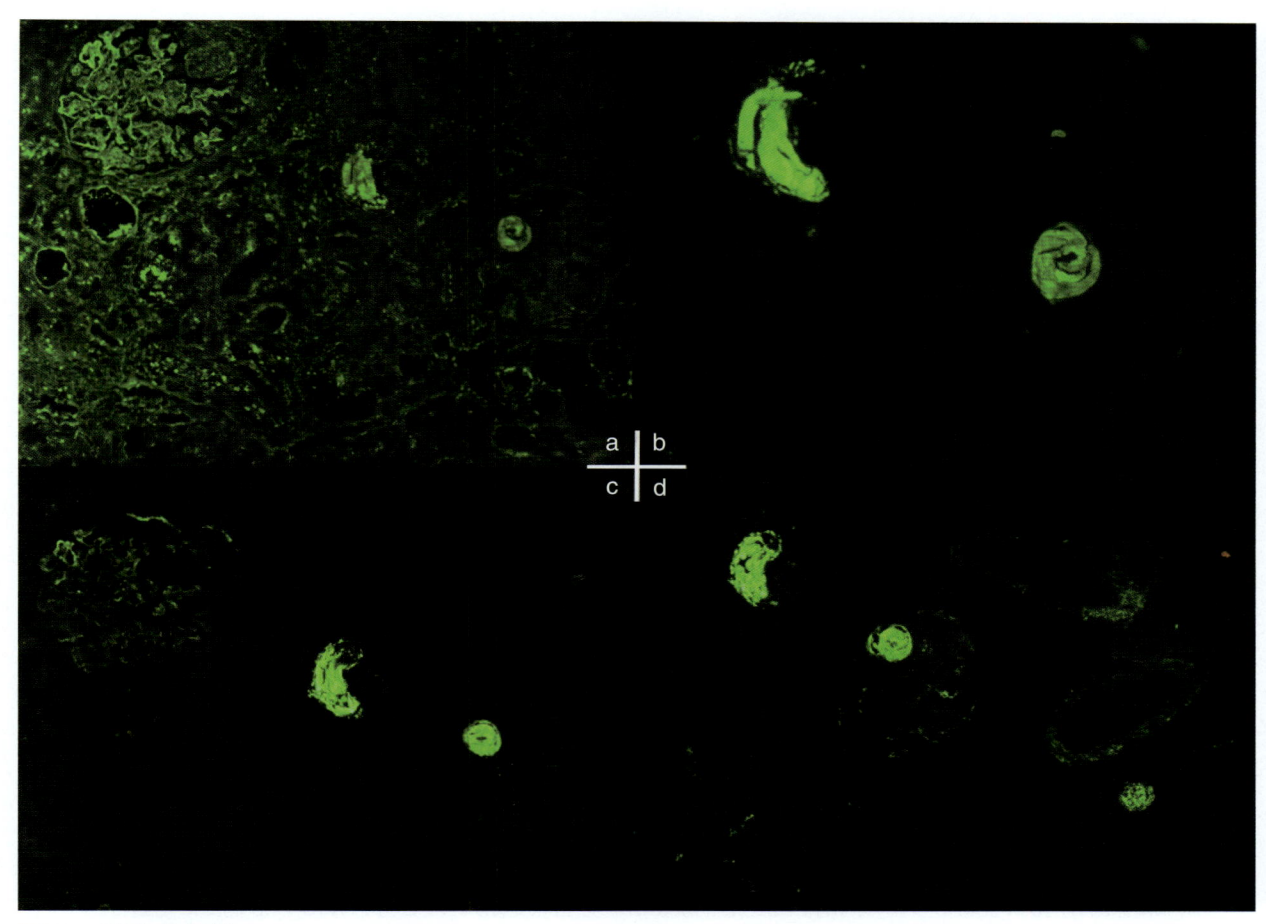

着も弱いながらも認められる．IgA，IgM，C1q も同様に細動脈の血管壁内に沈着している．C3 は糸球体内の沈着に比べて細動脈への沈着は弱い．

電顕所見（図 6，7）：
　メサンギウム領域のほか，内皮下に高電子密度沈着物（EDD）を認め，光顕上の wire-loop lesion に相当すると思われる連続性の EDD も認める．傍尿細管毛細血管には明らかな沈着物は認めない．残念ながら動脈病変部位を電子顕微鏡的に観察することはできなかった．

コメント：
　細胞性半月体，管内増殖，wire-loop lesions および hyaline thrombi を認める活動性の高いループス腎炎であり，ISN/RPS classification による Class Ⅳ-G（A）にあたる．併せて血管壁および血管内に沈着物が目立つことから，lupus vasculopathy を伴っていると考えられる．

✚ この症例の臨床的問題点

　活動性の高い lupus nephritis であり，糸球体係蹄の内皮下に顕著に免疫複合体が沈着している．さらに糸球体外の血管病変として，細動脈にも糸球体と同様に免疫グロブリンと補体の沈着があり，免疫複合体と判断した．Lupus nephritis に関連した血管病変は（1）

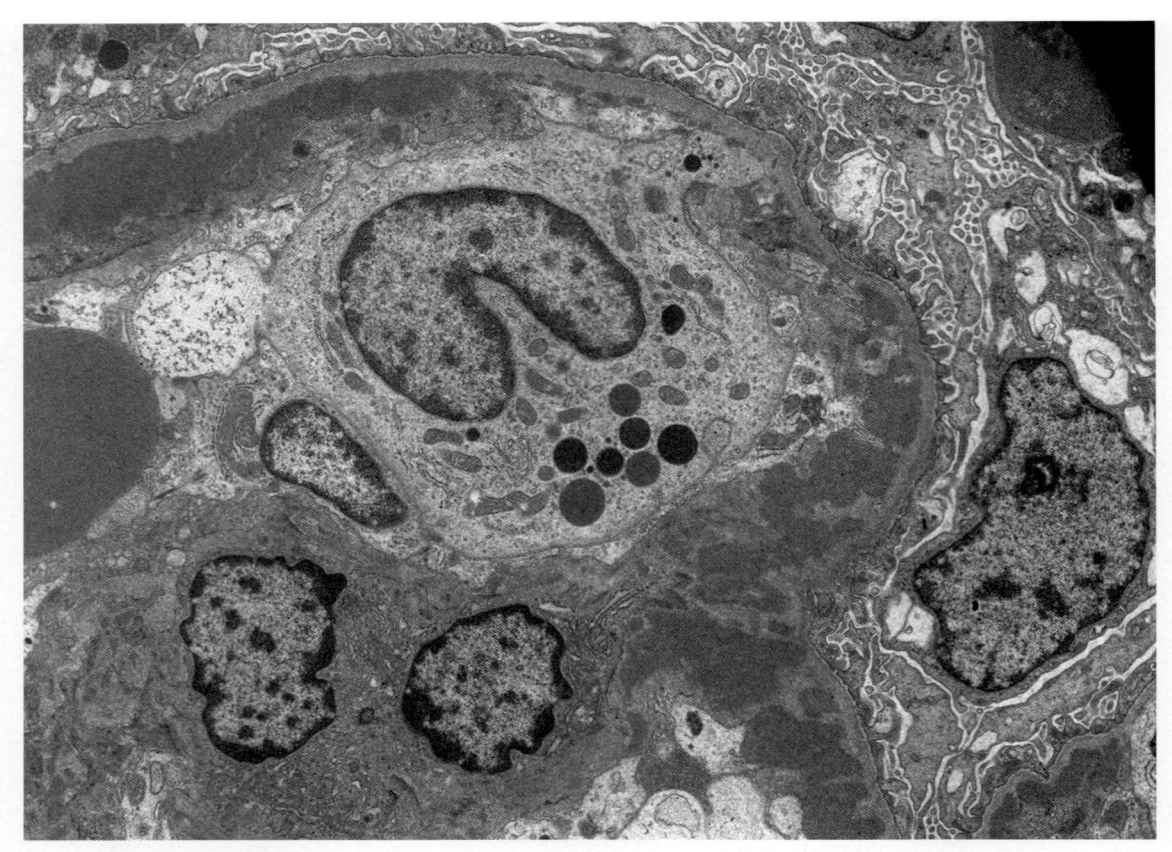

図6 電顕 糸球体
糸球体係蹄は内皮下腔には多量の高電子密度沈着物（EDD）を容れて拡大している．Wire-loop 病変に相当し，同部にはメサンギウム間入，新生基底膜を認める．EDD はパラメサンギウムにも存在する．係蹄内には細胞質内に顆粒を含んだ単球などの血液細胞が認められる．足細胞には足突起の癒合と微絨毛の発達が認められる．

Non-specific arteriosclerosis and arteriolosclerosis, (2) Uncomplicated vascular immune deposits, (3) Non-inflammatory necrotizing vasculopathy (＝Lupus vasculopathy), (4) Thrombotic microangiopathy, (5) True renal vasculitis の5つに分類されている[1,2]．本症例でみられる血管病変は，炎症細胞浸潤を伴わないこと，蛍光抗体法にて血管壁および血管腔に IgG, IgM, IgA, 補体，フィブリンなど多彩な沈着が認められることなどの特徴が一致していることから，(3) の Non-inflammatory necrotizing vasculopathy に該当すると考えられる．2011年にアメリカリウマチ学会から発表されたループス腎炎に関するガイドラインでは，「IX. Identification of Vascular Disease in Patients with SLE and Renal Abnormalities」の項で SLE の腎組織で認められる血管病変として，血管炎，小動脈狭窄を伴うフィブリノイド壊死（bland vasculopathy），血栓性微小血管症，腎静脈血栓症があげられている．また，bland vasculopathy は高率に高血圧を伴っていると述べられている．本症例の血管病変は明らかなフィブリノイド壊死は認められないものの，小動脈狭窄および高血圧がある点で bland vasculopathy に合致するものと考えられる．Lupus vasculopathy が形成される機序は明らかにされていない．本症例では糸球体内皮下に免疫複合体沈着が目立ったが，細動脈の免疫複合体がそれらの成立と同様の機序で沈着したと考えられるのかどうか，興味深いところである．

　また，この病変の診断的意義についても明らかにされていない．元来 lupus vasculopathy を伴うループス腎炎は通常のループス腎炎に比べて治療抵抗性であり予後不良である

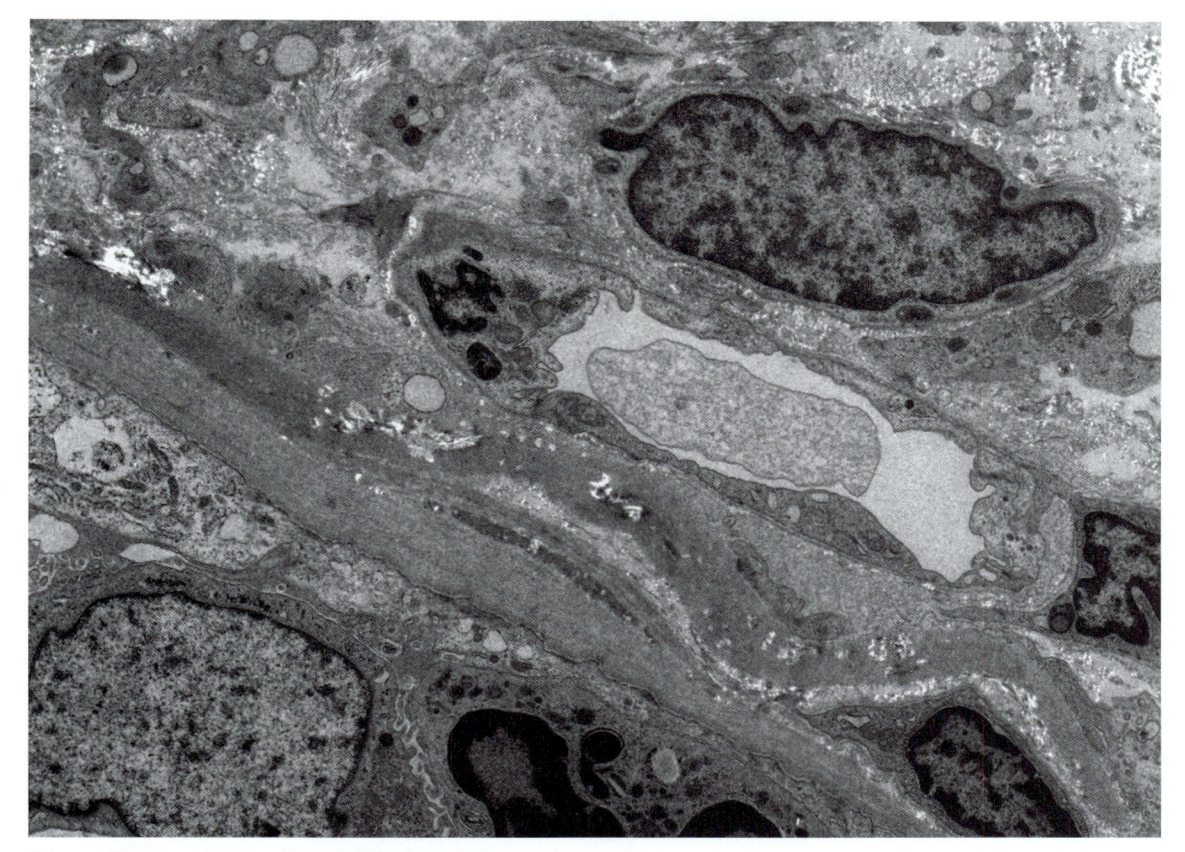

図7 電顕　間質・傍尿細管毛細血管所見
内皮の腫大を呈する傍尿細管毛細血管にはEDDは明らかに認められない．ボウマン嚢の基底膜にもEDDはない．

と考えられている．ただし，報告によってはループス腎炎全体の治療成績と大きく違わないものもみられる．Wangらはnon-inflammatory necrotizing vasculopathyを伴うループス腎炎の20症例についてmycophenolate mofetil（MMF）投与群とi.v. cyclophosphamide（CTX）群を無作為に割り付けて6カ月間における寛解および不完全寛解するかどうかの比較検討をしている．MMF群とCTX群では寛解はそれぞれ44.4％と0％，不完全寛解はそれぞれ22.2％と27.2％であったと報告している．GinzlerらがN Engl J Medにループス腎炎の治療について行った報告では，24週間でMMF群とCTX群で寛解はそれぞれ22.5％と2.5％，不完全寛解はそれぞれ29.6％と24.6％であったとしている．これらのデータを直接比較することはできないものの，vasculopathyがあるからといって必ずしも予後不良とはいえないと思われる．

✚ この症例の問題点に関する病理医の見解

　　　SLEの腎病変として現在のRPS/ISN分類には含まれていないが血管病変は重要である．主に輸入細動脈に病変は出現するとされ，臨床医の考察で示されたような分類も行われている．血管壁内に免疫グロブリンや補体が沈着するが，細動脈炎としての血管炎所見に乏しいことが多い．ループス腎炎の糸球体病変で観察されるように活動性の高い免疫複合体として沈着しているなら血管炎としての細胞反応を伴うことが多いと考えることも無理はない．そう考えるならば，こうした動脈壁内の免疫グロブリンや補体の存在を，浸み込み病変として沈着している可能性も考える必要がある．

　　　今回は3症例のlupus vasculopathyと思われる症例が提示されが，それぞれに特徴があ

り同じではない．各症例の比較をしていただくことが重要と考える．

本症例のポイント：

①SLEでは動脈病変の出現する例がある．

②血管壁に活動性の高いループス腎炎と同様の免疫グロブリンと補体が沈着していたLupus vasculopathyは5群に分類されている．

③Non-inflammatory necrotizing vasculopathyがLupus vasculopathyとされている．

(第45回重松腎病理カンファレンスより)

【文献】

1) Appel GB, et al：Renal vascular complications of systemic lupus erythematosus. J Am Soc Nephrol 4 (8)：1499-1515, 1994
2) Abdellatif AA, et al：True vasculitis in lupus nephritis. Clin Nephrol 74 (2)：106-112, 2010
3) Hahn BH, et al：American College of Rheumatology guidelines for screening, treatment, and management of lupus nephritis. Arthritis Care Res (Hoboken) 64 (6)：797-808, 2012
4) Wang J, et al：Induction therapies for class IV lupus nephritis with non-inflammatory necrotizing vasculopathy：mycophenolate mofetil or intravenous cyclophosphamide. Lupus 16 (9)：707-712, 2007
5) Ginzler EM, et al：Mycophenolate mofetil or intravenous cyclophosphamide for lupus nephritis. N Engl J Med 353 (21)：2219-2228, 2005

11

SLE の lupus vasculopathy では小葉間動脈から血管極までの血管病変を呈することはあるのか？

どのレベルの血管病変までを lupus vasculopathy と診断するのか？

> **キーワード** ループス腎炎，lupus vasculopathy，血栓性病変と fibrinoid necrosis，小葉間動脈から血管極の病変

＋ 症例
20 歳代，女性

＋ 主訴
発熱，腹痛

＋ 既往歴
特記すべきことなし

＋ 家族歴
特記すべきことなし

＋ 現病歴
11 年前に若年性関節炎と診断され，当院小児科通院開始した．
プレドニゾロン（PSL）10 mg 隔日＋メトトレキサート 5 mg/週で症状安定していた．
3 年前，転居のため近隣の病院を紹介された．しかし紹介された病院には受診せず内服も中断していたが，症状なく経過していた．
入院約 3 週間前に腹痛，下痢が出現し増悪していた．
入院 1 週間前に近医入院し，補液と抗菌薬投与が行われたが症状改善せず，原因は不明であった．
当院での治療を希望したため当科を紹介初診し，精査加療のため入院とした．

＋ 初診時現症
身長 161 cm　体重 65 kg
意識：やや不穏状態　GCS E4V5M6 JCS I-1
血圧 144/108 mmHg　脈拍 127/分　体温 39.0℃　呼吸回数 14/分
眼球結膜充血なし　眼瞼結膜貧血なし
眼球突出軽度あり
顔面，頭部含め全身皮膚に皮疹なし　脱毛なし
口腔内に潰瘍など異常所見なし
表在リンパ節触知せず
甲状腺腫大あり（七條分類 3 度）　軽度圧痛あり
胸部所見に異常なし

図1

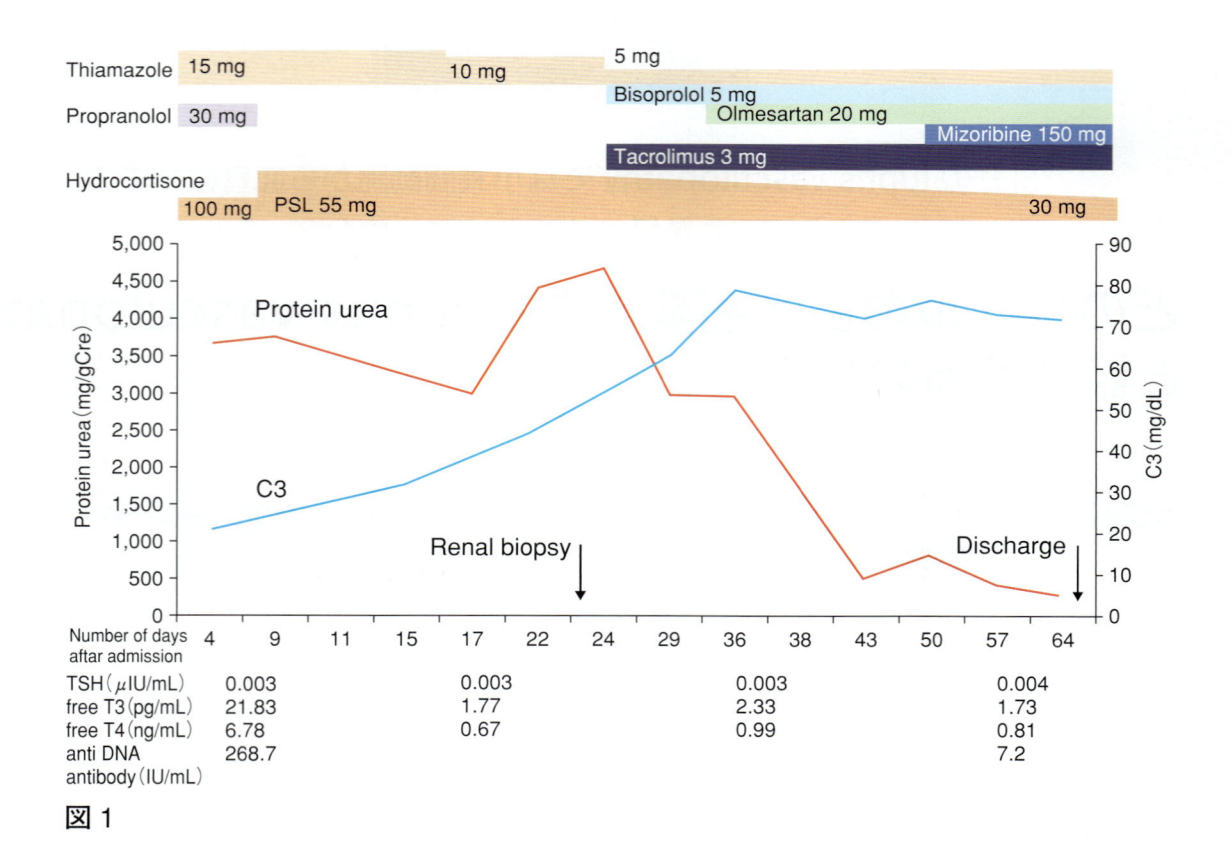

腹部平坦軟　圧痛点なし

下肢浮腫なし

四肢の関節に炎症所見なし

✚ 初診時検査所見

尿定性：pH5.5，蛋白（3＋），潜血（3＋），糖（−）

尿沈渣：赤血球 10〜19/HPF，白血球 1〜4/HPF，硝子円柱・顆粒円柱を認める

尿定量：蛋白 3.05 g/gCr

血算：WBC 2,690/μL（eosino 0.0%，nertro 68.0%，lymph 24.0%，baso 0.0%，mono 7.0%），RBC 361 万/μL，Hb 9.4 g/dL，Ht 29.1%，Plt 5.8 万/μL，破砕赤血球（−）

生化学：TP 6.1 g/dL，Alb 2.9 g/dL，CK 15 IU/L，AST 33 IU/L，ALT 12 IU/L，LDH 215 IU/L，T-bil 0.9 mg/dL，UA 6.7 mg/dL，BUN 28.7 mg/dL，Cre 0.91 mg/dL，TC 80 mg/dL，CRP 0.84 mg/dL，Na 142 mEq/L，K 3.7 mEq/L，Cl 113 mEq/L，Ca 8.0 mg/dL，Haptoglobin 146 mg/dL

免疫学：IgG 1,486 mg/dL，IgA 384 mg/dL，IgM 165 mg/dL，RF 41 IU/mL，ferritin 74.9 ng/mL，C3 21 mg/dL，C4＜5 mg/dL，CH50 4 U/mL，ANA 1,280 倍，抗 DNA 抗体 286（RIA）IU/mL，MPO-ANCA＜10 EU，PR3-ANCA＜10 EU，抗 GBM 抗体＜10 EU，抗 RNP 抗体＜5.0 U/mL，抗 Sm 抗体＜5.0 U/mL，抗 SS-A 抗体 102.5 U/mL，抗 SS-B 抗体 13.5 U/mL，抗 CCP 抗体＜0.5 U/mL，LAC＜1.3，抗 CLβ2GPI＜1.3 U/mL，クリオグロブリン定性（−）

凝固系：PT 20%，APTT 60%，Fib 263 mg/dL，FDP 12.8 μg/mL

内分泌：freeT$_3$ 21.81 pg/mL，freeT$_4$ 6.78 ng/dL，TSH 0.004 μIU/mL，TSAb 1,894%

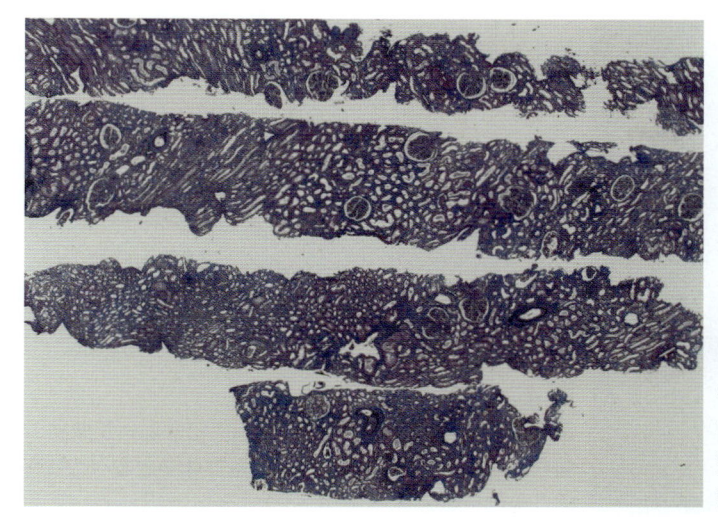

図2 Masson Trichrome 染色
得られた組織は4片ですべて皮質．糸球体は24個得られ，細胞性半月体を1個認める．全節性硬化や癒着は認めない．間質は約10％に線維化を認める．尿細管の萎縮や細胞浸潤は軽度である．

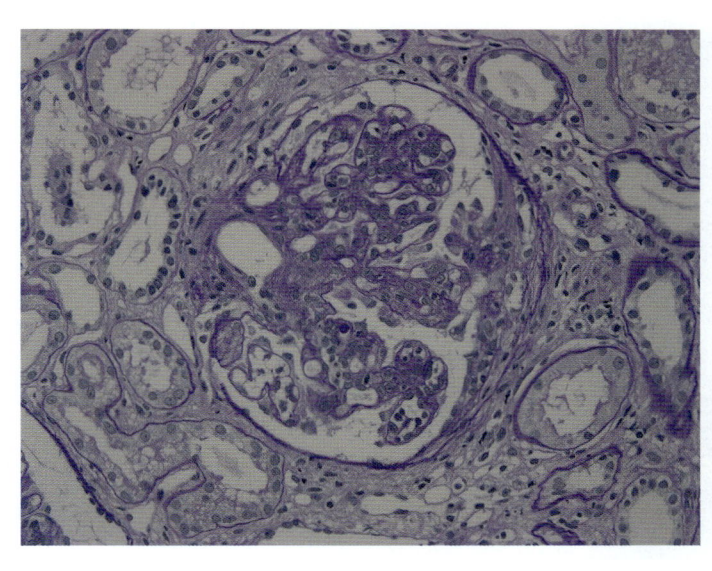

図3 PAS 染色
係蹄は分葉化しており，メサンギウム細胞増殖および管内増殖が目立つ．一部ではメサンギウム融解も認める．半月体形成を認め，pseudotubular formation を呈している．

✚ 臨床経過（図1）

　　入院時甲状腺中毒症，両甲状腺腫大，TSAb陽性，甲状腺血流増加の所見あり，バセドウ病と診断した．
　　軽度不穏，頻脈，発熱，腹痛があることから，甲状腺クリーゼとしてヒドロコルチゾン100 mg/日とチアマゾール15 mg/日を開始した．
　　治療開始後にこれらの症状は軽快した．
　　入院時検査所見で汎血球減少がみられたため，血液内科で骨髄穿刺も行われたが，造血器の血液疾患は否定的だった．
　　入院時検査で，汎血球減少，血尿蛋白尿，抗核抗体1,280倍，抗DNA抗体286 IU/mLが判明したため，SLE，ループス腎炎と診断した．
　　入院9日目よりPSL 55 mg内服を開始した．
　　入院24日目に腎組織診断のため腎生検を行った．

✚ 腎生検所見

光顕所見（図2〜15）：
　　得られた組織は4片ですべて皮質．糸球体は24個得られ，細胞性半月体を1個認める．全節性硬化やボウマン嚢との癒着は認めない．びまん性，分節性にメサンギウム細胞の増

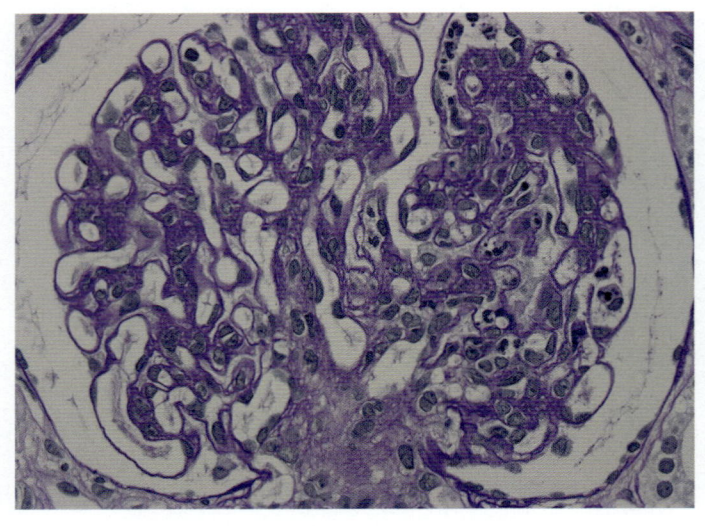

図4 PAS染色
糸球体の強拡大像を示す．管腔内に炎症細胞を認め，核崩壊像を伴っている．一部に糸球体基底膜（GBM）の二重化も認める．

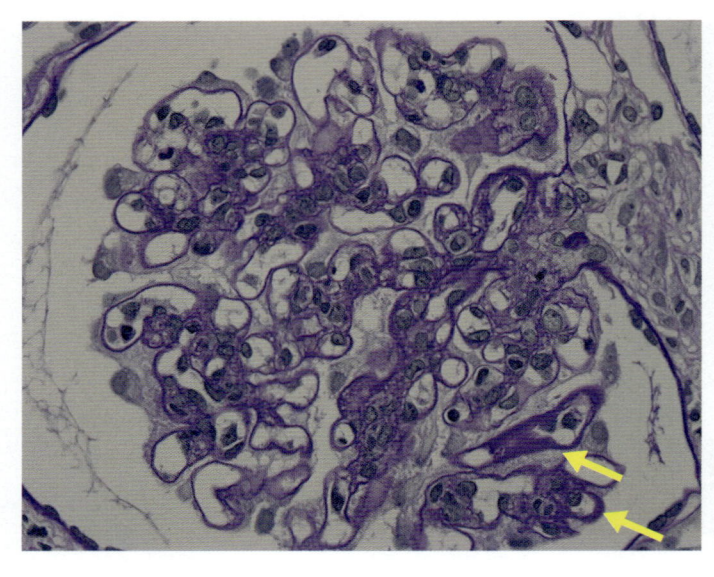

図5 PAS染色
内皮下にPAS陽性のdepositを認め，一部ではwire loop lesionを呈している（矢印）．

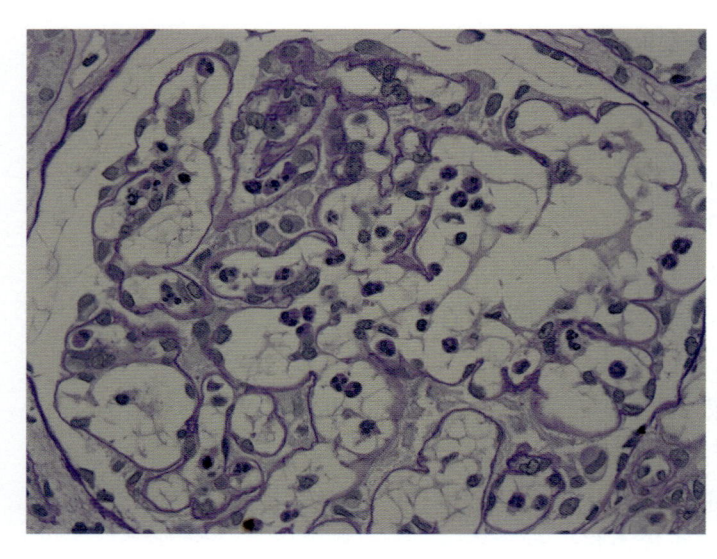

図6 PAS染色
全節性に高度なメサンギウム融解像を認める糸球体．糸球体毛細血管腔が広範囲で繋がり巨大な囊胞性変化を示している．管腔内に多形核白血球を主体とする炎症細胞浸潤を多数認める．

殖，メサンギウム基質の増加，管内増殖を認める．ワイヤーループ病変，ヒアリン血栓も認める．

細動脈レベルの内皮障害が目立つが血管炎はみられない．

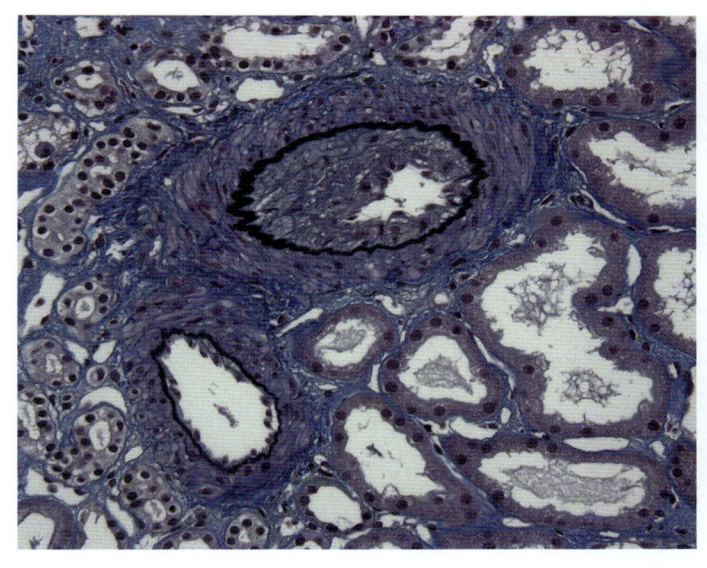

図7 Masson Trichrome染色
小葉間動脈に内弾性板の多層化を伴わない内膜肥厚を認める．肥厚した内膜内には細胞と線維の増多を認める．血管のサイズが異なる部位では病変は明らかではない．

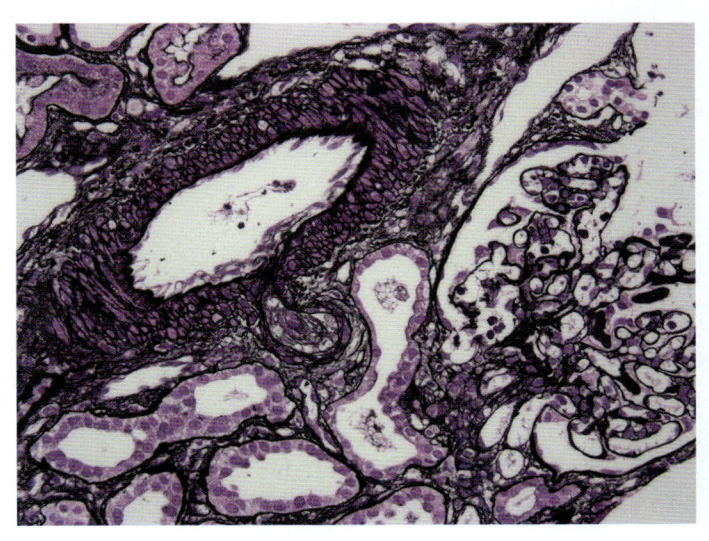

図8 PAM染色
小葉間動脈から分岐した直後の細動脈では著明な内膜肥厚を認め，内腔は閉塞している．

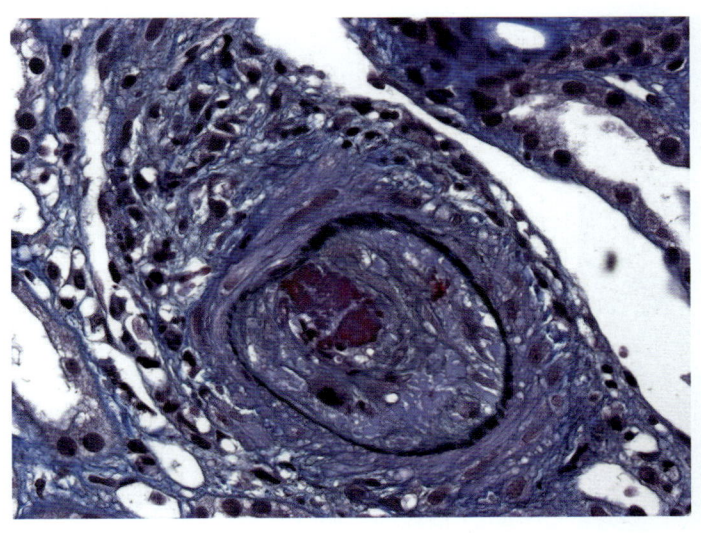

図9 Masson Trichrome染色
小葉間動脈の著明な内膜肥厚部には細胞も混在する．内腔が閉塞した内膜相当部にも小さなフィブリノイド物質の析出を認める．

間質は約10％に線維化を認める．尿細管の萎縮や細胞浸潤は軽度である．

免疫蛍光所見（図16）：

IgG，C3，C1qでメサンギウムおよび係蹄壁に顆粒状に陽性．IgA，IgMは糸球体に僅

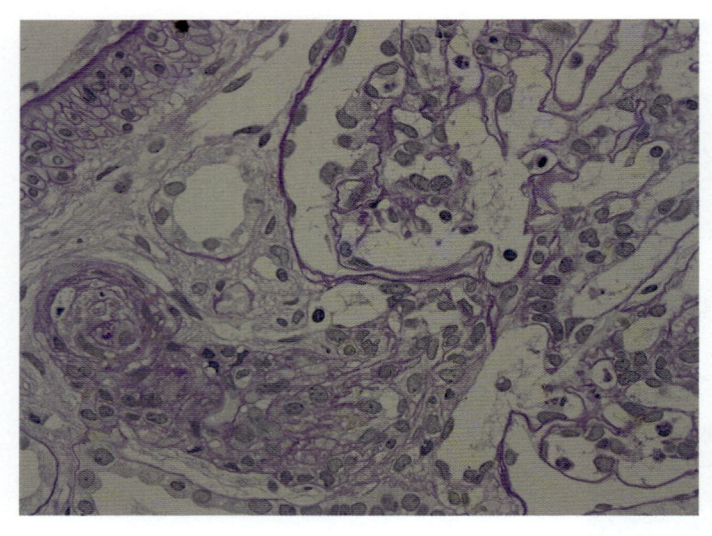

図10 PAS染色
輸入細動脈は，著明な細胞集積による内膜肥厚により，内腔は閉塞している．

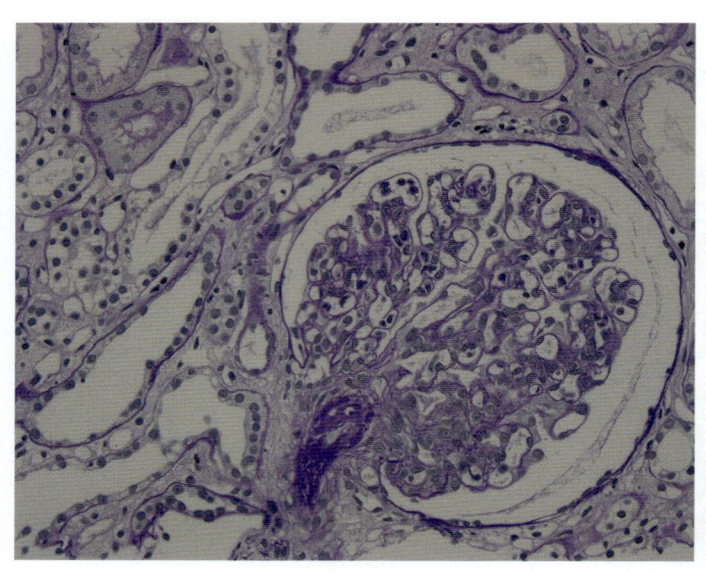

図11 PAS染色
輸入細動脈に血栓様物質もしくは免疫複合体の沈着がみられ，内腔の狭小化を認める．

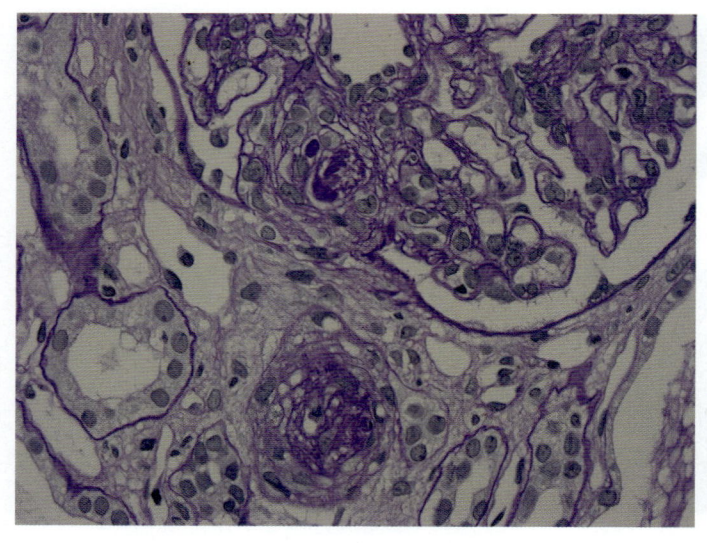

図12 PAS染色
糸球体門部の細動脈と血管極部では，平滑筋細胞変性および内膜肥厚を顕著に認め，内腔は血栓様物質でほぼ閉塞している．

かに陽性．IgG，IgA，IgM，C1q，Fibが細動脈内膜に強く陽性．C3は細動脈には陰性．
電顕所見（図17）：
　　メサンギウム領域に高電子密度沈着物を認める．

11. SLE の lupus vasculopathy では小葉間動脈から血管極までの血管病変を呈することはあるのか？

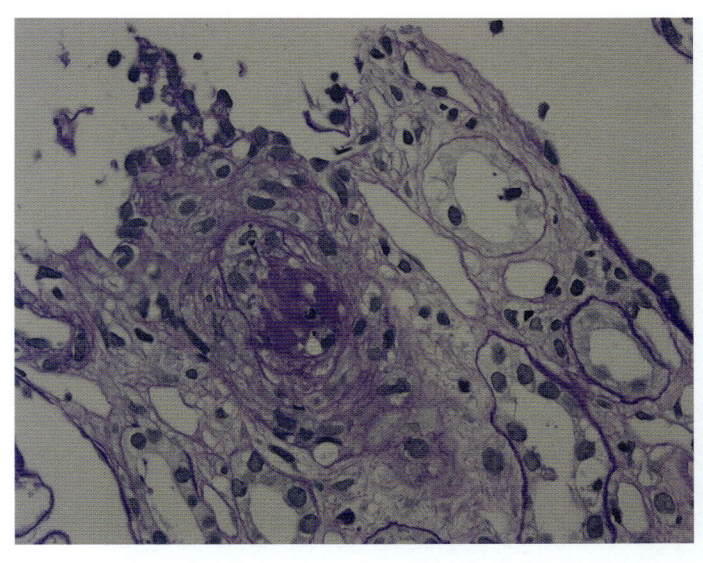

図 13　PAS 染色
細い小葉間動脈レベルの血管である．核破砕像，内弾性板の断裂，フィブリン様物質の析出を認め，フィブリノイド壊死の所見である．

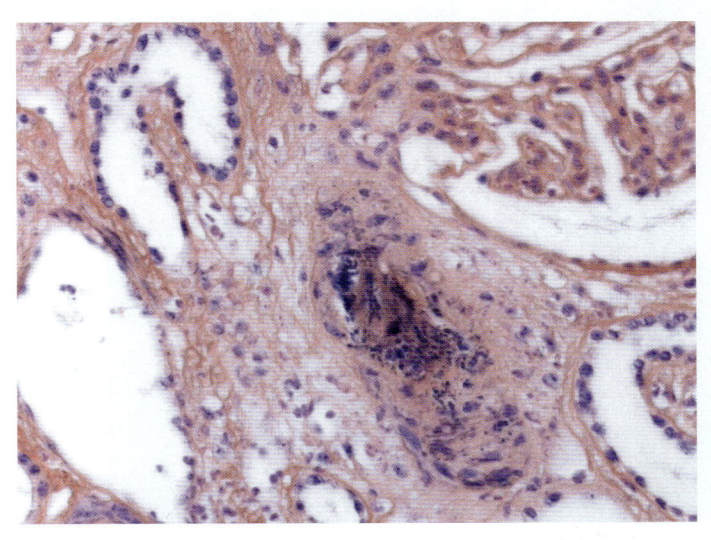

図 14　PTAH 染色
糸球体門部から続く細動脈である．内腔を埋める物質は，まだら状に PTAH 陽性である．

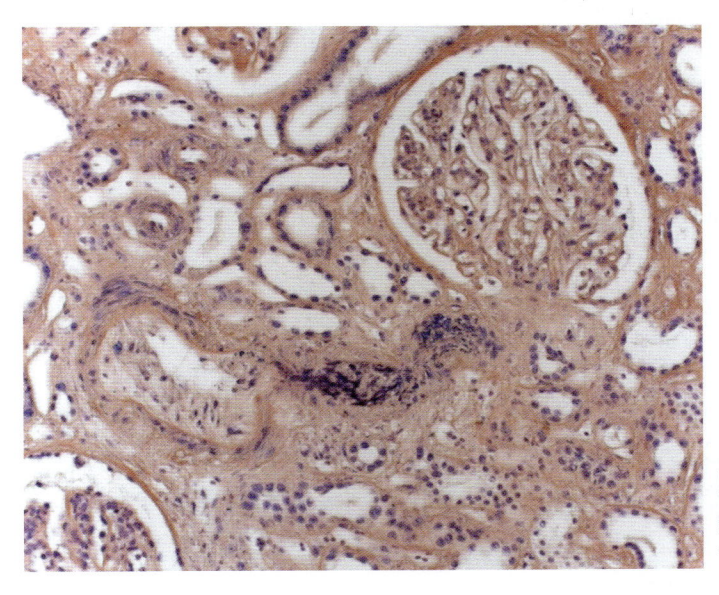

図 15　PTAH 染色
細動脈の内腔を埋める物資は，まだら状に PTAH 陽性である．

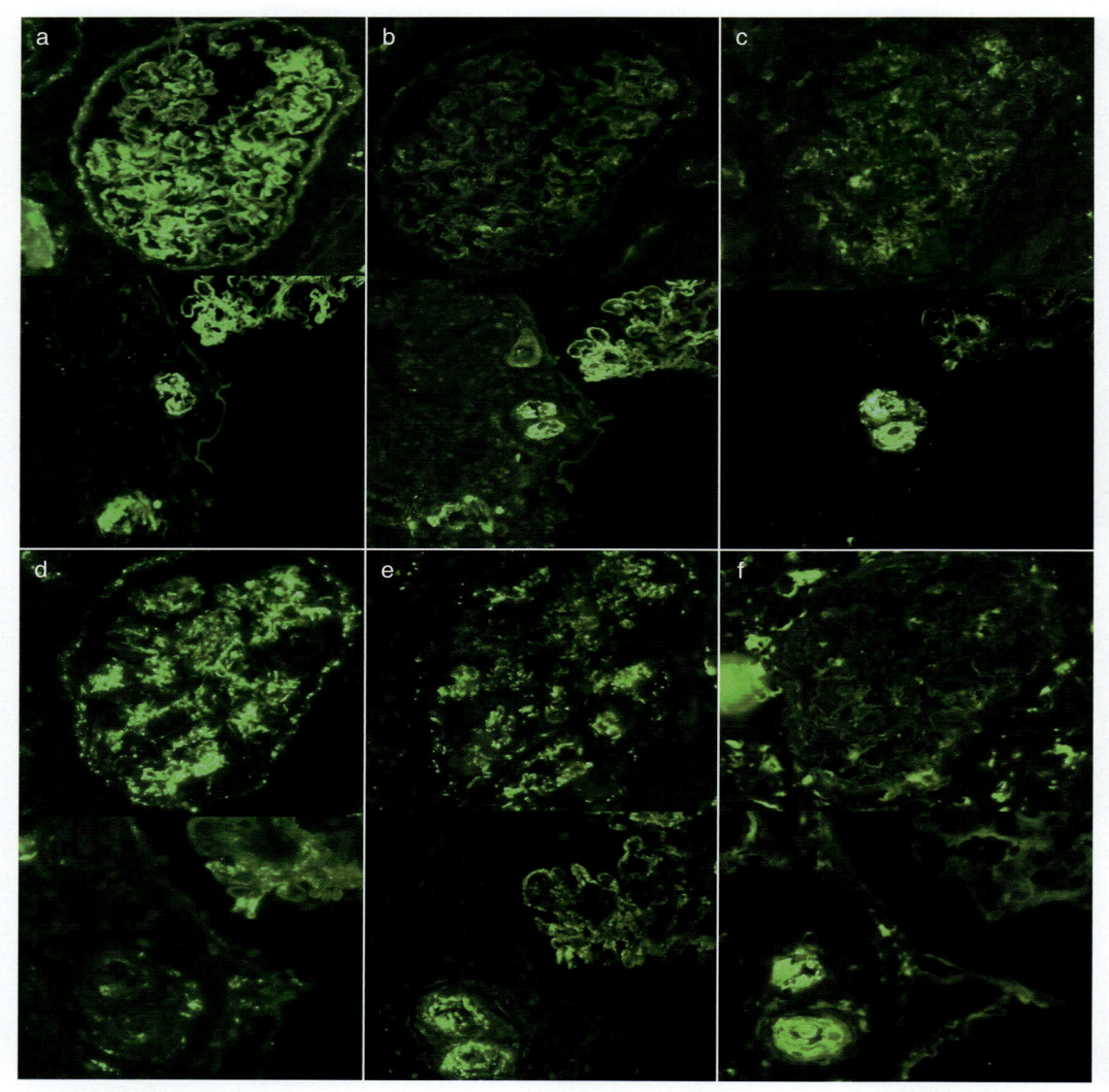

図16 蛍光抗体法
a：IgG, b：IgA, c：IgM, d：C3, e：C1q, f：Fib
IgG, C3, C1q でメサンギウムおよび係蹄に顆粒状に陽性．IgA, IgM は糸球体に僅かに陽性．IgG, IgA, IgM, C1q, Fib が細動脈内膜に強く陽性．C3 は細動脈には陰性．

糸球体係蹄には内皮下への高電子密度沈着物を認める．

病理診断の総合コメント：

診断はループス腎炎 Class Ⅳ-S（A）．

細動脈病変が高度である．

✚ 腎生検後の経過

腎生検結果から，ループス腎炎 Class Ⅳ-S（A）と診断した．PSL 開始後，尿蛋白は減少傾向となり，甲状腺機能に対してはチアマゾールで，血圧についても降圧薬増量で，それぞれコントロール良好となった．

シクロホスファミドは，ご本人・ご家族の卵巣機能障害への副作用の不安が強く，行わない方針とした．入院25日目よりタクロリムス3 mg を追加し PSL を減量，入院51日目にミゾリビン 150 mg を追加した．経過良好のため入院66日目に軽快退院とした．

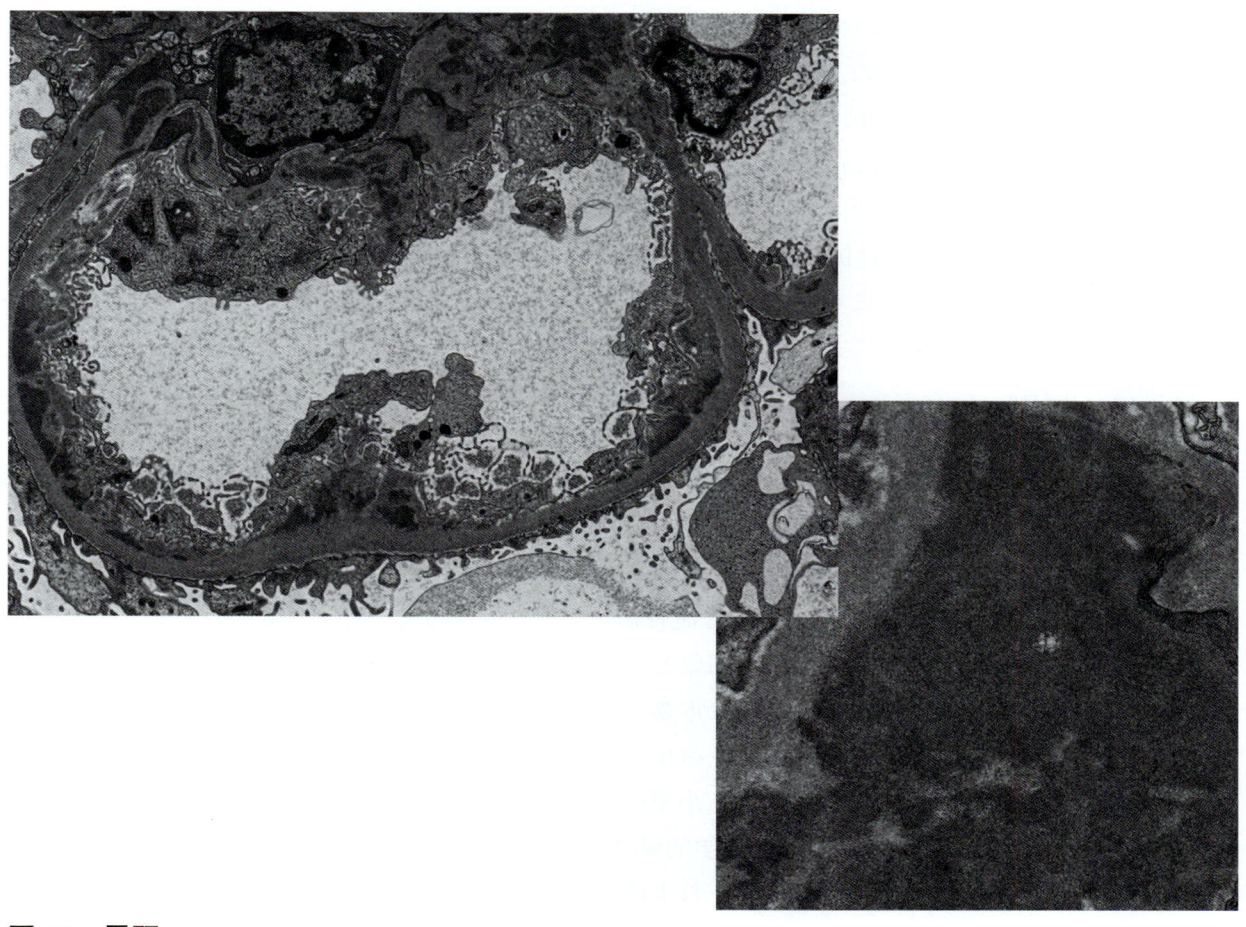

図 17　電顕
メサンギウムおよび内皮下の高電子密度沈着物(EDD)を認める．高倍率で観察しても明らかな細線維状構造物は認めない．

表　SLE における主な血管病変

1．動脈硬化症および細動脈硬化症
2．免疫複合体沈着（Uncomplicated vascular immune deposits）
3．非炎症性壊死性血管病変（Lupus vasculopathy）
4．血栓性血管病変（Thrombotic microangiopathy）
1）血栓性血小板減少性紫斑病（TTP）
2）抗リン脂質抗体症候群
5．血管炎（非常にまれ）

✚ 臨床からの問題点

　ループス腎炎 Class Ⅳ-S（A）と診断した症例である．活動性の糸球体病変の存在もさることながら，細動脈-小葉間動脈レベルに激しい内皮障害と増殖性病変を認めた．
　SLE に伴う血管病変は（表）のように分類されている．
　本症例[1]でみられたような細動脈から小葉間動脈の多彩な病変は，lupus vasculopathy としてよいのかどうか，あるいは thrombotic microangiopathy と捉えるべきであろうか．
　また本症例では，初診時に甲状腺クリーゼと診断しているが，これが腎血管病変に影響を与えたということは考えられるのだろうか．甲状腺疾患と腎障害に関する報告はみられていない．

2003年ISN/RPSのループス腎炎分類に腎血管病変を含めると腎臓転帰の予測が向上するとされている．この文献では341例のループス腎炎患者について検討し，血管病変を合併していると診断された患者は279例にのぼり，血管への免疫複合体沈着は253例に，thrombotic microangiopathyは60例，non-inflammatory necrotizing vasculopathyは13例に認めたとされ，決してまれな病変ではないと指摘されている．このうち，thrombotic microangiopathyを合併した患者の腎臓転帰が最も不良であるとされている[2]．

臨床的には治療によく反応し経過良好であったが，予後予測のためにも血管病変について正確な診断をすることが求められると考えられ，ぜひ病理の先生方の意見を頂きたい．

✚ 病理医の見解

血管炎の分類としてChapel Hill分類が定着している．SLEに関連する血管病変は広く分布し静脈-毛細血管-血管極-細動脈-小葉間動脈レベルに出現するとされている．しかし，腎生検で評価する範囲では，SLEの血管病変は糸球体を中心とした毛細血管レベルであることは周知でISN/RPS分類でもループス腎炎の分類が行われている．臨床医からの解説でも触れられているがSLEで血管病変，動脈病変の出現は例外的ではないとの指摘がある．通常の腎生検診断からの印象とは正直なところ乖離があるが評価範囲を広げればまれではないとの認識をもつことは重要である．

本例では，糸球体の毛細血管レベルでは非常に強いメサンギウム融解をきたした毛細血管病変から血管極，輸入細動脈，小葉間動脈に至るまでの血管病変が確認された．Lupus vasculopathyの背景として免疫学的障害を重視する立場からは免疫複合体として免疫グロブリンと補体の沈着する障害，および抗リン脂質抗体症候群として血栓形成を主とする病変が主体になる．いずれも血管炎としての動脈内膜炎的な雰囲気が強い病変ではない．この症例では小葉間動脈に内膜増殖性病変と血栓性病変，fibrinoid壊死が認められたが，血管炎の所見はない．抗リン脂質症候群はこの症例では臨床的に否定されている．また，血管レベルにより病変に質的な違いが認められたことは興味深い．この意味では非常に珍しい病変を呈した症例と考えられる．糸球体内では非常に激しいメサンギウム融解を示しているが血栓の形成はみられない．内皮細胞の機能を反映するCD31やthrombomodulinに代表されるマーカーの評価，動脈で内膜肥厚を示した部位では単球系細胞の関与や平滑筋細胞アクチン（SMA）の描出，血栓関連のマーカーなどの評価を含めた広範なレベルの血管病変を惹起する機序について詳細な解析が望まれる．

本症例のポイント：

①SLEでの腎血管病変はさほどまれではない．
②SLEでは小葉間動脈まで広がる血管病変を認めることがある．
③Lupus vasculopathyの定義をどのように考えるのかを再考する必要があるのか？
④Lupus vasculopathyの形態学的表現型としてTMA様になる可能性も考えられる．
⑤抗リン脂質抗体症候群なしでも動脈内血栓性病変は出現する．
⑥SLEで高度なメサンギウム融解を認めることがある．
⑦SLEの腎病変としてISN/RPS分類に血管病変，間質病変を加える必要性はないのか？

（第49回重松腎病理カンファレンスより）

11. SLEのlupus vasculopathyでは小葉間動脈から血管極までの血管病変を呈することはあるのか？

【文献】

1) Appel GB, Pirani CL, D'Aqati V：Renal vascular complications of systemic lupus erythematosus. J Am Soc Nephrol 4：1499-1515, 1994
2) Wu LH, Yu F, Tan Y, et al：Inclusion of renal vascular lesions in the 2003 ISN/RPS system for classifying lupus nephritis improves renal outcome predictions. Kidney Int 83（4）：715-723, 2013

12

当初，上皮細胞陥入症で発症したループス腎炎の症例

上皮細胞陥入症はループス腎炎の早期病変か？

キーワード 上皮細胞陥入症，ループス腎炎，出産後の SLE 発症

✚ 症例
30 歳代，女性

✚ 主訴
両下肢浮腫

✚ 既往歴
29 歳：胃潰瘍

✚ 現病歴
X-3 年健診で尿蛋白を指摘された．X-1 年 3 月第 1 子正常分娩．出産後も尿蛋白が持続したため，X-1 年 9 月第 1 回腎生検施行．光顕所見，蛍光抗体検査，電顕の評価により「足細胞陥入糸球体症」と診断され，ARB 内服開始となった．同年 11 月頃から尿蛋白の増加と補体の低下を認めた．X 年 2 月肺炎にて入院．抗核抗体・抗 DNA 抗体の上昇を認めたため，肺炎治療後第 2 回腎生検施行となった．

✚ 家族歴
なし

✚ 現症
身長 163.0 cm，体重 59.0 kg，体温 36.4℃，血圧 134/93 mmHg，両下腿軽度浮腫あり，皮疹・表在リンパ節腫脹なし，頰部紅斑，多発関節痛，脱毛，日光過敏，口腔内潰瘍などは認めない．

✚ 検査所見
表 1，2 参照

✚ 初診時画像所見
胸部 X 線：心拡大やうっ血，胸水貯留はない
腹部超音波検査では腎臓の形態異常なし，腹水もなし

✚ 臨床経過
図 1 参照
腎生検後ステロイドパルス療法（mPSL 1,000 mg/day）施行し，PSL 50 mg/day を開始した．
尿蛋白減少，抗 DNA 抗体低下，補体上昇，WBC 増加を認めた．
PSL 50 mg/day で 4 週間継続し，漸減していった．合併症は特に認めなかった．

✚ 腎生検所見
第 1 回腎生検も第 2 回腎生検も診断に十分な組織が採取されていた．光顕，蛍光抗体，

表1 第1回→第2回 腎生検時 検査所見の変化（1）

WBC	2,700→2,700/μL	BUN	11.3→15.7 mg/dL
RBC	407→329×10⁶/μL	Cr	0.54→0.90 mg/dL
Hb	11.5→9.0 g/dL	T-Cho	188→162 mg/dL
Ht	36.0→28.5%	CK	112→70 U/L
MCV	88.5→86.6 fL	Na	140→141 mEq/L
MCH	28.3→27.4 pg	K	3.8→4.0 mEq/L
Plt	21.1→22.4×10⁴/μL	Cl	109→107 mEq/L
		Ca	8.7→7.2 mg/dL
TP	7.3→6.1 g/dL	P	4.1→3.6 mg/dL
Alb	4.0→2.1 g/dL	BS	82→73 mg/dL
GOT	22→18 U/L		
GPT	17→12 U/L	CRP	0.1→0.3 mg/dL
LDH	220→227 U/L	IgG	1,142→1,750 mg/dL
ALP	160→156 U/L	IgA	299→424 mg/dL
γGTP	10→13 U/L	IgM	50→38 mg/dL
T-Bil	1.1→0.4 mg/dL		

表2 第1回→第2回 腎生検時 検査所見の変化（2）

補体価	53.9→12/mL	尿検査	
C₃	101→33 mg/dL	pH	7.7→6.5
C₄	27→3 mg/dL	Protein	(＋)→(3＋)
ANA	80→640（speckled）	Glucose	(－)→(－)
anti DNA ab-RIA	<2.0→170 IU/mL	Occult blood	(2＋)→(＋)
抗dsDNA抗体	12→218 IU/mL	Sediments	
抗カルジオリピン IgG	11 U/mL	RBC	20-29→10-19/HPF
免疫複合体 C1q	1.6→50 μg/mL	WBC	1-4→1-4/HPF
		CAST	(－)→顆粒円柱
HBsAg	(－)→(－)	蛋白定量	1.207→5.165 g/day
HCVAb	(－)→(－)		
梅毒	(－)→(－)	24 hCCr	53 mL/min
HTLV-Ⅰ	陽性		

電顕での検索を行った（図2～7）．

診断結果は，初回腎生検は足細胞陥入糸球体症．

2回目腎生検：ループス腎炎Ⅳ-S（A）+Vであった（図8～15）．

✚ 本症例の問題点

本症例では，数年間持続する尿蛋白を認め，その時点では臨床的にSLEの分類基準を満たさず，腎生検でも免疫グロブリン陽性の足細胞陥入所見のみ認められた．この時点では，血清学的検査結果などよりSLEの診断基準は満たしていない．その後妊娠・出産を契機として臨床的にSLEを発症した印象がある．2回目の腎生検では血清学的検査に加え，ループス腎炎の所見を確認した．新しいACR/EULARの診断基準に照らし合わせるとこの症例はSLEの確定診断例である．

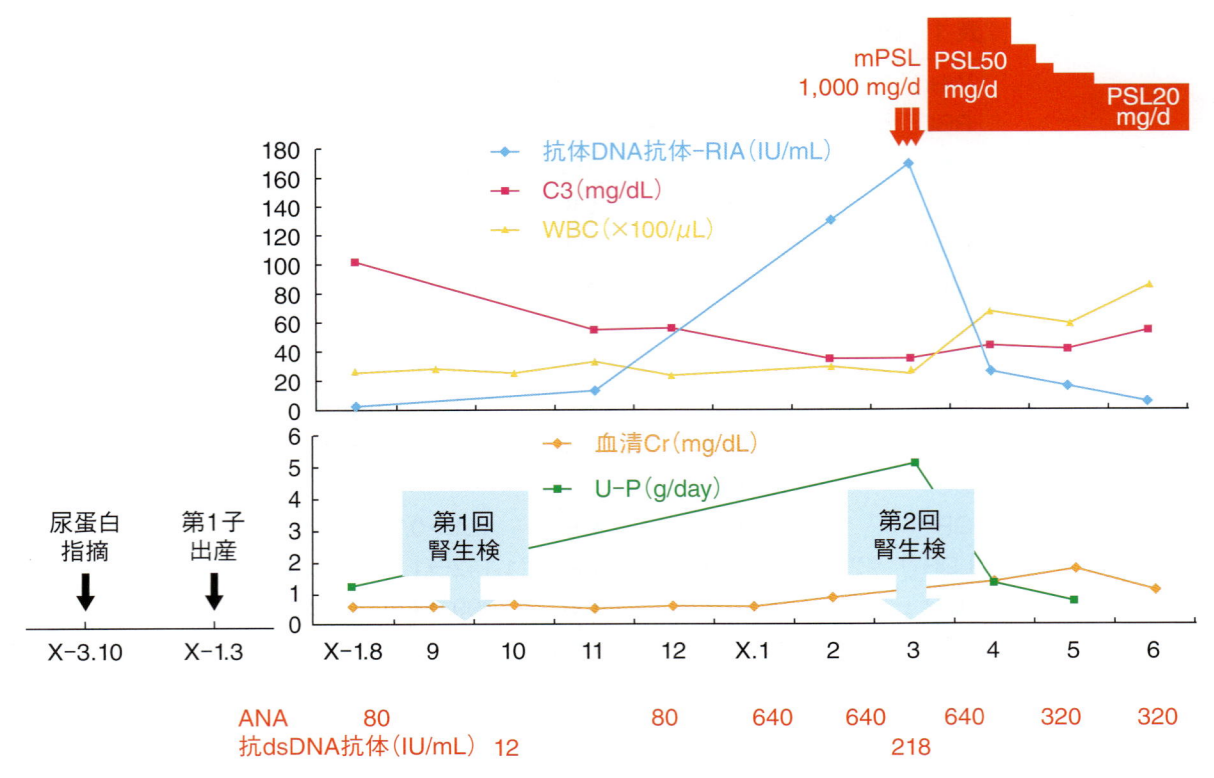

図1 臨床経過

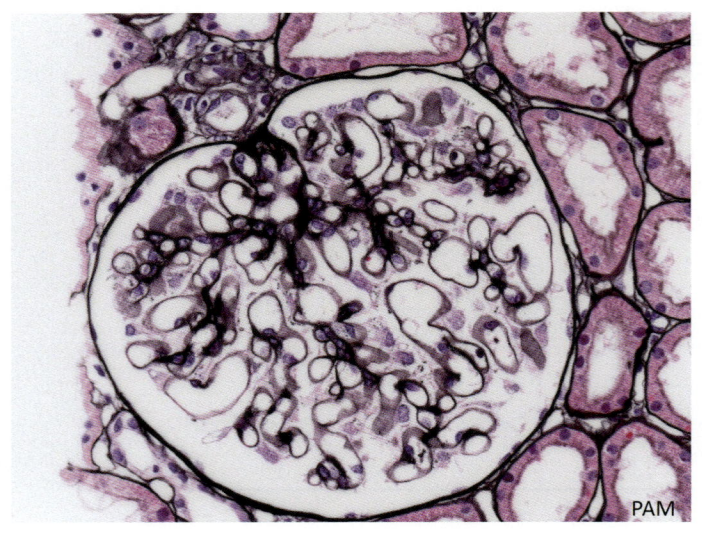

図2 PAM染色
係蹄の開きは良好で，メサンギウム基質の増生やメサンギウム細胞の増加は認めない．糸球体上皮細胞に腫大を認める．

　足細胞陥入糸球体症はループス腎炎に合併することが多いと報告されているが，本症例のように足細胞陥入糸球体症が先行し，後にループス腎炎を発症する例はまれと考えられる．本例はループス腎炎が足細胞陥入糸球体症という形で発症したという一連の病態として考えてよいのであろうか？　また，どのような機序で足細胞陥入所見は形成されるのであろうか？　臨床的には，初回腎生検時の時点で免疫抑制治療を行っておけば，その後のループス腎炎の発症を予防できたのであろうか？

　足細胞陥入糸球体症とループス腎炎の関連性を考えるのに示唆に富む症例である．病理学的にどこまで解析ができるのかを尋ねたい．

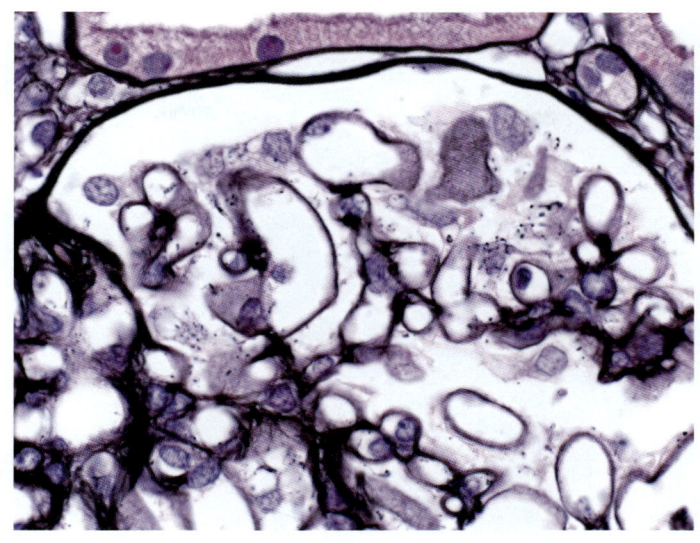

図3 PAM染色
拡大を上げると，基底膜に点刻像を認める．スパイク形成は認められない．

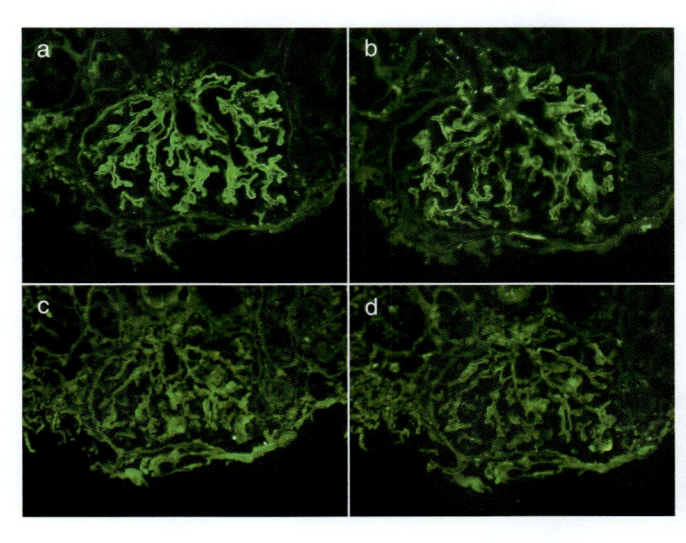

図4 蛍光抗体法
a：IgG，b：C3，c：C1q，d：C4
蛍光抗体法では，IgG，C3が係蹄に顆粒状に陽性であった．

✚ 病理医の見解

　　足細胞陥入糸球体症はわが国で注目された電顕所見で，日本腎臓学会の腎病理診断ワーキンググループが中心となり積極的な解析が行われた．この特徴的な形態像を呈するものを，陥入症という独立した疾患概念として捉えるか否かについては未だ明確ではない．足細胞陥入糸球体症の基礎疾患としてSLEに代表される自己免疫疾患が注目された．当初は新しい独立した腎疾患として疾患概念を構築する試みがなされたが，症例の集積により，独立した疾患ではなくSLEなどの免疫学的基底膜障害のなかで主に糸球体上皮細胞との反応のなかで基底膜内に上皮細胞の細胞膜の一部分，変性した細胞質，傷害された組織片などが取り込まれて特徴的な所見を呈すると考えられるようになった．基底膜と糸球体上皮細胞，あるいは内皮細胞との反応性病変であり，独立疾患ではなくループス腎炎などに随伴する現象と考えられている．類似病変はSLEがなくても起こり得るし，程度も電顕像も多彩である．すなわち足細胞陥入糸球体症の［症］の意味は，疾患概念ではなくこのような所見を呈するものを指していると解釈しておくべきである．

　　この症例で興味深いことは，第1回の足細胞陥入糸球体症の診断から半年の短期間でSLEの血清学的異常が出現し，同時にループス腎炎を呈したことである．第2回の腎生検

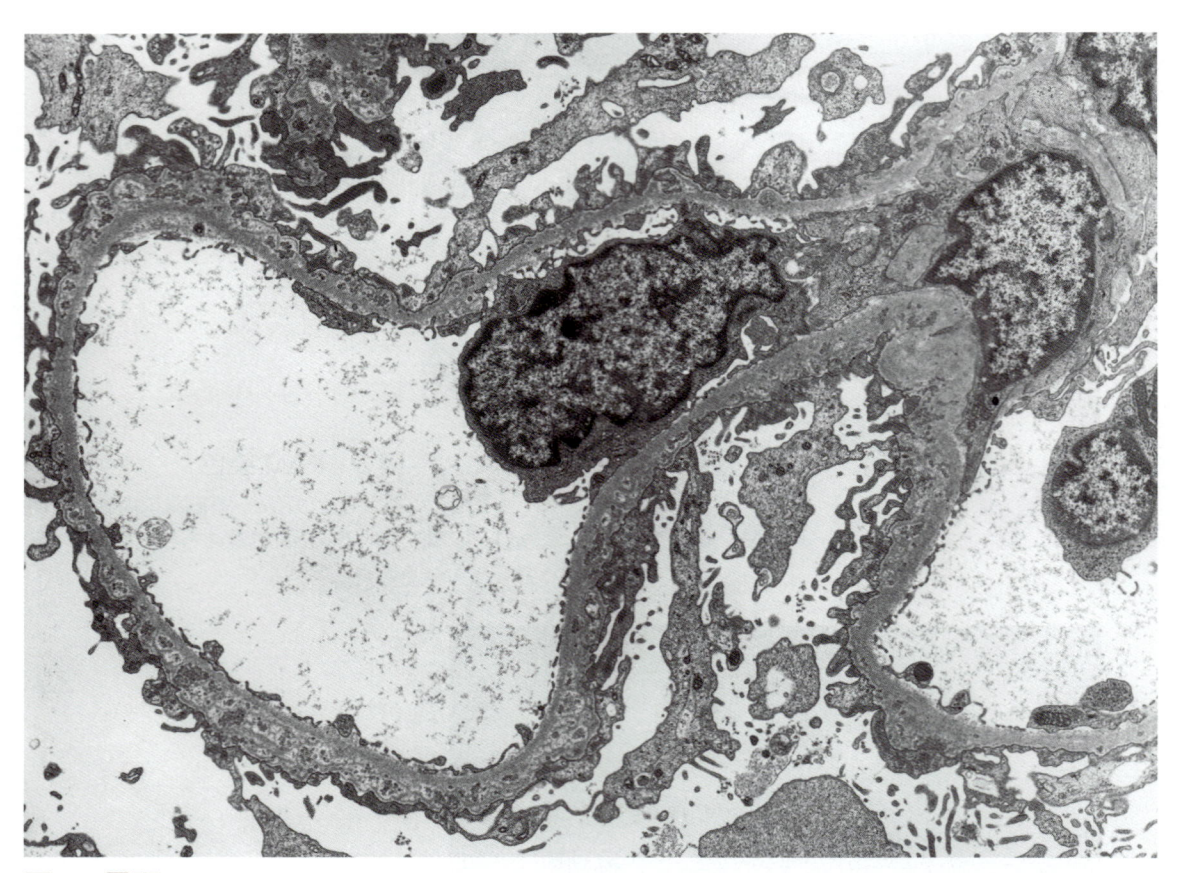

図5 電顕
GBMは肥厚している．やや肥厚したGBM内の上皮側に小型球状構造物を糸球体係蹄壁の広い範囲で認める．

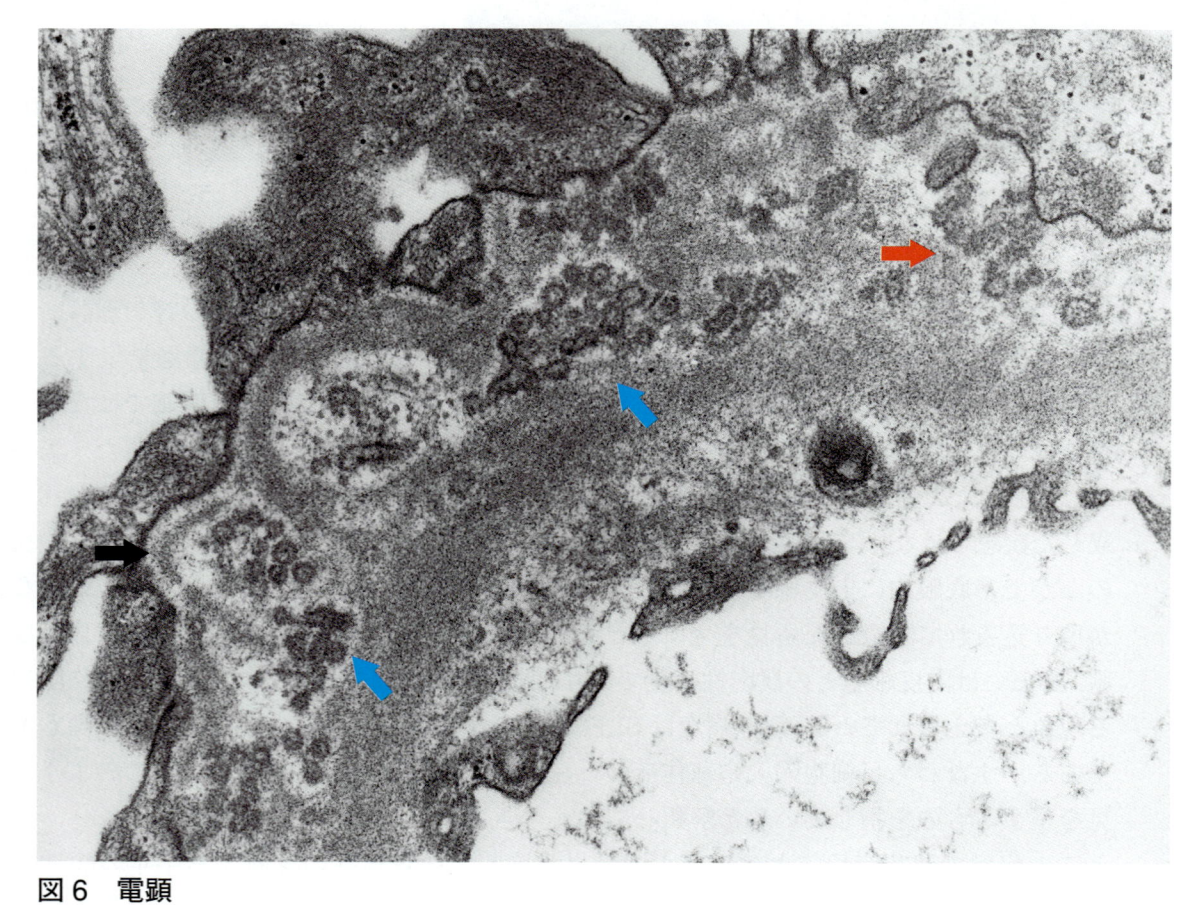

図6 電顕
GBM内に細胞質膜様の二重膜構造を持つ小球状構造物を認める（↖）．一部にEDD様の沈着がある（➡）．基底膜の新生も認める（➡）．

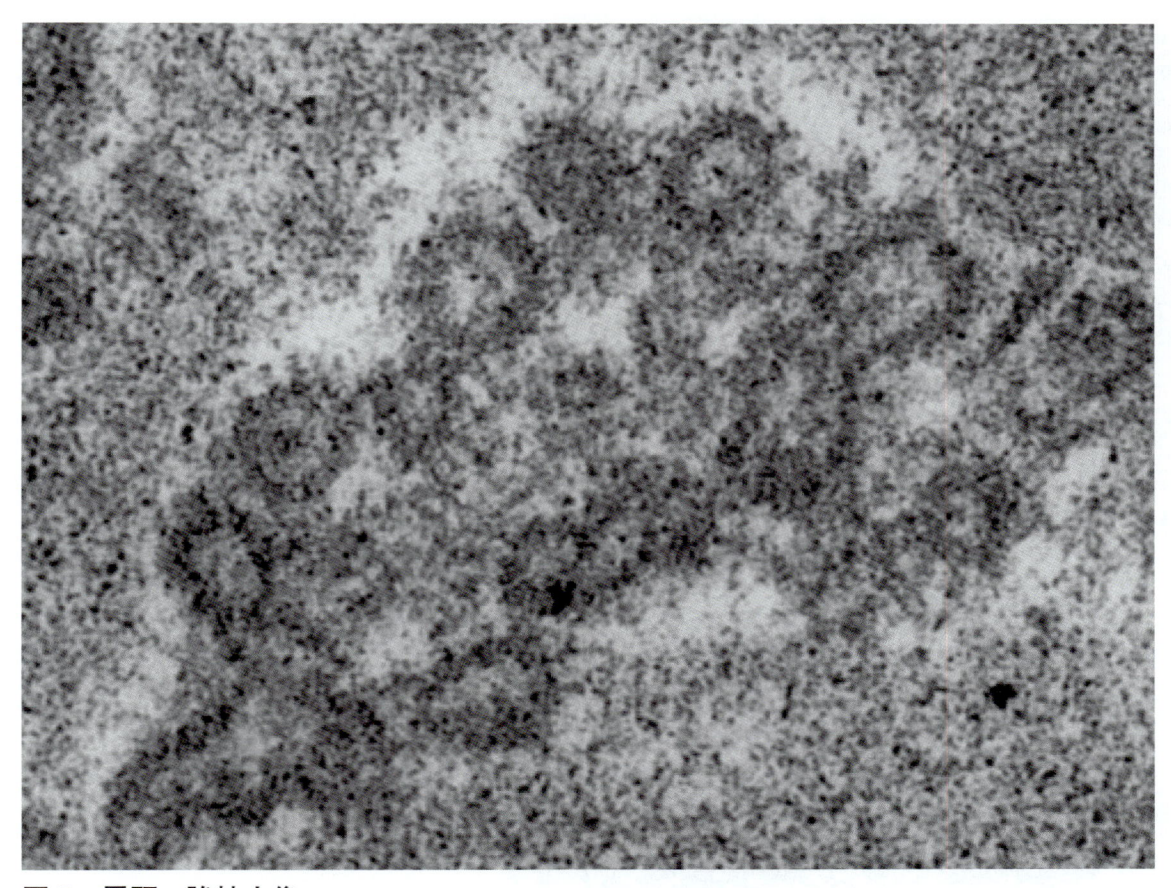

図7 電顕 強拡大像
細胞質膜様の二重膜構造をもつ小球状ないし管状微小構造物とその癒合を認める．

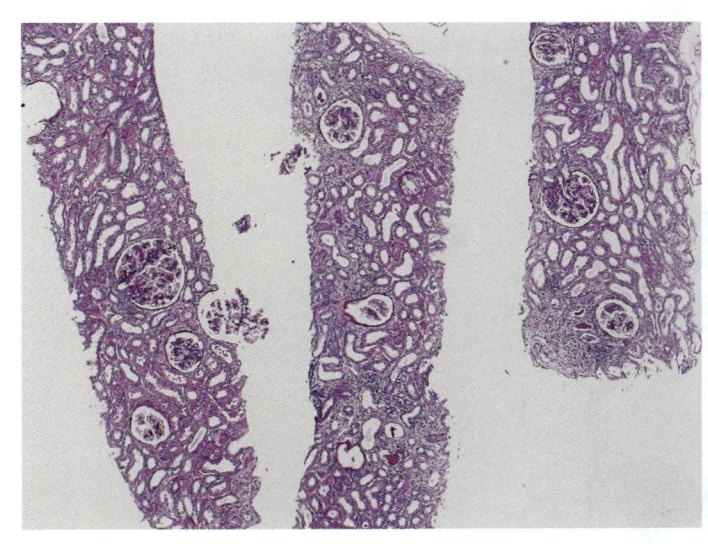

図8 PAS染色
間質に散在性に細胞浸潤を認める．糸球体は分葉化傾向にある．

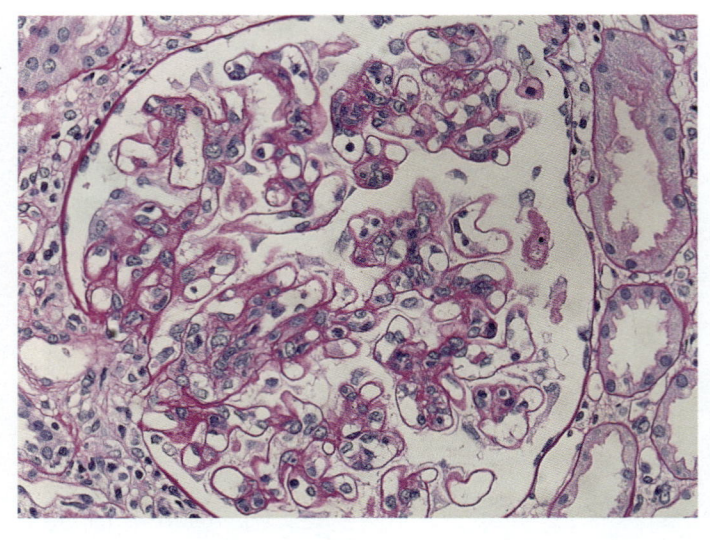

図 9　PAS 染色
メサンギウム基質およびメサンギウム細胞の増加を認める．分節性に管内増殖も伴っている．一部の係蹄壁は二重化している．

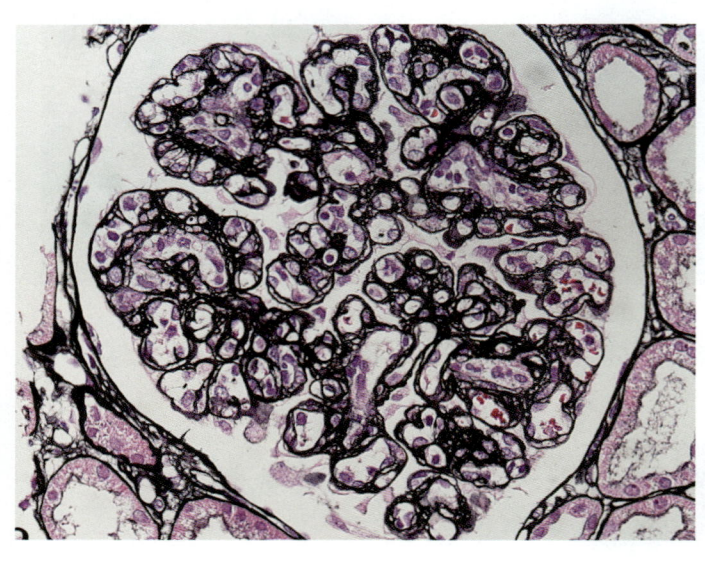

図 10　PAM 染色
糸球体は分葉化を呈しており，メサンギウム間入および係蹄壁の二重化を全節性に認める．管内増殖を伴っている．

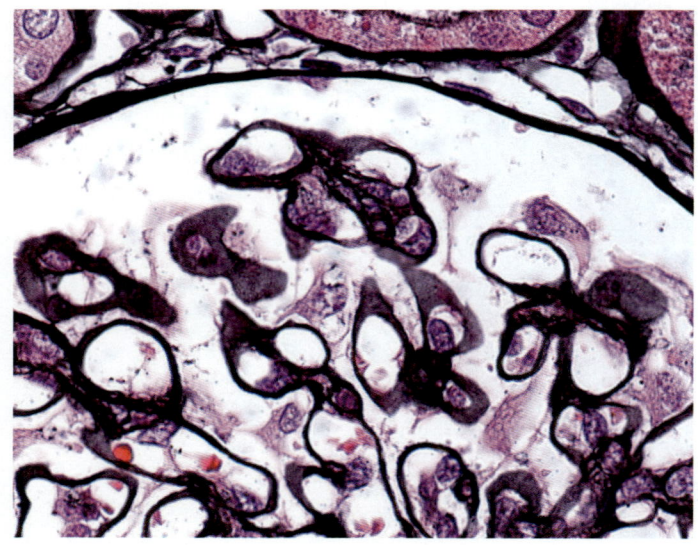

図 11　PAM 染色
拡大を上げると，点刻像を認める．明らかな spike は認めない．

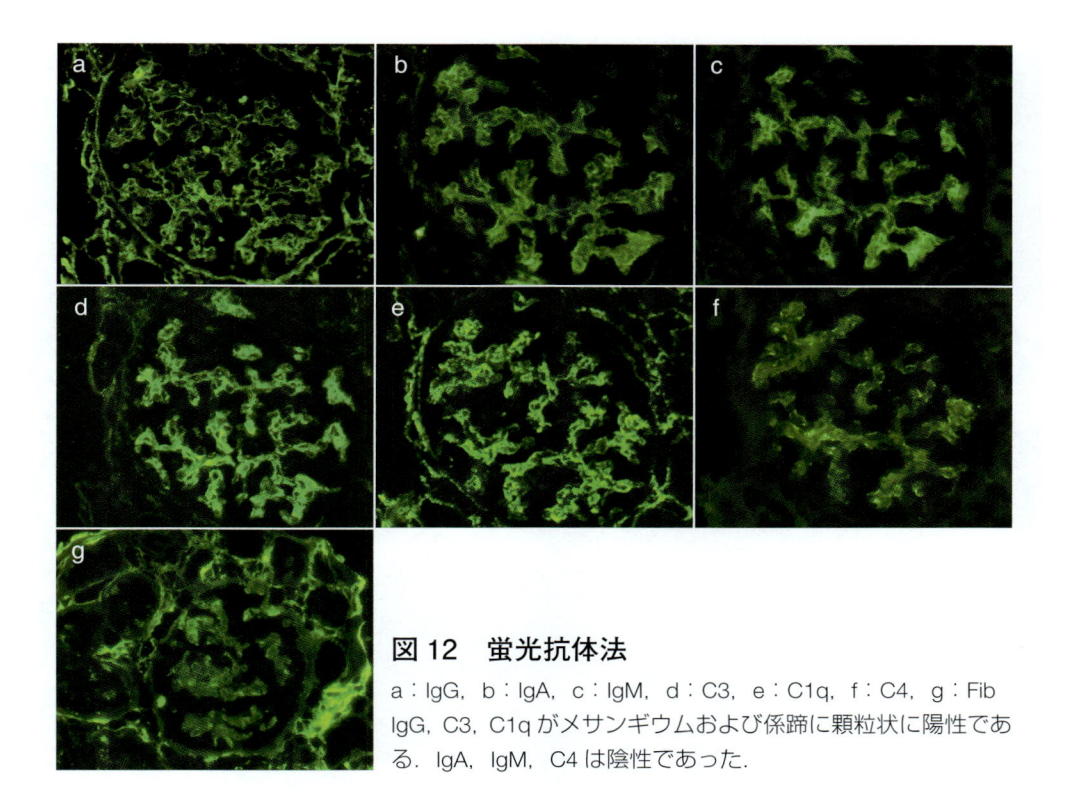

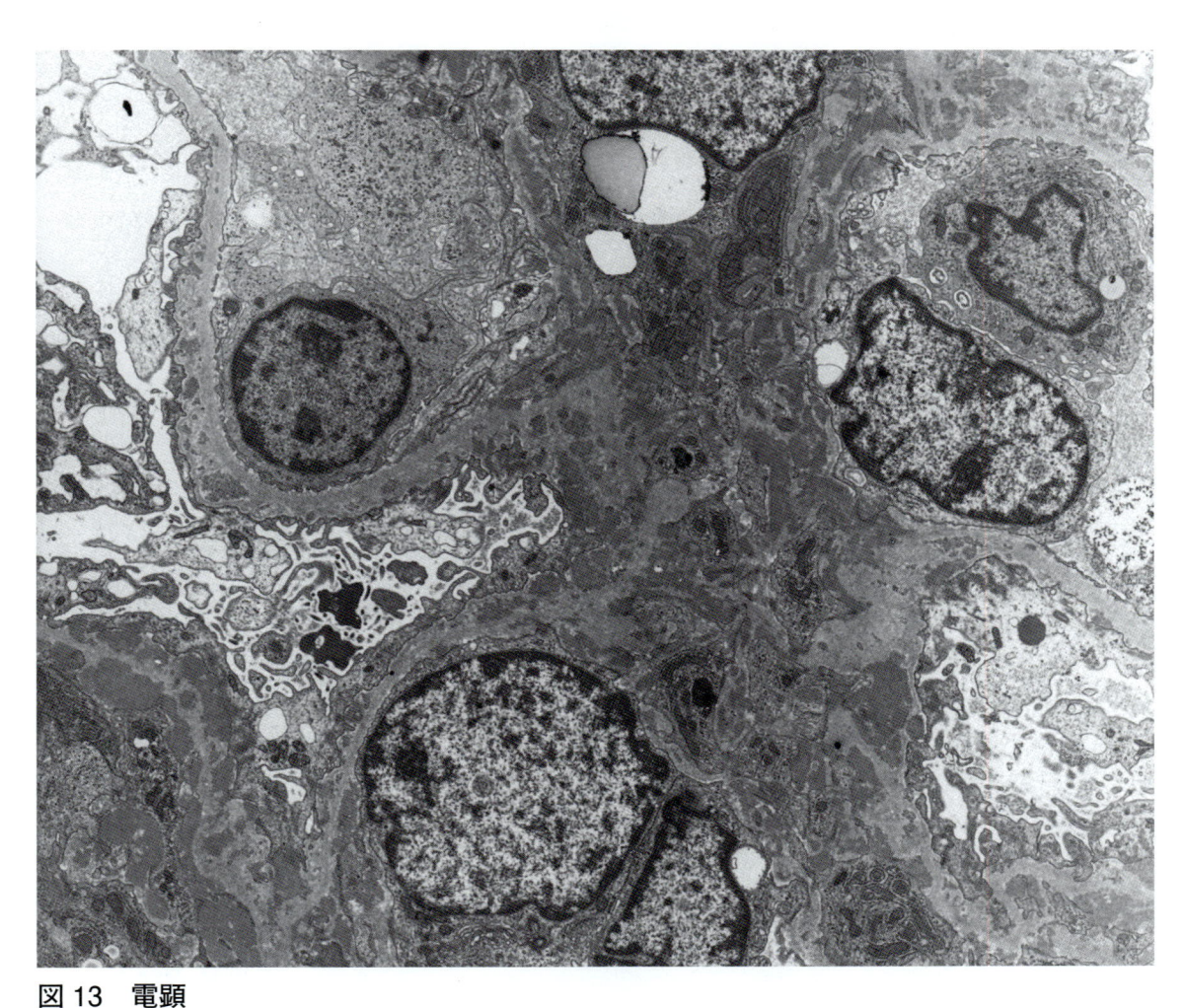

図12 蛍光抗体法
a：IgG, b：IgA, c：IgM, d：C3, e：C1q, f：C4, g：Fib
IgG, C3, C1qがメサンギウムおよび係蹄に顆粒状に陽性である．IgA, IgM, C4は陰性であった．

図13 電顕
上皮下，内皮下，基底膜内，メサンギウムに多量の高電子密度沈着物（EDD）を認める．毛細血管腔内には単核球が集積ないし浸潤している．

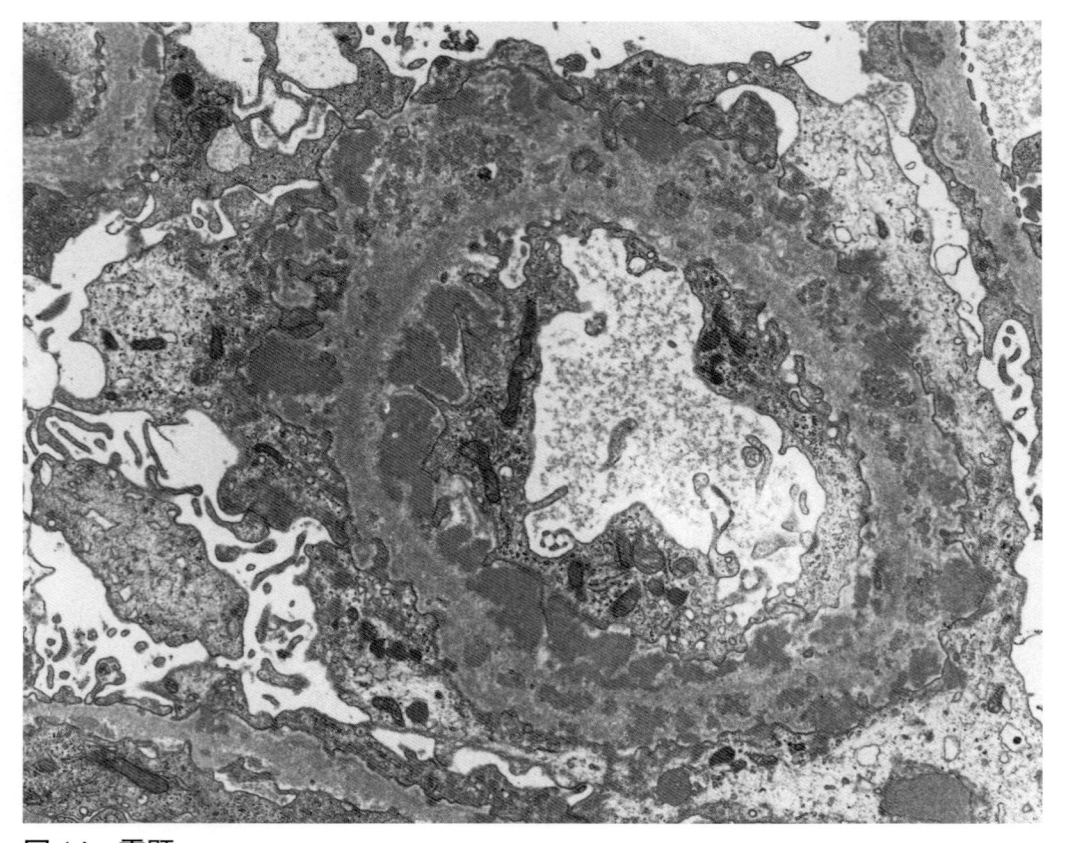

図 14　電顕

GBM は高度に肥厚している．上皮下および内皮下，基底膜内に EDD を多量に認める．GBM 内に小球状物質の集簇をみる．

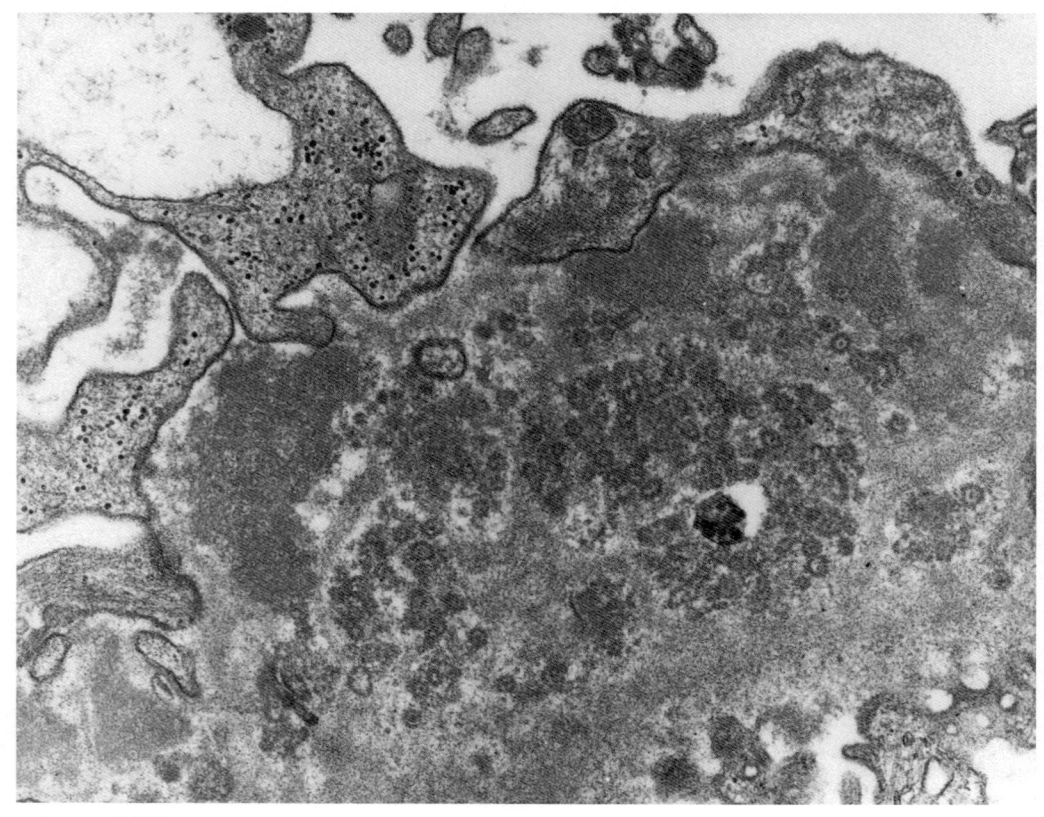

図 15　電顕

GBM 内に通常の EDD に混じり，小球状構造物を認める．

でも足細胞陥入糸球体症の所見が免疫複合体と混在して確認されている．この経過からは足細胞陥入糸球体症とループス腎炎の病態は関連性が高いと考えられる．特にV型ループス腎炎と診断される場合が多い．妊娠出産を契機に自己免疫異常が出現してきた一連のなかで足細胞陥入糸球体症が出現してきたと考えるならループス腎炎に先行したといえるかもしれない．第1回の腎生検のIFでIgGとC3が係蹄に細顆粒状で陽性であったことを考えるときわめて早期の免疫沈着が起きていた可能性は残る．そう考えるとこの症例では足細胞陥入糸球体症がループス腎炎の先行所見であったといえるかもしれない．また，第2回の腎生検では，管内増殖性病変が強く，IFでの免疫複合体沈着はIgG，C3，C1qのみで沈着の程度も強くないが，電顕で確認した部位ではきわめて多量のEDDが基底膜内，上皮側，内皮側，メサンギウムに同時沈着した様相であり発症早期のループス腎炎の病変であると思われる．

　臨床医からの疑問に回答するには，従来報告されている多くの足細胞陥入糸球体症でのループス腎炎との関連性について，例えばこの陥入と免疫グロブリン沈着の関連や治療に対する反応などを検討することから有用な情報が提供されるかもしれない．

本症例のポイント：
・足細胞陥入糸球体症は基底膜内に上皮細胞の細胞膜の一部分，変性した細胞質，傷害された組織片などが取り込まれた反応性病変であり，ループス腎炎などに随伴する現象と考えられている．

（第40回重松腎病理カンファレンスより）

【文献】
1) Joh K, et al：Proposal of podocytic infoldmg glomerulopathy as a new disease entity：a review of 25 cases from nationwide research in Japan. Clin Exp NePhrol 12：421-431, 2008
2) Fujigaki Y, et al：Analysis of intra-GBM microstructures in a SLE case with glomerulopathy associated with podocytic infolding. Clin Exp NePhrol 12：432-439, 2008
3) Special issue on Podocytic infolding glomerulopathy：a proposed new disease entity. Clin Exp Nephrol 12（6）：417-527, 2008

13

著明な間質障害を呈したループス腎炎の1例

ループス腎炎Ⅴ+ⅢAと著明な間質尿細管病変を合併したSLE症例，間質尿細管病変の原因は？

> **キーワード** ループス腎炎，間質尿細管腎炎，尿細管基底膜内沈着物（TBM deposits），
> 円柱形成，髄放線障害，Atubular glomeruli

➕ 症例
30歳代，女性

➕ 主訴
下腿浮腫，夜間呼吸困難

➕ 既往歴
特記すべきことなし

➕ 現病歴
22歳：白血球減少（WBC 2,000/μL）を指摘され，他院でSLEの診断を受けた．その後近医で経過観察となっていたが通院は不定期であった．

27歳：検診にて尿蛋白（±）を指摘され，以後持続．

29歳：尿蛋白（2+）へ増悪．

31歳：尿潜血（2+）も出現．咳が数カ月持続しており，下肢の浮腫を自覚するようになった．夜間臥床時呼吸困難も出現したため近医受診し，当科紹介受診，精査・治療目的に入院となった．

➕ 入院時身体所見
身長163 cm，体重48 kg

血圧150/90 mmHg．

意識は清明．

眼結膜は貧血様だが黄染はなし．

口腔内は異常なし．

胸部聴診上両側にcoarse crackleを認める．心音は正常．

腹部は平坦・軟で圧痛なし．

四肢は下腿浮腫著明で，手指および趾にレイノー症状あり．

皮膚に紅斑・光線過敏なし．

➕ 入院時検査所見
表1，表2に示す．

➕ 入院後経過（図1）
入院翌日よりmPSLパルス3日間施行後，後療法としてPSL 50 mg/日内服を行った．内服開始した．Furosemide内服により浮腫のコントロールが付いた治療12日目に腎生検

表 1

WBC	4.0×10³/μL	Na	142 mEq/L	Fe	19 μg/dL
RBC	202×10⁴/μL	K	5.0 mEq/L	TIBC	154
HGB	5.9 g/dL	Cl	113 mEq/L	UIBC	135
HCT	18.3%	Ca	4.0 mEq/L	フェリチン	78 ng/mL
PLT	9.6×10⁴/μL	P	5.1 mg/dL		
Reti	30‰	Mg	1.9 mg/dL	TSH	2.52
		Cr	1.17 mg/dL	Free-T₃	1.87
Lymph	17%	BUN	38.3 mg/dL	Free-T₄	0.72
Mono	4%	TP	6.08 g/dL		
Stab	8%	Alb	1.98 g/dL	KL-6	583
Seg	71%	AST	30 IU	SP-D	295
		ALT	12 IU		
ABG		LD	391 IU		
pH	7.402	CK	64 IU		
pCO₂	34.4	AL-P	171 IU		
pO₂	63.2	UA	8.12 mg/dL		
HCO₃	20.9	γ-GTP	8 IU		
BE	−3.5	T-CHO	144 mg/dL		
		T-Bil	0.56 mg/dL		
		CRP	0.34 mg/dL		

施行した．腎生検の結果を受けて治療 18 日目より mPSL パルス追加，後療法として PSL 40 mg/日内服と ciclosporin 75 mg/日内服とした．血中濃度が低値であったため治療 26 日に ciclosporin 85 mg/日へ増量した．以後外来でフォローしているが SLE の病勢コントロールは良好であり，尿所見も改善した．

✚ 腎生検所見

光顕所見（図 2〜6）：

　組織は被膜から皮質にかけて採取されており，糸球体は 36 個得られているが荒廃糸球体は 1 個である．糸球体の主病変は基底膜の著明な肥厚で，間質にはびまん性に高度な線維化と萎縮尿細管がひろがり atubular glomeruli が目立つ．

　すべての糸球体で一様に基底膜の肥厚を認め，点刻像，spike 形成がみられる．5 個程度の糸球体においては，massive な内皮下の deposit を認め wire loop lesion を呈している．分節性にメサンギウム増殖性変化やメサンギウム間入，GBM 二重化を呈し，hyaline thrombi も散見される．壊死性病変や半月体形成は認めない．

　間質のびまん性の線維化，尿細管萎縮は著明で 75％以上の領域を占め，健常の尿細管は patchy に残存しているにすぎない．髄放線部に円柱形成が目立っている．障害部に存在する 3 割程度の糸球体が atubular glomeruli となっている．

蛍光抗体法所見（図 7〜10）：

　糸球体には capillary に fine granular，一部メサンギウムに all positive で，特に C1q が強陽性である．尿細管基底膜には IgG，C1q，C3，C4 が granular に陽性である．

電顕所見：

　図 11〜15

表2

IgG	2,686 mg/dL	抗CI抗体	15	尿検査：	
IgA	518 mg/dL	抗CIβ₂GPI	≦1.2	pH（尿）	5.5
IgM	141 mg/dL			潜血	（2+）
		抗ss-DNA IgG	197	蛋白	（3+）
Cryoglobulin	（－）	抗ds-DNA IgG	100	糖	（－）
		抗DNA（RIA）	140	ケトン体	（－）
CH 50	≦12.0				
C3	20	抗Sm/ELISA	133	尿沈渣：	
C4	3			赤血球	10-19/1
		抗RNP/ELISA	≧500	白血球	10-19/1
直接クームス	（－）			扁平上皮	1-4/1
間接クームス	（－）	抗CI抗体	15	尿細管上皮	
		抗CIβ₂GPI	≦1.2		1-4/1 卵円形脂肪体（+）
β₂MG	9.1			硝子円柱	30-49/全
C1q 免疫複合体	26.0 μg/mL	抗SSA/Ro/ELISA	≧500	上皮円柱	30-49/全
		抗SSB/la/ELISA	≦7.0	顆粒円柱	5-9/全
ANA		抗Scl-71/ELISA	≦7.0		
	≧1,280（speckled≧1,280）	抗セントロメア/ELISA		Ccr	
LEテスト	弱陽性		6.7（－）	45.7 mL/min（Cr排泄：0.6 g/日）	
RF/IA	5			尿蛋白	2.4 g/日
				尿中FDP	227
				便検査：	
				便潜血グアヤク	（2+）
				ヒトヘモグロビン	39

✚ 臨床側からの問題提起

　糸球体病変から診断するISN/RPSループス腎炎分類では，本症例はV型膜性ループス腎炎に巣状に活動性病変（wire-loop lesion）を呈する糸球体がみられV＋Ⅲ（A）と診断した．

　一方で本症例はびまん性に高度な間質尿細管病変を呈しており，それらは線維化や萎縮尿細管，円柱形成が目立って慢性期病変が主体であった．臨床的にはシェーグレン症候群は合併なく，RTA（Renal tubular acidosis）を呈してはいなかった．蛍光抗体法ではIgGおよび補体が尿細管基底膜に顆粒状に陽性であり，SLEに伴う尿細管間質性腎炎の存在が疑われた．しかし，糸球体病変は膜性ループス腎炎を主体とはしているが電顕所見からも急性活動性病変を呈しており，間質尿細管病変がびまん性の慢性期病変であることから，この間質尿細管病変の成因について，糸球体病変と間質尿細管病変の解離について，どのように考えるべきであろうか．または円柱形成が目立っており，尿路感染などほかの病態を考えるべきであろうか．

✚ 病理側からのコメント

　本症例の特徴である尿細管間質性病変の成因については，PTC-itisがひろく存在していることや蛍光抗体法でのIgGおよび補体の沈着を伴うことから，間質型ループス腎炎を考

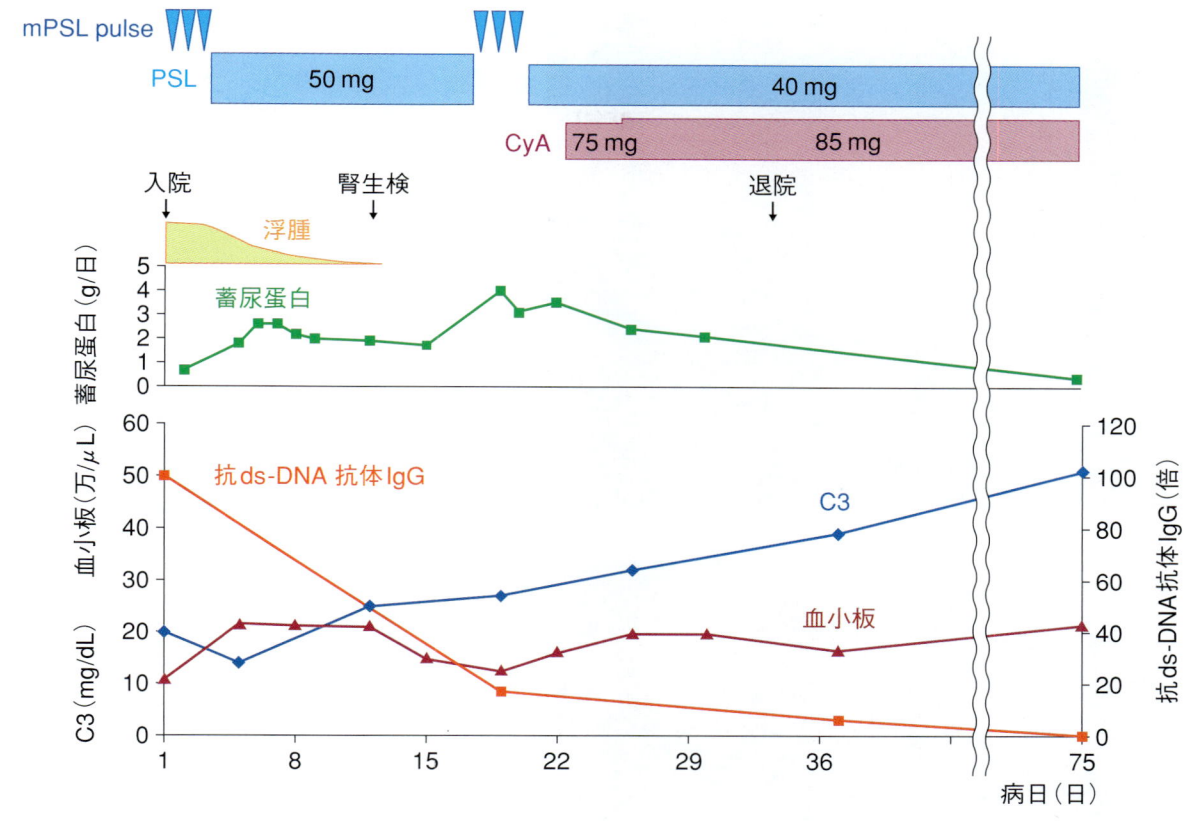

図1　入院後経過

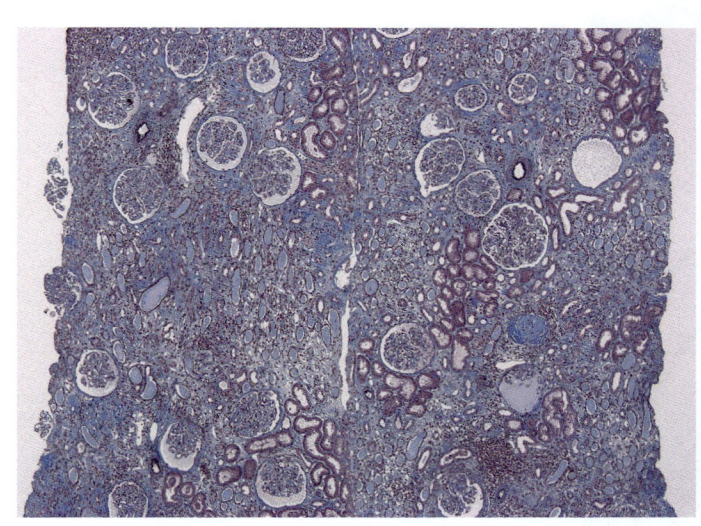

図2　Elastica-MT 染色
間質にはびまん性に線維化と萎縮尿細管がひろがり，髄放線には円柱形成を認める．荒廃糸球体はわずかだが，atubular glomeruli が目立つ．

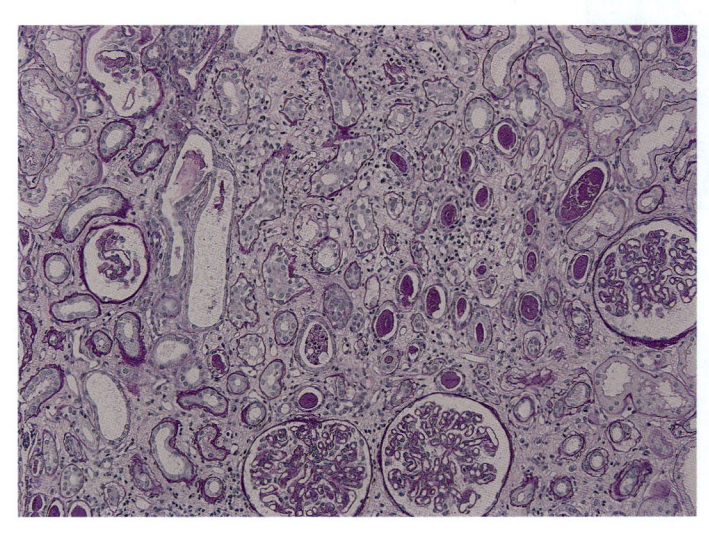

図3　PAS 染色
間質はひろがりわずかな単核球浸潤を伴い，円柱形成や白血球円柱をみる．萎縮尿細管は基底膜が肥厚し二重化している．糸球体では一様に基底膜が肥厚している．

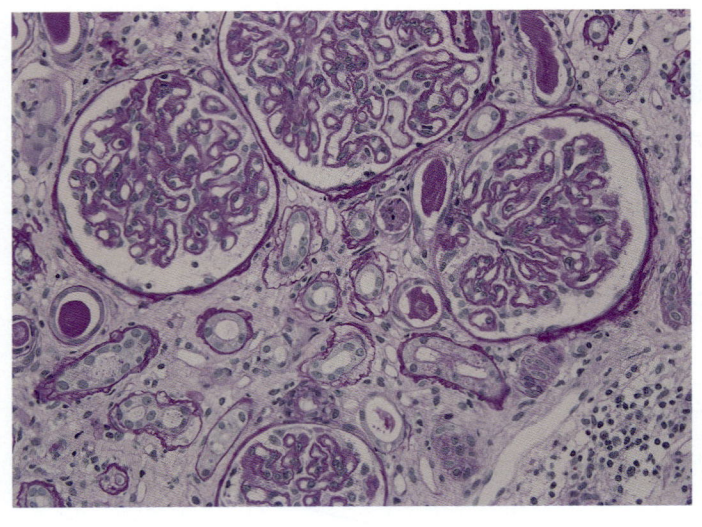

図4　PAS染色
尿細管の萎縮，基底膜の二重化がみられる．糸球体は基底膜の肥厚が主体であるが，虚脱性の変化も目立つ．

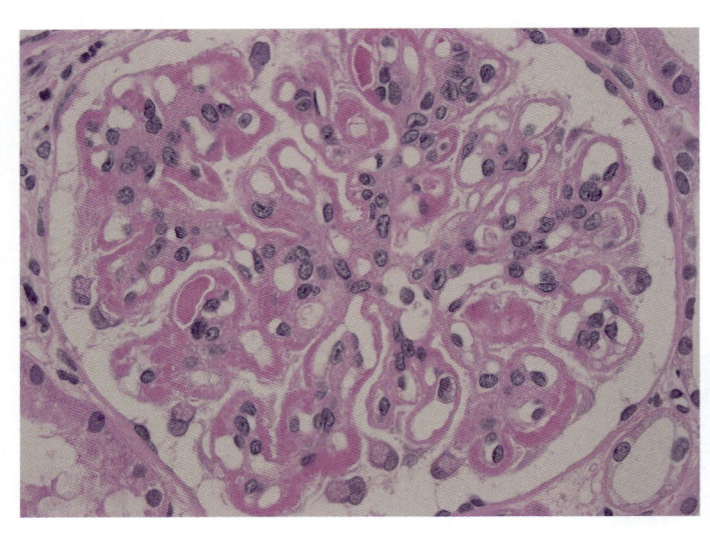

図5　HE染色
虚脱の少ない糸球体の強拡大では，分節性にメサンギウム増殖あり全節性に基底膜肥厚を認める．メサンギウム領域から基底膜部，上皮下にdepositsあり，wire-loop様にもみえる．Hyaline thrombiを認める．

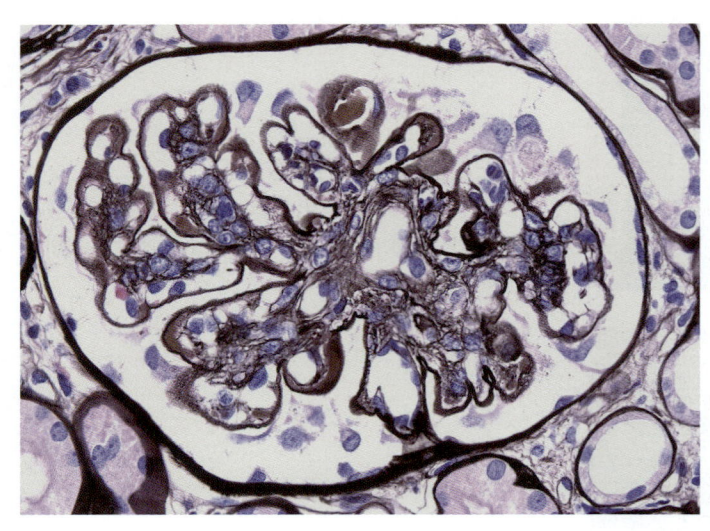

図6　PAM染色
糸球体基底膜には点刻像とspike形成が存在し，内皮下に多量の沈着物（wire-loop lesion）がみられる．

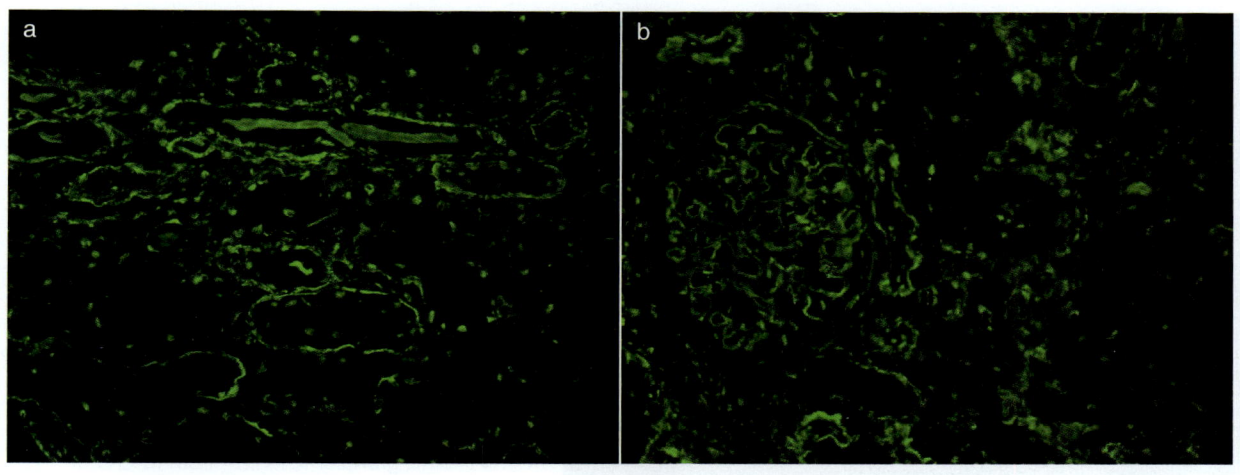

図7 蛍光抗体法 IgG
a：尿細管基底膜に granular に陽性，b：糸球体係蹄にも granular に陽性である．

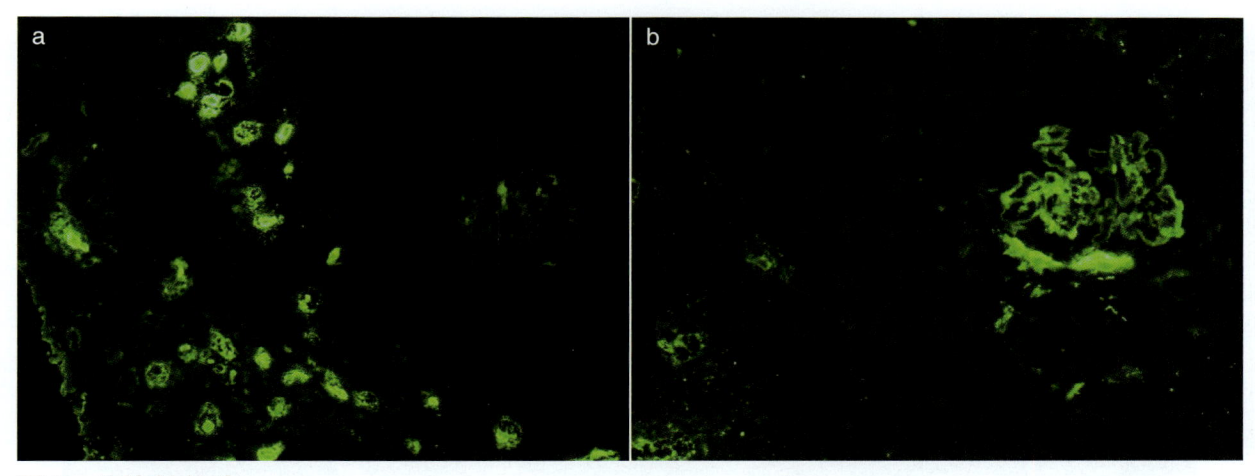

図8 蛍光抗体法
a：IgA；糸球体係蹄には弱く陽性．多数の円柱が陽性である．
b：IgM；糸球体係蹄に強く granular に陽性．

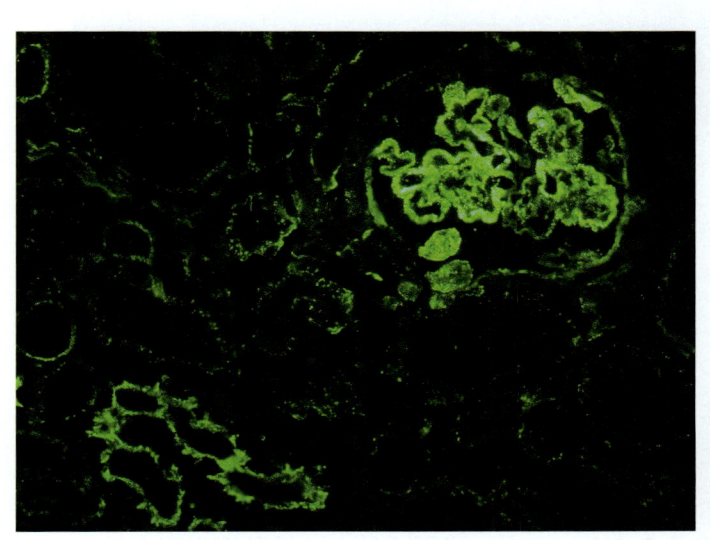

図9 蛍光抗体法 C1q
糸球体係蹄に強く granular に陽性でメサンギウムにも陽性，TBM にびまん性に granular に陽性所見を呈する．

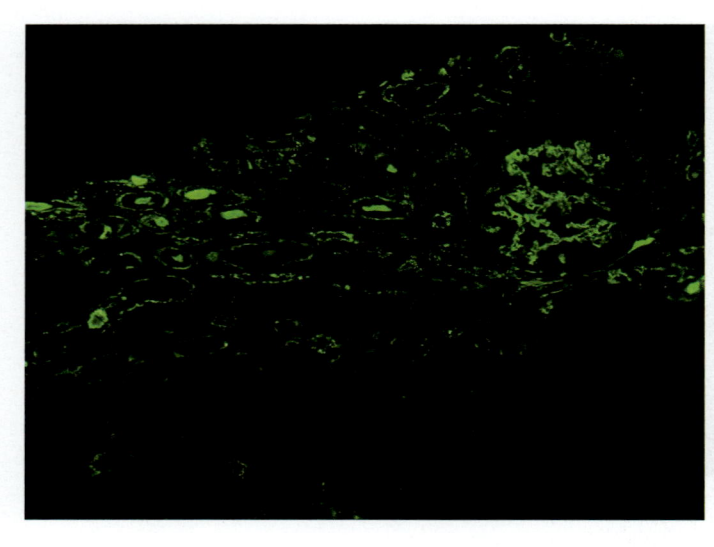

図10 蛍光抗体法 C3
糸球体係蹄に granular に陽性，TBM にもびまん性に granular に陽性を示す．

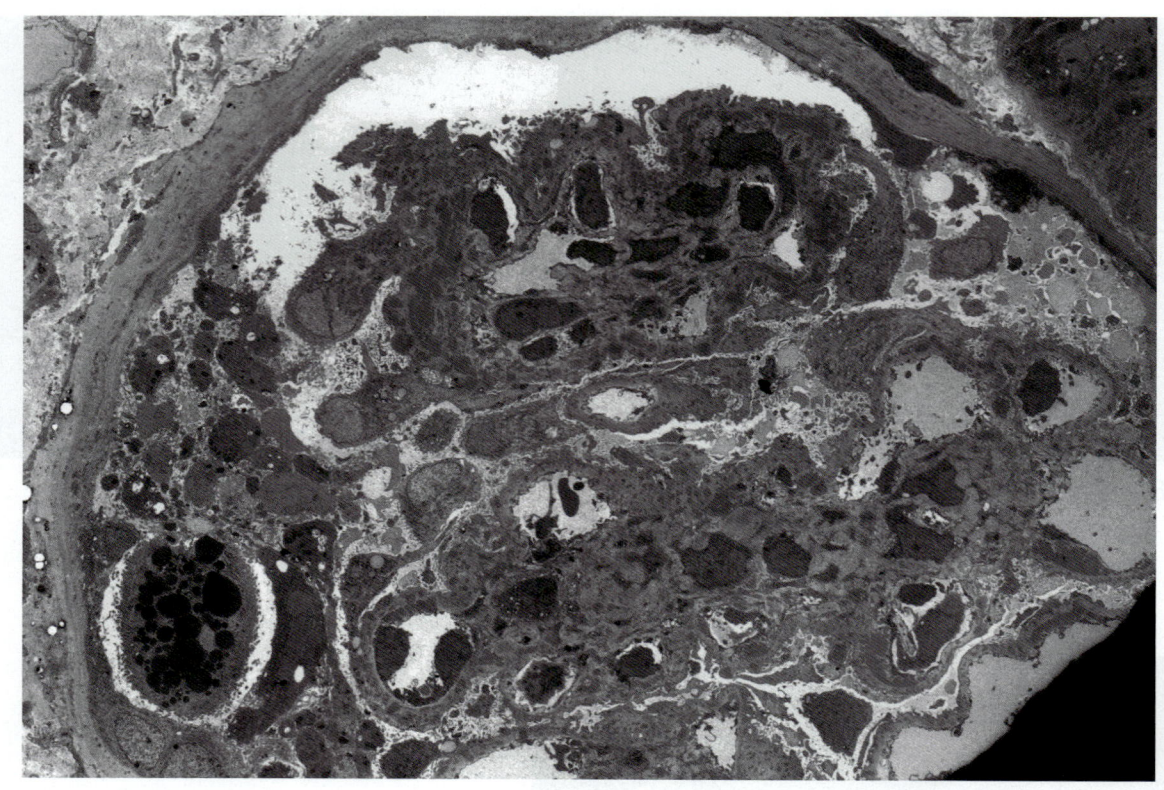

図11 電顕弱拡大
軽度のメサンギウム増殖と係蹄の肥厚がみられる．多彩な EDD が多量に糸球体内に存在し，ボウマン嚢にも微細な EDD 沈着を認める．

えることは可能と思われる．しかし，広範な thyroid-like appearance を呈していることからは尿路系閉塞や感染症の合併によって引き起こされてきた病変も疑われる．両方の存在を考えるべきであり，慢性化病変に関してはより尿路系障害が関与していると思われる．

また，本症例の糸球体病変は V + ⅢA と分類されるが，高度な間質尿細管病変により糸球体虚脱と Atubular glomeruli が多くみられており，光顕所見上は活動性病変を呈する糸球体が目立たない．反して電顕所見では多彩な多量の EDD を伴って活動性病変を呈している．このような症例においては，ISN/RPS 分類（カンファレンス当時は WHO 分類）は

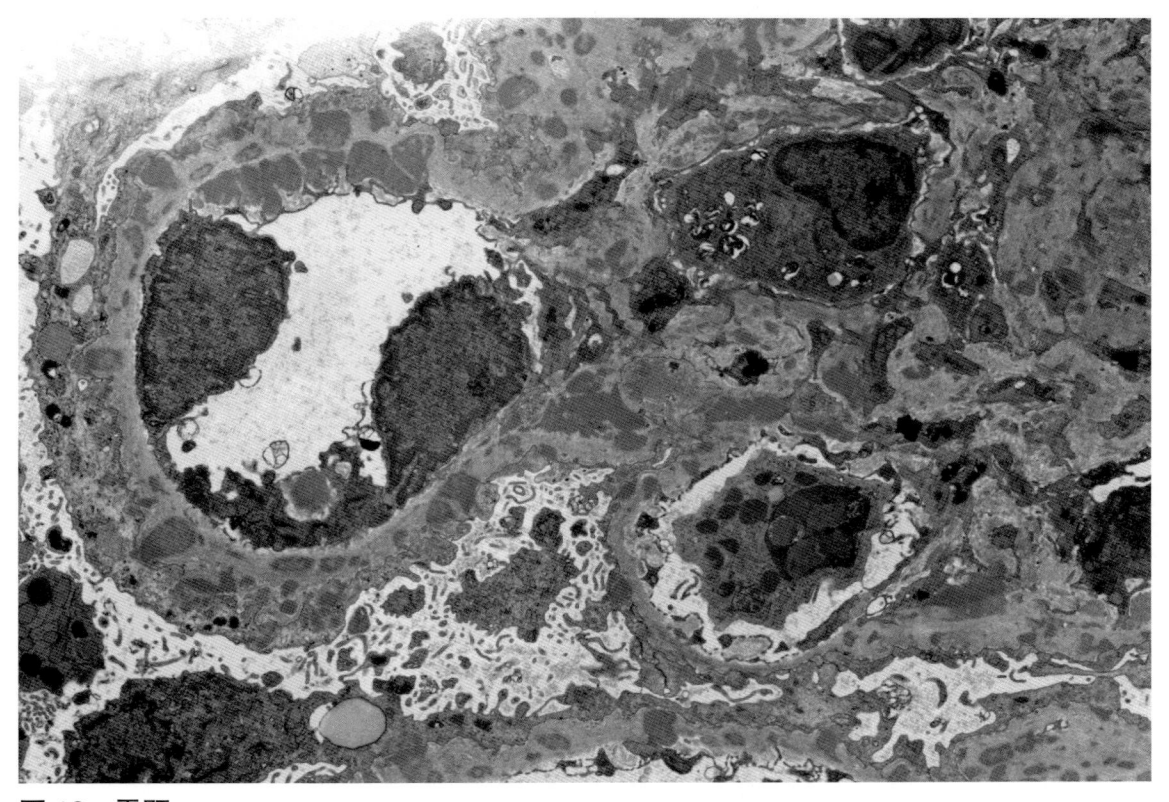

図 12　電顕
糸球体係蹄内には遊走細胞あり，内皮細胞の腫大を認める．基底膜は内皮下から上皮下まで多層性に存在するEDD を伴って肥厚している．足突起の癒合もひろく存在している．

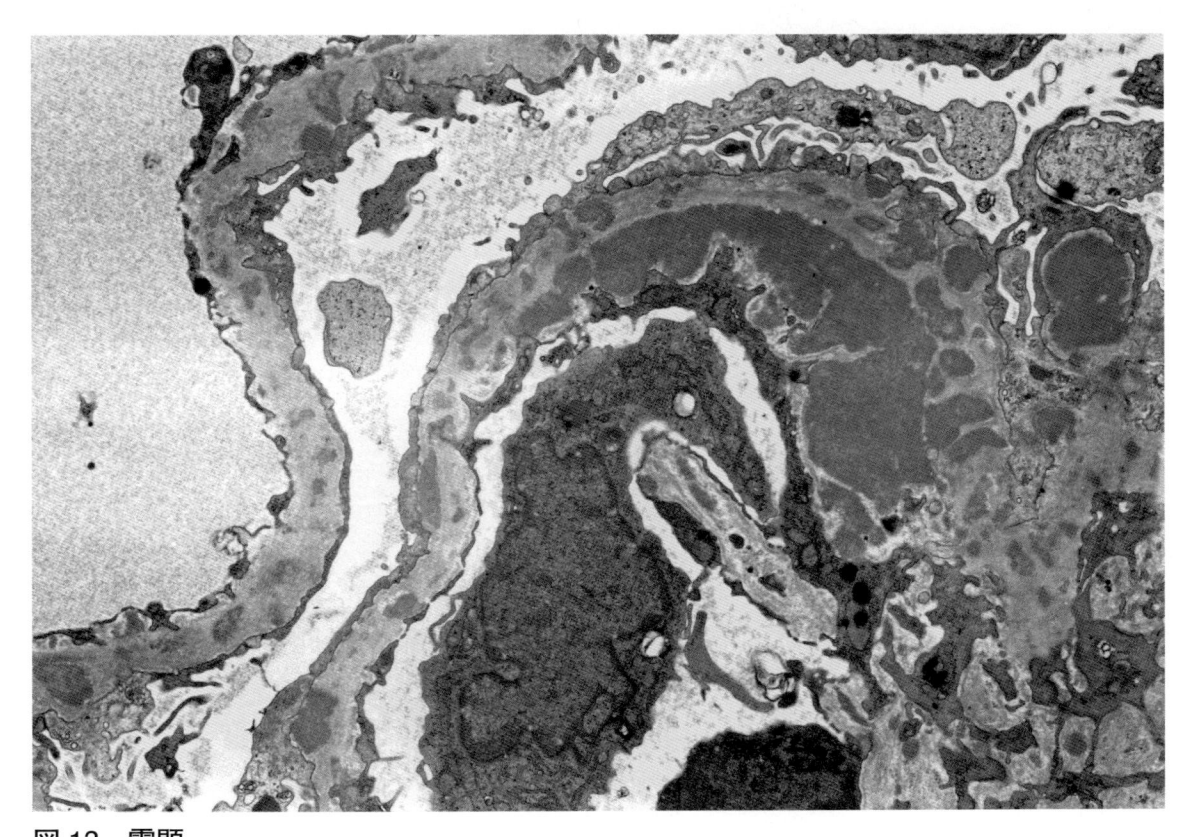

図 13　電顕
糸球体基底膜内に大小の EDD が並び，内皮下に多量の EDD が存在する．メサンギウム内，上皮下 EDD も認める．

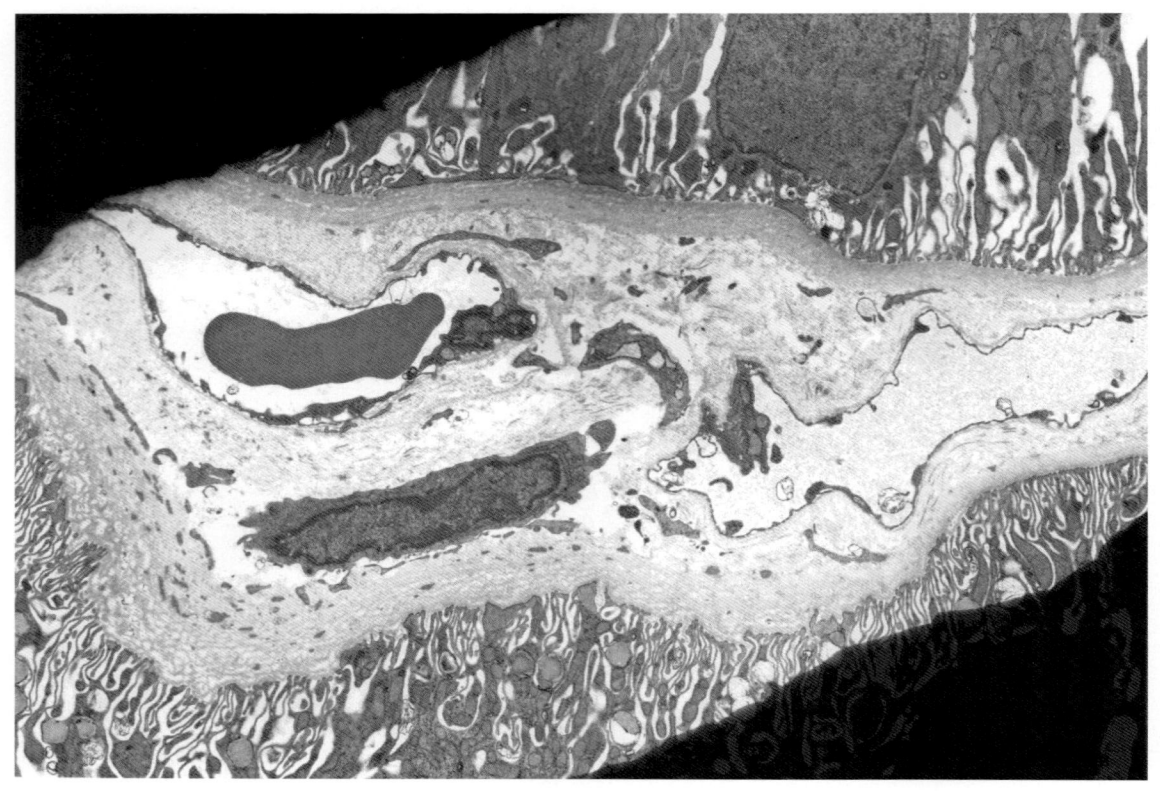

図 14　電顕
近位尿細管基底膜が肥厚し，そのなかに微細な EDD が散布している．

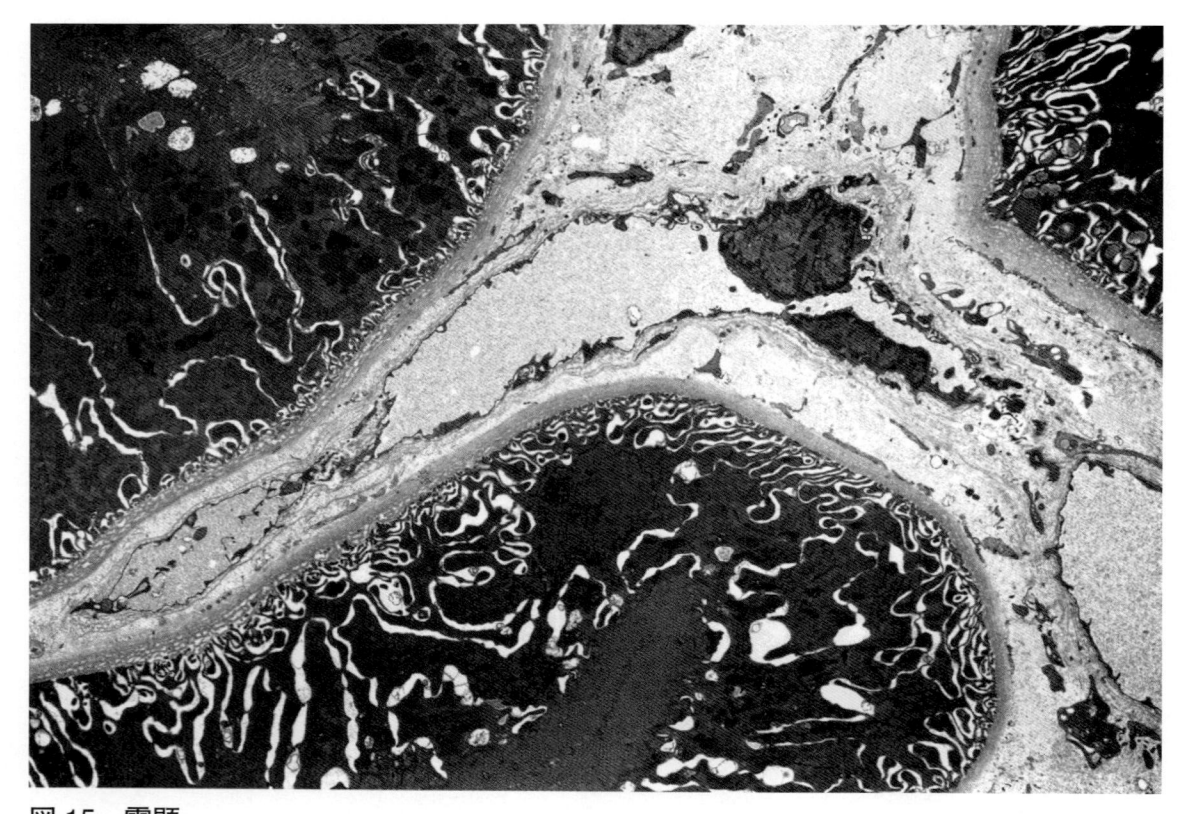

図 15　電顕
PTC（傍尿細管毛細血管）の基底膜の多層化を認め，PTC 内皮障害を示している．

過少評価につながる．

　ループス腎炎症例において，尿細管間質性病変は腎機能予後の重要な因子となることは念頭におく必要がある．

本症例からのメッセージ：

①SLE症例では糸球体病変だけでなく，尿細管基底膜や間質への免疫複合体沈着に伴う尿細管間質性腎炎も起こしてくる．

②ループス腎炎症例においても間質尿細管病変の詳細な観察は重要である．

③尿細管間質病変の観察にも蛍光抗体法，電顕所見は有用である．

（第36回重松腎病理カンファレンスより）

【文献】

1) Park MH, D'Agati V, Appel GB, et al：Tubulointerstitial disease in lupus nephritis：relationship to immune deposits, interstitial inflammation, glomerular changes, renal function, and prognosis. Nephron 44（4）：309, 1986
2) Park MH, D'Agati V, Appel GB, et al：Tubulointerstitial disease in lupus nephritis：relationship to immune deposits, interstitial inflammation, glomerular changes, renal function, and prognosis. Nephron 44（4）：309, 1986
3) Yu F, Wu LH, Tan Y, et al：Tubulointerstitial lesions of patients with lupus nephritis classified by the 2003 International Society of Nephrology and Renal Pathology Society system. Kidney Int 77（9）：820, 2010
4) Yamamoto T, Nagase M, Hishida A, et al：Interstitial inflammatory and chronic tubulointerstitial lesions in lupus nephritis：comparison with those in IgA nephropathy. Lupus 2（4）：261-268, 1993

IgA 腎症で発症し，多彩な組織像の変遷を示した1例

SLE と診断されていないループス腎炎はあるのか？経時生検での評価

キーワード SLE，organized deposit，クリオグロブリン腎症，IgA 腎症，finger print

✚ 症例
30 歳代，男性

✚ 主訴
蛋白尿，血尿

✚ 既往歴
小学生時：アトピー性皮膚炎
17 歳時：虫垂切除術
22 歳時：伝染性単核球症，肝炎

✚ 現病歴
図 1 参照

学校健診で尿異常を指摘されたことはなかった．2004 年 1 月感冒様症状の後に肉眼的血尿が出現し，蛋白尿（定性 3+）も認められたため，当院で第 1 回腎生検を施行された．IgA 腎症と診断され，管内細胞増多と細胞性半月体がみられたため，ステロイドパルス療法を施行された．後療法としてプレドニゾロン（prednisolone：PSL）40 mg/日を開始され以後漸減された．2006 年 4 月頃より低補体血症とクリオグロブリン血症（IgG と IgM の混合型，M 蛋白なし）を認めるようになり，同年 10 月第 2 回腎生検が施行された．Diffuse proliferative glomerulonephritis に加え電顕で organized deposit が認められたため，クリオグロブリン腎症の合併と診断された．2007 年 1 月に血球貪食症候群を合併し，ステロイドパルス療法で軽快した．後療法 PSL 30 mg/日より漸減され，同年 5 月には完全寛解に至った．2008 年 7 月頃より再度蛋白尿を認めるようになったが，PSL 漸減中も尿蛋白 1+ 程度であり，2010 年 11 月 PSL が中止された．しかし，その後尿所見の増悪（蛋白 2+，潜血 3+）を認め，2011 年 2 月ステロイドパルス療法が施行された．以後 PSL 30 mg/日で加療されるも蛋白尿，血尿が持続しており，4 月腎生検による組織再評価のため入院となった．経過中に紫斑，関節痛，Raynaud 症状はなかった．

✚ 服薬歴
プレドニゾロン®（5）6T，コバシル®（4）1T/朝食後，ガスター D®（20）1T/夕食後，アレジオン®（20）1T/就寝前，ボナロン®（35）1T/起床時（月曜），デパス®（0.5）1T/不安時頓用，イソジンガーグル® 1 日数回含嗽

✚ 家族歴
腎疾患含め特記すべきことなし．

図1 臨床経過

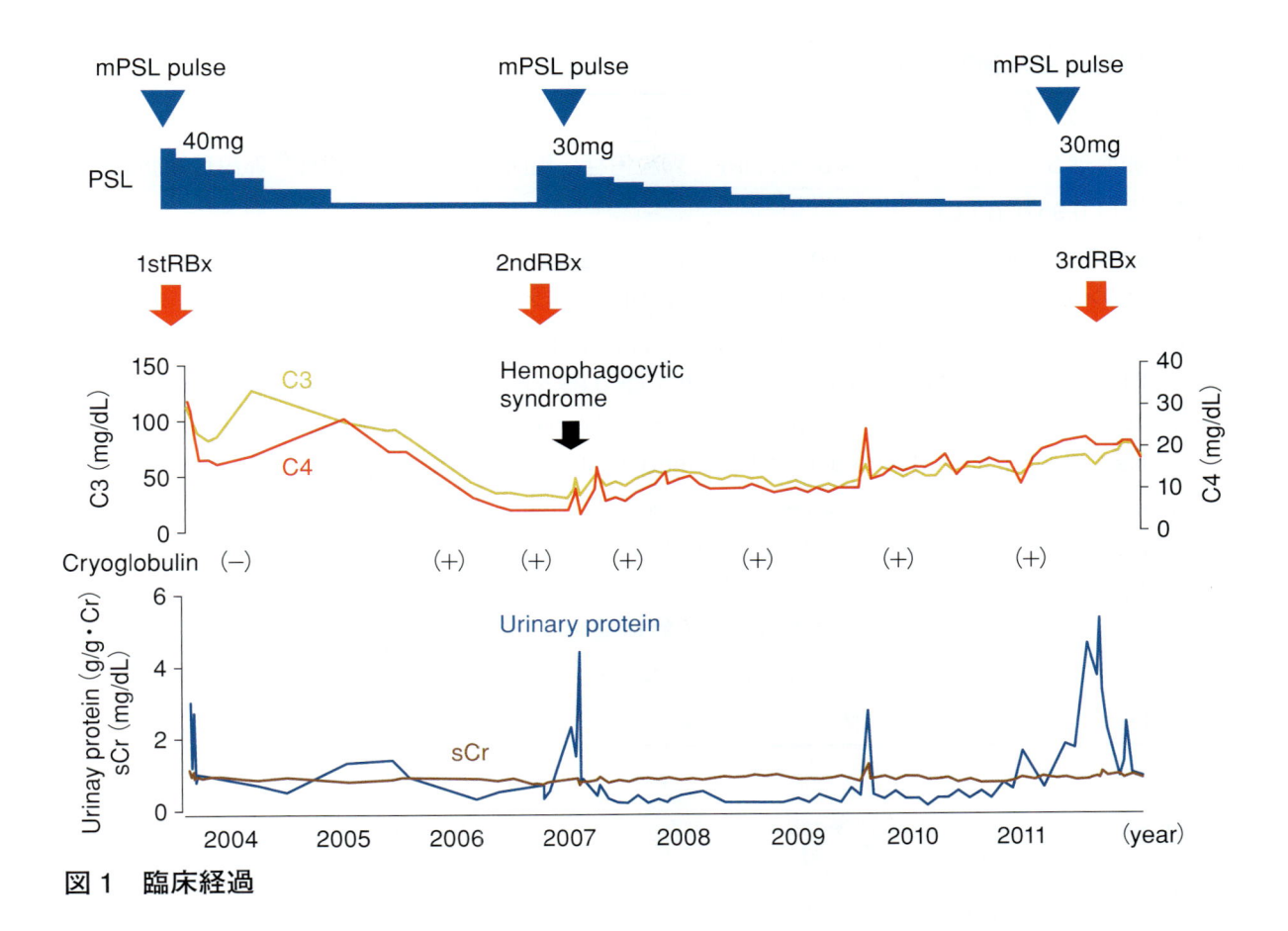

+ **第3回腎生検時現症**
　身長：177.4 cm，体重：65 kg，BMI：20.7 kg/m², 血圧：118/75 mmHg, 脈拍：77/分, 整, 体温：36.9℃, 皮膚：顔面・前胸部・四肢に紅斑, 落屑, 痂皮あり, 紫斑なし, Raynaud症状なし, 眼瞼結膜：貧血なし, 扁桃腫大なし, 頸部：甲状腺腫なし, 胸腹部：異常なし, 四肢：浮腫なし

+ **第3回腎生検時検査所見**
　表参照

+ **臨床経過**
　第3回腎生検後, 低補体血症性糸球体腎炎の診断のもとPSLにミゾリビンを追加し, 尿蛋白（1＋）, 潜血（1＋）と寛解を得ている．

+ **第1回腎生検所見**
　光顕所見（図2）：
　糸球体は約25個観察され, 基本病型は軽度のメサンギウム増殖性糸球体腎炎である．傍メサンギウムに沈着物を認め, 管内細胞増多も認められる．1個の糸球体に細胞性半月体を認める．尿細管間質や血管病変はみられない．

　免疫蛍光所見（図3）：
　IgG（＋）（非特異的），IgAメサンギウム（＋）（顆粒状），IgMメサンギウム（＋），（分節性, 顆粒状），C1q（－），C3メサンギウム（＋＋）（顆粒状），C4（－），フィブリノーゲン（＋）（非特異的）

　電顕所見（図4）：
　パラメサンギウムにelectron dense depositsを認める．

表 第3回腎生検時検査所見

尿定性	pH 6.5, 蛋白 (2+), 潜血 (+−), 糖 (−)
尿沈渣	赤血球 5〜9/HPF, 白血球 0〜1/HPF, 顆粒円柱, 脂肪円柱, 赤血球円柱, 卵円形脂肪体
尿定量	蛋白 0.95 g/g・Cr
血算	WBC 12,900/μL (Neut 60.9%, Eos 1.5%, Baso 0.5%, Mono 6.0%, Lymph 31.1%), RBC 460×10^4/μL, Hb 13.6 g/dL, Ht 40.3%, Plts 31.4×10^4/μL
生化学	TP 5.9 g/dL, Alb 3.18 g/dL, CK 73 IU/L, AST 19 IU/L, ALT 15 IU/L, LDH 245 IU/L, ALP 121 IU/L, γGTP 33 IU/L, BUN 14.4 mg/dL, Cr 0.85 mg/dL, UA 6.97 mg/dL, TG 107 mg/dL, TC 331 mg/dL, HDL-C 110 mg/dL, LDL-C 181 mg/dL, T-Bil 0.52 mg/dL, CRP 0.2 mg/dL, Na 142 mEq/L, K 3.8 mEq/L, Cl 103 mEq/L, Ca 8.8 mg/dL, Pi 4.1 mg/dL
免疫学	IgG 779 mg/dL, IgA 296 mg/dL, IgM 49 mg/dL, IgE 9,650 IU/mL, C3 70 mg/dL, C4 20 mg/dL, CH50 30.8 U/mL, RF<5 IU/L, ANA×40 (speckled), 抗 DNA 抗体 (RIA)≦2.0 IU/mL, ds-DNA 抗体<10 IU/mL, ss-DNA 抗体<10 AU/mL, MPO-ANCA<10 EU, cryoglobulin (+) (IgGとIgMの混合型), 血清免疫電気泳動 M 蛋白なし
凝固系	PT 188.6%, APTT 22.6 sec, Fibrinogen 243 mg/dL, 血中 FDP 0.8 ng/mL
感染症	HBs 抗原 (−), HCV 抗体 (−), TPHA (−)

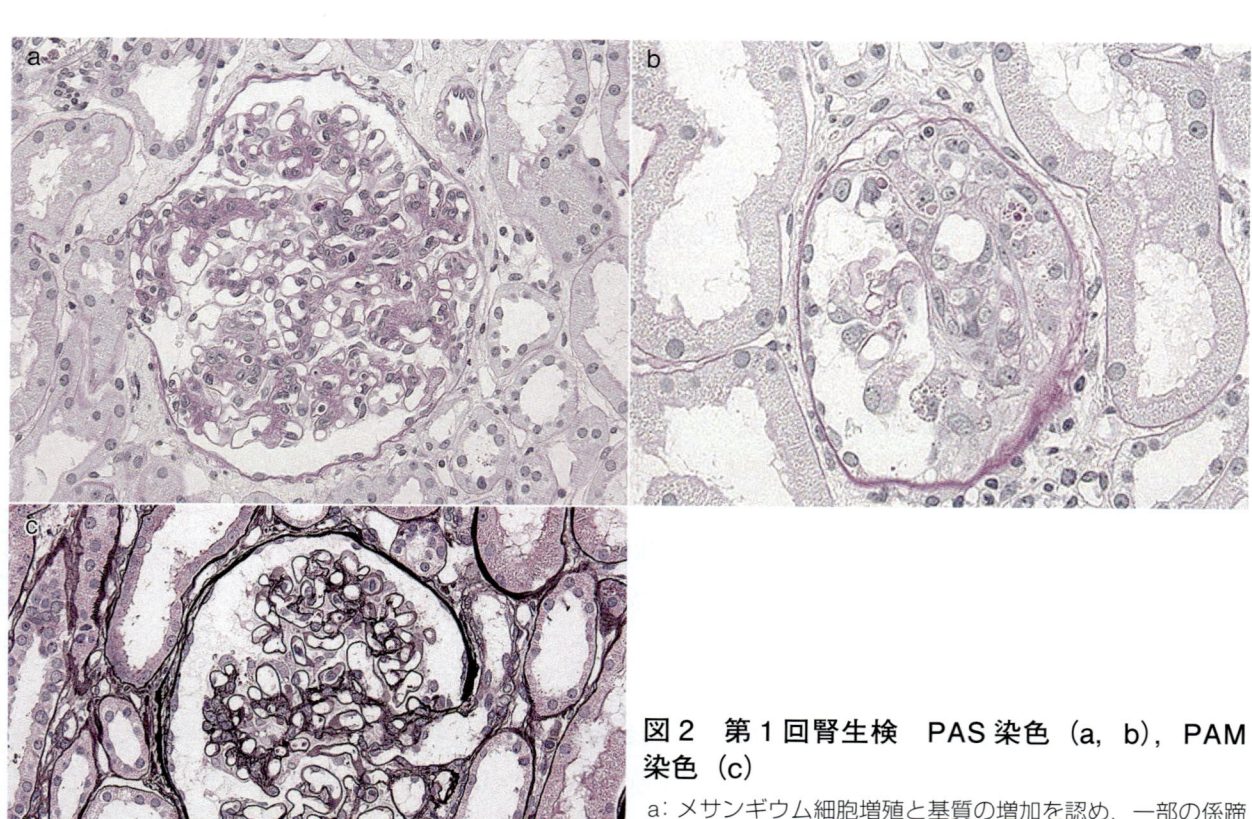

図2 第1回腎生検 PAS 染色 (a, b), PAM 染色 (c)

a: メサンギウム細胞増殖と基質の増加を認め, 一部の係蹄に管内細胞増多も認められる.
b: 細胞性半月体を認める. 糸球体係蹄上皮細胞の腫大, 変性, 脱落も伴う.
c: 糸球体基底膜には肥厚, 二重化, スパイク像を認めない.

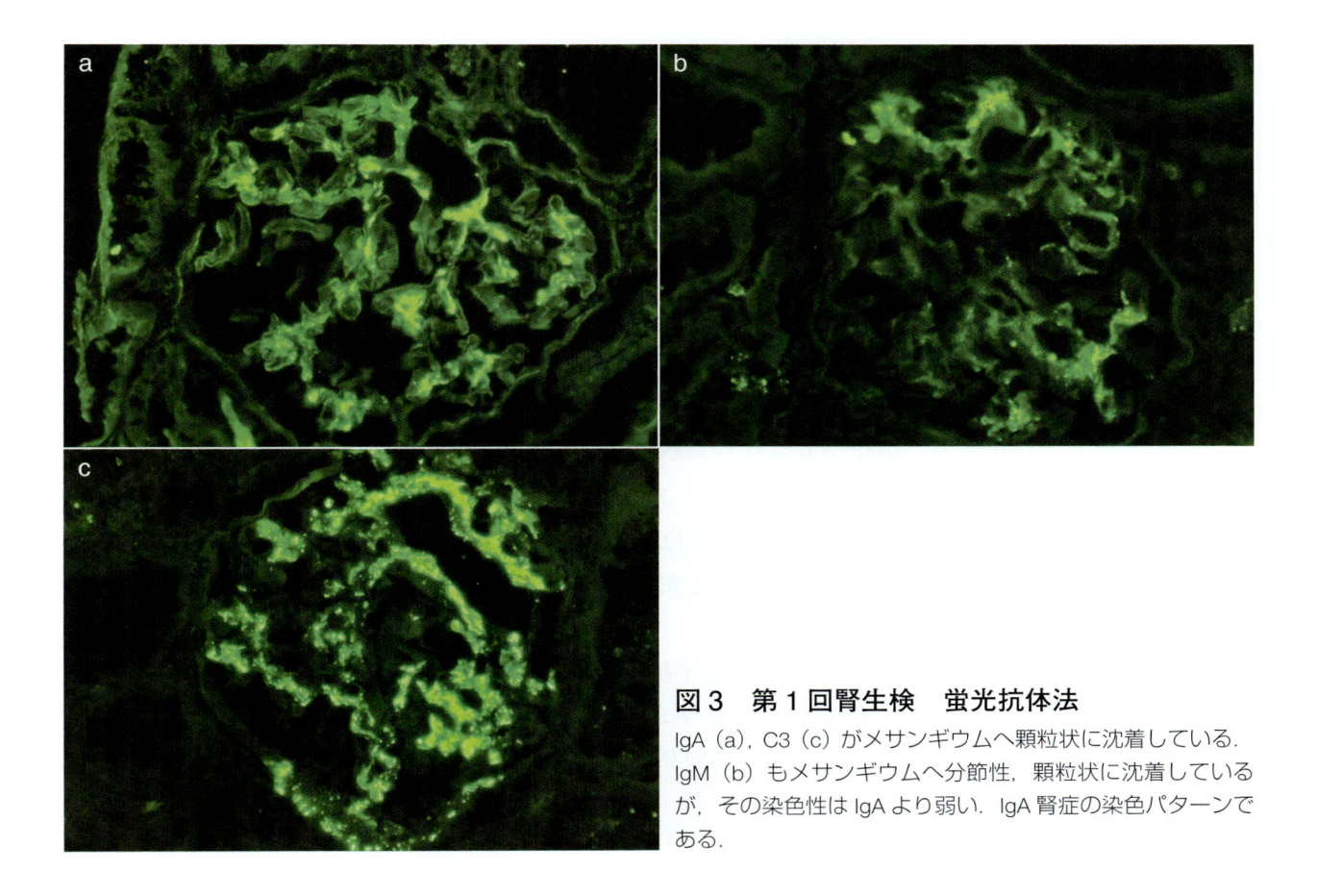

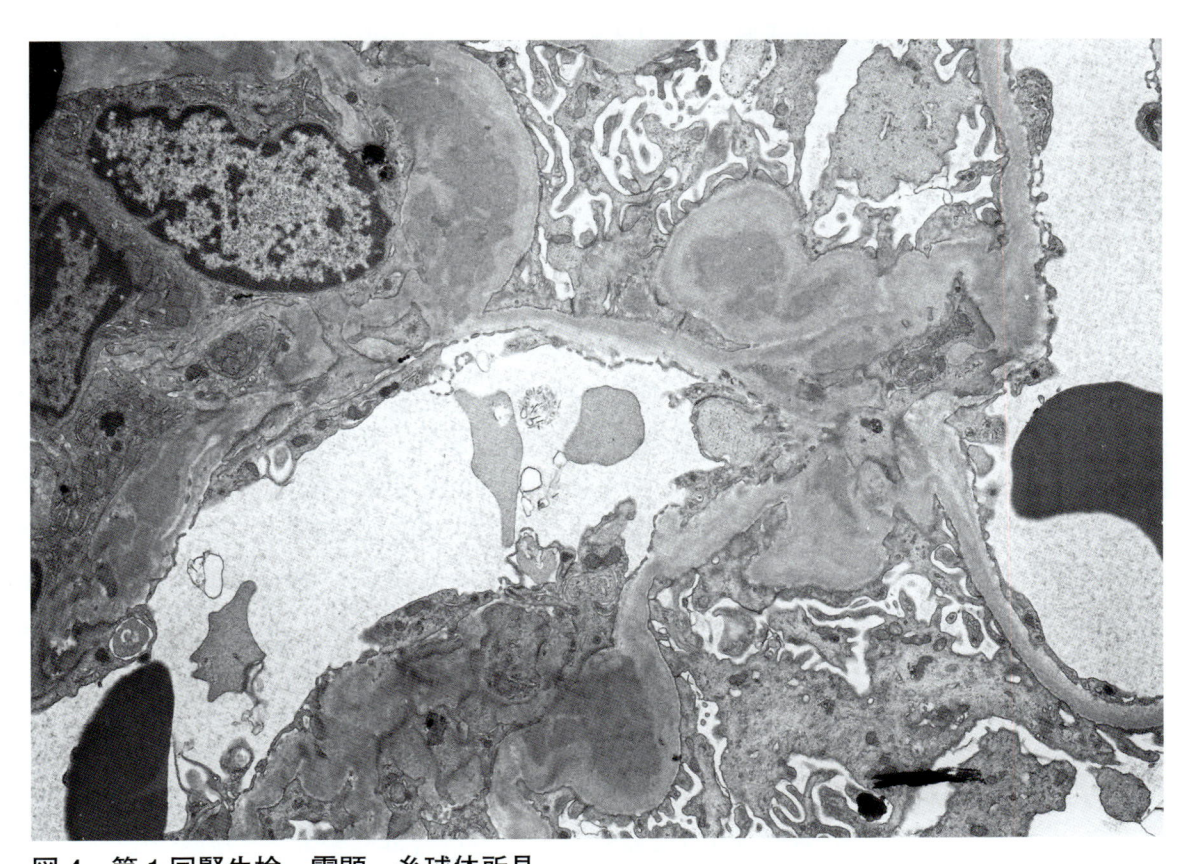

図3 第1回腎生検 蛍光抗体法
IgA (a), C3 (c) がメサンギウムへ顆粒状に沈着している. IgM (b) もメサンギウムへ分節性, 顆粒状に沈着しているが, その染色性は IgA より弱い. IgA 腎症の染色パターンである.

図4 第1回腎生検 電顕 糸球体所見
傍メサンギウムに高電子密度沈着物 (EDD) を認める. 糸球体毛細血管内腔には炎症細胞の集積はなく, 足突起の扁平化も認められない.

コメント：
　IgA 腎症に合致した組織像である．

✚ 第2回腎生検所見

光顕所見（図5, 6）：

　皮質が2本．糸球体は12個得られており，うち2個が荒廃し，1個は虚脱傾向にある．主病変は，メサンギウム基質の増加と傍メサンギウム領域の大きな沈着物である．糸球体係蹄の開きは概ね良好である．メサンギウム基質は軽度増加し，メサンギウム領域においては3～5個程度の細胞増殖をみる．1, 2個の糸球体においてごく限られた係蹄ではあるが，メサンギウム間入および管内への単核球集積が認められる．また分節性にメサンギウム間入，基底膜の二重化がみられる．パラメサンギウムからメサンギウム間入に伴うと思われる内皮下の沈着物がところどころに認められる（HE 染色で目立つ）．1～2カ所で，軽度の癒着性変化をみる．尿細管・間質は概ね良好に保たれているが，荒廃・虚血糸球体周囲には萎縮尿細管と線維化，単核球浸潤がわずかだが存在する．

免疫蛍光所見（図7, 8）：

　IgG メサンギウム（＋），傍尿細管毛細血管（PTC）（＋＋）（顆粒状），IgA（－），IgM メサンギウム（＋＋），C1q メサンギウム（＋＋），PTC（＋＋）（顆粒状），C3 メサンギウム（＋＋）（顆粒状），PTC（±）（顆粒状），C4 メサンギウム（＋），フィブリノーゲン メサンギウム（±）（分節性）

電顕所見（図9～13）：

　パラメサンギウムから内皮下に finger print 様の沈着物を認め，糸球体内皮細胞内に tuburoreticular inclusion を認める．PTC 内皮下にも管状構造を呈した沈着物を認める．

コメント：
　びまん性メサンギウム増殖性腎炎に非典型的なクリオグロブリン腎症の合併，あるいはループス腎炎の出現を示唆する組織像である．

✚ 第3回腎生検所見

光顕所見（図14, 15）：

　検体は2本で，皮質髄質比はそれぞれ10：0, 7：3である．得られた糸球体は14個で，うち荒廃した糸球体を1個認める．残る糸球体にはメサンギウム細胞の増殖と基質の増加を認め，計6個の糸球体にボウマン囊との癒着と，うち2個の糸球体に線維細胞性半月体を認める（上皮細胞の capping を伴う分節性硬化性病変と高度な癒着性変化が主体）．糸球体基底膜は不規則に肥厚しており，二重化，bubbling sign, spike を散見する．沈着物をメサンギウムからパラメサンギウムに多く認める．一部には内皮下の沈着物も認めるが，管腔内に炎症細胞の浸潤は認めない．Protein thrombi は認めない．間質では，軽度の線維化，尿細管の萎縮を認める．PTC-itis や尿細管炎はみられない．血管では，細動脈に内膜の hyalinosis を認める．

免疫蛍光所見（図16）：

　IgG メサンギウム～係蹄（＋），IgA 係蹄＞メサンギウム（±），細動脈（±），IgM メサンギウム～係蹄（±），C1q メサンギウム～係蹄（±），C3 メサンギウム～係蹄（＋），細動脈（＋），C4（－），フィブリノーゲン（－），C4d メサンギウム～係蹄（＋＋）（細顆粒状），PTC と尿細管基底膜（TBM）（±）（巣状，顆粒状）

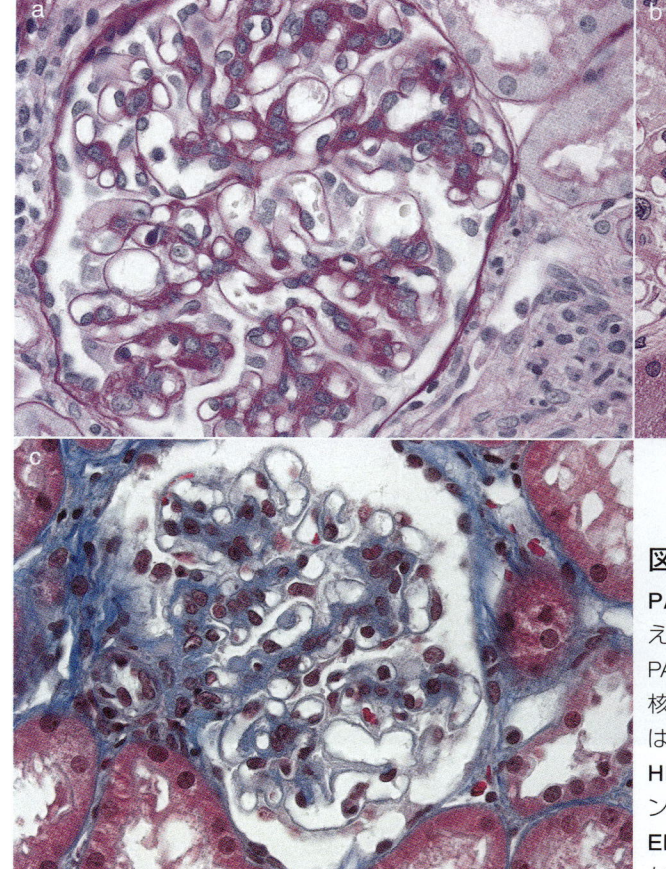

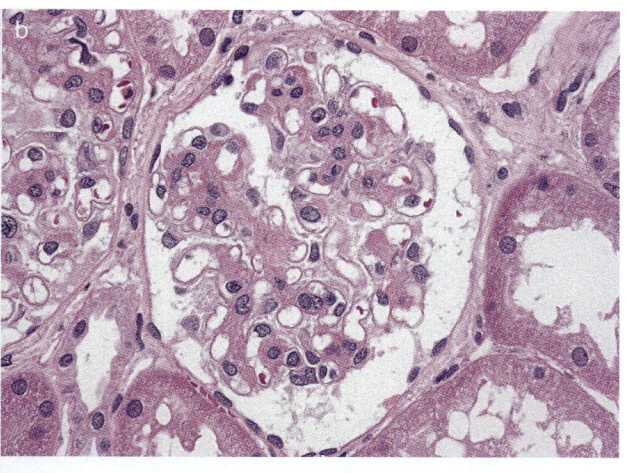

図5 第2回腎生検 光顕

PAS染色（a）：メサンギウム細胞の増殖，基質の増加に加え，メサンギウムからパラメサンギウム，内皮下にかけてPAS陽性の沈着物を認める．ごく一部の係蹄に管内への単核球の集積とメサンギウム間入を認めるが，protein thrombiは認められない．
HE染色（b）：パラメサンギウムから内皮下にかけてエオジン好性の沈着物を認める．
Elastica-Masson染色（c）：パラメサンギウムから内皮下にかけてMassonにて赤紫色に染色される沈着物を認める．

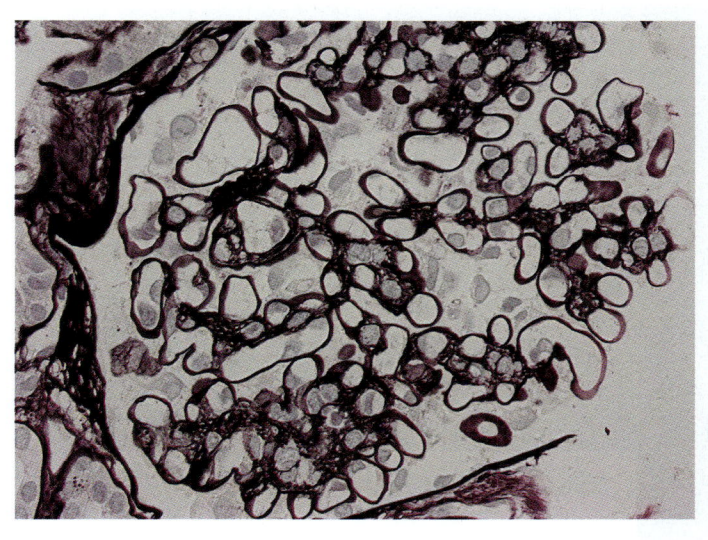

図6 第2回腎生検 PAM染色

メサンギウム基質は軽度に増加し，係蹄の開きは良好であるが，分節性に糸球体基底膜の二重化を認める．

電顕所見（図17）：
　糸球体基底膜は不規則に肥厚している．高電子密度沈着物（EDD）をパラメサンギウムに加え，上皮下，内皮下，基底膜内にも認める．内皮下腔の拡大がある．

コメント：
　メサンギウム増殖性腎炎に慢性増殖性糸球体腎炎（MPGN）type Ⅲ様の所見を伴っている．蛍光抗体法にてfull houseに染色され，電顕で沈着物の沈着部位が多彩であることから，ループス腎炎の組織像である．

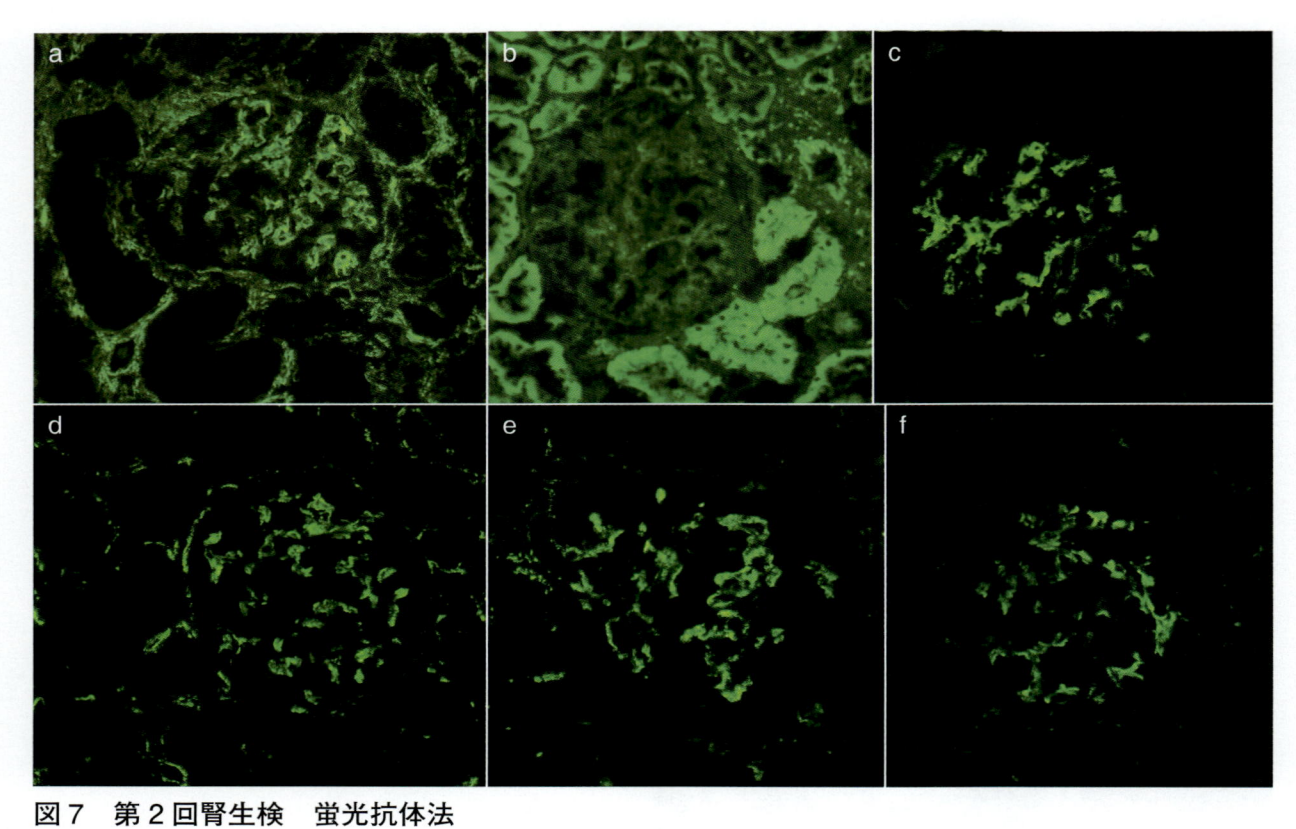

図7 第2回腎生検 蛍光抗体法
a：IgG, b：IgA, c：IgM, d：C1q, e：C3, f：C4
IgAを除く免疫グロブリン，C1q，C3，C4のメサンギウムおよび係蹄壁への顆粒状沈着を認める．

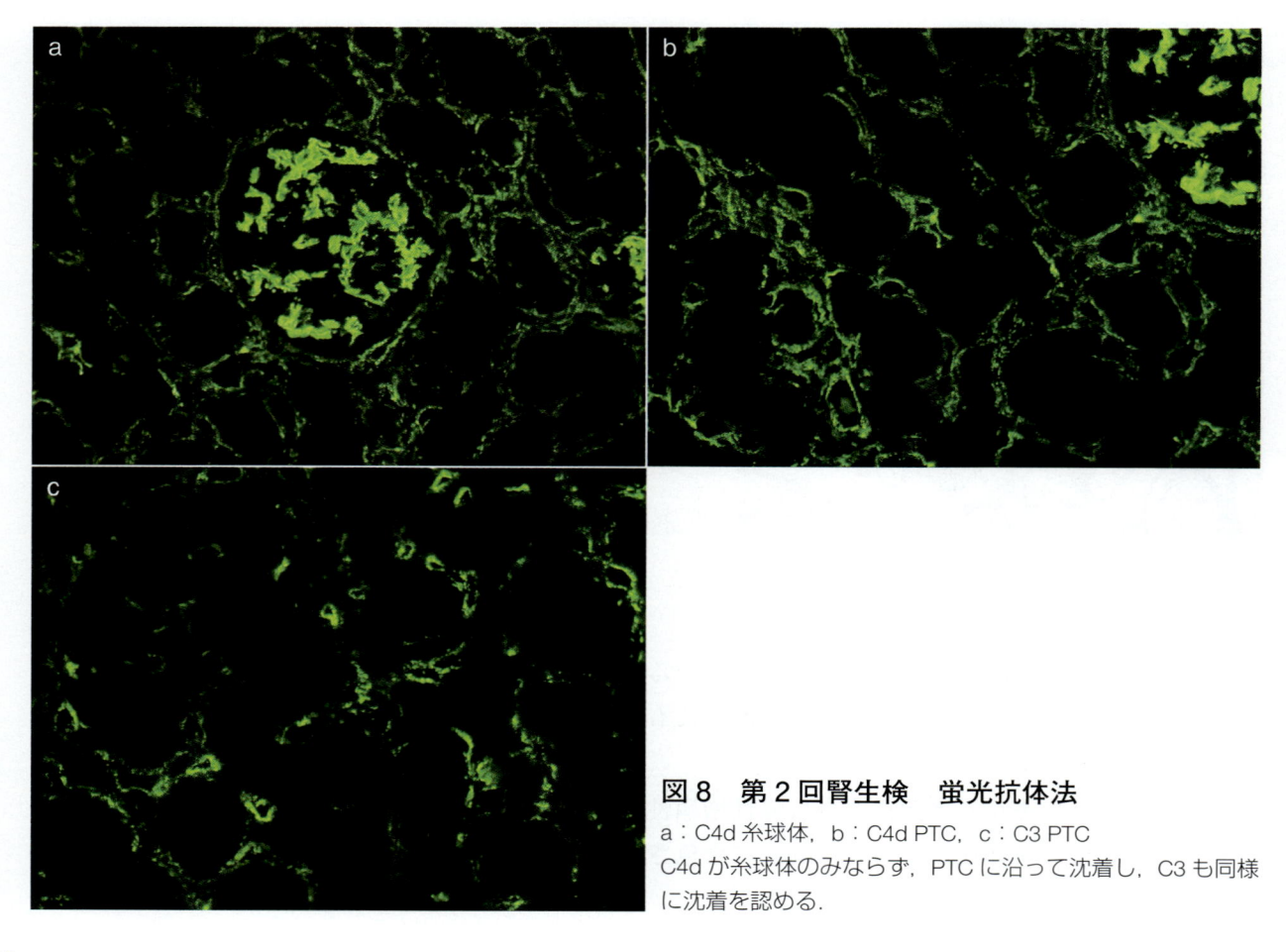

図8 第2回腎生検 蛍光抗体法
a：C4d糸球体，b：C4d PTC, c：C3 PTC
C4dが糸球体のみならず，PTCに沿って沈着し，C3も同様に沈着を認める．

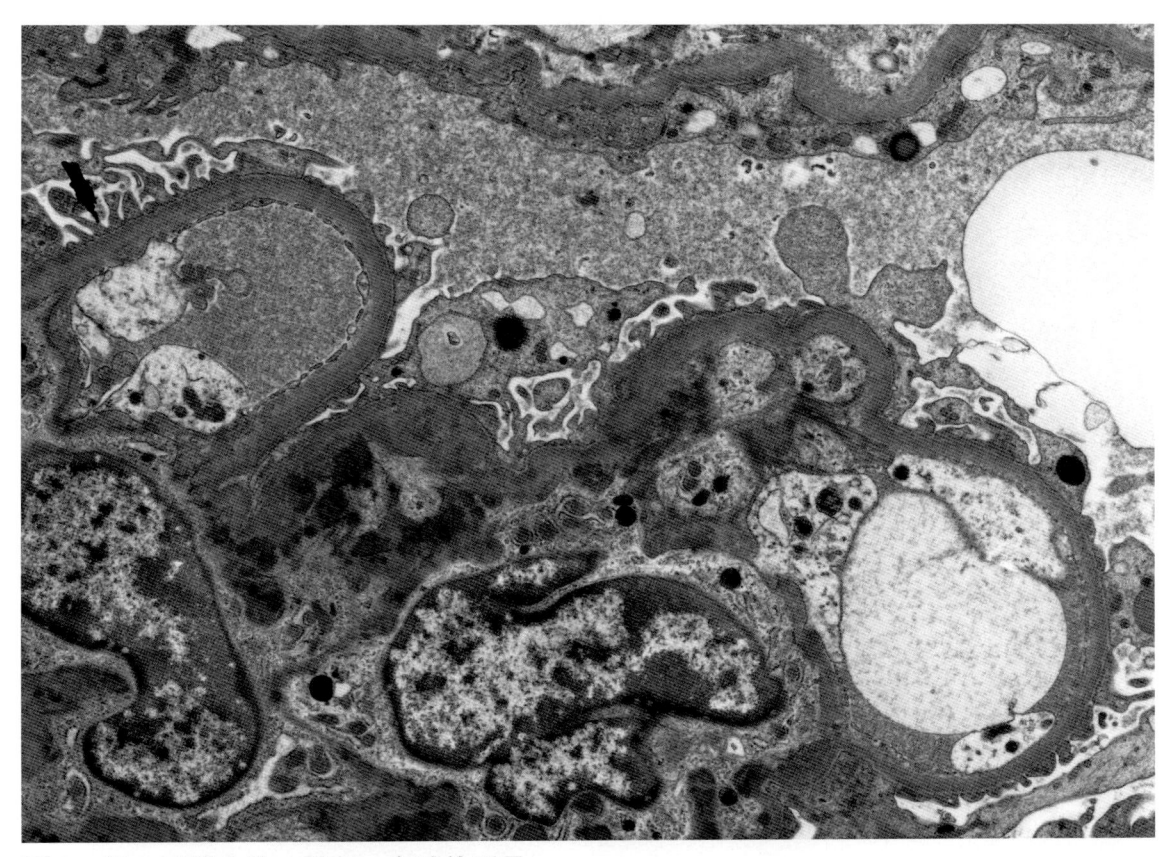

図 9　第 2 回腎生検　電顕　糸球体所見
メサンギウムから内皮下にかけて EDD を認める．係蹄腔内へのマクロファージの集積は認められない．

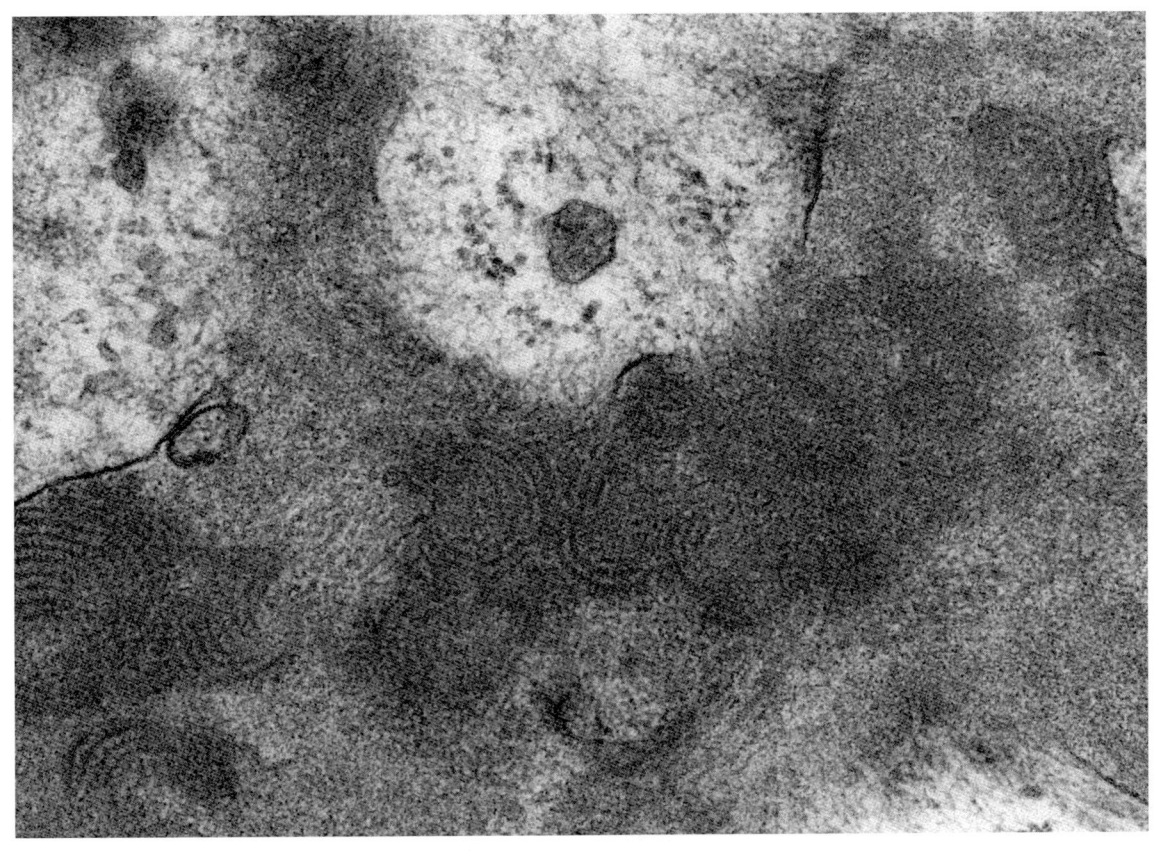

図 10　第 2 回腎生検　電顕　糸球体所見
パラメサンギウムに同心円状を呈した finger print 様の organized deposits を認める．

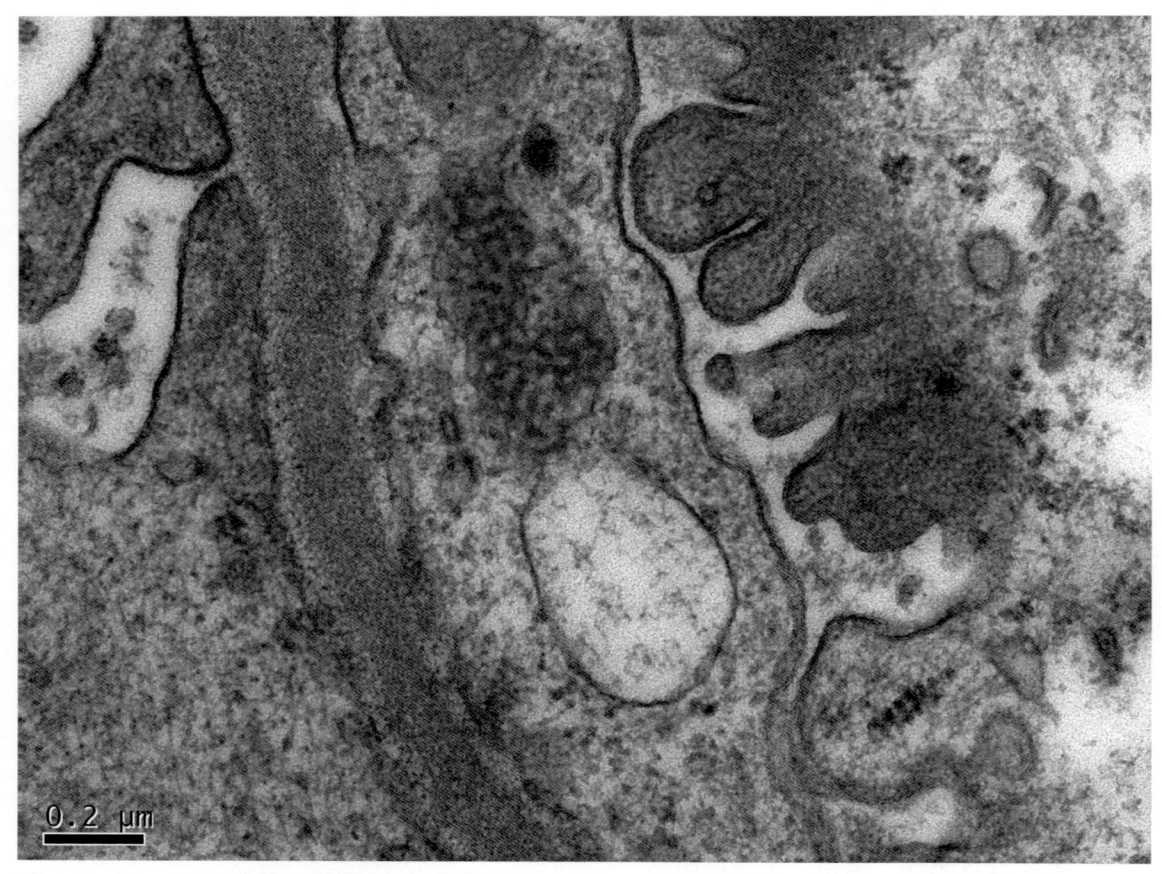

図 11　第 2 回腎生検　電顕　糸球体所見
糸球体内皮細胞内に tubuloreticular inclusion を認める.

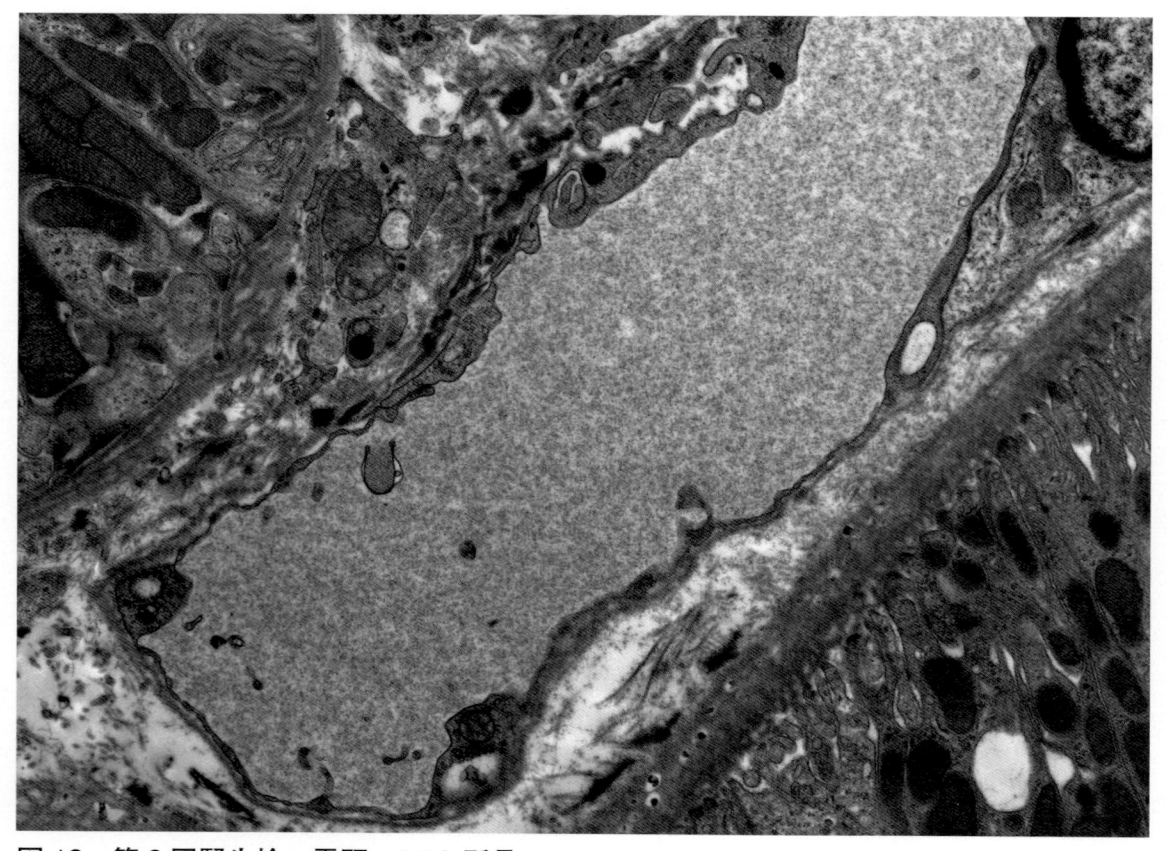

図 12　第 2 回腎生検　電顕　PTC 所見
PTC 内皮下に沿って EDD を認める．管腔内に炎症細胞の浸潤はみられない．

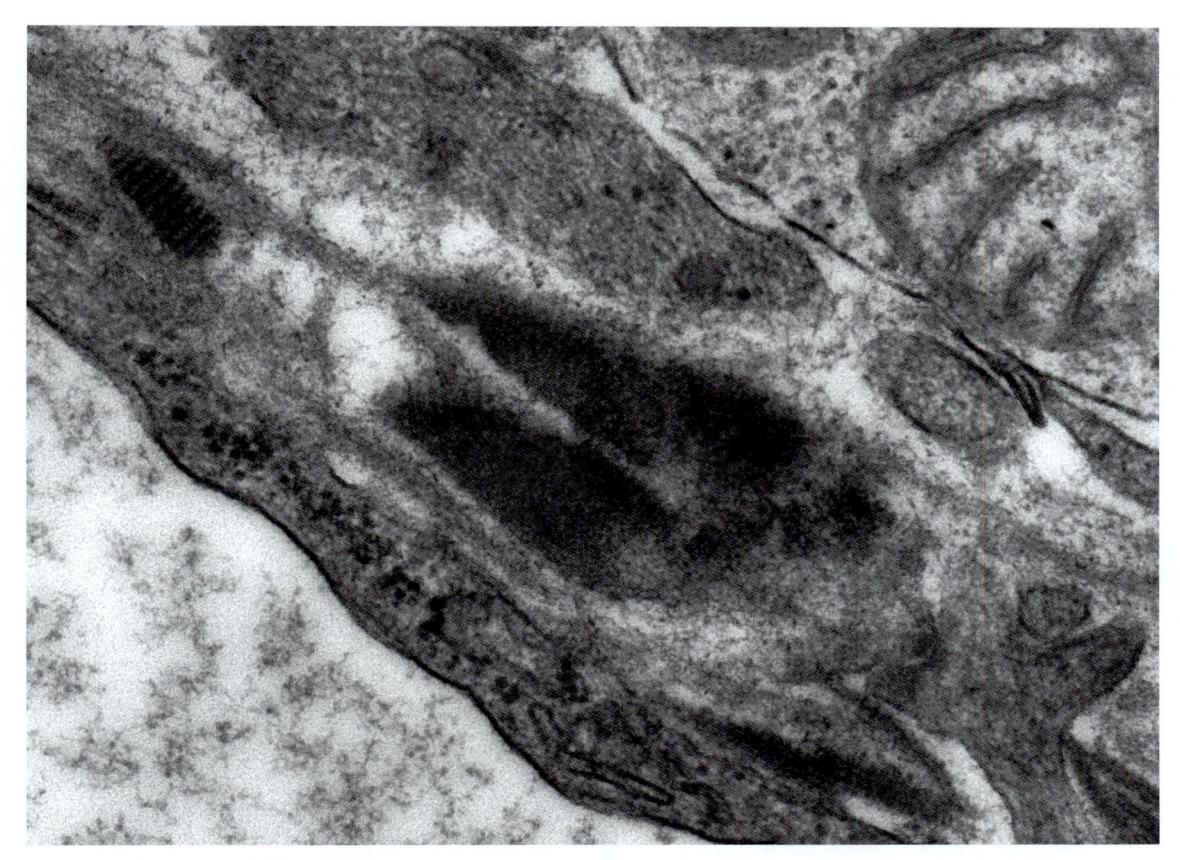

図 13　第 2 回腎生検　電顕　PTC 所見
PTC 内皮下に一部管状ないし帯状を呈する EDD を認める．

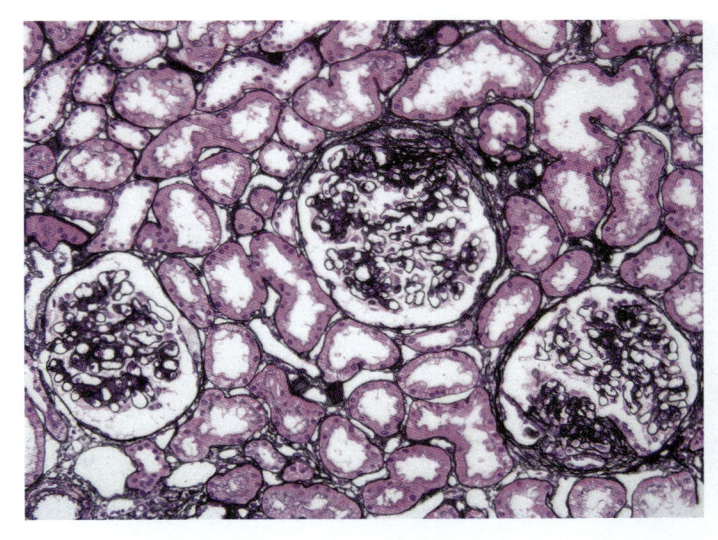

図 14　第 3 回腎生検　PAM 染色
右方 2 個の糸球体には分節性硬化が，左右の糸球体にはボウマン嚢上皮細胞下への蛋白物質のしみ込みがみられる．

✚ この症例の臨床的問題点

　最初は典型的な IgA 腎症で発症したが，約 2 年間のステロイド治療中に混合型クリオグロブリン血症と低補体血症が加わり，他疾患の合併が疑われた 1 例である．混合型クリオグロブリン血症の約 80％に低補体血症を伴い特徴的な所見とされている．この低補体血症は古典的経路またはレクチン経路を介すると考えられており，C4，CH50 は高度低下するが，C3 は軽度低下または基準範囲内にとどまる．また，混合型クリオグロブリン血症は通

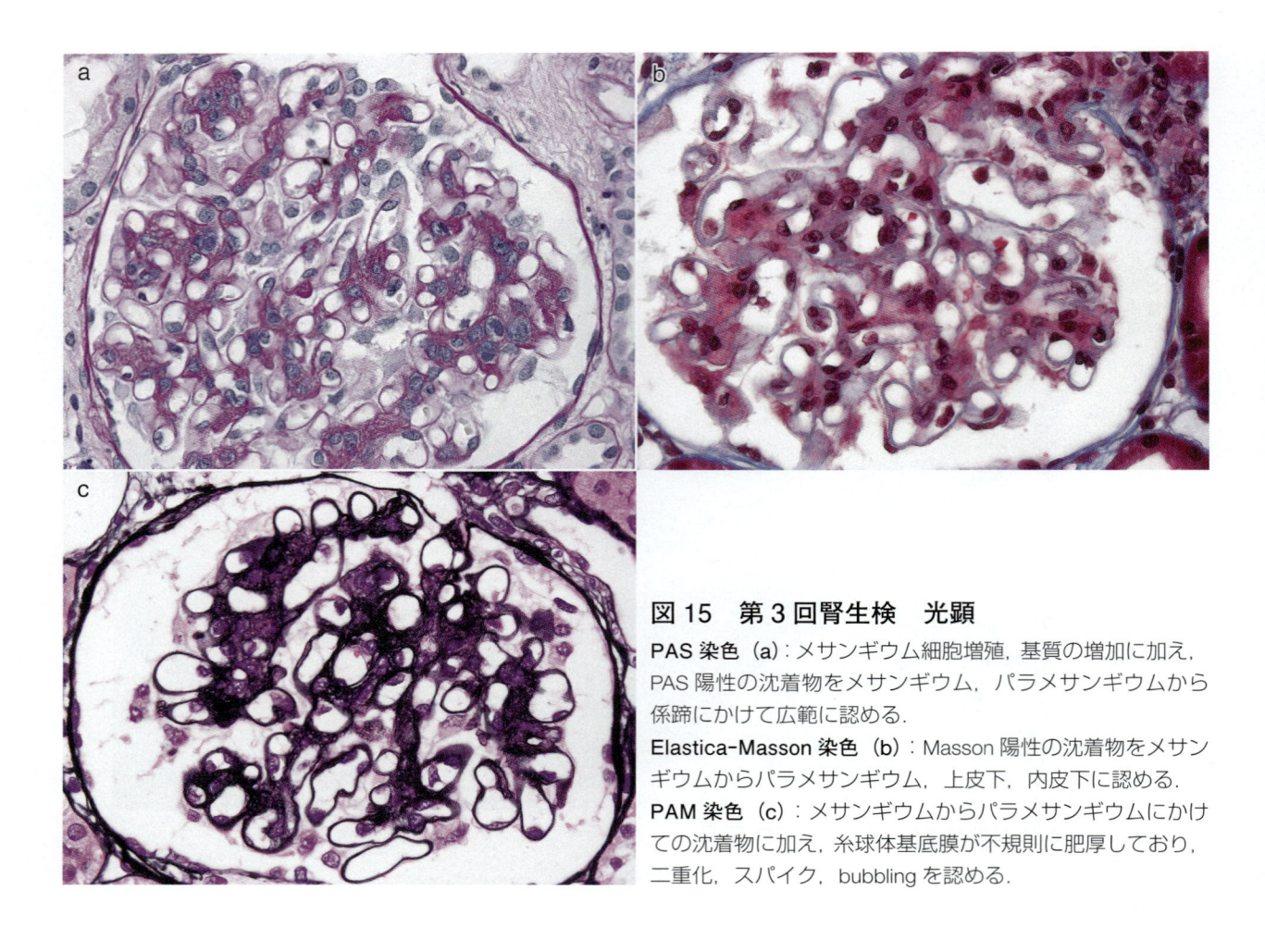

図15 第3回腎生検 光顕

PAS染色（a）：メサンギウム細胞増殖，基質の増加に加え，PAS陽性の沈着物をメサンギウム，パラメサンギウムから係蹄にかけて広範に認める．
Elastica-Masson染色（b）：Masson陽性の沈着物をメサンギウムからパラメサンギウム，上皮下，内皮下に認める．
PAM染色（c）：メサンギウムからパラメサンギウムにかけての沈着物に加え，糸球体基底膜が不規則に肥厚しており，二重化，スパイク，bubblingを認める．

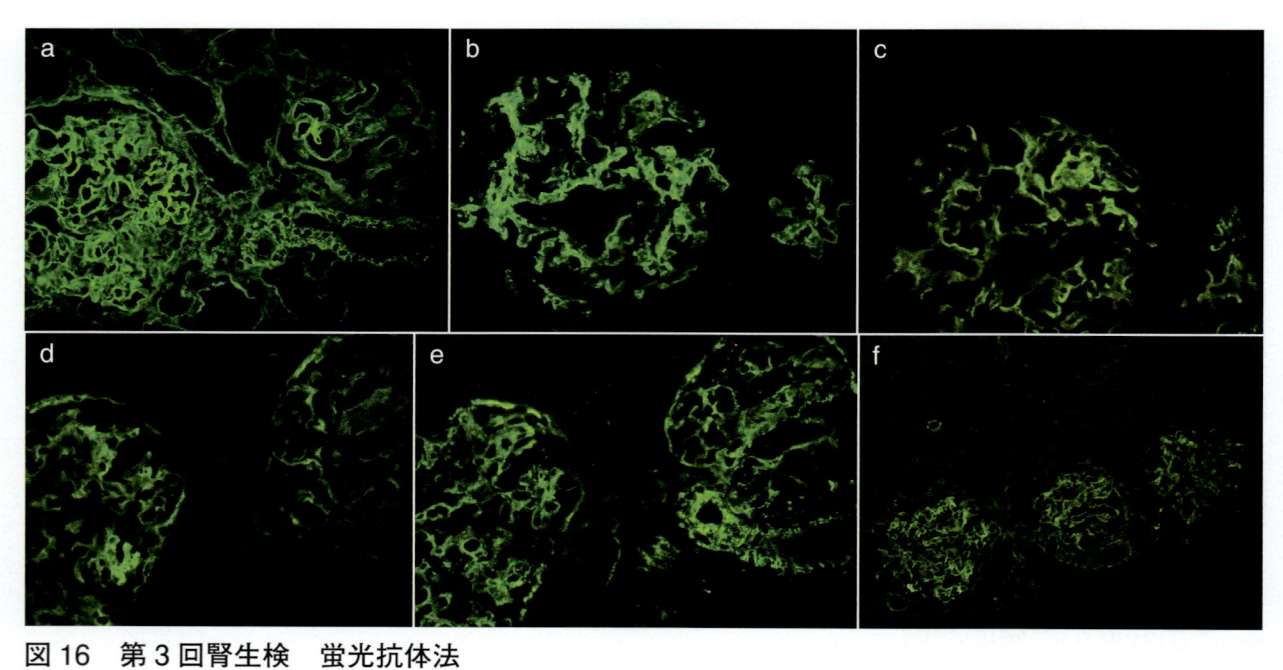

図16 第3回腎生検 蛍光抗体法
IgG（a），IgA（b），IgM（c），C1q（d），C3（e），C4（f）が係蹄優位に沈着し，IgGとC3は細動脈壁にも沈着を認める．

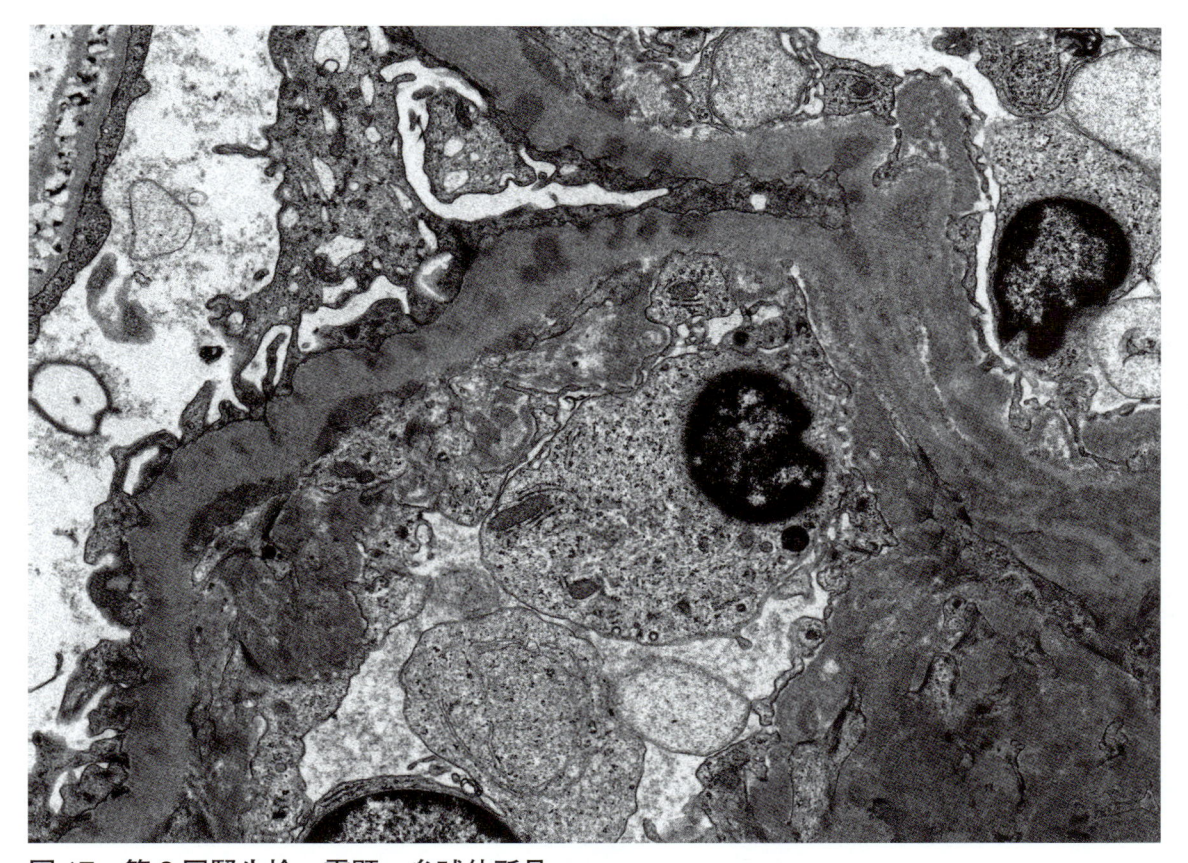

図17　第3回腎生検　電顕　糸球体所見
パラメサンギウム，内皮下，上皮下，基底膜内にEDDを認める．基底膜へのpodocyte infoldingを認める．

常，HCV感染のほか，SLEやSjögren症候群などの膠原病で認めることが多い[1]．本症例において低補体血症とクリオグロブリン陽性となった後の腎生検でクリオグロブリン腎症の典型像を予想していたが，ループス腎炎様の所見が顕著となっていった．IgAが優位に沈着するメサンギウム増殖性または膜性腎炎で発症し，その後数カ月から数年かけてSLEの臨床的，血清学的診断に至る症例もまれではあるが報告されている[2]．現在，血清学的にはSLEの診断には至っておらず，低補体血症性糸球体腎炎として治療を継続しているが，一連の組織像の変遷をどのように解釈すればよいか．

✚ この症例の問題点に関する病理医の見解

第1回生検の診断はIgA腎症で相違ないが，2回目以降の生検ではIgA以外の沈着を認めるようになり，C4dがPTCに陽性となっている．膜性変化を伴い，tubuloreticular inclusionやfinger printが出現してきていることから，あたかもループス腎炎様の所見を呈している．Organized depositのうちfinger printはクリオグロブリン腎症で認めることがあるが[3]，むしろループス腎炎で一般的である[4]．また，クリオグロブリン腎症にしては，protein thrombiや係蹄腔内へのマクロファージの集積はみられず主病態として説明がつかない[5]．そこで，第2回生検前からC4の低下がみられており，第3回生検時の免疫蛍光所見でもfull houseパターンを呈してきていることから，最初はIgA腎症であったが，ループス腎炎が経過中に合併したと解釈することもできる．しかし，経過中抗核抗体など自己抗体は陰性であり，ステロイド治療により修飾されているにせよ，SLEと臨床的に診

断することは困難である．

　以上から最終病理診断は①Mesangial proliferative glomerulonephritis with mesangial IgA deposit，②Membranous glomerulonephritis（二次性疑い），③Substructure by EM としたい．

　SLE と臨床診断できないにもかかわらず，ループス腎炎と診断してもよいのか，なぜ第2回生検時ではメサンギウムへの IgA 沈着が消失していたのか，IgA の構造異常や Factor H などの補体制御蛋白の異常はないのか，多くの疑問が残った．Factor H の異常では IgA 腎炎，MPGN，非定型 HUS と SLE が異時性に起こるとされ，この症例もその可能性が考えられる．

（第 46 回重松腎病理カンファレンスより）

【文献】
1) 元西秀太，南学正臣：クリオグロブリン血症に伴う腎病変．綜合臨牀 60：1425-1430, 2011
2) Libit SA, Burke B, et al：Extramembranous glomerulonephritis in childhood：Relationship to systemic lupus erythematosus. J Pediatr 88：377, 1976
3) Stoebner P, Renversez J, et al：Ultrastructural study of human IgG and IgG-IgM crystal cryoglobulins. Am J Clin Pathol 71：404, 1979
4) Hvala A, Kobenter T, et al：Fingerprint and other organized deposits in lupus nephritis. Wiener Klinische Wochenschrift 112：711, 2000
5) D'Amigo G, Colasanti G, et al：Renal involvement in essential mixed cryobulinemia. Kidney Int 35：1004, 1989

15

AKIの臨床経過を示した急性尿細管間質性腎炎をきたしたSLEの1例

AKIを惹起した急性間質性腎炎の原因はSLE，薬剤性，それ以外の可能性はあるか？

キーワード 急性尿細管間質性腎炎，SLE，AKI

+ **症例**
　　45歳，女性
+ **主訴**
　　発熱，食欲低下，嘔気，下痢
+ **既往歴**
　　44歳：盲腸癌にて腫瘍切除＋人工肛門設置術施行
+ **既存症**
　　SLE：27歳時に頬部紅斑で発症．円盤状皮疹，光線過敏症，多発関節痛，血液異常（白血球・リンパ球・血小板減少症），抗核抗体陽性と6項目を満たしSLEと診断．初期治療プレドニゾロン（PSL）20 mg/day．44歳時にループス漿膜炎で再燃．PSL 20 mg/dayに増量し軽快．過去のPSL最大投与量は20 mg/day，免疫抑制剤使用歴なし．
　　シェーグレン症候群：ドライアイ，ドライマウス，抗SS-A抗体陽性．
　　抗リン脂質抗体症候群疑い：流産2回，死産1回あるが，確定診断には至っていない．
　　橋本病：29歳時に指摘．レボチロキシン50 μg服用中．
+ **内服薬**
　　フロセミド，トリクロルメチアジド，プレドニゾロン（PSL）10 mg，レボチロキシン，オメプラゾール，ラクトミン，酪酸菌製剤，その他：42歳頃からサプリメント4種類服用
+ **現病歴**
　　SLE，橋本病にて当院リウマチ内科通院中であった．入院1年前より下腿浮腫に対しトリクロルメチアジドの内服が開始となった．入院4カ月前にループス漿膜炎による胸水貯留に対しフロセミドの内服が開始され，PSL 20 mg/dayへ増量となり改善した．その後PSL漸減され，入院3カ月前にPSL 10 mg/dayで維持量となった．入院1週間ほど前より38℃前後の発熱，食欲低下，嘔気，下痢が出現し，リウマチ内科受診したところ血清Cr値4.05 mg/dLと腎機能障害（入院2カ月前 血清Cr値0.54 mg/dL）を認め入院となった．入院4日目に腎内科に紹介初診となり，入院14日目に精査加療目的に腎内科へ転科となった．
+ **入院時現症**
　　血圧：110/73 mmHg，脈拍：111回/分・整，体温：37.9℃，顔面：紅斑なし，口腔内：潰瘍なし，頸部：リンパ節腫脹なし，胸部：呼吸音清明，左右差なし，心雑音なし，腹部：平坦・軟，圧痛なし，筋性防御なし，人工肛門あり，腰背部：叩打痛なし，下肢：浮腫な

表1

尿定性	PH 5.5，比重 1.008，蛋白（±），潜血（−），糖（−）
尿沈渣	赤血球 2〜4/HPF，白血球 50〜100/HPF，尿中好酸球（+）
尿定量	蛋白 0.30 g/g・Cr，0.18 g/day
尿生化学	$β_2$MG 4 µg/L，$α_1$MG 40.3 mg/L，NAG 14.1 U/L，Na 19 mEq/L，K 23 mEq/L，Cl 28 mEq/L，Ca 1.4 mg/dL，P 46.8 mg/dL，UN 535 mg/dL，Cr 86.9 mg/dL，UA 38.2 mg/dL，FEUA 13.4%，FECa 1.42%，FEMg 8.71%，%TRP 75.5%，Panaminoaciduria（−）
血算	WBC 14,100/µL，seg 60%，lym 18%，mo 11%，eo 10%，Hb 14.7 g/dL，Ht 42.6%，Plt 35.1×10^4/µL
生化学	TP 6.6 g/dL，Alb 3.6 g/dL，T. bil 0.5 mg/dL，TC 150 mg/dL，GOT 11 IU/L，GPT 10 IU/L，LDH 161 IU/L，ALP 256 IU/L，γGTP 16 U/L，BUN 82.1 mg/dL，UA 13.3 mg/dL，Cr 4.05 mg/dL，Na 133 mEq/L，K 3.4 mEq/L，Cl 101 mEq/L，Ca 8.8 mg/dL，P 8.9 mg/dL，HCO_3^- 11.6 mEq/L，BS 135 mg/dL，HbA1c（NGSP）6.1%，CRP 3.3 mg/dL
免疫学	IgG 1,065 mg/dL，IgA 315 mg/dL，IgM<1 mg/dL，IgE 40.6 IU/mL，C3 103 mg/dL，C4 35 mg/dL，CH50 47.0 U/mL，ANA×80（speckled），抗DNA（RI）7.7 U/mL，LAC 1.25 ratio，抗CL-$β_2$GPI<1.2 U/mL，抗CL-IgG<8 U/mL，RA<15 IU/mL，ASLO<50 U/mL，抗GBM<10 EU，MPO-ANCA<10 EU，PR3-ANCA<10 EU，Cryo（−）
凝固系	PT 110%，APTT 27.1 sec，Fib 624 mg/dL，FDP 3.1 µg/mL，D-dimer 0.8 µg/mL
血液ガス	pH 7.259，$PaCO_2$ 23.4 mmHg，PaO_2 134.9 mmHg，HCO_3^- 10.2 mEq/L

し，四肢体幹：皮疹・紅斑なし，関節：発赤，腫脹，疼痛なし

✚ 入院時検査所見
表参照

✚ 画像検査
胸部X線：心拡大なし，うっ血なし，胸水貯留なし．

腹部エコー：両腎ともに軽度腫大，CEC境界不明瞭化，水腎症なし，カラードプラでは腎内に良好な血流が観察される．

腹部CT：両腎腫大あり，水腎水尿管症なし，胸水・心囊液貯留なし．

✚ 臨床経過
図1参照

入院時に脱水所見を認めたため，フロセミド，トリクロルメチアジドおよびサプリメントの内服を中止し，補液を開始した．その後，血清Cr値は低下傾向を示したが，1.4 mg/dL程度で下げ止まった．ガリウムシンチグラフィでは両腎に高度集積亢進を認めた．入院第17病日に腎生検を施行し，急性尿細管間質性腎炎（ATIN）と診断した．

その後の尿検査でdecoy cell，細胞内封入体を認めるようになり，SLEに対しステロイドを長期間内服している背景もあることから，ATINに対してステロイドを増量する前にBKウイルス感染症の除外が必要であると判断した．血中・尿中BKウイルスDNA量を測定したところ，血清BKウイルスDNA定量 1.8×10^2コピー/mL，尿中BKウイルスDNA定量 1.0×10^2コピー/mLと軽度異常値（参考値：BKウイルス 1.0×10^2コピー/mL未満）を示した．そのためSV40染色を行い陰性であること確認し，BKウイルス感染症を除外した．PSL 50 mg/day（1.0 mg/kg/day）の内服を患者本人に提案したが，今後の人工肛門

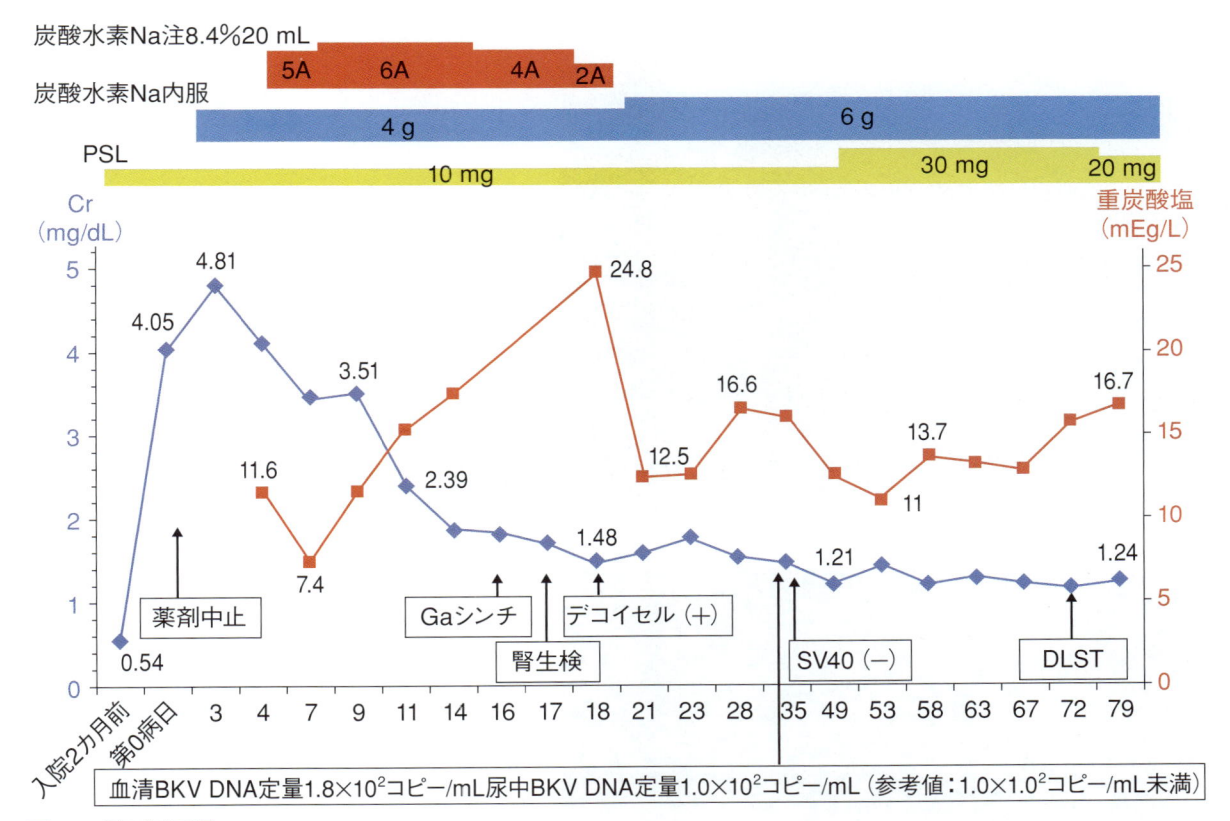

図1 臨床経過

閉鎖が困難になるなどのPSL増量への抵抗・不安が大きいことからPSL 30 mg/day（0.6 mg/kg/day）にて治療することとなった．PSL増量後も腎機能に大きな変化は認められなかった．PSL 30 mg/day内服下であるが，フロセミド，トリクロルメチアジドの2剤に対しリンパ球刺激試験（DLST）を施行した．その結果，フロセミドS.I 220％，トリクロルメチアジドS.I 87％〔stimulation Index（S.I）：180％以上で陽性〕とフロセミドに対するアレルギーが疑われ，以後フロセミドは禁忌薬とし，また今後のサプリメントの服用中止を指示し，PSL 20 mg/dayまで減量し退院となった．

尿anion gapは正であるものの，尿pHは5.5以下を示すこともあり，必要とする炭酸水素ナトリウムの補充量が大量であることから，近位型が主体の尿細管性アシドーシスが存在すると考えられた．カリウム補充を行いながら大量の重曹補充を行ったが，アシデミアの改善は不良であった．骨軟化症の懸念があり，ビタミンD製剤を開始した．

腎生検所見

光顕所見（図2〜7）：

糸球体炎は認められず，病変の主座は間質・尿細管で，広範に炎症細胞浸潤を認める．間質への浸潤細胞は，主に単核球だが，好酸球および形質細胞も散見される．特殊免疫染色所見にて浸潤細胞はCD3陽性であり，T細胞が主体であることがわかる．尿細管腔にはcell debrisが認められる．尿細管壁内への単核球浸潤，上皮細胞の変性腫大，尿細管基底膜の菲薄化・断裂，傍尿細管毛細血管炎といった激しいTINの所見を認める．

蛍光抗体法所見：

糸球体に加え，間質尿細管においてもすべて陰性である．

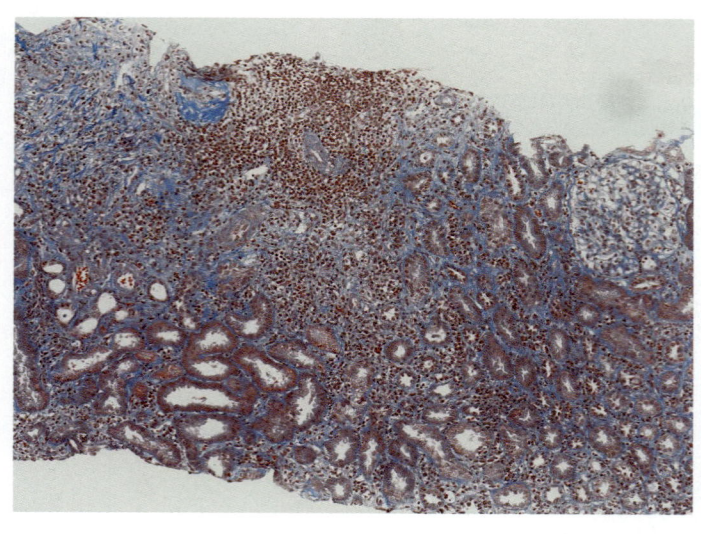

図2　Masson Trichrome 染色
病変の主座は間質・尿細管で，広範に炎症細胞浸潤を認める．糸球体病変は認めない．

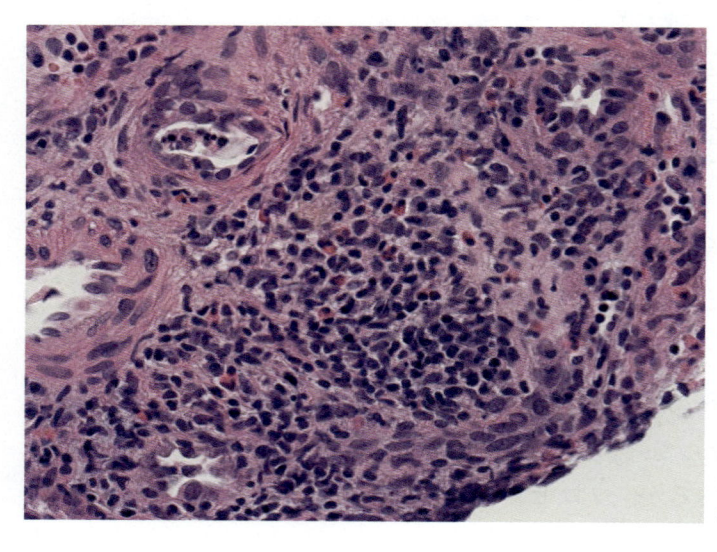

図3　HE 染色
間質への浸潤細胞は，主に単核球だが，好酸球および形質細胞も散見される．尿細管腔には脱落し変性した細胞と血液細胞が認められる．小動脈には病変はない．

電顕所見（図8）：
　糸球体に高電子密度沈着物は認めない．間質に浮腫，尿細管間質細胞に変性，剝離を認める．尿細管基底膜に高電子密度沈着物は認めない．

コメント：
　激しい ATIN の所見であった．糸球体炎を認めず，免疫蛍光所見がすべて陰性，電顕所見にて高電子密度沈着物を認めないため，SLE の関与はほとんどないと考えられる．急性尿細管間質性腎炎の原因として，サプリメントを含む薬剤性なのか，確定診断はなされていないがシェーグレン症候群の関与があるのかは特定できなかった．

✚ この症例の臨床的問題点

　急性尿細管間質性腎炎（ATIN）をきたした SLE の症例であった．
　ATIN の原因として，薬剤性，自己免疫疾患（SLE，シェーグレン症候群），BK ウイルス感染症などが考えられたが，好酸球増多，尿中好酸球出現，薬剤中止による腎機能改善傾向，免疫蛍光所見で有意な沈着所見なし，SV40 染色陰性などから，薬剤性 ATIN の可能性が高いと判断した．
　腎機能はサプリメントを含む薬剤中止により速やかに改善傾向を示したが，ベースラインまでの腎機能改善は得られなかった．BK ウイルス感染症を否定した後，本人のステロ

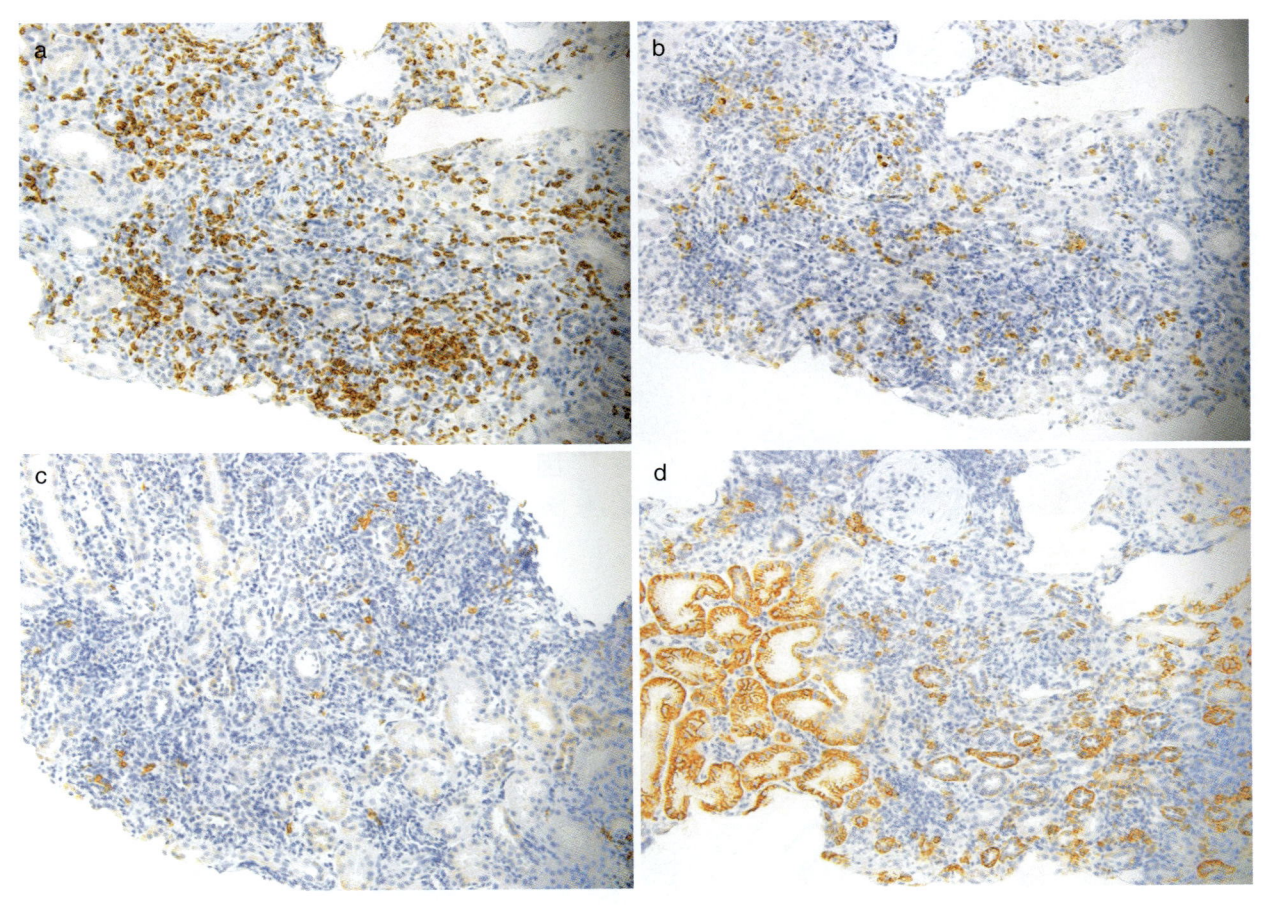

図4 免疫染色
a：CD3×200, b：CD79a×200, c：CD20（L26）×200, d：CD138×200
間質への浸潤細胞は，CD3陽性であるT細胞が主体であり，B細胞（CD79a・CD20），形質細胞（CD138）が散見される．

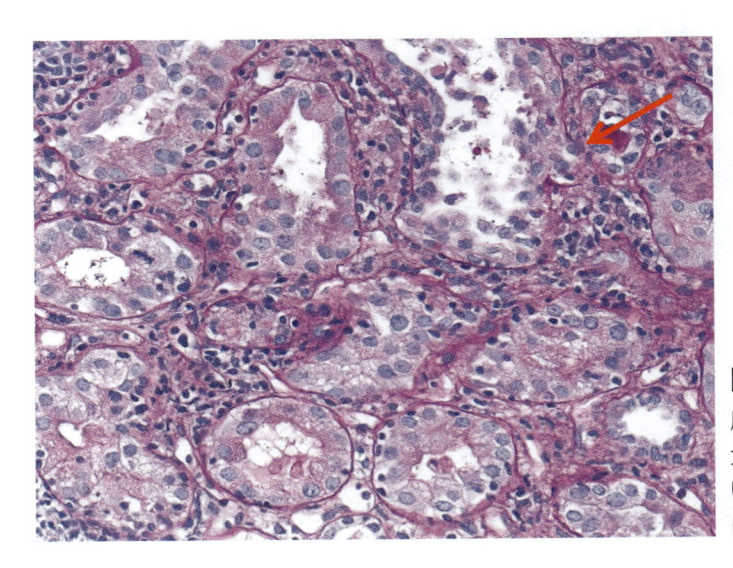

図5 PAS染色
尿細管壁内への単核球浸潤，尿細管上皮細胞の変性腫大，尿細管基底膜の菲薄化・断裂（⇒）といった激しいTINの像を呈している．傍尿細管毛細血管（PTC）内にも多数の血液細胞が集積している（⇒）．

イド増量に対する抵抗・不安が強いことをふまえ，やむを得ずPSL 30 mg/dayで治療開始したが，その後の腎機能の改善は乏しかった．Gonzalezらは，薬剤性ATINにおいてステロイド治療群は未治療群より明らかに腎機能予後が改善し，ステロイド治療開始時期によって腎機能改善レベルに有意差が認められたとしている．本症例では発症からPSL増量

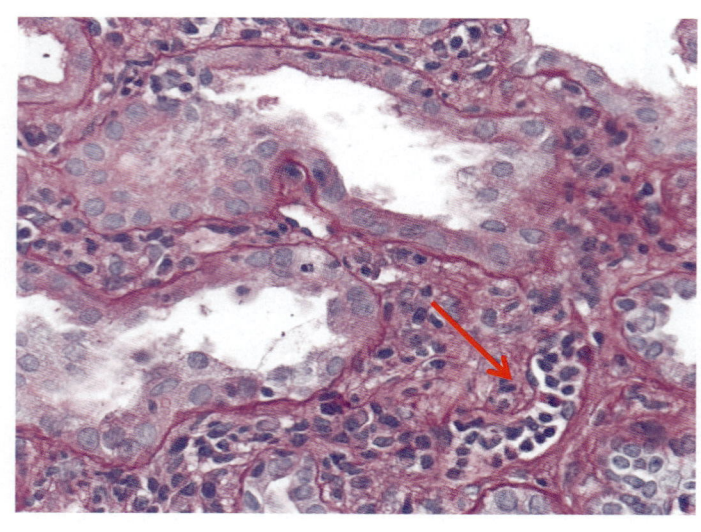

図6　PAS染色
傍尿細管毛細血管炎も伴っている（矢印）.

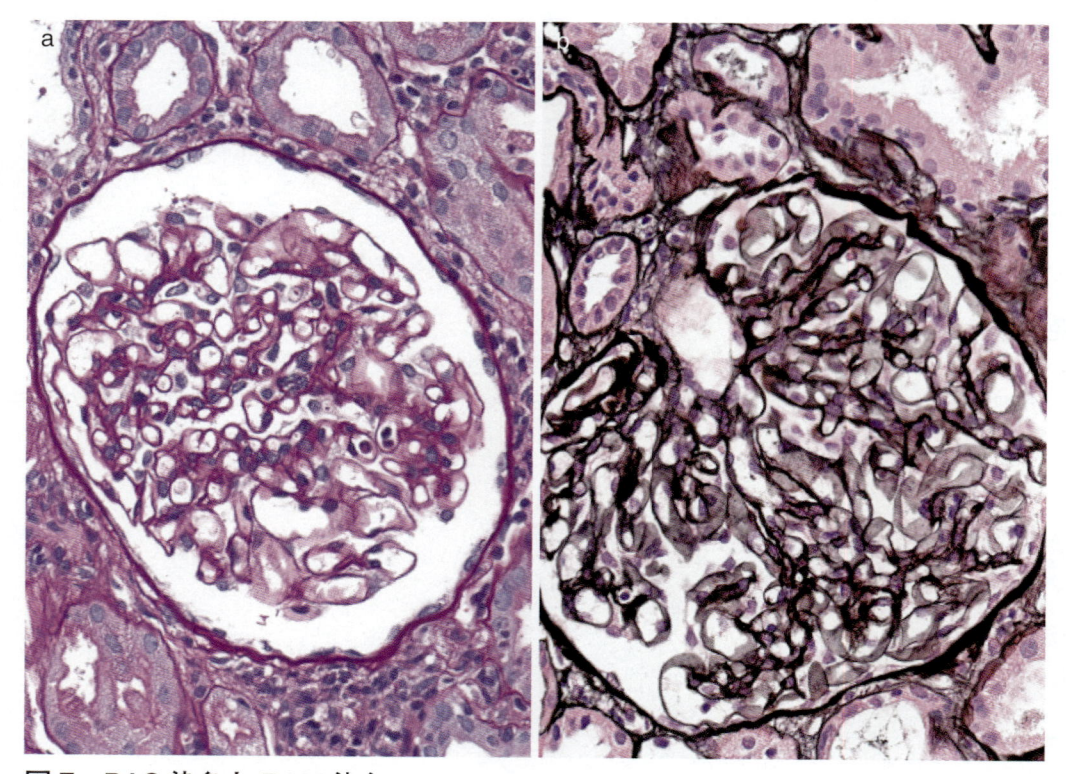

図7　PAS染色とPAM染色
a：PAS，b：PAM
糸球体炎の像は認めない.

まで2カ月弱と時間を要したこと，本人の高用量PSLに対する抵抗感のため初期量が30 mg/dayにとどまったことが，腎機能の改善が乏しかった原因と考えられる.

　DLSTにてフロセミドが陽性となったが，DLSTは偽陽性を呈することもあるため，フロセミドが原因であると断定することはできず，以前から服用しているサプリメントが原因薬剤である可能性も否定できない．本例は，以前よりサプリメント愛好家であり，SLEにて通院しているリウマチ内科より何度となくサプリメント中止するように指導されていたにもかかわらず服用を継続していた経緯があり，今後も外来にて服用状態の確認・指導が必要であると思われた．

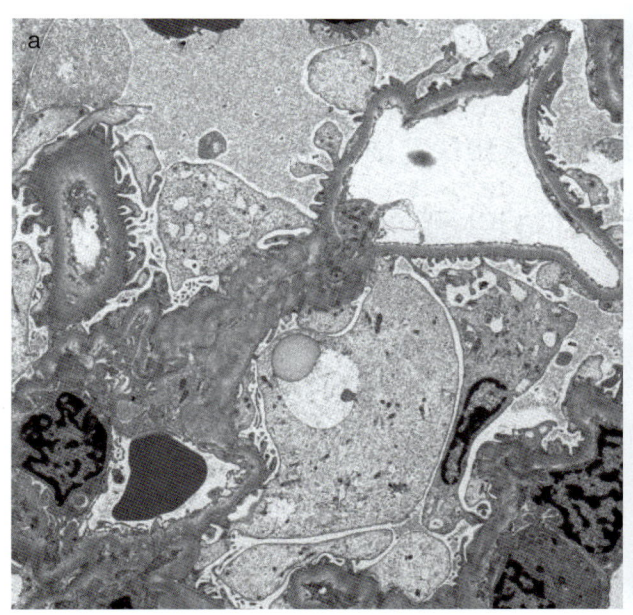

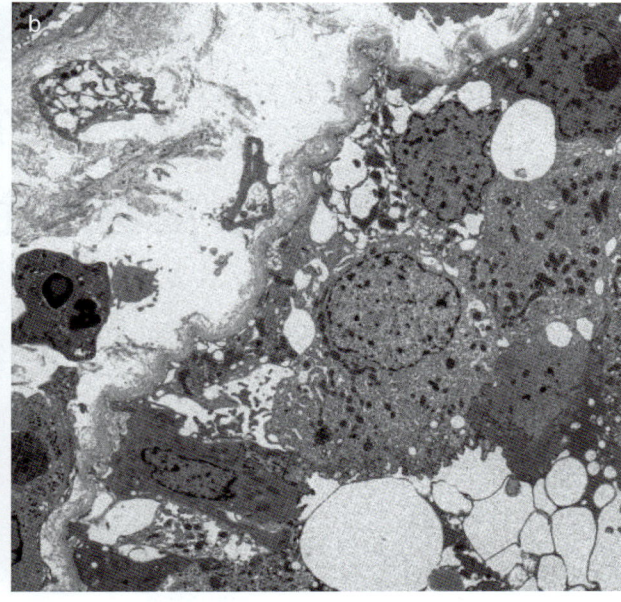

図 8　電顕
糸球体に高電子密度沈着物は認めない（a）．間質に浮腫，尿細管間質細胞に変性，剥離を認め，尿細管基底膜に高電子密度沈着物は認めない（b）．

✚ この症例の問題点に関する病理医の見解

　　本例は，典型的 drug induced TIN として理解することが可能であり，大変教育的な症例である．好酸球増多，尿中好酸球出現，薬剤中止による腎機能改善傾向，免疫蛍光所見で有意な沈着所見なし，DLST 陽性の被疑薬の存在など薬剤性間質性腎炎の診断に必要なすべての条件が揃っていると思われるという意見が主であった．しかし一方で，自己免疫性疾患を背景に有するため，免疫複合体の関与が乏しい急性尿細管間質性腎炎の原因としてシェーグレン症候群による TIN であっても矛盾はないとの意見も聞かれた．SLE に合併する急性尿細管間質性腎炎の全例が免疫複合体型であるかどうかについては統一見解はまだないとする意見もあるため，自己免疫疾患の関与の可能性を完全に否定することは難しい．

本症例からのメッセージ：
①急性尿細管間質性腎炎の原因として薬剤性は多い．
②急性尿細管間質性腎炎の原因を判断するのは総合的な評価が重要．
③免疫複合体型急性尿細管間質性腎炎の否定が診断上の重要ポイント．

（第 48 回重松腎病理カンファレンスより）

【文献】

1) 本田一穂：免疫異常に関連した尿細管間質病変と血管病変．腎疾患の病理アトラス尿細管間質疾患と血管疾患の WHO 分類，重松秀一，他監訳，pp.213-229，東京医学社，東京，2005
2) Gonzalez E：Early steroid treatment improves the recovery of renal function in patients with drug-induced acute interstitial nephritis. Kidney Int 73：940-946, 2008
3) 江原孝史：免疫複合体性尿細管間質性腎炎．別冊日本臨牀　新領域別症候群シリーズ No. 17．pp.221-223
4) 新保秀光，他：ループス腎炎の尿細管基底膜沈着免疫複合体の尿細管間質性腎炎への関与．アレルギー 42：941-947，1992
5) Rossert J：Drug-induced acute interstitial nephritis. Kidney Int 60：804-817, 2001

16

著明な管内増殖を伴った壊死性糸球体腎炎の1例

病態診断に難渋した壊死性管内増殖性糸球体腎炎

キーワード 感染性糸球体腎炎，壊死性＋管内増殖性糸球体腎炎

✚ 症例
76歳，女性

✚ 主訴
下血，食思不振，下肢浮腫

✚ 既往歴
72歳から高血圧，高脂血症，狭心症にて近医通院中

✚ 現病歴
2005年8月，両下肢の浮腫に気づき近医受診．尿蛋白（3＋），潜血（3＋）を指摘され，利尿剤が処方された．1週間後，黒色便が2回あり翌日当院紹介受診．精査加療のため入院となった．

✚ 服薬歴
アムロジピン，カンデサルタン，アテノロール，ジルチアゼム，プラバスタチン，硝酸イソソルビド，チクロピジン

✚ 家族歴
特記事項なし

✚ 初診時現症
身長147 cm，体重43.0 kg，血圧182/98 mmHg，脈拍86・整，体温36.6℃．
意識清明．眼瞼結膜に貧血を認める．
呼吸音清，心音清，心雑音なし．腹部平坦，軟．
表在リンパ節腫脹なし．皮疹なし．
両下肢に浮腫を認める．

✚ 初診時検査所見
表参照

✚ 臨床経過
図1参照

尿蛋白，尿潜血陽性およびsCr 2.79 mg/dLと腎機能障害も認めたため，腎臓内科紹介，同日入院となった．入院時下血に対して緊急上部消化管内視鏡を施行．過形成ポリープからの出血を認め，クリップにて止血．チクロピジン内服を中止とした．

腎機能障害の精査目的にて，第5病日に経皮的腎生検を施行した．抗好中球細胞質抗体（ANCA）は陰性であったが腎生検の結果より血管炎に伴う活動性の高い糸球体腎炎と考え，第23病日よりステロイドパルス療法（メチルプレドニゾロン500 mg/日3日間）を施

表　検査所見

尿定性	pH 5.5，蛋白（3+），糖（−），ケトン（−），潜血（3+）
尿沈渣	赤血球 30〜49/HPF，白血球 20〜29/HPF，上皮円柱（+），顆粒円柱（2+），赤血球円柱（+）
蓄尿 24 h	Ccr 24 h 22 mL/分，蛋白定量 3,976 mg/日，Cr 710 mg/日，尿量 1,400 mL
血算	WBC 4,100/μL，RBC 255×10^4/μL，Hb 7.8 g/dL，MCV 89.3 fL，Ht 22.4％，Plt 12.5×10^4/μL
生化学	TP 5.6 g/dL，Alb 3.0 g/dL，AST 25 IU/L，ALT 14 IU/L，LDH 428 IU/L，ALP 272 IU/L，T-Bil 0.6 mg/dL，AMY 114 U/L，CK 107 U/L，Glu 95 mg/dL，T-cho 267 mg/dL，BUN 47.1 mg/dL，Cr 2.79 mg/dL，UA 8.9 mg/dL，Na 135 mEq/L，K 4.6 mEq/L，Cl 101 mEq/L，Ca 8.0 mg/dL，CRP 2.3 mg/dL，ASLO≦60 IU/mL，ASK ≦80 倍
免疫学	IgG 1,092 mg/dL，IgA 228 mg/dL，IgM 58 mg/dL，C3 135 mg/dL，C4 31 mg/dL，CH50 59.3/mL，ANA 20 倍，抗 DNA 抗体（RIA）≦2.0 IU/mL，MPO-ANCA＜10 EU，PR3-ANCA＜10 EU，抗 GBM 抗体＜10 EU
間接蛍光抗体法でのANCA定性検査	P-ANCA/IFA（−），C-ANCA/IFA（−）
感染症	STS（−），HBsAg（−），HCVAb（−）

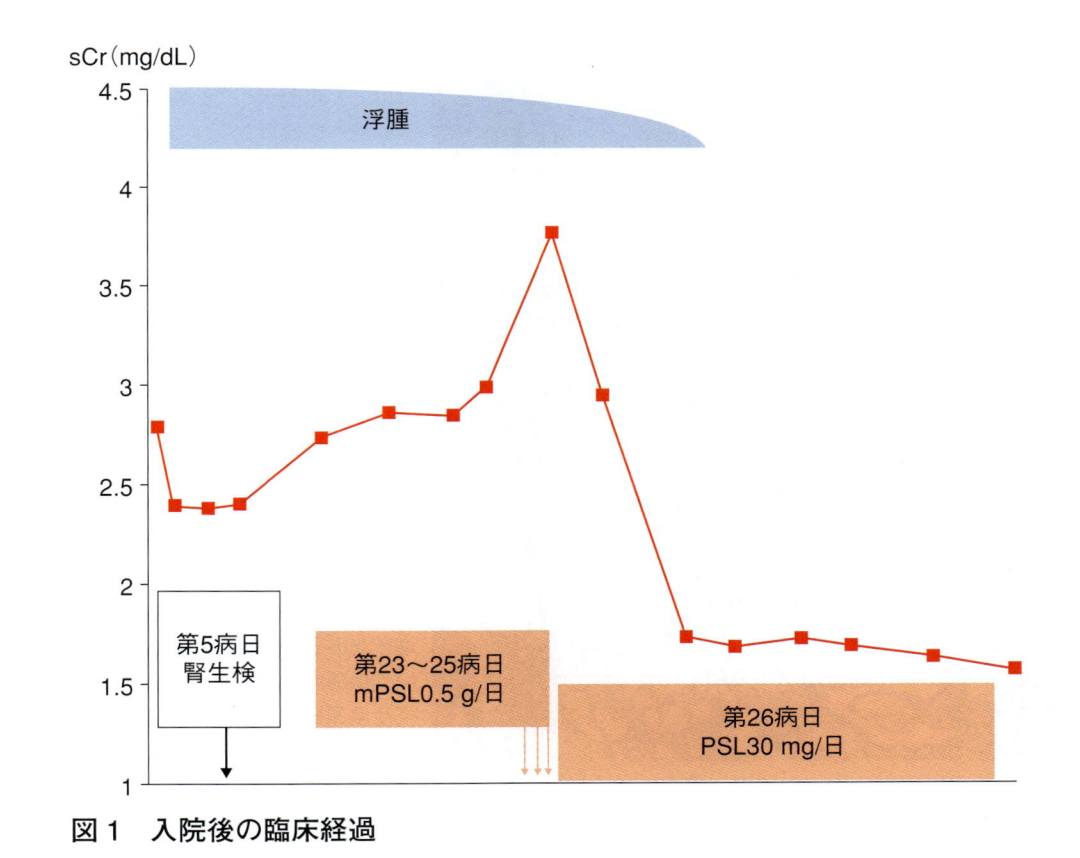

図1　入院後の臨床経過

行，後療法としてプレドニゾロン 30 mg/日の内服を開始した．入院後より 37℃ 台の微熱と CRP の軽度陽性を認めていたが，ステロイドパルス療法後より解熱し CRP も陰性化した．sCr 1.57 mg/dL，Hb 9.8 g/dL まで改善を認め，第 54 病日に退院となった．

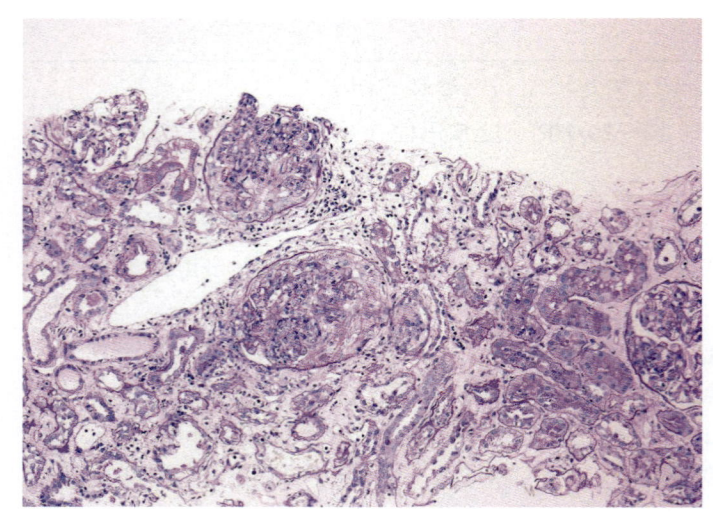

図2　PAS染色　弱拡大

いずれの糸球体もびまん性に管内増殖性変化を認める．一部の糸球体にはフィブリンの管外への析出および細胞性半月体を認める．びまん性に尿細管の萎縮を認め，間質は浮腫状に拡大し小円型細胞浸潤を認める．

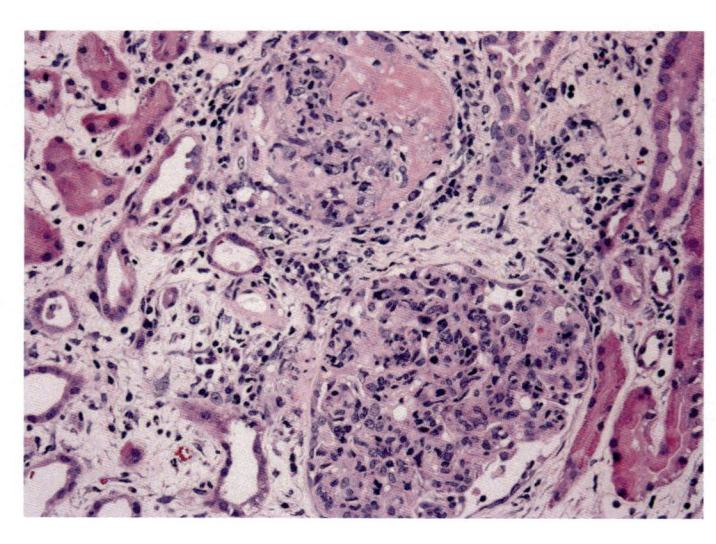

図3　HE染色

糸球体には高度な管内増殖性変化を認め，毛細血管腔はほとんど開大していない．一部の糸球体にはボウマン嚢腔への高度なフィブリン析出を伴う．萎縮尿細管を認め，間質は浮腫状に拡大し単核球優位の細胞浸潤を認める．傍尿細管毛細血管内にも細胞増多を認める．

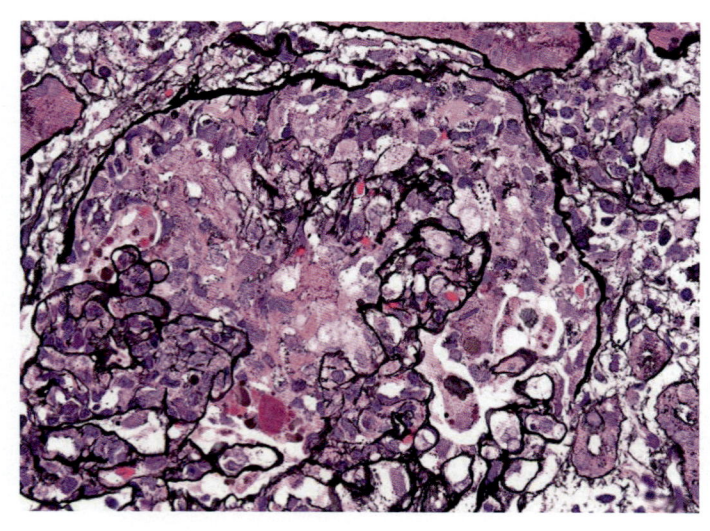

図4　PAM-HE染色

糸球体係蹄壁が広範囲に断裂し，フィブリンの析出を伴う．ボウマン腔内には多数の炎症細胞が浸入しているが好中球は少なく小円型細胞が多い．管外性に細胞増多をみるが，明らかな細胞性半月体の形成はまだない．係蹄内には内皮細胞，メサンギウム細胞の増殖と炎症浸潤細胞の集積による管内増殖性変化を認め，毛細血管腔は狭小化している．

✚ 腎生検所見

光顕所見（図2～6）：

　　糸球体は19個得られており，びまん性に管内増殖を認め，管腔内に炎症細胞（単核球＞好中球）の浸潤を認める．巣状分節状にメサンギウム融解を認める．8個の糸球体に細胞

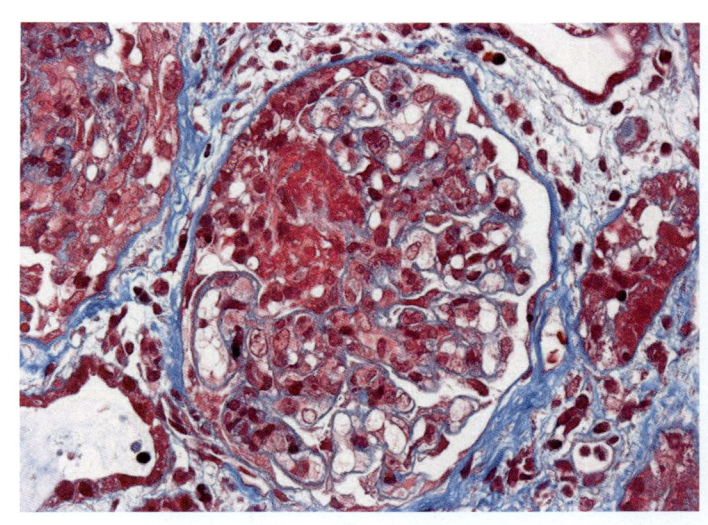

図5 Masson Trichrome 染色
係蹄壁の断裂とフィブリンの析出および管外性細胞増加を認める．内皮細胞，メサンギウム細胞の増殖と浸潤細胞による管内増殖性変化を認める．一部係蹄壁の上皮側に沿ってフクシン陽性の沈着物を認める．軽度の尿細管炎の所見を認める．間質は浮腫状に拡大し一部線維化を伴う．間質に単核球を主体とした細胞浸潤を認める．

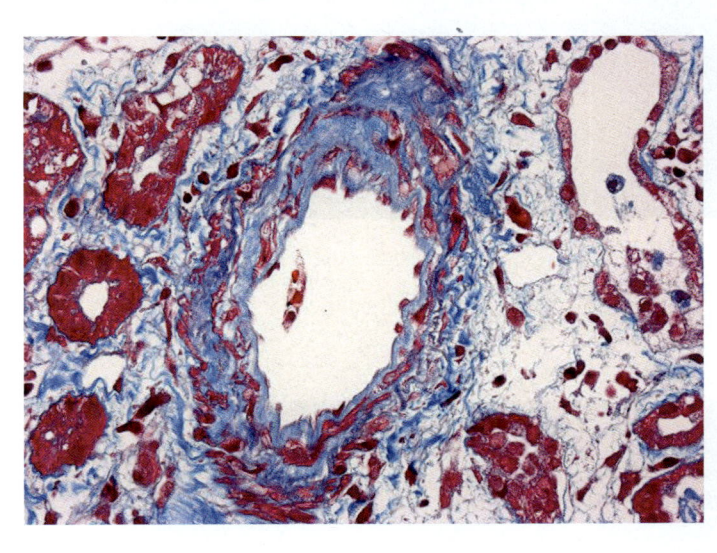

図6 Masson Trichrome 染色
小動脈では平滑筋層の萎縮が目立つが，炎症細胞の浸潤はなく血管炎の所見は認めない．

性半月体を認め，一部フィブリンの析出を伴う．巣状分節状のフィブリノイド壊死を認め，破綻した基底膜からボウマン腔へのフィブリンの析出を認める．

びまん性に尿細管の萎縮を認め，赤血球円柱を伴う尿細管が散見される．尿細管炎を認める．びまん性に間質の浮腫と炎症細胞浸潤を認める．炎症細胞は形質細胞を含む単核球優位だが，一部好中球の浸潤を認める．

細動脈は異常を認めない．小葉間動脈レベルの血管に線維性内膜肥厚を認める．傍尿細管毛細血管内に単核球優位の炎症細胞を認める．

免疫蛍光所見（図7）：
すべて陰性．

電顕写真（図8，9）：
糸球体毛細血管腔内に白血球を主とする著明な細胞増多を認める．免疫複合体を示唆する高電子密度の沈着物は認めない．

臨床医の病理診断の要約：
著明な管内増殖を認めるが，蛍光・電顕所見からは明らかな免疫複合体の所見は認めない．免疫複合体がないことに加えて，管腔内の炎症細胞における好中球の比率が少ないこと，強い壊死性病変を認めることから溶連菌感染後急性糸球体腎炎よりはANCA陰性の

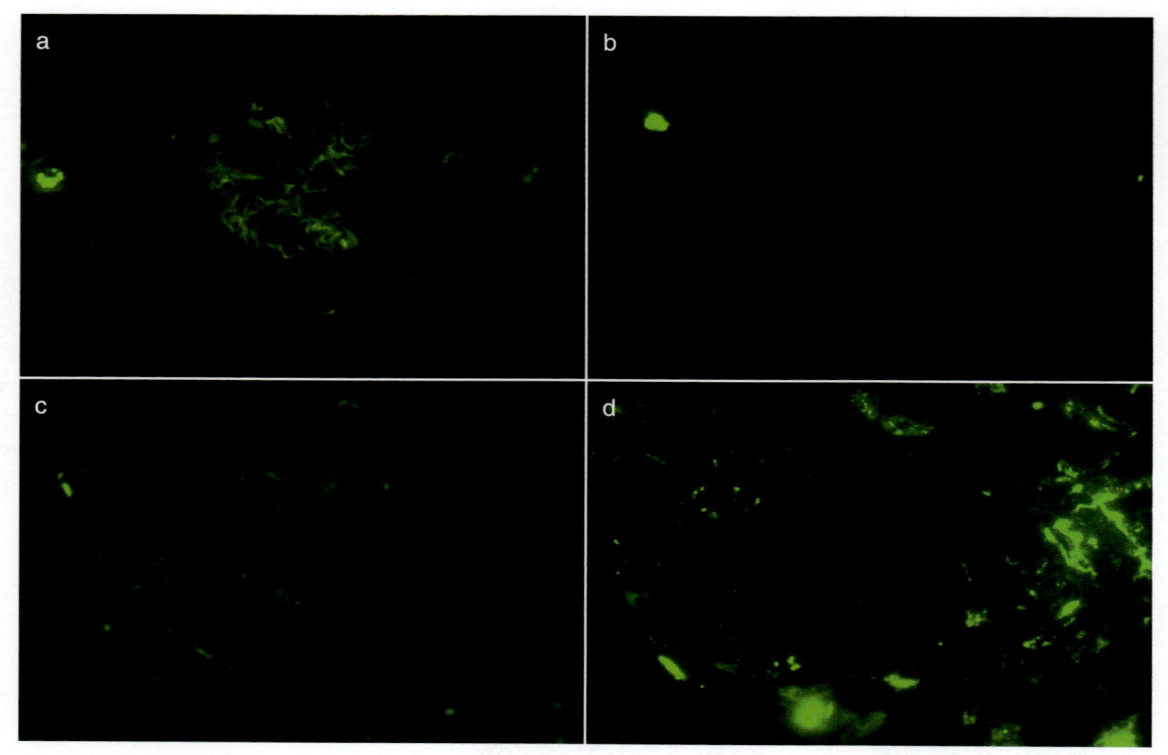

図7　蛍光抗体法
a：IgG，b：IgA，c：IgM，d：C3
C3を含め免疫グロブリンや補体はすべて糸球体への有意沈着を認めず．

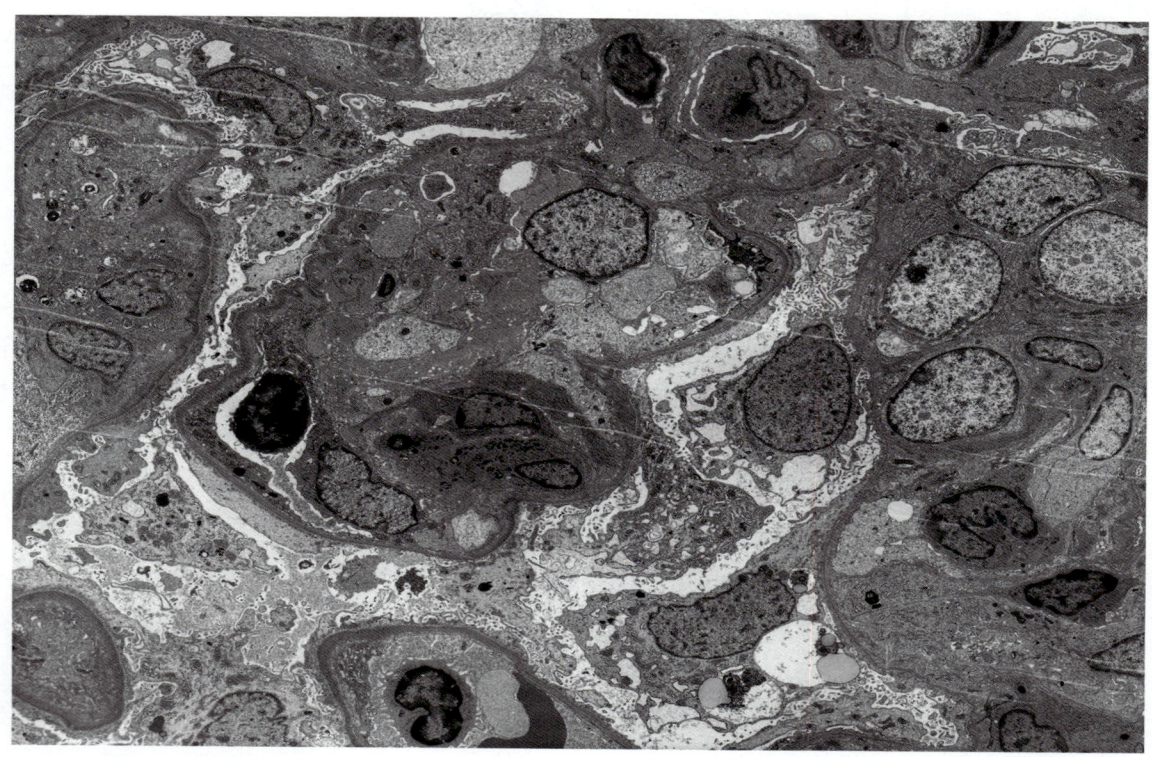

図8　電顕　糸球体所見
糸球体係蹄血管腔内や崩壊したメサンギウム内にマクロファージを主体とする多数の白血球を認める．内皮細胞の腫大を認め，係蹄血管腔の開きはよくない．係蹄上皮細胞足突起の扁平化を認める．免疫複合体を示唆する高電子密度の沈着物はみられない．

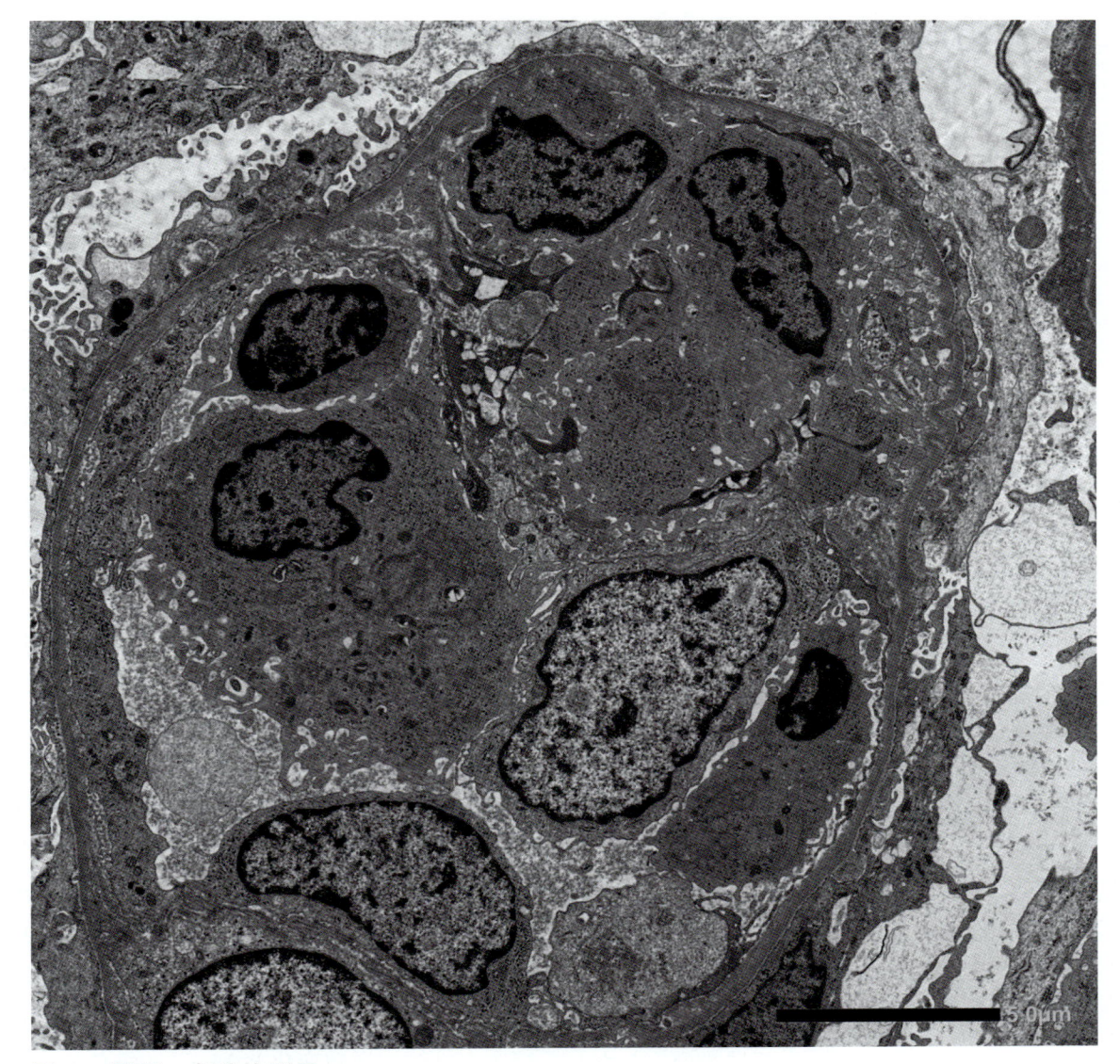

図 9 電顕 糸球体所見
糸球体毛細血管内腔と浮腫性ないし融解性となった傍メサンギウムに単核球が集積し血管腔は狭小化している．内皮細胞は軽度の腫大を示し，活性化した単核球と内皮細胞との接着が一部でみられる．免疫複合体を示唆する高電子密度の沈着物はみられない．

毛細血管炎（壊死性糸球体腎炎）と考えられる．副腎皮質ステロイドによる免疫抑制療法が必要と考えられる．

✚ 初診時画像所見

　　胸部 X 線：肺野異常なし．
　　腹部 CT：軽度心拡大，少量心囊水を認める．両腎形態に異常なし．
　腎生検所見：
　　すべての糸球体で管内増殖性病変が非常に高度であった．観察糸球体 19 個中 8 個に全周性には広がっていない細胞性半月体を認め，一部の糸球体には糸球体係蹄壁の断裂とフィブリン析出を認めた．

✚ 症例の問題点

　　本症例は臨床的には，浮腫，血尿，高血圧，蛋白尿，腎機能低下で受診した急性糸球体腎炎症候群である．初診時に CRP の軽度上昇を認めているが，明らかな感染巣はなく，先

行感染の存在もない．腎生検では19個中8個に細胞性半月体を認め，一部の糸球体には基底膜の断裂とフィブリン析出を認めることから壊死性糸球体腎炎に分類される．壊死性糸球体腎炎はANCA関連腎炎やループス腎炎，IgA腎炎などの特に重症病型で認められる病理所見であるが，原疾患が認められない場合には特発性壊死性糸球体腎炎と呼ばれる．治療の基本はステロイドパルス療法（methylprednisolone 500〜1,000 mg/日，3日間，後療法prednisolone 0.8 mg/kg/日）を含むステロイド治療である．細胞性半月体形成が主体で臨床的に急速進行性糸球体腎炎を呈している場合には免疫抑制薬（cyclophosphamide）の併用療法が行われる[1]．壊死性糸球体腎炎の病因は免疫蛍光抗体法（免疫グロブリン，補体染色）により糸球体毛細血管壁が①線状型（linear pattern），②顆粒状型（granular pattern），③微量免疫型（pauci-immune pattern：ごくわずかに染色を認める）の3つに分けられる．線状型には抗GBM抗体が，顆粒状型には免疫複合体が，微量免疫型のほとんどはANCAが関与している．本症例はこの分類によれば微量免疫型となり，ANCA陰性のため特発性と呼ばざるを得ない．微量免疫型のほとんどにANCAが関与していると考えられているが，MPO-ANCA, PR3-ANCA陰性で間接蛍光抗体法でANCAが存在するdouble negative ANCAによる壊死性糸球体腎炎も存在する．今回の症例では間接法でのANCA定性も陰性であったためANCA血管炎に伴う壊死性糸球体腎炎は否定されている．ANCA陰性のpauci-immune型壊死性糸球体腎炎の症例が報告されている[2,3]．そのほかの原因が特定できなければ特発性壊死性糸球体腎炎と診断されることになる．

　一方で本症例はびまん性に管内増殖を認める．管内増殖性腎炎は急性糸球体腎炎（acute glomerulonephritis：AGN）が代表であり，そのほかにループス腎炎，膜性増殖性腎炎，IgA腎症の一部の症例でも管内増殖を認める場合がある．AGNの発症機序は，A群β溶血連鎖球菌を代表とした先行感染由来抗原とそれに対する抗体により形成された免疫複合体の糸球体沈着が原因と考えられており，重篤な症例では半月体形成を認める場合がある[4]．本症例では血清補体低下やASO, ASKの上昇はみられなかったことより溶連菌関連の急性糸球体腎炎ではない．しかし，びまん性管内増殖変化とMasson染色により赤染色されるhump様上皮沈着物の存在，小動脈に壊死性血管炎の所見を認めないことから，病因として非溶連菌性急性糸球体腎炎の可能性が考えられる．非溶連菌性急性糸球体腎炎は各種の細菌，ウイルス，真菌，原虫感染などで発症し，感染形態も上気道炎や肺炎から脳室心房シャント（VAシャント）感染，敗血症，深部膿瘍，心内膜炎までさまざまである．非溶連菌性感染性糸球体腎炎の組織像は多彩で1/3は半月体形成性糸球体腎炎を呈するとされている．また，低補体血症を伴わないことはまれではない．総合的な判断として本症例は，感染性糸球体腎炎の可能性が高いと考えられる．

✚ 病理医の見解

　小動脈に血管炎の所見を認めず，びまん性管内増殖性変化を認め，一部hump様の沈着像を認めることから，何らかの全身感染症後糸球体腎炎が考えられる．感染後糸球体腎炎は，溶連菌感染後急性糸球体腎炎の臨床病理像が定着したことで，感染源によりその臨床病理像が大きく異なることが十分には浸透していない．特発性半月体形成性糸球体腎炎と診断されるなかには非典型的感染後糸球体腎炎の可能性がある．また，感染中にANCAが陽性となる症例もある．典型的感染後糸球体腎炎，非典型的感染後糸球体腎炎，MRSA腎炎のような感染中糸球体腎炎，持続感染性糸球体腎炎など臨床経過もさまざまで，対応する病理所見も多様であることを認識することが重要である．

✚ その後の臨床経過

外来にてステロイドを漸減し2013年5月より終了とされている．腎機能は悪化なく，2013年9月 BUN 23.7 mg/dL, Cr 1.31 mg/dL 程度で推移している．尿蛋白は2010年8月よりほぼ陰性化している．全経過中 ANCA は陰性であった．

本症例のポイント：
①特発性壊死性糸球体腎炎の原因は？
②原因特定困難な壊死性糸球体腎炎が存在する．
③非定形的感染性糸球体腎炎の臨床病理学的スペクトラムは広い．

（第35回重松腎病理カンファレンスより）

【文献】

1) 松尾清一，他：急速進行性腎炎症候群の診療指針第2版．日腎会誌 53：509-555, 2011
2) Shimizu M, et al：A case of a 6-year-old girl with anti-neutrophil cytoplasmic autoantibody-negative pauci-immune crescentic glomerulonephritis. Clin Exp Nephrol 15：596-601, 2011
3) 林 みゆき，他：混合性結合組織病（MCTD）に好中球細胞質抗体（ANCA）陰性の pauci-immune 型壊死性糸球体腎炎を合併した1例．日腎会誌 54：556-560, 2012
4) 疋田知之，他：メサンギウム融解と半月体形成を伴う劇症型急性溶連菌感染後糸球体腎炎の1例．日腎会誌 44：744-749, 2002

17

多彩な腎病変を呈した関節リウマチ（RA）患者の1例

RAの腎病変に特異的な所見はあるのか？

> **キーワード** RA，半月体形成性腎炎，混合型クリオグロブリン血症，アミロイドーシス，尿細管間質性腎炎

✚ 症例
53歳，女性

✚ 主訴
腎機能障害，汎血球減少精査

✚ 現病歴
2000年RAを指摘される．

2005年から他院通院中．一時金製剤，salazosulfapyridine使用．

2006年2月エタネルセプト開始，肝障害のため3月中止．

2006年5月methotrexate 8 mg開始（9月〜16 mg，12月〜12 mg）．

2007年1月中旬より肉眼的血尿出現（cystoscopy未施行）．

2月肝機能障害，発熱，全身倦怠感出現．MTX 4 mgへ減量，中止．

汎血球減少，腎障害を認め3月当院紹介入院．以前と比して腎腫大傾向を認める（図1）．

✚ 身体所見
160 cm，46.6 kg．瞼結膜に貧血を認める．

胸部収縮期雑音を聴取，腹部平坦かつ軟，下腿浮腫．皮疹（−）

✚ 前医での検査結果
2006年5月 OB（3＋），UP（＋／−），RBC 50〜75/HPF（dismorph）

7月 OB（3＋），UP（2＋）

8月 OB（3＋），UP（＋／−），RBC 150〜200/HPF（dismorph）

9月 OB（3＋），UP（−），RBC 50〜75/HPF

11月 OB（2＋），UP（−），RBC 3〜5/HPF

2007年2月 OB（3＋），RBC多数（dismorph），UP（2＋），RBC円柱，顆粒円柱．Cr 1.1 mg/dL

✚ 入院時検査結果
OB（3＋），UP（3＋）204 mg/dL，US（−），RBC＞100/HPF，WBC 10〜19/HPF，扁平上皮 1/HPF，硝子円柱 5〜9/WF，顆粒円柱 100/WF

WBC $1.5 \times 10^3/\mu L$（Lymph 24.8，Mono 2.8，Neut 66.2，Eos 5.5，Baso 0.7），RBC $256 \times 10^4/\mu L$，Hb 7.3 g/dL，Ht 21.7％，PLT $5.0 \times 10^4/\mu L$，TP 4.71 g/dL，Alb 1.90 g/dL，CK 54 IU，AST 44 IU，ALT 83 IU，LD 255 IU，AL-P 419 IU，γ-GT 62 IU，ChE 100 IU，LAP 76 IU，Amy 72 IU，Cr 2.26 mg/dL，UA 5.34 mg/dL，UN 28.8 mg/dL，Glc 119 mg/

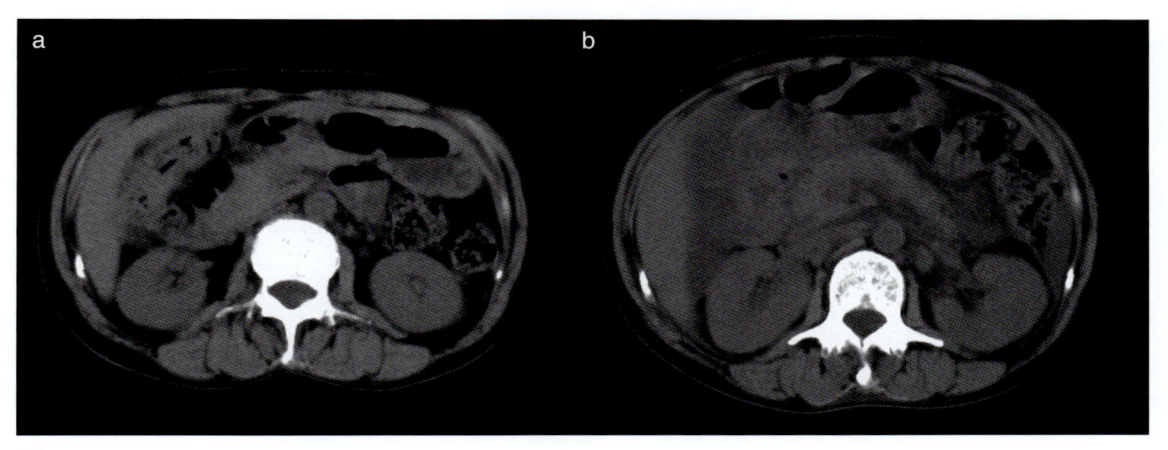

図 1
1月（a）と3月（b）の比較．2カ月の経過で明らかに腎腫大の出現があり腹水貯留が認められる．

dL，TG 162 mg/dL，T-Cho 124 mg/dL，Na 135 mEq/L，K 3.8 mEq/L，Cl 100 mEq/L，T-Bil 0.69，CRP 8.06 mg/dL，C3 52 mg/dL，C4 12 mg/dL，CH50 16 U/mL，ANA＜40，C1q＜1.5 μg/mL，RA 50 IU/mL，RFIgG 0.6，CARF 74.0 AU/mL，MMP-3 111 ng/mL，IEP M protein（−），MPO-ANCA＜10 U/mL，PR3-ANCA＜10 U/mL，GBM＜10 U/mL，cryoglobulin mixed type（IgM＋IgG）

✚ 入院後経過

3月骨髄穿刺施行．低形成．悪性像なし．血球貪食像なし．

G-CSF，PC輸注し血球系は徐々に改善．

3月経皮的腎生検施行．

経過表を図2に示す．

Gaシンチ：腎臓への取り込みが上昇しているが強くはない．

✚ 腎病理所見（図3〜15）

Necrotizing Crescentic GN（pauci immune）

AA型 Amyloidosis

Tubulo-Interstitial Nephritis

糸球体は20個採取されており，荒廃糸球体は認めない．半月体が10個の糸球体に認められる．10個の半月体のうち6個は全周性の線維細胞性半月体を形成しており，硬化性変化が認められる．3, 4個の糸球体は細胞性の小半月体から全周性の半月体を呈し，フィブリンの析出も認められる．管内増殖性病変や係蹄壁の二重化も散見される．

血管極から細小動脈にPAS弱陽性物質の沈着が認められるCongo Red陽性，過マンガン酸カリウムにて消失．

間質は広範囲に小円形細胞の浸潤を呈する．好中球，好酸球は目立たない．

IF：IgA mes（＋−），IgG mes（＋−）segmental，IgM mes（＋−），Fib crescent に（＋），C1q negative，C3 negative，C4 negative

✚ 本症例の腎病変への考察と課題

関節リウマチ（rheumatoid arthritis：RA）患者で腎病変を合併する場合，薬剤による膜性腎症やアミロイドーシスによる腎不全が多く，血管炎による腎病変はまれとされている．しかし一部では血管炎に起因する症例がある．わが国では悪性関節リウマチ（malig-

図2

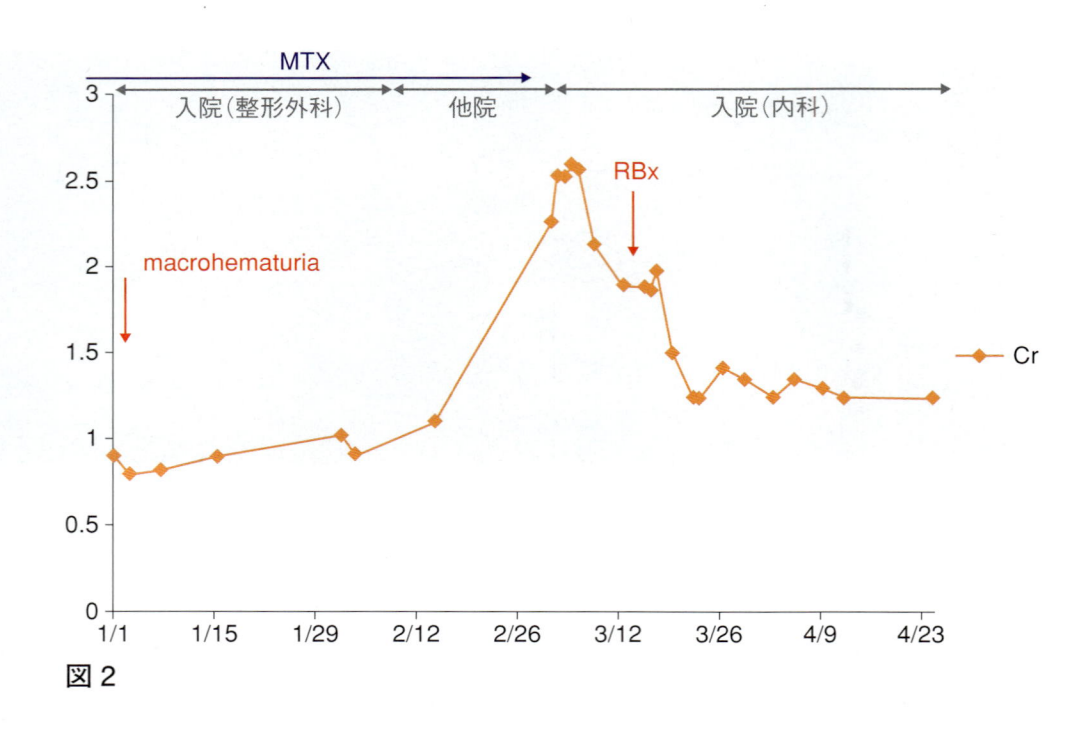

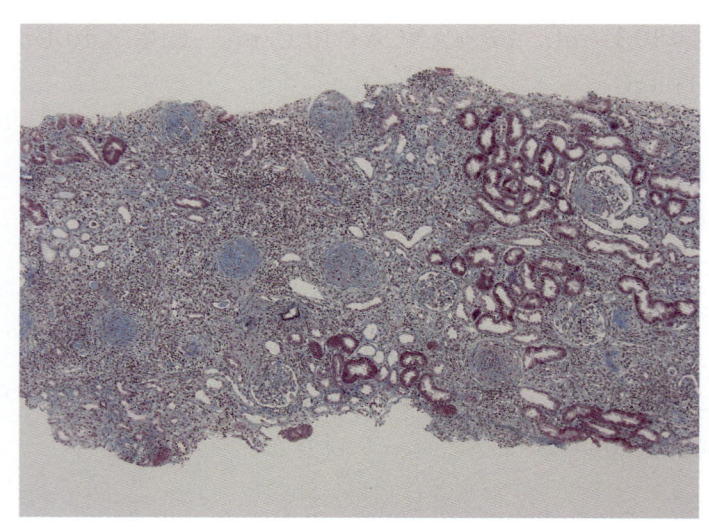

図3 Masson Trichrome 染色
間質に広範囲に高度な細胞浸潤を認める．尿細管は限局的に残っている部位もあるが概ね消失している．荒廃糸球体と半月体形成糸球体がみられる．

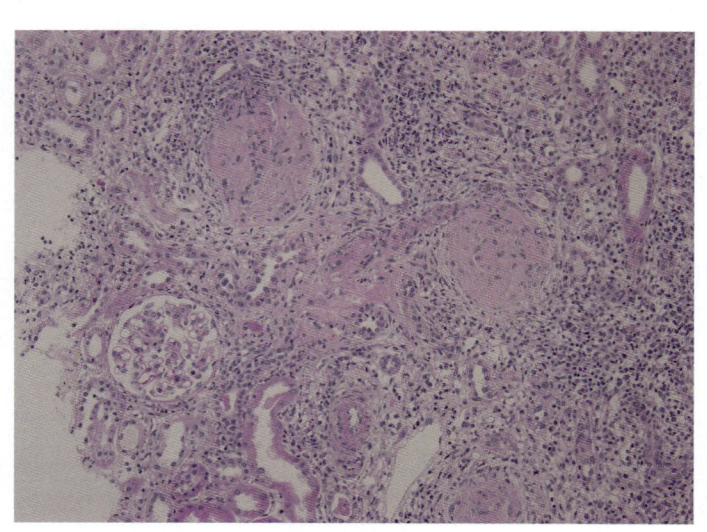

図4 HE 染色
間質細胞浸潤はリンパ球を主体とし，好中球，好酸球はみられない．

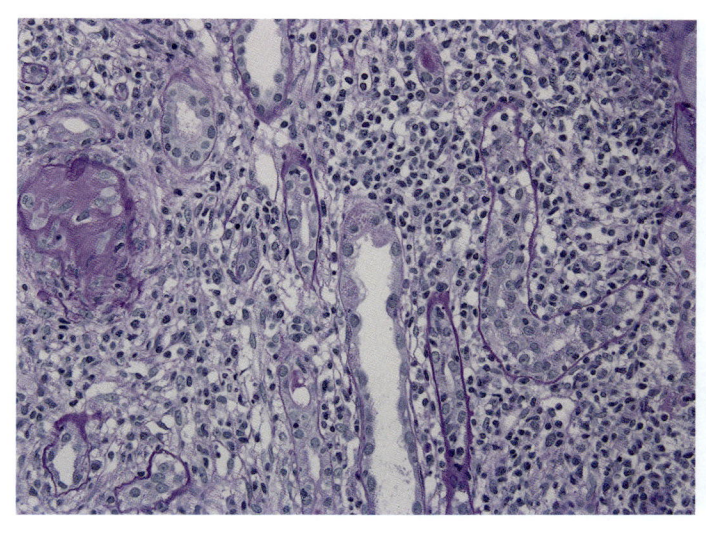

図5 PAS染色
リンパ球を主体とする著明な間質細胞浸潤.
尿細管炎を伴っている.一部尿細管基底膜(TBM)の
破綻(不連続像)を認める.

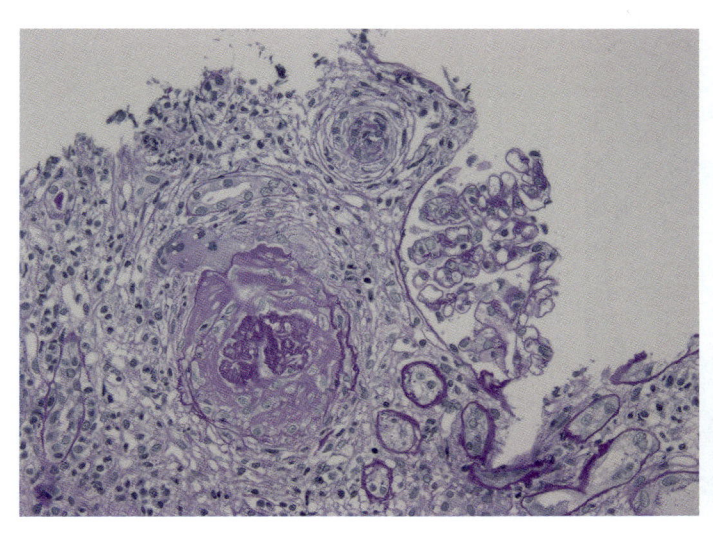

図6 PAS染色
半月体形成から全節性硬化に陥ったと思われる糸球
体.ボウマン嚢外周の一部に多核巨細胞を認める.

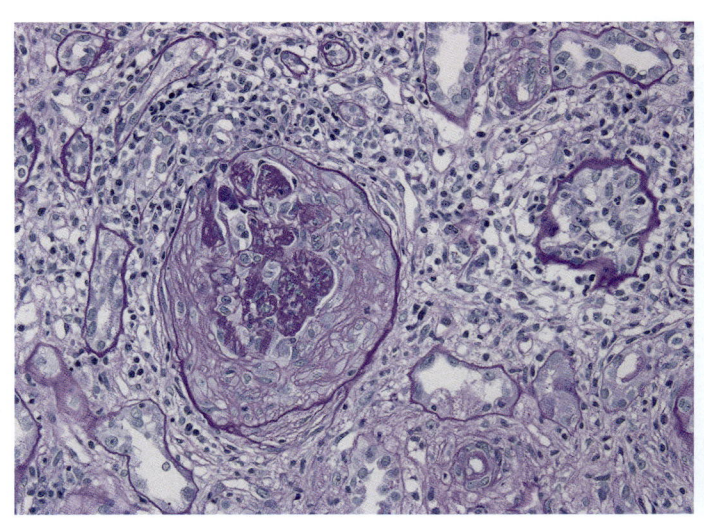

図7 PAS染色
線維細胞性半月体を認める.

nant rheumatoid arthritis：MRA)として分類され,海外ではリウマトイド血管炎(rheumatoid vasculitis：RV)としてされている[1].MRAの血管炎は全身性動脈炎型(Bevans型)と四肢末梢皮膚などに限局した末梢性動脈炎型(Bywaters型)に大別される.
　全身血管炎型では,中小動脈から細小動静脈が傷害される.関節リウマチ患者に,発熱,

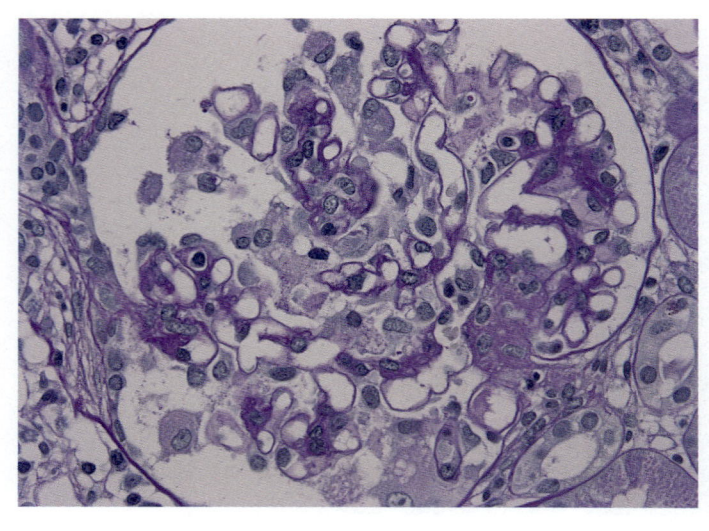

図8　PAS染色
血管極部にPAS弱陽性物質の沈着を認める．著明に腫大した係蹄上皮細胞を認める．ボウマン嚢との癒着性病変がみられる．

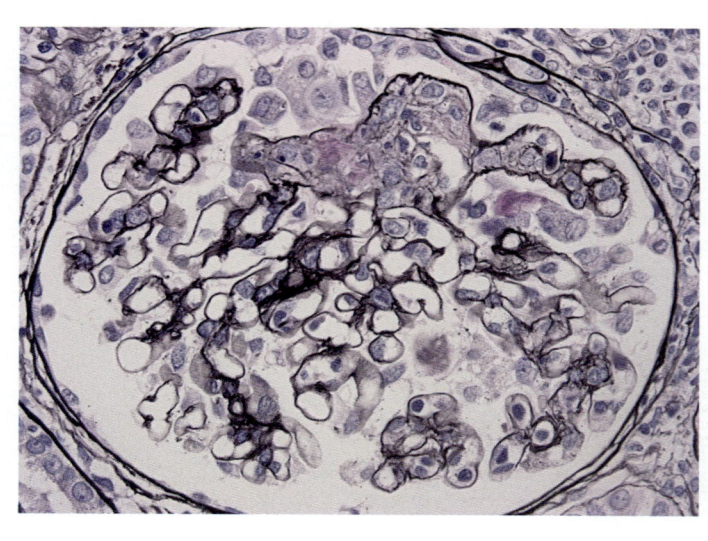

図9　PAM-HE染色
糸球体の基本構築の破綻が認められる．すなわち係蹄壁の壊死性病変とメサンギウム融解である．同部では，係蹄内外の細胞の腫大が目立つ．他の係蹄では管内増殖性病変も伴っている．

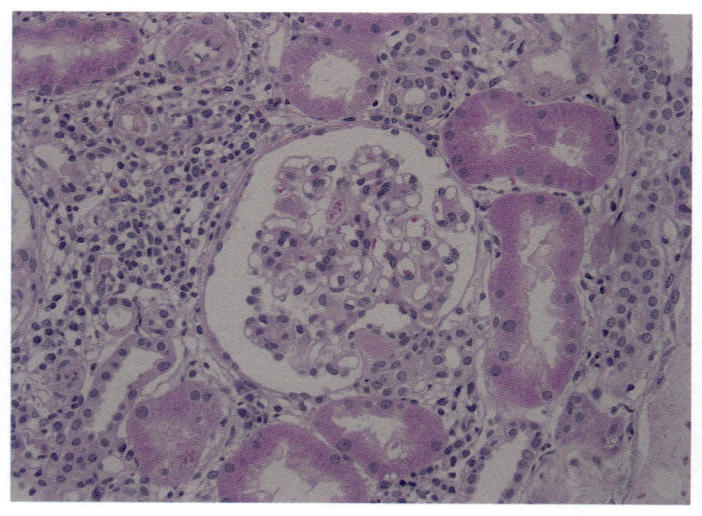

図10　HE染色
血管極部にやや赤染した均質の構造物の沈着を認める．

　紫斑，筋力低下，間質性肺炎，多発単神経炎，消化管出血，上強膜炎などの全身の血管炎に基づく症状がかなり急速に出現し，リウマトイド因子高値，血清補体価低値，免疫複合体高値を示す．
　末梢動脈炎型では皮膚の潰瘍，梗塞，または四肢先端の壊死や壊疽を主症状とする．

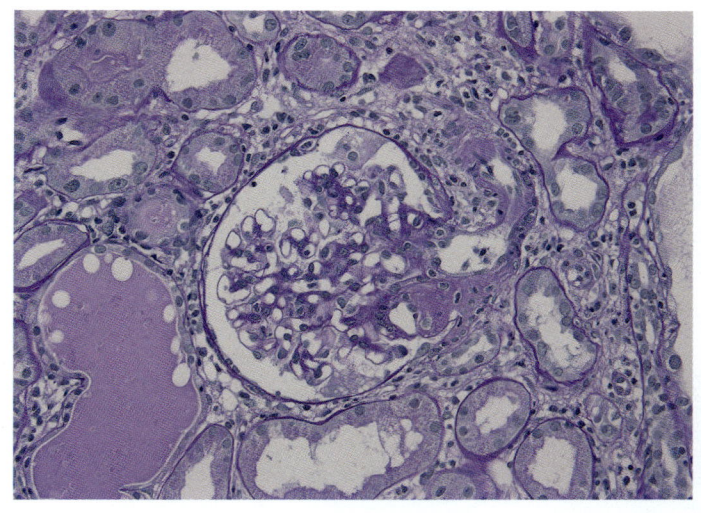

図 11　PAS 染色
血管極部に PAS 弱陽性の沈着物を認める．上皮細胞は腫大している．

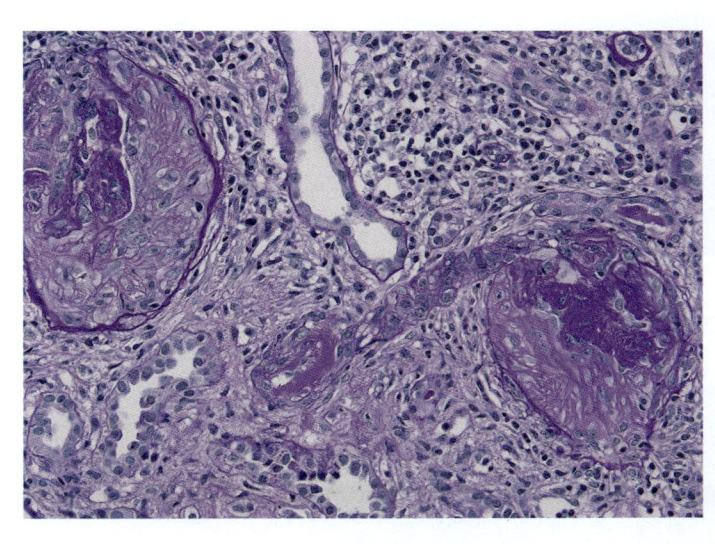

図 12　PAS 染色
線維性，線維細胞性糸球体がみられる．
細動脈の hyalinosis を認める．細動脈の中膜平滑筋細胞も変性，消失を示す．

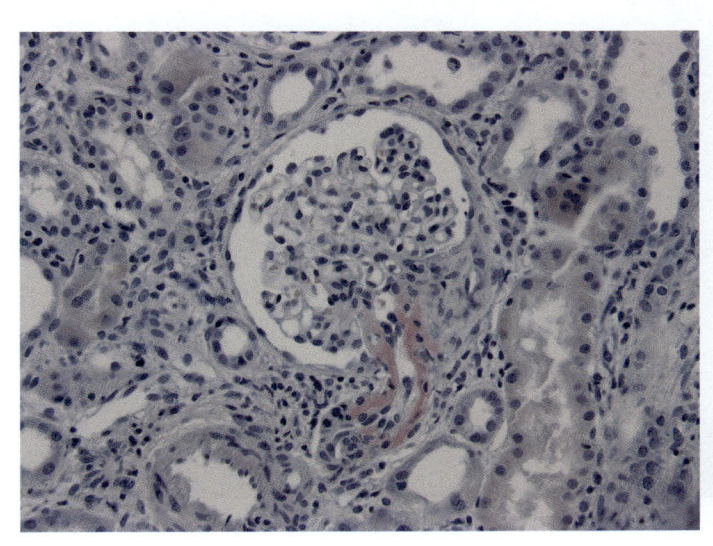

図 13　コンゴーレッド染色
輸入細動脈壁にアミロイドの沈着を認める．
一部の PTC 周囲にもアミロイドは陽性であった．

　剖検データでは，日本において 31％の RA 患者で全身性血管炎を認めたと報告されている[2]．しかしながら RA 患者における臨床的に明らかな血管炎は，剖検報告によって認められるほど頻度が高くない．
　ある報告によると RA の診断から RV の発症まで 13.6 年とされている[3]．RV を発症する

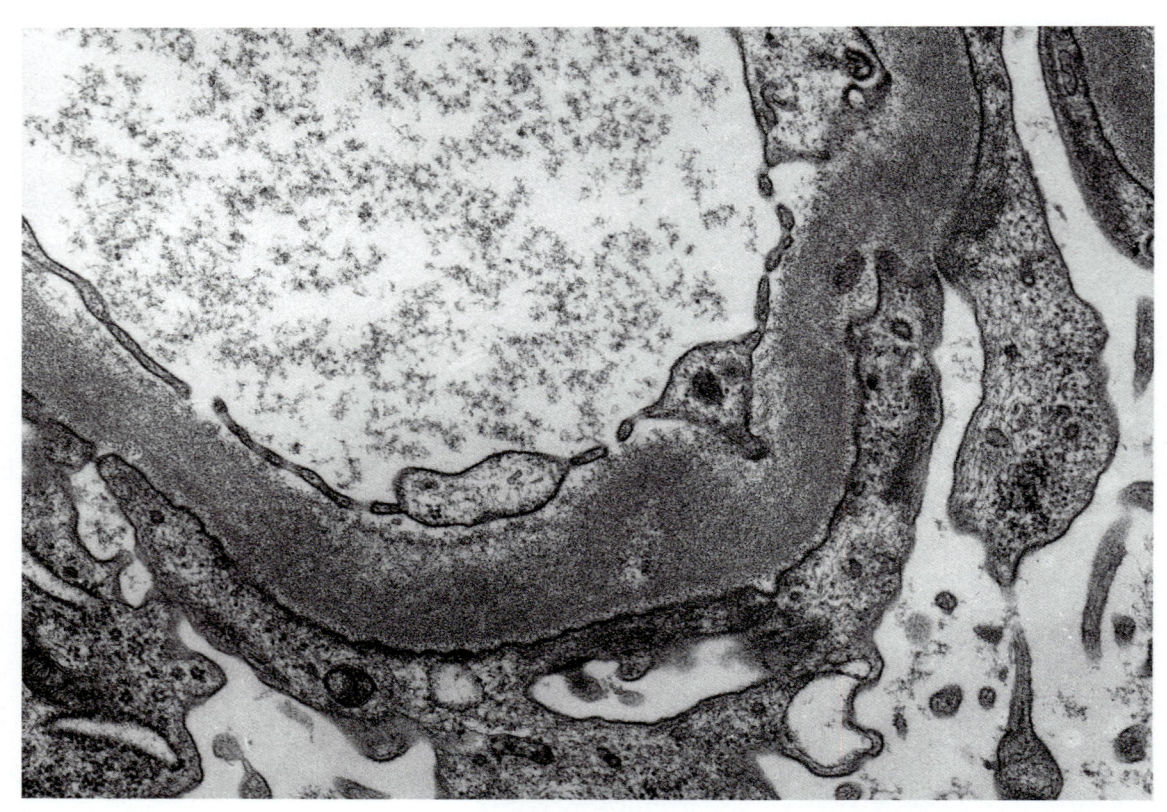

図 14 電顕
糸球体基底膜（GBM）に不明瞭な線維様の沈着物がわずかに認められる部位がごく一部にあった．しかし，小管状構造などはない．
内皮細胞下に新生基底膜がみえる．

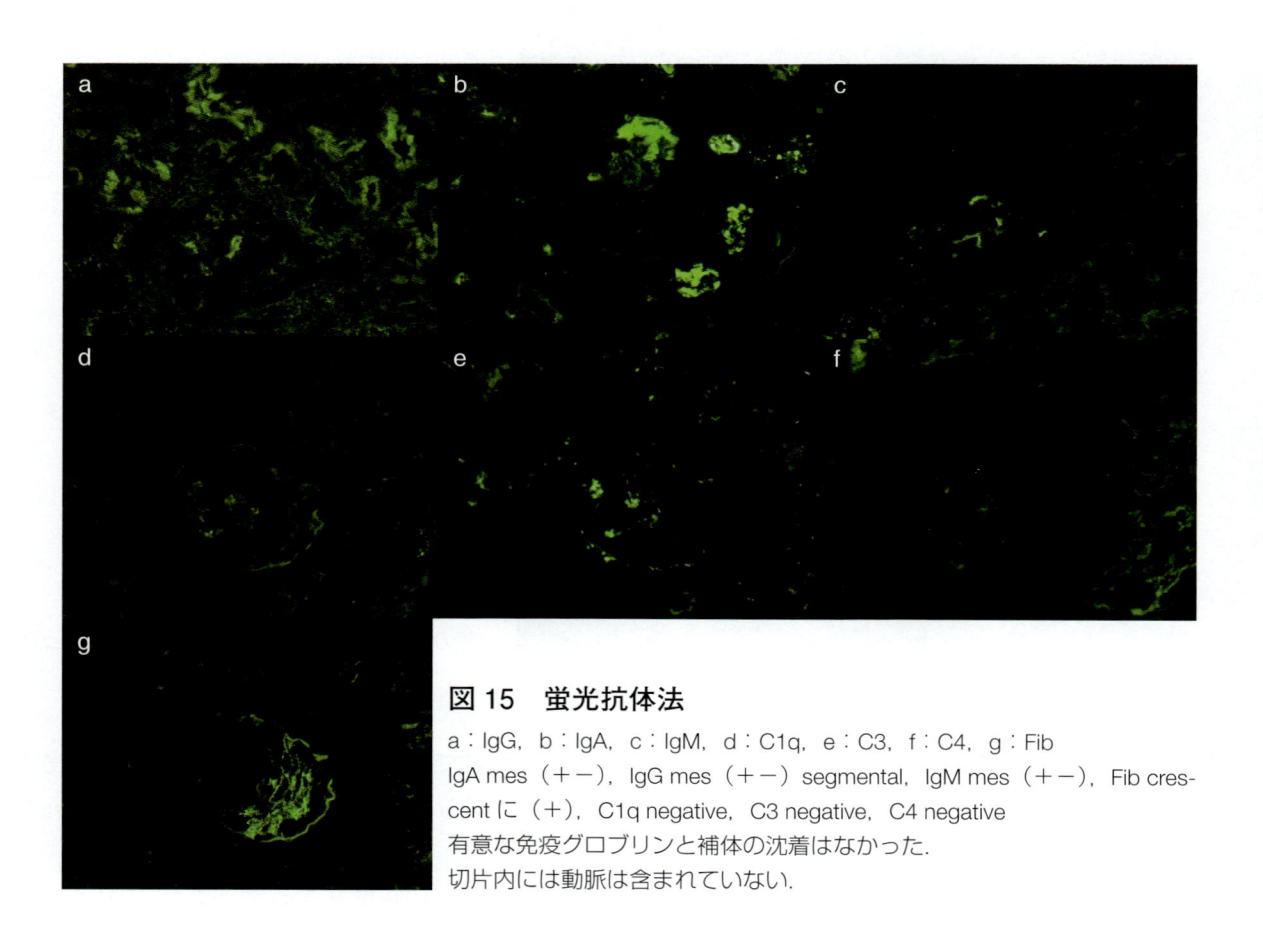

図 15 蛍光抗体法
a：IgG，b：IgA，c：IgM，d：C1q，e：C3，f：C4，g：Fib
IgA mes（＋−），IgG mes（＋−）segmental，IgM mes（＋−），Fib crescentに（＋），C1q negative，C3 negative，C4 negative
有意な免疫グロブリンと補体の沈着はなかった．
切片内には動脈は含まれていない．

危険因子としては，高力価のリウマトイド因子，骨びらん，リウマトイド結節の存在，発症から1年以上を経過があげられる[4]．女性に比し男性であることもRVの発症リスクを2〜4倍増加させる[5]．MTXに関しては，DLSTの偽陽性が高率に起こることが報告されており，本症例のDLST陽性の解釈は難しいとされている．

関節リウマチ患者に壊死性半月体形成性腎炎を認めたが，悪性関節リウマチに伴う腎障害と理解してよいのだろうか？

また，（IgM＋IgG）のポリクローナルクリオグロブリンが検出されているがその関与はあったのだろうか？

動脈では典型的な血管炎を確認できなかったが間質病変はRA関連の血管炎に起因するものと考えてよいのだろうか．それ以外の尿細管間質性腎炎の可能性はあったのだろうか？

血尿と腎機能傷害の時相が乖離している印象がある．今回の腎機能障害は血管炎が主体で間質病変によるものだろうか？

MTXがDLST陽性であった．MTXのDLSTは偽陽性が多いことが知られているが，間質病変に薬剤の影響はあるのだろうか．

✚ 病理医からのコメント

混合型クリオグロブリンが検出されているが光顕でのマクロファージの関与が少なく免疫沈着に乏しいこと，免疫蛍光抗体法の所見，電顕所見からは腎病変にクリオグロブリン関与はなかったと考える．

Pauci-immuneタイプの壊死性糸球体腎炎は，悪性関節リウマチなどでは報告されているため，ANCA検査結果が陰性であったことからは本症例の糸球体病変はRAに関連したものと考えたい．悪性関節リウマチでは血管炎の報告が多いが，本例では形態的には動脈レベルの血管炎は確認されていない．したがって，診断名としてRA関連の血管炎とすることには無理がある．

尿細管間質性病変を間質性腎炎と診断することは形態学的には問題ない．しかし，その原因が，RA関連なのか，治療薬の影響なのかは特定できない．MTXに対してDLST陽性であったが，臨床的に意味があるかは不明である．

AA-アミロイドーシスが確認されているが病変としてはきわめて限局的であり，腎アミロイドーシスの診断をつけるレベルではない．

本症例のように多彩な病変が混在して出現し，その病態として一元論で整理が難しい際には無理に一元論にこだわらないことも必要である．臨床経過のなかから十分に可能な検索を継続することが重要である．

本症例のポイント：
・糸球体炎を伴うRA症例でクリオグロブリン，薬剤性間質性腎炎の合併の可能性も示唆された．

（第38回重松腎病理カンファレンスより）

【文献】

1) Genta MS, et al：Systemic rheumatoid vasculitis：a review. Semin Arthritis Rheum 36：88-98, 2006

2) Suzuki A, et al : Cause of death in 81 autopsied patients with rheumatoid arthritis. J Rheumatol 21 : 33-36, 1994
3) Scott DG, et al : Systemic rheumatoid vasculitis : a clinical and laboratory study of 50 cases. Medicine 60 : 288-297, 1981
4) Voskuyl AE, et al : Factors associated with the development of vasculitis in rheumatoid arthritis : results of a case-control study. Ann Rheum Dis 55 : 190-192, 1996
5) Watts RA, et al : The incidence of rheumatoid vasculitis in the Norwich Health Authority. Br J Rheumatol 33 : 832-833, 927, 1994
6) Allergy Clin Immunol Int 17 : 156-161, 2005

18

膜性腎症を合併した抗糸球体基底膜（GBM）抗体型糸球体腎炎の1例

抗GBM抗体型糸球体腎炎と膜性腎症の合併は偶然か？

キーワード 急速進行性糸球体腎炎，抗GBM抗体型糸球体腎炎，膜性腎症，IgGサブクラス染色の有用性

＋ 症例
51歳，男性

＋ 主訴
肉眼的血尿

＋ 既往歴
41歳：十二指腸潰瘍（保存的治療）
48歳：睡眠時無呼吸症候群（持続式陽圧呼吸療法），アレルギー性鼻炎

＋ 現病歴
これまでに検尿異常や腎機能低下を指摘されたことはなかった．入院約3週間前に発熱・頭痛・倦怠感が出現した．当院受診1週間前，倦怠感が持続するため近医を受診し，ロキソプロフェン120 mg/日の処方を受けた．入院2日前に肉眼的血尿を自覚して再度近医を受診し高度蛋白尿・低蛋白血症・腎機能低下（2月でCr 0.94→1.58 mg/dL）を認めたため当科紹介受診となった．

＋ 服薬歴
3年　ロラタジン10 mg/日，モンテルカストNa 10 mg/日服用

＋ 生活歴
喫煙タバコ30本×30年．機会飲酒

＋ 家族歴
父：大腸癌，母：B型肝炎

＋ 初診時現症
身長174 cm，体重83.3 kg，血圧126/76 mmHg，心拍数92回/分，呼吸数12回/分，頭頸部：異常所見なし，胸部：1音2音清明，心雑音なし，呼吸音清明，ラ音なし，腹部：平坦・軟，圧痛なし，蠕動音正常，血管雑音を認めず，四肢：下肢浮腫なし，神経学的所見に異常なし

＋ 初診時検査成績
表に示すように血尿・蛋白尿・腎機能低下を認めた．CRPが上昇し抗糸球体基底膜（GBM）抗体も陽性であった．ACE活性11.5 U/L，抗TBGL抗体は陰性で，血液培養も陰性であった．心電図所見に異常はなかった．

表　入院時検査成績

検尿		凝固		免疫血清	
pH6.5		APTT 72.1%		CRP	7.65 mg/dL
比重 1.029		PT 99.7%		IgG	1,167 mg/dL
蛋白（3+）		FDP 15.7 μg/mL		IgA	347 mg/dL
潜血（3+）		血液生化学		IgM	177 mg/dL
糖（−）		TP 5.8 g/dL		C3	156 mg/dL
尿沈渣		Alb 1.9 g/dL		C4	48 mg/dL
RBC≧100/HP		Na	142 mEq/L	CH50	≧75.0
（RBC 円柱 5〜9/HP）		K	4.5 mEq/L	抗核抗体	40 倍
WBC50〜99/HP		Cl	106 mEq/L	(H, SP)	
（WBC 円柱 1〜4/WF）		Ca	8.1 mg/dL	P-ANCA（−）	
尿生化学		BUN	18 mg/dL	C-ANCA（−）	
蛋白 5.8 g/gCr		Cre	1.6 mg/dL	抗 GBM 抗体 212 U/mL	
NAG32.4/U/gCr		UA	2.9 mg/dL	HBsAg（−）	
β_2MG1.67 mg/gCr		AST	21 IU/L	HBeAg（−）	
血球計数		ALT	22 IU/L	HCV Ab（−）	
WBC　11,600/μL		LDH	232 IU/L	抗 TBGL（−）	
neu 68.2		ALP	287 IU/L	クリオグロブリン（−）	
lym 23.5		γGTP	94 IU/L	ACE 活性	11.5 U/L
mono 6.8		T. Bil	0.4 mg/dL	リゾチーム	10.5 μg/mL
eos 1.2		CK	133 IU/L		
baso 0.3（%）		Gluc	98 mg/dL		
RBC 409×10^4/μL		T. Chol	227 mg/dL		
Hb 12.6 g/dL		TG	99 mg/dL		
Hct 39.1%		HbA1c 6.0%（NGSP）			
Plt 26×10^4/μL					

✚ 初診時画像所見

心エコーで左室駆出率64.8%，中等度以上の僧帽弁逆流を認めた．vegetationを認めなかった．腹部超音波検査で腎長径は右120 mm，左110 mmと腎萎縮を認めなかった．

✚ 臨床経過

急速進行性糸球体腎炎と診断し入院翌日に左腎を経皮的に生検し，同日よりステロイドパルス療法（mPSL 1 g，3日間）を開始した．パルスの後療法はPSL 55 mg/日で開始し，第9病日にCRPが再上昇（2.7→5.6）したため2クール目のステロイドパルス療法（3日間）を施行するとともに第10病日より血漿交換療法（PE）を開始した．しかし急激な腎機能低下には歯止めが利かず，血清クレアチニン値は1.6（入院時）→11.1（第9病日）と上昇し無尿に陥り（入院当初は800 mL/日），第10病日より血液透析導入を要した．第12病日よりシクロフォスファミド（CPA）50 mg/日を開始したところ汎血球減少を呈し同剤は中止した．第18病日にAV-fistula（内シャント）を造設した．新たな症状の発現や有意な画像所見はなかったものの，溶血・血小板減少・凝固異常・肝機能低下に対する検査でサイトメガロウイルス（CMV），カンジダ抗原血症が判明した（β-D-glucanは陰性．易感染性からの感染症関連血球貪食症（VAHS）を疑いガンシクロビル，フルコナゾールを開

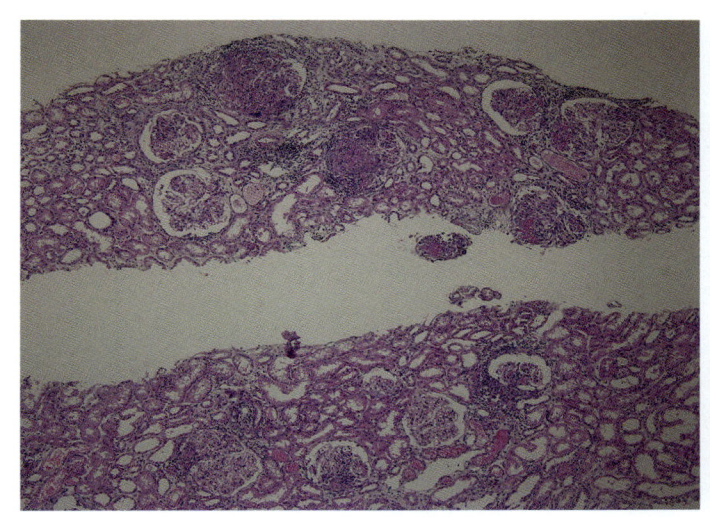

図 1　HE 染色
腎生検光顕弱拡像．多くの糸球体に半月体，壊死性病変が分節状に認められた．病変の激しい糸球体周囲間質に細胞浸潤を認める．

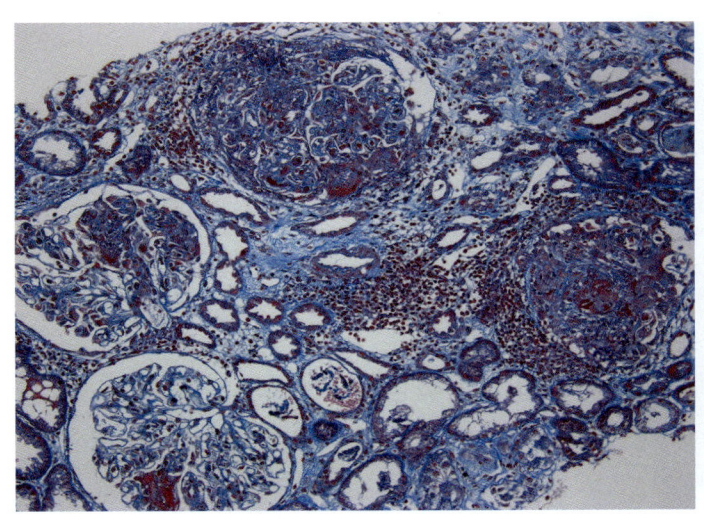

図 2　Masson Trichrome 染色
フィブリノイド壊死がみられた糸球体．生検で得られた標本上，観察された 29 個のうち 10 個の糸球体が壊死性病変を伴った．壊死性病変の広がりは一様でなく，糸球体ごとに分節性から全節性まで認めた．尿細管上皮の扁平化がみられ，間質はやや浮腫状に拡大している．

始し多診療科での協議のうえステロイドを減量した．治療開始 1 カ月後に CRP は陰性化した．エコーにて腎はやや萎縮していたが，今後も強力な免疫抑制療法を続ければ腎機能の回復も望めるのか，回復は望めず強力な治療の追加により感染症のリスクが生命予後を脅かすのか治療方針を再検討するため，入院 29 日目に 2 度目の腎生検を施行した．観察し得た糸球体 16 個のほぼすべてが全荒廃に陥っていたためステロイドホルモンや免疫抑制療法の追加は行わず維持透析療法を継続することとした．

✚ 腎生検所見

第 1 回腎生検　光顕所見（図 1〜8）：
　　得られた糸球体は 29 個であり，うち 3 個（10％）が完全に全節性硬化に陥っていた．
　　弱拡像では糸球体ごとに病変のバラつきがあったが高度な腎障害を示している．6 個の糸球体では基本構築が概ね保たれていた．残る糸球体には各糸球体内での病変の広がりに差はあるものの，基本病変である壊死性病変に加えて細胞性半月体や増殖性病変を示していた．10 個の糸球体にフィブリノイド壊死病変と細胞性半月体を伴っていた．壊死性病変を示した糸球体の多くは全節性には至らないまでもフィブリノイド壊死は高度であった．3 個の糸球体は分節性のフィブリノイド壊死がみられた．この糸球体のボウマン嚢の外側間質には軽度の細胞浸潤を伴っていた．壊死性病変や半月体を伴わない糸球体では軽度の

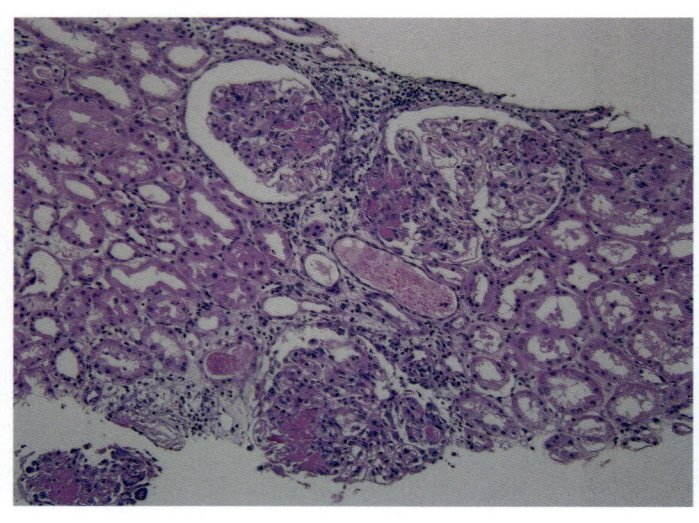

図3　HE染色
フィブリノイド壊死に加え，血管内には好中球や単核細胞などの集積を認める．

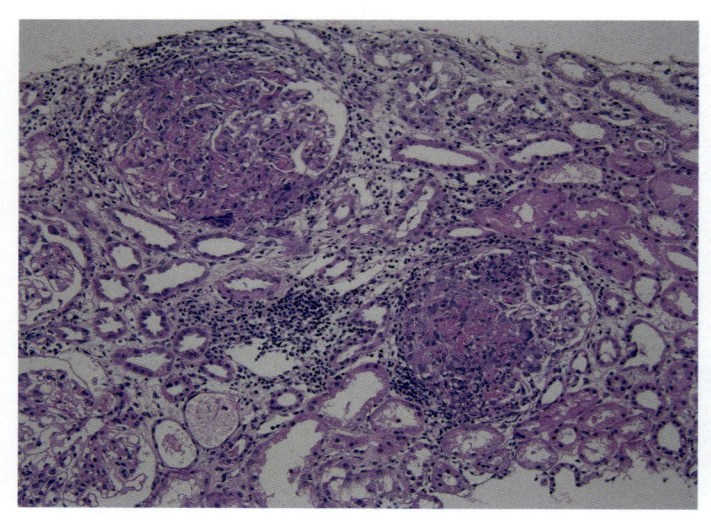

図4　HE染色
壊死性病変が高度な糸球体では管内増殖性病変と管外増殖性病変を伴っている．高度な傷害を受けた糸球体周囲には間質病変として細胞浸潤が広がっている．

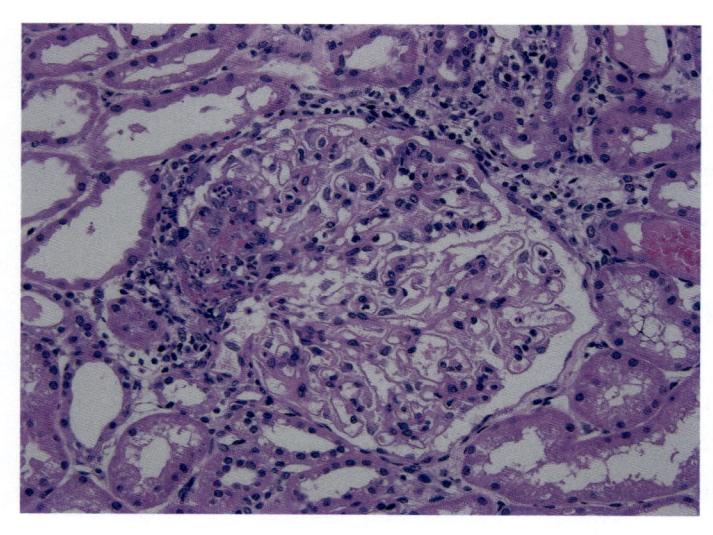

図5　HE染色
分節性壊死性病変部位以外の基本構造の保たれた糸球体係蹄毛細血管内には炎症性細胞の集積を認める．

メサンギウム細胞増殖や毛細血管内に軽い白血球の集積が認められた．壊死性病変の強い糸球体ではボウマン囊は破れ間質に細胞浸潤が広がっていた．係蹄とボーマン囊の癒着も数カ所において認められた．糸球体係蹄壁には点刻像・spike形成を光顕レベルでは確認できなかった．本例の腎病理所見として特筆すべき所見として壊死性病変の強い糸球体に

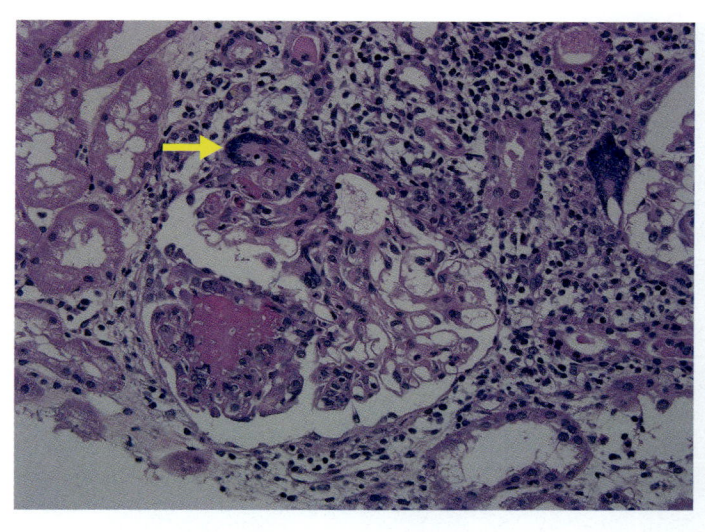

図6　HE 染色
フィブリノイド壊死部では糸球体の基本構造が完全に失われている．⇒の部位には馬蹄上の核配列の多核巨細胞がある．

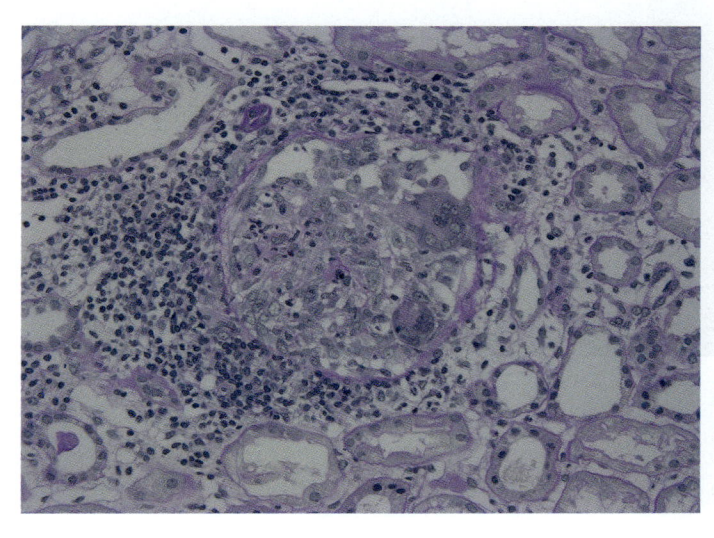

図7　HE 染色
糸球体係蹄腔が不明になっている高度な病変の糸球体でボウマン腔内に多核巨細胞が存在し，典型的なラングハンス型巨細胞を呈している．

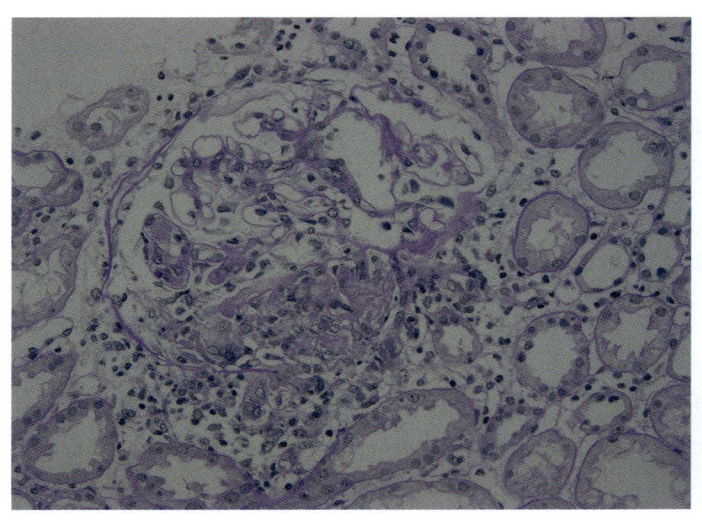

図8　PAS 染色
ボウマン嚢が破綻した部位の周囲間質に遊走白血球が認められる．

おいて糸球体係蹄の上皮側・ボウマン腔内にみられたラングハンス型巨細胞を含む肉芽腫様病変であった．尿細管腔内には赤血球円柱や，タム・ホースファル蛋白（THP）がみられた．間質の線維化は皮質全領域の約 20％であった．

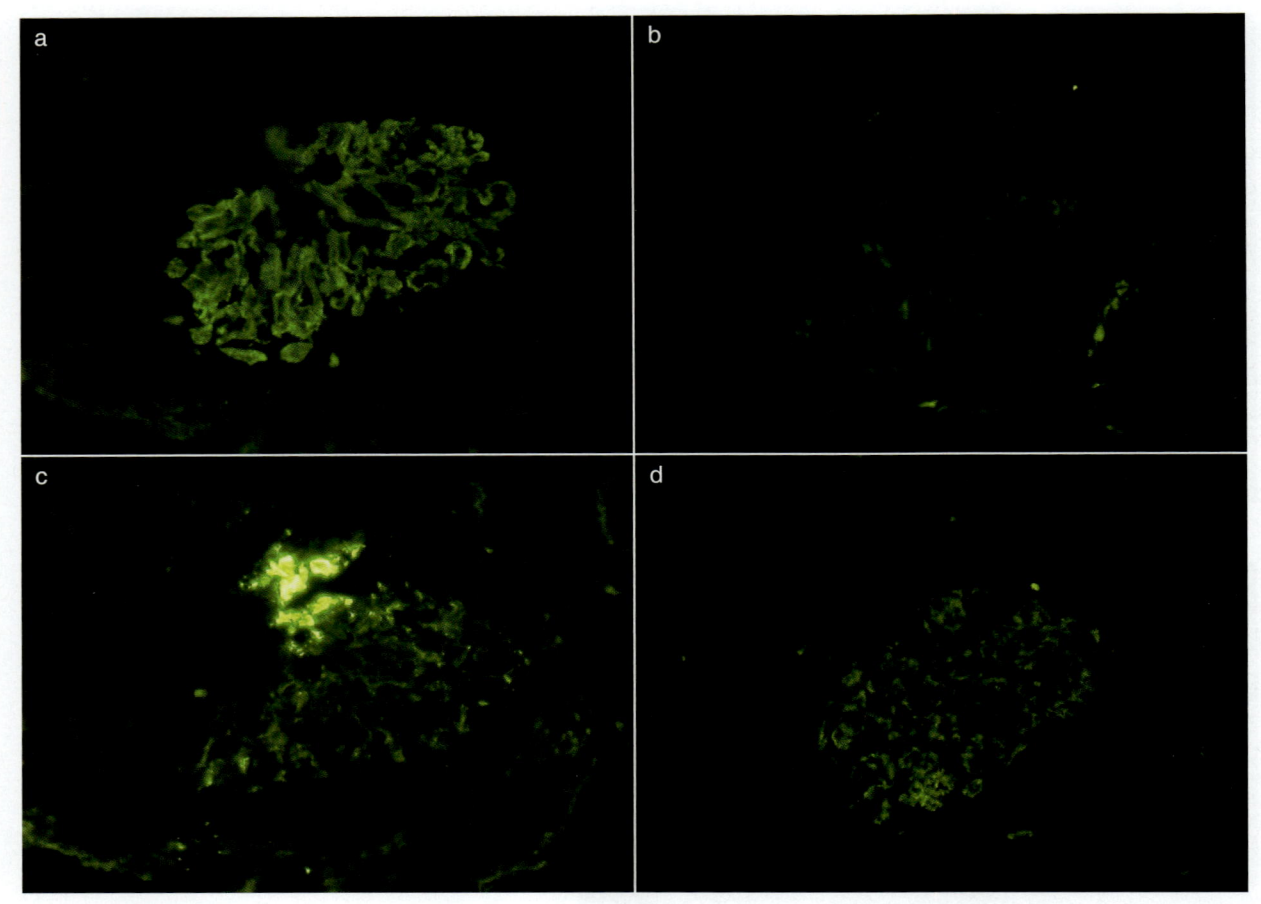

図9　蛍光抗体法

a：IgG, b：IgA, c：IgM, d：C3
最も優位な陽性所見は係蹄壁に沿ったIgGおよびC3の線状の陽性所見であった．線状パターンとの混在で確認が難しいがIgGは一部で顆粒状の陽性所見もみられた．C1q・IgMはメサンギウムに淡く陽性であった．

免疫蛍光所見：
　係蹄壁に沿いIgGおよびC3がliner patternで陽性と判断した．IgGについては部位によってはgranular patternを示しているように見えた．C1q・IgMがメサンギウムに淡く陽性であった（図9）．
　以上の所見から本例の基本病変は壊死性半月体形成性糸球体腎炎に，ラングハンス型巨細胞を含む肉芽腫様病変が出現し，早期の膜性腎症が合併していると判断した．

電顕所見：
　電子顕微鏡では糸球体基底膜が断裂しフィブリンが析出する像（図10a），フィブリンが一塊となってボウマン腔（図10b, c）に存在する像がみられた．また高電子密度の沈着物も上皮下腔GBMを主体に観察された（図10d）．電顕ではラングハンス型巨細胞を含む肉芽腫様病変の解析はできなかった．

コメント：
　光顕像での壊死性半月体形成性糸球体腎炎，蛍光抗体法での線状のIgG陽性パターン，血清における抗GBM抗体陽性より主病変は抗GBM抗体型糸球体腎炎と診断した．一方，蛍光抗体法では顆粒状のIgG陽性所見もあり電顕でもGBMに高電子密度の沈着物も認められたことから膜性腎症が併存すると考えた．激しい壊死性病変にあった糸球体内のラン

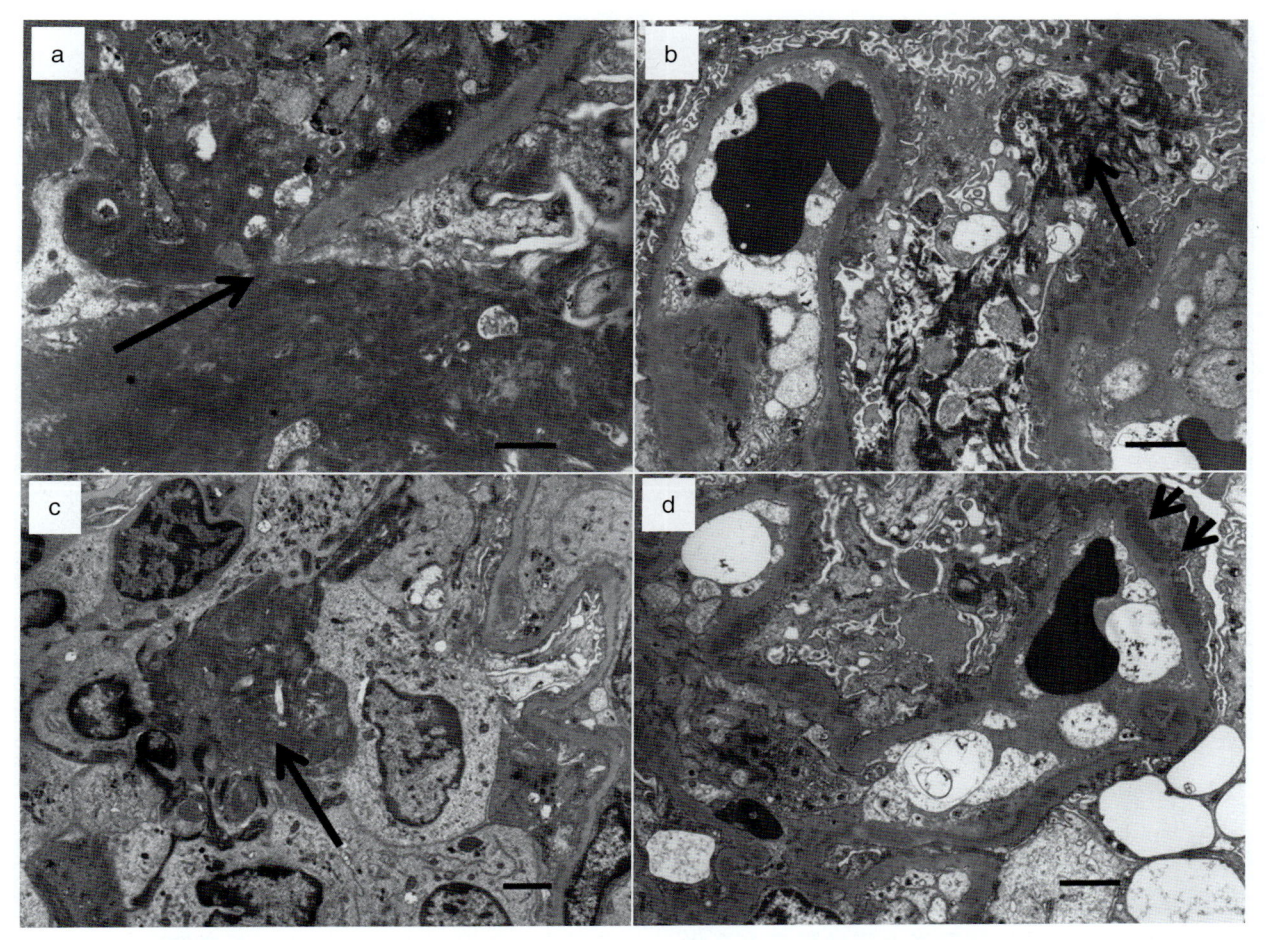

図10 電顕所見
a：糸球体基底膜が断裂しフィブリンが析出する像，b：糸球体ボウマン嚢内腔のフィブリン塊，c：細胞性半月体とボウマン腔にみられたフィブリン析出像，d：糸球体基底膜に高電子密度の散在する癒合性上皮下沈着物が目立ち，軽度のスパイク形成もみる．

グハンス型巨細胞を含む肉芽腫様病変は，抗GBM病の3割以上にみられ，その診断を示唆する所見である．

✚ この症例の臨床的問題点

抗GBM抗体型糸球体腎炎の腎予後は一般に不良である．本例も維持透析を要するに至ったが，本例の腎生検糸球体所見から腎機能回復の可能性がきわめて低いことは予想し得たが，荒廃糸球体・間質線維化・尿細管萎縮が目立たなかったことと，免疫抑制療法による感染が生命予後を脅かすことから追加の治療での可逆性の期待に有無につき検討したい．本例同様に糸球体内に多核巨細胞を伴った抗GBM抗体型糸球体腎炎についての報告はときにみられ，何れも腎予後は不良であった[1~4]．

本例では抗GBM抗体型糸球体腎炎のみでなく，膜性腎症の合併がみられた．両者の合併はまれであるが，膜性腎症の先行により傷害された糸球体基底膜が抗原となり抗GBM抗体の産生を惹起するという推論が報告されている[5~7]．通常の膜性腎症では免疫沈着物がGBM上皮側にのみみられるのに対し，本例では内皮下・メサンギウムにも沈着物がみられた．上皮下沈着物が溶連菌感染後急性糸球体腎炎（PSAGN）におけるhump同様，感染に関与する成因も予想できるのか検討したい．本例に限らず抗GBM抗体腎炎・膜性腎症合併例の腎予後は一般には不良であるが，透析を離脱し得たとする報告もある[8]．

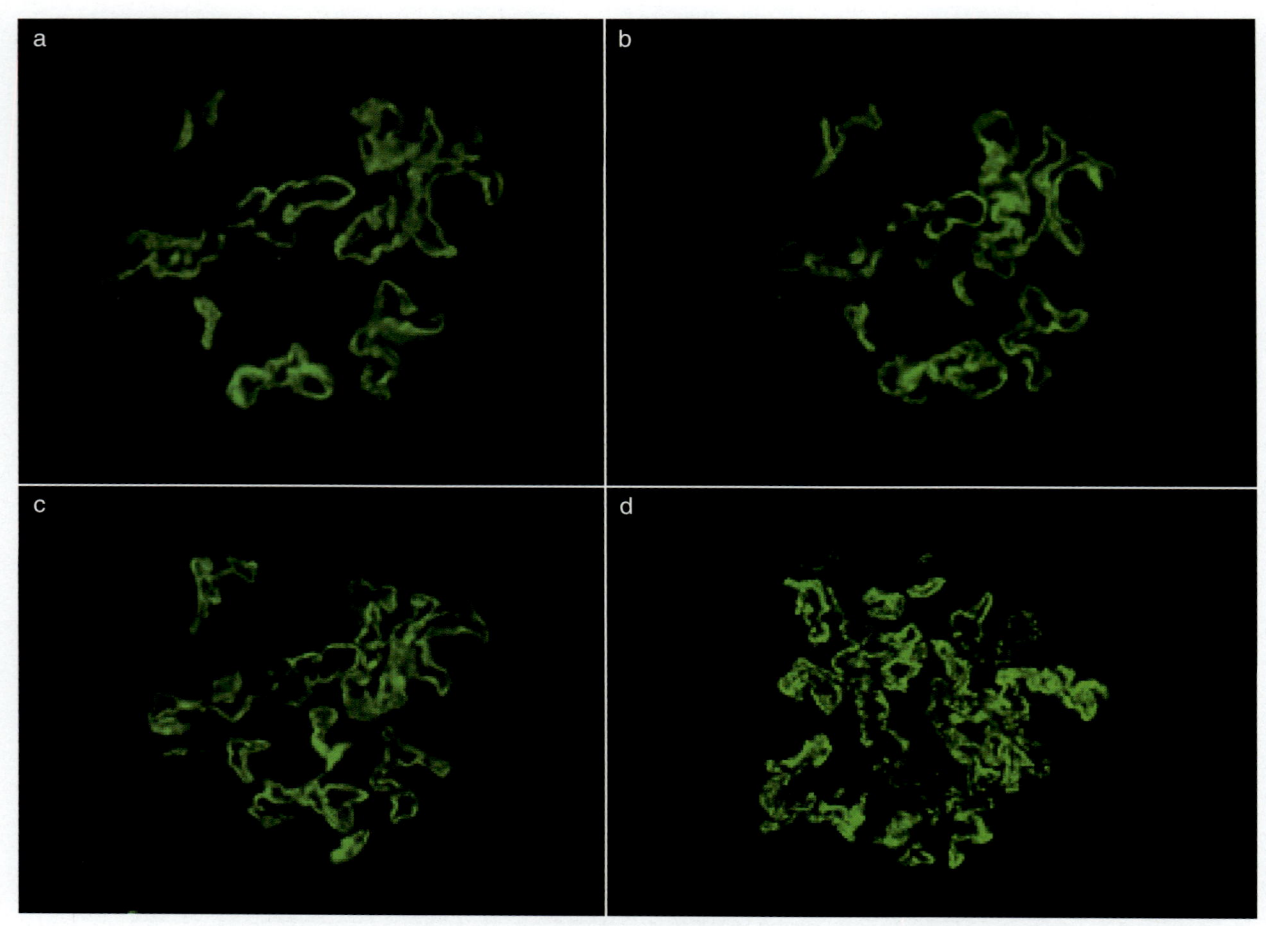

図11 抗GBM抗体型腎炎と膜性腎症が合併した症例のIgGサブクラス染色（参考例）
a：IgG1, b：IgG2, c：IgG3, d：IgG4
係蹄に沿ってlinearにIgG1, IgG2, IgG3が染色されている抗GBM抗体型腎炎の染色パターン．IgG2, IgG3では部分的に細顆粒状の沈着があるようにもみえる．IgG4　係蹄に沿ってfine granularにIgG4が染色されている．典型的膜性腎症の染色パターンで線状の分布は示していない．

　多核巨細胞を随伴する鑑別疾患としてWegener肉芽腫・結核・サルコイドーシスは否定的であり，結節性多発動脈炎やMPO-ANCA関連血管炎もあげられるがANCAは検出されていないし血管炎も認めなかった．経過中，CMVやCandida抗原が血中に認められた．*C. albicans*の死菌が多核巨細胞を誘導することがヒトで示されており[9]，そのときはそれによる膿瘍部周囲にみられ，本例の病態を修飾した可能性も考えられる．

+ **この症例の問題点に関する病理医の見解**

　臨床的に急速進行性糸球体腎炎で発症し，抗GBM抗体型糸球体腎炎に加え膜性腎症が合併した報告は多くはないが散見される．総合判断するとこの症例は抗GBM抗体型腎炎と膜性腎症の合併であることは間違いないと考える．いくつかの報告では膜性腎症が先行した後に抗GBM抗体が産生された結果とする意見が出されている抗基底膜抗体糸球体腎炎は，抗原が糸球体基底膜に存在するcollagen type Ⅳ NC1 domainであり，膜性腎症によりこの抗原が露出し，Ⅱ型アレルギー反応で抗基底膜抗体型糸球体腎炎が惹起されたと考えると，合理的ではある．しかし，本当の病態については不明である．本症例のように壊死性病変が高度で多数の血液細胞が破綻した糸球体係蹄からボウマン嚢に出現する病態では巨細胞が出現する可能性はあると考える．

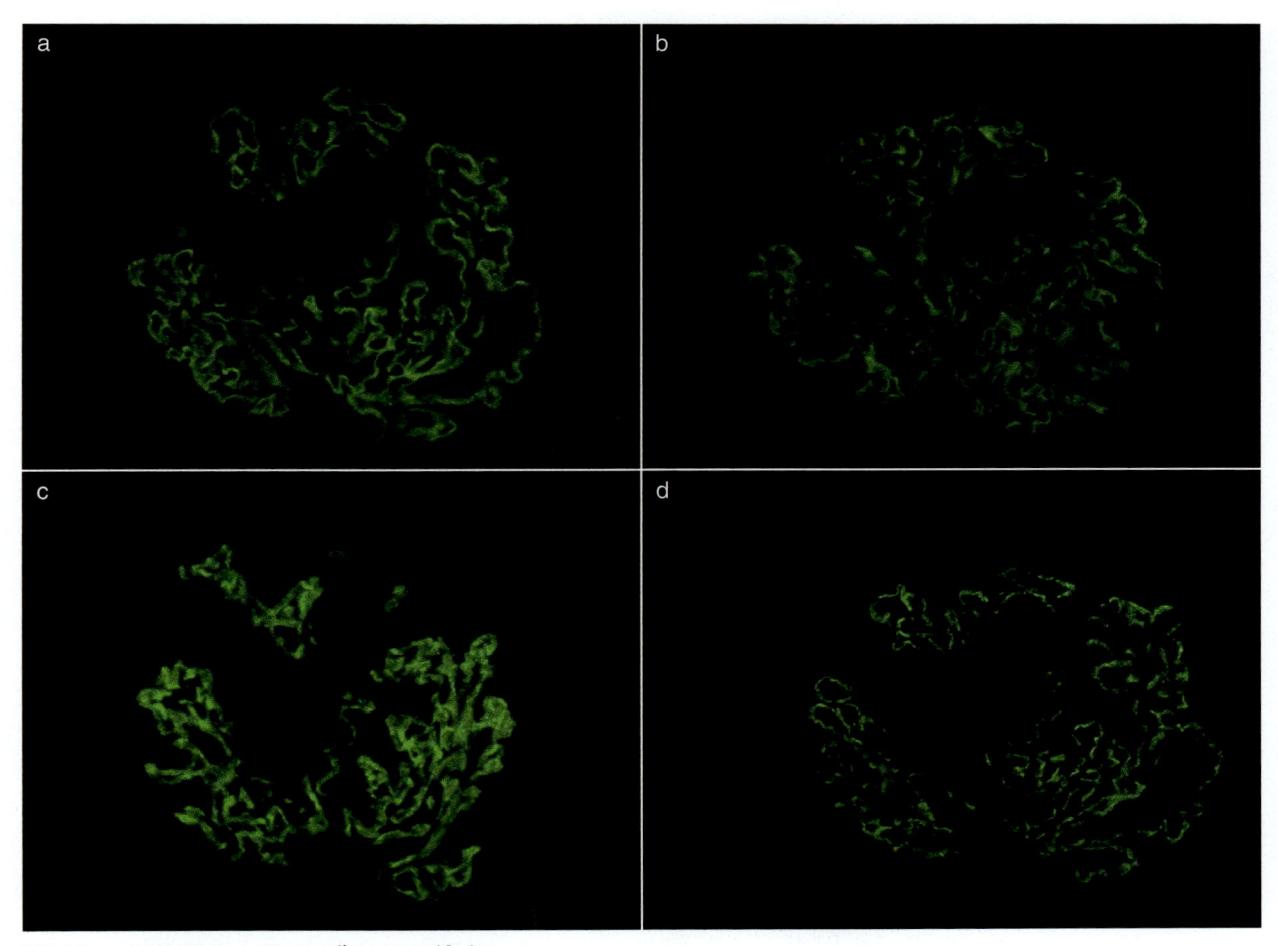

図12 本症例の IgG サブクラス染色
a：IgG1，b：IgG2，c：IgG3，d：IgG4
係蹄壁のいずれのサブクラスも主に細顆粒状に沈着している．細顆粒状の沈着が強いため線状の分布は確認が難しいが，IgG1 と IgG3 では線状分布に細顆粒状分布が重なった印象を受ける．

　　本症例の診断に関しては，追加して免疫病理組織検索を加えることが必要である．症例提示されている IF 写真の検査の質にも問題がありこの IgG 染色パターンが線状であると判断することは難しく，むしろ顆粒状の印象が目立つ．急速進行性糸球体腎炎を惹起する抗 GBM 抗体型腎炎の抗 GBM 抗体のサブクラスは強い補体活性を有し組織障害性が高い IgG1，IgG3 が中心と考えられる．
　　一方，原発性膜性腎症の 60％程度が M 型 PLA2 受容体に対する抗体が惹起し，この抗 M 型 PLA2 受容体抗体のサブクラスは IgG4 であることが報告されている．したがって，この症例では IgG サブクラス染色を行うことが必要である．
　　参考例として名古屋第二赤十字病院の抗 GBM 抗体型腎炎と膜性腎症が合併した症例の IgG サブクラスの染色結果を示す（図 11）．IgG1 が糸球体係蹄壁に沿って明瞭に線状パターンで沈着し，IgG4 では糸球体係蹄に沿った微細顆粒状の capillary pattern が確認できる．この症例では，抗 GBM 抗体型腎炎を惹起した IgG サブクラスと膜性腎症を惹起したサブクラスの違いから病態が明確に証明されている．
本症例での追加の IgG サブクラス染色の結果（図 12）：
　　名古屋第二赤十字病院で行った結果では，IgG1，IgG2，IgG3，IgG4 のすべてのサブクラスで糸球体係蹄に沿って微細顆粒状の capillary pattern が示され，linear pattern は確認

できなかった．このIgGサブクラス染色からは，この症例においてIFでは抗GBM抗体の沈着は明らかにできなかったが，膜性腎症のcapillary patternが強く存在する際に抗GBM抗体型腎炎のlinear patternが確認できないことはある．こうした結果となる症例では抗GBM抗体による腎障害のIFでの証明は難しい．

(第47回重松腎病理カンファレンスより)

【文献】

1) Kalowski, et al：Multinucleated giant cells in antiglomerular basement membrane antibody-induced glomerulonephritis. Nephron 16：415-426, 1976
2) Sabnis S, et al：Antiglomerular basement membrane antibody-induced glomerulonephritis with glomerular multinucleated giant cell reaction：A case study. Am J Kidney Dis 12：544-547, 1988
3) Ito Y, Fukatsu A, Baba M, et al：Pathogenic significance of interleukin-6 in a patient with antiglomerular basement membrane antibody-induced glomerulonephritis with multinucleated giant cells. Am J Kidney Dis 26：72-79, 1995
4) Ohashi N, Sugiura T, Isozaki T, et al：Anti-glomerularbasement membrane antibody-induced glomerulonephritis with periglomerular granulomatous reaction and massive renal eosinophilic infiltration. Am J Kidney Dis 42：E28-35, 2003
5) Nayak SG, Satish R：Crescentic transformation in primary membranousglomerulopathy：association with anti-GBM antibody. Saudi J Kidney DisTranspl 18 (4)：599-602, 2007
6) 前川, 他：関節リウマチの治療中に膜性腎症と抗GBM抗体陽性の顕微鏡的多発血管炎を合併した一剖検例. 日腎会誌 53 (6)：829, P-137, 2011
7) 竹内, 他：膜性腎症が先行したと思われるGoodpasture症候群の1剖検例. リウマチ 37 (6)：781-787, 1997
8) 山崎, 他：膜性腎症に抗糸球体基底膜抗体型腎炎を併発し，透析導入半年後に離脱しえた症例. 日腎会誌 53 (6)：798, O-049, 2011
9) Heinemann DE, Peters JH, Gahr M：A human in vitro granuloma model using heat killed Candida albicans cells immobilized on plastic culture wells. Scand J Immunol 45：596-604, 1997

19

多核巨細胞を伴う肉芽腫が目立った MPO-ANCA 関連血管炎の 1 例

多核巨細胞性動脈炎は MPO-ANCA 血管炎として例外なのか？

キーワード 多核巨細胞性全層性動脈炎，MPO-ANCA 血管炎，急性腎不全（AKI）

➕ 症例
70 歳代，女性

➕ 主訴
5 カ月続く炎症反応高値，発熱

➕ 既往歴
結核・アレルギー性鼻炎・気管支喘息・じん麻疹・アトピー性皮膚炎なし

➕ 現病歴
当科入院 5 カ月前より悪寒を伴わない 38℃台の発熱を認め，前医に入院した．有意な随伴症状は認めず，検査では Cr 0.46 mg/dL，尿蛋白（−），潜血（2＋），CRP 13.4 mg/dL，MPO-ANCA 39.5 IU/mL，抗核抗体×80 であった．感染症や悪性腫瘍を示唆する所見は得られず，リウマチ性疾患が疑われプレドニゾロン（PSL）20 mg が開始された．解熱傾向となったが，CRP 5 mg/dL 前後で推移した．

その後，3 カ月でステロイドを漸減中止したところ，悪寒を伴う 38℃台の発熱を再度認めた．経過中，新たな症状の出現は認めず，検査では検尿異常は乏しいものの腎機能は Cr 1.2 mg/dL まで徐々に悪化した．精査加療目的に当科に転院した．

5 カ月で体重変化なく，頭頸部，胸腹部症状，神経症状，関節炎，Raynaud 現象，皮疹いずれも認めなかった．

➕ 服薬歴
3 週前よりジクロフェナク坐薬

➕ 家族歴
結核含め特記事項なし

➕ 初診時現症
身長 141.1 cm，体重 44.5 kg，血圧 114/67 mmHg，脈拍 90/分，呼吸数 18/分，体温 37.5℃，表在リンパ節腫脹なし，肺副雑音なし，過剰心音なし，3LSB を最強点とする Ⅱ/Ⅵ汎収縮期雑音，心尖拍動 tapping，腹部異常なし，浮腫なし，皮疹なし，関節炎なし，Saxon test 0.3 g/2 分（＜2.0 g）

➕ 初診検査所見
表参照

表

尿定性	pH 6.0，蛋白（1+），潜血（1+），糖（−）
尿沈渣	赤血球 1〜4/HPF，白血球＞100/HPF，上皮円柱 1+，顆粒円柱 1+
尿定量	尿蛋白 0.79 g/g・Cr，β_2MG 49,643 ng/mL，NAG 54.6 IU/L
血算	WBC 18,650/μL（好中球 89.0%，好酸球 0.0%，リンパ球 5.0%），RBC 269×10^4/μL，Hb 7.1 g/dL，Ht 22.0%，Plt 48.6×10^4/μL
生化学	TP 5.5 g/dL，Alb 2.0 g/dL，CK 10 IU/L，AST 20 IU/L，ALT 14 IU/L，LDH 137 IU/L，ALP 683 IU/L，BUN 25 mg/dL，Cr 1.46 mg/dL，UA 5.2 mg/dL，TC 120 mg/dL，TG 106 mg/dL，HDL-C 17 mg/dL，T-Bil 0.6 mg/dL，CRP 13.0 mg/dL，Na 135 mEq/L，K 3.5 mEq/L，Cl 99 mEq/L，Ca 7.5 mg/dL，Pi 3.6 mg/dL，BNP 740.2 pg/mL
免疫学	IgG 1,627 mg/dL，IgA 545 mg/dL，IgM 87 mg/dL，C3 95 mg/dL，C4 21 mg/dL，CH50 51 U/mL，ANA 40（Homogeneous），MPO-ANCA 16 EU，PR3-ANCA＜10 EU，抗 GBM 抗体＜10 EU
凝固系	PT 14.7 sec，APTT 36.8 sec，Fibrinogen 445 mg/dL，血中 FDP 15.7 μg/mL

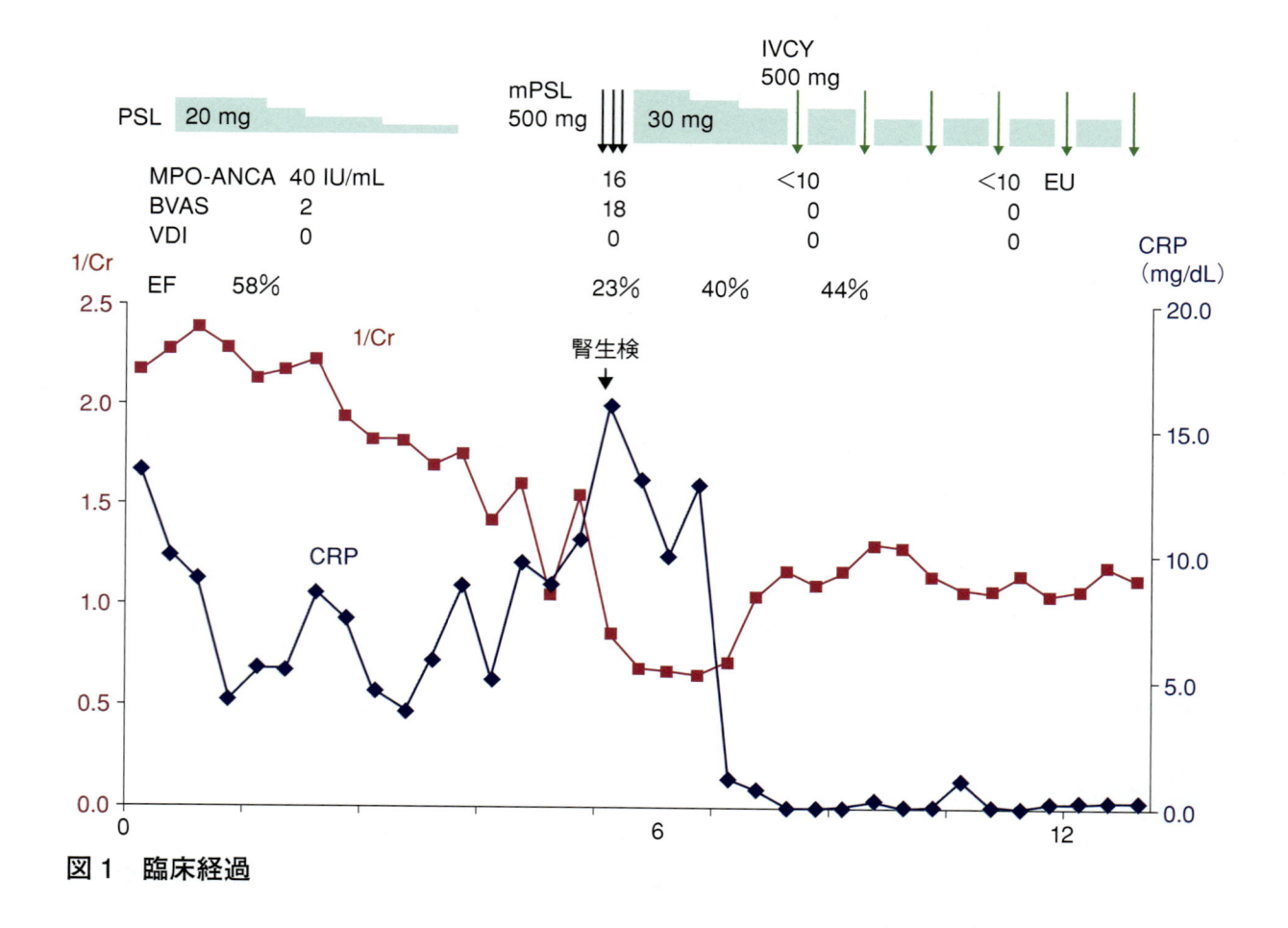

図1 臨床経過

+ 初診時画像所見

胸部レントゲン：心胸比 60%，肺野には異常陰影を認めない．
全身造影 CT および頭部 MRA では他臓器病変を認めず，大血管に異常を認めなかった．

+ 臨床経過

転院後，改めて不明熱として精査を行ったが，感染症，悪性腫瘍を示唆する所見は得ら

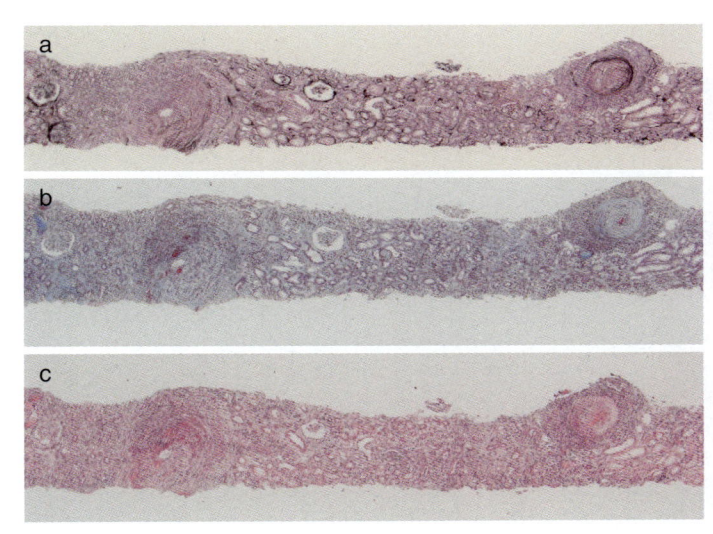

図2 PAM（a），Masson Trichrome（b），PAS（c）染色
小葉間動脈から弓状動脈壁にフィブリン析出を伴う全周性の動脈炎を認める．

れなかった．

　月単位で進行した腎障害，MPO-ANCA 弱陽性に加え腎生検所見から，腎限局型 ANCA 関連血管炎と最終診断した．血管炎として mPSL 500 mg パルス 1 クールの後 PSL 30 mg 投与開始し全身状態，炎症反応，腎機能は改善した（Cr 1.81→0.86 mg/dL）．その後，シクロフォスファミドパルス 500 mg を月 1 回，計 6 回施行し，MPO-ANCA 陰性，BVAS 0 点，VDI 1 点を維持している．腎生検で弓状動脈レベルの血管炎を認めたが，胸腹部造影 CT，頭部 MRA で動脈瘤や狭窄は認めなかった．

　腎生検翌日に発作性心房細動の出現とともに，左室収縮能の低下を認めた．負荷心筋シンチ，Ga シンチ，冠動脈造影検査で異常を認めず，心筋生検で線維化，炎症細胞浸潤，肉芽腫を認めず，原因の特定には至らなかった．心病変を合併する血管炎としては好酸球性多発血管炎性肉芽腫症（旧 Churg-Strauss 症候群）が代表的だが，本例は気管支喘息の既往はなく，好酸球増多のエピソード，肺・神経病変等を認めなかった．

　治療開始から 2 年半の経過中，腎，心病変とも悪化せず，他の臓器病変は出現しなかった．

✚ 腎生検結果

光顕所見（図 2〜7）：

　35 個の糸球体が得られ，うち 5 個は全節性硬化を認める．4 個の糸球体に管外性病変がみられ，半月体様上皮細胞増生を認める．うち 1 個に多核巨細胞，1 個に好中球浸潤を伴う虚脱を認め，1 個にボウマン嚢被膜の破綻から間質への炎症細胞の流出を認める．残りの糸球体には変化を認めない．小葉間動脈から弓状動脈壁に多核巨細胞や類上皮細胞増生（周囲の細胞は CD68 陽性）を伴う全周性の動脈炎がみられ，フィブリン析出，再疎通を伴う．尿細管炎が散在し，間質ではびまん性に好中球，形質細胞浸潤，まだらに好酸球浸潤がみられ，類上皮肉芽腫の形成を認める．

免疫蛍光所見（図 8）：

　蛍光はすべて陰性であった．

コメント：

　小葉間動脈から弓状動脈，一部静脈まで広範な炎症がみられた．血管および糸球体に肉芽腫様変化を認めるが，ANCA 関連腎炎としては巨細胞の出現頻度が高度であった．

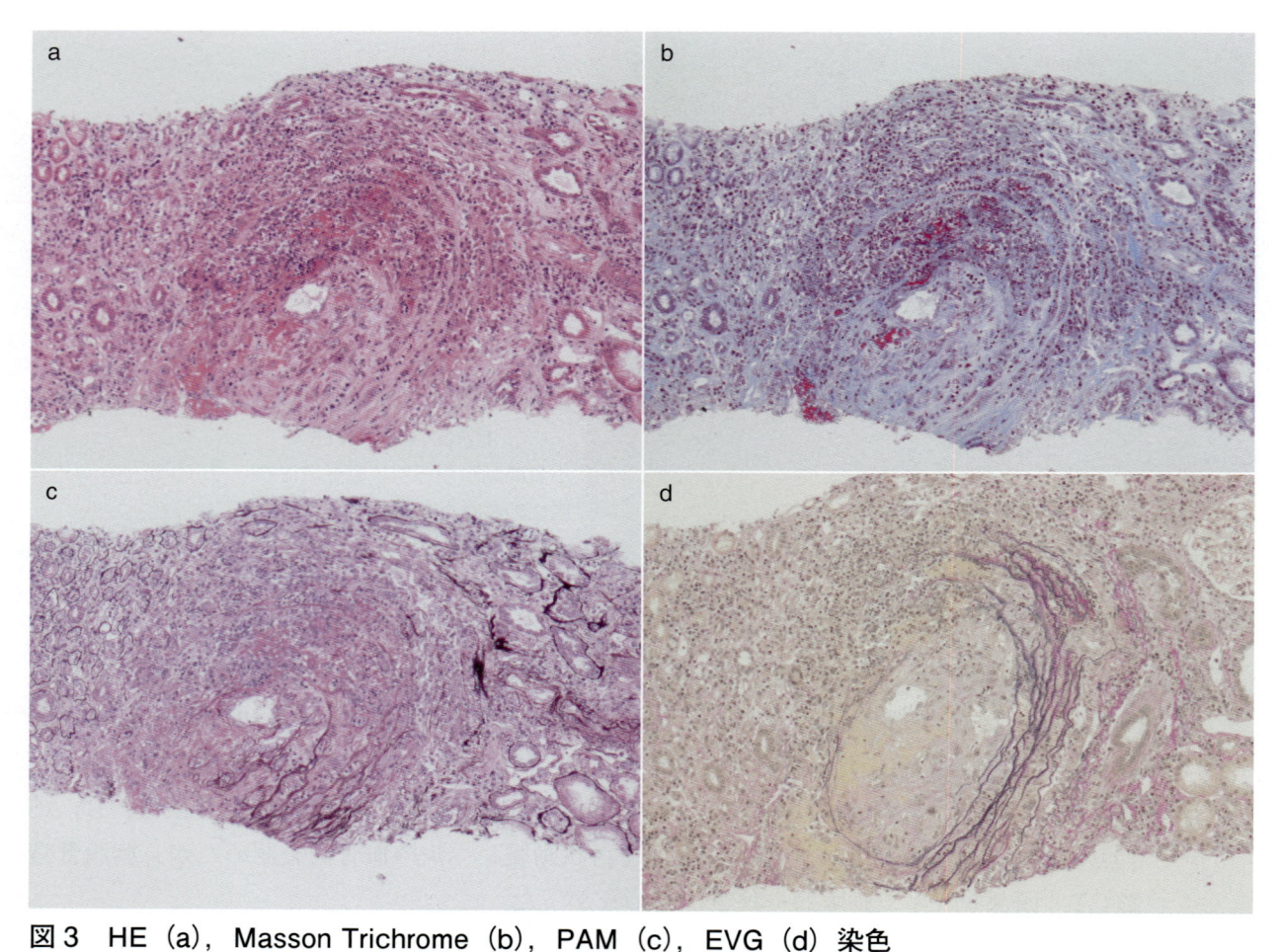

図3 HE（a），Masson Trichrome（b），PAM（c），EVG（d）染色
弓状動脈壁に多核巨細胞や類上皮細胞増生を伴う高度な全層性動脈炎がみられる．動脈壁の内弾性板は断裂し，連続性を失っている．閉塞した血管腔には再疎通現象を認め，その周囲にも多核巨細胞や類上皮細胞増生がみられる．

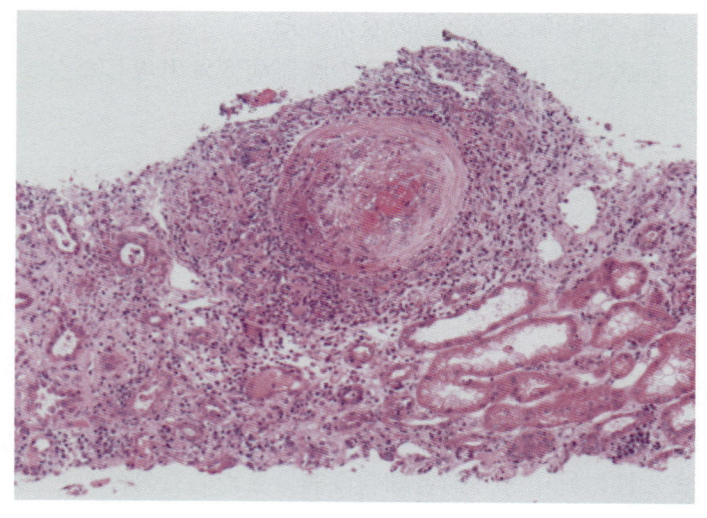

図4 HE染色
血管腔が閉塞したFibrinoid necrosisを伴う動脈炎を中心として完全な肉芽腫形成ではないが，血管周囲に肉芽腫様変化が惹起されている．

✚ この症例の臨床的問題点

　　　　ANCA関連血管炎としては多核巨細胞を伴う肉芽腫様変化が目立った．血管炎の主病変は腎であり，臨床的には好酸球性多発血管炎性肉芽腫症や多発血管炎性肉芽腫症（旧Wegener肉芽腫症）を示唆する所見は認めなかった．画像検査で評価し得る全身の動脈に

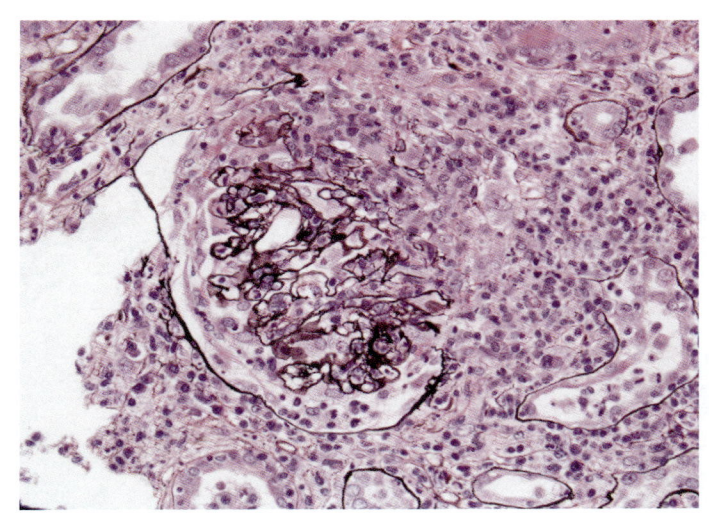

図5 PAM染色
糸球体にも係蹄壁破壊性変化が起こっている．ボウマン嚢の破綻と間質への大量の小円型細胞を主体とした炎症細胞の浸潤に加え，半月体様上皮細胞増生がみられる．糸球体周囲の尿細管には尿細管炎を認める．

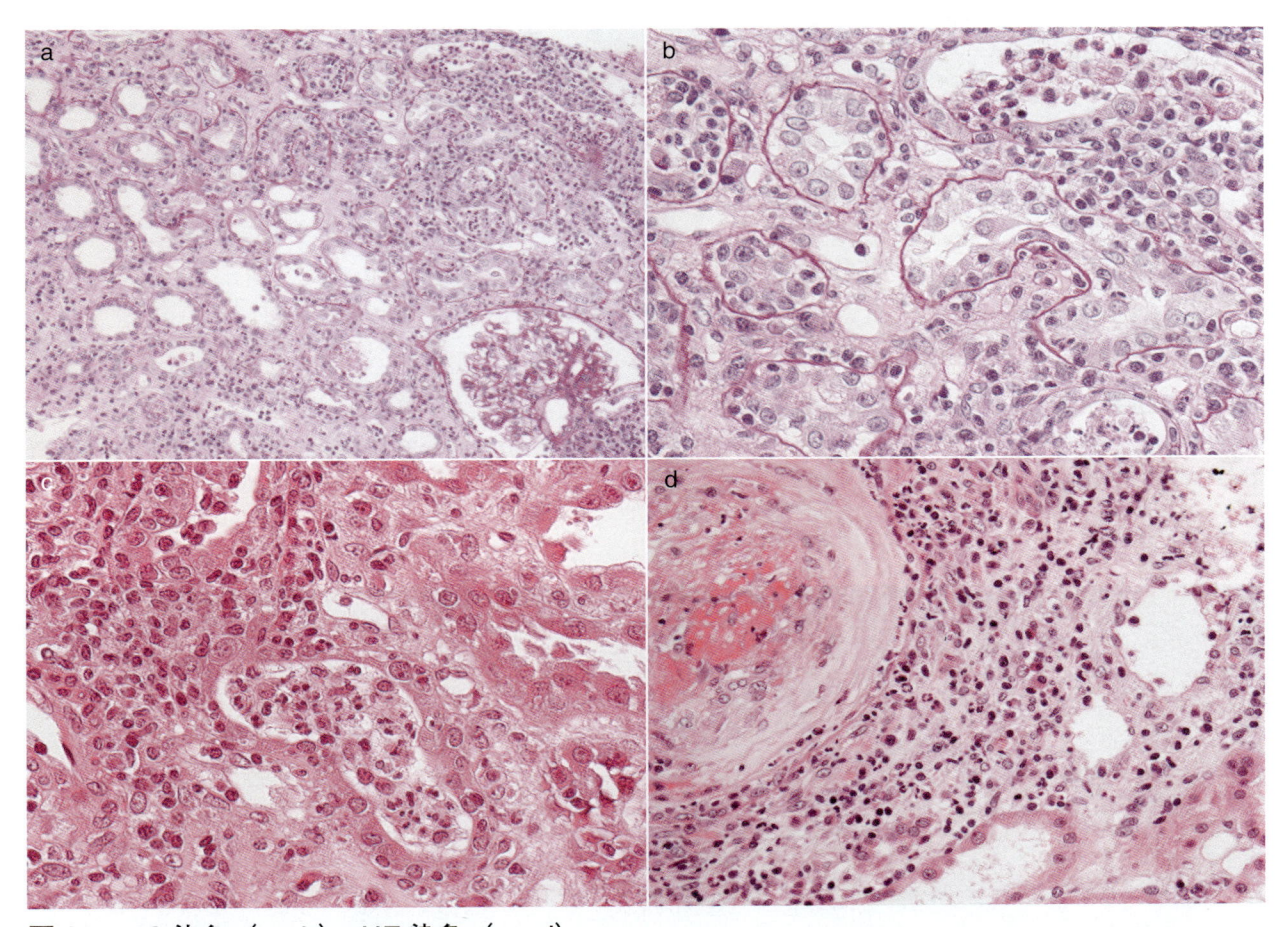

図6 PAS染色（a, b），HE染色（c, d）
間質尿細管病変は，高度な単核球および多核球浸潤を伴う尿細管炎が散在してみられる．尿細管腔内には多数の白血球や脱落尿細管上皮細胞を認める．間質には好中球や形質細胞などの浸潤と軽度の間質浮腫がびまん性にみられ，好酸球浸潤も疎らに伴っている．

瘤や狭窄はみられないものの，腎病理では弓状動脈レベルの太い血管の血管炎もみられた．障害血管サイズおよび肉芽腫様病変の解釈について，臨床像と病理像が合致しない点があり，血管炎のどのカテゴリーとして解釈すべきか判断に迷った．

✚ この症例の問題点に関する病理医の見解

総合的には「巨細胞の出現を伴う肉芽腫性血管炎」と診断した．

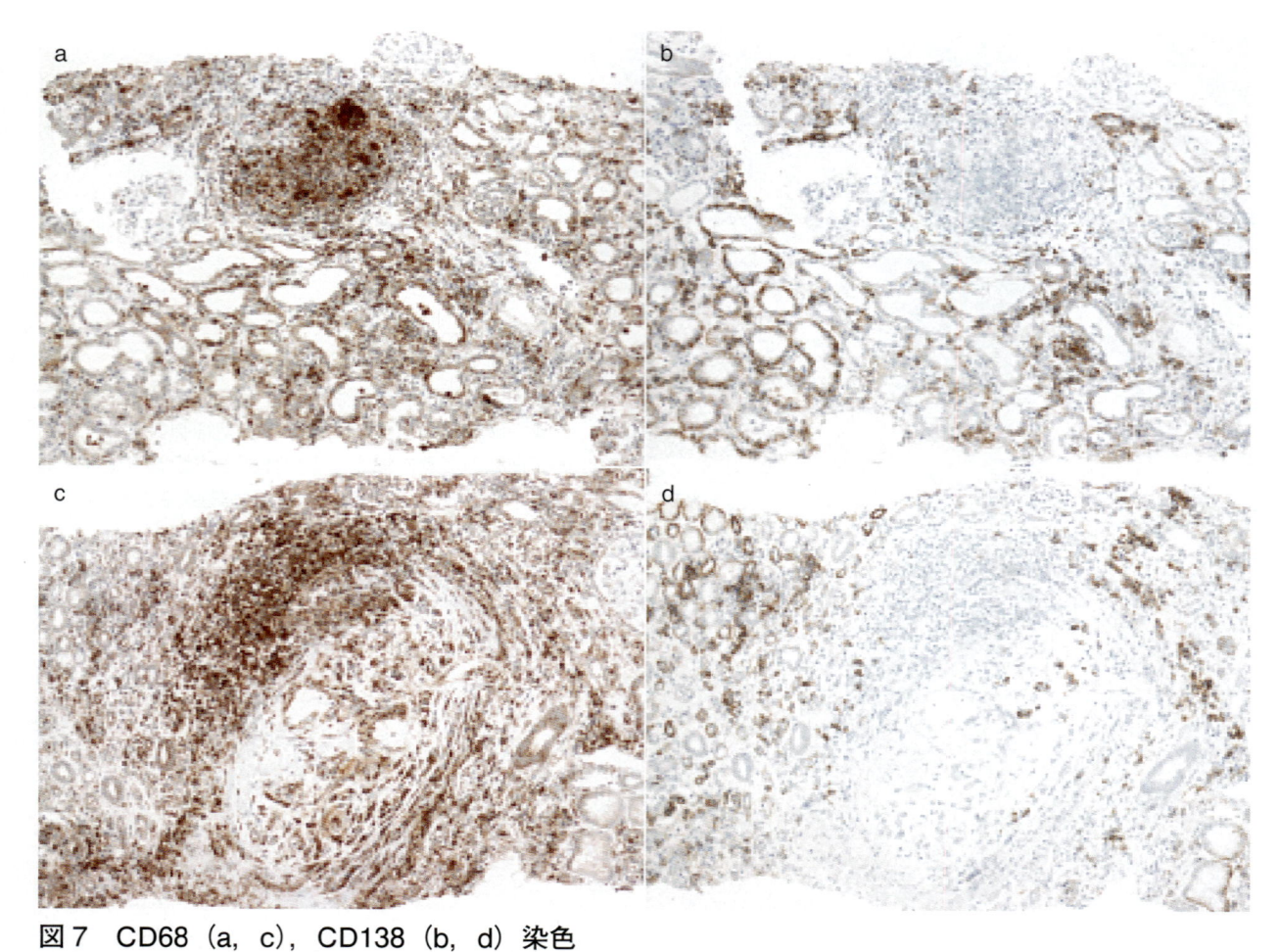

図7 CD68（a, c），CD138（b, d）染色
血管周囲の集積細胞はCD68陽性マクロファージ系の細胞で構成されており，CD138陽性形質細胞は散在性に僅かな分布がみられるにすぎない．

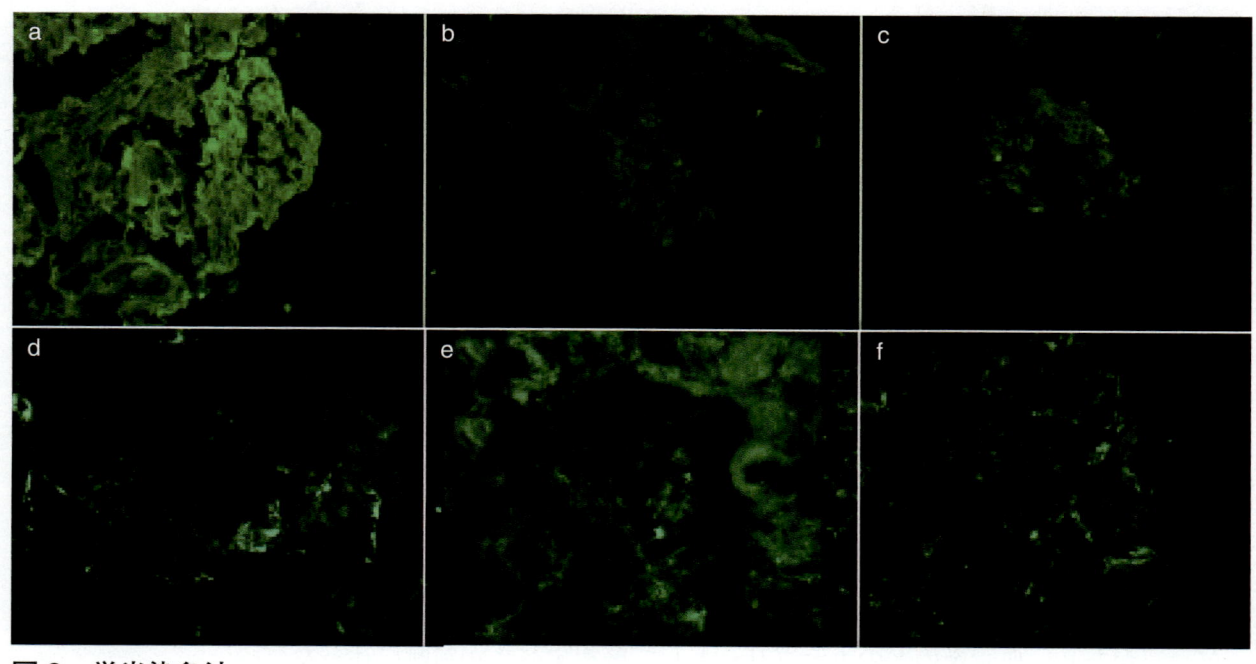

図8 蛍光染色法
a：IgG, b：IgA, c：IgM, d：C1q, e：C3, f：Fib
すべてほぼ陰性であった．

血管炎の2012年Chapel Hill分類（CHCC2012）[1]では，生検検体で得られる血管はすべてsmall vesselであり，さらに腎において弓状動脈以下はsmall vesselであると記載されている．障害血管サイズからはsmall vessel vasculitisのカテゴリーと考えられた．

　CHCC2012では顕微鏡的多発血管炎において肉芽腫様変化は"absent"と記載されている．糸球体周囲の肉芽腫はMPO-ANCA陽性例の11％にみられる[2]一方で，ANCA関連腎炎に特異的ではない[3]と記載されており，その意義はcontroversialである．本症例の特徴的病理形態の病態に関しては，ANCAと肉芽腫様変化および巨細胞の出現との関連は提示された情報からは不詳であるとの結論に至った．

　腎病変が先行して後に肺病変を認め，多発血管炎性肉芽腫症（Wegener肉芽腫症）と診断された19例の報告では，診断までに平均2年を要したと記載されている[4]．また，腎限局Wegener肉芽腫症という報告もあるものの[5]，一般に受け入れられている概念ではない．今後の経過観察のなかで本症例の病態が明らかにされる可能性も残るため，腎以外の臓器病変の出現に注意しながら慎重に今後の経過観察する方針とした．

この症例のポイント：
①MPO-ANCA陽性例での比較的太い血管の多核巨細胞性動脈炎．
②AKIの原因は多核巨細胞性動脈炎．
③非RPGN型腎機能障害とMPO-ANCA血管炎．

（第49回重松腎病理カンファレンスより）

【文献】
1) Jennette JC, Falk RJ, Bacon PA, et al：2012 revised International Chapell Hill Conference Nomenclature of Vasculitides. Arthritis Rheum 65：1-11, 2013
2) Rutgers A, Slot M, van Paasse P, et al：Coexistence of anti-glomerular basement membrane antbodies and myeloperoxidase-ANCA in crescentic glomurulonephritis. Am J Kid Dis 46：253-262, 2005
3) Heptinstll's Pathology of the Kidney, 6th ed, p652
4) Woodworth TG, Abuelo JG, Austin HA, et al：Severe glomerulonephritis with late emergence of classic Wegener's granulomatosis. Report of 4 cases and review of the literature. Medicine 66：181-191, 1987
5) Del Porto F, Proietta M, Stoppacciaro, et al：Renal limited Wegener's granulomatosis. Lupus 18：567-569, 2009

20

コンゴーレッド陰性物質沈着をみる lobular glomerulopathy の症例

糸球体への non-amyloid organized deposit 陽性例の鑑別をどう進めるか？ 孤発例の Fibronectin 腎症と診断できるか？

> **キーワード** lobular glomerulopathy, 糸球体への non-amyloid organized deposit, Fibronectin 腎症

✚ 症例
46 歳，男性

✚ 主訴
下腿浮腫

✚ 既往歴
特記すべきことなし

✚ 現病歴
生来健康で毎年健診でも特に問題を指摘されたことはなかった．

入院 3 カ月前から，食欲不振・嘔吐があり近医受診．TP 4.6 g/dL，sCr. 2.5 mg/dL，Hb 9.4 g/dL，尿蛋白 0.64 g/日，尿潜血（＋＋），上部消化管内視鏡で急性びらん性胃炎を認めた．H_2 ブロッカー使用し食思不振は改善するも 1 カ月前から下腿浮腫出現．TP 3.8 g/dL，蛋白尿 3.4 g/日とネフローゼ症候群を呈し当院に紹介初診となった．ネフローゼ症候群および貧血精査のため X 年 1 月 6 日，第 1 回目入院となった．

✚ 家族歴
腎疾患なし　母：高血圧，尿糖陽性，父・弟・妹：健康，宮崎県出身

✚ 嗜好
喫煙：20 本/日×25 年（20〜45 歳），飲酒：ビール 1 本を週に 2, 3 回

✚ 入院時現症
全身　身長 163 cm，体重 50.2 kg，（BMI 18.9）
バイタル　体温 36.5℃，脈拍 82/分・整，血圧 130/80 mmHg，呼吸数 16/分
体表　表在リンパ節腫大なし，チアノーゼなし，中等度の下腿浮腫あり，皮疹なし
頭頸部　結膜貧血あり，強膜黄疸なし，扁桃肥大なし
　　　　甲状腺腫大 1 度，やや硬，血管雑音なし
胸部　心音：心雑音聴取せず，呼吸音：清，左右差なし
腹部　平坦軟，蠕動音正常，脾腫なし，圧痛なし
　　　腹部血管雑音なし

✚ 第1回目入院時検査成績

末梢血液・凝固検査：
- WBC 3,800/μL，分画（好塩基 0%，好酸 3.0%，好中 52.0%，単球 2.0%，リンパ 43.0%）
- RBC 216×10⁴/μL，Hb 7.4 g/dL，Ht 21.6%，MCV 86.2 fL，Plt 13.7×10⁴/μL
- 網状 15.0‰，破砕像（−），Fibrinogen 158 mg/dL，PT 81.4%，APTT 75.6%

生化学：
- TP 3.7 g/dL，Alb 1.7 g/dL，CK 236 IU/L，T. Bil 0.25 mg/dL，AST 18 IU/L，ALT 4 IU/L，LDH 238 IU/L，ALP 103 IU/L，r-GPT 9 IU/L，ChE 0.62 IU/L，Cr. 1.4 mg/dL，UA 7.2 mg/dL，BUN 24 mg/dL，TG 107 mg/dL，T chol. 223 mg/dL，Na 145 mEq/L，K 4.1 mEq/L，Cl 113 mEq/L，Ca 6.3 mg/dL，P 3.4 mg/dL，CRP 0.33 mg/dL，FBS 70 mg/dL，HbA1c 3.3%，Haptoglobin<1 mg/dL，Fe 70 mg/dL，Ferritin 512 ng/mL，VB$_{12}$ 280 pg/mL，葉酸 2.7 ng/mL

免疫学・甲状腺・その他：
- IgG 444 mg/dL，IgA 151 mg/dL，IgM 90 mg/dL，C$_3$ 66 mg/dL，C$_4$ 18 mg/dL，CH50 23.1 U/mL，ANA 40 倍，抗 DNA 抗体（RIA）≦2.0 IU/mL，SS-A 抗体＜10 IU/mL，SS-B 抗体＜10 AU/mL
- クリオグロブリン定性（−），SSA＜2.5 μg/mL，免疫電気泳動（血清，尿）：M 蛋白（−），BJP（−）
- TSH 64.4 μU/mL，F-T$_3$ 1.19 pg/mL，F-T$_4$ 0.66 ng/dL，抗 TPO 抗体 0.3 U/mL，抗サイログロブリン抗体 0.3 U/mL，TBG 25.0 μg/mL
- HBs Ag（−），HCV Ab（−）

尿検査：
- pH5.0，比重 1.011，蛋白（3+），糖（−），潜血（2+）
  赤血球 10〜19/HPF，白血球 1〜4/HPF，硝子円柱 1/LPF，顆粒円柱 1/LPF，脂肪円柱 1/LPF，上皮円柱 1/LPF
- 蛋白定量 2.43 g/日，β$_2$MG 103 μg/日，24 hr CCr 41.6 mL/min，selectivity index 0.27

胸部 X 線： 異常なし，心拡大なし

心電図： 異常なし

腹部エコー： 右胸水（+），肝臓 NP　両腎 NP　その他 NP，肝脾腫（−）

画像，その他の検査所見：
- 上部消化管内視鏡：食道・胃・十二指腸球部まで著変なし
- 心エコー：左室収縮能は問題なし，EF 69%　心囊液：少量貯留
- 甲状腺エコー：甲状腺は正常〜やや小さめ，表面に凸凹があり内部は低エコーで粗石灰化・腫瘤など悪性所見は認めず
- 下部消化管内視鏡＋直腸生検：異常なし・アミロイド沈着なし
- 骨髄生検：Cellularity：50〜70%，hyper-cellular marrow．M/E 比 2-3，Meg≒7/HPF．⇒MDS とするにはやや異型が乏しいが MDS 初期像の可能性もあり　要経過観察

✚ 第1回目入院後の臨床経過

消化器症状，貧血，蛋白尿に対し，悪性疾患，アミロイドーシスなどの鑑別を行ったがいずれも否定的であった．

貧血については正球性で網状赤血球＜10万/μL と低形成性．ハプトグロビン低値より溶

血性貧血も疑ったが，クームス試験および寒冷凝集素は陰性で赤血球の形態異常や血色素尿もなかった．骨髄生検では「骨髄異形成症候群の可能性あり要経過観察．」との結果を血液内科から得た．葉酸，ビタミン B_{12} は正常下限．輸血を行い，以後は両ビタミンを補充し経過観察となった．

甲状腺機能低下は，内分泌内科より橋本病疑いと診断された（生検未施行）．レボチロキシン内服で甲状腺ホルモンは順調に正常化した．

ネフローゼ症候群の精査を行うために腎生検を施行した．光顕所見，蛍光抗体法所見，電顕所見などからコンゴーレッド陰性物質の糸球体沈着症を疑った．抗 Fibronectin 抗体を用いた酵素抗体法の結果から Fibronectin 腎症と診断した．家族歴がないことから孤発例と判断した．

その後，外来で経過観察となった．

第1回目腎生検（2月）（図1～8）：

得られた組織は糸球体 25 個を含む皮髄質部である．病変は糸球体に存在する．

ほぼすべての糸球体で著明な分葉化を示し，傍メサンギウムから内皮下腔に PAS 陽性，PAM 陰性のヒアリン様物質の多量の沈着を認める．なお，硝子化や半月体を呈する糸球体は認めない．管内増殖性変化も強く，また PAM 染色ではメサンギウム融解様の係蹄の開大や基底膜の二重化を認める．内皮下腔の沈着物や管内増殖，二重化の強い血管係蹄では内腔の狭小化を呈する．

間質は軽度の萎縮，線維化が focal に認められるのみで，血管には異常所見は認めない．

しかし，X 年 5 月頃から貧血，蛋白尿が再び増悪し，再治療目的のため X 年 6 月第 2 回目入院となった．

入院時内服薬： アゾセミド，レボチロキシン，メコバラミン

✚ 第2回入院時現症

下腿浮腫を軽度認める以外，第1回目入院時と変化なし

✚ 第2回入院時検査結果

末梢血液：

・WBC 4,600/μL，分画（好塩基球 0.4％，好酸球 2.8％，好中球 56.7％，単球 3.6％，リンパ球 36.5％）

Hb 7.4 g/dL，Ht. 21.6％，MCV 86.2 fL，Plts 13.7×10⁴/μL

生化学：

・T.P.3.7 g/dL，Alb 1.8 g/dL，CK 200 IU/L，T. Bil 0.23 mg/dL，D. Bil 0.05 mg/dL，AST 21 IU/L，ALT 5 IU/L，LDH 276 IU/L，ALP 137 IU/L，r-GPT 9 IU/L，ChE 0.79 IU/L，Cr. 1.8 mg/dL，UA 7.0 mg/dL，BUN 33 mg/dL，TG 115 mg/dL，T-chol 228 mg/dL，HDL 32 mg/dL，LDL 170 mg/dL，Na 145 mEq/L，K 4.8 mEq/L，Cl 114 mEq/L，Mg 2.2 mg/dL，Ca 6.7 mg/dL，P 3.9 mg/dL，CRP 0.26 mg/dL

免疫学・甲状腺：

・IgG 510 mg/dL，IgA 157 mg/dL，IgM 136 mg/dL，C_3 79 mg/dL，C_4 27 mg/dL，CH50 27.1/mL

・TSH 12.6 μU/mL，F-T_3 2.11 pg/mL，F-T_4 1.23 ng/dL

検尿：

・pH5.0，比重 1.011，蛋白（3＋），糖（－），潜血（2＋）

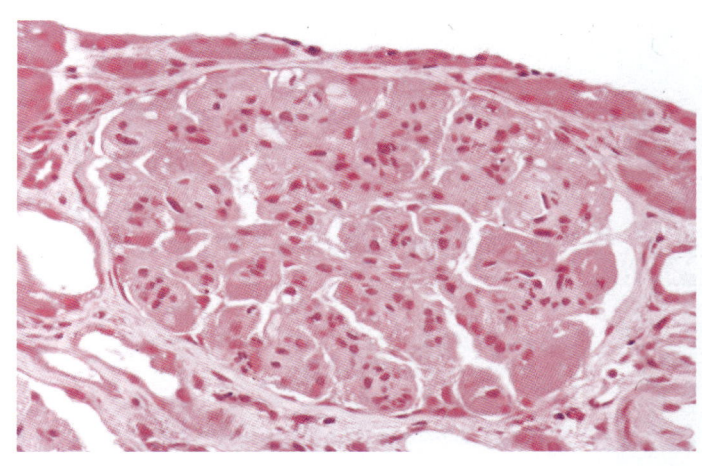

20. コンゴーレッド陰性物質沈着をみる lobular glomerulopathy の症例

図1　HE染色
分葉化病変を示す糸球体では，びまん性に傍メサンギウムから内皮下領域にかけエオジン好性物質の沈着を認め，部位によっては半球状の沈着を認める．沈着物の内部および周囲には浸潤炎症細胞や糸球体固有細胞の増殖などの変化を認めない．糸球体係蹄壁の肥厚があり，メサンギウム領域の拡大も目立つ．糸球体内の細胞は増えているが，HE 染色では糸球体構造との関連性は不明瞭である．エオジン好染性物質の沈着がない部位では好中球の集積が目立つ．糸球体毛細血管腔の開大は不良である．

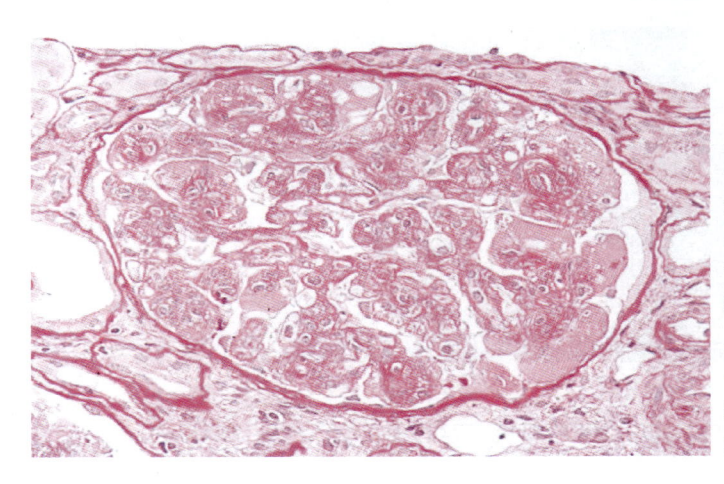

図2　PAS染色
分葉化した糸球体に存在する大量の沈着物は PAS 染色に陽性で，沈着部位は内皮下から傍メサンギウム，メサンギウム領域まで広がっている．糸球体係蹄壁には不規則な二重化病変が存在する．拡大したメサンギウム領域には，基質増生と細胞増加を認める．糸球体の一部にはメサンギウム融解を伴っている．糸球体上皮細胞の腫大は軽い．糸球体毛細血管腔の開大は不良である．この切片では好中球の管内浸潤はない．

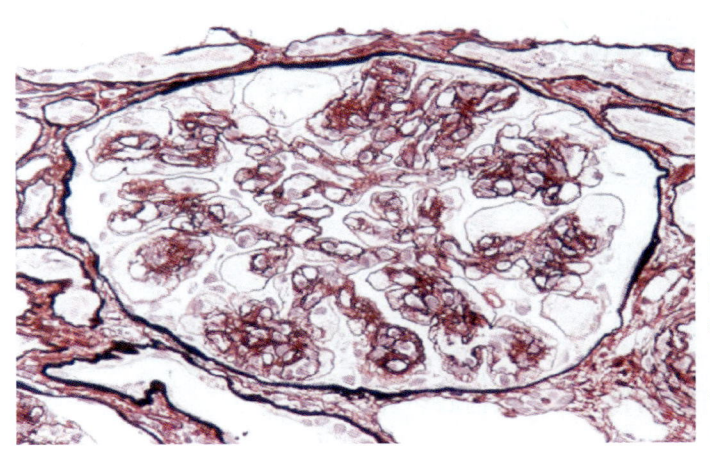

図3　PAM染色
PAM 染色では大量の沈着物は染色されていないが沈着物の局在が主に傍メサンギウム域から内皮下であることが確認できる．また，糸球体係蹄壁の不規則な二重化が散見される．また，拡大したメサンギウム領域では基質が増生していることが明らかである．

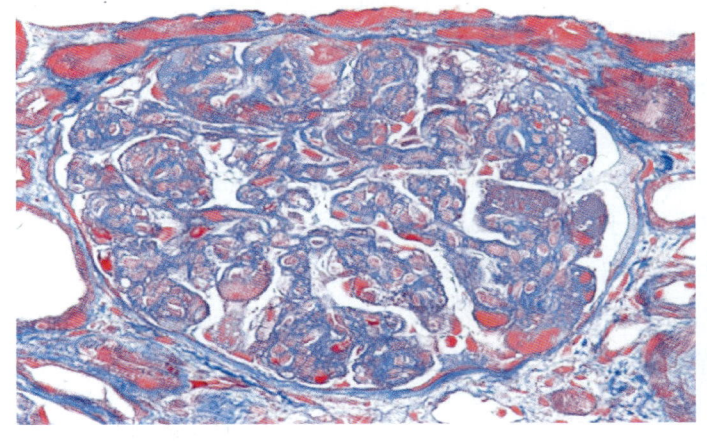

図4　Masson Trichrome 染色
MT 染色で大量の沈着物の多くは赤からピンクに染色される．沈着物は分節で異なり，沈着による内皮下腔の開大部がある．メサンギウム融解を示す部位では青味を帯びて染色されている．

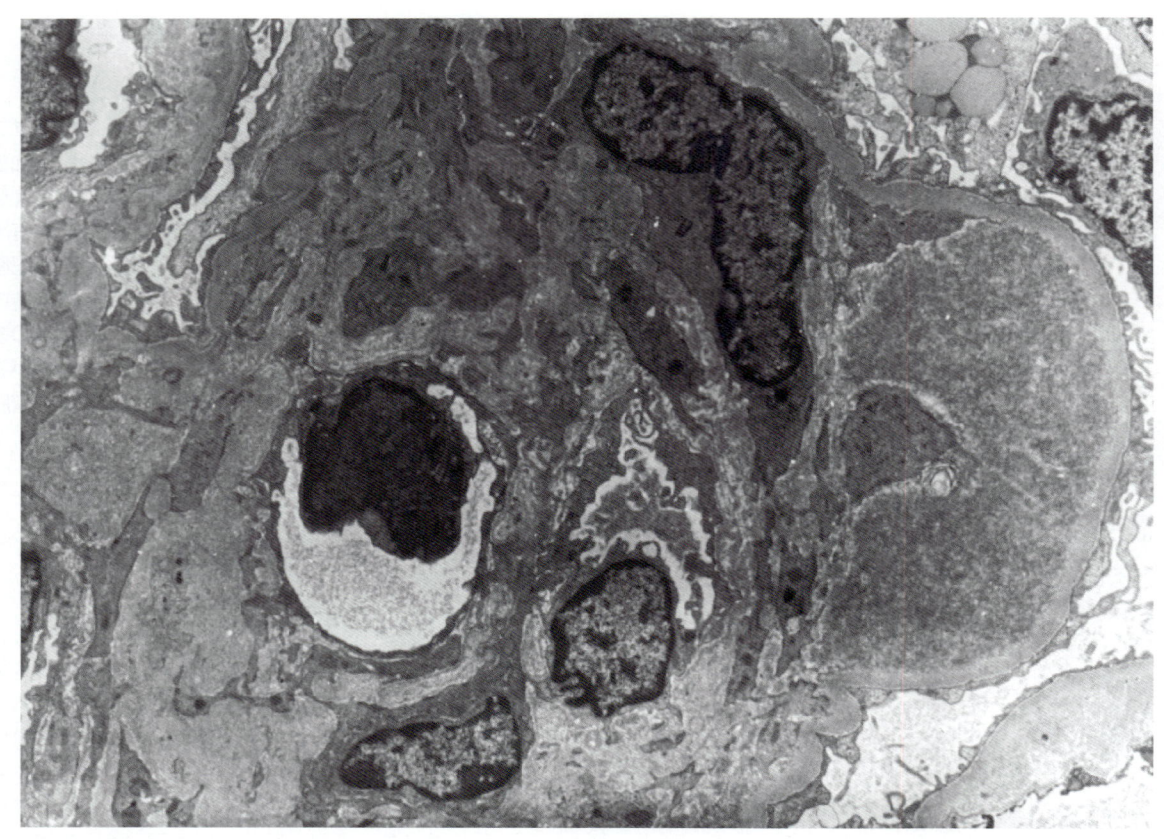

図 5 電顕像
電顕での最も目立つ所見は，傍メサンギウムから内皮下に大量の沈着物が存在することである．沈着物はこの倍率でも通常の免疫複合体による細顆粒状の高電子密度沈着物と異なり細管状あるいは細線維状構造を有することがわかる．大量の沈着物は糸球体細胞との反応に乏しい．拡大したメサンギウム領域ではメサンギウム細胞の増加と基質の増生を認める．肥厚した係蹄では内皮下腔が拡大しメサンギウム間入を伴っている．

・沈渣：赤血球 10～19/HPF，白血球 1～4/HPF，硝子円柱 1-/LPF，顆粒円柱 1-/LPF，脂肪円柱 1/LPF，上皮円柱 1/LPF
・蛋白定量 2.84 g/日，24 hr CCr．35.9 mL/min

胸部 X 線：異常なし
心電図：異常なし
腹部エコー：右胸水（＋），肝臓 NP　両腎 NP，肝脾腫（－）

✚ 第 2 回目入院以後の臨床経過（図 9）

　7月8日よりプレドニン 45 mg/日を開始し，蛋白尿，腎機能，貧血の改善を認めた．
　入院中に蛋白尿は 1 g/日程度まで減少した．45 mg を 6 週間使用後ステロイドは漸減した．ステロイド使用中に高血圧を合併したためカンデサルタン，トランドラプリルを追加し血圧は正常化し安定．
　10月2日第2回目腎生検施行．組織学的にも管内増殖像や沈着物の寛解を確認し 10 月 20 日退院とした．甲状腺機能低下症はレボチロキシン 75～100 μg/日の内服で Euthyroid 状態を維持でき，治療中の甲状腺エコーでは変化を認めなかった．
　退院後 X＋1 年 5 月にステロイドは中止し ACE 阻害薬，ARB の併用で血圧も安定．甲状腺機能も補充療法で正常域を維持できていた．

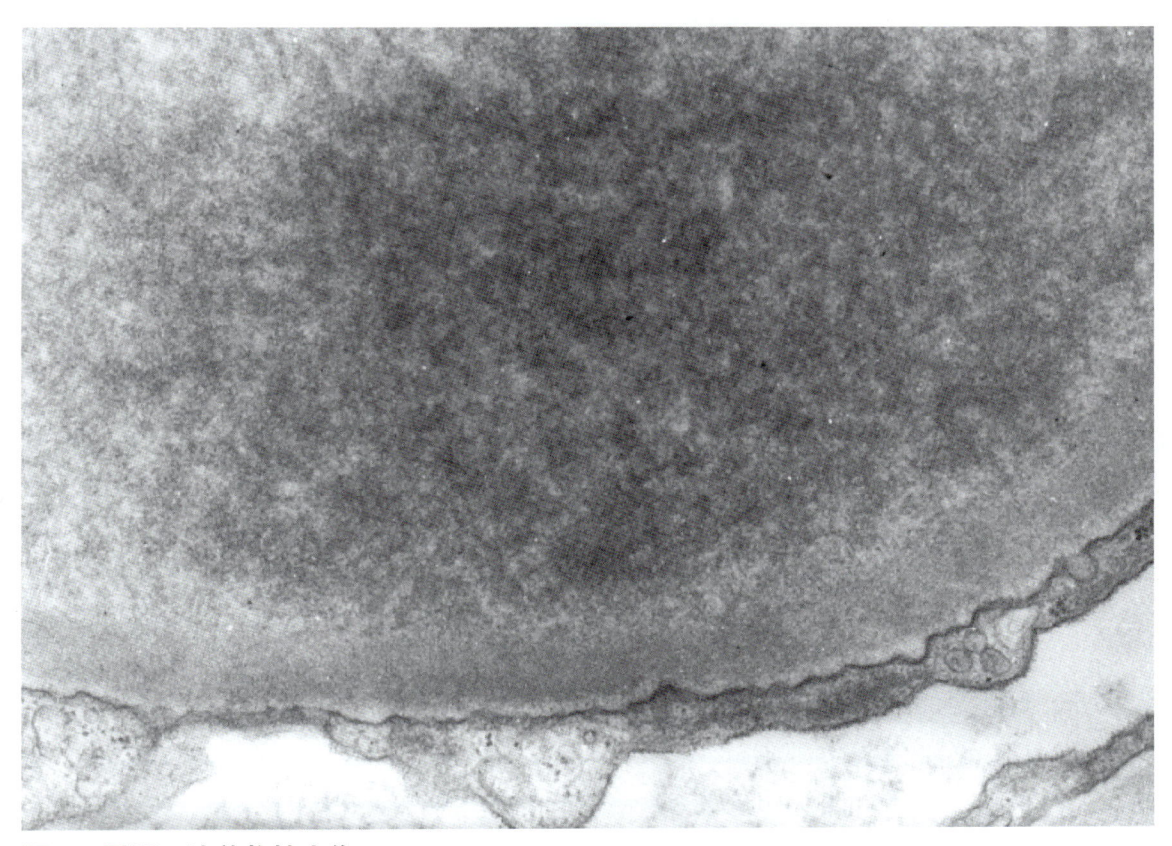

図6　電顕　沈着物拡大像
顆粒状物質のなかに微細な線維性構造物を認める．不規則な配列で線維性構造の分岐はなく，管状構造物は認めない．細線維のサイズの計測が難しいが，アミロイド線維，fibrillary glomerulonephritis, immunotactoid glomerulopathy, collageno-fibrotic glomerulopathy で観察される細線維構造とは異なる．Fibronectin 腎症の典型的電顕形態ではないが，形態的除外診断から，Fibronectin 腎症が最も可能性あるいは未知の物質沈着による lobular glomerulonephritis と考えられる．

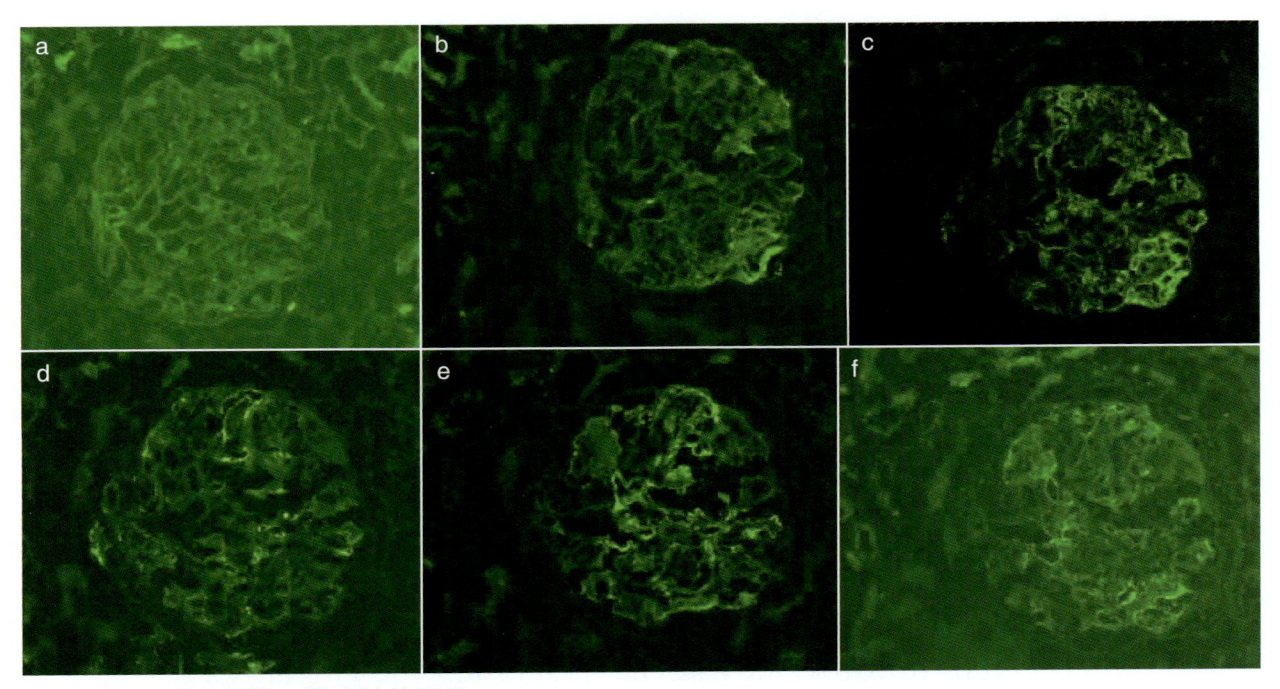

図7　第1回腎生検　蛍光抗体所見
a：IgG．b：IgA．c：IgM．d：C_3．e：C_4．f：C1q．
IgG, IgA, C1q, Fibrinogen は陰性で，IgM, C_3, C_4 は一部の血管係蹄壁に沿って弱陽性を呈する．κ鎖，λ鎖は陰性であった．免疫グロブリンと補体の優位沈着は乏しく免疫複合体型腎炎は否定される．

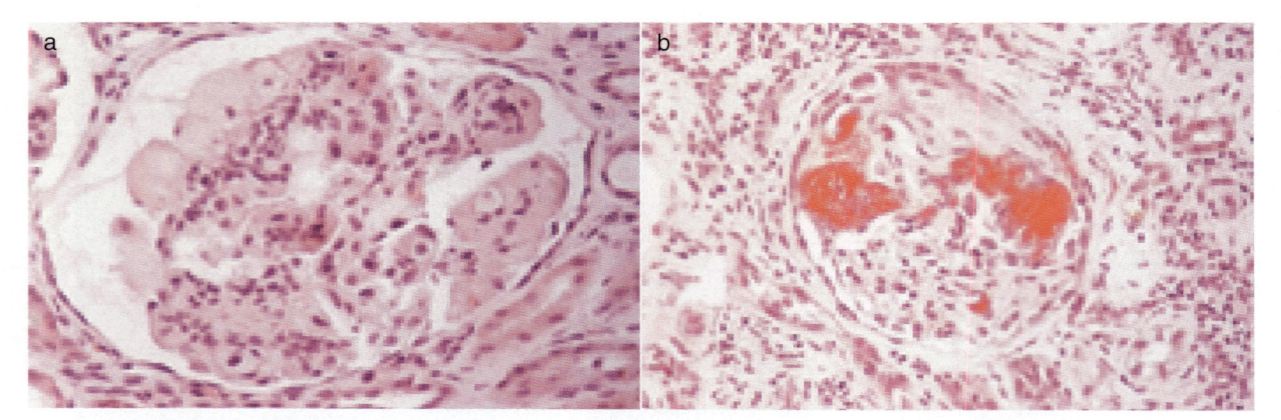

図8 コンゴーレッド染色
a：本症例．b：陽性対照．
コンゴーレッド染色で沈着物は陰性．

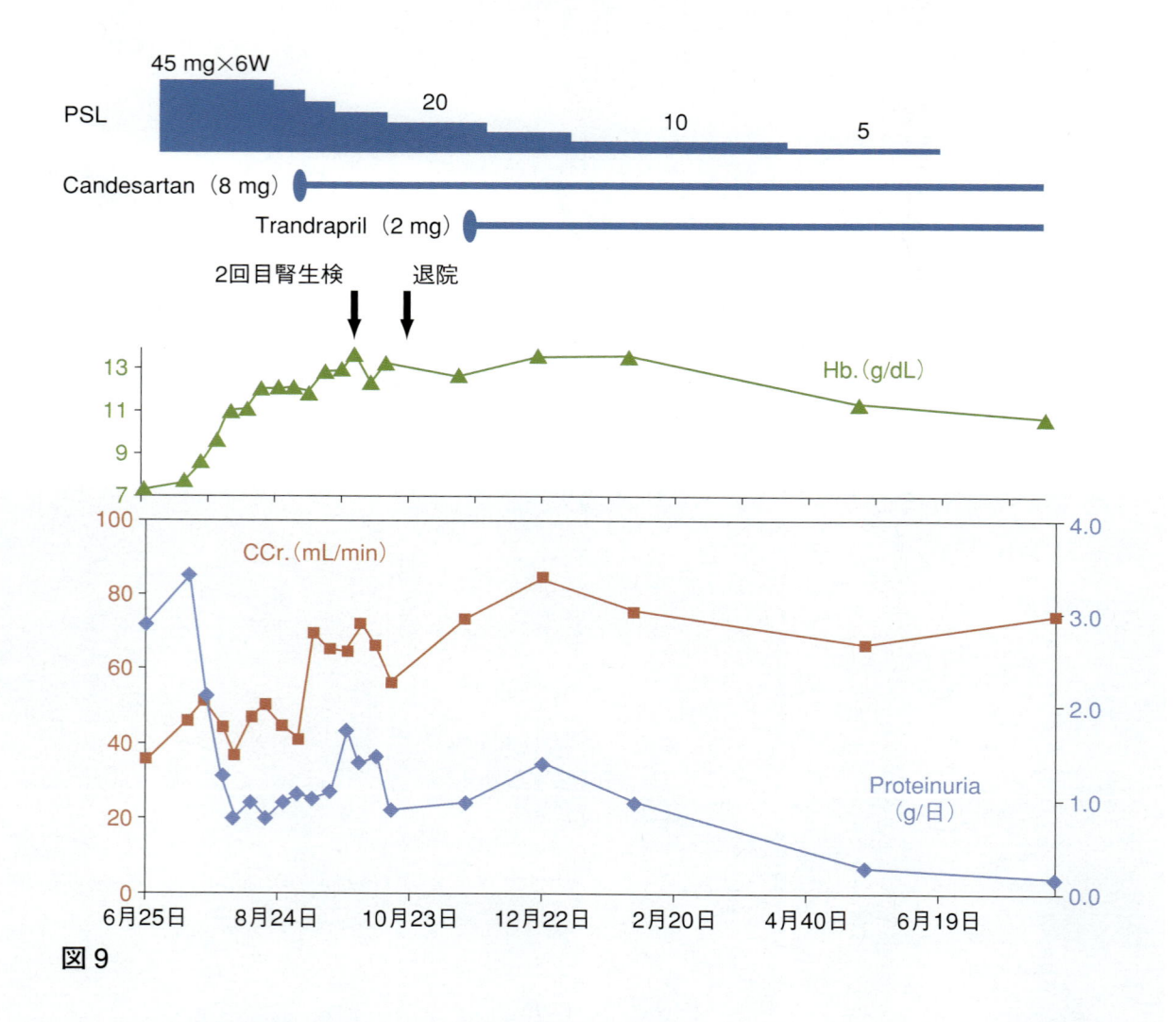

図9

X+1年12月時点（最終観察時）の検査値：

Hb 12.2 g/dL，Ht. 33.8％，MCV 92.4 fL，TP.6.8 g/dL，Alb 4.1 g/dL，Cr 0.95 mg/dL，BUN 12 mg/dL

蛋白定量 0.34 g/日，24 hr CCr. 88.9 mL/min

腎機能，蛋白尿，貧血ともに安定していたが，X+2年1月不慮の事故で死亡．

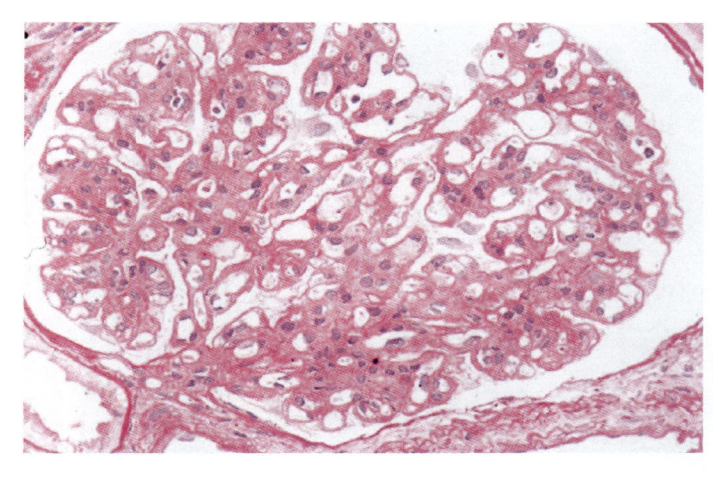

図 10　HE 染色
前回の腎生検に比較し内皮下沈着物が減少しほとんど確認できない．また，管内増殖性病変も消失している．糸球体係蹄の一部に不規則な肥厚が残っているが，糸球体毛細血管腔は十分に開大している．

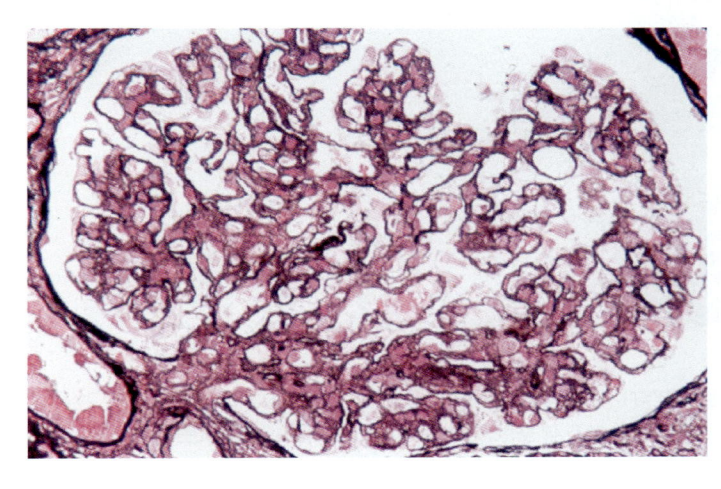

図 11　PAM 染色
不規則な糸球体基底膜の二重化を呈する係蹄が散見される．メサンギウム領域の拡大は縮小し細胞増多もない．内皮下沈着物も確認できない．

（他院に搬送，死亡診断され剖検は未実施）

第 2 回目腎生検結果（図 10〜13）：
　糸球体を 14 個含む皮質組織で，全硬化糸球体は 1 個のみ，残りの糸球体はびまん性の変化を呈する．前回腎生検時組織と比較して，管内増殖性変化や分葉化は軽減し，メサンギウム融解様の変化を示す係蹄は認めない．基底膜の二重化は残存するが内皮下の沈着物は著明に減少し，係蹄腔の開存度も改善している．免疫蛍光抗体法所見は，前回と同様でIgM，C_3がわずかに係蹄壁に陽性であった．IgG，IgA，C_4，C1q，Fibrinogen は陰性である．

✚ 本症例の臨床上の問題点

　本例を Fibronectin 腎症と考える場合，いくつかの疑問が残る．
　本症の家族歴がないこと，蛍光抗体法で優位な免疫グロブリンや補体の沈着はなかったが IgM，C_3が軽度だが陽性であったこと，初回腎生検では好中球の管内増殖性病変を認めたことや，メサンギウム領域での富核，メサンギウム融解の存在，毛細血管腔の狭小化など光顕所見も沈着病で糸球体固有細胞との反応に乏しいとされる Fibronectin 腎症の典型例とは異なっていた．また，ステロイド療法がきわめて有効であったことなど従来報告されている症例と比較すると合致しない点などは非典型的である．FN1 遺伝子異常に伴う家族性発症することが通常であるが，孤発例の報告（Churg 1993，Fujigaki 1997，Yoshino 2013）もある．また通常は免疫グロブリン陰性であるが免疫グロブリンが陽性所見を示した例（Abt 1991，Burgin 1991，Mazzucco 1992）も初期に報告がある．

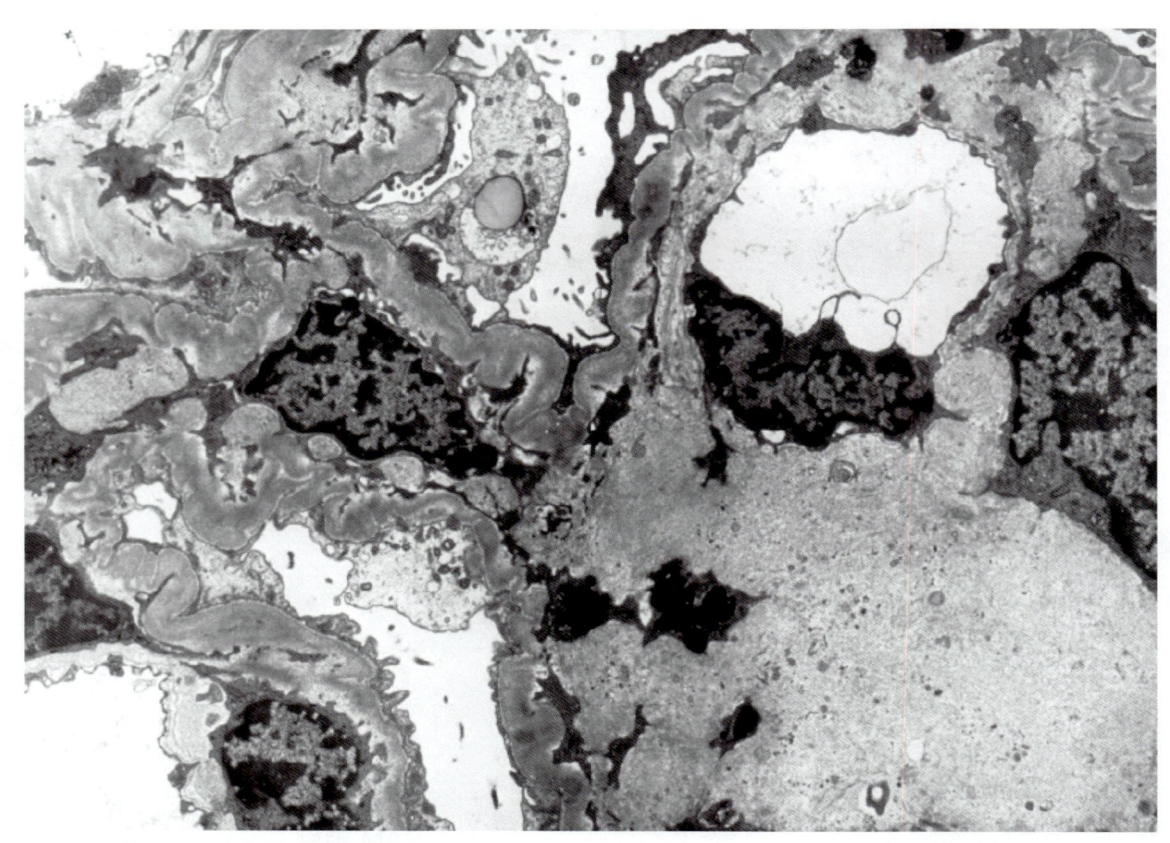

図 12 第 2 回腎生検　電顕
基底膜の肥厚，蛇行を認めるが内皮下の沈着物は目立たない．細線維構造の沈着物はない．拡大したメサンギウム基質内には細線維状物増加や破片などを認める．肥厚した糸球体基底膜の内側に糸球体基底膜の新生とメサンギウム間入像を認める．

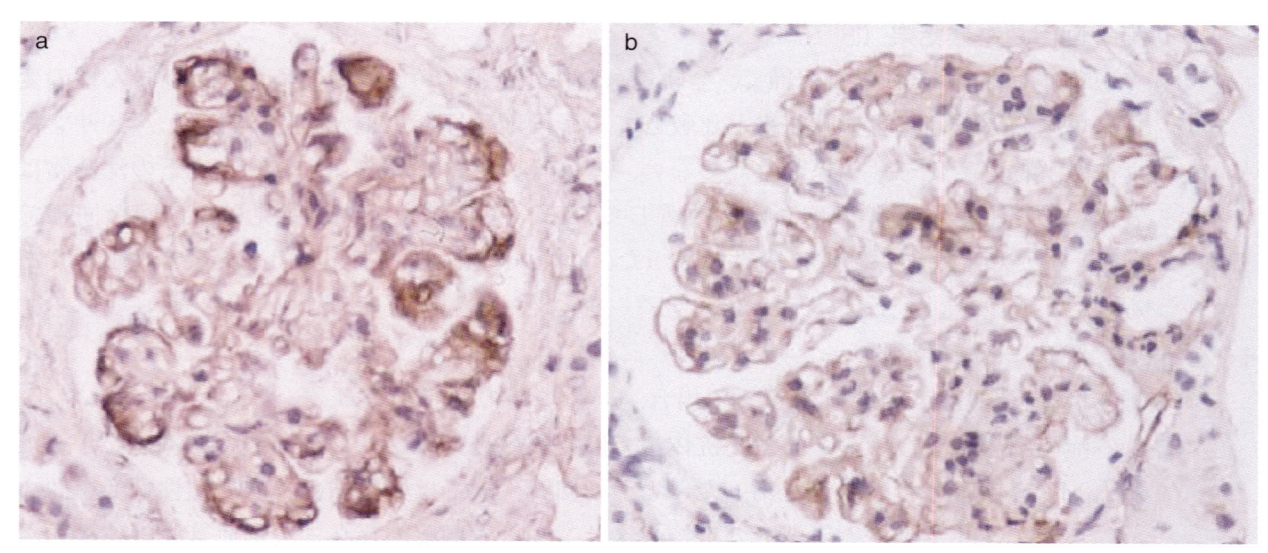

図 13 酵素抗体法（抗ヒト血漿 fibronectin 抗体）の比較
a：第 1 回腎生検．b：第 2 回腎生検．
ステロイド治療後，光顕や電顕での non-amyloid 沈着物の消失に一致し，内皮下の Fibronectin 染色性はほとんど消失している．

この症例に対する鑑別診断の経過を示す．

軽度の低補体血症を呈し，生検組織では分葉化の強い増殖性糸球体腎炎像を呈しておりMPGNがまず鑑別すべき病態と考える．原因不明の貧血や慢性甲状腺炎の合併を認め，ステロイドが奏功し貧血も腎症と経過が一致していることから，全身性免疫疾患に続発するMPGNと考えることもできる．しかし，二次性を含め免疫複合体型糸球体腎炎であるMPGNとは，IF所見やdepositの性状や分布からは否定的である．

コンゴーレッド陰性糸球体沈着症の鑑別を進めるにあたりIF所見のIgM, C_3の沈着を陽性と判断すればImmunotactoid glomerulopathyやFibrillary glomerulomephritis, クリオグロブリン血症，単クローン性免疫グロブリン異常症，SLEなども鑑別すべきである．しかし，こうした疾患鑑別の根拠となる細線維のサイズと性状が大きく異なる．また，M蛋白血症がないことなど検査所見，臨床症状が合致しないが，必ずしもM蛋白血症がなくても軽鎖沈着症などは起こりうる．一方，IF所見を非特異的所見と考え，非免疫グロブリン由来沈着症と捉えれば，糖尿病，Nail-Patella症候群，Collageno-fibrotic glomerulopathy, Fibronectin glomerulopathyが鑑別疾患にあがる．臨床的に糖尿病はなく，肘や膝関節異常はなく，こうした疾患はステロイド治療で改善することはない．

重松先生にお願いし，抗fibronectin抗体を用いた酵素抗体法にて沈着物に一致した血清型fibronectinの存在と治療後の沈着物の減少を確認した．しかし，IgA腎症，紫斑性腎炎，Fibrillary glomerulonephritisでも血清型fibronectin染色がしばしば陽性になることが知られており診断に苦慮する．

今回は血清中のFibronectinに反応する抗体で糸球体の大量沈着物が陽性であったことが診断の根拠となっているが以上示した数々の疑問点を有するこの症例をFibronectin glomerulopathyと診断してよいものかをご教示いただきたい．

✚ 病理医の見解

HE, PAS陽性の多量の沈着物を認めるびまん性増殖性糸球体腎炎の像で，いわゆるlobular glomerulonephritisである。MPGN, 糖尿病，アミロイド腎症，LCDD, 特発性結節硬化症，cryoglobulinemic glomerulonephritis, immunotactoid glomerulopathy, fibrillary glomerulonephritisなどが鑑別疾患となる．電顕で内皮下に結晶様構造が不明瞭な沈着病変がある．PAM染色でこの部位はmesangiolysisを起こしたように見え，内皮下腔が拡大し沈着，浸み込み，マクロファージなどの浸潤がある．蛍光抗体結果より免疫複合体型疾患や免疫グロブリンの優位沈着する疾患は否定的である．Non-amyloid沈着性疾患が鑑別に上がるが電顕所見の詳細な情報が不足しているため，形態診断的に確定することは限界がある．Fibronectin腎症としても，まず，光顕PAS像が典型的ではなく，電顕所見も一般にみられるFibronectin腎症の沈着像とは異なる。さらに内皮下，メサンギウムに一致したfibronectinの沈着が証明されていてもfibrinectin glomerulopathyとは診断できない．

重要なことはfibronectin腎症で沈着しているFNはフィブリルを作らない血漿型FNが主体であり，病理診断はこれを証明することに尽きる．FN1 2q32のmutation 3つのHeterozygous missense（Heparin binding domain）異常なFNは，内皮細胞や足細胞との接着が悪い，フィブリルが形成されにくい．本疾患では，FNが組織に沈着しているにもかかわらずフィブリルを形成しない．また，糸球体固有細胞との反応性に乏しい沈着病の形態を示すことが普通であるにもかかわらず，初回生検時の増殖性病変の存在は奇異な印象

がある．一方，細胞増生（マクロファージなどの浸潤細胞が目立つ）や内皮下の沈着物が目立つ点から，ループス腎炎に有効であるのと同様に，ステロイド治療がこの病変に有効であった可能性がある．[注1]

家族歴のないFN腎症は報告されているため，確定診断にはFN1遺伝子の異常の有無を解析することが必要である．[注2]

この症例からのメッセージ：
①家族歴のないFibronectin腎症，いわゆる孤発例は存在する．
②Fibronectin腎症の電顕での診断は難しい．
③Fibronectin腎症の治療への反応性はあるかについては疑問．
④Finronectin腎症の診断は血漿型fibronectinの証明が必要．
⑤Fibronectin腎症の確定診断には遺伝子解析が必要．

注1) Non-amyloid lobular glomerulonephritisではFN以外の鑑別として軽鎖沈着症があがるが，Kappa, lambdaの染色が行われる必要がある．最も，LCDDとは電顕像が明らかに異なる．しかし沈着症の基本は，沈着している物質の性状にあるため，過去の形態像との一致性のみで診断することは十分ではないことも知っておきたい．

注2) FNIの遺伝子異常が証明されれば，形態像が典型的でなくともFN腎症と診断しうる．また移植後再発することがあることも知っておくべきである．

（第32回重松腎病理カンファレンスより）

【文献】
1) Fujigaki Y, et al：An isolated case with predominant glomerular fibronectin deposition associated with fibril formation. N D T 12：2717-2722, 1997
2) Strom EH, et al：Glomerulopathy associated with predominant fibronectin deposits：a newly recognized hereditary disease. Kidney Int 48：163-170, 1995
3) Otsuka Y, et al：A recurrent fibronectin glomerulopathy in a renal transplant patient：a case report. Clinical Transplantation 26. s24：58-63, 2012
4) Sato H, et al：Familial lobular glomerulopathy：first case report in Asia. Am. J. Kidney Dis 31(6)：E3, 1998
5) Yoshino M, et al：Clinicopathological analysis of glomerulopathy with fibronectin deposits (GFND)：a case of sporadic, elderly-onset GFND with codeposition of IgA, C1q, and fibrinogen. Intern Med 52 (15)：1715-1720, 2013, Epub 2012 Mar 1

21

急激な経過で不可逆性腎不全に至ったイムノタクトイド腎症

ネフローゼ症候群，急速進行性糸球体腎炎症候群（RPGN）の経過を示した原因はイムノタクトイド腎症？ クリオグロブリン腎症？

> **キーワード** イムノタクトイド腎症，クリオグロブリン腎症，IgGκ M 蛋白，ネフローゼ症候群，急速進行性糸球体腎炎

➕ 症例
38 歳，男性

➕ 主訴
感冒後の肉眼的血尿，浮腫，全身倦怠感

➕ 既往歴
特記すべきものなし

➕ 現病歴
20 歳頃より会社の健診で検尿異常を指摘されており，感冒時などに検尿所見増悪を指摘されたことがあった．X 年 10 月中旬より咽頭痛などの感冒症状があり遷延していた．11 月より肉眼的血尿が出現，徐々に下腿浮腫を認めるようになった．11 月 25 日近医受診し降圧薬，利尿薬（オルメサルタン，アゾセミド）を処方されたが改善なく，乏尿，浮腫，全身倦怠感が増悪するため 11 月 30 日当院受診，入院した．

➕ 服薬歴
常用薬なし

➕ 家族歴
特記すべきものなし

➕ 初診時現症
身長：183 cm，体重：90 kg，意識清明，血圧 160/90 mmHg，脈拍 93 回/分，体温 38.7℃，眼瞼結膜貧血なし，眼球結膜黄疸なし，咽頭：発赤・浮腫あり，胸部：心音，肺呼吸音異常なし，腹部：やや膨隆あるも軟，下腿浮腫著明，紫斑・紅斑なし

➕ 初診時検査所見
尿定性：pH 5.5，潜血（3＋），蛋白（4＋），糖（－），ケトン体（－），尿色調は茶褐色

尿沈渣：赤血球 10〜19/HPF，白血球 1〜4/HPF，卵円形脂肪体 1〜4/HPF，硝子円柱＞100/FF，顆粒円柱 30〜49/FF，脂肪円柱 5〜9/FF

尿定量：蛋白 10.4 g/g・Cr

血算：WBC 17.0×10^3/uL，RBC 485×10^4/uL，Hb 14.2 g/dL，Ht 40.2%，Plt 22.0×10^4/uL

生化学：Na 133 mEq/L，K 3.3 mEq/L，Cl 99 mEq/L，Cr 2.1 mg/dL，UN 24 mg/dL，TP 4.2 g/dL，Alb 1.5 g/dL，AST 19 IU，LDH 270 IU，CK 107 IU，T-chol 285

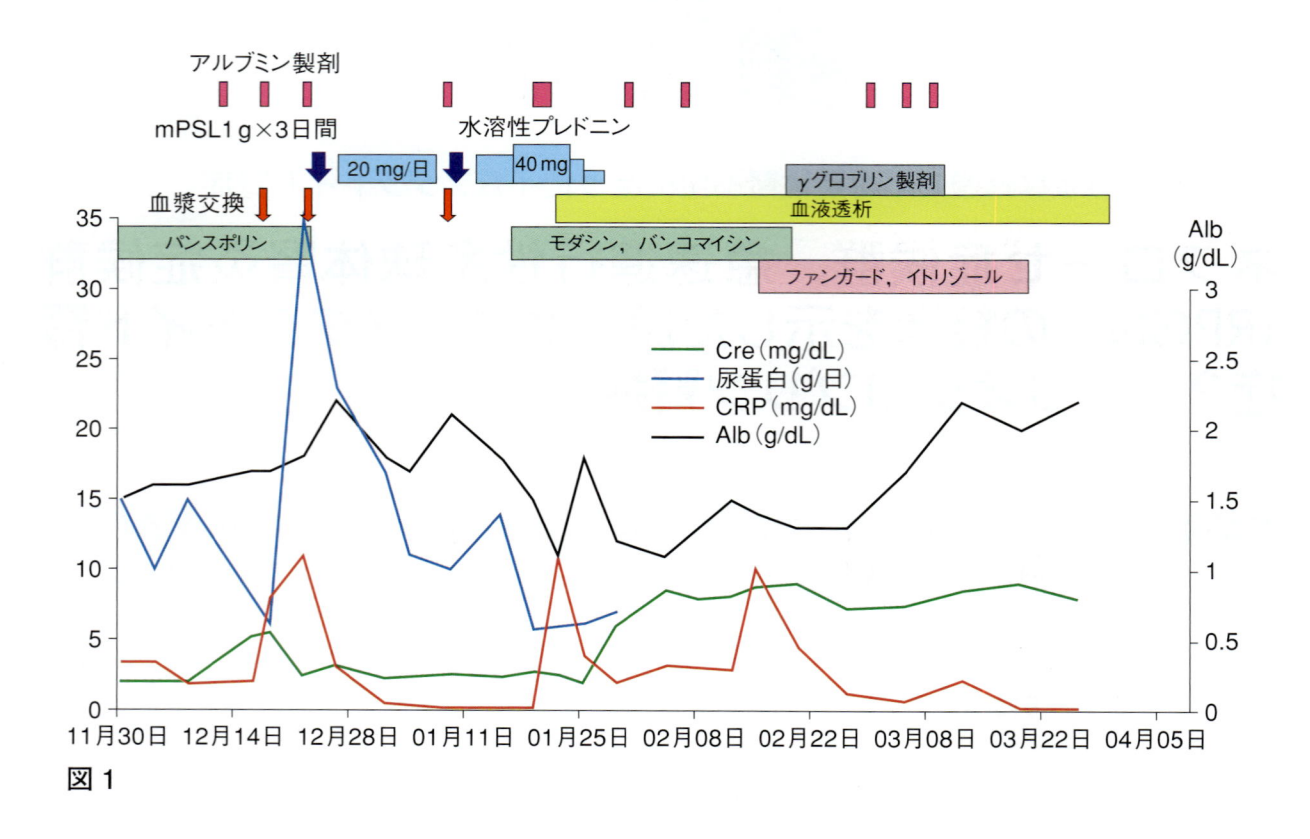

図1

mg/dL
免疫学：CRP 3.4 mg/dL，IgG 237 mg/dL，IgA 62 mg/dL，IgM＜10 mg/dL，C3 58 mg/dL，C4 20 mg/dL，血清補体価 19.9CH50 U/mL，クリオグロブリン（－），抗核抗体（－），p-ANCA（－），抗GBM抗体（－）
凝固系：PT 13.9秒，APTT 31.4秒，Fibrinogen 524 mg/dL，血中FDP 4.5 μg/mL
その他：血中免疫電気泳動でIgG-κ陽性，尿中BJP検出せず，free light chain解析 κ3.69/λ5.8 mg/dL
微生物検査：咽頭培養，血液培養より Streptococcus pneumoniae を検出した．

+ 初診時画像所見
胸部X線：胸水貯留あり
腹部骨盤CT：胸腹水，両腎腫大を認める

+ 臨床経過
図1 参照

入院後，まず感染に対し抗生剤投与，原因不明のネフローゼを伴うRPGNに対しヘパリン，利尿剤投与し，感染コントロールがついたと思われた後に12月12日腎生検施行した．

感染症に関連した発症様式と後述する大量の糸球体内沈着物を特徴とする病理所見よりクリオグロブリン腎症の可能性も考えられた．再検したところ定性検査ではクリオグロブリンは陽性であった．M蛋白血症に関しては，血中免疫電気泳動でIgG-κ陽性となった．しかし，尿中BJP陰性，free light chain解析では偏りなくマルクでも有意な所見がないとのことで，多発性骨髄腫などの診断はつかなかった．

この段階では原因不明の糸球体への大量の沈着物を認める病態に対し12月15日より血漿交換，ステロイドパルス療法開始した．翌日に腎生検部からの出血による後腹膜腔血腫と貧血の進行を認め，いったん治療は中断した．状態安定後12月23日より血漿交換，ス

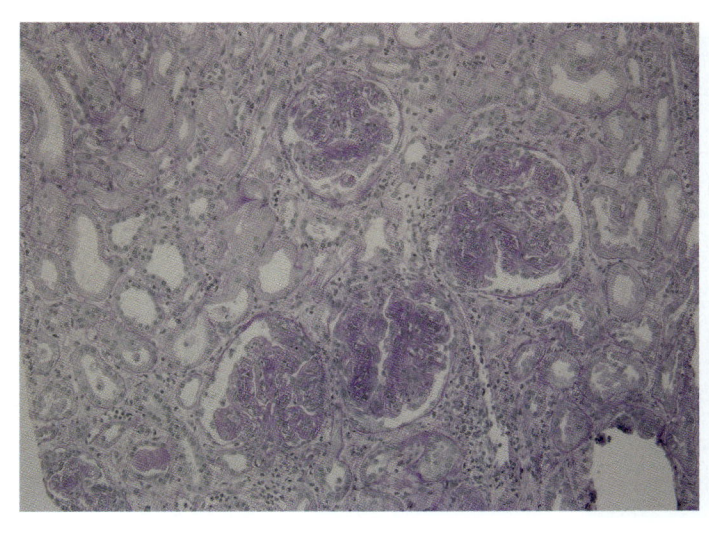

図2　PAS染色
病変の主体はびまん性の増殖性糸球体病変である．糸球体毛細血管腔は狭小化している．いずれの糸球体も分葉状の細胞増多を示し糸球体内にPAS陽性沈着物を認める．間質尿細管病変は限局的である．

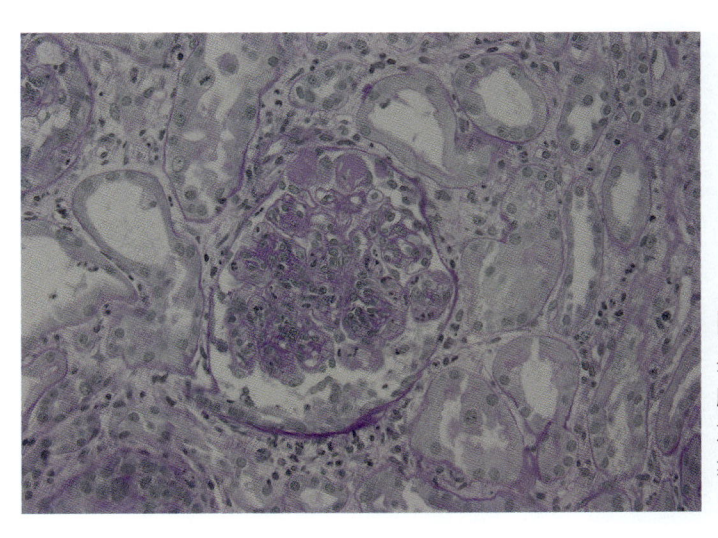

図3　PAS染色
糸球体の基本構築は大きく改変されている．毛細血管腔内には遊走細胞が多く存在し，糸球体固有細胞も増加している．一部の糸球体係蹄内にはPAS陽性物質が集積し血栓様に存在している．ボウマン腔内には遊離した上皮細胞様細胞が目立つ．

テロイドパルス療法再開した．出血の増悪がないことを確認し12月29日よりヘパリンも併用したが治療反応性は不良で1日尿蛋白20g近く持続し胸腹水コントロール困難であった．年明け1月9日より再度血漿交換，ステロイドパルス施行するもやはり治療反応性は不良で以後ステロイドは漸減とした．

その後感染を契機に播種性血管内凝固症候群（DIC），左下肢リンパ浮腫を起こし，低蛋白血症や腎機能の増悪も認めたためステロイドは中止した．カテーテルの入れ替え，絶食，抗生剤投与，γglb製剤投与，Alb製剤投与など行いに1月23日HD導入した．HD導入後いったん感染，体液コントロールはついたが，2月上旬より*Candida albicans*による肺炎を発症し，抗真菌剤治療を行った．その後，以後は維持透析管理にて安定し，長期リハビリが必要となり4月6日転院となった．

✚ 腎生検所見

光顕所見（図2～12）：

糸球体は20個得られ，荒廃しているものはない．

糸球体病変はびまん性に存在し，主病変は，管内増殖性病変に糸球体内への大量のPAS陽性，硝子血栓の存在，Masson陽性物質の沈着，糸球体係蹄の不規則な肥厚，メサンギウム融解（mesangiolysis）の存在と半月体形成である．光顕診断としてはクリオグロブリ

173

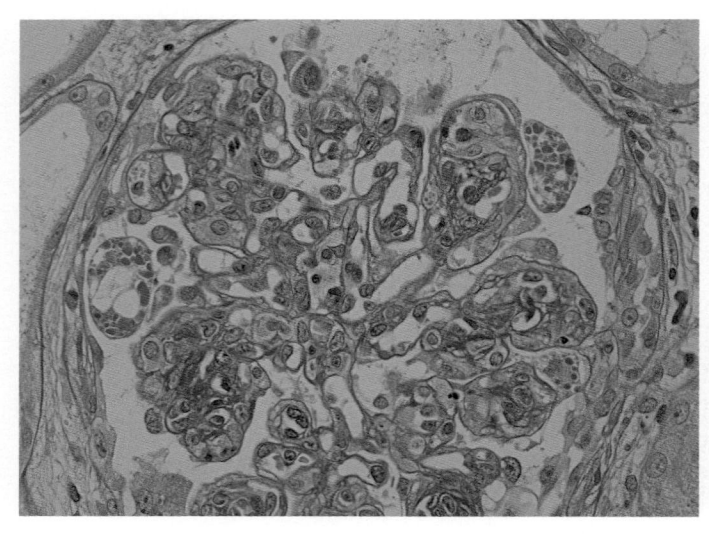

図4 PAS 染色
糸球体毛細血管腔が比較的保たれている糸球体．部分的なメサンギウム融解と糸球体係蹄壁の二重化が見られる．ボウマン嚢内には大きく腫大した係蹄上皮細胞が粗大な空胞と多量のPAS陽性顆粒を含んで，また小さなadenomatoid crescentを形成している．

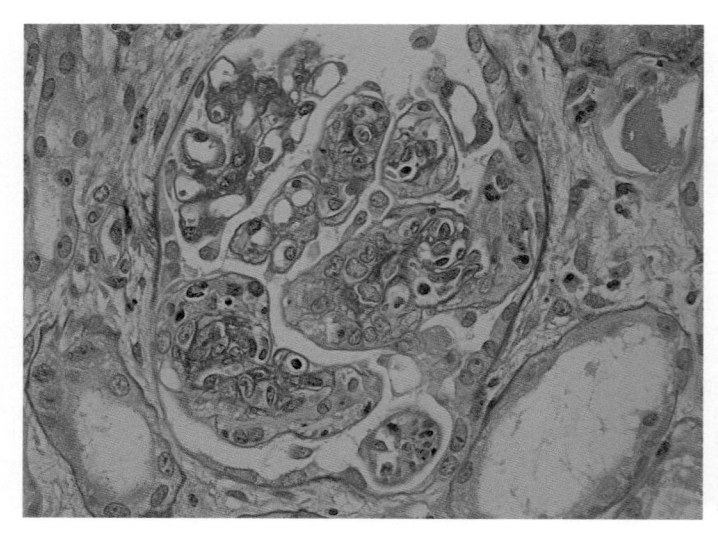

図5 PAS 染色
拡張した糸球体係蹄内には多数の内皮と遊走細胞が混在する．さらに係蹄では二重化があり，メサンギウム領域にPAS陽性物質の沈着を軽度に認める．

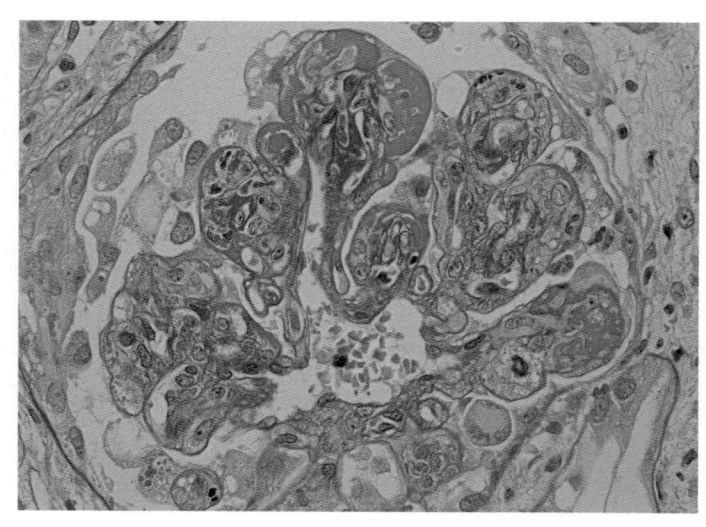

図6 PAS 染色
内皮下部を中心に高度なPAS陽性物質の沈着がある．メサンギウムから内皮細胞下まで連続性に大量に沈着している．一部は硝子塞栓様である．多数の遊走細胞が毛細血管腔からメサンギウム部に存在している．係蹄上皮細胞の腫大，増生も目立つ．

ン腎症あるいはループス腎炎を鑑別の第一に考えたい病変であるが，SLEは否定されているため前者を強く疑った．

　ほとんどの糸球体において半数以上の係蹄腔は十分には開いていない．基本的には単核球，好中球を主体とする高度な管内増殖性病変を呈する部位が多く，病変が高度な部位で

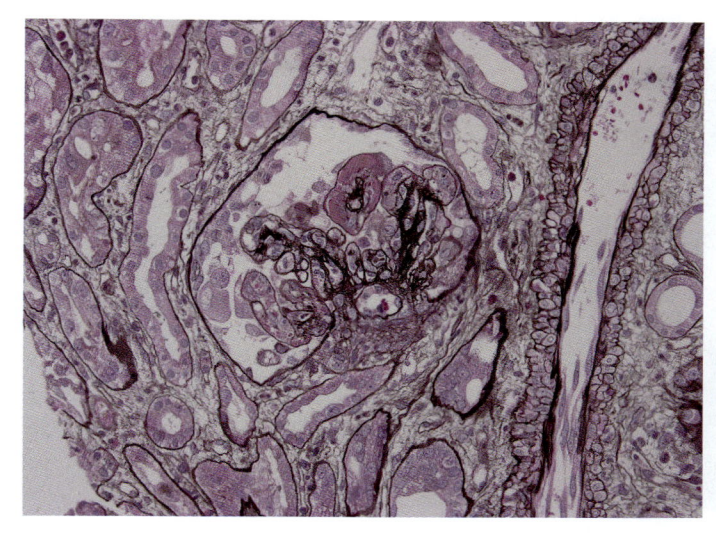

図7　PAM染色
PAM-HE染色では，赤染されている多量の沈着物を認める．内皮下腔から血管腔を占拠しているように見える．糸球体係蹄の分節性はびまん性ではなく限局している．小動脈には目立った病変はない．

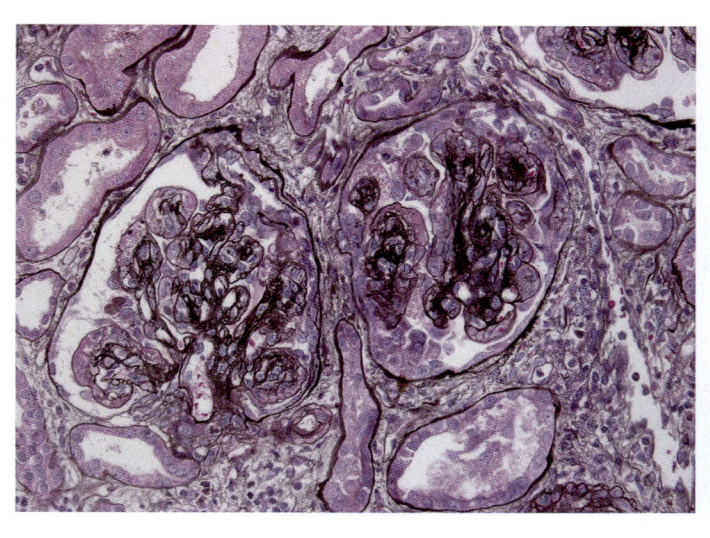

図8　PAM染色
管内増殖性病変，分葉化，ボウマン嚢上皮細胞の増加，糸球係蹄体内の内皮下を主体とした多量の沈着物，不規則な係蹄壁肥厚など複雑な病変が混在している．

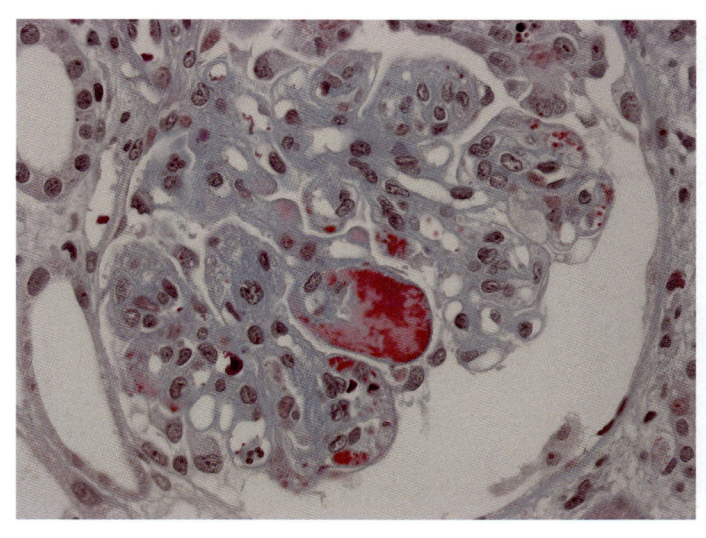

図9　Masson-Trichrome染色
Masson-trichrome染色では多量の沈着物は濃く赤染される部位からピンク色に染色される部位がある．沈着物は多くは内皮下から傍メサンギウムに存在するが一部では糸球体係蹄内，係蹄上皮側にも存在するようである．

はメサンギウム融解を認め，糸球体は分葉化傾向を呈している．
　4, 5個の糸球体においては，肥厚した係蹄壁の内側から血管腔内にPAS陽性の物質がメサンギウム融解を起こしている部位に特に強く，大量に沈着している．沈着物の一部はMasson染色に強陽性で赤く染まっている．また，上皮側にも沈着物が存在する．

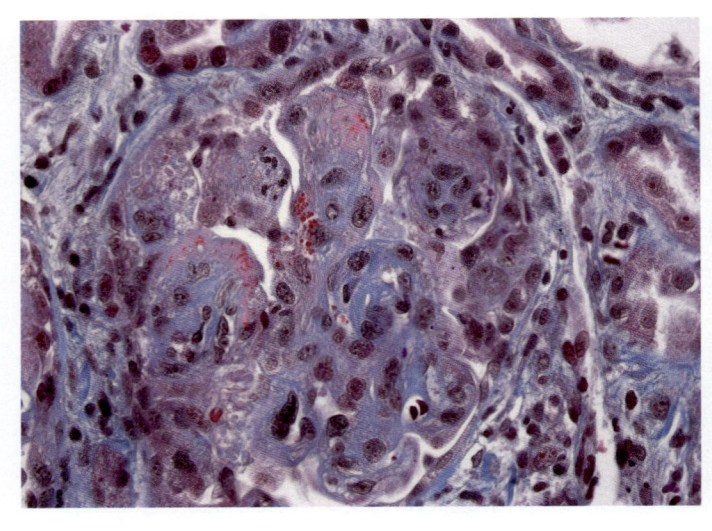

図10　Masson-Trichrome染色
糸球体によって沈着物の量，程度は異なるが，内皮下からメサンギウムにかけて存在している．大量に沈着している部位の赤染性にはばらつきがあり，この糸球体では細かい濃赤染される沈着物が目立つ．

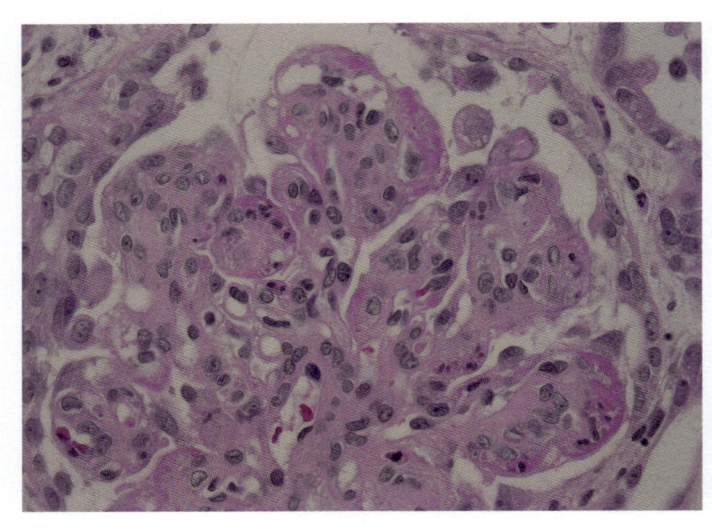

図11　HE染色
HE染色でもほかの染色で確認されたものとほぼ同様の沈着所見を示し，多核球浸潤を認める．

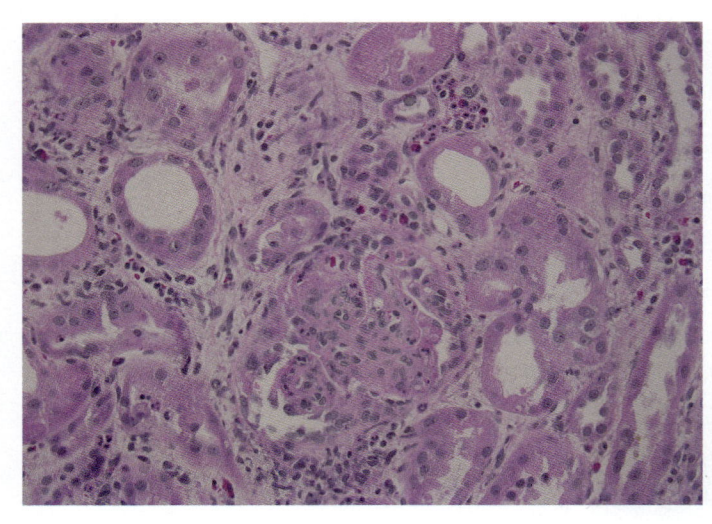

図12　HE染色
高度な糸球体病変に加え，限局性だが間質に炎症細胞浸潤がある．好中球，好酸球，単核細胞がPTC内への集積を含め，間質に目立っている．

　上皮細胞の変性も強く，異様に腫大したもの，大量に大きな蛋白顆粒を取り込んでいるものなど強い変化を示す部位が多い．
　細胞性半月体は球状の大きなものはないが分節性のものを含めると14個（約70％）の糸球体に確認できる．

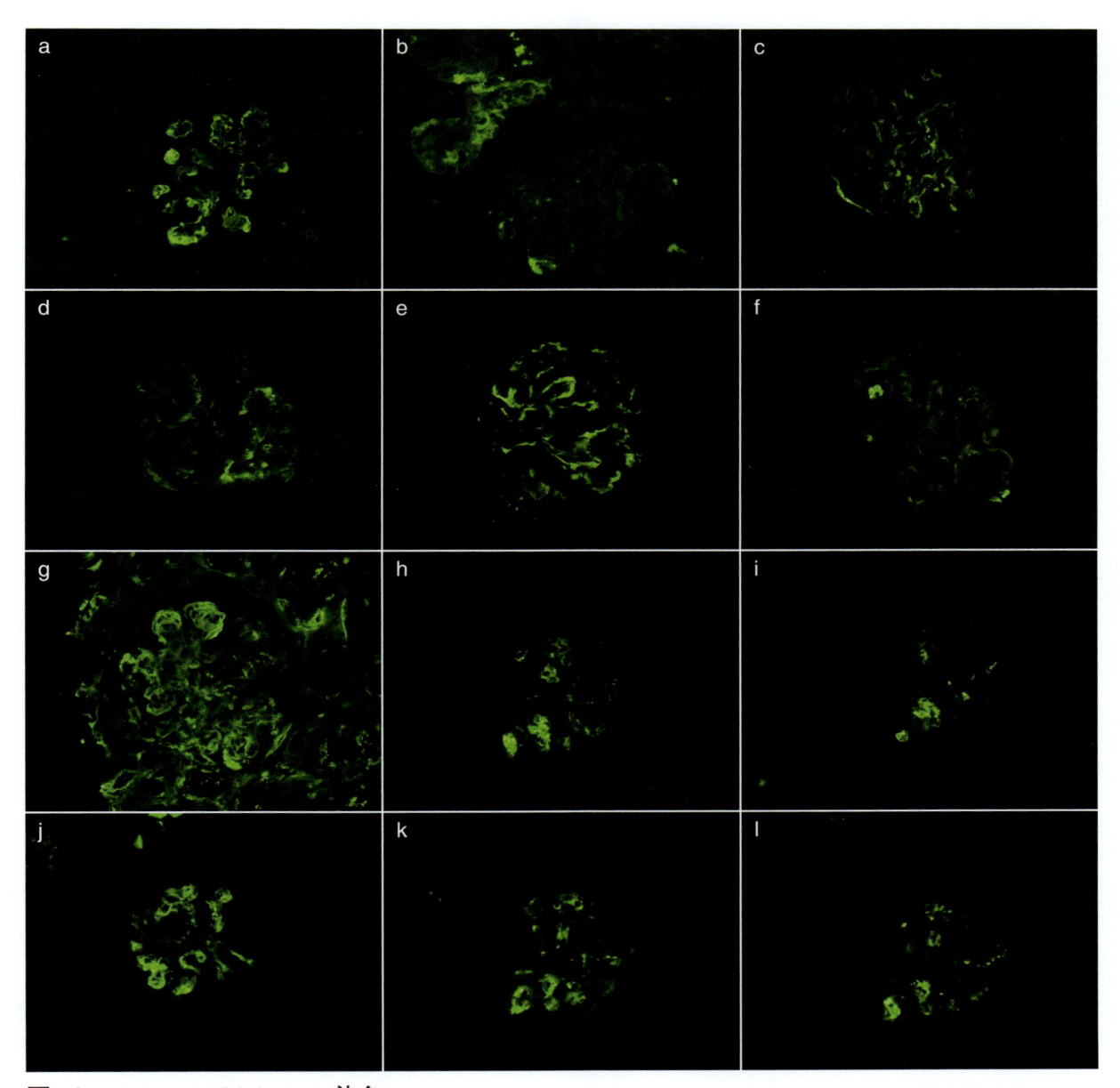

図 13 Masson-Trichrome 染色
a：IgG, b：IgA, c：IgM, d：C1q, e：C3, f：C4, g：Fign, h：IgG1, i：IgG2, j：IgG3, k：κ, l：λ，蛍光抗体結果．全節性分布ではないが係蹄部からメサンギウムにかけて IgG（＋＋），C3（＋），C1q（±），IgM（±）の沈着が目立つ．IgG1（＋），IgG2（±），IgG3（＋＋），κ（＋），λ（＋）に認める．

　間質はやや拡大しているものの，明らかな線維化は出現していない．しかし，部分的に間質に高度な小円型細胞浸潤を伴い，好酸球も混じっている．
　尿細管は上皮が平坦化したものや，萎縮しているものが散見される．明らかな尿細管炎はない．
　Protein 尿円柱は多くはないが，所々認められ，一部タム・ホースファル蛋白（THP）の間質への流出が認められる．
　傍尿細管毛細血管（PTC）にも好中球，単核球の集積が認められる．
　細小動脈に著変はない．

免疫蛍光所見（図 13）：
　分布は全節性ではないが，係蹄部からメサンギウムにかけて，IgG，C3，C1q，IgM が

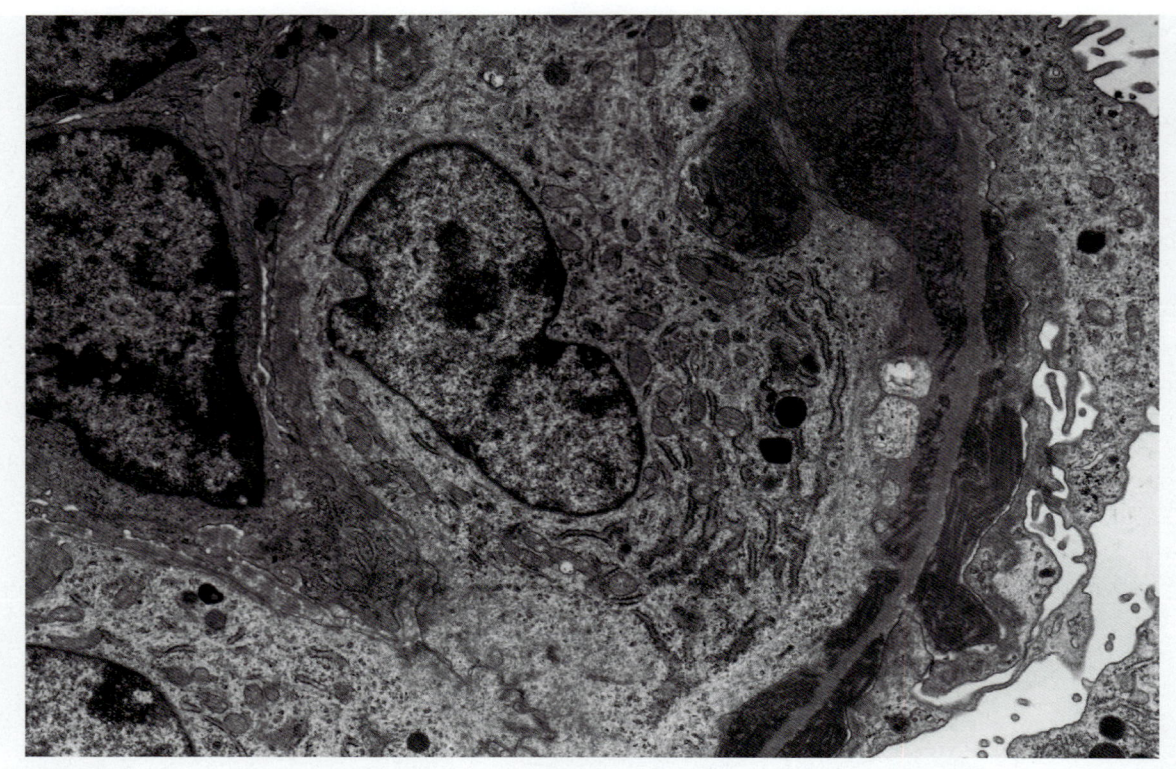

図 14
糸球体基底膜の内皮下と上皮下に高電子密度沈着物が存在する．沈着物は内皮下に多い．高度に腫大した間入したメサンギウム細胞内では細胞内小器官が増加している．ほとんど閉塞に近い血管腔内には単球が存在する．

沈着している．免疫複合体型腎炎の蛍光抗体所見であるが，糸球体内の沈着程度にバラつきが目立つのが特徴である．

IgG のサブクラスは IgG1，IgG2，IgG3 は陽性だったが，IgG4 は陰性であった．また，κ，λ 染色もともに陽性であり，糸球体内に沈着している物質の免疫グロブリンに単クローン性はなかった．

電顕所見（図 14, 15）：

糸球体基底膜には内皮下に高度だが上皮下にも明らかな構造模様を有する大量の沈着物がある．内皮細胞は高度に腫大し細胞内小器官が増加している．ほとんど閉塞した毛細血管腔内には単球が存在する．

内皮下と上皮下の沈着物は一様に直線的に整列した 2 層構造の配列を有する organized arrangement を呈する 20〜30 nm の fibril であった．

✚ 考察と臨床的問題点

イムノタクトイド腎症（ITG）は，細線維沈着性糸球体疾患の 1 つであり，典型的には 30 nm 以上の微小構造物の沈着を特徴とし，アミロイド染色は陰性であることでアミロイドーシスと区別される．診断確定は電子顕微鏡所見で確定する．ただしクリオグロブリン腎症や SLE でも似たような沈着物をみることがあるので臨床的な鑑別が必要である[1]．原発性のほか，リンパ形質細胞系の異常やパラプロテイン血症と関連していることが多く，HCV，HIV 感染，血管炎などに合併することもあるといわれるが[2,3]，本症例ではそのような関連は明らかではなかった．本症例では，血中免疫電気泳動で IgG-κ が陽性であったが一過性で継続はしなかった．また，形質細胞増殖性疾患にも発展しなかった．ITG は 60 歳

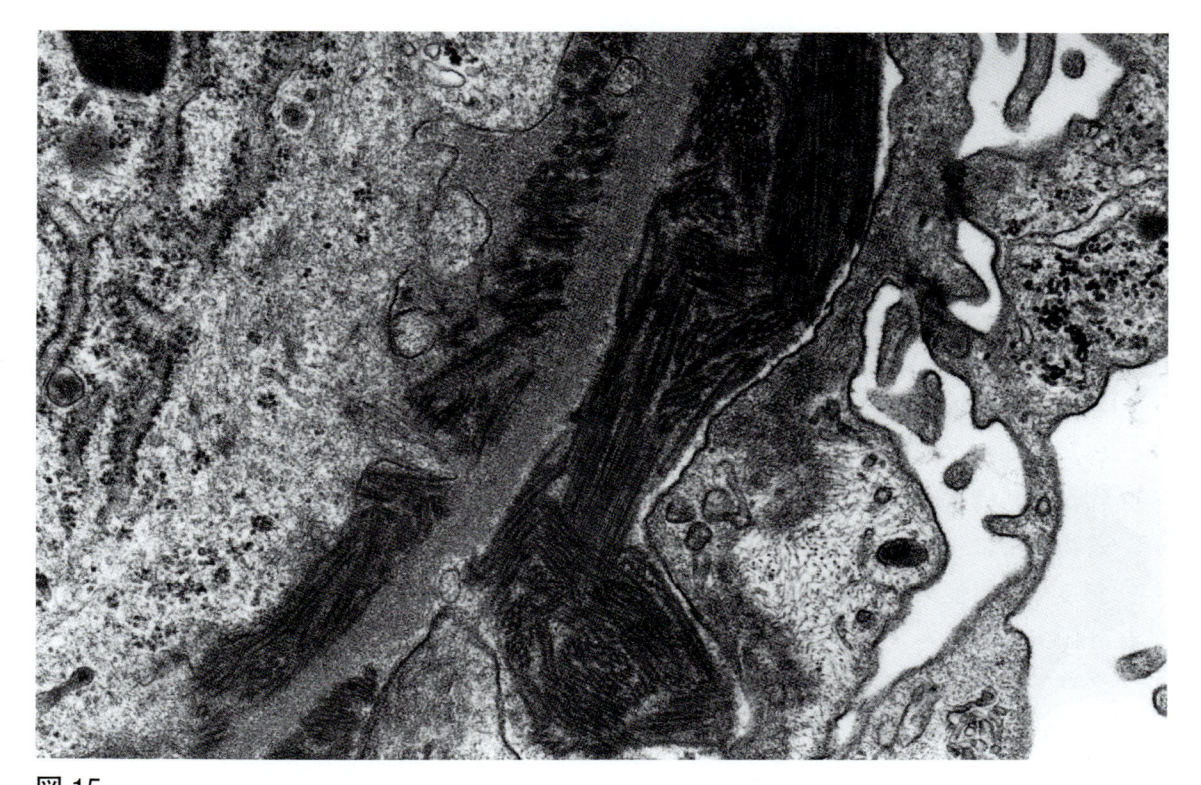

図15
高電子密度沈着物はすべてが二層の線状に規則的に配列した構造（microtubular deposits with hollow core）を有している．このきわめて明瞭な構造を有する沈着物のサイズは20～30 nmである．

以上の成人で発症することが多く，蛋白尿・ネフローゼ症候群を呈し，中には血尿・高血圧・腎機能障害を呈してくるものもある．

治療は，二次性のものであれば原疾患の治療がfirst choiceとなり，血液疾患に合併したITGにおいては原疾患の治療により腎症もよく改善したとの報告がある[4]．一方で，原発性ITGはステロイド・免疫抑制剤に対する反応が悪く，半数以上の症例が2～5年以内に末期腎不全に至るともいわれ，特に高血圧・ネフローゼ症候群・腎機能障害合併例，組織学的に糸球体沈着物が多い例，半月体や壊死性病変を認める例，間質障害が強い例はより腎予後が悪いとされる[5～7]．本症例でも治療反応性が非常に悪かったが，それは病理所見から予想できたものなのか，またそもそも電子顕微鏡での結果が出る前にITG腎症という診断が臨床症状，光顕，蛍光所見から想定できたものだったのか，臨床を振り返って疑問が残った．

また原発性ITGは生命予後自体は良く，腎代替療法として腎移植も考慮すべき疾患である．本症例も約5年半後に実母からの血液型適合移植を施行され，現時点まで再発兆候を認めず経過良好である．

✚ この症例の問題点に関する病理医の見解

この症例を病理学的立場から考えるとクリオグロブリン腎症とイムノタクトイド腎症の鑑別が重要である．感染症を契機として急激な発症をしていることと一過性であったがクリオグロブリンが検出されていることは興味深い．光顕所見から判断すると，高度な糸球体内沈着物，硝子血栓病変，単核細胞（マクロファージ）を主体とする管内増殖性病変，半月体形成などの病変はクリオグロブリン腎症として矛盾しない．残念なことにクリオグ

ロブリンの成分解析が同定されていないので蛍光抗体所見からの考察は難しい．IgG のサブクラスと軽鎖の染色パターンより単クローン性がないことは確認されている．したがって，Ｉ型のクリオグロブリン腎症でないことは証明されている．

　この症例の診断上のキーポイントは電顕所見である．糸球体に大量の沈着物が確認されたが，いずれもが規則的に整列した２層構造の配列を有する organized arrangement を呈する 20〜30 nm の fibril であった．この電顕所見は，イムノタクトイド腎症の診断の根拠となる最も重要な病変である．一方，クリオグロブリン腎症では通常は管状構造を呈する organized deposits が特徴的とされる．しかし，クリオグロブリン腎症においても多くはないものの本症例のように規則的に配列した organized deposits を確認することがあるため，鑑別が必要である．鑑別のポイントとして，クリオグロブリン腎症ではすべての沈着物が同じ構造の organized deposits を呈することはほとんどなく，大量の amorphous な沈着物の中に一部分で規則的な配列をした organized deposits が存在することが多い．したがって，本症例では電顕所見を最も重要な根拠として，さらに蛍光抗体の所見を加味して評価するとイムノタクトイド腎症と診断することに矛盾はないと考えるが，本当にクリオグロブリン腎症との鑑別が非常に難しい症例である．

（第 39 回重松腎病理カンファレンスより）

【文献】

1) Korbet SM, Schwarz MM, Lewis EJ：The fibrillary glomerulonephritis. Am J Kidney Dis 23：751-765, 1994
2) Alpers CE, Kowalewska J：Fibrillary glomerulonephritis and immunotactoid glomerulopathy. J Am SocNephrol 19：34-37, 2008
3) Rood IM, Lieverse LG, Steenbergen EJ, et al：Spontaneous remission of immunotactoid glomerulopathy. Neth J Med 69（7）：341-344, 2011
4) Fogo A, Qureshi N, Horn RG：Morphologic and clinical features of fibrillary glomerulonephritis versus immunotactoid glomerulopathy. AmJ Kidney Dis 22：367-377, 1993
5) Korbet SM, Schwartz MM, Lewis EJ：Immuotactoid glomerulopathy（fibrillary glomerulonephritis）. Clin J Am Soc Nephrol 1：1351-1356, 2006
6) Pronovost PH, Brady HR, Gunning ME, et al：Clinical features, predictors of disease progression and results of renal transplantation in fibrillary immunotactoid glomerulopathy. Nephrol Dial Transplant 11：837-842, 1996
7) Rosenstock JL, Markowitz GS, Valeri AM, et al：Fibrillary and immunotactoid glomerulonephritis：Distinct entities with different clinical and pathologic features. Kidney Int 63：1450-1461, 2003

22

単クローン性γグロブリン血症を伴う
Ⅰ型クリオグロブリン血症により急性腎障害を呈した1例

多彩な糸球体・尿細管病変を認めた crystal storing histiocytosis を伴ったⅠ型クリオグロブリン腎症

キーワード IgG-κ型M蛋白，多発性骨髄腫，Ⅰ型クリオグロブリン血症，TMA，crystal storing histiocytosis

✚ 症例
40歳代，男性

✚ 主訴
両足首痛，両下腿紫斑，鼻出血

✚ 既往歴
膠原病や血液疾患の既往なし．輸血歴や肝炎の既往なし

✚ 現病歴
これまで健診で特に異常を指摘されたことはなかった（健診時 Cr 1.0 mg/dL）．入院約1カ月前より右踵部痛が出現し，徐々に両足首周囲に痛みが拡がった．入院2週間前より両下腿に触知可能な紫斑が出現した．同時期より血性鼻汁と38.9℃の発熱があり，近医を受診した．両足首痛と紫斑が改善しないため近医を再受診し，精査目的に当院を紹介となる．

✚ 服薬歴
前医にてロキソニンの処方あり

✚ 家族歴
近親者に腎疾患や透析患者なし

✚ 初診時現症
身長 173.5 cm，体重 69.4 kg．意識清明．体温 36.6℃，血圧 140/90 mmHg，脈拍 70/分・整
眼瞼結膜に貧血なし．口腔内アフタなし．強膜炎なし．頸部リンパ節触知せず．心音および肺音に異常所見なし．腹部は軟，圧痛なし．両側下腿伸側に触知可能な点状の紫斑を認める．下腿浮腫は認めず．両足関節および両腓腹部に腫脹と圧痛を認める．小関節炎を認めず．

✚ 入院1週間前 当院初診検査所見
表1参照

✚ 画像所見
胸部単純X線：CTR 49%．肋骨横隔膜角は鋭．
副鼻腔〜下腹部単純CT：両腎に腫大なし．水腎症なし．肺野および副鼻腔には異常所

表1　入院時検査所見

尿定性	比重 1.019，pH 5.0，蛋白 50 mg/dL，潜血（2＋），糖（－），尿糖（－）
尿沈渣	赤血球 10～19/HPF，白血球 1～4/HPF，顆粒円柱 5～9/HPF
尿蛋白定量	70 mg/dL（0.28 g/gCr），尿中 NAG 29.6 U/L，尿中 $β_2$-MG 515 μg/L
血算	WBC 8,100/μL，RBC 388×10^4/μL，Hb 13.1 g/dL，Ht 37.3％，Plts 25.3×10^4/μL
生化学	TP 8.2 g/dL，Alb 3.3 g/dL，CK 124 IU/L，AST 26 IU/L，ALT 13 IU/L，LDH 166 IU/L，ALP 298 IU/L，BUN 18.0 mg/dL，Cr 1.82 mg/dL，UA 4.8 mg/dL，Glu 127 mg/dL，HbA1c 6.0％（NGSP），TG 90 mg/dL，T-Cho 126 mg/dL，T-Bil 0.32 mg/dL，CRP 2.92 mg/dL，FER 146 ng/mL，Na 140 mEq/L，K 4.0 mEq/L，Cl 104 mEq/L，Ca 9.0 mg/dL，Pi 2.7 mg/dL
免疫学	IgG 2,893 mg/dL，IgA 210 mg/dL，IgM 47 mg/dL，C3 146 mg/dL，C4 11 mg/dL，CH50 66 U/mL，HCV抗体 陰性，HBs抗原 陰性，HBs抗体 陰性，HBc抗体 陰性，HIV抗体 陰性，ASO 61 IU/L，ASK＜40倍，抗核抗体＜40倍，ds-DNA抗体＜10 IU/mL，抗SS-A抗体 陰性，抗RNP抗体 陰性，Scl-70抗体 陰性，リウマチ因子定量 5 IU/L，抗CCP抗体 0.6 IU/mL，MPO-ANCA＜1.0 IU/mL，PR3-ANCA＜1.0 IU/mL，抗GBM抗体＜10 EU，抗カルジオリピン抗体（IgG）1 U/mL，ループスアンチコアグラント陰性，クリオグロブリン定性陰性，クリオグロブリン半定量 陰性
凝固系	PT 11.9 sec，APTT 33.8 sec，Fibrinogen 646 mg/dL，D-dimer 2.4 μg/mL
細菌検査	血液培養 2 セット陰性

見は認めず．リンパ節腫大なし．
　　FDG-PET CT：骨および全身リンパ節に有意な集積は認めず．

✚ 臨床経過

　　図 1 参照
　　当院初診時に Cr 1.8 mg/dL と上昇を認め，下腿紫斑より皮膚生検を施行した．
　　入院第 2 病日には Cr 2.8 mg/dL と非乏尿性腎不全の進行を認めたため，血管炎に伴う病態を想定して PSL 1 mg/kg/日（70 mg）を開始した．同時に施行した鼻腔生検では，皮膚生検と同様に小血管内にフィブリン様塞栓物を認めた（図 2 参照）．
　　第 6 病日に経皮的腎生検を施行した（図 3～14 参照）．
　　第 9 病日に Cr 9.6 mg/dL と悪化し血液透析を開始．同日よりシクロホスファミド 100 mg/50 mg の隔日内服を併用した．
　　第 14 病日頃より血小板減少とハプトグロビン減少を伴う貧血の進行，LDH 上昇を認め，Thrombotic Microangiopathy（TMA）様病態が疑われた．
　　第 16 病日よりステロイドパルス療法（mPSL 1 g 3 日間）を施行し，第 19 病日より血漿交換を計 5 回施行した（検査結果 表 2 参照）．ADAMTS13 活性は 85％であった．血圧は概ね 145/85 mmHg 前後（降圧剤未使用）であった．
　　また血清と尿の免疫電気泳動にて IgG-κ 型 M 蛋白陽性が判明し，尿中には BJP-κ も認めた．骨髄穿刺を施行し，形質細胞は 3％でその軽鎖はほとんどが κ 陽性であった．PET-CT では骨病変を認めず，M 蛋白血症と腎障害の直接の関連はこの時点では不明であったため，MGUS と診断とされた．
　　入院時スクリーニングでのクリオグロブリンは陰性であったが臨床像および腎病理所見

図1　入院後の臨床経過

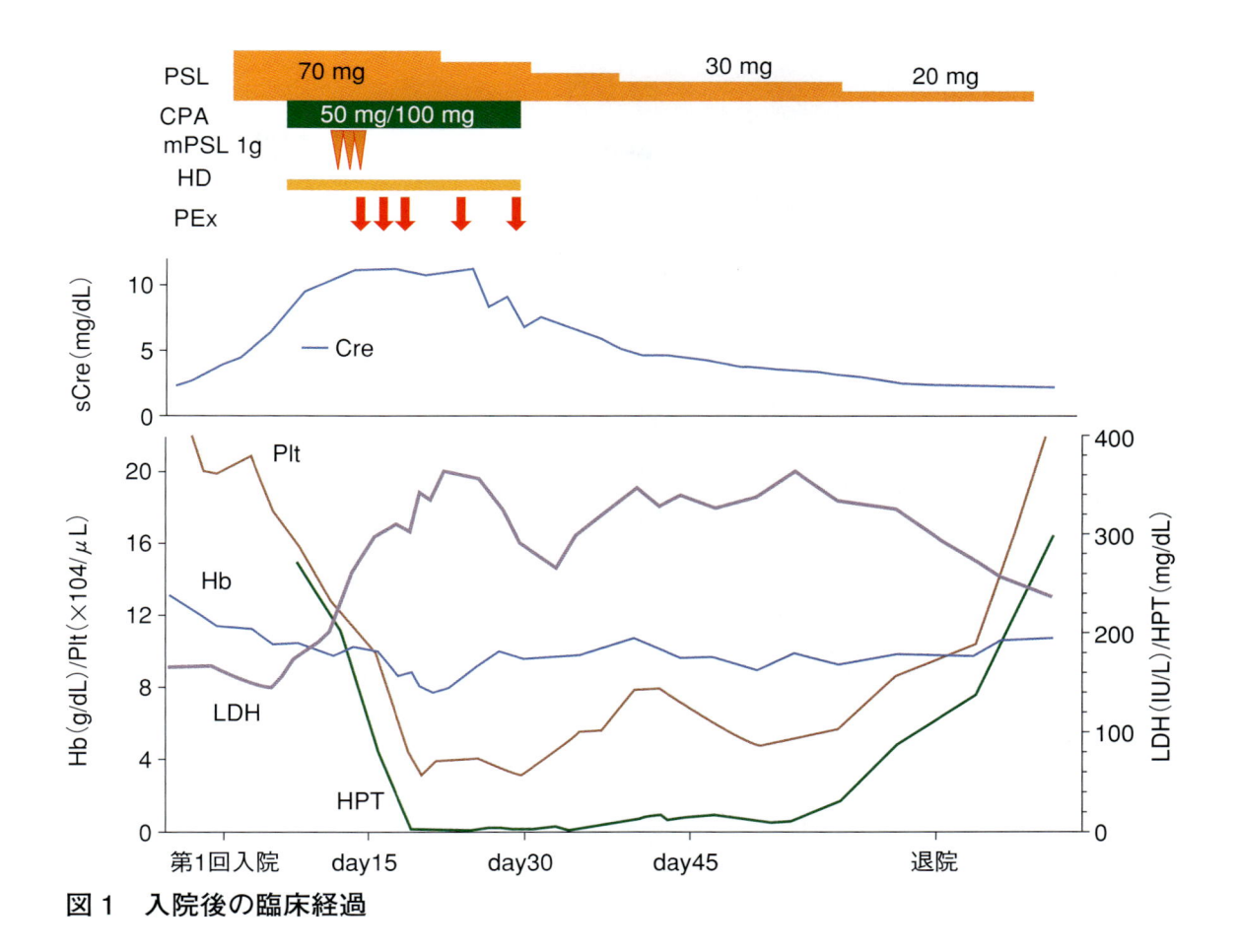

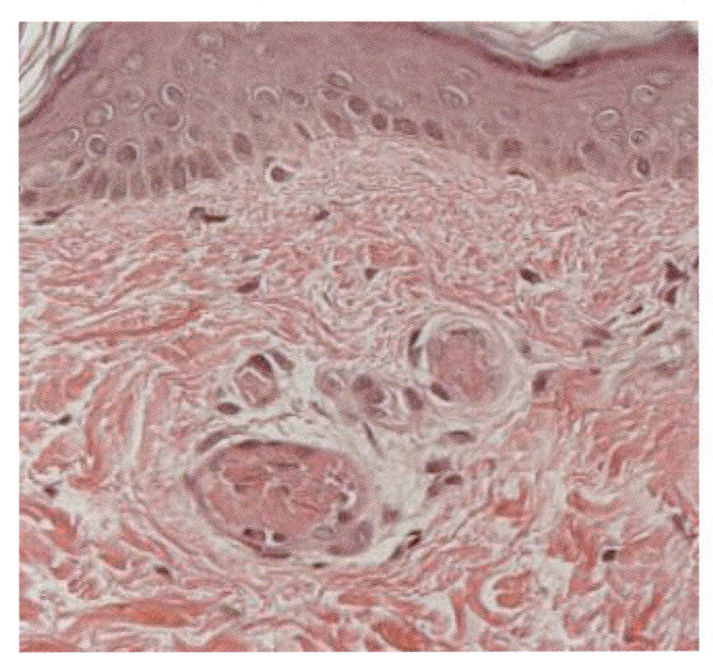

図2　皮膚生検
下腿紫斑より生検施行.
小血管内にフィブリン様塞栓物の存在を認めた.
免疫組織学的検索結果は不明.

からクリオグロブリン血症の関与が強く疑われたため，第28病日に再検したところ定性反応が陽性と判明した．

下腿紫斑と鼻出血を伴う急性腎障害はⅠ型クリオグロブリン血症による塞栓症と考えられ，その背景疾患としてplasma cell dysplasiaの関与が疑われた．

第30病日には血液透析を離脱した．汎血球減少傾向を認めたためシクロホスファミドを

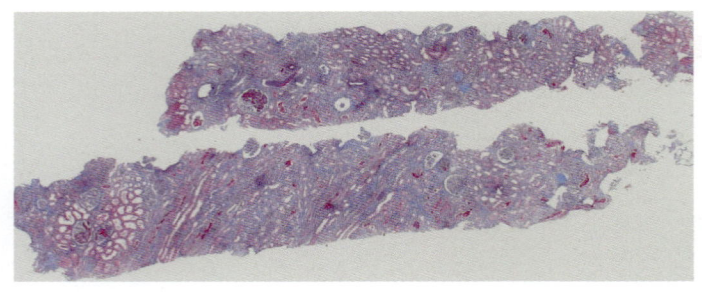

図3　Masson Trichrome 染色
弱拡大で腎生検標本の全体像を示す．

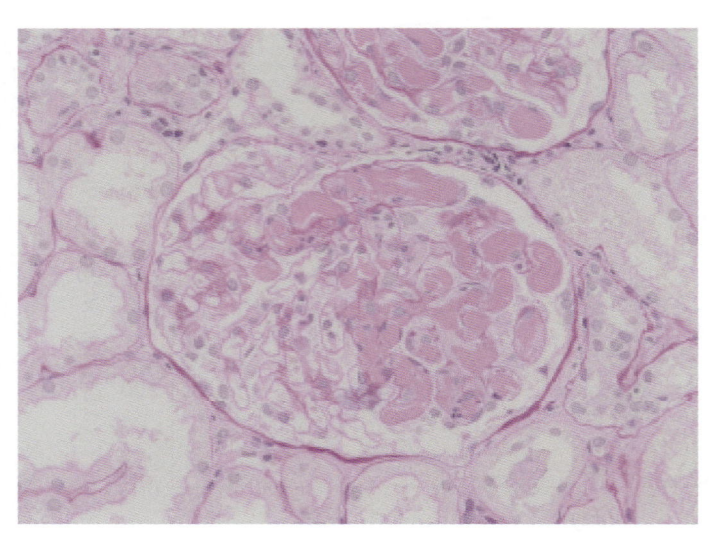

図4　PAS 染色
PAS陽性で細胞成分に乏しい均質な硝子塞栓をすべてではないが多くの糸球体係蹄腔内に認めた．
硝子塞栓のない箇所では血管腔は開いている．管内増殖性変化は乏しく，また半月体形成などの管外性変化も認めなかった．

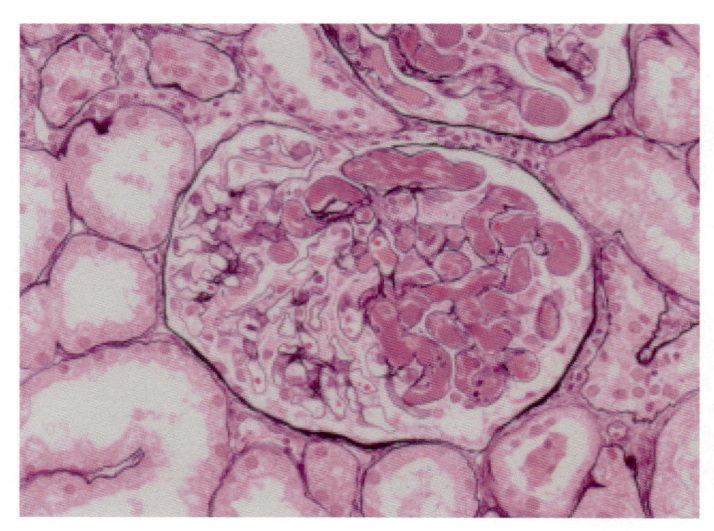

図5　PAM 染色
メサンギウム基質の増加やメサンギウム細胞増殖を認めない．また糸球体基底膜には断裂や二重化などの変化を認めず正常構造が保たれていた．硝子塞栓は糸球体毛細血管腔内に留まっている．

中止のうえ PSL を 70 mg より徐々に漸減した．入院約2カ月後の Cre は 2 mg/dL 台前半で維持され，PSL 20 mg まで漸減し退院となった．

しかしその後外来にて PSL 12.5 mg/日まで漸減したところで両下腿紫斑が再燃し，Cre 再上昇も認めたために再入院となった（再入院時検査所見 表3 参照）．

再入院後に骨髄生検を施行したところ，形質細胞の割合が 20%，ほぼ L 鎖 κ 陽性であることから多発性骨髄腫の診断に至った．腎障害増悪および紫斑再燃を認め，クリオグロブリン血症の背景疾患である多発性骨髄腫に対して，ボルテゾミブ・デキサメタゾン（BD）療法が開始となった．一時的に Cre 5.8 mg/dL まで上昇したが血液透析は施行せず，保存的治療にて可逆的な改善を認めた．BD 療法4コース終了後 Cre 1.8 mg/dL まで改善した

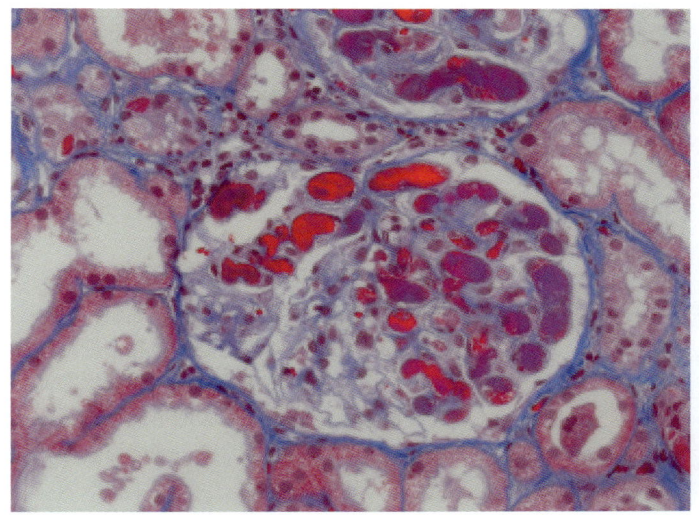

図6 Masson Trichrome 染色
係蹄内硝子塞栓は，赤色ないし青赤色に染色されている．

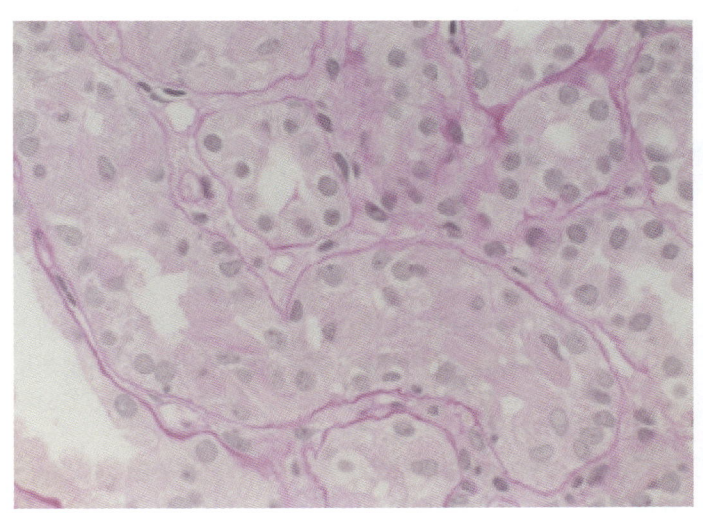

図7 PAS 染色
PAS 陰性〜弱陽性の針状構造物が尿細管腔内に多数みられ尿細管腔内を占拠している．一部尿細管上皮が構造物を胞体に取り込んでいる力所も認めるが，糸球体係蹄の所見と同様に好中球などの炎症細胞浸潤は乏しい．

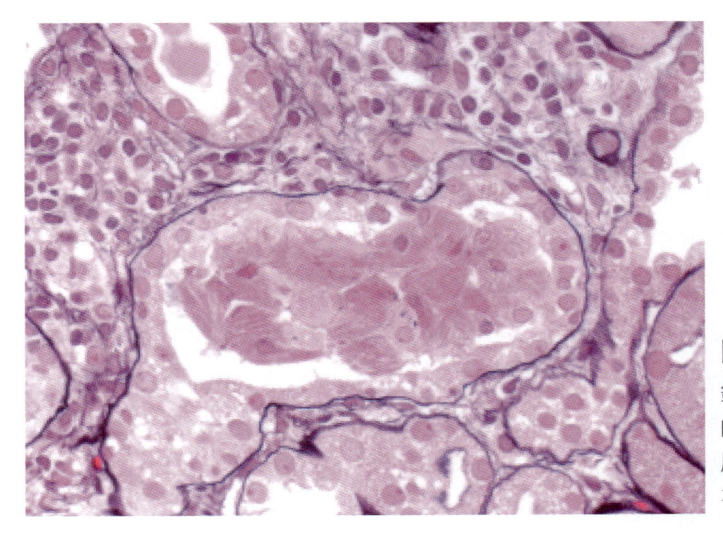

図8 PAM 染色
針状構造物は集簇性に塊を作りながら複数が尿細管腔内に集まっており，脱落尿細管上皮も混じえている．尿細管基底膜は保たれており，また明らかな尿細管炎を認めない．

が血清，尿での異常蛋白が消失せずに残存し，部分寛解の判定となった．今後，自家造血幹細胞移植を予定されている．

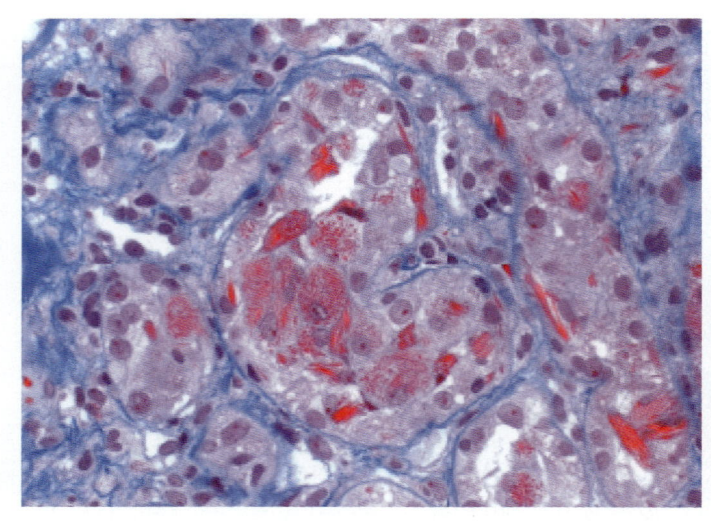

図9　Masson Trichrome 染色
尿細管腔内に，上流の尿細管細胞で取り込まれたものが剥がれ落ち下流に集まってきたとみられる細胞塊がみられ，細胞内に赤く濃染される針状，顆粒状物質を認める．また，細管上皮細胞内への取り込みも確認できる．マクロファージによる取り込み像の可能性も考えられる．

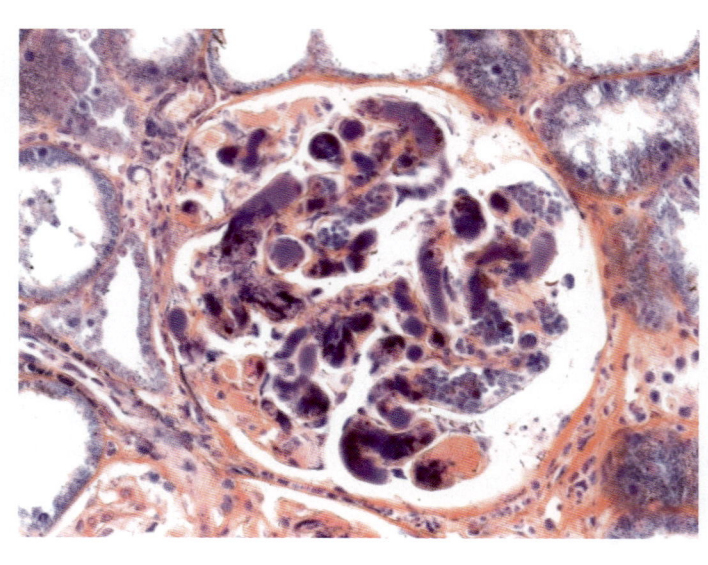

図10　PTAH 染色
係蹄腔内を埋める物質に線維素を染める PTAH 染色がまだら状に陽性である．この糸球体では染まっている部分が多いが，染まっていない部分もある．
尿細管腔内にある針状物質は PTAH に染まらないか，弱く染まっている．

✚ 腎生検所見

光顕所見（図3〜10）：

　観察可能な糸球体は20個得られ，全節性硬化糸球体を2個認めた．6個の糸球体の係蹄内には，PAS 陽性の無構造物沈着物（硝子塞栓）を認めた．係蹄が開存している糸球体においては，分節性のメサンギウム融解や管内増殖像を認めたものの，メサンギウム域の拡大やメサンギウム細胞増殖は認めなかった．半月体形成や癒着病変は認めなかった．

　尿細管間質には5割程度の領域で尿細管萎縮および線維化を認めた．尿細管腔内には糸球体係蹄内に認めた PAS 陽性無構造物とは異なり，PAS 染色においては陰性〜弱陽性，Masson Trichrome 染色では赤く濃染される，針状や顆粒状の構造物を認めた．構造物は PTAH 染色に陽性染色されていたが，血栓ではない．

　血管では，細い小葉間動脈や輸入細動脈の一部において塞栓様所見を認めたが，血管壁の断裂等はなく壊死性病変は認めなかった．

免疫組織化学的所見（図11）：

　糸球体病変が focal な分布であったため当初行った免疫組織染色の組織に含まれた糸球体，間質，血管などで免疫グロブリンや補体などの沈着はすべて陰性所見であった．IF ではごく一部の尿細管腔内に κ 鎖の陽性所見を得たが，同部位の IgG 染色は陰性であった．

表2 入院第19病日以後 検査結果まとめ

尿定性	比重 1.012，pH 5.0，蛋白（±），潜血（2＋），尿糖 150 mg/dL
尿沈渣	赤血球 10〜19/HPF，白血球 5〜9/HPF，赤血球円柱 1〜4/WF，顆粒円柱 1〜4/LPF
尿蛋白	0.26 g/gCr
血算	WBC 13,700/μL，RBC 285×10^4/μL，Hb 8.7 g/dL，Ht 26.5％，Plts 6.1×10^4/μL，破砕赤血球は認めず
生化学	TP 5.7 g/dL，Alb 2.4 g/dL，AST 29 IU/L，ALT 27 IU/L，LDH 312 IU/L，ALP 221 IU/L，BUN 125 mg/dL，Cr 11.29 mg/dL，UA 12.1 mg/dL，T-Bil 0.77 mg/dL，CRP 0.18 mg/dL，FER 353 ng/mL，Na 138 mEq/L，K 4.1 mEq/L，Cl 101 mEq/L，Ca 8.1 mg/dL，IP 9.6 mg/dL，Haptoglobin 1 mg/dL
免疫学	血清免疫電気泳動 IgG-κ 型 M 蛋白検出．κ/λ 比 2.238 尿免疫電気泳動 IgG-κ 型 M 蛋白，ベンスジョーンズ蛋白（BJP）-κ 陽性
クリオグロブリン定性	陽性
凝固	ADAMTS13 85％．抗 HIT 抗体　陰性

表3 2回目入院時 検査所見

尿定性	比重 1.013，pH 5.0，蛋白 30 mg/dL，潜血（2＋），尿糖 30 mg/dL
尿沈渣	赤血球 30〜49/HPF，白血球 1〜4/HPF，顆粒円柱 1〜4/HPF 尿蛋白 0.25 g/gCr，尿中 NAG 9.7 U/L，尿中 β_2-MG 429 μg/L
血算	WBC 12,000/μL，RBC 343×10^4/μL，Hb 10.7 g/dL，Ht 32.0％，Plts 19.7×10^4/μL
生化学	TP 7.6 g/dL，Alb 3.0 g/dL，AST 10 IU/L，ALT 7 IU/L，LDH 199 IU/L，ALP 170 IU/L，BUN 54 mg/dL，Cr 4.90 mg/dL，UA 9.5 mg/dL，T-Bil 0.37 mg/dL，CRP 1.62 mg/dL，FER 232 ng/mL，Na 138 mEq/L，K 5.0 mEq/L，Cl 107 mEq/L，Ca 9.5 mg/dL，Pi 4.2 mg/dL，Haptoglobin 304 mg/dL，serum β_2-microglobulin 10.7 μg/mL
免疫学	IgG 2,643 mg/dL，IgA 72 mg/dL，IgM 39 mg/dL，IgD＜1.0 mg/dL，IgE 20 IU/mL 血清免疫電気泳動 IgG-κ 型 M 蛋白検出

そこで，血栓様塞栓物を含む糸球体を，EPON 固定標本を使用して酵素抗体法で再染色したところ，κ 鎖のみが陽性で λ 鎖は陰性であった．この軽鎖の染色態度よりモノクロナリティーが証明された．

電顕所見（図12〜14）：

係蹄内腔および一部は基底膜内皮側に，幅 60 nm 程度の細線維構造物を認めた．

同一の病態では説明できないきわめて複雑な糸球体，尿細管腔内病変を検索する目的で，信州大学江原先生の厚意で免疫電顕で κ 鎖，λ 鎖の染色をしてもらった（図15，16）．また，CD68 染色（図17〜19）を行った結果を示す．

✚ 臨床経過のまとめと，臨床からの問題点

当初は，急性腎障害のほか下腿紫斑や鼻出血などを伴い，臨床的には多発血管炎性肉芽腫症（GPA/WG）等の血管炎病態を疑いステロイド治療を開始した．しかし皮膚，鼻粘膜および腎生検病理像における小血管塞栓所見，特に腎組織電顕像からクリオグロブリン血

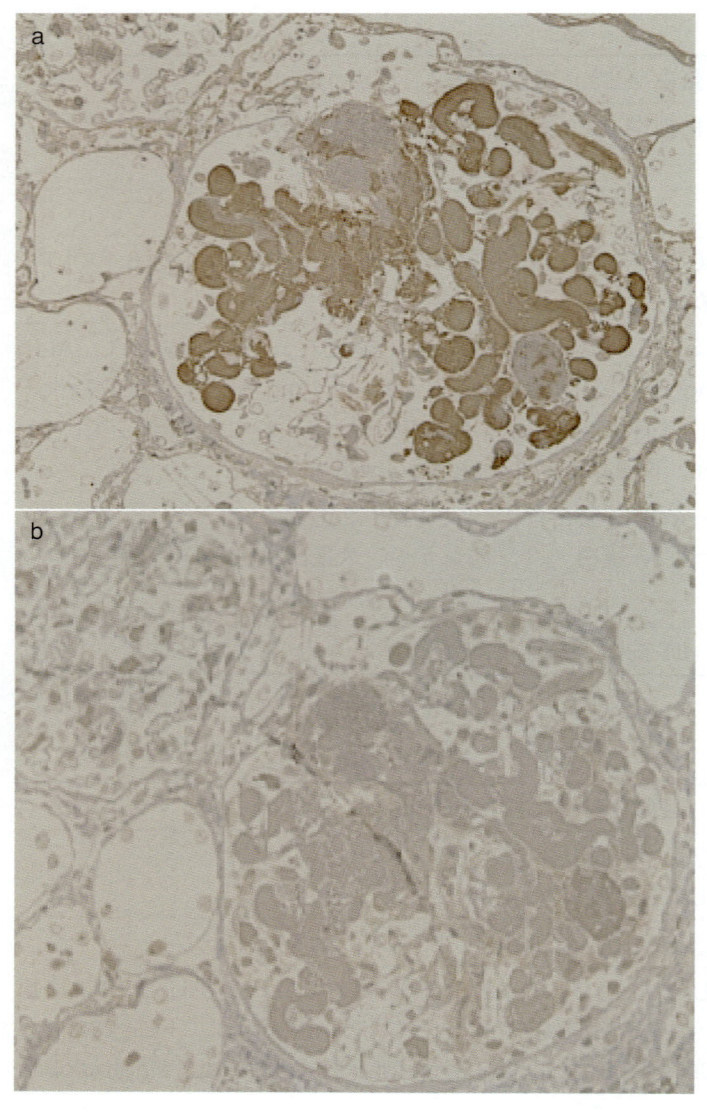

図11 エポンブロック厚切りでの免疫染色
硝子塞栓は，κ陽性（a），λ陰性（b）を示した．
ごく一部の尿細管腔内にて一部に蛍光抗体ではκ陽性所見を得た．しかし，糸球体には陰性であった．また，同部位のIgG染色は陰性であった．

症性血管炎の関与が疑われた．

　入院時検査ではクリオグロブリン陰性であったが，入院後にクリオグロブリン再検にて陽性が判明したⅠ型クリオグロブリン血症の症例であり，腎生検が診断の手がかりとなった．血中および尿中からモノクローナルIgG-κ，尿中からはBJP-κが検出されていたが，当初のMGUSの診断から骨髄検査所見の変化を確認し最終的に多発性骨髄腫と診断された．

　クリオグロブリン血症は無症状のことも多く，症状を認める場合においてもⅠ型では皮膚症状を呈する頻度が高く86％（紫斑は69％）に，次いで末梢神経障害を44％に認める一方で，腎障害は混合型クリオグロブリン血症に比して低い割合にとどまり30％である[1]．Ⅰ型クリオグロブリン血症における腎組織所見の多くは膜性増殖性腎炎であるが，ときに急激な塞栓症状から急性腎不全を呈するとされる．

　本例も皮膚，鼻粘膜のほか腎の細動脈や糸球体係蹄内に急速な塞栓をきたしたことから急性腎不全に陥り，また経過中に微小血管の塞栓に引き続き二次的にTMA病態を合併したが，血漿交換等の治療により比較的速やかに腎機能の回復が得られ透析を離脱しえたまれな症例であった．

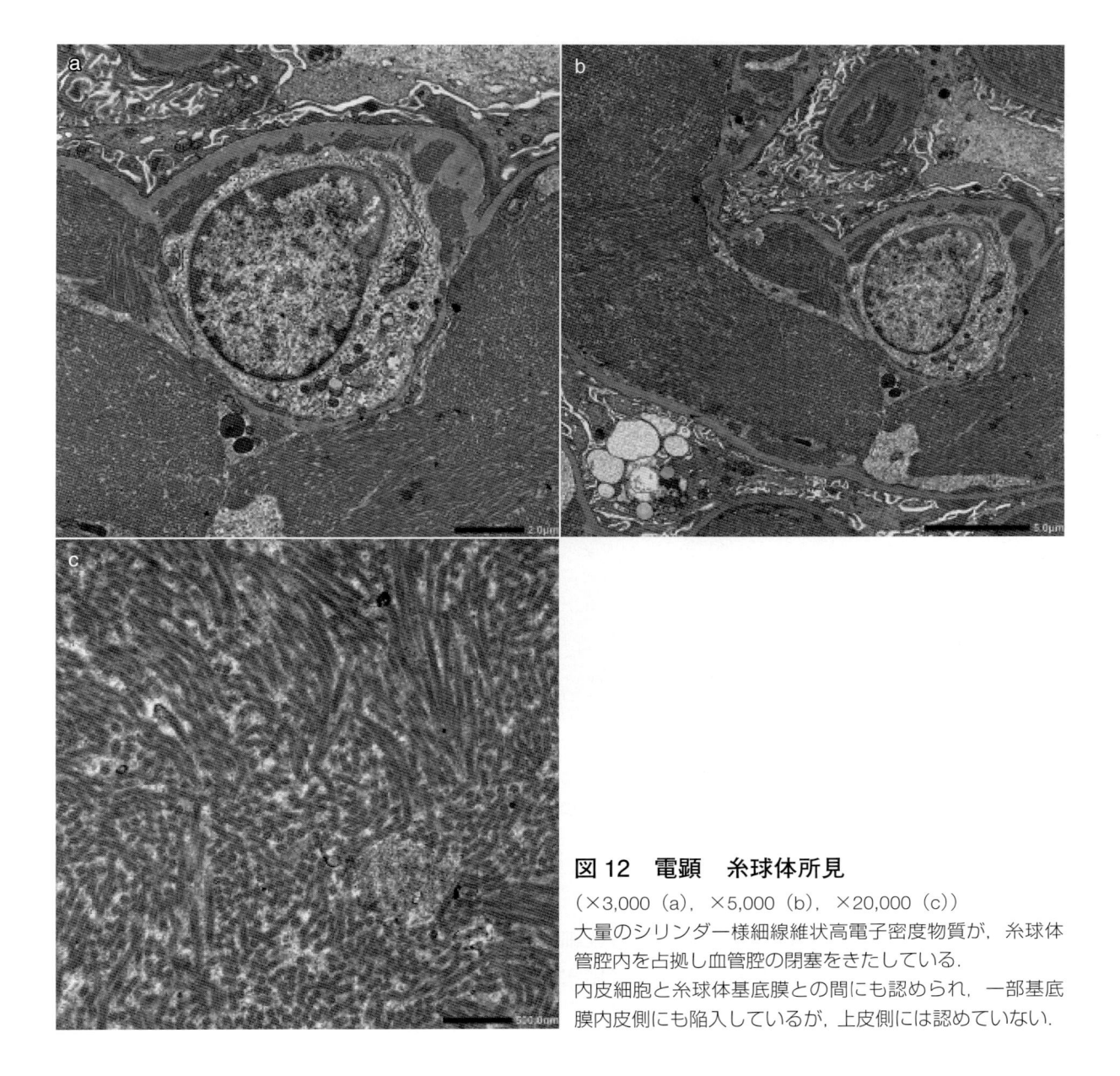

図 12　電顕　糸球体所見
（×3,000（a），×5,000（b），×20,000（c））
大量のシリンダー様細線維状高電子密度物質が，糸球体管腔内を占拠し血管腔の閉塞をきたしている．
内皮細胞と糸球体基底膜との間にも認められ，一部基底膜内皮側にも陥入しているが，上皮側には認めていない．

　多発性骨髄腫に対しては，BD療法4コース終了するも部分寛解にとどまり，今後自家造血幹細胞移植が予定されている．
臨床医からの問題提起：
　腎生検組織では電顕所見にて糸球体係蹄内に幅60 nm程度の構造物を認め，報告されているクリオグロブリン径より太かった[2]．当初蛍光抗体法で軽鎖 κ/λ 含む免疫グロブリンや補体が陰性で所見に乖離を認めたが，後日電顕用エポンブロックでの免疫染色や免疫電顕にて検討したところ，軽鎖 κ が陽性と判明した．モノクローナルな軽鎖は通常の蛍光抗体法（IF）では染まらないことも多く，プロナーゼ処理後の酵素抗体法にて染まったとする報告もあり，通常のIF染色結果が陰性でもほかの染色方法で試みる必要があると考えられる．また尿細管においては尿細管腔や上皮細胞内に針状結晶を認めた．骨髄腫によく認められるcast nephropathyの病理像[3]とは異なっていたがこれもmonoclonal light chainによる尿細管障害（light chain proximal tubulopathy）と考えるべきか疑問が生じた．
　急性腎障害の要因については，急速な臨床経過や蛋白尿の程度ならびに腎病理像から，

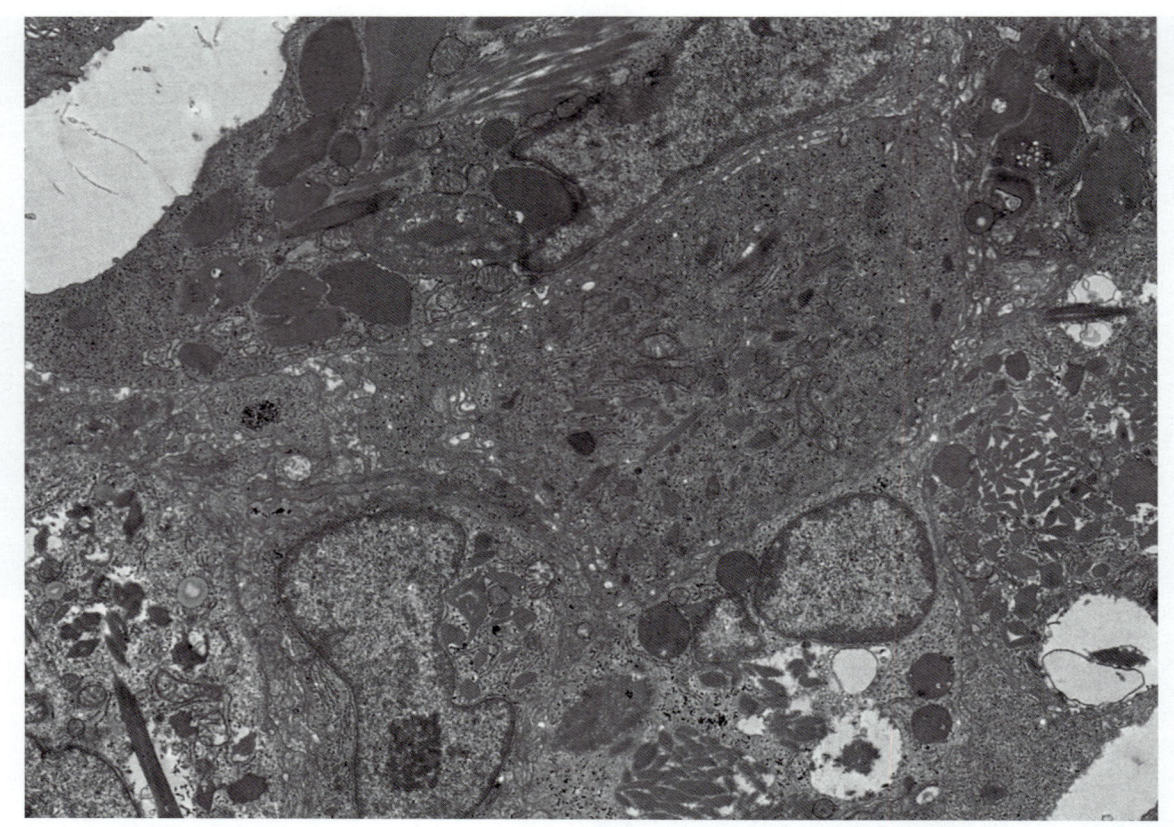

図13 電顕 尿細管
尿細管内にさまざまな形態をした多数の細索状の結晶様物（crystalloid materials）を取り込んだ細胞を認める．また，secondary lysosome も多数認める．細索状の結晶様物を取り込んだ細胞は尿細管上皮細胞かマクロファージと思われる．

　典型的には緩徐に進行するとされる尿細管障害のみでは説明困難と考えられ，糸球体障害も関与した複合病態と考えたが，軽鎖塞栓症でも類似した病理像を呈することがあると報告されている[4]．
　M蛋白が関連する異なった機序の病変が糸球体と尿細管に出現した結果，複雑な病理所見を呈した．M蛋白血症により惹起される腎病変の解析がどこまで病理形態学的に可能かを尋ねたい．

✚ この症例の問題点に関する病理医の見解

　今回の糸球体病変についてはクリオグロブリンの存在と糸球体毛細血管腔内の protein thrombi や電顕所見から，I型クリオグロブリン腎症が最も考えられる．疑問が残るのは macrophage の糸球体内浸潤が軽微で細胞増多などの所見に乏しいことである．しかし，後日行われた CD68 の免疫染色では糸球体内に macrophage の集積像が捉えられているため病変分布の差によるかもしれない．鑑別診断としては immunotactoid glomerulopathy がある．Immunotactoid glomerulopathy の organized deposits の径は標準とされるものより幅広いところまで分布すると考えられるため注意が必要である．
　尿細管病変の基本は軽鎖 κ による障害と考えられるが，crystalloid deposition と考えるより細胞内に取り込まれている針状結晶が大型の細胞内に貪食されている形態からは，crystal storing histiocytosis の可能性が考えられる．CD68 染色を行ったところ，尿細管腔内に認める針状物質を取り込んだ細胞は CD68 陽性であったことから，尿細管病変につい

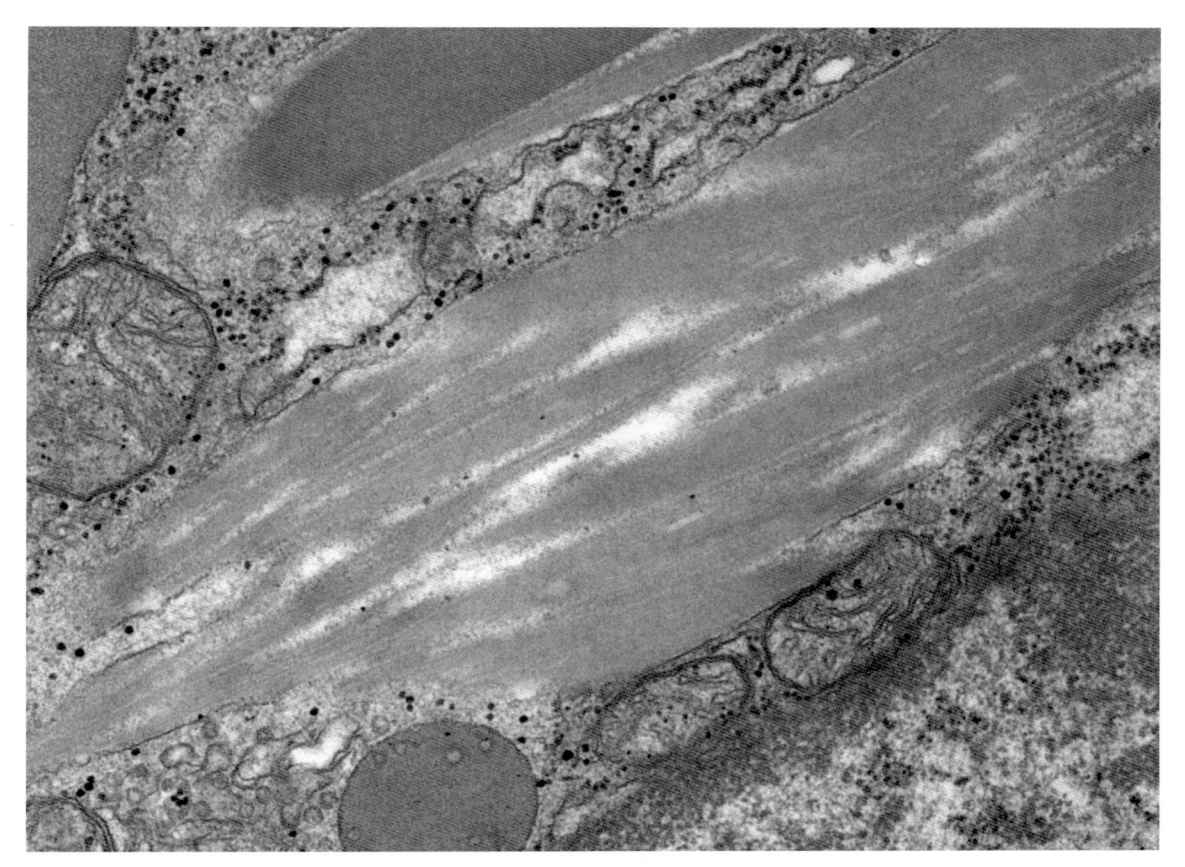

図 14　電顕　尿細管
尿細管内に認められた crystalloid（針状物質）の拡大像．

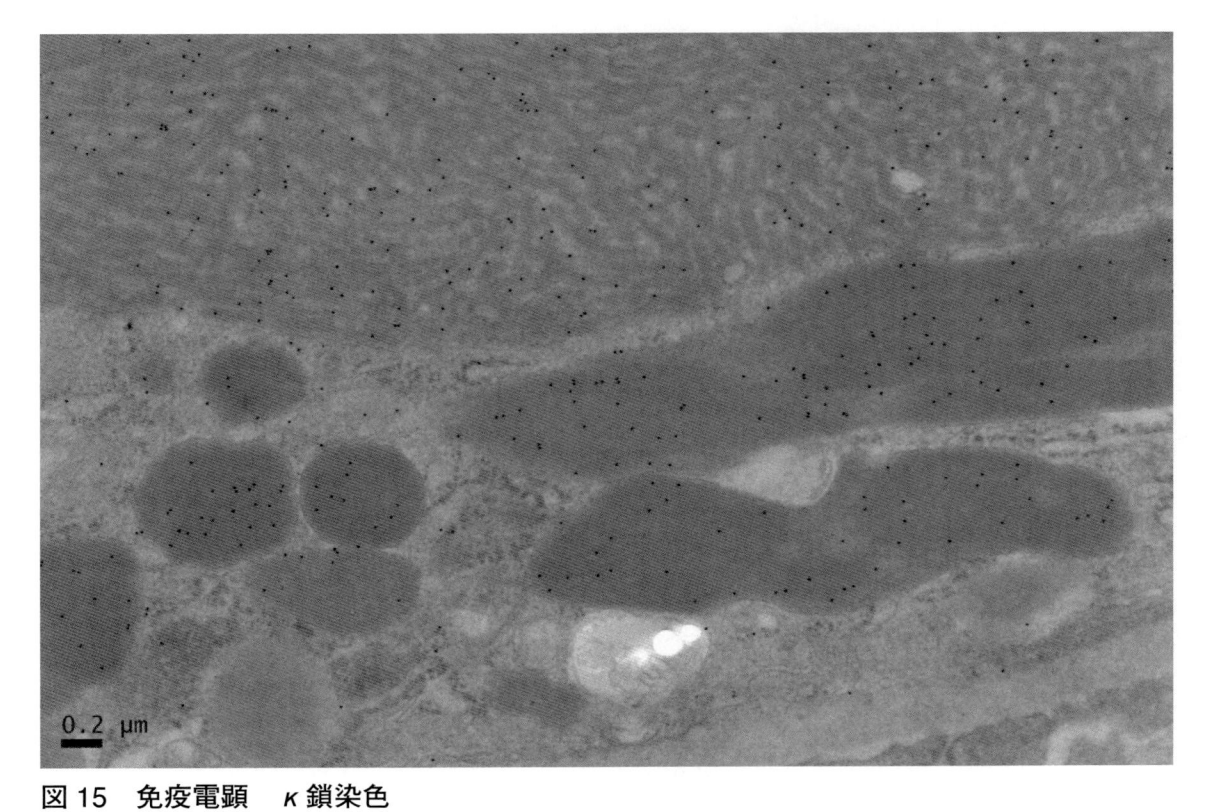

図 15　免疫電顕　κ鎖染色
糸球体の GBM 内皮下沈着物や係蹄腔内を埋めている線維状物質は κ 鎖陽性である．（信州大学江原先生より）

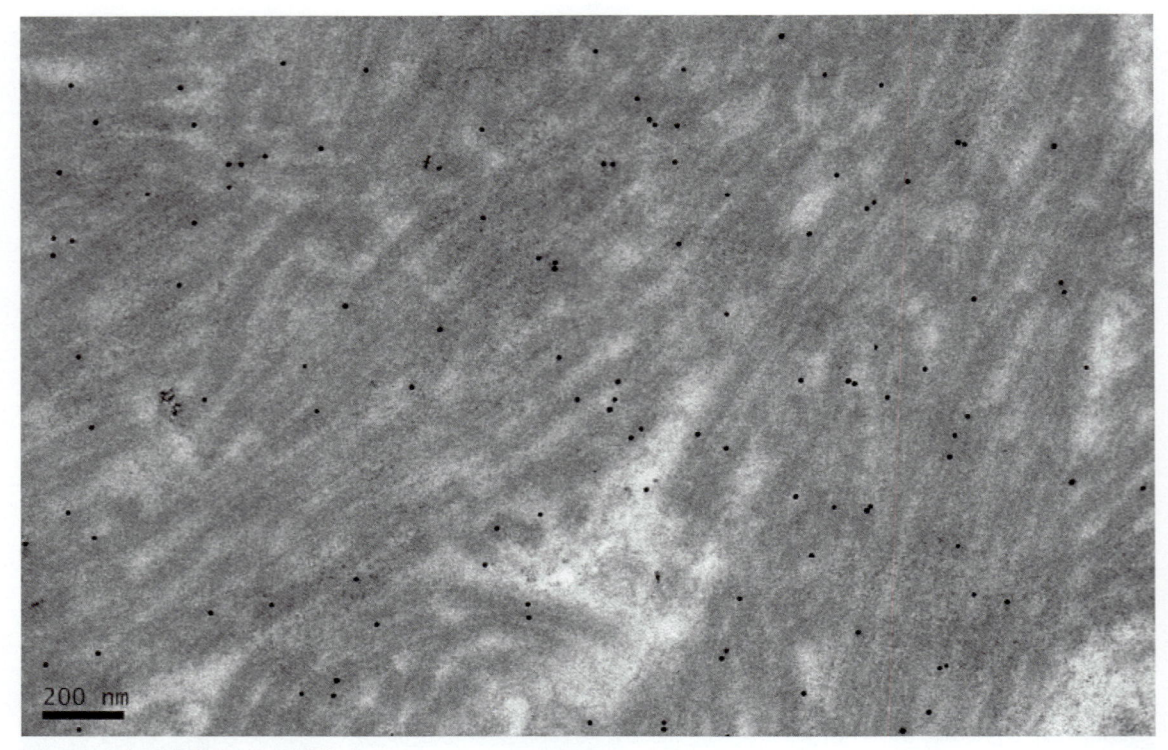

図16　免疫電顕　κ鎖染色
糸球体係蹄腔内を埋めている硝子塞栓物の拡大像．κ鎖陽性である．
糸球体の係蹄腔内を埋める線維状物質にλ鎖は陰性である．

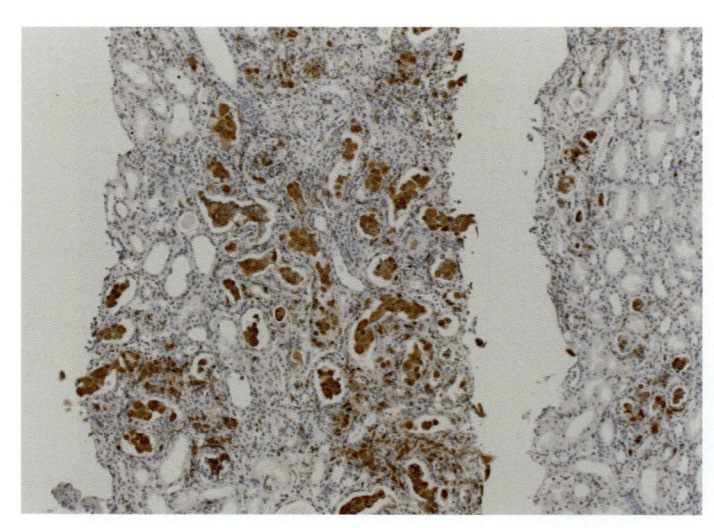

図17　CD68染色
尿細管腔内にCD68陽性細胞を多数認める．一部のCD68陽性細胞は，尿細管上皮細胞の配列の間隙にも混在している．

てはcrystal storing histiocytosisと考えられた．また，免疫電顕の結果より結晶構造内にκの局在が証明されたことで診断は確定したと考えてよい．

　この症例から学ぶべき重要なこととして，M蛋白関連腎障害では，免疫組織化学的解析結果をどのように評価するかが重要である．通常行っている免疫染色に反応しないエピトープが表出されたり，反応部位がマスキングされるなどで偽陰性になることも考える必要がある．一方，逆に通常はフィブリン染色と考えられるPTAHが軽鎖関連のcrystalloid depositionでは強陽性になることは多い．染色された結果に疑問がある際には積極的にほかの方法での検索を行うべきであろう．

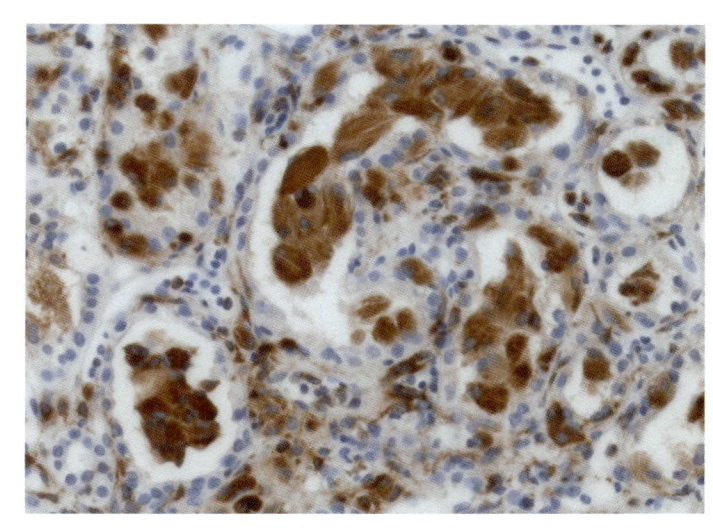

図 18　CD68 染色
尿細管腔内の針状物質を含む細胞は CD68 陽性である．CD68 陽性細胞は PTC 内や間質，尿細管上皮細胞の配列と混在している部位もある．

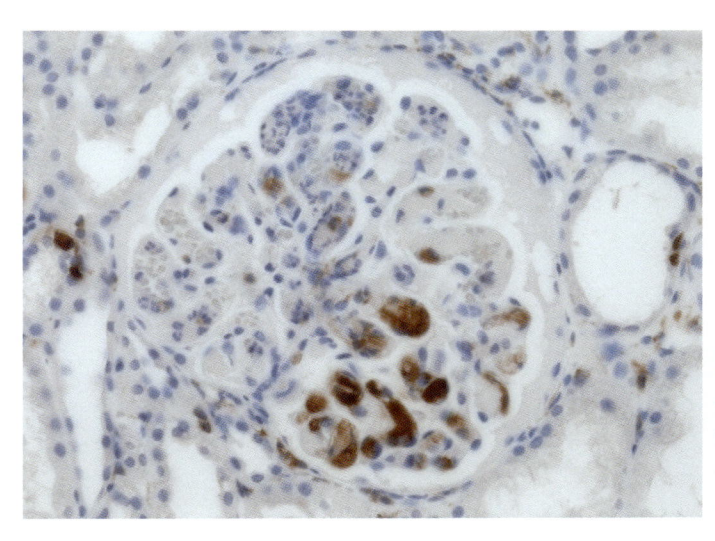

図 19　CD68 染色
一部の糸球体係蹄腔内に多数の大型化した CD68 陽性細胞を認める．係蹄腔内に充満している物質がすべて CD68 陽性であるわけではなく，染まるのは一部である．

この症例からのメッセージ：
①M 蛋白関連腎症では異なった病態の腎障害が同時に出現することがある．
②Ⅰ型クリオグロブリン腎症では蛍光抗体検査が陰性になることもある．
③M 蛋白血症関連腎障害における M 蛋白の関与を蛍光抗体法では検出できないことがある．
④免疫電顕は技術的には難しいがきわめて有益な検査結果を提供してくれる．
⑤PTAH 染色陽性は必ずしも線維素血栓形成を意味するのではなく，M 蛋白関連の crystalloid では陽性になることが多い．
⑥M 蛋白関連の組織障害検索には免疫組織化学検査を工夫することが重要である．
⑦Crystal storing histiocytosis の診断には CD68 染色が必要である．

（第 50 回重松腎病理カンファレンスより）

【文献】
1) Terrier B, Karras A, Kahn JE, et al：The spectrum of type Ⅰ cryoglobulinemia vasculitis：new insights based on 64 cases. Medicine（Baltimore）92（2）：61-68, 2013

2) Herrera GA, Turbat-Herrera EA : Renal diseases with organized deposits : an algorithmic approach to classification and clinicopathologic diagnosis. Arch Pathol Lab Med 134 : 512-531, 2010
3) Sanders PW, Herrera GA, Lott RL, et al : Morphologic alterations of the proximal tubules in light chain-related renal disease. Kidney Int 33 : 881, 1988
4) Kurita N, Tanaka M, Tanaka S, et al : Glomerular capillary light chain thrombi in multiple myeloma. Kidney Int 80 (12) : 1378, 2011

免疫グロブリン陰性の organized deposit を認めた MPGN の 1 例

奇矯な形態の organized deposit の正体は何か？

キーワード 周期性のある organized deposit，膜性増殖性糸球体腎炎様病変，ネフローゼ症候群，急な腎機能低下

✚ 症例
77 歳，男性

✚ 主訴
下腿浮腫，体重増加

✚ 既往歴
大腸ポリープ

✚ 家族歴
特記すべきことなし

✚ 現病歴
生来著患なし．50 歳より高血圧症にて近医にて内服加療を受けていた．3 カ月前めまい，ふらつきを自覚したため近医受診し脳梗塞と診断された．その際に施行した血液検査にて sCr 2.0 mg/dL と腎機能低下を認めたが，保存的加療にて経過観察となっていた．1 カ月前より四肢の浮腫を自覚，また体重増加（65→71 kg）を認めるようになっていた．検査所見上蛋白尿，低蛋白血症を呈していたことからネフローゼ症候群と診断され，利尿剤投与を受けるも症状の改善がみられなかったことから，さらなる精査・加療目的に当科紹介となった．

✚ 処方
ビソプロロール，シルニジピン，バルサルタン，フロセミド，フェブキソスタット，ランソプラゾール，エチゾラム，ゲファルナート，ガンマオリザノール，SM 配合酸®，ビオフェルミン配合酸®

✚ 入院時現症
身長 161 cm，体重 68.6 kg，BMI 26.5．血圧 154/91 mmHg，上下肢差・左右差なし．脈拍 54/分，整．心音・肺音に異常を認めなかった．下腿に著明な浮腫を認めた．

✚ 入院時検査所見（表 1，2，図 1 参照）
正球性正色素性貧血を認めた．血清 Alb 1.9 g/dL，尿蛋白 8.44 g/g・Cr を認め，ネフローゼ症候群を呈していたがコレステロール値の上昇はなかった．高度なネフローゼ症候群であるが IgG 値の低下は認めていない．尿素窒素 53.1 mg/dL，sCr 4.17 mg/dL，eGFR 11.69 mL/min と腎機能低下は急速に悪化を認めた．低補体血症はなく，リウマチ因子，抗核抗体，クリオグロブリンなどの免疫学的異常は認めなかった．免疫電気泳動で M 蛋白は検出されず，軽鎖の κ/λ 比にも異常を認めていない．腹部 CT にて両側腎の萎縮は認めな

表1 入院時検査結果

pH	5.5	WBC	5,060/μL
OB	3+	RBC	293×10⁴/μL
UP 4+	8.44 g/gCr	Hb	8.3 g/dL
US	+/−	Ht	24.6%
RBC	30〜49/HPF	Ret	10‰
WBC	20〜29/HPF	Plt	21.5×10⁴/μL
顆粒円柱	0〜1/WF		
		PT	12.3 sec
		PT-INR	1.04
		APTT	31.8 sec
		Fib	333 mg/dL
		TSH	1.92 μIU/mL
		FT$_3$	2.12 pg/mL
		FT$_4$	1.08 ng/mL

表2 入院時検査結果と追加検査

TP	4.6 g/dL	Na	140 mEq/L	IgG	1,106 mg/dL
Alb	1.9 g/dL	K	3.9 mEq/L	IgA	165 mg/dL
AST	20 IU/L	Cl	107 mEq/L	IgM	52 mg/dL
ALT	18 IU/L	Ca	7.7 mg/dL	IgE	63.8 IU/mL
LDH	274 IU/L	P	4.9 mg/dL	C3	57.5 mg/dL
ALP	184 IU/L	BS	175 mg/dL	C4	21.9 mg/dL
γ-GTP	11 IU/L	HbA1c	5.5%	CH50	31.2 U/mL
ChE	153 IU/L			ANA	×40
CK	180 IU/L	HBsAg	0.01	ASO	39 U/mL
BUN	53.1 mg/dL	HCV	0.08	RF	1.0 U/mL
Cr	4.17 mg/dL	RPR	(−)	MPO-ANCA	<10 EU
UA	4.1 mg/dL	TPLA	(−)	PR3-ANCA	<10 EU
T-chol	154 mg/dL			クリオグロブリン	(−)
TG	78 mg/dL			免疫電気泳動	M蛋白（−）
LDL-C	95 mg/dL			Selectivity index	0.47
CRP	0.528 mg/dL				
				血清フリーライトチェーン定量	
				Kappa	145.2 mg/L
				Lambda	85.5 mg/L

かった．

+ **臨床経過**

進行の早い腎機能障害，ネフローゼ症候群に対する原因・精査目的に第7病日に経皮的腎生検を施行した．入院時より著明な浮腫を認めていたことから利尿剤投与の調整を行ったところ，尿量の増加を認め，約6kgの体重減少，浮腫の軽減を認めた．しかし腎機能の改善は得られず経過した．

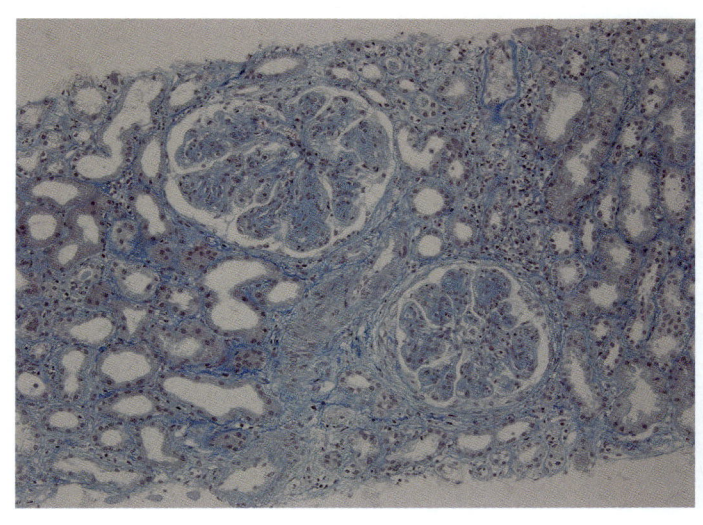

図1 Masson-Trichrome 染色
糸球体は分葉化を呈し，いわゆる膜性増殖性病変様変化を認める．

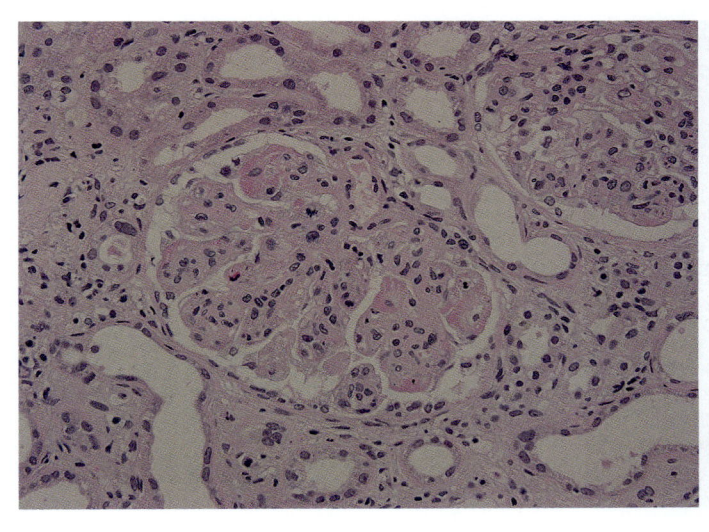

図2 HE 染色
分葉化を示す糸球体係蹄壁の一部内皮下にエオジン好性の沈着物が多量に認められる．

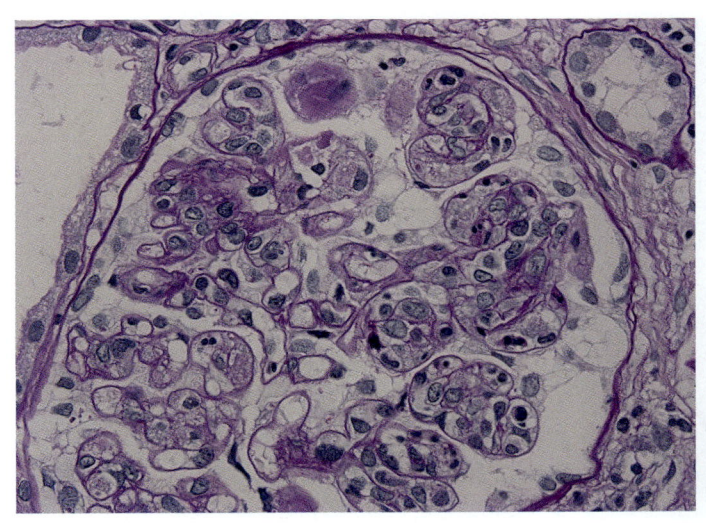

図3 PAS 染色
糸球体毛細血管の開大は不良で血管内にリンパ球，好中球を認める．拡大したメサンギウム領域には腫大した細胞質を有する単核細胞が目立つ．不規則に肥厚した係蹄壁内にも単核細胞が存在する．12時の部位ではPAS陽性物質の沈着が目立つ．

✚ 腎生検所見（図1〜8）

　光顕観察で主病変は糸球体にあった．糸球体はびまん性，全節性に中等度以上の分葉を呈する膜性増殖性糸球体腎炎様病変を示していた．分葉化した糸球体の特徴は，分葉の中央部に結節性病変を認める糸球体，メサンギウム融解を伴い不規則な糸球体係蹄壁の肥厚

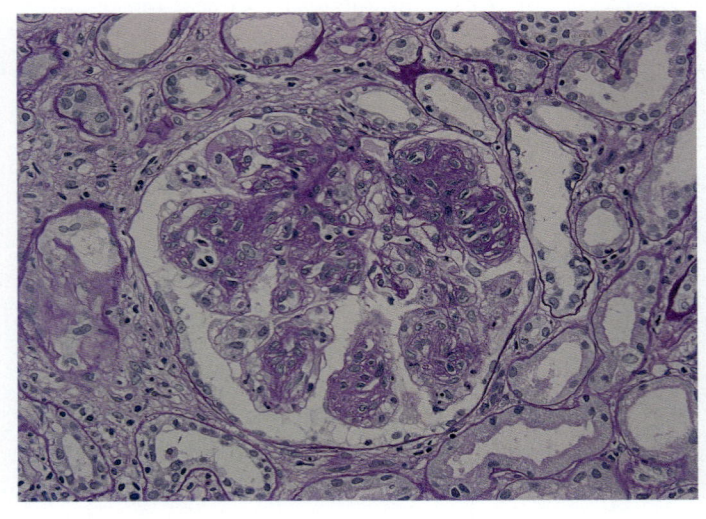

図4　PAS染色
一部の糸球体では分葉化した中央部に結節様構造を認める．毛細血管腔の開大は不良で，分葉化した分節状病変部で特に目立つ．

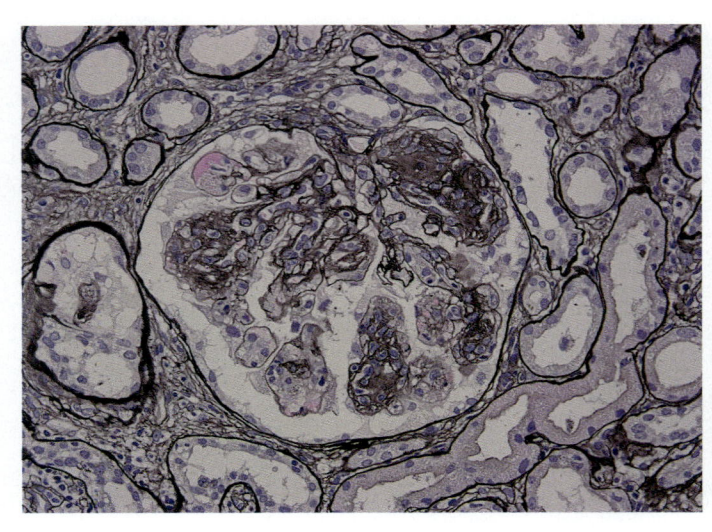

図5　PAM染色
分節性に分葉化した糸球体の結節様病変部位はPAM陽性物質が中央に存在する．結節形成の軽い分節性病変部では糸球体係蹄とメサンギウムとの基本構造が失われメサンギウム融解を伴う．11時に位置する係蹄内皮下にエオジン好性の沈着物がある．

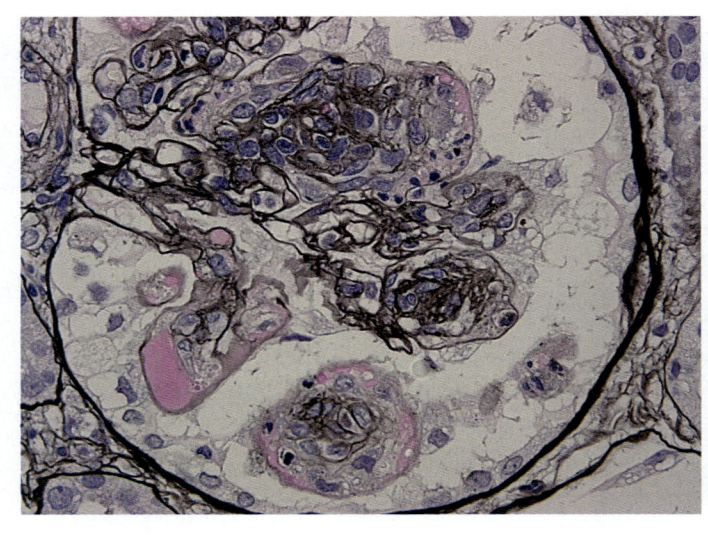

図6　PAM-HE染色
種々の病変が混在した糸球体．著明な内皮下腔の拡大を認める部位，結節性病変の部位，基本構造を失い細胞数が増加し毛細血管腔が不明な部位などがある．分節性に内皮下からメサンギウムにかけてエオジンでピンク色に染色される沈着物を多量に認める部位もある．

や二重化を伴うものがある．糸球体毛細血管腔の開大は不良で，毛細血管腔内には単核細胞を主とした白血球が多く認められる．糸球体の一部には内皮下腔から一部メサンギウムにかけてPAS陽性，HE染色ではエオジン好性の均質な沈着部物が多量に存在している．
　蛍光抗体法では有意な免疫グロブリンや補体の沈着はない（図9）．また，酵素抗体法で

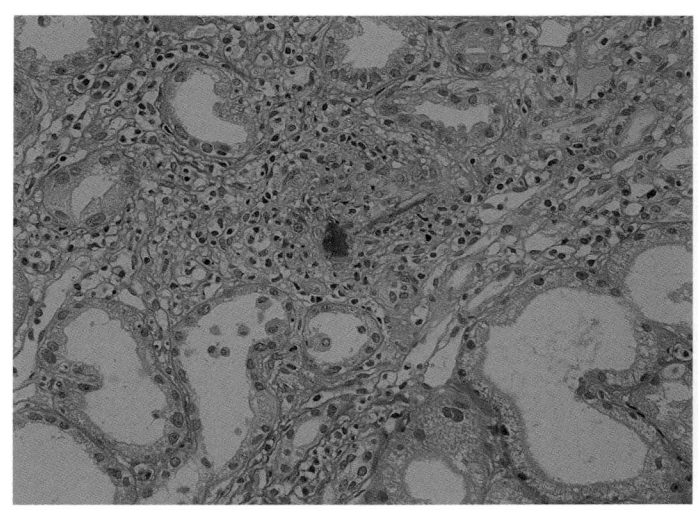

図7 Masson-Trichrome 染色
血管の基本構造が失われた細動脈では，フィブリン析出を伴う血管炎を認める．血管構造の破壊が強いため血管病変であることの確認が難しい．

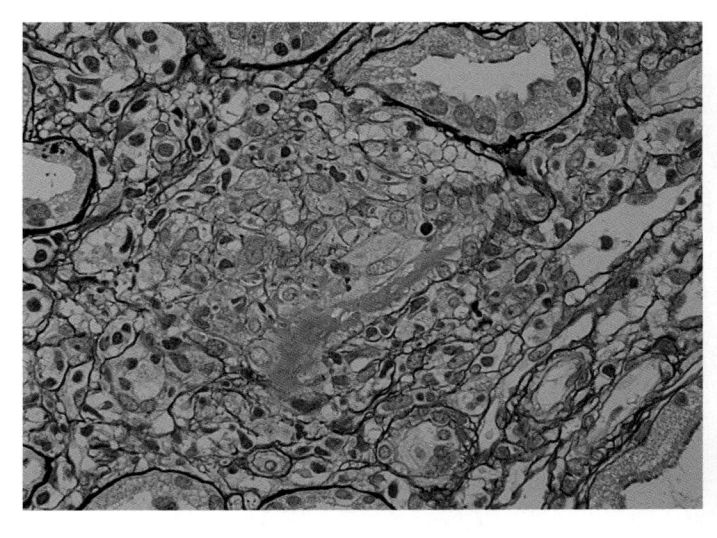

図8 PAM 染色
細動脈にフィブリン析出を伴う血管炎を認める．

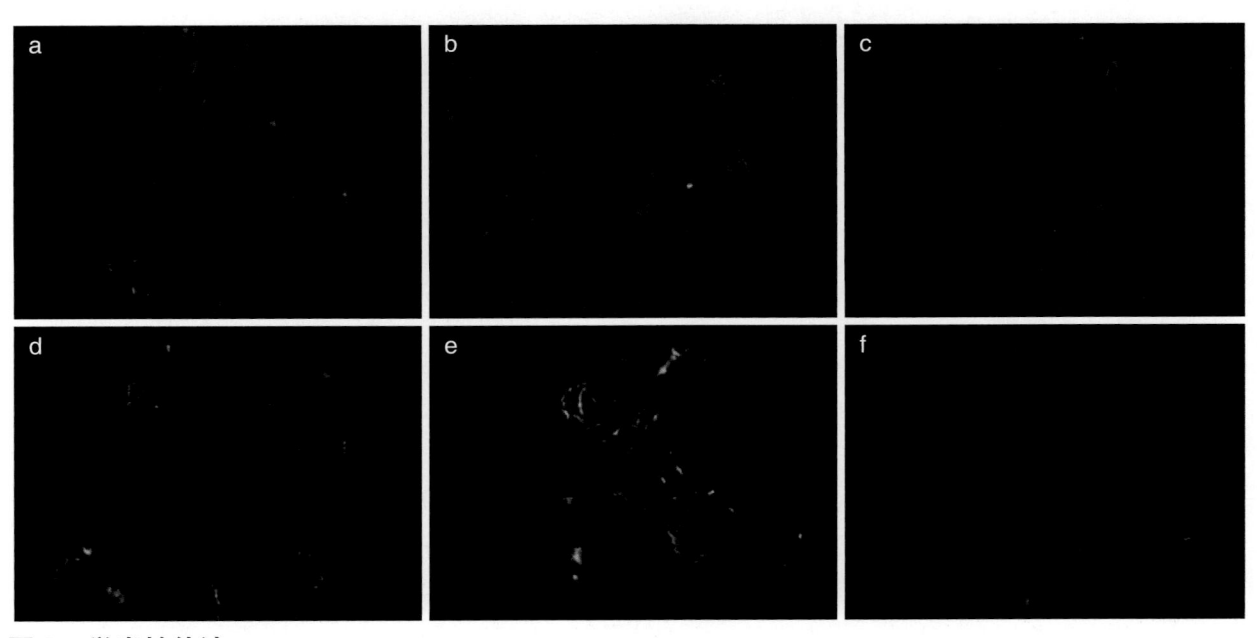

図9 蛍光抗体法
a：IgG, b：IgA, c：IgM, d：C1q, e：C3, f：C4
蛍光抗体法では有意な沈着はない．

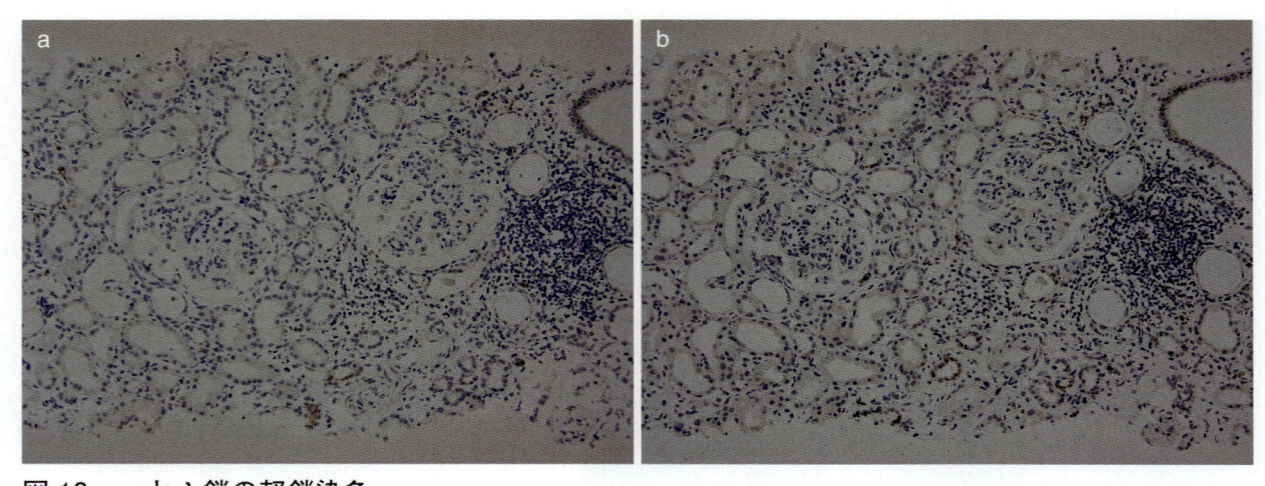

図10 κとλ鎖の軽鎖染色
a：κ鎖，b：λ鎖
ともに有意な沈着を認めない．

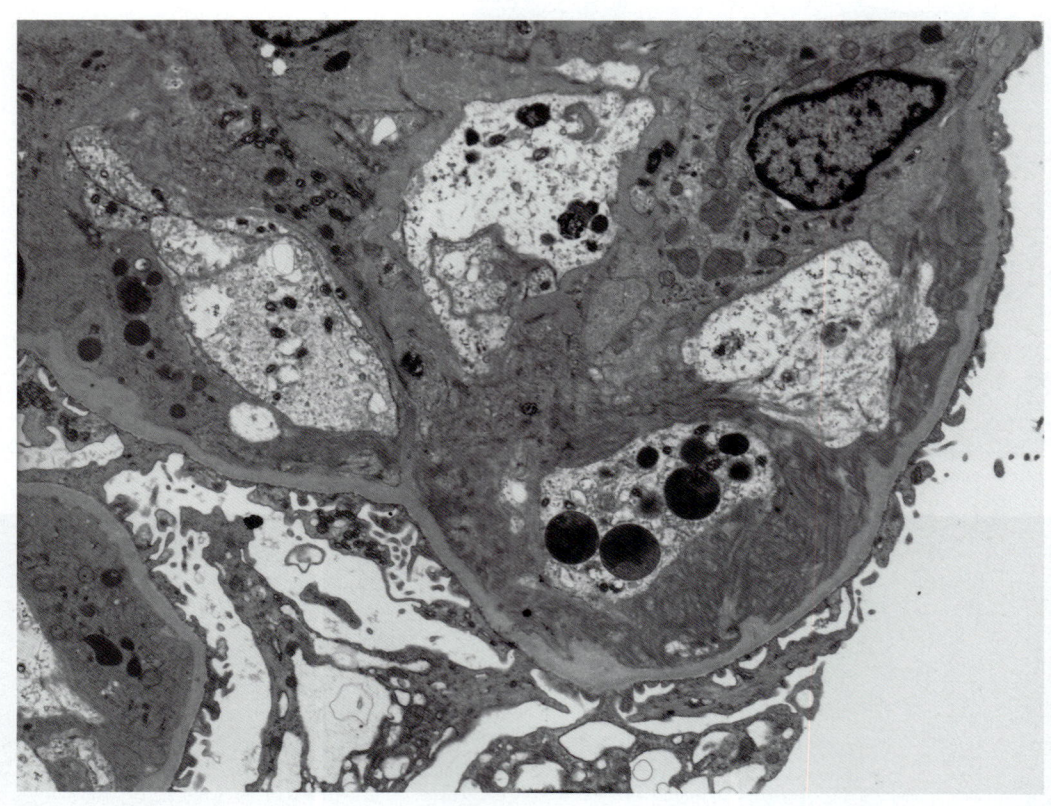

図11 電顕
内皮下に大量の高電子密度沈着物（EDD）を認める．EDDは内皮下からメサンギウム領域まで広がっている．低倍率の電顕像でもEDD内に構造（organized deposit）が確認できる．

染色した軽鎖染色ではκ鎖もλ鎖も陰性であった（図10）．
　電子顕微鏡では，内皮下腔中心にメサンギウムにかけ，大量の高電子密度沈着物（EDD）が存在している（図11～14）．比較的弱拡大でもこのEDDには構造体（organized deposits）が確認される．Organized depositsの特徴として50～100 nmの周期性を認める．多くのorganized depositsはまっすぐに伸びているが，その長さはdepositsごとに一様でない．また，一部にはカールしているdepositsもある．一部ではあるが，非常に横幅の広いdepositsがあるが，周期性のある特徴的な構造は同一である．

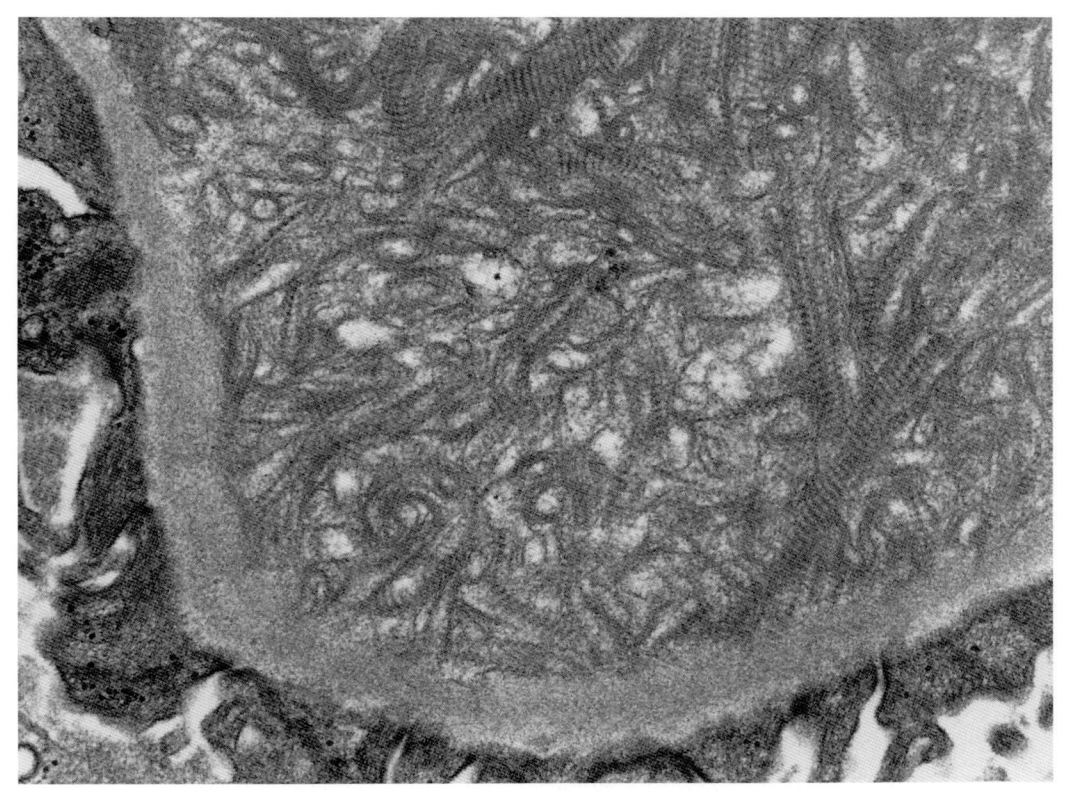

図 12　電顕
内皮下に不規則な線維状構造をもつ organized deposits を多数認める．直線性の強い organized deposits が多いがカール状の organized deposits も存在する．

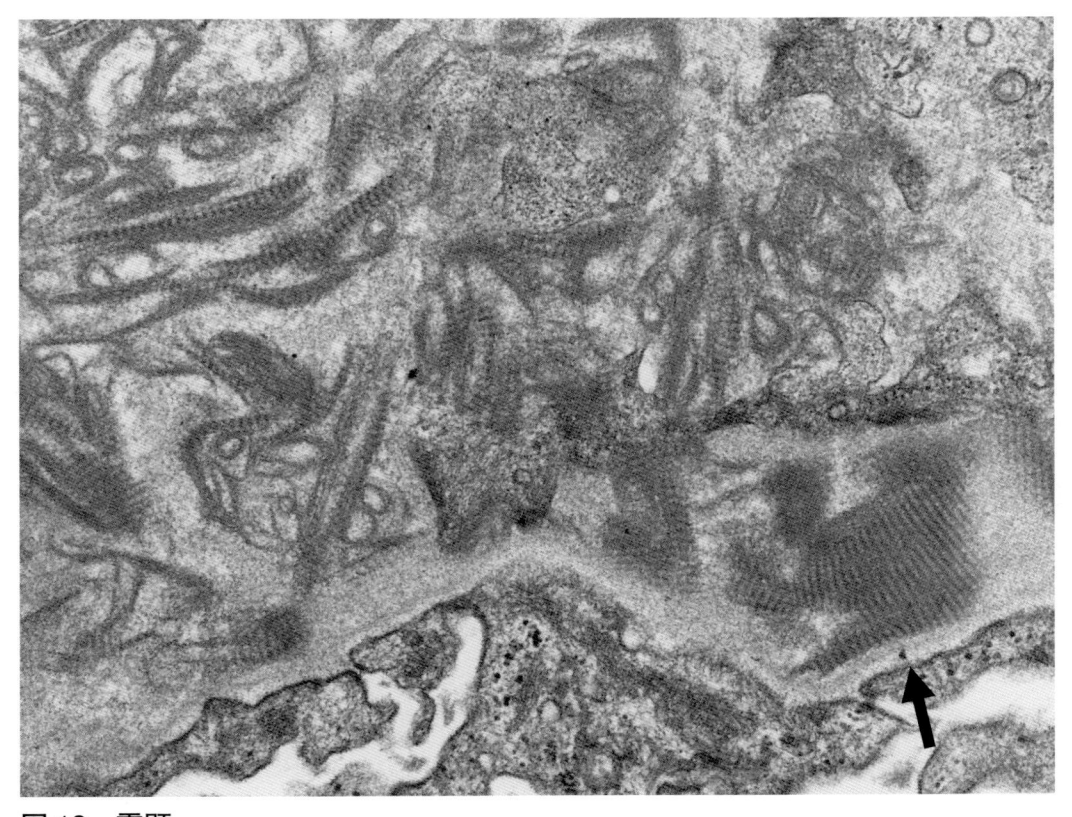

図 13　電顕
細い線維幅の organized deposits が多いが一部では非常に広い幅を有する構造の organized deposits が基底膜内に存在している（➡）．

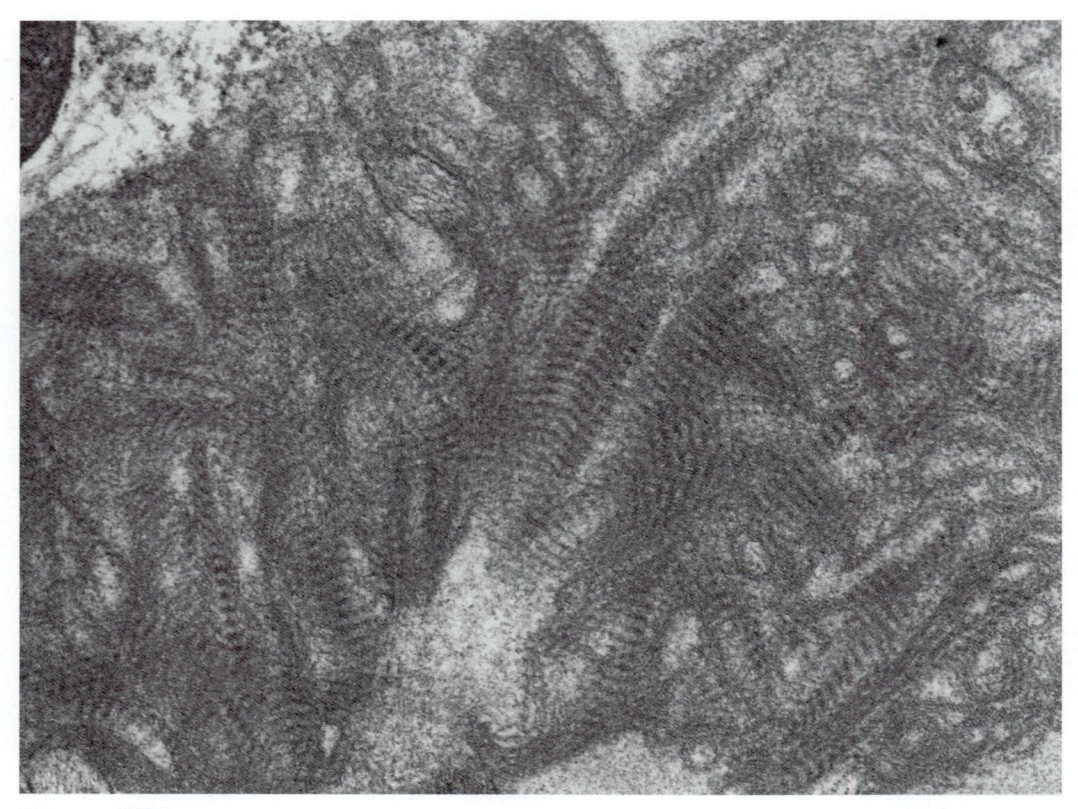

図14 電顕
Organized deposits にはいずれも 50〜100 nm と周期性のある縞状線維状構造である.

➕ 症例の問題点

　臨床的には高齢発症のネフローゼ症候群であった．前医および当院にて消化管検索，マルク等を含めた全身検索を施行したが，二次性ネフローゼ症候群をきたすような基礎疾患の存在は認めなかった．このため原因精査目的に経皮的腎生検を施行することとした．
　・病理組織所見は MPGN 様を呈していたが，免疫染色では陰性であった．
　・電子顕微鏡所見上，内皮下主体に特徴のある構造を有する高電子密度沈着物を認めた．
　この organized deposits の原因が何であるのかについて提唱されている organized deposits の鑑別診断アルゴリズムに基づいて評価をしたが，診断することができなかった．
　臨床的にも病理診断においても従来報告されている organized deposits に合致しないため診断に苦慮している．

➕ 病理医の見解

　これまでに報告のない奇妙な organized deposit の目立つ症例で，mesangiolysis を伴う膜性増殖性腎炎様の糸球体に，主として内皮下腔，一部メサンギウム基質内に及ぶ PAS 陽性，あるいは Eosin 陽性の著明な沈着像が認められ，電顕では規則的な周期性横紋構造を示し，膠原線維に類似する形態を示す organized deposit であることが特徴である．ごく一部に血管炎様の血管崩壊性変化をみるが，明確な所見ではなく，病態との関連は不明である．Deposit の形態は Collagenofibrotic glomerulopathy（CFG）にみられる III 型コラーゲン線維の沈着像に類似するが，大きさや形がさまざまで通常の膠原線維より幅の広い奇妙な形態を示すものもみられ，配列の乱れが著しい．
　膠原線維は光顕で PAM 陽性を示し，このため CFG では糸球体内の沈着の様相が一目瞭

然であるが，本症例のdepositはPAM陰性でHE染色では淡赤色の無構造性のしみこみ沈着のようにみえ，またCFGでは内皮下腔からメサンギウム基質内にびまん性に沈着がみられるのに対し，本症例では分布が著しく不規則で内皮下への沈着が目立っている．

　膠原線維類似のorganized depositの性状確定のためにIII型コラーゲンの免疫染色を行ってみること，およびCFGでは血清中にtype III procollagen peptideの著明な増加がみられるので，これの測定をすることが望まれる．

　また，この症例はIF所見と光顕，電顕所見とが合わず，酵素抗体法で染め直し再評価が必要と考える．鑑別診断には，クリオグロブリン血症性腎炎やimmunotactoid GPも疑う必要がある所見でもあるため，臨床的に十分な再検討をしていただきたい．

　本症例のようなorganized depositは電顕検索をしないかぎり認識不能であり，光顕検索だけではこのような症例が見逃されてしまっている可能性もある．今後，本例の所見を参考に同様な所見を示す症例を見つけだし，これらを集めて臨床病理学的に解析することが期待される．

（第49回重松腎病理カンファレンスより）

【文献】

1) Arakawa M, Yamanaka N：Collagenofibrotic Glomerulonephropathy, Nishimura & Smith Gordon, London, 1991
2) Alchi B, Nishi S, Narita I, et al：Collagenofibrotic glomerulopathy：clinicopathologic overview of a rare glomerular disease. Am J Kidney Dis 49：499-506, 2007
3) Herrera GA, Turbat-Herrera EA：Renal diseases with organized deposits：an algorithmic approach to classification and clinicopathologic diagnosis. Arch Pathol Lab Med 134：512-513, 2010
4) Cohen AH：Collagen Type III Glomerulopathies. Adv Chronic Kidney Dis 19（2）：101-106, 2012

24

急性腎障害（AKI），悪性高血圧，多彩な自己抗体を認めた1例

高血圧緊急症をきたした強皮症腎クリーゼ（scleroderma renal crisis）

キーワード 高血圧緊急症，強皮症腎クリーゼ（scleroderma renal crisis），急性腎障害（AKI）

✚ 症例
63歳，女性

✚ 主訴
腎機能障害

✚ 既往歴
白内障，高血圧なし，糖尿病なし

✚ 家族歴
父：食道癌，肺癌

✚ 現病歴
5年前に軽度の腎機能障害を指摘された．3～4年前から両手指Raynaud症状を認めた．9カ月前の検診では問題なかった（血圧120/71 mmHg，Cr 0.81 mg/dL，Hb 12.5 g/dL，尿蛋白（−），尿潜血（−））．1カ月前から側頭部痛が出現し，近医に通院していた．入院前日に食欲不振，心窩部不快感が出現し，近医より当院一般内科に紹介受診となり，高血圧（血圧202/120 mmHg），炎症反応高値（WBC 19,000/μL，CRP 5.1 mg/dL），腎機能障害（Cr 2.01 mg/dL），尿異常（尿蛋白（3+），尿潜血（3+），赤血球沈渣1～4/HPF）などを認めたため一般内科入院となった．入院時よりニフェジピンの内服を開始したが，高血圧（血圧200 mmHg台）が持続したため，第2病日よりオルメサルタンの内服併用となった．オルメサルタンの併用開始後には血圧125/77 mmHgと降圧され，それ以後は血圧のコントロールは良好となった．第1病日の心エコーにて心不全を疑われ，第2病日に循環器内科に受診し，僧房弁逆流による心不全と診断され，ヘパリン10,000単位/日，フロセミド20 mg/日が開始となった．第3病日に腎機能障害（Cr 2.60 mg/dL）にて当科へ紹介となり，以後当科は副科としてフォローとなった．

✚ 入院時身体所見
血圧：202/120 mmHg，脈拍：117 bpm，体温：36.8℃，胸部：呼吸音清明，左右差なし，心雑音なし，腹部：平坦・軟，圧痛なし，腰背部：叩打痛なし，下肢：浮腫なし，blue toeなし，四肢体幹：皮疹・紅斑・色素沈着・皮膚硬化・強指症なし，関節：発赤，腫脹，疼痛なし，筋肉痛なし，しびれなし，日光過敏なし，口内炎なし，dry eye・dry mouthあり，舌小帯短縮なし，nail fold延長・点状出血なし

✚ 入院時検査所見
表参照

表

尿定性	PH 6.0，蛋白（3+），潜血（3+），糖（−）
尿沈渣	赤血球 1～4/HPF，白血球 5～9/HPF，上皮円柱 5～9/HPF，卵円形脂肪（+）
尿定量	蛋白 1.50 g/g・Cr，0.91 g/day
尿生化学	$β_2$MG 14.0 μg/L，NAG 1.9 U/L，Na 102 mmol/L，K 10.7 mmol/L，Cl 105 mmol/L，Ca 6.2 mg/dL，Cr 15.2 mg/dL，UN 133 mg/dL
血算	WBC 19,000/μL，seg 92.7%，lym 4.7%，mo 2.1%，eo 0.3%，Hb 10.1 g/dL，Ht 30.4%，Plt 11.8×10⁴/μL，網赤血球 42.0‰
生化学	TP 7.1 g/dL，Alb 3.6 g/dL，T. bil 1.4 mg/dL，GOT 29 IU/L，GPT 12 IU/L，LDH 499 IU/L，CPK 64 IU/L，TC 269 mg/dL，TG 188 mg/dL，BUN 43 mg/dL，UA 4.8 mg/dL，Cr 2.01 mg/dL，Na 133 mEq/L，K 3.5 mEq/L，Cl 92 mEq/L，BS 134 mg/dL，HbA1c（JDS）4.7%，CRP 5.1 mg/dL，Fe 43 μg/dL，UIBC 162 μg/d，フェリチン 1,693 ng/mL，ハプトグロビン 157 mg/dL，$β_2$MG 12.3 μg/mL
免疫学	IgG 1,552 mg/dL，IgA 235 mg/dL，IgM 200 mg/dL，C3 77 mg/dL，C4 3 mg/dL，CH50 12.7 U/mL，ANA×640（Speckled 80，discrete 640），抗 DNA（RI）≦2.0 U/mL，抗 Sm 抗体（−），抗 Scl-70 抗体≦7.0 U/mL，抗セントロメア抗体 153（+），抗 SS-A 抗体 150 U/mL，抗 SS-B 抗体 96.6 U/mL，抗 RNP 抗体≦7.0 U/mL，抗 CL-βGPI≦1.2 U/mL，抗 CL-IgG≦8 U/mL，ASO 42 U/mL，抗 GBM<10 EU，MPO-ANCA<10 EU，PR3-ANCA<10 EU，Cryo 弱陽性，血清・尿免疫電気泳動：明らかな M 蛋白（−），HBs 抗原（−），HCV 抗体（−）
内分泌	TSH 2.23 μIU/mL，free-T_4 1.40 ng/mL，PRA≧20 ng/mL/hr，PAC 1,770 pg/mL，BNP 1,610 pg/mL
凝固系	PT 76.1%，APTT 22.9 sec，Fib 333 mg/dL
血液ガス	pH 7.536，$PaCO_2$ 26.5 mmHg，PaO_2 68.1 mmHg，HCO_3^- 21.9 mEq/L
細菌学	血液培養（−），尿培養（−）

✚ 画像検査

胸部 X 線：CTR 57.3%，CP angle dull

CT：右肺中葉にスリガラス影，両側気管支周囲にスリガラス様陰影，両側胸膜下に線状影，肺水腫，両側胸水，子宮筋腫

心エコー：EF 48%，左室肥大（IVS/LVPW 12/12 mm），MR moderate～severe，TR mild～moderate，推定右室収縮期圧 63 mmHg，diffuse mild hypokinesis，PE（+）

腎エコー：両腎サイズ正常，両腎葉間動脈血流正常，腎動脈狭窄なし

✚ 臨床経過

第3病日に当科へ紹介となった．腎機能障害，尿蛋白，尿潜血，高血圧，低 K 血症，貧血，血小板減少，LDH 高値，炎症反応高値，低補体血症，リウマチ因子高値，ANA 高値などを認め，renin-angiotensin system（RAS）亢進，悪性高血圧，悪性高血圧による thrombotic microangiopathy（TMA），膠原病の存在などが疑われた．エコーにて腎動脈狭窄がないことを確認した後，強皮症腎クリーゼの可能性を考慮し，第4病日からカプトプリル 75 mg/日の内服を開始した．炎症反応高値に関しては，感染症が否定できなかったため，第2病日から第6病日までレボフロキサシンを投与した．第6病日には解熱し，第9病日には WBC 9,000/μL，CRP 0.7 mg/dL と炎症反応低下傾向を示した．心エコー所見，

血液培養陰性の結果から感染性心内膜炎は否定的だった．心不全症状も降圧後に改善傾向を示し，心エコー所見でも僧房弁逆流は改善を認めた．第5病日の眼科受診にて，Keith-Wagener分類Ⅳ群の高血圧眼底の所見を認めた．以上より，①拡張期血圧120 mmHg，②K-W分類Ⅳ群の高血圧眼底，③進行性の腎機能低下，④心不全症状と悪性高血圧の4条件を満たし，悪性高血圧（type B）と診断した．後にPRA≧20 ng/mL/hr，PAC 1,770 pg/mLと著明なRAS亢進が確認された．ハプトグロビンは明らかな低下を認めず，これはHUSなどのTMAとは異なる所見であった．そのほか，低補体血症，抗セントロメア抗体，抗SS-A抗体，抗SS-B抗体などの高値，クリオグロブリン弱陽性などの異常値を認めた．強皮症の診断基準は満たさず，強皮症と診断されなかったが，高血圧性強皮症腎クリーゼの診断基準（Steen VDら）は満たしていた．第9病日にCr 3.70 mg/dL（peak Cr値），尿蛋白（1+）0.42 g/day，尿潜血（1+），赤血球沈渣5〜9/HPFと腎機能は増悪傾向を示し，腎生検を施行した．その後，眼科にてシルマー試験（2 mm/2 mm），蛍光色素試験（陽性/陽性）にてdry eyeの所見，口腔外科にて生検は施行されなかったが，dry mouthの所見を認め，抗SS-A抗体，抗SS-B抗体の高値とあわせてシェーグレン症候群と診断した．第23病日には，PRA 9.4 ng/mL/hr，PAC 44.2 pg/mLとRAS亢進の改善を認め，血圧は90〜110/45〜70 mmHg程度で推移し，第29病日に退院となった．退院後の第68病日には，Cr 2.02 mg/dL，尿蛋白（1+）0.21 g/gCr，尿潜血（−），WBC 4,200/μL，CRP＜0.1 mg/dLと腎機能，炎症反応は改善傾向を呈している．

✚ 腎生検所見

光顕所見（図1〜7）：

糸球体は17個得られ，そのうち荒廃糸球体は3個である．糸球体は，分節性管内増殖性変化，硬化，係蹄壁のwrinkling所見を認める．尿細管は，縞状に萎縮所見を認め，間質には単核球主体の炎症細胞浸潤を中等度認める．一部の尿細管内にTamm-Horsfall protein（THP）が成分と思われる円柱形成を認め，尿細管上皮細胞が平低化している．間質では，軽度から中等度の線維化を認める．小葉間動脈は，細胞増殖を伴う内膜肥厚により内腔の狭小化・閉塞している所見を認める．

蛍光抗体法所見（図8）：

IgG，IgA，IgM，C3，C1qのいずれも陰性である．

電顕所見（図9）：

高電子密度沈着物は認めない．基底膜は一様にやや肥厚している．足突起の癒合を認める．

コメント：

小葉間レベルの動脈で，内腔の閉塞をきたすほどの高度の内膜肥厚を認めた．それによると思われる糸球体虚脱，糸球体基底膜のwrinkling像，尿細管萎縮，間質線維化などの虚血性変化を伴っている．これらは，悪性高血圧，または強皮症腎クリーゼの所見と矛盾しない．

✚ この症例の臨床的問題点

悪性高血圧，RAS亢進，腎生検での小葉間動脈の増殖性動脈内膜炎の所見から，悪性高血圧が急性腎不全の原因であると診断した．貧血，血小板減少，LDH高値から悪性高血圧によるTMAの合併の可能性も考慮したが，ハプトグロビン値の低下を認めず，腎生検所見でも明らかな糸球体の内皮下腔の開大などはないなどHUSにみられるようなTMA臨

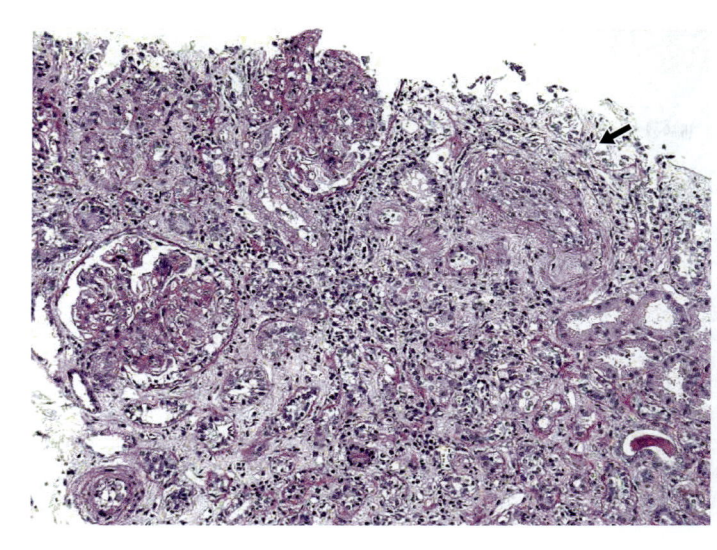

図1　PAS染色

糸球体は，虚脱および分節性に管内細胞の増殖，硬化所見を認める．尿細管は，縞状に萎縮所見を認め，間質には単核球主体の炎症細胞浸潤を中等度認める．小葉間動脈は，細胞増殖を伴う内膜肥厚により内腔が狭小化・閉塞している（➡）．

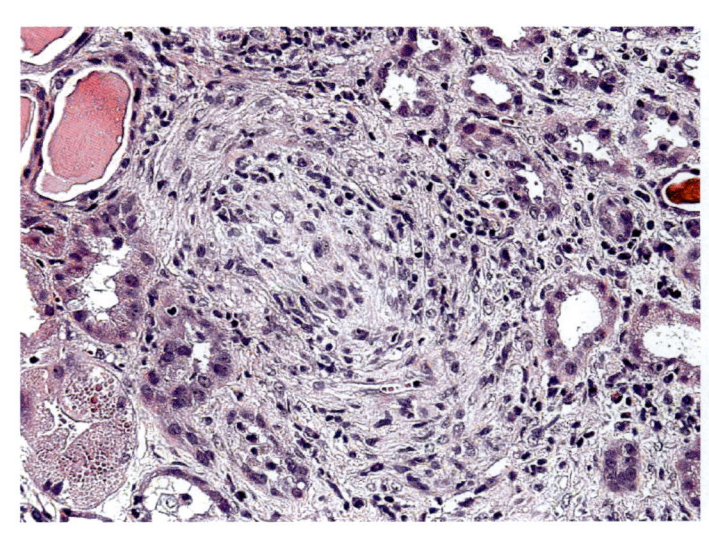

図2　HE染色

小葉間動脈では，細胞集積，増殖により肥厚し血管腔が閉塞している．一部の尿細管内にTamm-Horsfall protein（THP）が成分と思われる円柱形成を認め，尿細管上皮細胞が平低化している．

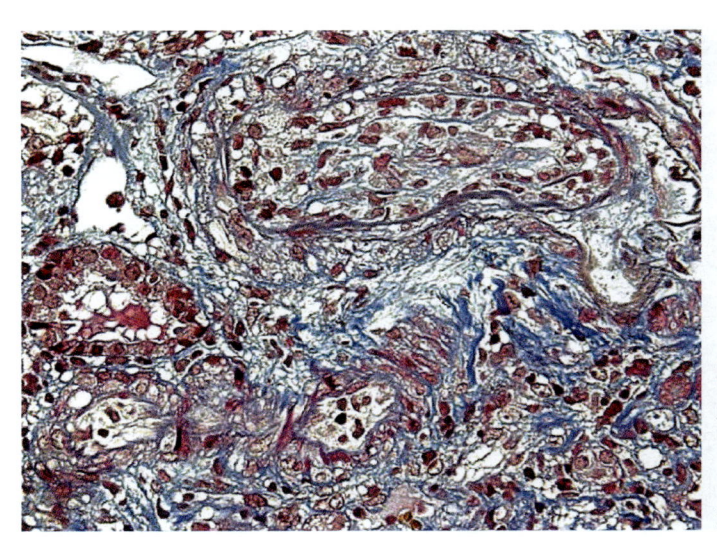

図3　Masson Trichrome染色

小葉間動脈では，中膜筋層は萎縮，内弾性板は多層化し，内膜は大小の細胞の集積ないし増殖によって肥厚し，血管腔が閉塞している．間質には軽度の単核球浸潤，線維化を認める．

床検査結果は認めなかった．

抗セントロメア抗体陽性，CT上での肺の間質影，心エコーでの肺高血圧などの存在から，悪性高血圧の原因として強皮症腎クリーゼを疑ったが，皮膚硬化所見を認めず，強皮症の診断基準は満たさなかった．一方で，シェーグレン症候群の診断基準は満たした．本

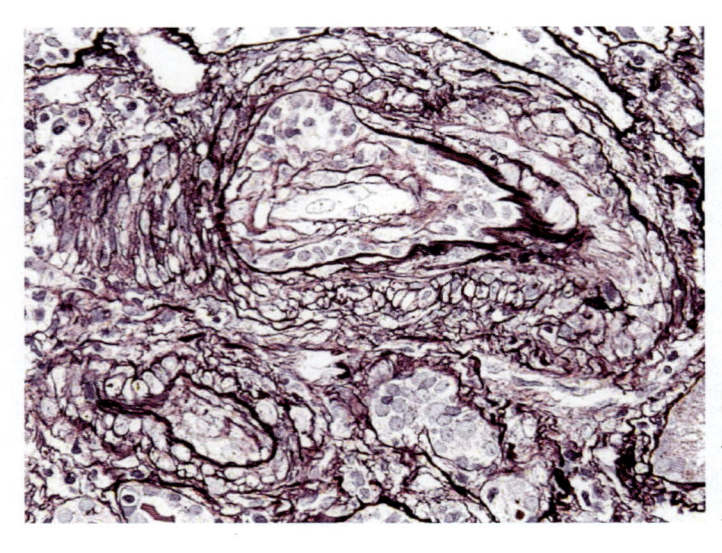

図4 PAM染色
小葉間動脈では，中膜筋層は萎縮，内弾性板は多層化し，内膜は大小の細胞の集積ないし増殖により肥厚し，血管内腔は内皮細胞の腫大もあり狭小化している．

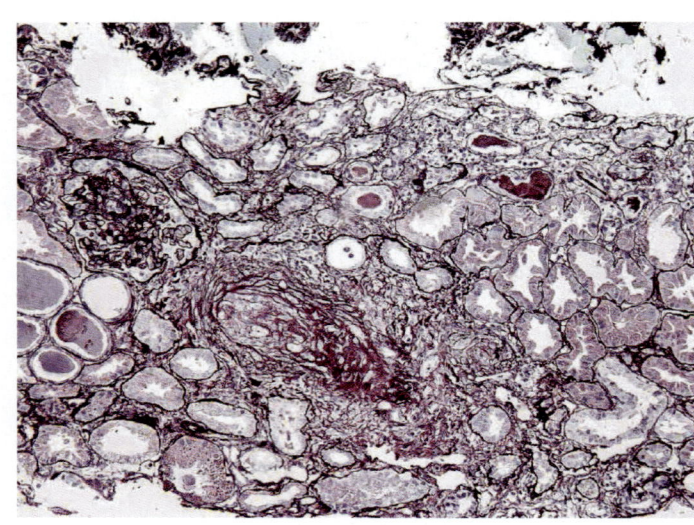

図5 PAM染色
小葉間動脈では，中膜筋層は萎縮，内弾性板は多層化し，内膜は肥厚し血管内腔は狭小化している．糸球体は虚脱気味で，係蹄のボウマン嚢との癒着，係蹄基質の増加がみられる．一部の尿細管内にTamm-Horsfall protein（THP）が成分と思われる円柱形成を認め，尿細管上皮細胞が平低化している．

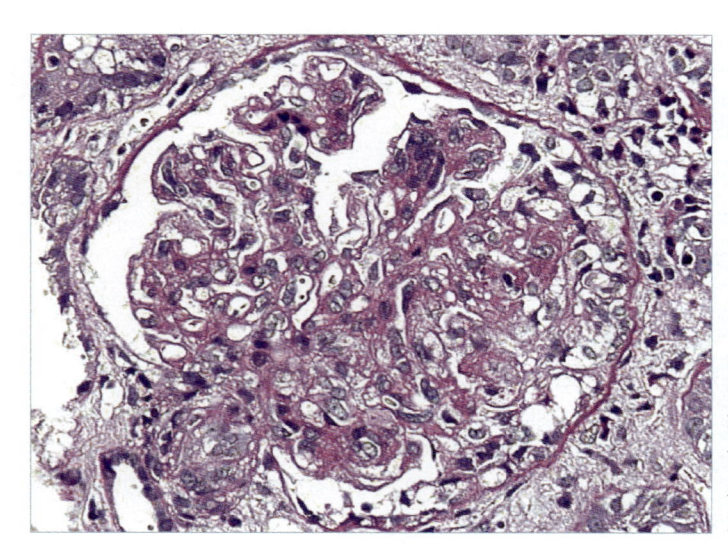

図6 PAS染色
分節性に軽度のメサンギウム細胞の増殖がみられる．係蹄腔の開きはやや不良で係蹄壁は虚脱気味である．血管極部の輸入細動脈の内膜は細胞増多により血管腔が狭小化している．

症例の貧血，血小板減少，クリオグロブリン陽性，リウマチ因子高値，抗セントロメア抗体陽性，Raynaud症状，間質性肺炎，肺高血圧などはシェーグレン症候群の腺外症状として説明し得る．なお，臨床的にも腎生検所見でも明らかな血管炎，クリオグロブリン血症，関節リウマチ，感染性心内膜炎などの所見は得られなかった．C4低値や肺病変を伴う

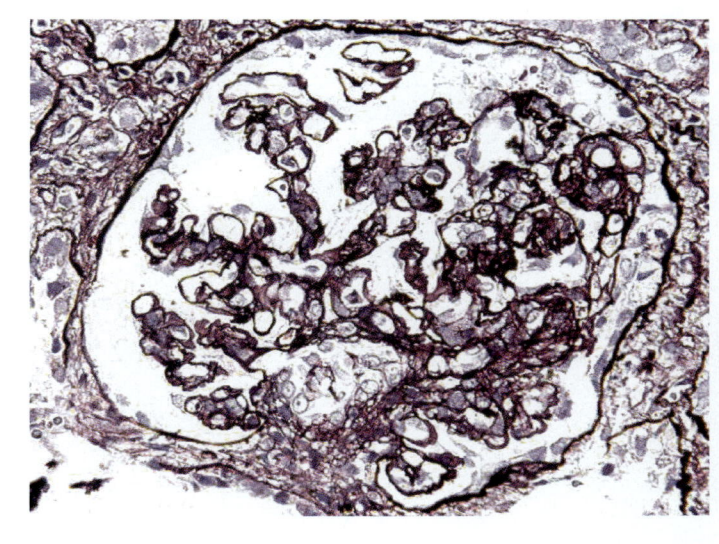

図7 PAM 染色
糸球体には分節状硬化と内皮増生が目立ち，その係蹄壁には肥厚やspike形成などは認めないが，分節性に係蹄壁は二重化ないし硬化を認める．血管極部では血管腔内に細胞の増多が目立つ．また，係蹄腔の開きはやや不良で虚脱の目立つ部位が広く存在している．

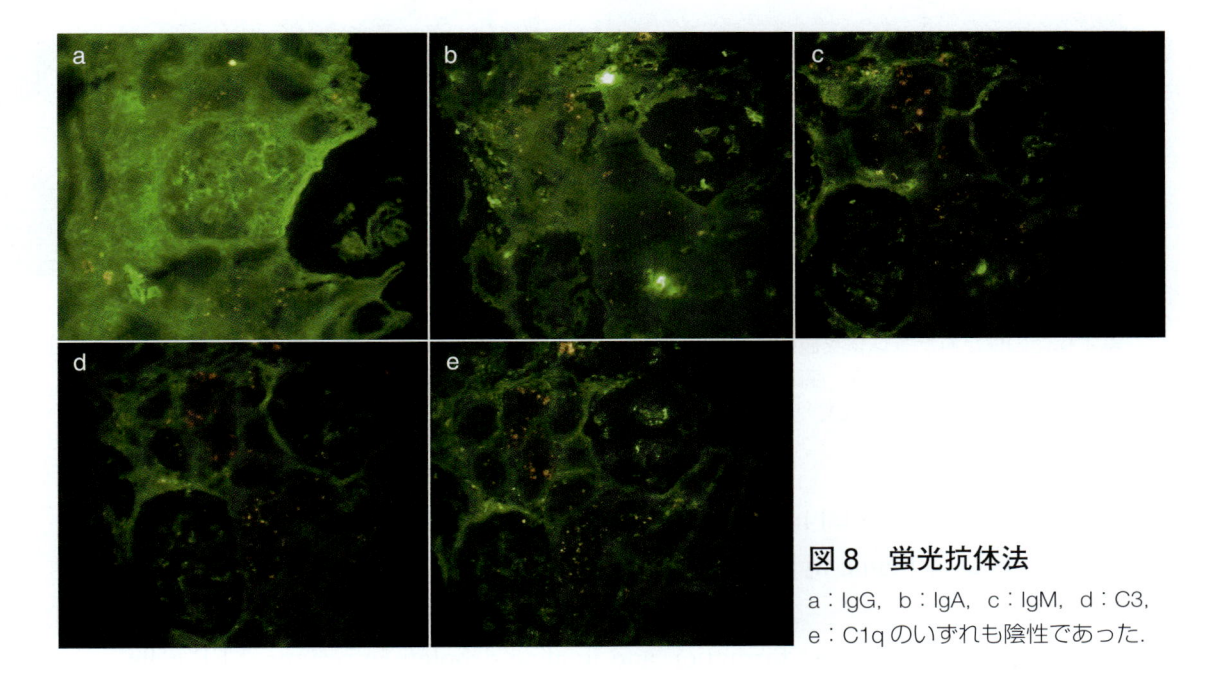

図8 蛍光抗体法
a：IgG，b：IgA，c：IgM，d：C3，e：C1qのいずれも陰性であった．

シェーグレン症候群では，リンパ増殖性疾患の危険群といわれており，悪性リンパ腫などの合併に注意が必要である．ただ，本症例の腎生検所見ではシェーグレン症候群の明らかな所見は認めなかった．

したがって，シェーグレン症候群や診断に至っていないが強皮症がどの程度腎不全に影響していたか明らかではない．

✛ この症例の問題点に関する病理医の見解

光顕所見：

血管
- Marked intimal thickening of interlobular arteries with prominent luminal narrowing or occlusion, resulting from subintimal mononuclear cell infiltration mixed with probable myointimal cell proliferation
- Marked disintegration of medial smooth muscle cell arrangement in arteries
- Mural thickening or arterioles with frequent endothelial swelling

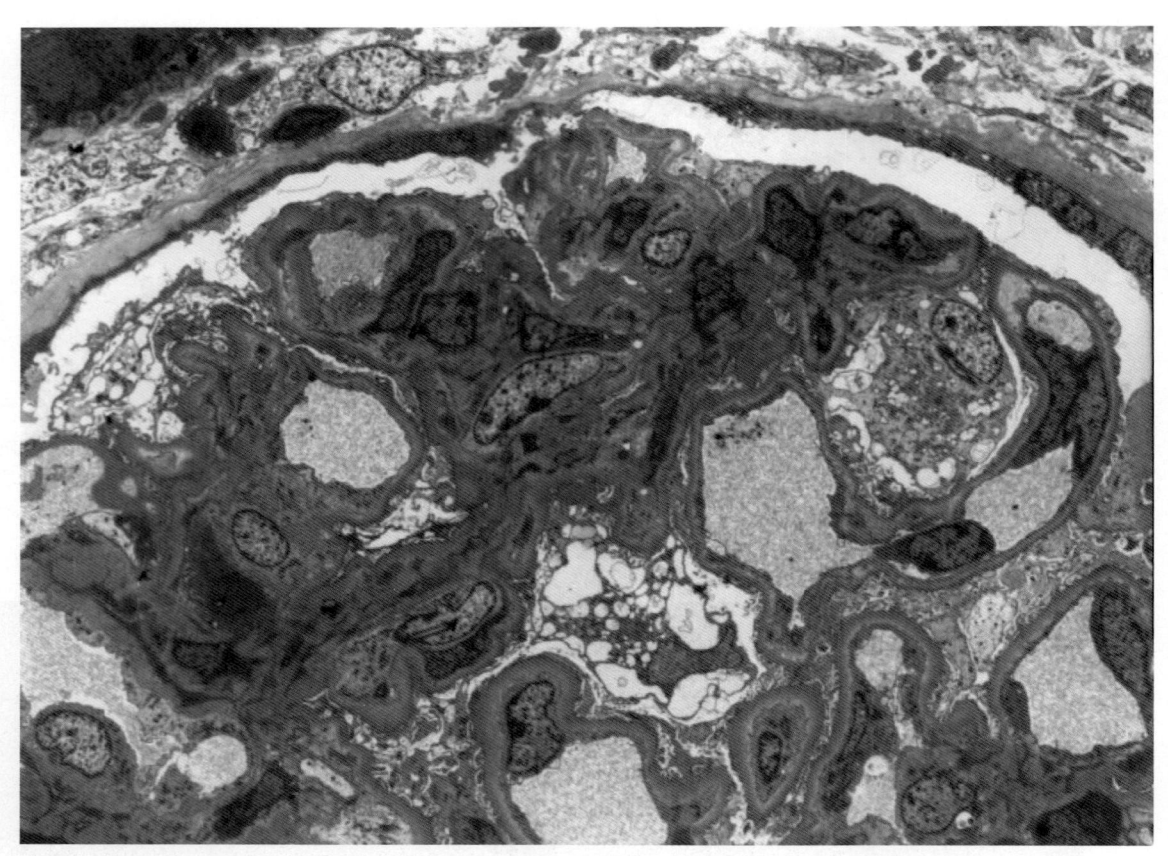

図 9 電顕
基本構造の保たれた糸球体を観察．一様にやや肥厚した基底膜の内皮下腔はびまん性に浮腫状拡大を示している．足突起の消失を認める．係蹄上皮細胞に空胞変性を認める．
高電子密度沈着物は認めない．

糸球体
・Occasional segmental mild mesangial proliferation and/or segmental sclerosis
・Occasional ischemic hypoperfusion or luminal dilatation
尿細管
・Occasional protein cast formation and hyaline droplets in proximal EP cells
間質
・Mild＞moderate degree of focal mononuclear cell infiltration

電顕所見：
十分な血管の評価ができる電顕材料が得られなかった．

以上の病理所見より，scleroderma renal crisis として矛盾はない．またシェーグレン症候群に対応する典型的所見はなかった．

高血圧緊急症（悪性高血圧）をきたした scleroderma renal crisis の病理所見の特徴は，血管の増殖性内膜炎の所見である．提示された臨床情報からも 強皮症腎クリーゼに矛盾しない．高血圧緊急症では，糸球体の自動能を超すレベルまで糸球体内圧が上昇するため糸球体濾過量が増加し体液喪失傾向に向かうがその調整目的に JGA での RAS 系異常亢進が惹起される．したがって，原因の違いを問わず高血圧緊急症では RAS 系の更新が出現する．高血圧緊急症での血管内病変と血圧の関係により血管内溶血の程度には差があるため haptoglobin 低下には差がある．高血圧緊急症の強さと持続期間により惹起される腎病変には差がある．教科書に記載される典型的強皮症腎（scleroderma renal crisis）の多く

は急性期の所見である．輸入細動脈から糸球体係蹄病変まで多彩な腎病変が認められる．

　本症例における間質，尿細管の所見は，非特異的病変が多く出現していたことに加え，免疫複合体型間質尿細管炎がなかったためシェーグレン症候群の関与はないという意見と，関与があるとの意見に分かれたが，この症例の病態を考える際には本質的な問題でないと考えてよい．

本症例からのメッセージ：

①高血圧緊急症（悪性高血圧）の原因を臨床的に特定することが難しいことがある．

②強皮症腎クリーゼ（scleroderma renal crisis）の典型的臨床像は高血圧緊急症（悪性高血圧）．

③強皮症腎クリーゼ（scleroderma renal crisis）では輸入細動脈病変が顕著となる．

④高血圧緊急症（悪性高血圧）では微小血管性溶血性貧血（MHA）の典型的臨床像のないこともある．

（第38回重松腎病理カンファレンスより）

【文献】

1) Steen VD：Scleroderma renal crisis. Rheum Dis Clin North Am 29（2）：315-333, 2003
2) John F：Scleroderma and the kidney. Kidney Int 41：462-47, 1992
3) Jennette JC, Olson JL, Schwartz MM, et al：Heptinstall's Pathology of the Kidney 6th ed, pp585-587, 730-740, 2007
4) Long-Term Risk of Mortality and Lymphoproliferative Disease and Predictive Classification of Primary Sjogren's Syndrome. Arthritis Rheum 46（3）：741-747, 2002

25-26

ゲムシタビン（GEM）使用による異なる臨床所見を呈した血栓性微小血管症（TMA）の2例

今，最も重要な薬剤性溶血性尿毒症症候群(HUS)の病態を内皮細胞障害から考える

> **キーワード** ゲムシタビン，TMA，HUS，内皮細胞障害

✚ 症例1
58歳，男性

✚ 主訴
無症状（腎機能悪化，貧血，高血圧）

✚ 既往歴
48歳：急性心筋梗塞
51歳：白内障手術
56歳：膵癌（膵頭部，肝転移あり．StageⅣ），診断後よりゲムシタビン（GEM）使用開始．

✚ 現病歴
X-3年12月に膵頭部，肝S5領域に腫瘍を認め，組織診断の結果，膵癌（adenocarcinoma, stageⅣb）と診断された．X-2年1月よりGEM加療（1,000 mg/m², 3投1休）を開始した．開始後1年間は腎機能の悪化なく経過していたが，1年後より徐々に腎機能が悪化した．加療開始2年を経過したX年1月に血清クレアチニン値が1.81 mg/dLまで上昇し，その際に尿蛋白（2+）潜血（3+）を認め，腎機能障害の精査目的に当科紹介受診となった．

✚ 服薬歴
内服薬なし

✚ 家族歴
父：大腸癌　母：高血圧　兄：糖尿病

✚ 生活歴
喫煙：20本/日（25年間），46歳より中止　飲酒：缶ビール500 mL（11年），57歳より中止

✚ 初診時現症
身長：172 cm，体重：66 kg，体表面積1.78 m²，意識清明，血圧170/90 mmHg（以前は指摘されず），脈拍65回/分，体温36.4℃
眼：眼瞼結膜貧血あり，眼球結膜黄疸なし，口腔：咽頭発赤・扁桃腫脹なし，
頸部・腋窩部・鼠径部：リンパ節触知せず，胸部：心音，肺呼吸音異常なし，
腹部：平坦・軟　　肝・脾触知せず，四肢：浮腫なし，紫斑なし

表1 検査所見

尿定性	pH 6.0, 蛋白 (3+), 潜血 (2+), 糖 (-)
尿沈渣	赤血球＞100/HPF, 白血球 1〜4/HPF, 顆粒円柱 1〜4/FF
尿定量	蛋白 1.3 g/g・Cr
血算	WBC 5,100/μL, RBC 239×10^4/μL, Hb 7.4 g/dL, Ht 23.1%, Plts 20.2×10^4/μL, 赤血球形態：破砕赤血球 (-)
生化学	TP 6.61 g/dL, Alb 4.05 g/dL, CK 202 IU/L, AST 22 IU/L, ALT 23 IU/L, LDH 382 IU/L, AIP 325 IU/L, BUN 24.7 mg/dL, Cr 1.90 mg/dL, UA 5.94 mg/dL, TG 72 mg/dL, TC 154 mg/dL, LDL-C 91 mg/dL, T-Bil 0.55 mg/dL, CRP＜0.20 mg/dL, Na 143 mEq/L, K 4.6 mEq/L, Cl 109 mEq/L, Ca 4.4 mg/dL, Pi 4.0 mg/dL, Haptoglobin≦10 mg/dL
免疫学	IgG 1,087 mg/dL, IgA 172 mg/dL, IgM 101 mg/dL, C3 100 mg/dL, C4 29 mg/dL, CH50 45.5/mL, ANA 40倍, PR3-ANCA＜10 EU, MPO-ANCA＜10 EU
凝固系	PT 13.1 sec, APTT 31.9 sec, Fibrinogen 266 mg/dL, 血中 FDP 1.2 μg/mL

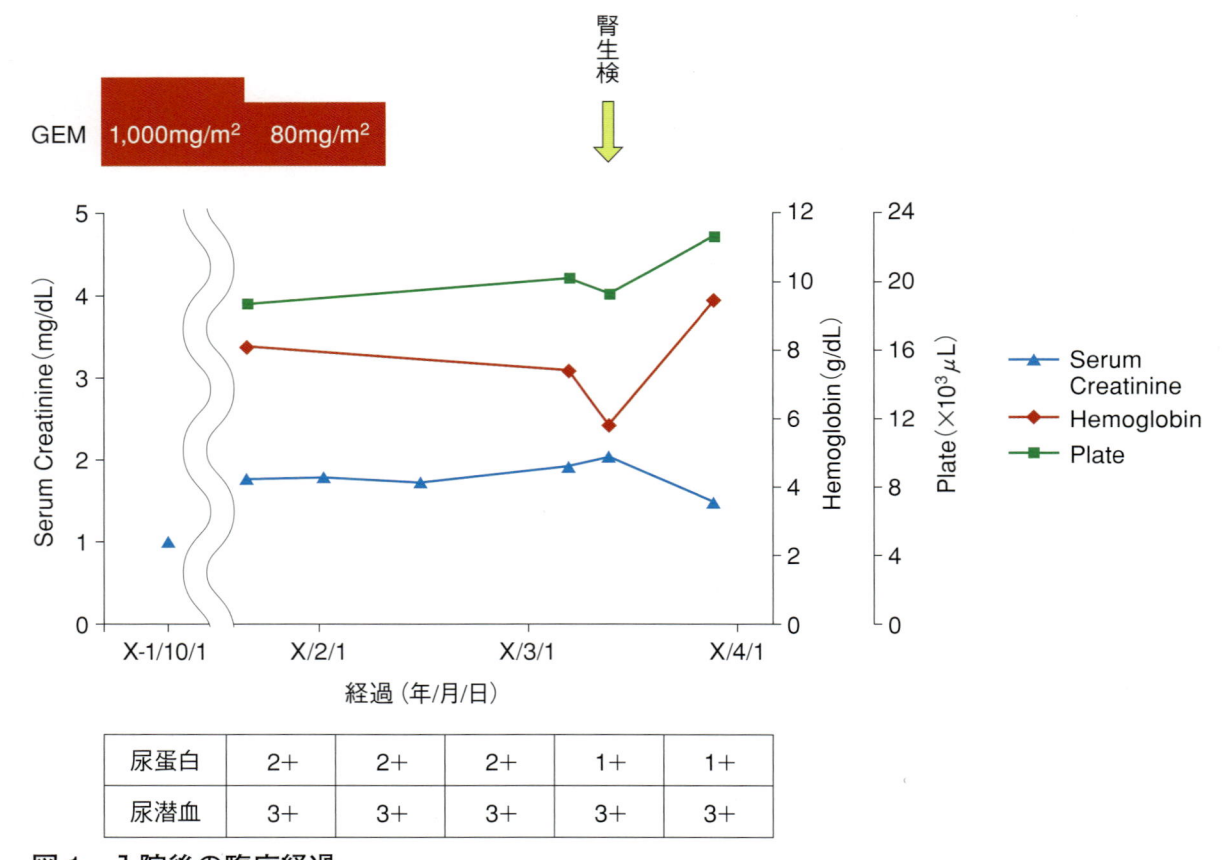

図1 入院後の臨床経過

+ 初診検査所見
　　表1参照

+ 臨床経過
　　図1参照

　初診時検査にてヘモグロビン値 8.1 g/dL と貧血を認めるものの, 血清クレアチニン値 1.76 mg/dL, 尿蛋白 (3+), 尿潜血 (1+) と短期間での腎障害の急激な悪化は認めてい

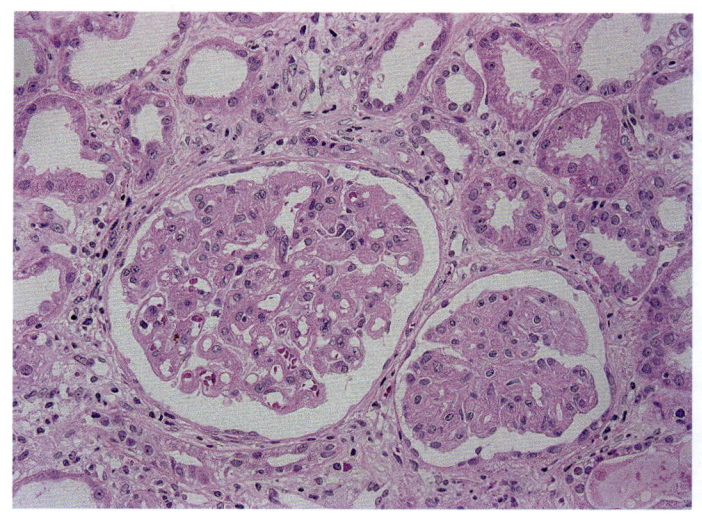

図2 光顕 HE染色

糸球体は肥大し，糸球体毛細血管内腔の著明な狭小化を伴っている．糸球体係蹄壁は不規則に肥厚しており，係蹄内に変形した赤血球のうっ滞を認める．間質領域は線維化を伴って拡大し，軽度の小円形細胞浸潤をみる．

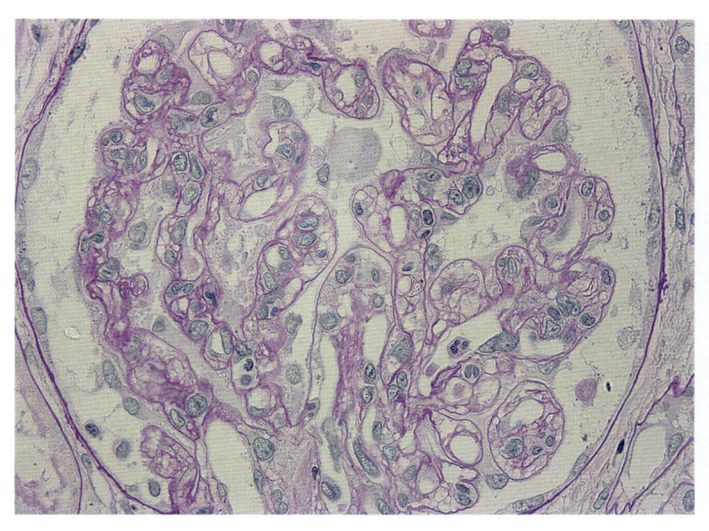

図3 光顕 PAS染色

糸球体の基本構造の改築が著しい．メサンギウムによる糸球体毛細血管の束ねが失われ，浮腫状のメサンギウム領域拡大は内皮下腔拡大に連続した状態でmesangiolysisを起こしている．糸球体毛細血管腔の狭小化が高度である．糸球体係蹄壁は不規則で複雑な肥厚を示している．肥厚した糸球体係蹄壁は，内皮下腔の高度な浮腫性拡大，小円形細胞浸潤が目立ち，一部はメサンギウム間入（CMI）を示し，不規則な係蹄壁二重化，多重化も認める．壊死性病変やフィブリンの析出はないが，非常に高度の内皮細胞障害を反映した所見である．糸球体毛細血管腔内に遊走白血球が散見される．糸球体上皮細胞は腫大した部位と，失われたように見える部位が混在している．

なかった．当科紹介受診後，GEM の投与量を減量して使用するも（800 mg/m², 3投1休），腎機能の改善を認めず，X 年3月に精査加療目的で入院となった．腎生検時検査にて高度な貧血，LDH の上昇，血清ハプトグロビン値の低下と溶血性貧血を認めていたが，血小板減少や破砕赤血球の出現は認めなかった．入院後第5病日に腎生検を実施した．腎生検実施後，患者の希望により GEM 継続の方針となり，腎生検前の投与量で継続の方針となった．

以後緩徐な腎機能悪化で経過していたが，X＋4年9月に臨床的に HUS を発症．一時血清クレアチニン値が5.6 mg/dL まで上昇するも薬剤中止により腎機能改善．X＋5年の時点で Cre 2.85 mg/dL まで改善を認めた．

腎生検所見

光顕所見（図2～5）：

糸球体は30個得られ，そのうち4個が全節性硬化糸球体である．半月体形成は細胞性半月体，線維性半月体ともに認めない．糸球体は肥大しており，残存糸球体には mesangiolysis 様の新しい病変から硬化へ至るまでの病変が分節状に混在している．上皮細胞および内皮細胞腫大，メサンギウム間入，内皮下腔開大，極軽度の管内遊走白血球浸潤を各糸球体に認める．係蹄壁の二重化もところどころに存在する．係蹄内に赤血球うっ滞を認める

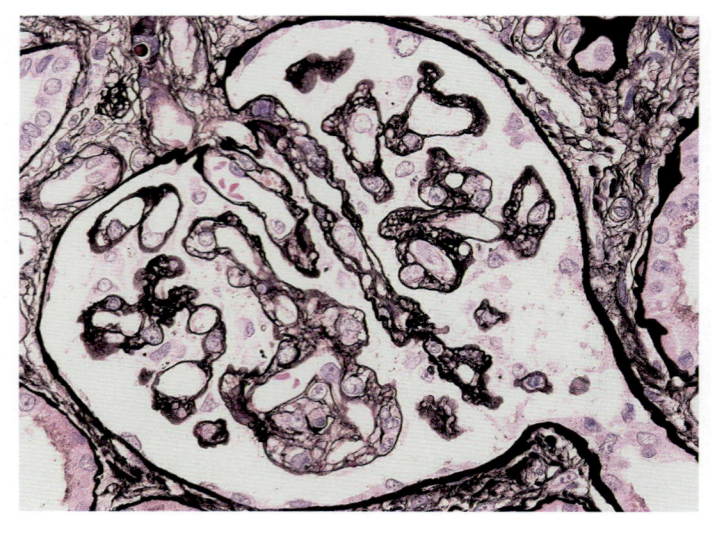

図4　光顕　PAM染色
細動脈壁の壊死性病変や，血栓形成はない．糸球体は，多くの係蹄壁二重化，多重化を示すが，部位によりその程度は異なっている．かなり減少した糸球体毛細血管腔は不均一な狭小化を示している．上皮細胞の腫大が目立っている．

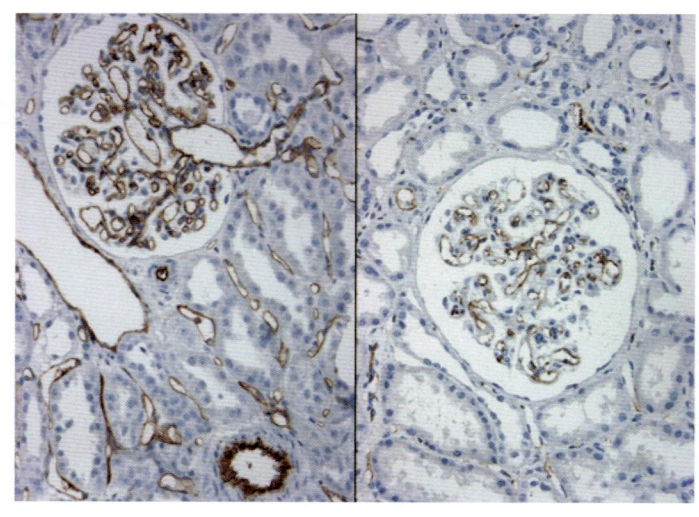

図5　CD31（PECAM）染色
Controlとして生体腎移植の移植手術中1時間生検を用いた．コントロール症例では，すべての糸球体内皮細胞，傍尿細管毛細血管内皮細胞，動脈内皮細胞にCD31は連続して強く発現している．一方，右図の本症例の糸球体内皮細胞，動静脈内皮細胞，傍尿細管毛細血管内皮細胞において，明らかにCD31染色性の低下を認め，一部ではCD31陰性となっている．

が血栓は認めない．1つの糸球体で上皮の反応を認め，Tip lesion様に癒着病変を伴っている．

尿細管間質には2割程度にリンパ球を主体とした炎症細胞浸潤を伴った間質の線維化と尿細管萎縮を認める．尿細管にはTamm-Horsfall蛋白を認める．また，pericapsular fibrosisを認める．細動脈には内膜肥厚を認められる．

抗CD31抗体を使用した免疫染色では，糸球体内皮，傍尿細管毛細血管内皮の染色の低下を認め，血管内皮障害を強く示唆している．

免疫蛍光所見：

IgMがメサンギウム領域に，C1q, Fibrinogenが係蹄壁に沈着しているが，非特異的所見と思われる．

電顕所見（図6）：

内皮細胞腫大，メサンギウム間入を認める．新生基底膜形成を内皮下に認める．

コメント：

血管内皮障害を認める所見を数多く認め，同所見は慢性的な所見から急性期の所見まで混在していた．臨床的に認められる溶血性貧血をきたすような微小血栓病変は認めなかった．GEM使用に伴う内皮細胞障害が強く疑われる．

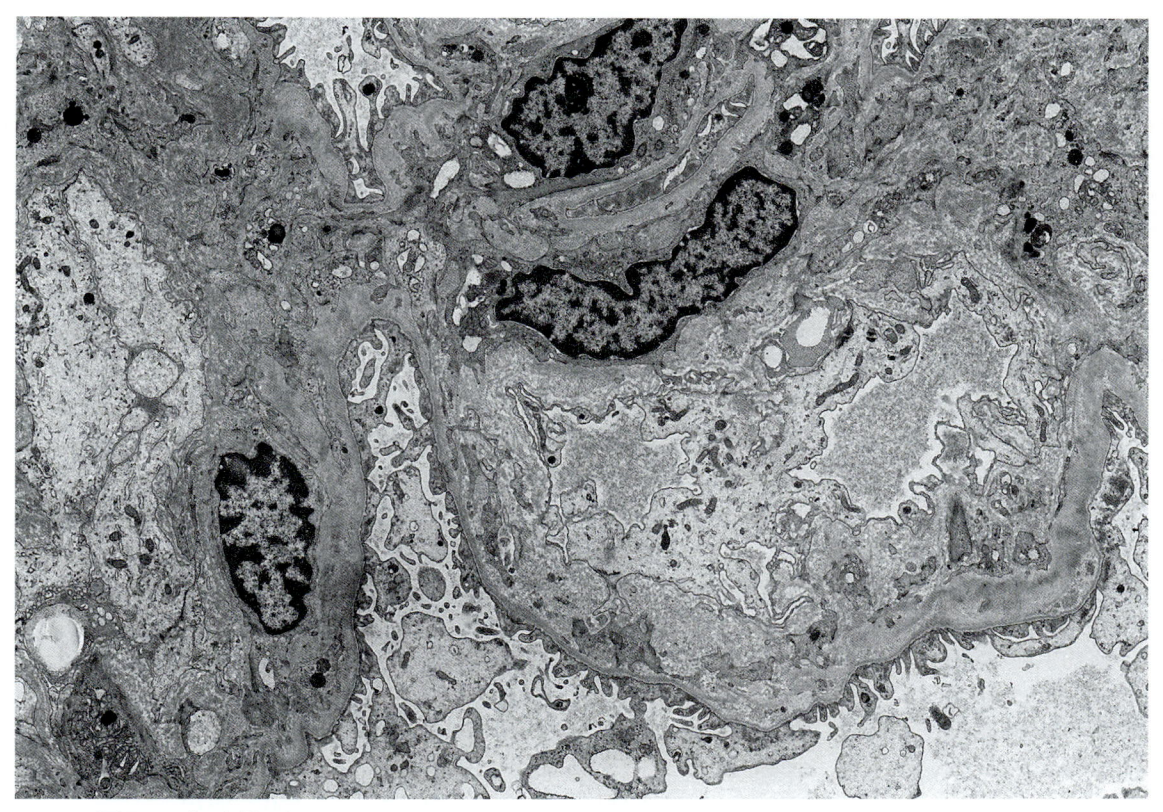

図 6　電顕　糸球体所見
高度の壁肥厚を示す糸球体係蹄を認め，内皮下腔の開大とメサンギウム間入を認める．メサンギウム領域では，基質の増多が認められる．内皮細胞は高度に腫大し，糸球体毛細血管内腔は右側の係蹄では狭小化し，左側の係蹄では閉塞をきたしている．新生基底膜形成を内皮直下に認める．

✚ 症例 2

61 歳，男性

✚ 主訴

無症状（腎機能悪化，貧血，高血圧）

✚ 既往歴

40 歳：高血圧
40 歳：高脂血症
40 歳：メニエール病
60 歳：膵体部癌（Stage Ⅳ），診断後より GEM 使用開始．

✚ 現病歴

Y 年 2 月より膵癌に対しアキシチニブ AG＋GEM（1,000 mg/m^2）にて前医療施設にて化学療法開始．Y 年 5 月腫瘍径の縮小認めていたため，GEM（900 mg/m^2）に減量し継続した．Y 年 7 月に 3 kg の体重増加あり，7 月末に GEM（800 mg/body）に減量した．Y 年 8 月初旬に，血清クレアチニン 1.03 mg/dL，尿蛋白（2＋）・尿潜血（3＋）と腎障害を認めたために，この時点で GEM の投与中止となった．同月中旬より呼吸苦出現したため，心不全にて前医療施設に入院した．入院時より血清クレアチニン 1.62 mg/dL と腎機能障害の進行認め，その後 5 日間で血清クレアチニン 2.1 mg/dL まで上昇した．尿潜血（3＋）・尿蛋白（3＋）と検尿異常持続するため，当科紹介入院となった．

表2 検査所見

尿定性	pH 5.5，蛋白（3+），潜血（3+），糖（−）
尿沈渣	赤血球＞100/HPF，白血球 1～4/HPF，顆粒円柱 50～99/FF，上皮円柱 10～19/FF，赤血球円柱 1～4/FF
尿定量	蛋白 2.7 g/g・Cr
血算	WBC 5,800/μL，RBC 228×10^4/μL，Hb 7.2 g/dL，Ht 21.6%，Plt 14.7×10^4/μL，赤血球形態：破砕赤血球（+）
生化学	TP 5.97 g/dL，Alb 3.28 g/dL，CK 122 IU/L，AST 24 IU/L，ALT 12 IU/L，LDH 753 IU/L，AlP 175 IU/L，BUN 49.6 mg/dL，Cr 2.35 mg/dL，UA 9.9 mg/dL，TC 280 mg/dL，LDL-C 184 mg/dL，T-Bil 1.07 mg/dL，CRP 0.76 mg/dL，Na 142 mEq/L，K 4.5 mEq/L，Cl 111 mEq/L，Ca 4.1 mg/dL，Pi 4.8 mg/dL，Haptoglobin＜10 mg/dL
免疫学	IgG 1,184 mg/dL，IgA 197 mg/dL，IgM 84 mg/dL，C3 87 mg/dL，C4 18 mg/dL，CH50 43.0/mL，ANA＜40 倍，PR3-ANCA＜10 EU，MPO-ANCA＜10 EU，抗 GBM 抗体＜10 EU
凝固系	PT 14.0 sec，APTT 29.0 sec，Fibrinogen 263 mg/dL，血中 FDP 16.3 μg/mL

+ 服薬歴

　　アムロジピン（2.5）1 錠/日，バルサルタン（80）1 錠/日，フロセミド（20）1 錠/日，スピロノラクトン（25）1 錠/日，疼痛時：ロキソプロフェン（60）使用

+ 家族歴

　　父：突然死　母：脳動脈瘤　妹：不整脈

+ 生活歴

　　喫煙：10～15 本/日（40 年間），Y 年 7 月より 5 本/日　飲酒：なし

+ 初診時現症

　　身長：171 cm，体重：78 kg，体表面積 1.85 m^2，意識清明，血圧 176/101 mmHg　脈拍 75 回/分，体温 36.7℃　SpO$_2$ 95%（室内気）
　　眼：眼瞼結膜貧血あり，眼球結膜黄疸なし，口腔：咽頭発赤・扁桃腫脹なし，頸部・腋窩部・鼠径部：リンパ節触知せず，胸部：心音整　収縮期雑音（第二肋間胸骨右縁），肺呼吸音異常なし，腹部：平坦・軟，肝・脾触知せず，四肢：浮腫あり，紫斑なし

+ 初診検査所見

　　表 2 参照

+ 臨床経過

　　図 7 参照

　　初診時検査にてヘモグロビン 7.2 g/dL と高度な貧血を認め，血清クレアチニン 2.35 mg/dL と腎機能の悪化を認めていた．当科入院後，HUS 疑いとして原因検索が開始された．原因としては，膵癌の治療に対して GEM が使用されていたこと，腎機能障害，溶血性貧血，血小板減少がほぼ同時期より出現していたことより GEM による副作用が疑われた．入院後も病状悪化は継続し，入院 3，4 日目に赤血球輸血を実施．入院 4，5，8 日目に血漿交換，血液透析を実施した．入院 9 日目に腎生検を実施した．腎生検実施後，患者の希望により GEM は中止の方針となり，血清クレアチニンは低下傾向となり，維持血液透析の必要はなくなった．入院 23 日後に退院の運びとなったが，退院 1 カ月後に消化管出血にて死亡となった．

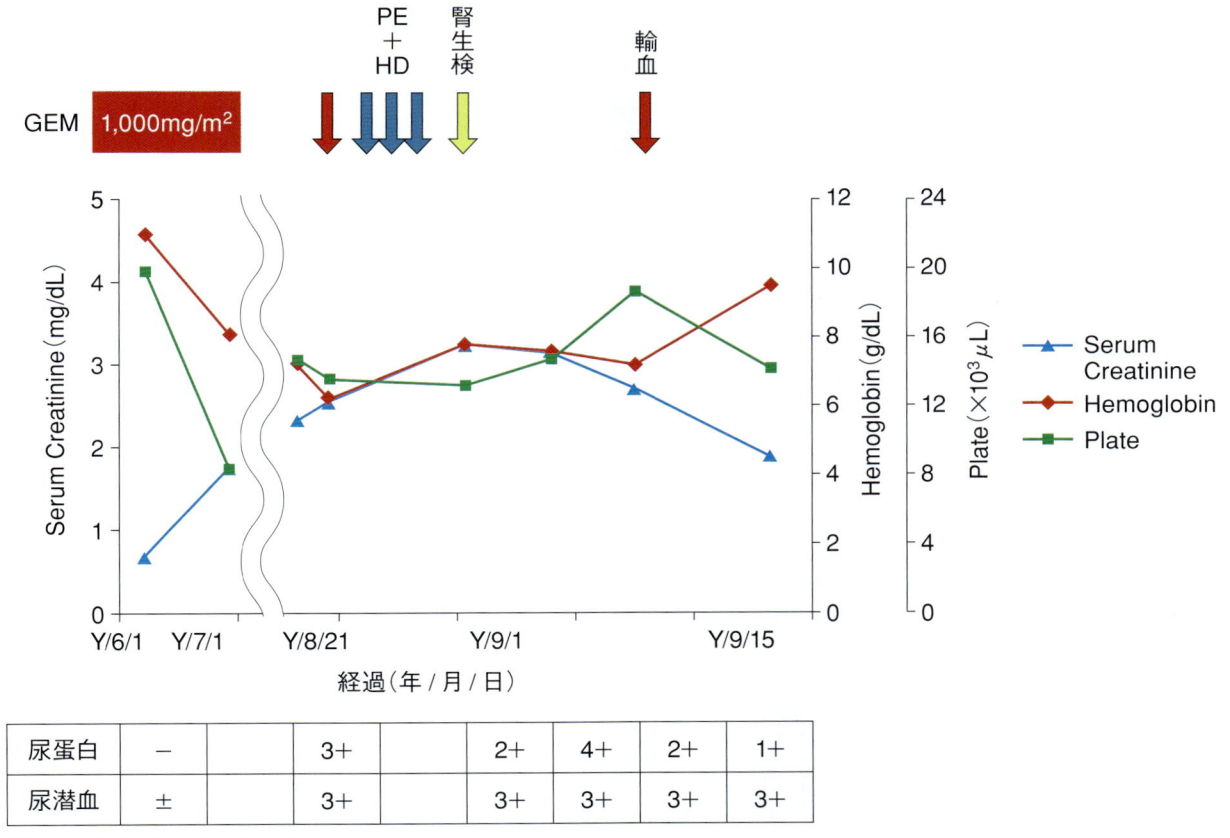

図7　入院後の臨床経過

尿蛋白	−		3+		2+	4+	2+	1+
尿潜血	±		3+		3+	3+	3+	3+

✚ 腎生検所見

光顕所見（図8～11）：

　糸球体は35個得られ，そのうち5個が全節性硬化糸球体である．半月体形成は認めない．糸球体は肥大しており，残存糸球体はいずれも全節性に係蹄壁の二重化を認め内皮下腔の著明な拡大を呈している．高度な変化を呈するものでは，mesangiolysisを認め，部位によっては巨大な泡沫細胞（form cell）を認めるものも存在する．糸球体係蹄壁が断裂し，フィブリンが析出した激しい病変の糸球体も2，3認められる．また，メサンギウム基質が全節性に増加し，硬化しつつある病変も散見する．

　細動脈病変としては，輸入細動脈から小葉間動脈まで存在する．中膜平滑筋細胞の配列の乱れ，傍核空胞を有するもの，内膜の滲出性病変を認めるもの，血栓性病変を有し内腔の高度狭小化を呈するものなどが認められる．動脈病変としては，特に糸球体血管極部の輸入細動脈の血栓性病変が目立つ．

　尿細管間質には，局所的にリンパ球を主体とした炎症細胞浸潤を伴った部分，尿細管萎縮を認める部分を散見する．CD31染色では糸球体内皮細胞，動静脈内皮細胞，傍尿細管毛細血管内皮細胞において，明らかにCD31染色性の低下を認め，一部ではCD31陰性となっており，症例1と同様に血管内皮障害を強く示唆していた．

免疫蛍光所見：

　IgMがメサンギウム領域に軽度沈着しているが非特異的所見と思われる．

電顕所見（図12，13）：

　上皮細胞変性，内皮細胞変性および腫大，メサンギウム間入を認め，また障害が強い部

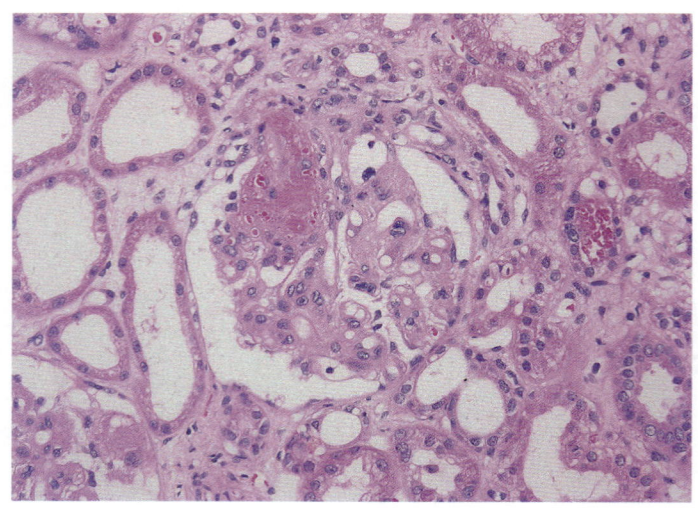

図8　光顕　HE染色
血管極の輸入細動脈は血栓形成とフィブリノイド壊死により閉塞している．その部位には変形した破砕赤血球が多数存在する．高度な血管極部病変のためHE染色では血管壁構造や内皮細胞の状態が把握できない．糸球体は基本構築が失われている．メサンギウムと毛細血管の正常な関係が失われた部位がある．糸球体係蹄壁に不規則な肥厚があり，分節性に毛細血管内腔が狭小化し，糸球体係蹄とボウマン嚢に癒着がみられる．末梢の糸球体毛細血管には血栓形成はない．半月体形成は認めない．尿細管腔内に多くの赤血球を認め，変形赤血球も確認できる．

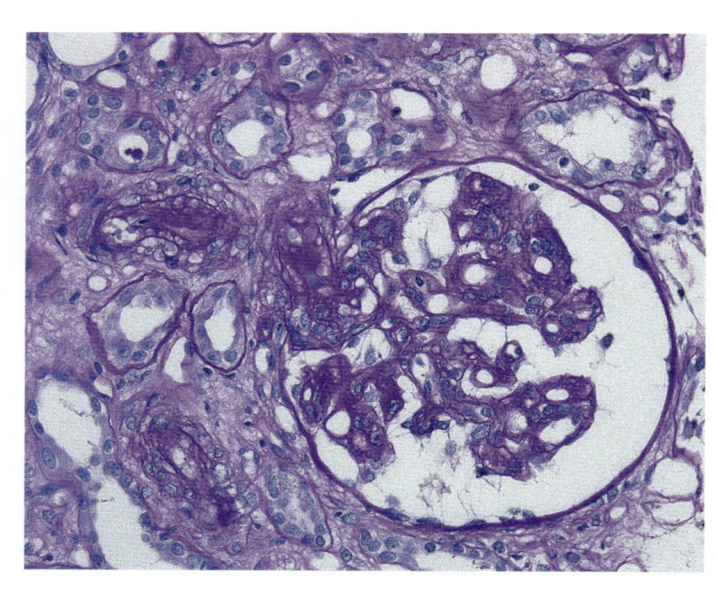

図9　光顕　PAS染色
糸球体病変の特徴は，不規則な糸球体係蹄壁の二重化である．肥厚した糸球体係蹄壁は，内皮下の浮腫状拡大と腫大した内皮細胞により血管内腔狭小化を伴っている．一部にメサンギウム基質の増加，細胞増生を認め，メサンギウム領域が高度に拡大し浮腫性の網目状変化を示す部位もある．輸入動脈は血栓形成性の血管内皮障害を示し，フィブリノイド壊死を認める．間質には軽度の線維化による拡大があるが有意な細胞浸潤は認めない．尿細管には上皮の扁平化と再生性変化を認める．

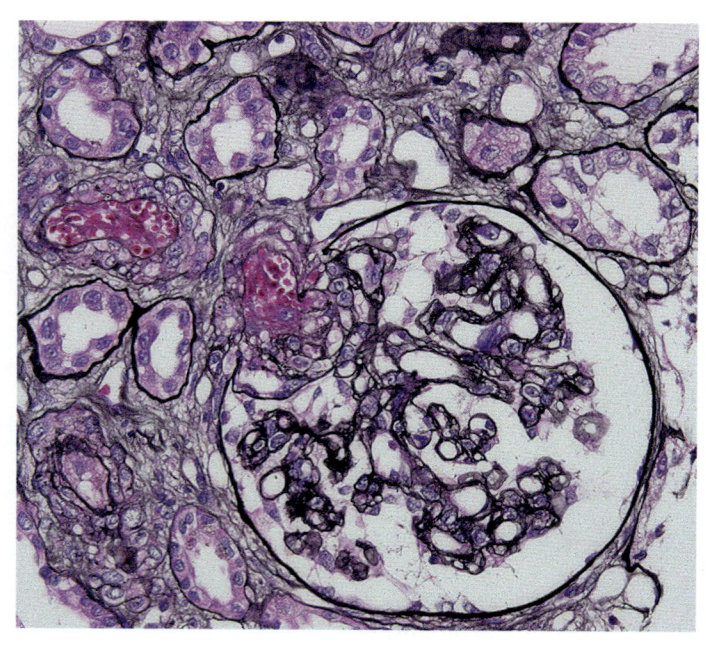

図10　光顕　PAM-HE染色
輸入細動脈から血管極にかけて血管内と血管壁に高度な病変が存在する．輸入細動脈内に赤血球の凝集を伴う血栓を認め，赤血球は変形したものが多い．血管内腔の狭小化が著しい．同部位の内皮細胞は消失し，血管極部の血管壁には軽度だがフィブリノイド壊死を認める．尿細管上皮細胞には刷子縁の消失と非特異的な変性を認める．

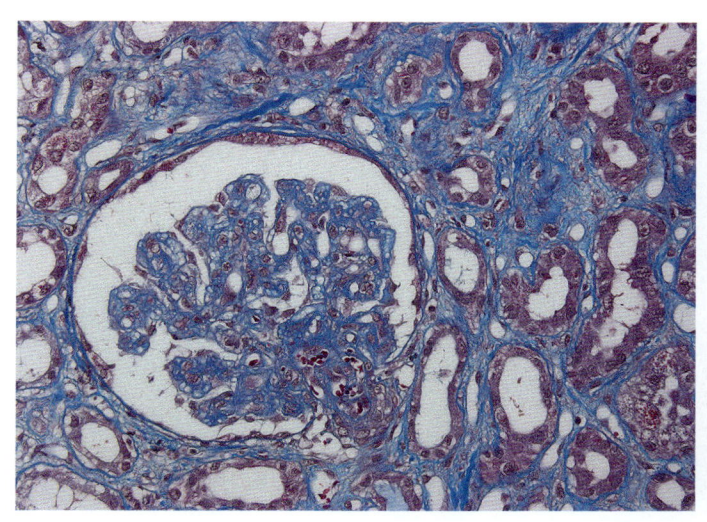

図 11　Masson Trichrome 染色
高度な糸球体毛細血管腔の狭小化を認める．拡大したメサンギウム領域は浮腫状に網状化し，基本構築の改変が進んでいる．一部，泡沫細胞を認める．分節性に係蹄虚脱とメサンギウム基質増加の結果，硬化性病変を示している部位もある．内皮細胞は腫大しており，内皮下腔の拡大を認める．血管極の輸入動脈内腔は狭小化し，内皮細胞は腫大し，赤血球が目立ち，その一部は変形している．間質には中等度の線維化を認め，尿細管は上皮細胞の扁平化と内腔の拡張，一部に硝子滴変性，細かい顆粒を取り込んだ上皮細胞，細胞質の膨化などを認める．

位では内皮細胞は基底膜より剥離し内皮下腔の開大をみている．
コメント：
　血管内皮障害を認める所見を数多く認め，症例 1 と同様に同所見は慢性的な所見から急性期の所見まで混在していた．細動脈レベルでの血栓性病変を認め，HUS の臨床像と一致する所見であった．

✚ この 2 症例の臨床的問題点と考察

　GEM 使用に関連した HUS の報告が注目されている．GEM 使用時に出現した腎障害の病態は TMA で，内皮細胞障害である．しかし，臨床像は今回提示した 2 症例で異なっていた．臨床的に HUS の診断基準を満たす症例と臨床的には慢性糸球体腎炎様の臨床像をきたす症例であった．HUS 症例においては，病原性大腸菌感染によるベロトキシン関連 HUS，悪性高血圧に伴う HUS などは否定され GEM 使用に伴う HUS と診断された．また，慢性糸球体腎炎様の経過を伴った症例は，抗核抗体，補体，病歴などに加え，病理所見の検討結果より GEM に伴う糸球体病変の可能性が強く示唆された．GEM に関連する腎障害としては，HUS の臨床像をきたすもの，蛋白尿，血尿を臨床像とし膜性増殖性腎症の病理像を認めるものが報告されている．

　臨床的に 1 例は急性発症でありもう 1 例は慢性発症と，臨床経過は異なっていたが，この 2 症例の病理像の共通点は内皮障害であった．TMA の概念は HUS/TTP に代表される臨床的検査所見を伴うタイプと，腎生検所見で TMA 病変が確認されるタイプがある．腎病理所見として TMA を診断する際の必要条件としては，びまん性に高度な内皮細胞障害を認めることが重要である．巣状分節性に TMA 病変があるなどの表現は疾患の病態を示すものではないと考える．

　今回使用した CD31 染色などの内皮細胞マーカーでの障害評価は病態把握にきわめて有用であった．GEM や MMC（マイトマイシン C）でみられるような薬剤性 HUS，TMA と悪性高血圧などほかの原因による HUS・TMA などで各種の内皮細胞マーカーの染色結果に差がある可能性もある．高度な内皮細胞障害例でも内皮細胞マーカー CD34 の発現は低下していなかったが CD31 では低下していた症例もある．内皮細胞障害と各種内皮細胞マーカーの検討は今後の課題になると思う．

　今回の 2 症例はびまん性に高度な内皮細胞障害を示した TMA である．血管極での血栓

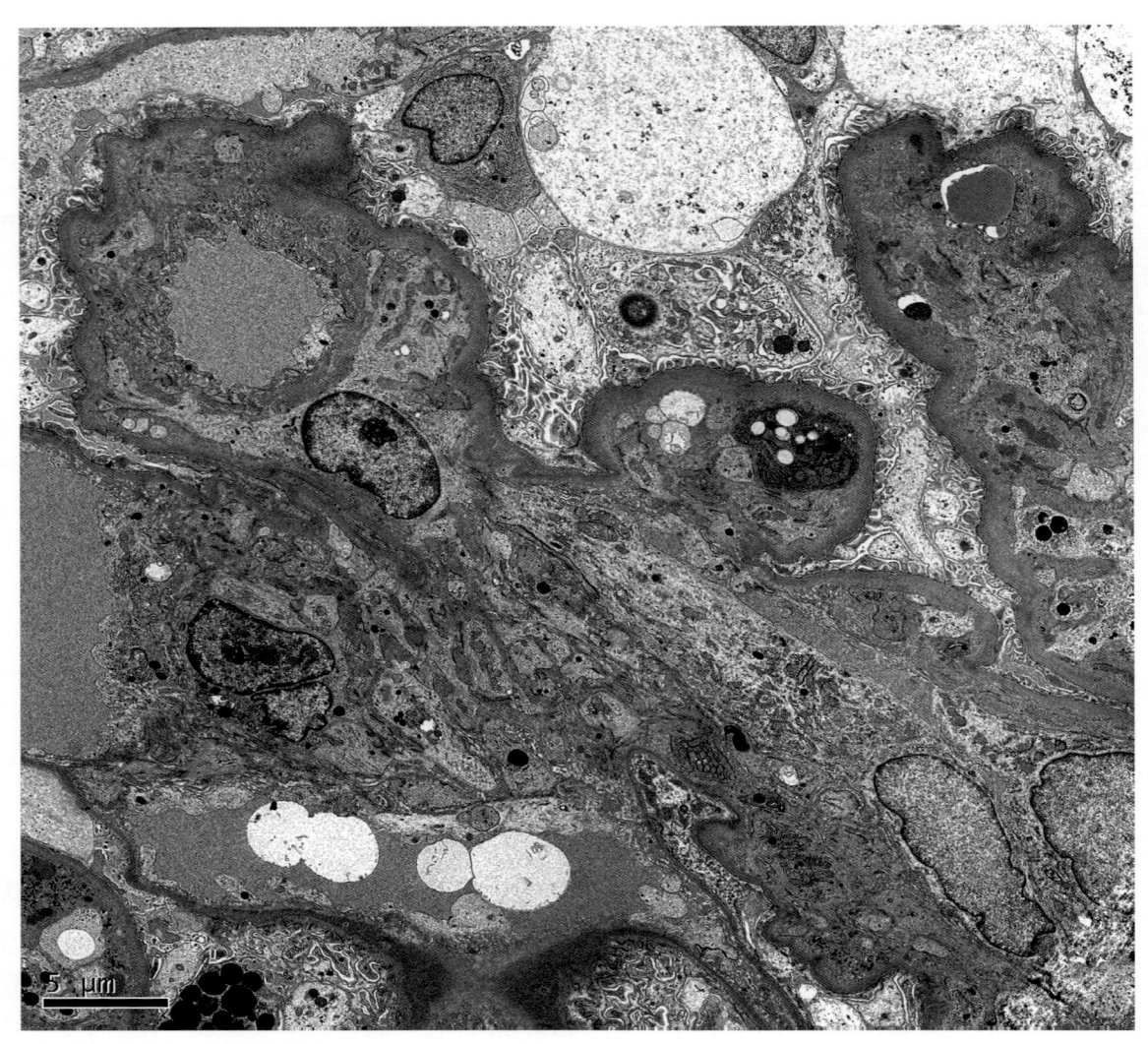

図 12　電顕　糸球体所見

糸球体係蹄において，内皮下腔は浮腫状に開大し，メサンギウム間入を認め，毛細血管内腔側に新生基底膜を形成し，高度な閉塞に近い状態を示すところがある．メサンギウム域にはメサンギウム細胞増生と一部のマクロファージ浸潤を生じている．

形成，血管壁にフィブリノイド壊死の有無を除くと，腎病理所見は2例とも基本的には同じで，時間経過の違いが病変に多少反映されているものと考えられる．典型的 HUS 所見として溶血性貧血発症の有無が輸入細動脈，特に血管極部に血管狭小化を高度に伴う血栓形成や高度な内皮細胞腫大の存在に関連するのは流体力学的には理解しやすい．このような HUS の臨床的有無，発症経過の差は何が原因で生じているのか？　また，血栓形成の有無・血管病変に差を認めたが，何らかの決定因子が存在するのか？　GEM の投与量と投与期間，血中濃度，高血圧の有無，個体の感受性の違いなど関与する因子は多い．それぞれの病態において，予後について，どこまで腎機能の改善を期待できるのか？　などは今後の研究課題であろう．

（第 41 回重松腎病理カンファレンスより）

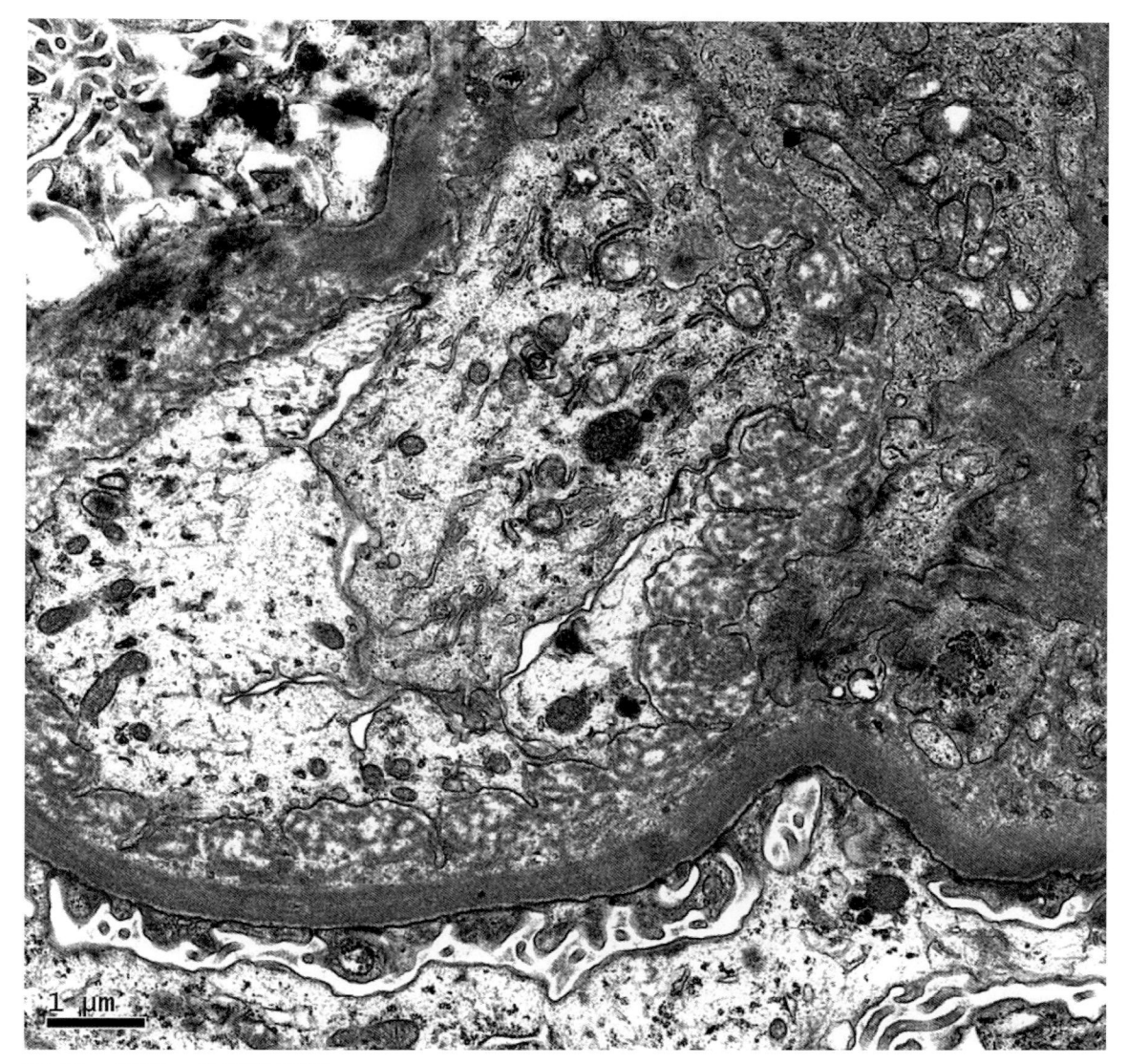

図13 電顕 糸球体所見
糸球体係蹄において，内皮下腔は浮腫状に開大し，不規則で短く不連続性に多層化している新生基底膜物質を認める．糸球体毛細血管内腔は内皮細胞の高度な腫大により狭小化し，閉塞に近い状態である．腫大した内皮細胞内には細胞内小器官が目立つ．

【文献】
1) Melanie Z, Prabodh CS, Farheen S-K : Gemcitabine-associated thrombotic thrombocytopenic Purpura. Lancet Oncol 8 : 634-641, 2007
2) Fung MC, Storniolo AM, Nquyen B, et al : A review of hemolytic uremic syndrome in patients treated with gemcitabine therapy. Cancer 85（9）: 2023-2032, 1999
3) Fracasso PM, Tan BR Jr, Grieff M, et al : Mmbranoproliferative glomerulonephritis following gemcitabine and vinorelbine chemotherapy for peritoneal mesothelioma. J Natl Cancer Inst 91（20）: 1779-1780, 1999
4) Izzedine H, Isnard BC, Launay VV, et al : Gemcitabine-induced thrombotic microangiopathy : a systemic review. Nephrol Dial Transplant 21（11）: 3038-3045, 2006

27

クリオグロブリン血症を伴い，
ゲムシタビン（GEM）誘発血栓性微小血管症（TMA）をきたした1例

GEMによるTMAとクリオグロブリン腎症の合併か？

> **キーワード** ゲムシタビン腎症，TMA，溶血性尿毒症性症候群（HUS），Ⅲ型クリオグロブリン腎症

✦ 症例
70歳代，女性

✦ 主訴
蛋白尿，腎機能悪化にて紹介

✦ 既往歴
心臓弁膜症

✦ 現病歴
X年1月に腹部膨満感，便秘を契機に膵頭癌と診断されたが，局所進行＋腹水で切除不能であった．3月からゲムシタビン（GEM）投与開始．投与後に皮疹が出現し，2回目投与後に増悪も抗アレルギー薬の内服で改善し，3回目は問題なく施行．4コース目の3投目から好中球減少を認め，GEM 80％に減量．この頃より，Cr 0.5 mg/dLから0.7前後まで上昇．血尿出現．8月，5コース目開始．9月 Cr 1.25 mg/dL と上昇し，蛋白尿出現し，腎臓内科紹介となった．尿所見から糸球体腎炎疑われ，GEMの関与も検討する目的で，10月腎生検施行とした．

✦ 初診時現症
身長161 cm，体重57 kg（3月55 kg→6月50 kg），
体温36.4℃，血圧160/60 mmHg，脈拍88 bpm，
意識清明，神経学的所見（−），SpO₂ 93％（room air）
結膜貧血（−），黄染（−），顔面浮腫（＋），呼吸音正常，
心収縮期雑音なし，腹部　平坦，軟，上下肢浮腫（＋）

✦ 初診検査所見
表，図1，2参照

✦ 臨床経過
図3参照：3月6日からGEM投与開始となっており，4コース目の3投目から好中球減少を認めたため，GEM 80％に減量した．この頃より，Cr 0.5 mg/dL 程度から0.7前後まで上昇し，血尿も出現した．8月5コース目開始し，9月9日に5コース目が終了した．この後，9月25日 Cr 1.09 mg/dL，9月28日 Cr 1.25 mg/dL と上昇を認め，また蛋白尿が出現したため，腎臓内科紹介となった．尿所見から，糸球体腎炎疑われ，GEMの関与も検討する目的で，10月1日腎生検施行となった．

表 1　初診時検査所見

Hematologaical exam.		Blood chemistry		UA	9.2 mg/dL
WBC	4,900/mm³	TP	5.5 g/dL	BUN	24 mg/dL
RBC	310×10⁴/mm³	Alb	4.2 g/dL	Cr	1.11 mg/dL
Hb	10.3 g/dL	T-CHO	160 mg/dL	Na	138 mEq/L
Ht	30.2%	GOT	42 IU/L	Cl	110 mEq/L
Plt	13.1×10⁴/mm³	GTP	30 IU/L	Ca	4.3 mEq/L
Urine exam.		LDH	439 IU/L	P	5.4 mg/dL
PH	5.0	γ-GTP	15 IU/L	CRP	0.03 mg/dL
OB	3+	C3	56.3 mg/dL	PTHin	65.9 pg/mL
PRO	2+	C4	3.9 mg/dL	CA19-9	82 μg/dL
GLU	−	CH50	19.4 mg/dL	HbA1c	5.6%
沈渣 RBC	多数	IgG	961 mg/dL	Fe	40.6 ng/mL
赤血球円柱（＋），顆粒円柱（＋）		IgA	122 mg/dL	Ferritin	232 Ng/mL
Kidney exam.		IgM	323 mg/dL	RAPA	1,280 倍
一日尿量	756 mL	クリオグロブリン	陽性	RF 因子	289.8 IU/mL
全尿蛋白定量	540 mg/日	ハプトグロビン	10 以下	BGA-V	
Infection		抗核抗体	陰性	PH	7.413
HBsAg	negative	抗 DNA 抗体	陰性	PO₂	53.1 mmHg
HCV-Ab	negative	P-ANCA	10 未満	PCO₂	33.6 mmHg
		C-ANCA	10 未満	HCO₃	21.0 mmHg

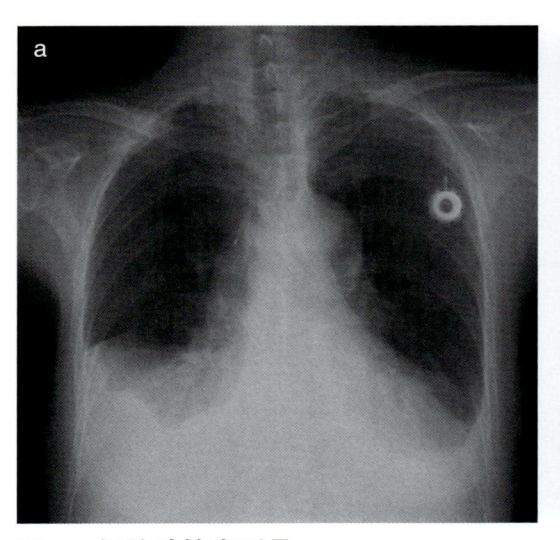

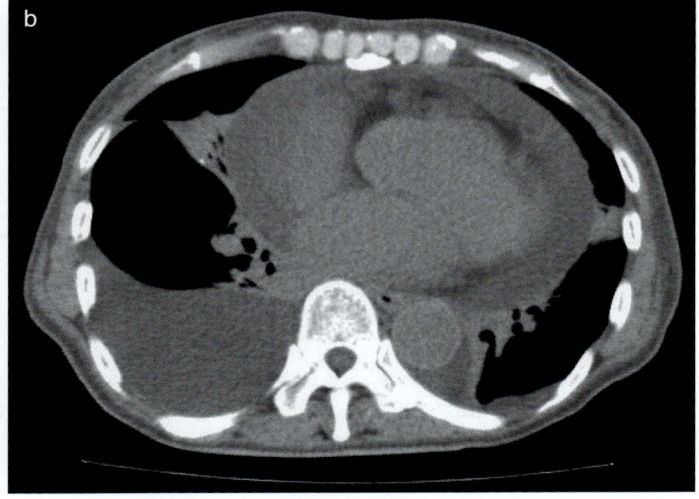

図 1　初診時検査所見
a：胸部 X 線，b：胸部 CT
両側胸水および心嚢水を認める

✚ 腎生検所見

図 4〜10

　　　得られた組織は 4 片で，皮質が採取されている．糸球体は 30 個得られ，うち全節性硬化糸球体を 7 個認めるが，半月体形成は認めない．間質は少し浮腫状にみえるが，間質への細胞浸潤は目立たない．主病変は糸球体で，メサンギウム領域の軽度の拡大，および分節

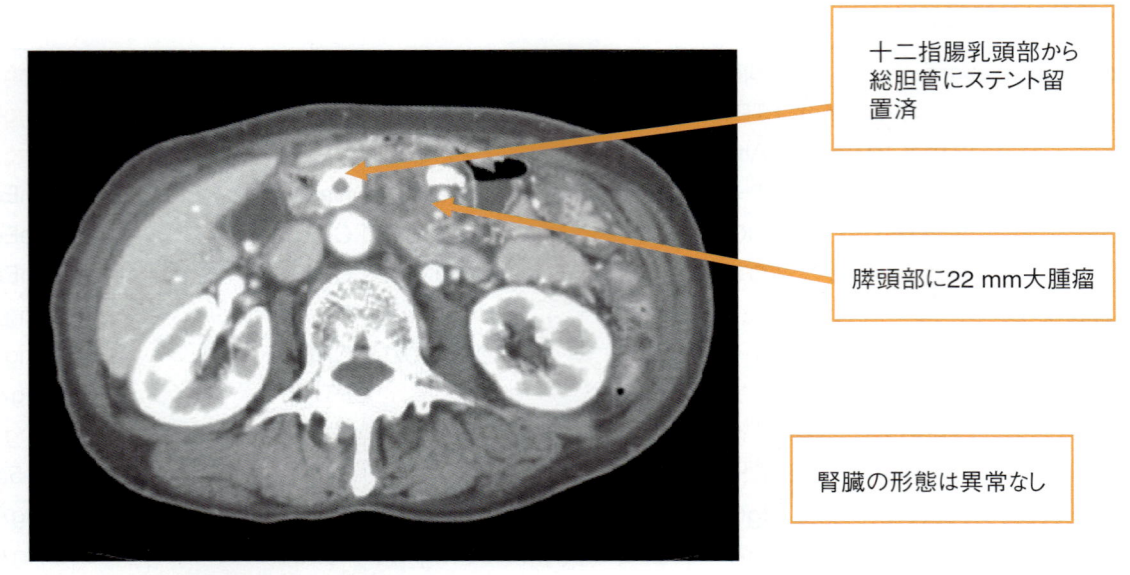

図2 初診時検査所見（造影CT）

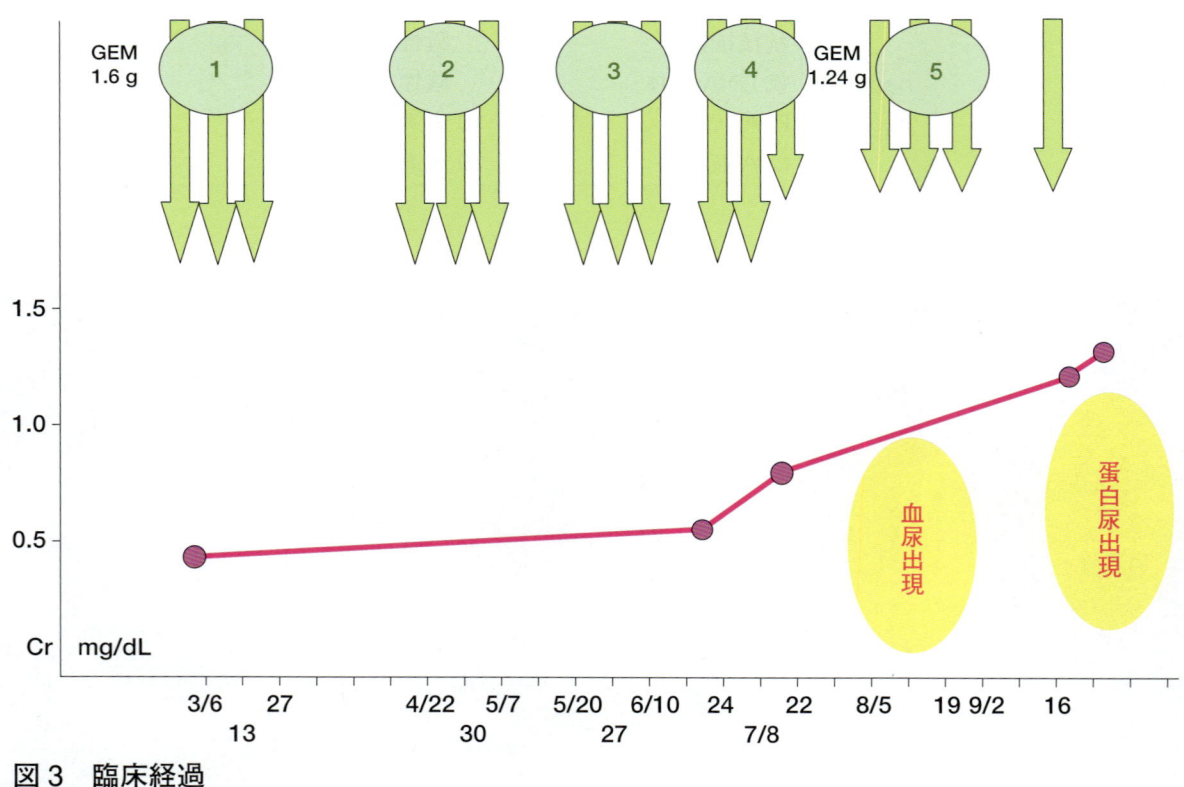

・十二指腸乳頭部から総胆管にステント留置済
・膵頭部に22mm大腫瘤
・腎臓の形態は異常なし

図3 臨床経過

性にメサンギウム細胞の増殖を認め，係蹄の二重化を認める．特殊染色として内皮細胞の評価目的にCD31を，マクロファージの確認にCD68染色を行った．

蛍光抗体法結果：図11

電顕所見：図12〜14

✤ 腎生検後の臨床経過

GEMによる腎障害を疑い，GEMは中止した．膵癌に対しては，セカンドラインの治療としてTS-1の内服を開始したが，軽度腎機能悪化あり，中止となった．減塩食と利尿剤

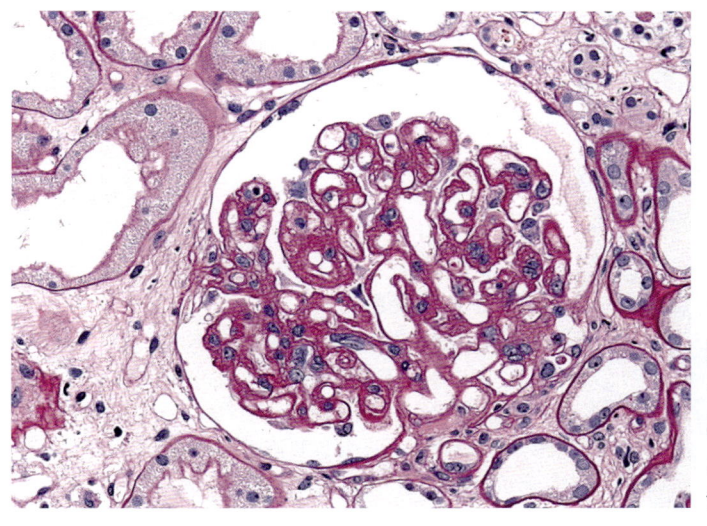

図4 PAS染色
1個の糸球体には係蹄とボウマン嚢皮膜との癒着を認める．メサンギウム領域の軽度の拡大および分節性にメサンギウム細胞の増殖を認める．一部に係蹄の二重化もみられる．

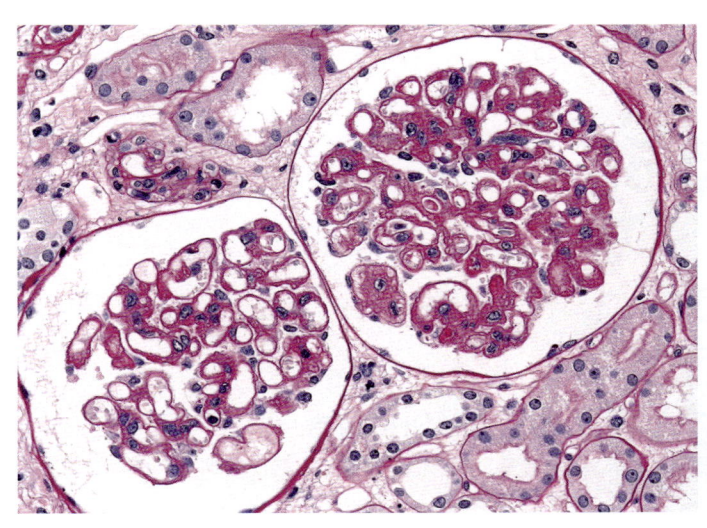

図5 PAS染色
糸球体にはびまん性，全節性にメサンギウム領域の軽度の拡大を認め，分節性にメサンギウム細胞の増加を認めるが，細胞増殖はそれほど強くない．係蹄腔内に血栓もしくは硝子塞栓と思われる所見を認める．

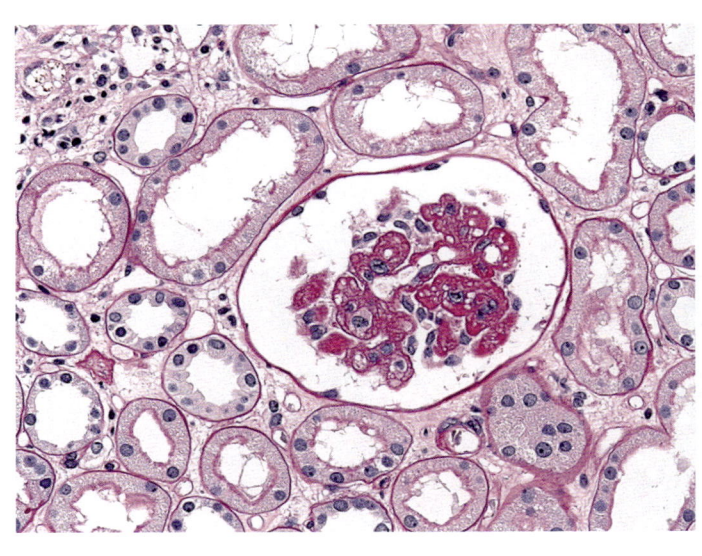

図6 PAS染色
虚脱した糸球体では内皮下に沈着物を認める．係蹄壁の二重化も著明に認める．

で経過観察し，腎機能は横ばいから軽度悪化で推移した．胸水は減少した．クリオグロブリンは弱陽性化し，補体も改善傾向となった．

✚ この症例の問題点

臨床的には最近報告が多いGEM誘発性TMA（HUS）の症例である．臨床検査成績や

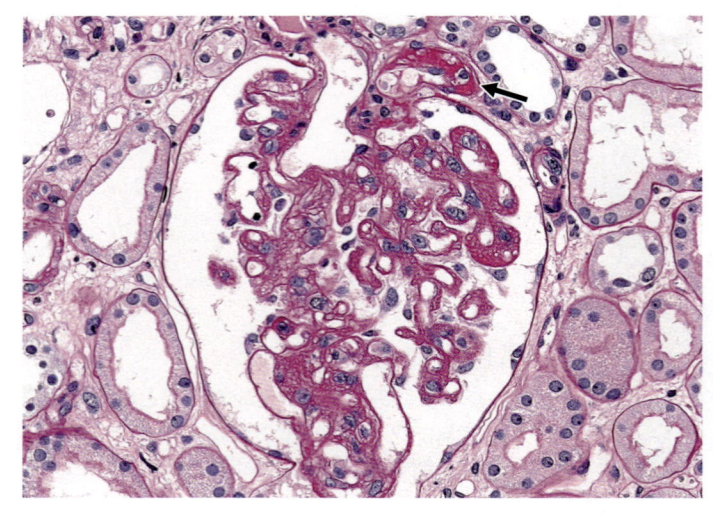

図7　PAS染色
輸出細動脈側にPAS陽性物質の沈着を認める（矢印）．沈着物内に小円形細胞を認め，輸入細動脈レベルの障害を示唆する．一部係蹄が尿細管極部で尿細管内への陥入がみられる．糸球体基底膜の二重化および内皮下にPAS陽性沈着物を認める．

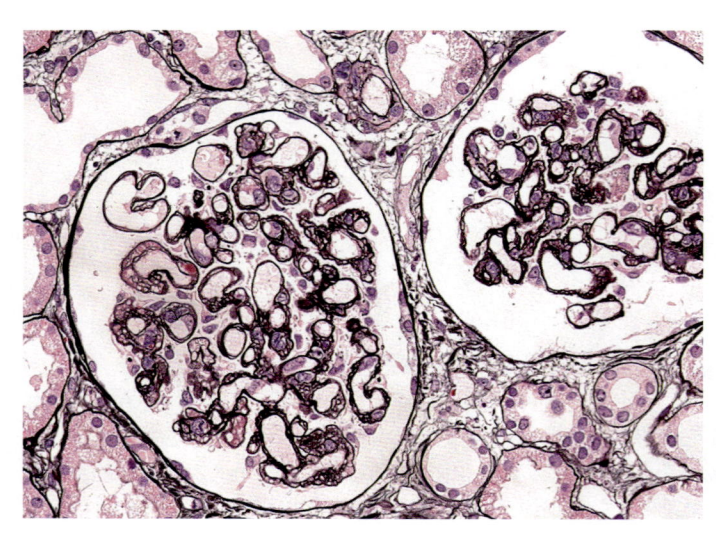

図8　PAM-HE染色
係蹄壁の二重化が目立つ．内皮細胞下に沈着物や血球などを認める．

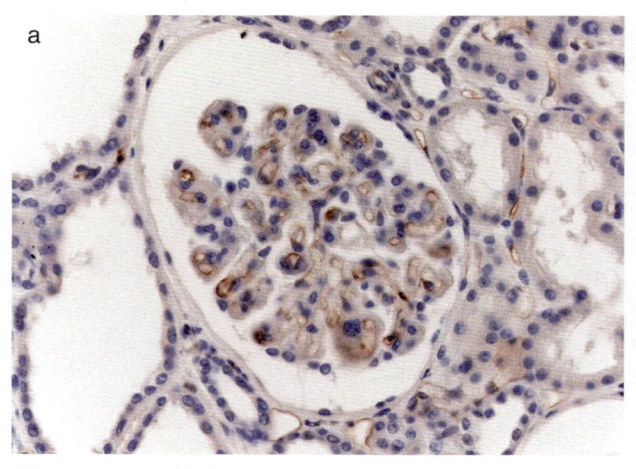

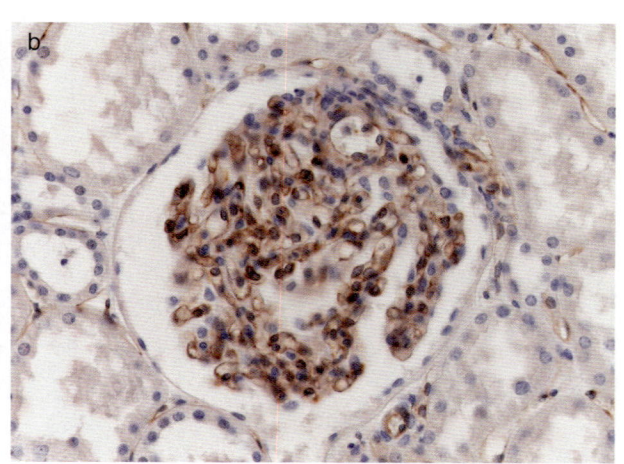

図9　CD31染色
a：本例，b：正常コントロール
CD31染色では，本例では正常コントロールに比べ，CD31の染色性が落ちている．完全なCD31の染色陰性ではないが高度な内皮細胞障害の存在が示唆される．

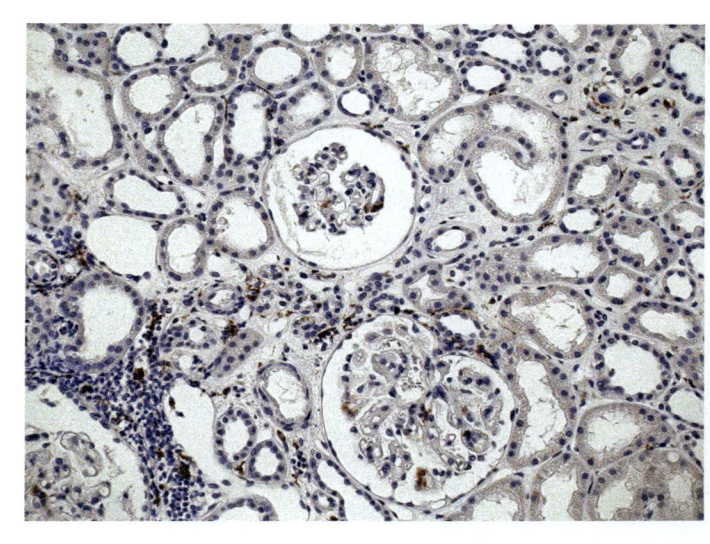

図10 CD68染色
クリオグロブリン腎症の合併が疑われたのでCD68を染色したが，少数のマクロファージの浸潤を認める糸球体もあったが，全体的には糸球体へのマクロファージ浸潤は軽度であった．間質でもごく一部にはマクロファージの浸潤を認めた．

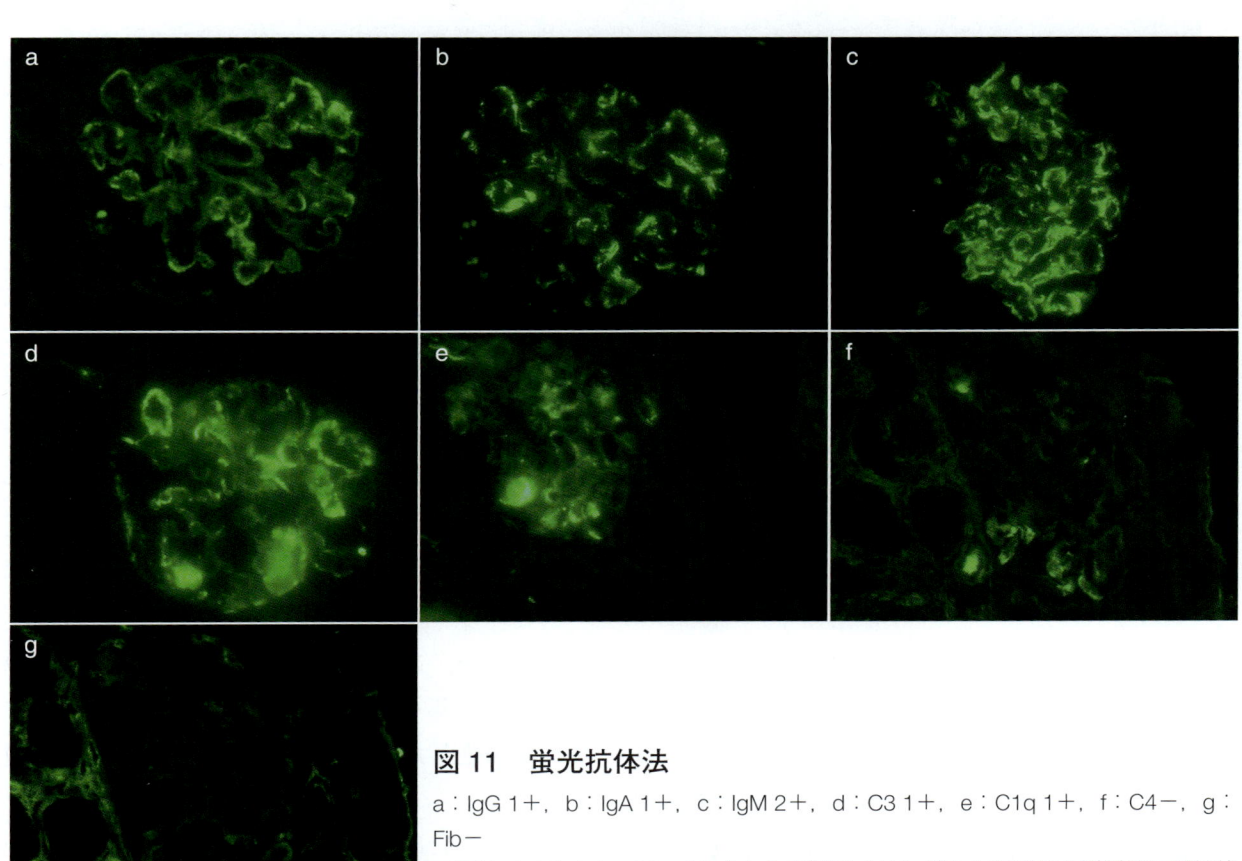

図11 蛍光抗体法
a：IgG 1＋，b：IgA 1＋，c：IgM 2＋，d：C3 1＋，e：C1q 1＋，f：C4－，g：Fib－
IFでは，IgM＞IgA＝C3＝C1q＞IgGの順でメサンギウム領域および係蹄に顆粒状に陽性であった．

光顕所見ではGEM誘発のTMAとして矛盾はないと考えられる．しかし，本例では詳細な解析が行われていないため問題はあるがクリオグロブリン腎症が存在した．Ⅲ型クリオグロブリン血症の可能性が高いと考えているが，詳細は不明である．免疫組織検査と電顕所見からはⅢ型クリオグロブリン血症に伴う糸球体障害が疑われる．しかし，CD68陽性のマクロファージ浸潤は軽微であり活動性が高い病変とは考え難い．一方，GEM誘発TMAに関しては，臨床検査成績，光顕所見，CD31染色結果からは腎障害の主体であった印象を受ける．臨床情報および病理所見から，GEM誘発TMAとクリオグロブリン腎炎

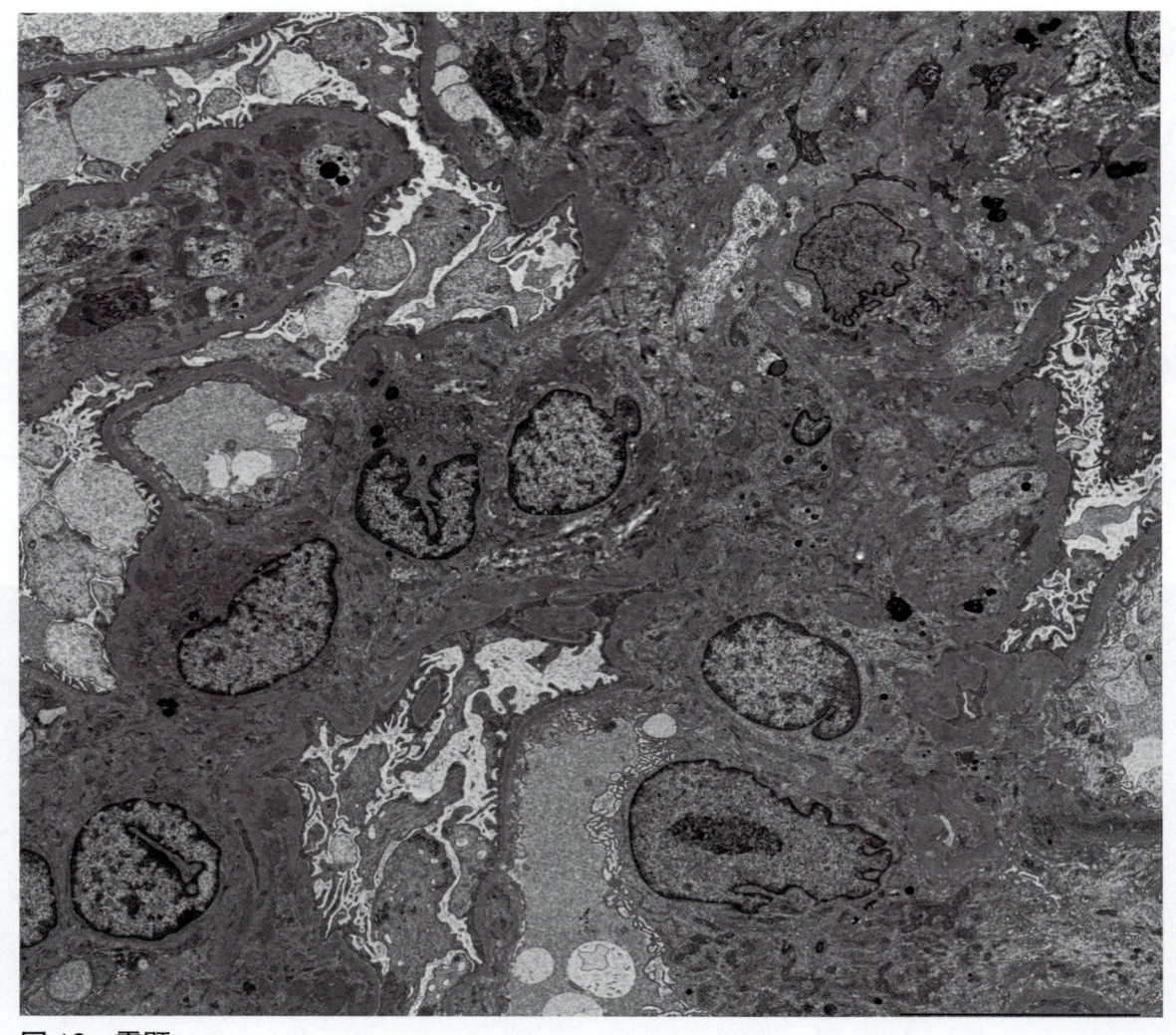

図12　電顕
メサンギウム領域に細胞の増加を認める．内皮下，メサンギウムへの高電子密度沈着物（EDD）および新生基底膜の形成，血管内腔の狭小化を認める．この電顕像では内皮細胞障害の目立つ部位はない．

の合併が疑われたが，どちらの病態が主体であるのか，また，相互に関連はあるのかについて臨床的にも腎生検所見からも判断できなかった．基本的には両者ともびまん性糸球体障害を呈すると思われるが，なぜこのような乖離が生じたのであろうか？　腎病理所見の解釈とさらに必要な検索などがあれば教示願いたい．

✚ この症例の問題点に関する病理医の見解

　　　臨床情報に加え，糸球体基底膜の二重化を広範囲に認め，高度な血管内皮障害が diffuse で global に及んでいることから，TMA が本病態の主体をなしていると考えられる．GEM により TMA を起こすことは知られており，本症例も膵癌に対して GEM 使用後に腎障害が発症していることから，本病態は GEM により誘発された TMA と考えて矛盾しない．
　しかしながら，本症例では免疫複合体の沈着を認めており，GEM による TMA のみでは説明できないところがある．軽度のメサンギウム細胞増殖，メサンギウム基質増加，メサンギウム間入などの所見と併せ，クリオグロブリン腎炎の合併と考えられる．CD68 染色でみるマクロファージの浸潤は軽度にとどまっているが，これは TMA の病態があるがゆえに通常のクリオグロブリン腎症の病理像がマスクされている可能性もある．係蹄腔内の PAS 陽性物質は，血栓もしくはクリオグロブリンによる硝子塞栓の可能性があるが，線維

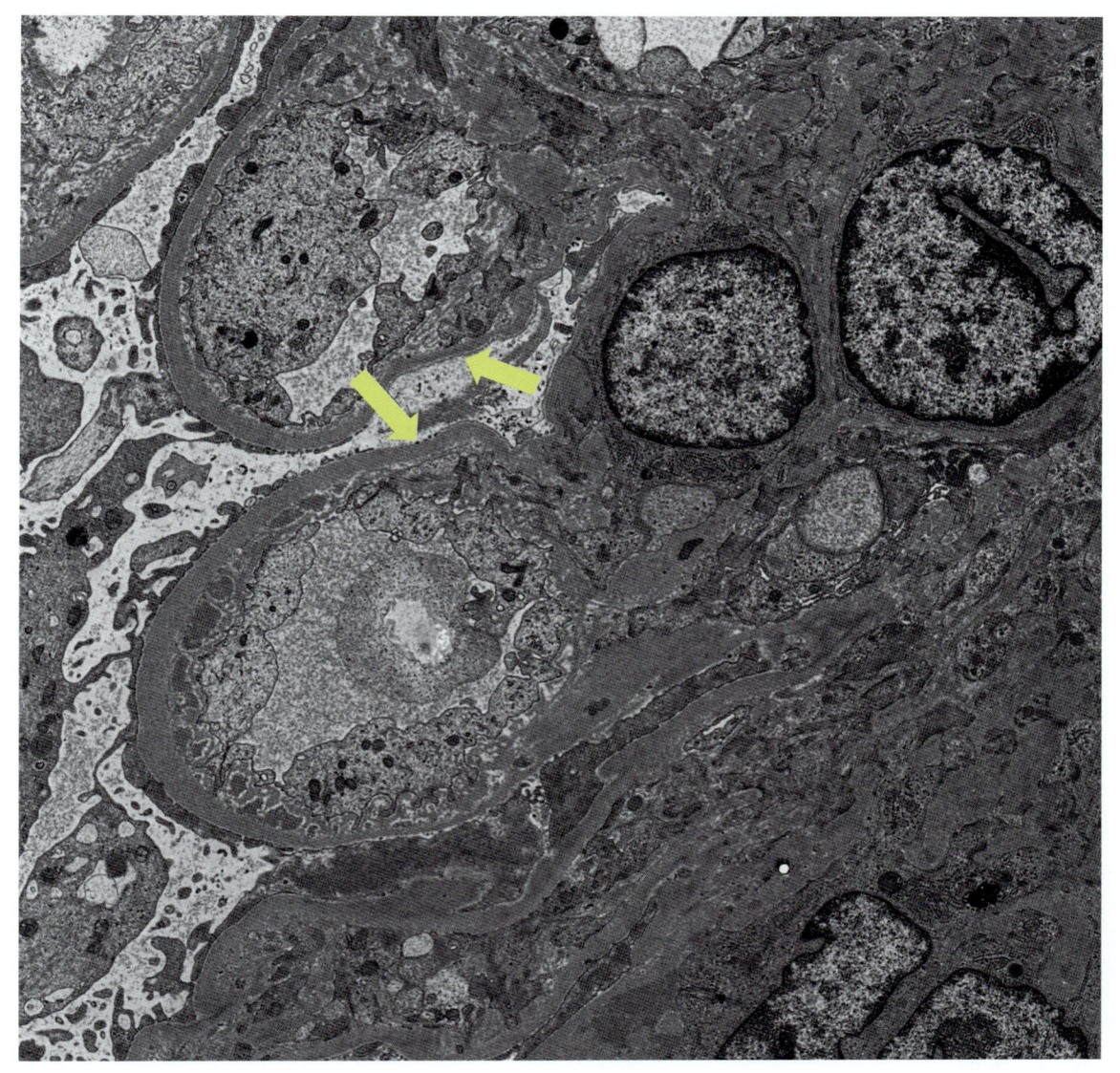

図13　電顕
内皮下に浮腫やEDDの沈着および新生基底膜の形成を認める．内皮細胞の強い腫大，内皮小孔の消失を認める．一部，上皮細胞足突起の消失によるGBMの露出を認める（矢印）．基底膜の二重化やメサンギウム間入はない．典型的なTMA像は確認できない．

素染色であるPTAH染色は線維素のみならずM蛋白関連の結晶性変化においても陽性となるため，光顕染色による鑑別は困難である．糸球体門部のPAS陽性物質沈着は一見angio-necrosisによるもののようにも思われる．この部位に糸球体と同様な免疫グロブリンや補体の沈着があればクリオグロブリンの細動脈壁への沈着の可能性がある．本例ではクリオグロブリンの解析とM蛋白血症の存在に関する情報がないためこれ以上の考察は困難である．

クリオグロブリンとリンパ腫の可能性はよく知られているが，固形癌である膵癌との関連の報告は乏しく，明らかではない．GEMとクリオグロブリンの関連については，報告はなく，現時点では不明とするしかない．

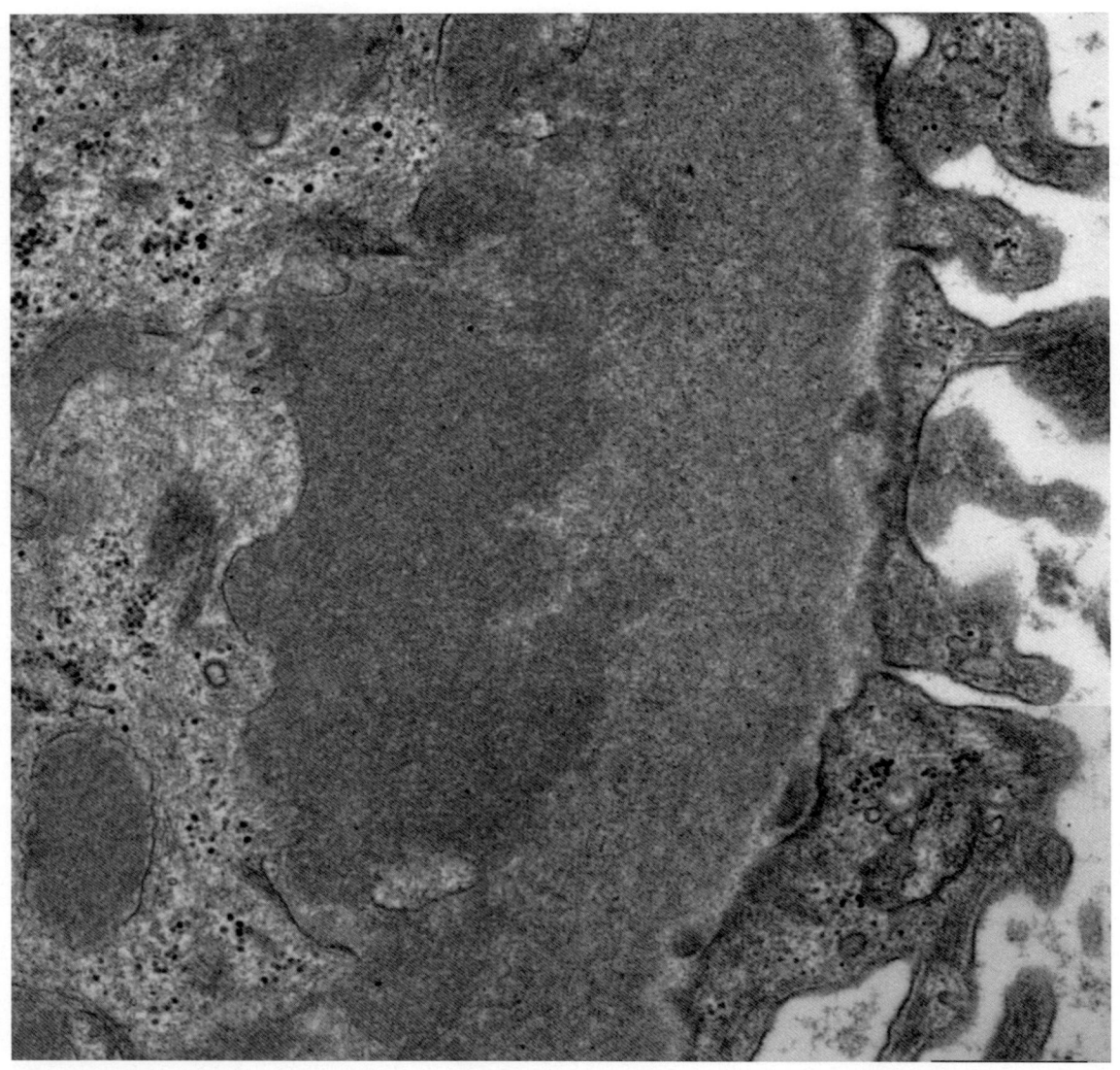

図14 電顕
クリオグロブリン腎症の疑いがあり，organized depositsの存在を検索したがメサンギウム沈着物はMicro-tubular structure様にもみえるが，明らかな管状構造はなくクリオグロブリン腎症の電顕的特徴ははっきりしない．

本症例のポイント：
ゲムシタビン（GEM）によるTMA（HUS）はよく知られており，内皮傷害の評価ではCD31染色が有用である．

（第43回重松腎病理カンファレンスより）

【文献】
1) Zupancic M, Shah PC, Shah-Khan F：Gemcitabine-associated thrombotic thrombocytopenic purpura. Lancet Oncol 8（7）：634-641, 2007
2) Humphreys BD, Sharman JP, Henderson JM, et al：Gemcitabine-associated thrombotic microangiopathy. Cancer 100（12）：2664-2670, 2004

28

急速進行性糸球体腎炎・溶血性尿毒症症候群(HUS)の臨床経過を示し，
高度な血栓性微小血管症(TMA)病変を呈したIgA腎症の1例

IgA腎症にTMAは合併するのか？　見落としている疾患はないのか？

キーワード　Thrombotic Microangiopathy（TMA），HUS，IgA腎症，RPGN

✚ 症例
30歳代，女性

✚ 主訴
下腿浮腫，全身倦怠感，下痢

✚ 既往歴
23歳：第1子の妊娠経過中に妊娠高血圧を呈したが検尿異常はなかった
25歳：第2子の妊娠経過中は異常なし
26歳：Basedow病（チアマゾールを1年間内服）
31歳：扁桃炎があったが肉眼的血尿発作はなし

✚ 現病歴
入院の約2カ月前にインフルエンザに罹患した．約1カ月前から微熱と下痢が持続した．下痢は血便ではない．約2週間前から下腿浮腫および全身倦怠感が出現し，入院4日前に近医を受診した．sCr 2.46 mg/dL，血清Alb 2.6 g/dLを指摘され，腎機能低下を伴うネフローゼ症候群の精査目的で紹介された．

✚ 服薬歴
2カ月前　オセルタミビル，スプラタスト（1週間のみ）
1カ月前　正露丸®，パブロンS®，ビフィズス菌
入院前日　レバミピド，ビフィズス菌，ドンペリドン

✚ 家族歴
祖父：透析（原疾患不明）

✚ 初診時現症
血圧195/113 mmHg，著明な下腿浮腫あり，皮疹なし　紫斑や皮下出血はない
手指には浮腫性変化や皮膚硬化はない
視力障害はなく，息切れ，動悸などの心不全症状はない

✚ 初診検査所見
表参照

✚ 臨床経過
図1参照
初診時検査にて，sCrは紹介医での2.46 mg/dLから7.08 mg/dLへと急上昇していた．

表 検査所見

尿定性	pH 5.5，蛋白（4+），潜血（3+），糖（−）
尿沈渣	赤血球＞100/HPF，白血球1〜4/HPF，顆粒円柱＞100/FF，脂肪円柱1〜4/FF，蝋様円柱20〜29/FF
尿定量	蛋白 14.6 g/g・Cr
血算	WBC 8,000/μL，RBC 252×10⁴/μL，Hb 7.6 g/dL，Ht 21.7%，Plts 4.4×10⁴/μL，赤血球形態：破砕赤血球（+）
生化学	TP 4.83 g/dL，Alb 2.21 g/dL，CK 288 IU/L，AST 44 IU/L，ALT 12 IU/L，LDH 2,203 IU/L，ALP 139 IU/L，BUN 74.5 mg/dL，Cr 7.08 mg/dL，UA 8.82 mg/dL，TG 201 mg/dL，TC 317 mg/dL，HDL-C 52 mg/dL，LDL-C 204 mg/dL，T-Bil 1.74 mg/dL，CRP 1.39 mg/dL，Na 140 mEq/L，K 4.4 mEq/L，Cl 112 mEq/L，Ca 8.0 mg/dL，Pi 5.2 mg/dL，Haptoglobin≦10 mg/dL
免疫学	IgG 595 mg/dL，IgA 207 mg/dL，IgM 64 mg/dL，C3 125 mg/dL，C4 44 mg/dL，CH50 46.8/mL，ANA 40倍，抗DNA抗体（RIA）≦2.0 IU/mL，ds-DNA抗体＜10 IU/mL，ss-DNA抗体＜10/AU/mL，PR3-ANCA＜10 EU，MPO-ANCA＜10 EU，抗GBM抗体＜10 EU
凝固系	PT 12.6 sec，APTT 27.0 sec，Fibrinogen 474 mg/dL，血中FDP 22.9 μg/mL，ADAMTS13 107%

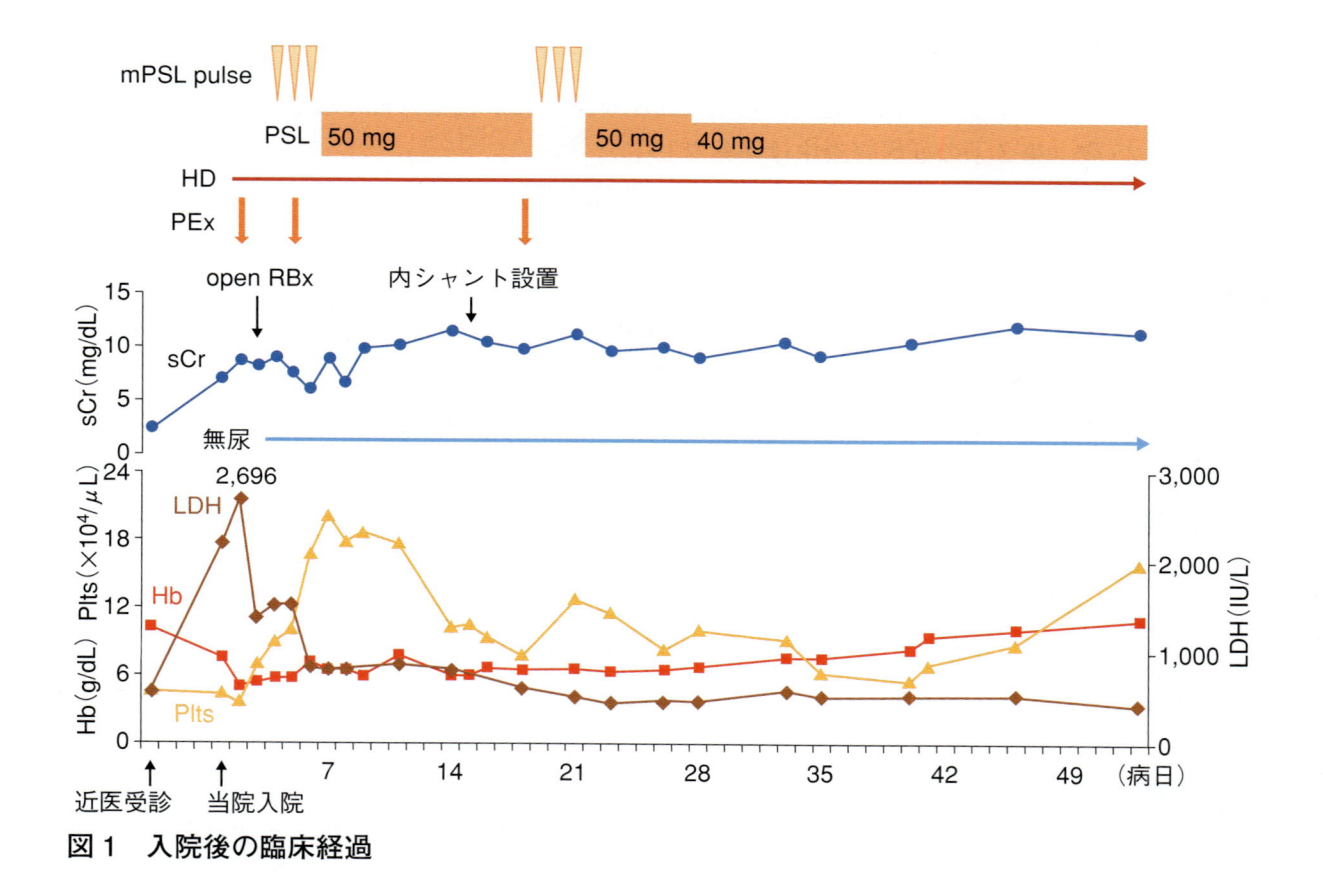

図1 入院後の臨床経過

　即日入院となった．血圧高値，多彩な検尿異常を示し，高度な溶血性貧血，血小板減少がみられた．無尿であり，入院第2病日より血液透析療法を開始した．

　臨床的には溶血性尿毒症症候群（HUS）であるが，血栓性血小板減少性紫斑病（TTP）の可能性も考慮し，数回の血漿交換（plasma exchange：PEx）を行った．後日判明したADAMTS13活性は107%と低下していなかった．

第3病日に開放腎生検を施行した．

ステロイドパルス療法を含む治療を行ったが，尿量は回復せず，維持血液透析となった．

経過中には脳神経病変を含め腎障害以外の臓器障害は出現しなかった．

✚ 腎生検所見

光顕所見（図2〜7）：

糸球体は26個得られ，そのうち12個が全節性硬化糸球体である．残りの糸球体のうち7個に細胞性半月体，3個に線維細胞性半月体が認められ，一部はadenomatoid crescentを呈した．係蹄壊死も認められる．分節性のメサンギウム融解を伴う管内増殖が認められる．メサンギウム拡大およびメサンギウム増殖は軽度に認められ，係蹄二重化がやや目立つ．傍メサンギウム領域や内皮下にPAS陽性沈着物を認める．

間質の8割程度にリンパ球を主体とした炎症細胞浸潤を伴った間質の線維化と尿細管萎縮を認める．硝子円柱または赤血球円柱を容れた尿細管が散見される．明らかな活動性尿細管炎は認められない．

細動脈壁は多層化して肥厚し，管腔が高度に狭窄または閉塞している像が認められる．硝子様沈着物も認められる．小葉間動脈レベルの血管には中膜の肥厚が認められるが線維性内膜肥厚は認められない．

免疫蛍光所見（図8）：

メサンギウム領域へのIgA，C3沈着あり

電顕所見（図9〜11）：

高電子密度沈着物の中〜大型のものが内皮下およびメサンギウム領域に目立つ．多くのGBMは内皮下腔が非常に拡大している．内皮下腔およびメサンギウム領域には，高電子密度沈着物のほか，ごく少数の炎症細胞が認められる．

コメント：

メサンギウム細胞増殖は軽度であるが，係蹄壊死，細胞性半月体形成のみられる．活動性の高いIgA腎症に内皮細胞障害，血栓病変を伴っていると考えられる．

係蹄壊死を伴った半月体形成および著明な内皮細胞障害，メサンギウム領域へのIgA沈着が認められた．係蹄壊死および半月体形成にはIgA腎症が大きく関与していると考えられたが，内皮細胞障害，thrombotic microangiopathy（TMA）をきたした原因は特定できなかった．

✚ この症例の臨床的問題点

臨床的にはHUSと診断できる症例である．HUSの原因として考えられる病態[1]である，病原性大腸菌感染によるベロトキシン関連HUS，膠原病に関連するHUS，薬剤性HUS，悪性高血圧に伴うHUS，妊娠後のHUSなどは否定された．家族歴から，遺伝性・家族性HUSは確認できなかったのでHUSの原因が不明に留まった．腎生検組織診断として高度なTMA病変を輸入細動脈から糸球体係蹄に認め，管外増殖性病変も伴っていた．しかし，免疫組織学的にはIgA腎症を示唆する所見を示していた．

小児に加え成人でも多く経験するHUSは今回の症例の臨床経過や病理所見ほど激しいことはまれである．IgA腎症の存在にHUS病変が加わったことできわめて激しい内皮細胞障害を惹起したのか？　悪性高血圧の基準は満たしていないが重症型高血圧の存在がTMA病変の出現に拍車をかけたのか？　今回認めたIgA腎症の活動性は高いと判断できるのか？　IgA腎症自体でもきわめて激しい内皮細胞障害を惹起しTMA病変を合併する

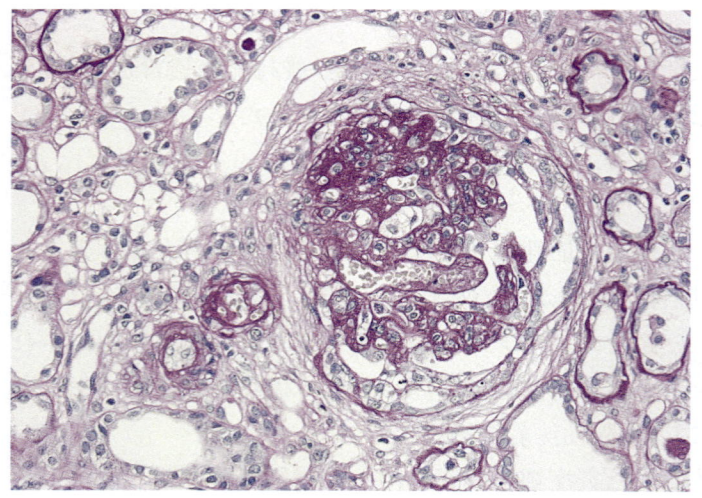

図2 PAS染色

ボウマン嚢との癒着を伴う分節性糸球体硬化部にはPAS陽性の沈着物と基質の増加が著しい．Adenomatiod crescentが存在する．糸球体係蹄腔内に赤血球が確認できるが変形・破砕したものが目立つ．糸球体係蹄は肥厚し，一部は二重化し，肥厚した係蹄内にPAS陽性物質の集積を認める．輸入細動脈壁内への血漿成分の滲出がみられる．血管腔内は狭小化を示し，内皮細胞の腫大が著しく一部の血管は内腔を認めない．

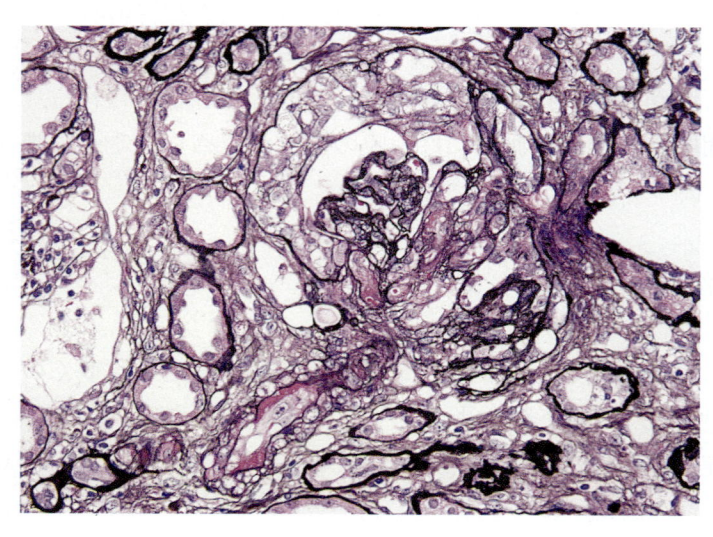

図3 PASM-HE染色

ボウマン嚢との癒着を伴う巣状糸球体硬化性病変部と糸球体基底膜の二重化病変を伴う係蹄壁肥厚が目立つ．メサンギウム領域の拡大と細胞増多が目立ち，糸球体毛細血管腔の狭小化が強い．糸球体の基本構築が強く改変され正常構造を維持する部位がない．糸球体内皮下からメサンギウム領域への血漿蛋白の滲出性変化も強い．壊死性病変やフィブリンの析出はないが，高度の内皮細胞障害が示唆される．輸入細動脈の内皮下への血漿成分の滲出が目立ち，内皮細胞の腫大が著しく血管内腔は狭小化が著しい．

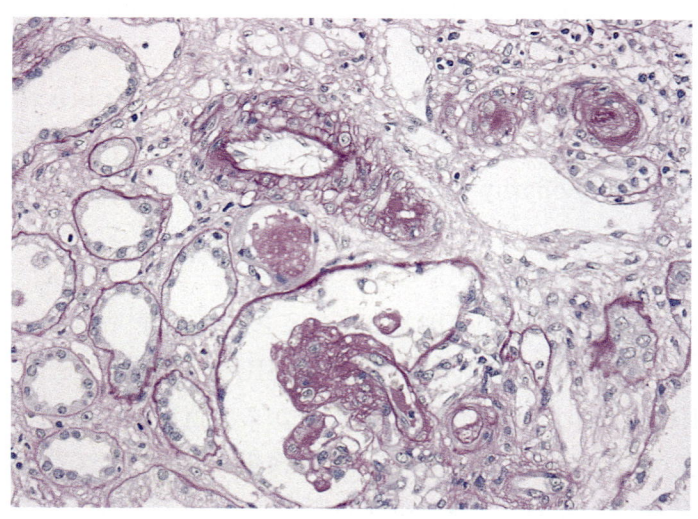

図4 PAS染色

細い小葉間動脈から分岐する輸入細動脈が複数観察される．小葉間動脈は内腔が開き，内膜病変も中膜病変も軽微である．一方，輸入細動脈は硝子様滲み込み病変を示し，腫大した内皮細胞と内膜下への液性滲出性病変を伴う内膜肥厚が著しい．血漿蛋白の滲出は内膜内に留まらず中膜部にも広がっている．糸球体の血管極部の血管腔内に血栓形成が観察される．間質には軽度の浮腫性拡大があるが有意な細胞浸潤はなく，尿細管上皮細胞には虚血性変化を示唆する扁平化と内腔の拡張を認める．

ことがあるのか？　この症例の腎病変は，可逆性が期待できるのか？　適正な治療を選択することで腎機能障害の回復は期待できたのか？　多くの疑問が残った．

✚ この症例の問題点に関する病理医の見解

診断はthrombotic microangiopathy（TMA）overlapping on IgA nephropathyとしたい．係蹄壊死を伴った半月体形成およびメサンギウム領域へのIgA沈着からIgA腎症と診

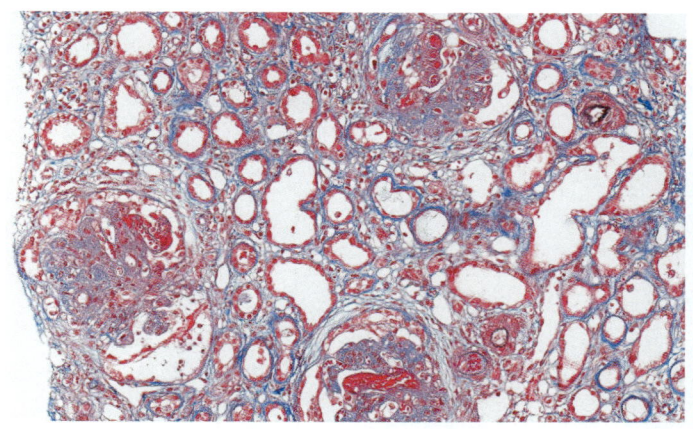

28. 急速進行性糸球体腎炎・溶血性尿毒症症候群（HUS）の臨床経過を示し，高度な血栓性微小血管症（TMA）病変を呈した IgA 腎症の 1 例

図5　Masson Trichrome 染色
観察される糸球体はいずれも毛細血管腔の開大が不良で，基本構築の改変が進み，分節性硬化性病変を示し，糸球体係蹄壁には肥厚があり，ボウマン囊との癒着が散見される．糸球体係蹄内に高度な赤血球のうっ滞が観察される．間質には線維化が認められ，尿細管は上皮細胞の平低化や変性所見などの急性虚血の強い傷害を認める．

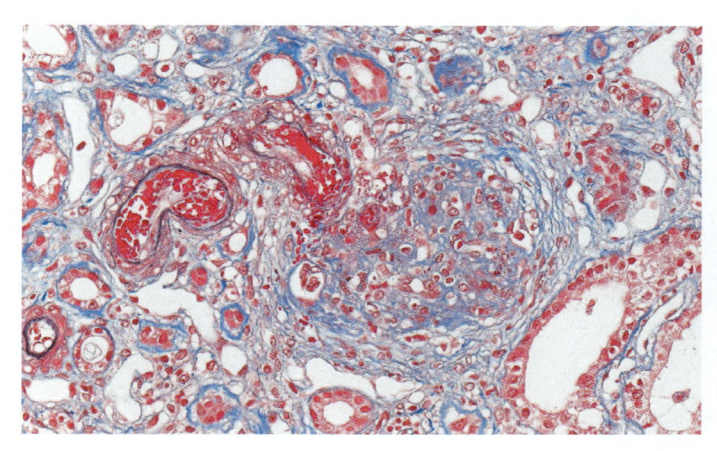

図6　Masson Trichrome 染色
輸入細動脈から血管極部に閉塞性血栓様病変が出現し，内皮下に血漿蛋白の滲出とともに壁内出血もみられる．血管腔内の赤血球は凝集し，破砕されたものがある．硬化糸球体毛細血管内の赤血球にも破砕像を示すもの多い．

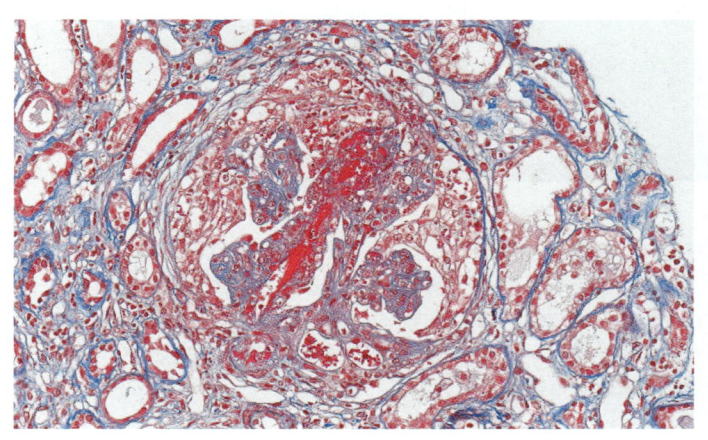

図7　Masson Trichrome 染色
血管極部の血管腔内に破砕赤血球とフィブリン血栓形成が確認される．虚脱した糸球体係蹄と分節性硬化性病変を認める．ボウマン腔内には多数の変形破砕した赤血球が確認され，癒着性病変を伴うボウマン腔内の細胞性半月体のなかにも多数の破砕赤血球がある．血管極部の拡張した毛細血管内には破砕赤血球が多く存在する．

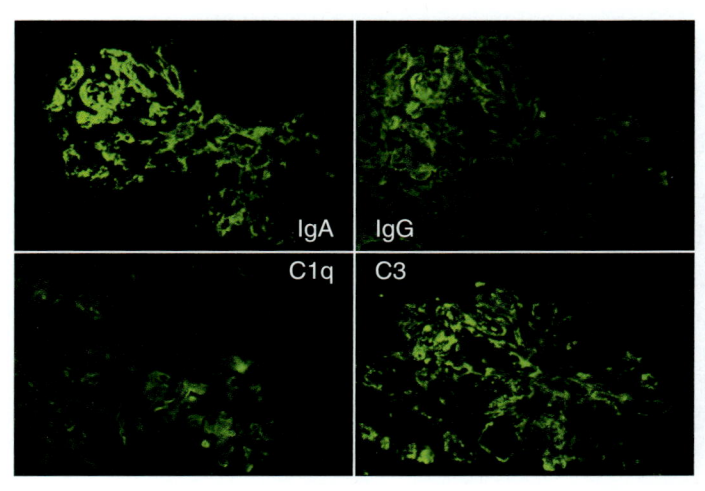

図8　蛍光抗体法
最も強い蛍光はメサンギウムから糸球体係蹄にかけての IgA 沈着である．IgA より強度は落ちるが C3 が同様にメサンギウムから糸球体係蹄の陽性を示す．IgG は IgA や C3 より明らかに弱いもののメサンギウムに陽性を示した．高度な増殖性病変を呈する IgA 腎症の染色パターンである．フィブリノーゲンは有意な沈着を示さなかった．

237

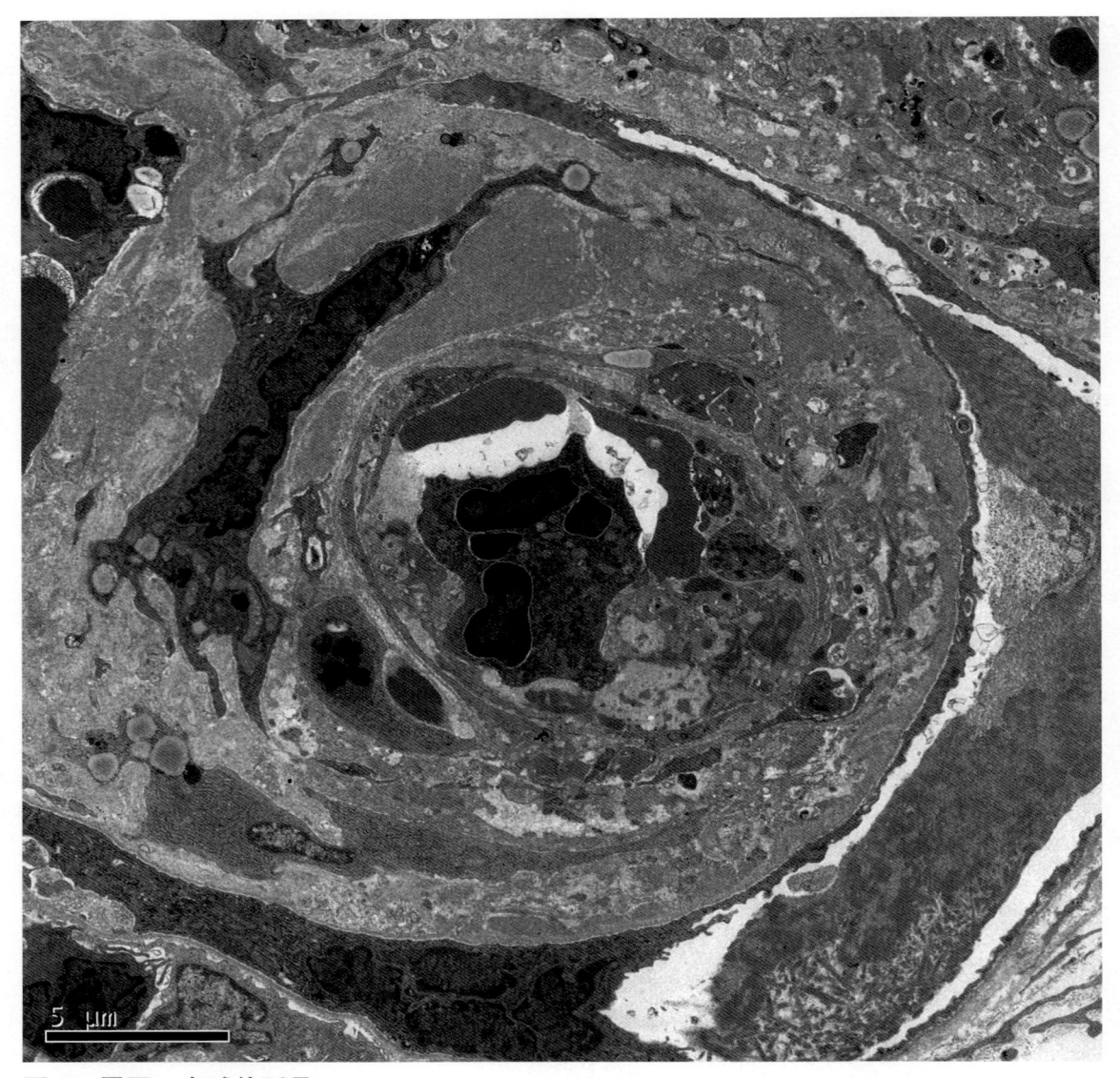

図9 電顕 糸球体所見
高度に肥厚した糸球体係蹄壁には内皮下への沈着物を伴う血漿蛋白の滲出が著しく，拡大した内皮下腔にメサンギウム間入とともに遊走白血球が存在する．また，細胞の破片も認められる．高度に狭小化した糸球体毛細血管内腔では，変形した赤血球と血小板の集積，好中球を認め，内皮細胞障害がきわめて高度で正常な内膜の構造を確認することができない．内皮細胞がほぼ剥離した部分である．メサンギウム細胞は変性萎縮傾向になって，基質内沈着が目立つ．糸球体上皮細胞障害も高度で足突起は幅広く扁平化している．

断した．著明な内皮細胞障害を輸入細動脈から糸球体係蹄に認めるため，腎生検所見ではIgA 腎症に TMA を合併していると判断される．この特異な病変の病態については，a) 活動性の高い IgA 腎症で壊死性変化を伴ったところに TMA が合併しうるという意見[2,3]，b) IgA 腎症とは別の機序による TMA（HUS）が合併したという意見に分かれ，統一見解は得られなかった．この時点では TMA をきたした原因は特定できなかった．

　参加者との討議のなかで以下のコメントがあった．IgA 腎症に関してはきわめて膨大な症例を経験例があるにもかかわらずこのような激しい TMA 病変が輸入細動脈から糸球体係蹄にびまん性に出現した症例はない．悪性高血圧に近いレベルの高血圧の影響か，それ以外の特殊な病態を想定しないと説明できない．何か重要なことを見過ごしている可能性を残しておくべきである．

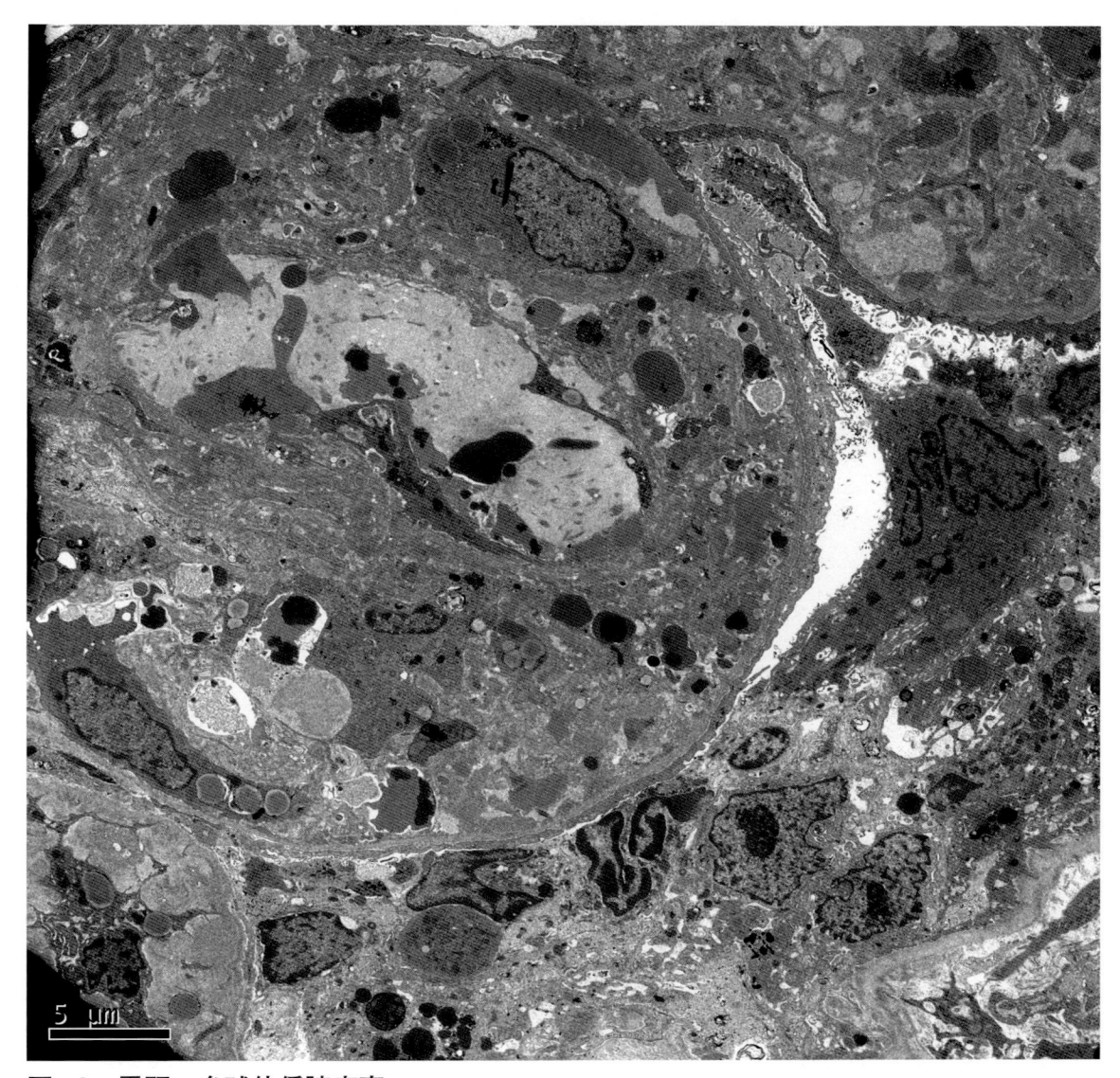

28. 急速進行性糸球体腎炎・溶血性尿毒症症候群（HUS）の臨床経過を示し，高度な血栓性微小血管症（TMA）病変を呈したIgA腎症の1例

図10　電顕　糸球体係蹄病変
内皮細胞障害が高度で内皮細胞はほぼ消失している．毛細血管腔内にはフィブリンと破砕赤血球，破壊された細胞の破片が存在する．高度に拡大した内皮下腔には細胞破片，破砕された赤血球，血漿蛋白質の滲出，遊走してきた単球系細胞が存在している．パラメサンギウム領域近くに高電子密度沈着物（EDD）が認められる．糸球体上皮細胞は部分的に脱落あるいは剥離している．ボウマン腔内には多数の遊走性細胞が観察される．

　　その後，この症例は生体腎移植を受ける機会を得た．
　　腎移植後経過のなかでTMAの病態について回答がもたらされることになった．

本症例のポイント：
①IgA腎症の臨床的な病理所見上のスペクトラムはどこまであるのか？
②経験したことのない病態・病変に出会い説明できない際には無理な説明はしないほうがよい．
③病変を惹起した病態を解明できる検査をすべて行うことはできない．
④臨床経過のなかから回答を得ることができる機会を待つことも重要．

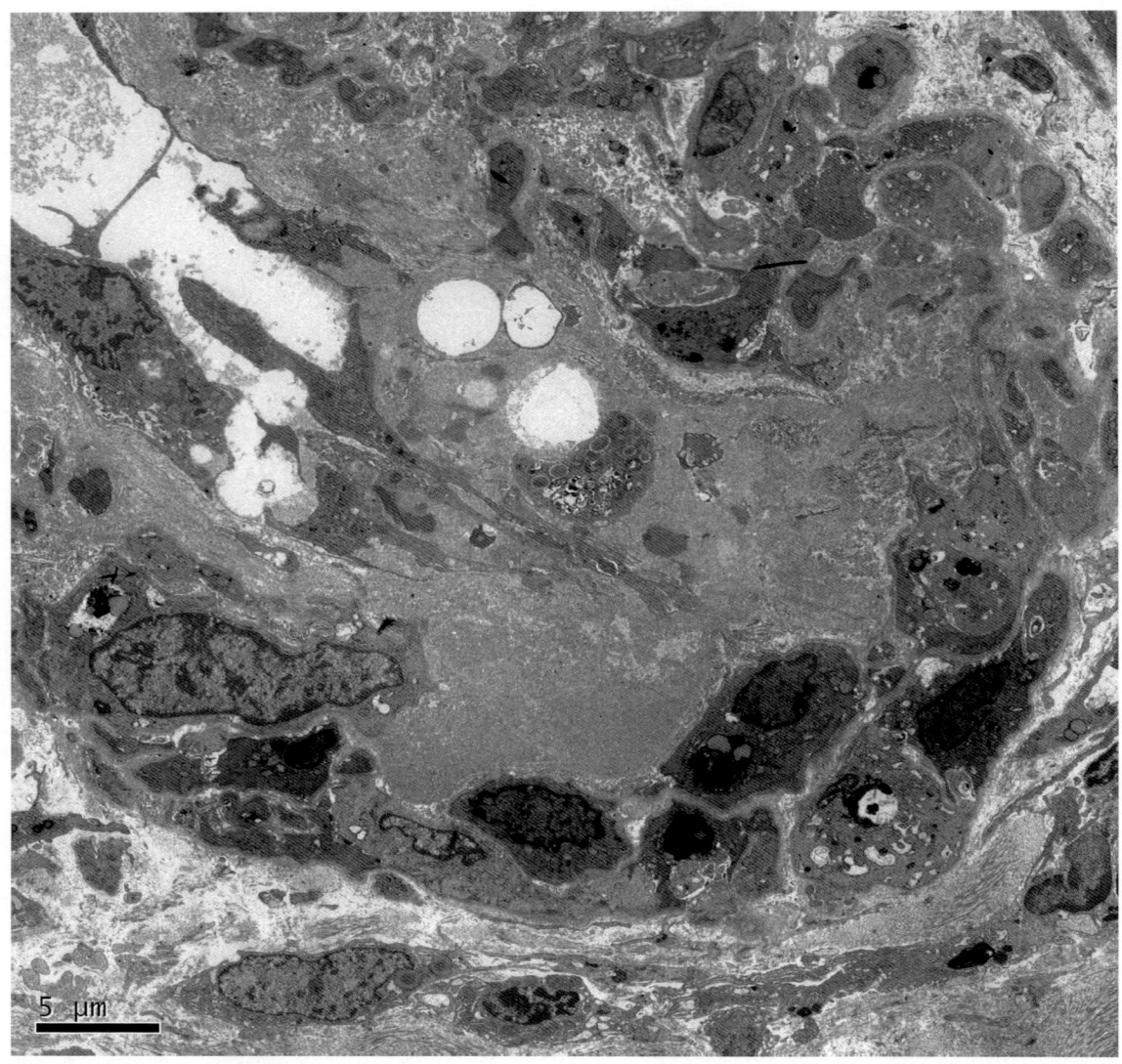

図 11　電顕　輸入細動脈

輸入細動脈の内膜から中膜に高度な血漿蛋白の滲出性病変と細胞破片の集積があり，単球系細胞が浸潤し血管腔は狭小化している．中膜平滑筋細胞にも障害は広がり，変性所見を認める．細動脈の内皮細胞は高度に障害され，変性，剥離，消失した部分がある．血小板血栓やフィブリン血栓はこの血管では確認できない．

（第 44 回重松腎病理カンファレンスより）

【文献】

1) Barbour T, Johnson S, Cohney S, et al：Thrombotic microangiopathy and associated renal disorders. Nephrol Dial Transplant 27：2673-2685, 2012
2) Chang A, Kowalewska J, Smith KD, et al：A clinicopathologic study of thrombotic microangiopathy in the setting of IgA nephropathy. Clin Nephrol 66：397-404, 2006
3) El Karoui K, Hill GS, Karras A, et al：A clinicopathologic study of thrombotic microangiopathy in IgA nephropathy. J Am Soc Nephrol 23：137-148, 2012

29

生体腎移植後に非典型的溶血性尿毒症症候群（atypical HUS）を再発し，補体制御因子異常と診断された1例

腎移植後の経過から原疾患が確定されたatypical HUS症例

キーワード atypical HUS，補体制御蛋白異常，Factor H異常による腎疾患，腎移植後再発

✚ 透析導入後の経過

血液透析からの離脱は不可能であったが，透析導入後は安定した経過であった．維持透析中に血栓性微小血管症（TMA）病態の再発はなく，溶血性貧血も血小板減少もLDH増加もなかった．

透析導入2年5カ月後に実母をドナーとした生体腎移植術を受けた（表1）．

✚ 生体腎移植後の臨床経過

図1参照

ABO型適合移植であったが，妊娠出産歴，輸血歴があり，donor specific anti-HLA antibody（DSA）が陽性であった．減感作療法として，術前2週間前からミコフェノール酸モフェチル（mycophenolate mofetil：MMF）内服，二重膜濾過血漿交換（double filtration plasmapheresis：DFPP）1回，PEx 1回，Rituximab 200 mg 1回投与を行い，生体腎移植術を施行した．

術直後より利尿不良であった．移植腎血流は確認できたが超急性型抗体関連型拒絶反応（antibody-mediated rejection：AMR）の可能性を除外することと，またCTで1 hr腎生検部の被膜下血腫を認めたため，術後2日（POD 2）に開放腎生検および被膜解放・血腫除去術を施行した．その後利尿は良好であったが，AMRの存在を臨床的には完全には否定できず，免疫グロブリン大量療法（intravenous immunoglobulin：IVIG）25 g/日5日間，ステロイドパルス療法，Rituximab 100 mgの追加投与を行った．

POD 2のEpisode腎生検の病理診断では明らかなAMRの所見はないと判断した．しかし，移植術後からsCrの低下が不十分であることに加え，溶血性貧血が進行し，血小板も減少するTMAの病態を示してきた．POD 15に再度開放腎生検を施行した．

POD 15の移植腎生検では，内皮細胞障害が主体で病理所見からはカルシニューリンインヒビター（CNI）による急性毒性（HUS型）が疑われたためタクロリムス（Tac）をシクロスポリン（CyA）へ変更した．

表2に移植後14日での検査結果を示す．

この時点で，末期腎不全に至った原疾患であるTMAの再発と考えられたので，PEx，ステロイドパルス療法，Rituximab 200 mgを追加した．

POD 17には腎生検部の遅発性出血を認め，移植腎を圧迫するような状態となった．sCrも上昇傾向となったため血腫除去術を施行した．出血傾向が治まらず，連日の輸血（RCC，

表1 組織適合性検査結果

	ABO型	HLA型 A	HLA型 B	HLA型 DR	フローサイトクロスマッチ
レシピエント	A型, Rh(＋)	2, 24	44, 61	04, 13	陽性
ドナー（実母）	A型, Rh(＋)	24, 26	44, 51	13, 14	
	一致	3 mismatch			

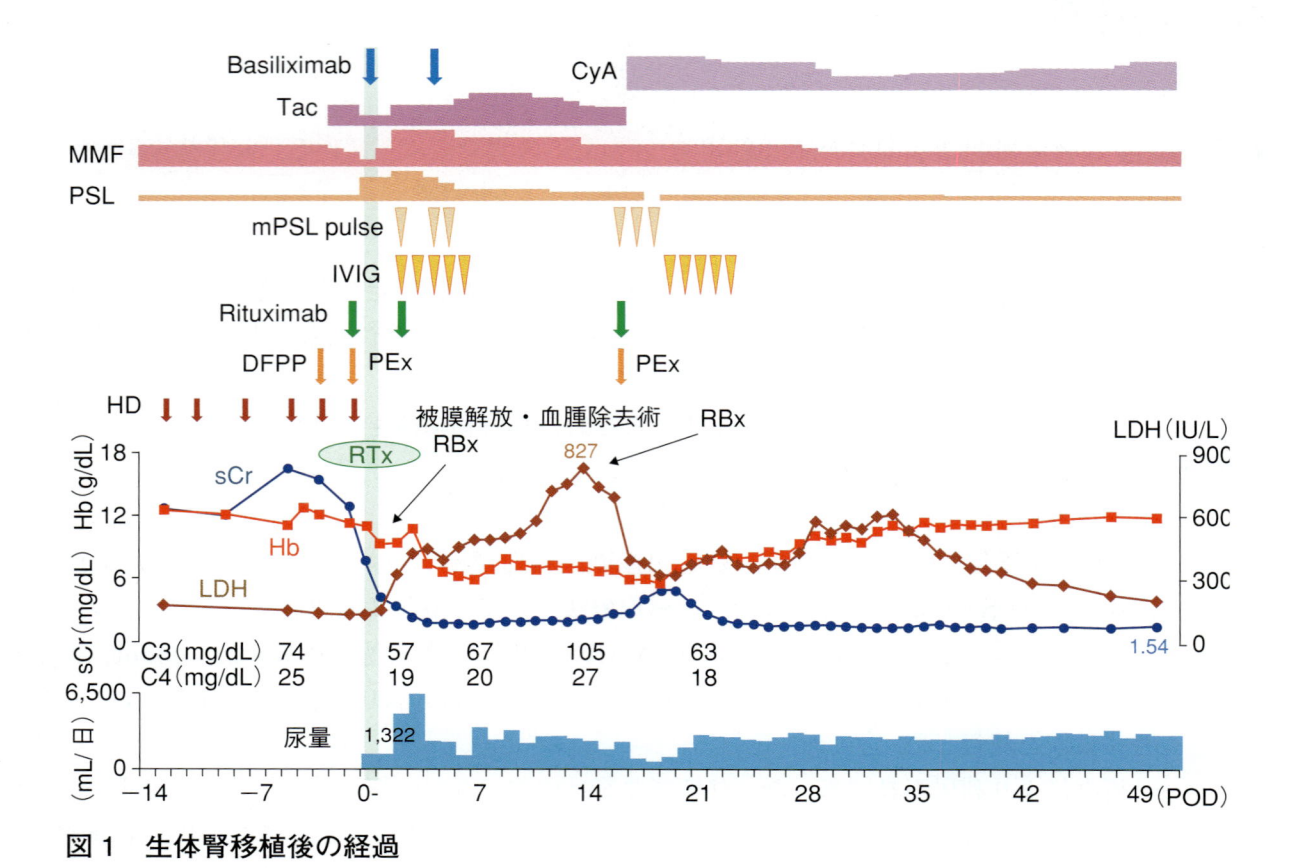

図1 生体腎移植後の経過

FFP）を要した．

腎移植後には3回の腎生検を行っている．以下にそれぞれの診断結果を要約した．
移植腎1時間生検：抗体関連型超急性拒絶反応の所見はない
移植腎2日目生検：尿細管傷害を認めるが抗体関連型拒絶反応はない
移植腎15日目生検：主病変はThrombotic microangiopathy
　　　　　　　　　TMAに伴う糸球体病変が主体で高度な尿細管壊死を伴う
　　　　　　　　　alternative arteriolar hyalinosis（AAH）を認める

光顕所見：
　図2〜5参照

蛍光抗体法の結果：
　C3のみが有意に陽性で，特に血管壁に強陽性であった．
　図6参照

29. 生体腎移植後に非典型的溶血性尿毒症症候群（atypical HUS）を再発し，補体制御因子異常と診断された1例

表2 腎移植後第14病日の検査所見

尿		生化学		免疫学	
尿定性		TP	6.52 g/dL	IgG	1,642 mg/dL
pH	6.0	Alb	3.72 g/dL	IgA	78 mg/dL
蛋白	(1+)	AST	23 IU/L	IgM	26 mg/dL
潜血	(1+)	ALT	16 IU/L	C3	105 mg/dL
糖	(−)	AlP	156 IU/L	C4	27 mg/dL
尿沈渣		LD	827 IU/L	CH50	46.8/mL
赤血球	10〜9/HPF	T-Bil	1.08 mg/dL	凝固系	
白血球	1〜4/HPF	D-Bil	0.03 mg/dL	PT	11.4 sec
尿定性		BUN	26.0 mg/dL	APTT	21.7 sec
蛋白	1.58 g/gCr	Cr	2.17 mg/dL	Fbg	295.0 mg/dL
	0.82 g/day	UA	6.33 mg/dL	ADAMTS13	46.3%
血液		Na	138 mEq/L		
WBC	8,700/μL	Cl	103 mEq/L		
RBC	245万/μL	K	3.1 mEq/L		
Hb	7.2 g/dL	Ca	8.8 mg/dL		
Hct	21.9%	Pi	2.1 mg/dL		
Plts	9.1万/μL	CRP	<0.20 mg/dL		
		Haptoglobin	≦10 mg/dL		

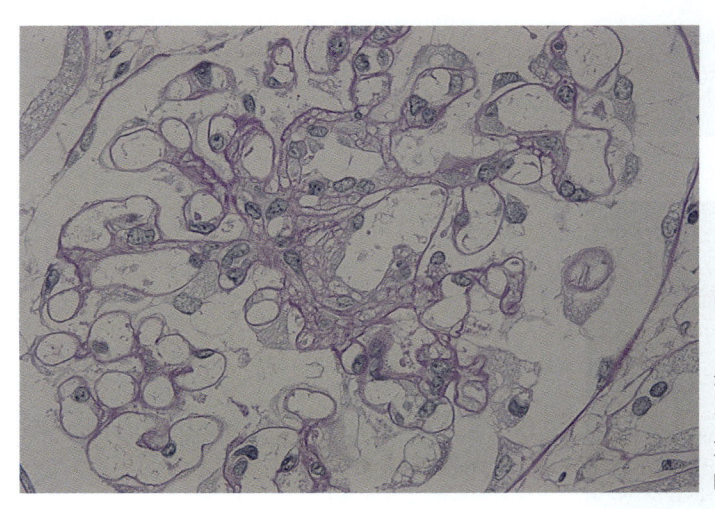

図2 腎移植後15日のEpisode Biopsy（PAS染色）

糸球体内皮細胞の障害が存在し内皮細胞の増生を認める．糸球体毛細血管腔の狭小化は目立たず，むしろ開大傾向を示している．糸球体毛細血管腔内の病変はPAS染色では明らかでない．

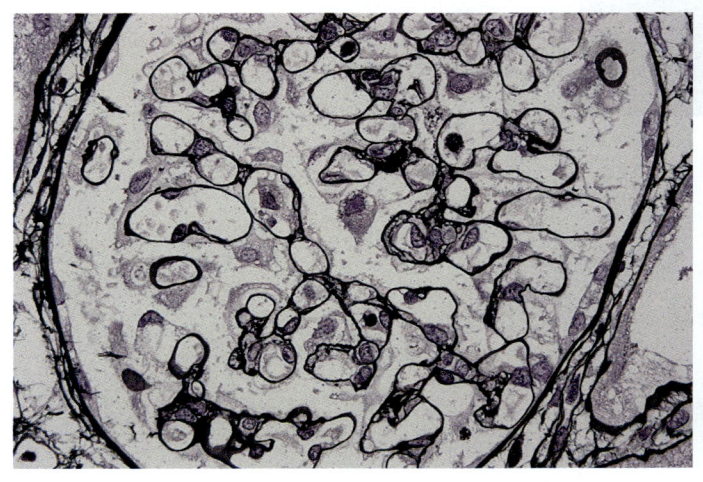

図3 腎移植後15日のEpisode Biopsy（PAM染色）

基本的病変はPAS染色の所見に同じ．明らかな糸球体係蹄壁の二重化病変がある．糸球体毛細血管腔内の一部に，遊走細胞の集積をみる．

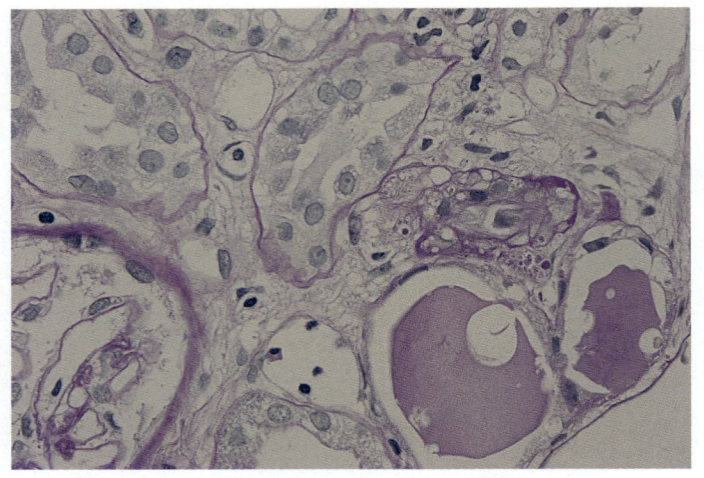

図4 腎移植後15日のEpisode Biopsy（PAS染色）

輸入細動脈の内皮細胞は腫大し血管腔の狭小化をきたしている．中膜平滑筋細胞層に血漿蛋白の滲出を認め，変性，壊死腫大した中膜平滑筋細胞内にも硝子滴変性（血漿蛋白の滲出）を伴い，一見したところカルシニューリン阻害薬による腎障害・血管毒性の所見に類似するが，この所見は，高度な内皮細胞障害に続発する病変として出現する可能性もある．

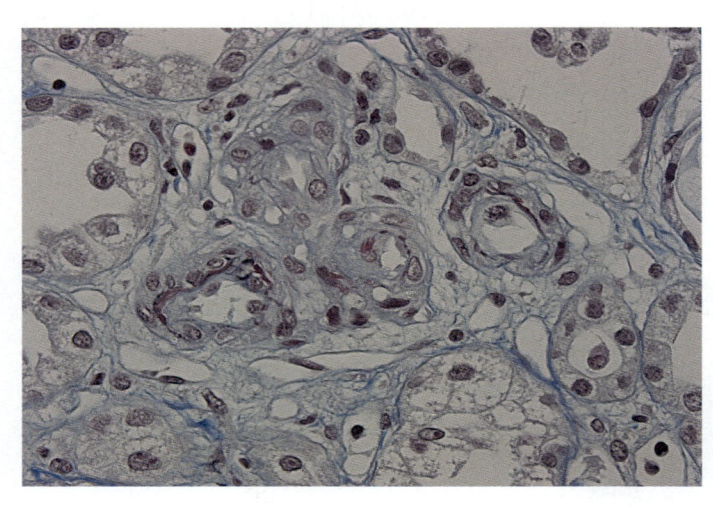

図5 腎移植後15日のEpisode Biopsy（M-T染色）

複数の細動脈が観察される．内皮細胞障害を反映し，内皮細胞の腫大，内皮下への硝子沈着と軽微な血管腔狭小化を認める．血栓形成などの激しい内皮細胞障害は観察できない．

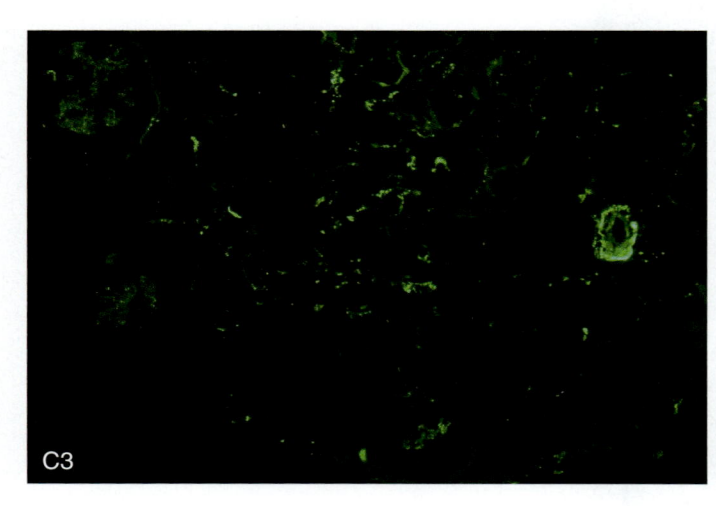

図6 腎移植後15日のEpisode Biopsy（蛍光抗体法 C3）

C3は血管内膜から中膜部に高度に染色されている．病態に関連なく高度な内皮細胞障害が出現した結果として血管壁内への血漿蛋白の滲出に伴う病変と考える．補体制御蛋白の異常を伴い出現したatypical HUSの病変として理解できる変化である．

電顕所見：図7，8

糸球体係蹄の内皮細胞障害が高度であった．
電顕検索できた細動脈には高度な病変は観察できなかった（図9）．

末期腎不全に至った原腎の臨床経過・病理所見と今回の腎移植後臨床経過，腎生検所見よりTMAの再発であり，atypical HUSの可能性が高い[1]と考え，精査を進めた．

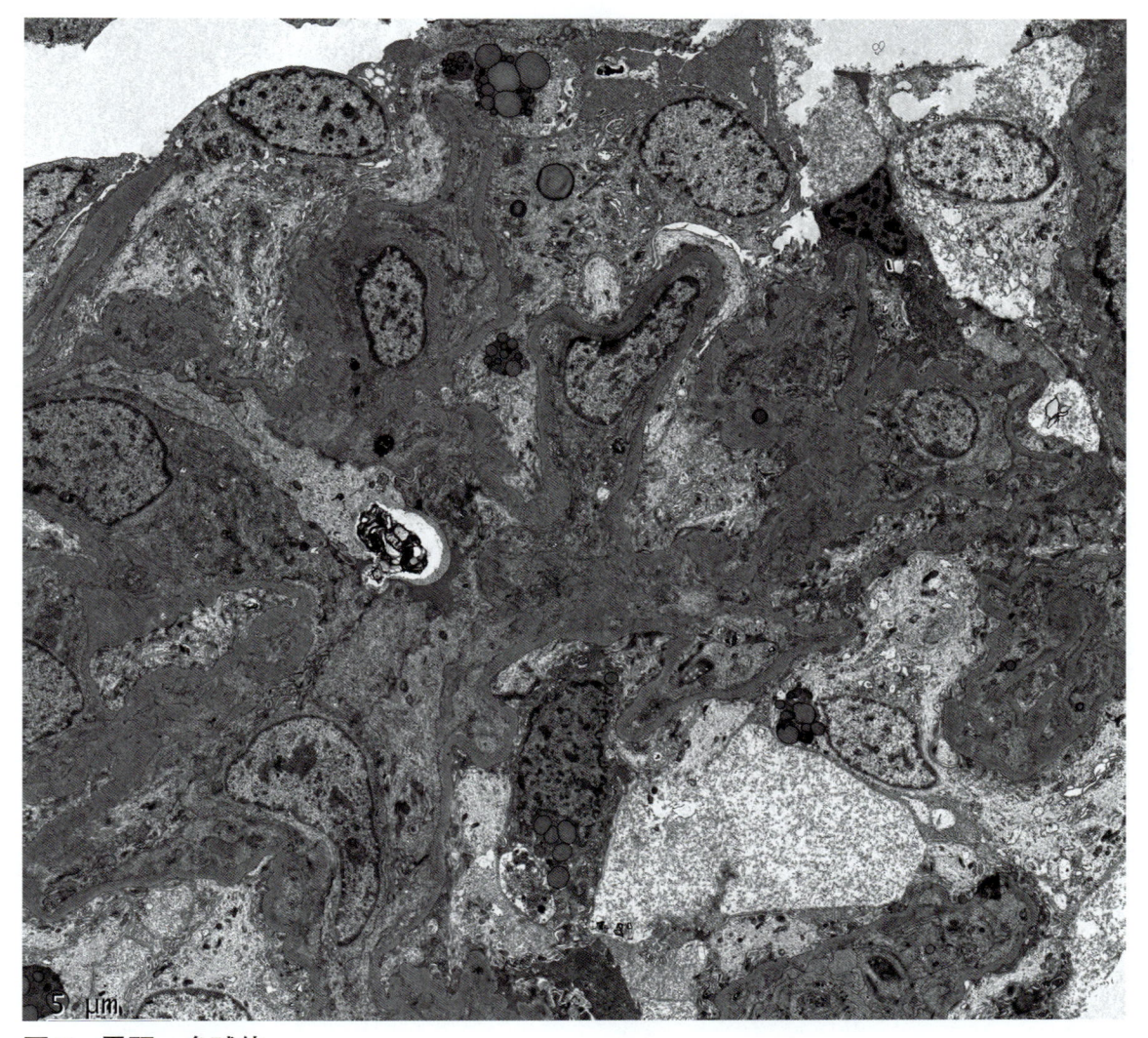

図 7　電顕　糸球体
糸球体毛細血管腔の開大が不良，虚脱を示している．糸球体内に高電子密度沈着物はない．糸球体上皮細胞の変性所見が目立ち，足突起の消失をきたしている．

　通常では回答が得られない検査のため，スクリーニングを奈良県立医科大学輸血部に依頼し，補体調節因子の異常に関する評価を行った[2]．その結果を図 10 に示した．
　補体制御因子 Factor H の異常が家族性に集積して存在する可能性が高いと判断された．Factor H 関連遺伝子異常の報告の多い遺伝子の評価は行われたが，遺伝子異常の詳細は特定されなかった．

✚ 臨床からの問題点

　前回のきわめてまれな HUS/TMA 病変を呈した IgA 腎症の病態が atypical HUS であることが確認された．生体腎移植後の atypical HUS 再発により家族性に補体制御因子である Factor H 関連遺伝子異常が存在することを確認した．遺伝子異常の部位を正確には確認できなかったが，どこまで検索すべきだろうか？
　また，前回の臨床経過と病理所見から今回の腎移植後経過（atypical HUS の再発）を予測すべきであったのだろうか？
　HUS 病変を示す症例に関し，病原性大腸菌感染後，薬剤性，膠原病に伴う，悪性高血圧の合併がないなどの HUS では，補体制御因子の異常を想定して検索をどこまで進めるべ

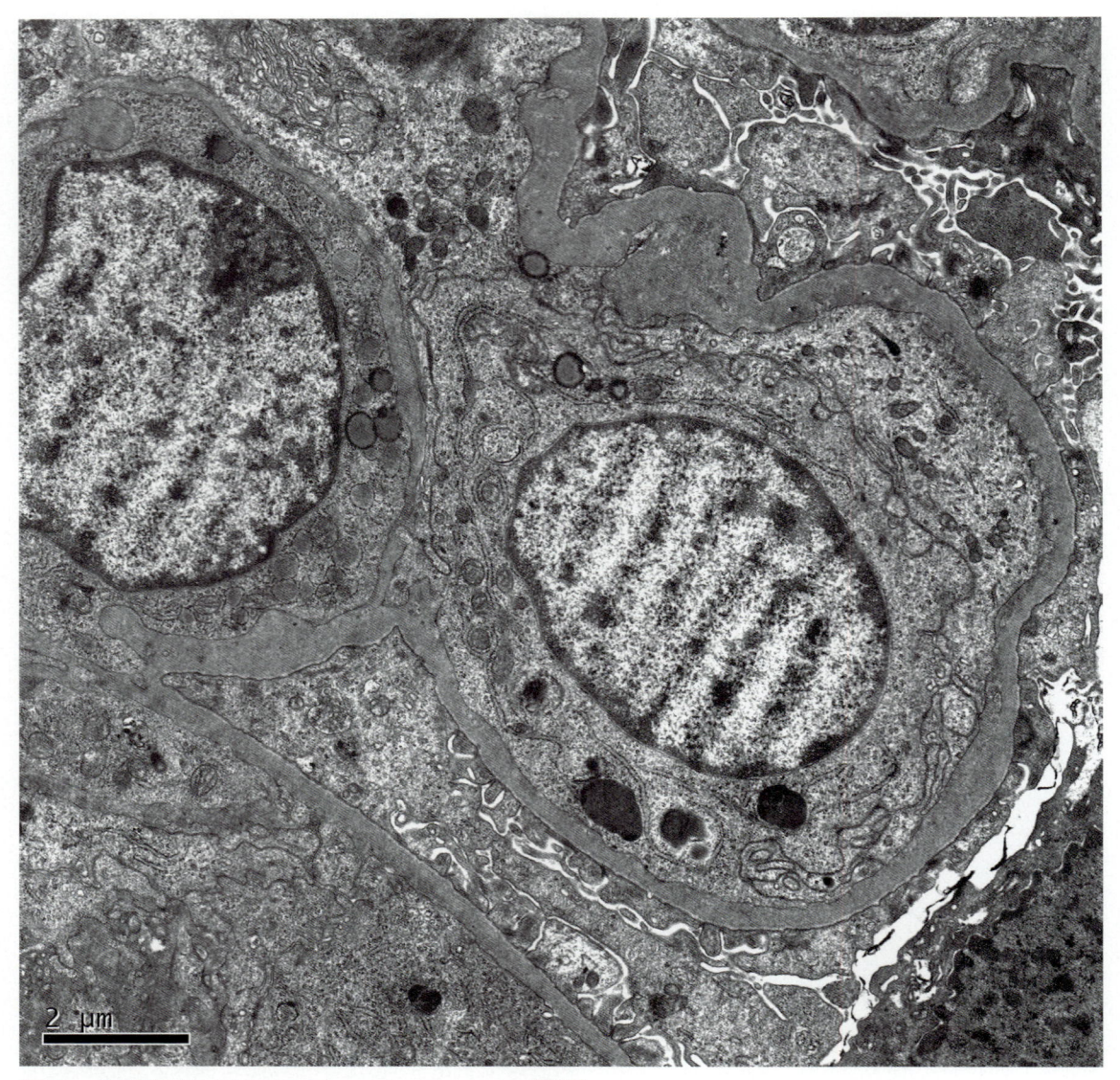

図8 腎移植後15日のEpisode Biopsy 電顕
糸球体内皮細胞の腫大が著しく，毛細血管腔が確認できない．

きだろうか？

近年の補体制御因子の異常と腎疾患，そのほか全身性の疾患との関連性が注目されている[3]．

欧米ではatypical HUS治療の主流は補体因子のC5bに対するmonoclonal antibodyであるeculizumabを使用し，membrane attack complex（MAC）形成を阻害することで補体依存性組織障害を予防する治療が行われているが[4]，今回の症例の治療はどうするべきであろうか？

✚ 全経過を通してこの症例への病理医の見解

病理医Aの病理診断は，原腎に関しては，1) Crescentic IgA nephritis, 2) Thrombotic microangiopathy, mixed glomerular and arteriolar type, 3) Acute tubular necrosis, moderate

移植腎の病理診断は，1) Thrombotic microangiopathy, mixed glomerular and arteriolar type, 2) Early recurrent IgA nephritis, suspected, 3) Acute tubular necrosis, severe

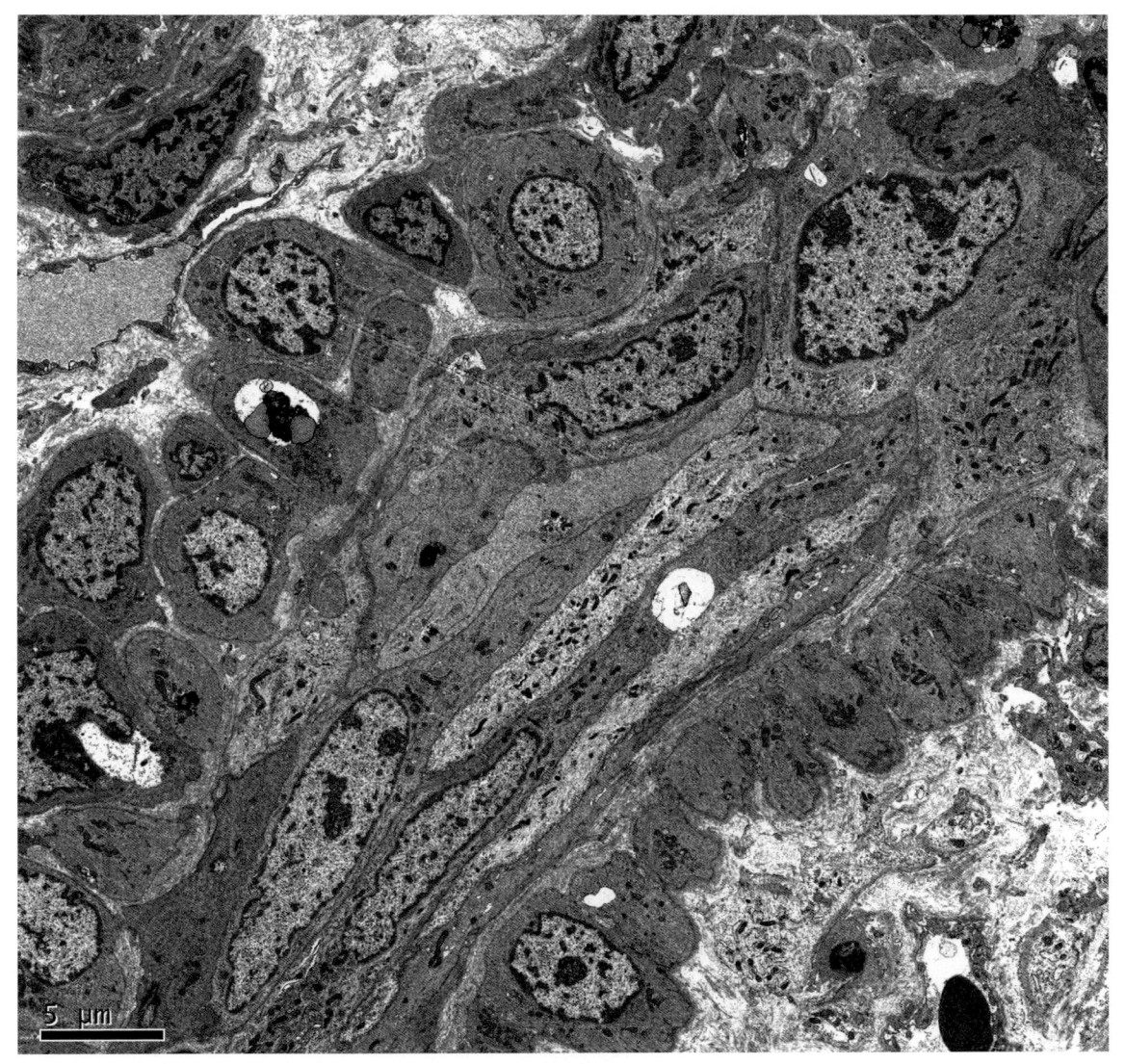

図9 腎移植後15日のEpisode Biopsy　電顕
輸入細動脈の内皮細胞腫大，増生が著しく，内皮細胞増生も示唆される所見で，血管腔が確認できない．血管壁内への遊走細胞浸潤や血漿蛋白の滲出はない．血栓形成もなく，血小板の集積もない．中膜平滑筋細胞は一部に小空胞形成をみるほかには著変はない．

　病因として，補体制御蛋白Factor Hの異常が基本となっていると考える．
　近年，補体制御蛋白の異常に関連した腎臓病が注目されている．そのなかでFactor H欠損関連の腎障害として最も重要なのはatypical HUS，MPGN-Ⅱ（DDD），MPGN-Ⅲで，それ以外にもSLEやIgA腎症との関連が一部の症例ではある可能性も報告がある[3]．
　したがって，今回の症例の，通常のIgA腎症の経過では認めないTMA病変，HUSの出現も，腎移植後のatypical HUSの再発も同じ病態と考えてよい．
　問題は，補体制御蛋白の異常を的確に診断でき，遺伝子解析を含めて行うことができる施設が少なく，同様の症例が存在しても診断確定できないで埋もれている可能性があることである．

病理医Bのコメント：
1) 移植腎に現れた糸球体病変は内皮細胞障害を示唆し，血栓性微小血管症ないしHUS様変化である．

溶血試験
ヒツジ赤血球（500×10⁴/μL）と患者血漿を Mg₂⁺存在下で混合し，37℃で30分インキュベートさせた後に，溶血を評価．

精製CFH添加試験
ヒツジ赤血球（500×10⁴/μL）と血漿 20μL に対して，精製 factor H（CFH）を添加することで溶血が補正されるかどうかを評価．

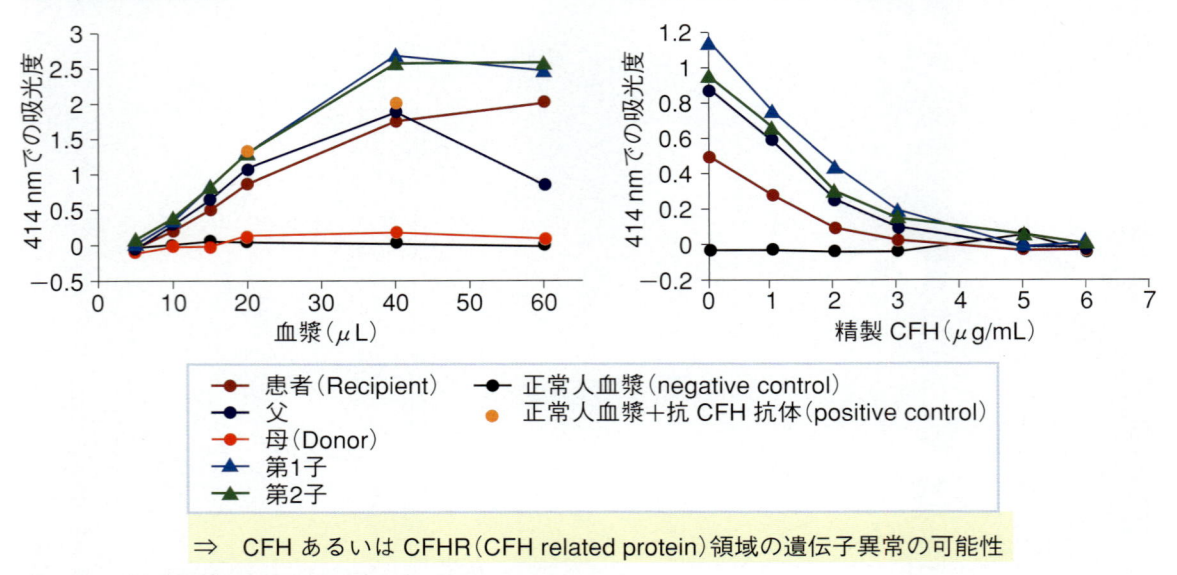

- 患者（Recipient）
- 父
- 母（Donor）
- 第1子
- 第2子
- 正常人血漿（negative control）
- 正常人血漿＋抗 CFH 抗体（positive control）

⇒ CFH あるいは CFHR（CFH related protein）領域の遺伝子異常の可能性

図 10　溶血試験（奈良県立医科大学輸血部）

2) 補体系の異常で惹起される非定型的 HUS が臨床的に示唆されたことで病態が明らかにされた．
3) 振り返って TMA 病変を伴う IgA 腎症と診断されていたときの組織像を見ると，血管および糸球体に内皮細胞障害を示唆する所見が加わっているため同様の病態と判断できる．

✚ その後の展開

補体制御蛋白 Factor H の異常に関しては国立循環器病センターでの遺伝子解析を受けることができた．結果を表3に示した．変異部位は確認されたが従来報告の多い部位[5]とは異なっていた．

補体制御蛋白の遺伝子異常については多くの腎疾患やそのほかの疾患にかかわっている可能性が高いと報告されている．大学病院や一般の病院では検索できない項目であることを克服するために，それぞれの項目に関連する検査能力のある施設を登録し，診断困難例や遺伝子異常の疑い症例に関する国内ネットワークの構築が望まれる．

本症例の治療に関しては eculizumab による治療が最も有効である．当時は夜間発作性血色素尿症（PNH）の溶血イベント抑制治療のみ保険適応であったが，2013 年 9 月に atypical HUS に対して保険適応が拡大された．

この症例の家族歴の存在，この症例が遺伝子異常を有しているにもかかわらず長期間 atypical HUS をきたすことなく経過してきたことを考えると臨床的に atypical HUS を惹起した直接の誘因は何かが重要である．感染症などに伴い補体系の活性化が生ずるため感染症は想像しやすいが，移植腎での拒絶反応など内皮細胞に関連する因子も関連すると考えられる．遺伝子異常を背景に臨床的に病変が出現する病態解析の進歩があれば，eculizumab の適正治療ガイドラインなども期待できるのではないだろうか．

表3 補体制御因子関連遺伝子解析結果

Gene	Protein Affected	Main Effect	Exon	SNP	Mutation		Genotype
CFH	Factor H	No binding to endothelium	2	rs800292	GTA⇒ATA	Val621le	hetero
			7	rs1061147	GCA⇒GCC	Ala307Ala	hetero
			9	rs1061170	TAT⇒CAT	Tyr402His	hetero
C3	Complement C3	Resistance to C3b inactivation	14	rs2230204	GTG⇒GTA	V564V	hetero
			19	rs428453	GTG⇒GTC	V807V	homo
			21	rs423490	GCT⇒GCC	A915A	homo
			41	rs17030	CCC⇒CCT	P1632P	hetero
CFI	Factor I	Low level or low cofactor activity	6	rs2298749	TCG⇒TCA	Ser2685er	hetero
			11	rs74817407	CGT⇒CAT	Arg406His	hetero
			13	rs551	C⇒T	3'-UTR	homo
CFB	Factor B	C3 convertase stabilization	2	rs641153	CGG⇒CAG	Arg32Gln	hetero
			3	rs1048709	CGA⇒CGG	Arg150Arg	hetero
MCP	Membrane cofactor protein	No surface expression			No polymorphisms		
THBD	Thrombomodulin	Reduced C3b inactivation			No polymorphisms		

（国立循環器病研究センター）

本症例のポイント：

①腎移植後経過から原疾患が確定診断されることがある．
②原疾患の病態診断が不確実だと腎移植後再発のリスクが予測できないため注意が必要．
③Atypical HUS の病態解析には専門性の高い研究施設の協力が必要である．
④Eculizumab により atypical HUS は治療可能である．

（第49回重松腎病理カンファレンスより）

【文献】

1) Noris M, Remuzzi G：Atypical hemolytic-uremic syndrome. N Engl J Med 361：1676-1687, 2009
2) 吉田瑶子，藤村吉博：補体制御異常症関連 HUS の診断．腎と透析 74：1103-1108，2013
3) de Cordoba SR, Tortajada A, et al：Complement dysregulation and disease：from genes and proteins to diagnostics and drugs. Immunobiology 217：1034-1046, 2012
4) Legendre CM, Licht C, et al：Terminal complement inhibitor eculizumab in atypical hemolytic-uremic syndrome. N Engl J Med 368：2169-2181, 2013
5) Fan X, Yoshida Y, et al：Analysis of genetic and predisposing factors in Japanese patients with atypical hemolytic uremic syndrome. Mol Immunol 54：238-246, 2013

ABO血液型不適合腎移植後，急性抗体関連型拒絶反応症例

TMAの極初期病変を急性抗体関連型拒絶反応から観察する：既存抗体のある移植では血流再開1時間で内皮細胞障害は起こっている

> **キーワード** 急性抗体関連型拒絶反応，Banff分類，TMA（thrombotic microangiopathy），糸球体血栓，リンタングステン酸ヘマトキシリン（PTAH）染色

➕ 症例

36歳，男性．

中学生時に右片腎であることを指摘され，20歳頃から蛋白尿，高血圧が出現してきた．腎生検にて，巣状糸球体硬化症（FSGS）の診断を受けた．ステロイドや免疫抑制剤治療は行われなかった．末期腎不全となり，35歳で血液透析導入となった．60歳の父をドナーとして，ABO血液型不適合腎移植目的で当院受診した．

レシピエント：O型，ドナー：A型，ダイレクトクロスマッチ陰性，抗A抗体：IgM x64，IgG x512

ABO血液型不適合腎移植の術前レジメンに従い，免疫抑制剤（ステロイド，MMF）を2週間前から内服開始し，DFPPを術前4回施行し，リツキサン200 mg×2回の投与を行い，移植手術に臨んだ．移植腎への血流再開1時間でベースライン生検が行われた．

移植後尿量は保てていたが，血清クレアチニン値の低下がみられなかった．術後2日目には尿量減少し，血小板減少と腹腔内血腫増大がみられたため血腫除去術を行った．同時に移植手術当日朝の抗A抗体価が上昇していたことが判明した．

| POD-1 | 抗A抗体 | IgM x8 | IgG x64 |
| POD 0 | 抗A抗体 | IgM x8 | IgG x128 |

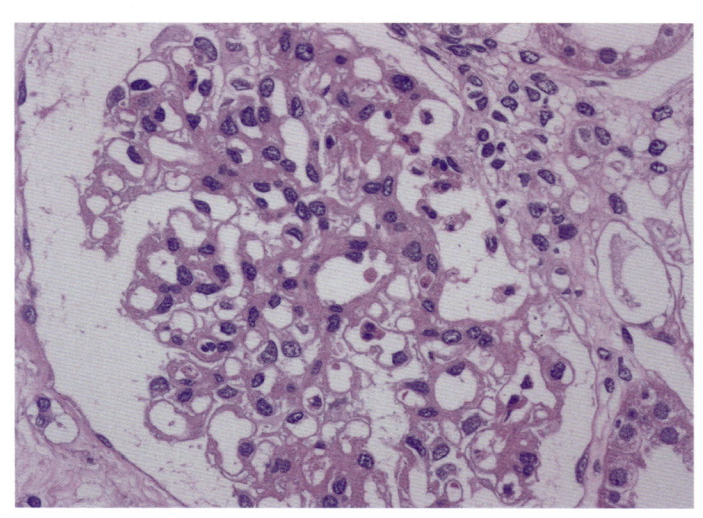

図1　HE染色
糸球体血管極に近い係蹄内に好中球集積を認める．

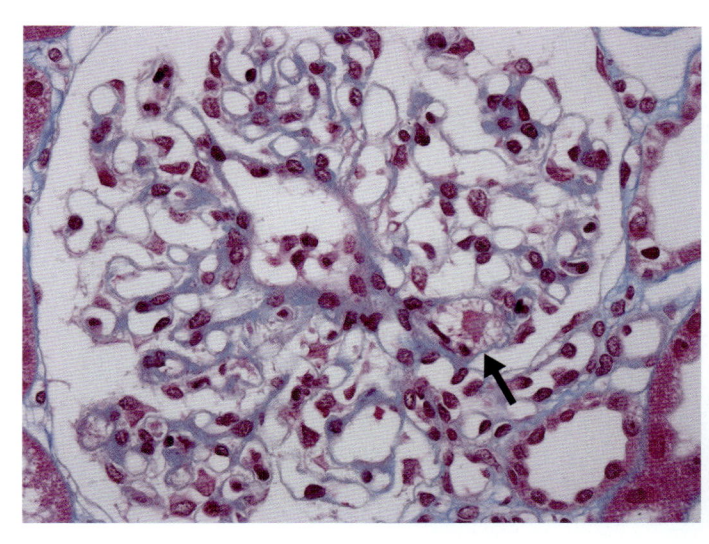

図2 Elastica-MT 染色
糸球体係蹄内に，フィブリン網を伴って小さな血栓形成を認める（矢印）．

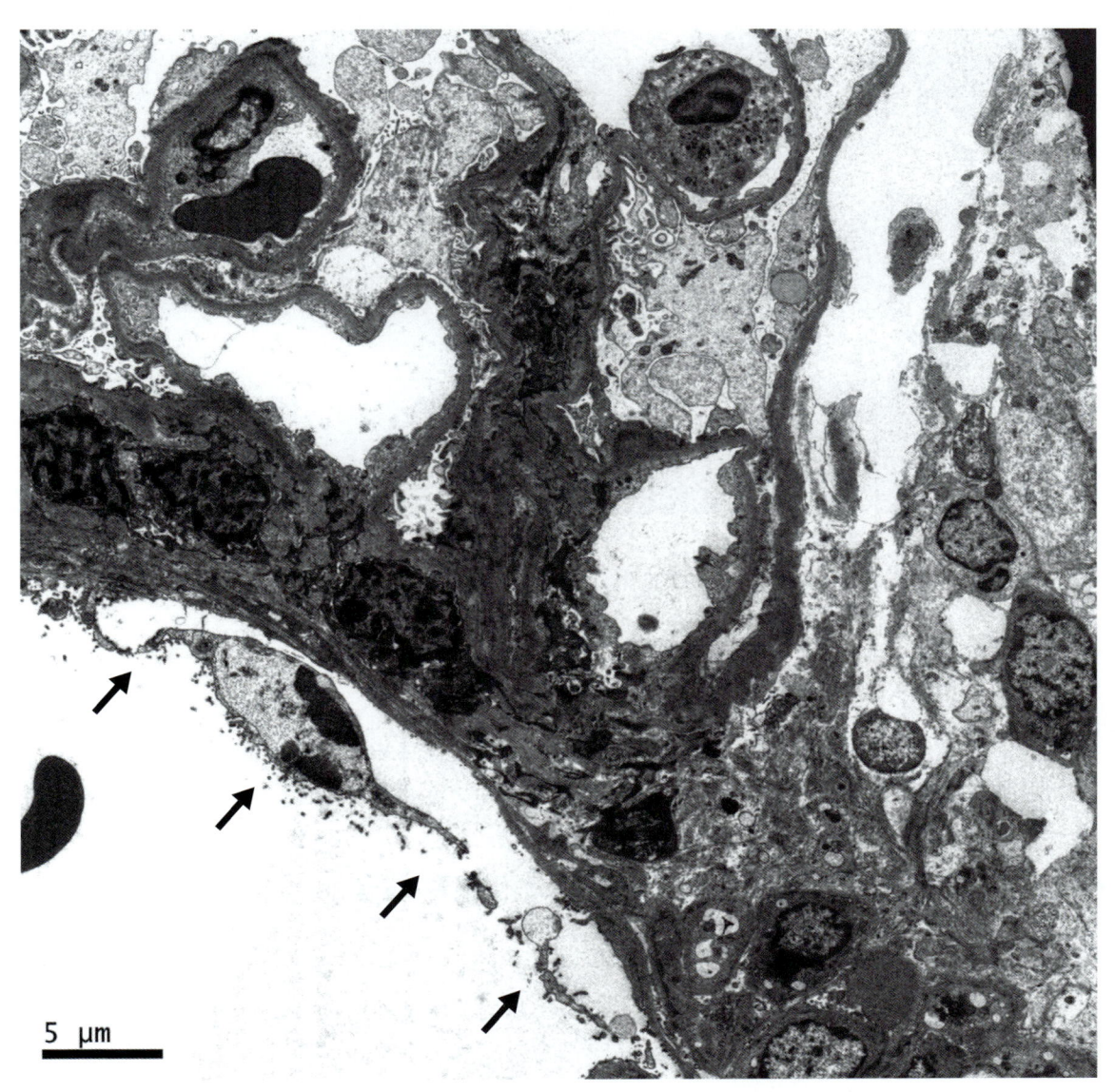

図3 1時間生検 電顕像
血管極部を示している．内皮細胞が広範に剥離しているのがみられる（矢印）．

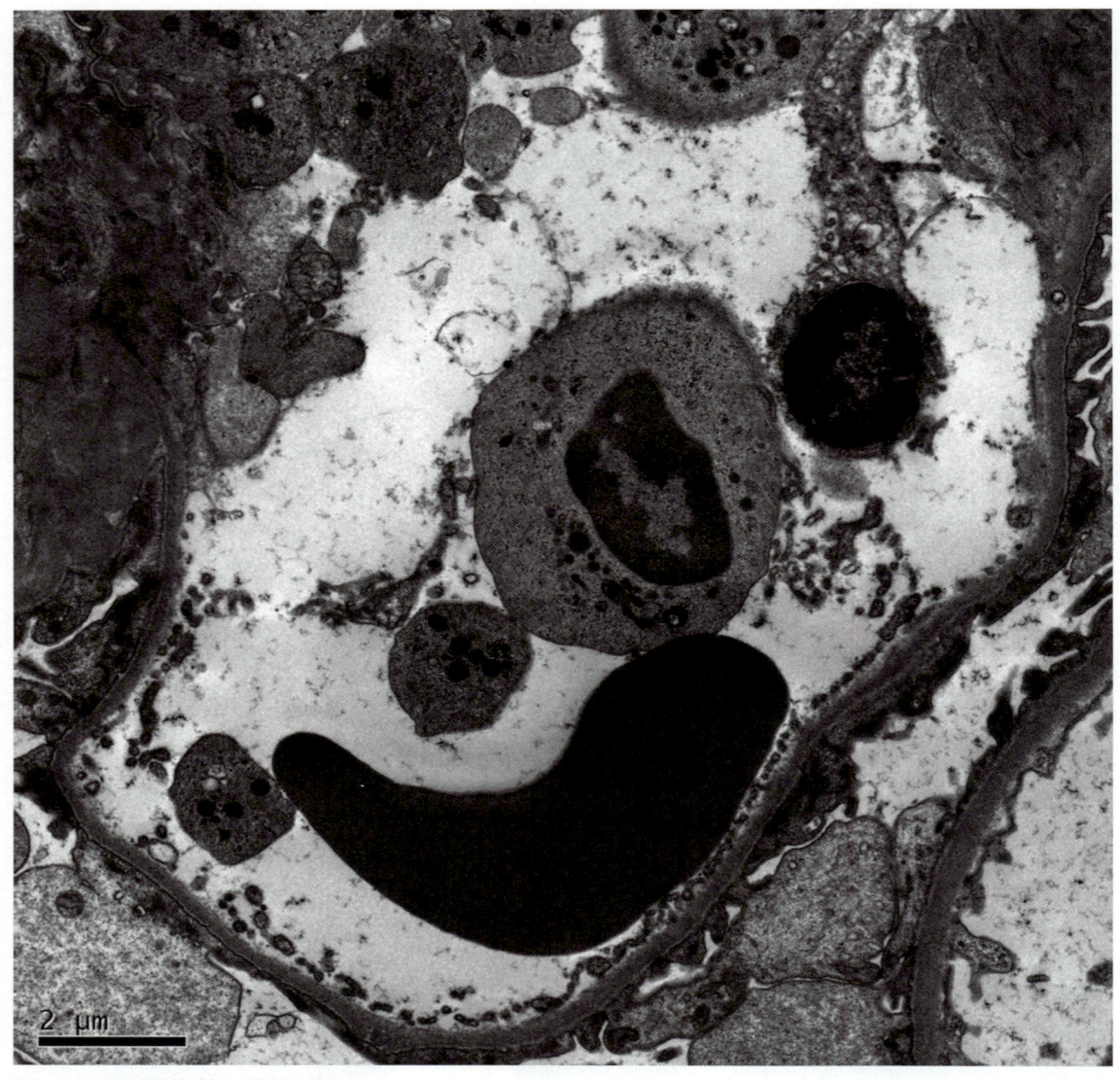

図4　1時間生検　電顕像
内皮細胞が剥離した部位に，赤血球，単球，血小板が認められる．

　　　　POD 1　　抗A抗体　　IgM x1　　IgG x16
　　血腫除去にて尿量はやや増加したものの血清クレアチニン値は低下せず，急性抗体型拒絶反応を疑って術後4日目から抗拒絶治療（ステロイドパルス，血漿交換，IVIG）を開始した．5日目には解放性移植腎生検を施行した．

✦ ベースライン生検像：血流再開1時間後の組織像の検討

　　1時間生検組織では，光顕上変化は乏しいものであった．間質に単核球浸潤なく傍尿細管毛細血管（PTC）腔内に好中球集積は認めなかった．尿細管上皮細胞もよく維持されていた．しかし詳細に糸球体を検索すると，数個の糸球体で血管極に近い係蹄内に好中球が集積し（図1），1カ所には淡い血栓形成も疑われた（図2）．
　　後に施行した電顕では，部分的な変化ではあるが，内皮細胞が剥離し血球や血小板が基底膜に接着している内皮細胞の高度な障害像が観察された（図3，4）．

✦ 移植後5日目生検像（図5〜10）

　　血小板減少を伴っており，局所麻酔下に開放性移植腎生検を施行した．肉眼的には移植

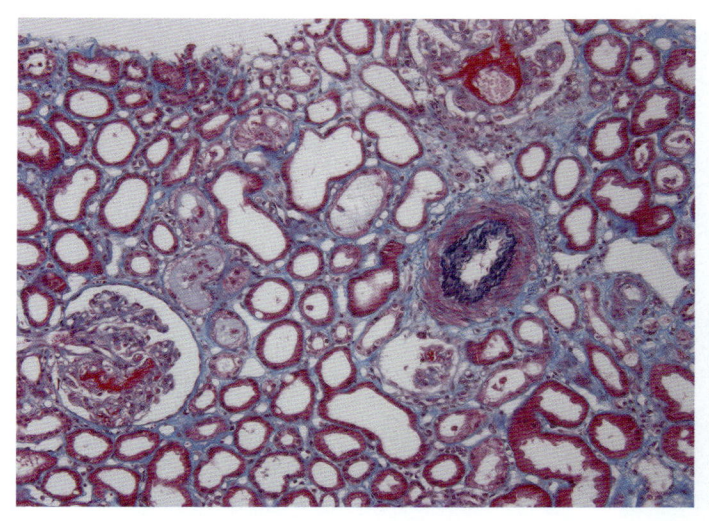

図5　5日目生検　Elastica-MT染色　×100
間質には単核球浸潤なく，尿細管には近位上皮の平低化と内腔の拡張が目立つも尿細管炎は認めない．糸球体では血管極中心にフィブリン血栓形成を認める．この小動脈には elastosis が目立つが，動脈内膜炎や血栓形成は認めない．

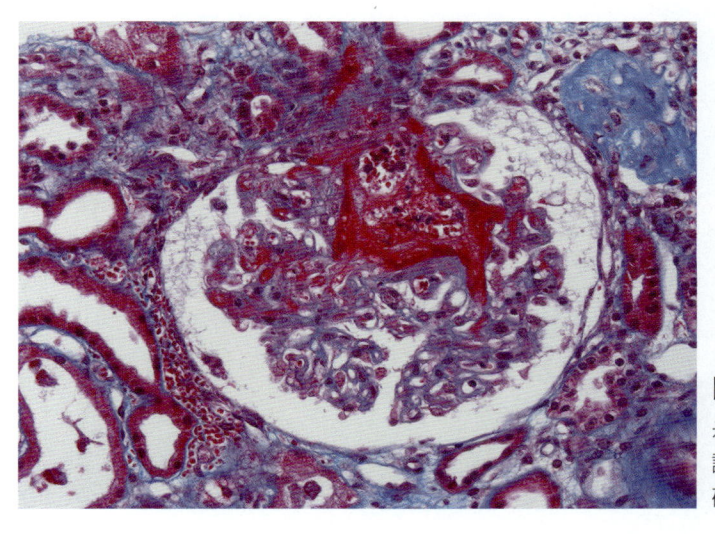

図6　5日目生検　Elastica-MT染色　×200
糸球体血管極から末梢へ延びるフィブリン血栓形成を認める．管腔内には好中球の集積が目立つ．細動脈の破綻からか糸球体周囲にわずかだが出血を伴っている．

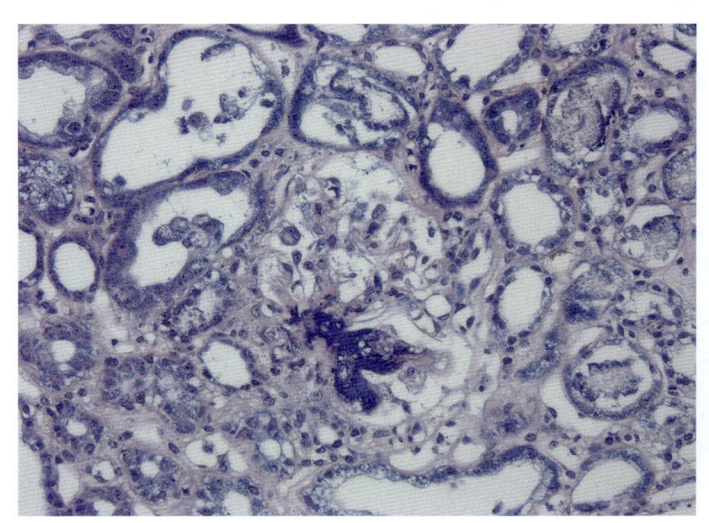

図7　5日目生検　PTAH染色　×200
尿細管上皮細胞の変性像（PTAH陽性物質の再吸収像，剥離，平低化）が目立つ．PTCは拡張なくPTC炎は呈していない．PTAH染色で糸球体血管極から末梢へのフィブリン血栓形成を認める．

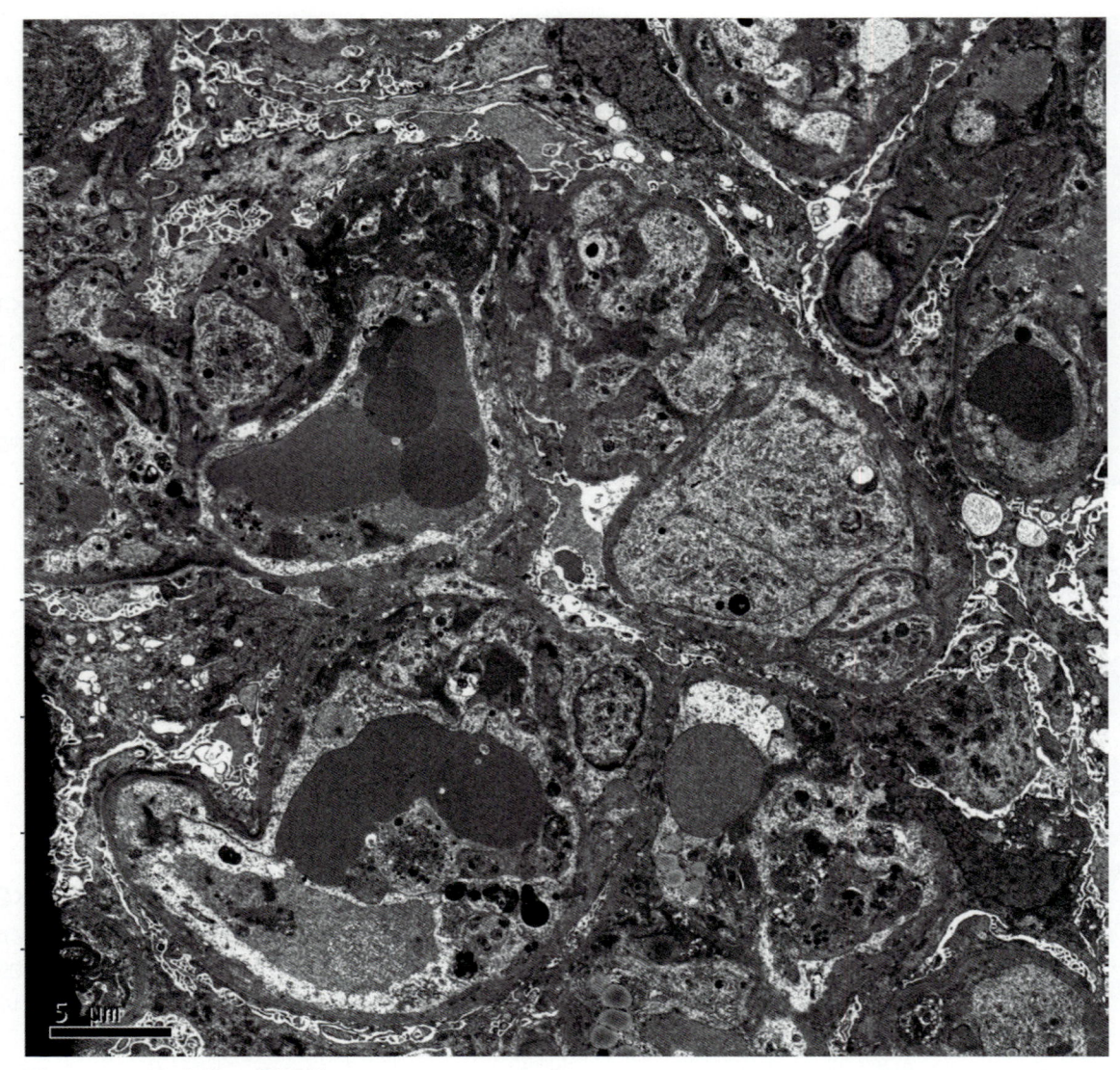

図8　5日目生検　電顕像
糸球体内皮細胞の腫大が目立ち，血管腔内への赤血球，遊走細胞および血小板集積が著明である．

腎に血栓形成や出血は認めなかった．針生検で検体採取し十分に止血を確認した．

光顕像では，間質に出血は目立たず単核球浸潤や尿細管炎はみられなかった．びまん性に尿細管上皮障害がひろがり赤血球円柱が散見された．糸球体では，係蹄は内皮細胞の腫大と好中球主体の炎症細胞集積により狭小化し，血管極を中心とした血栓形成を認めた．PTCには好中球集積や血栓形成はみられなかった．小動脈では内膜細胞腫大を認めたが全層性血管炎を呈するものはなかった．

糸球体主体にTMAを呈した急性抗体関連型拒絶反応；Banff分類では，AMR-typeⅡ（i0 t0 g3 v0 ptc0）と診断した．

+ **臨床経過**

経過表を図11に示す．

移植腎生検にて急性抗体関連型拒絶反応によるTMAと診断し，ステロイドパルス，IVIG，全血漿交換を継続した．血小板数の回復とともに尿量増加し，血清クレアチニン値は緩徐に低下した．抗血小板剤を追加して，その後の移植腎機能は安定経過している．

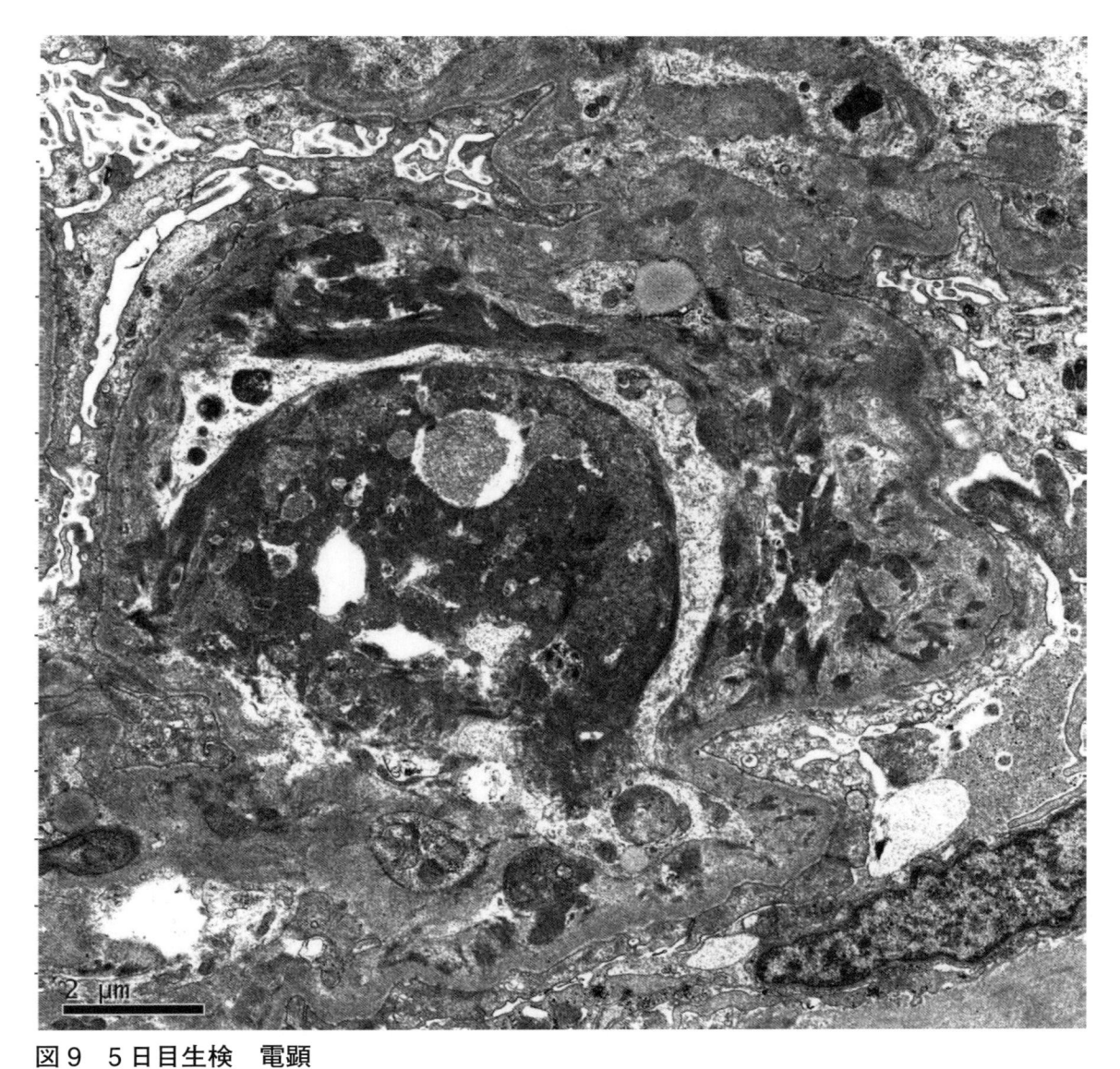

図9　5日目生検　電顕
糸球体毛細血管腔内で血小板とフィブリンが凝集し，血栓形成に至っている．

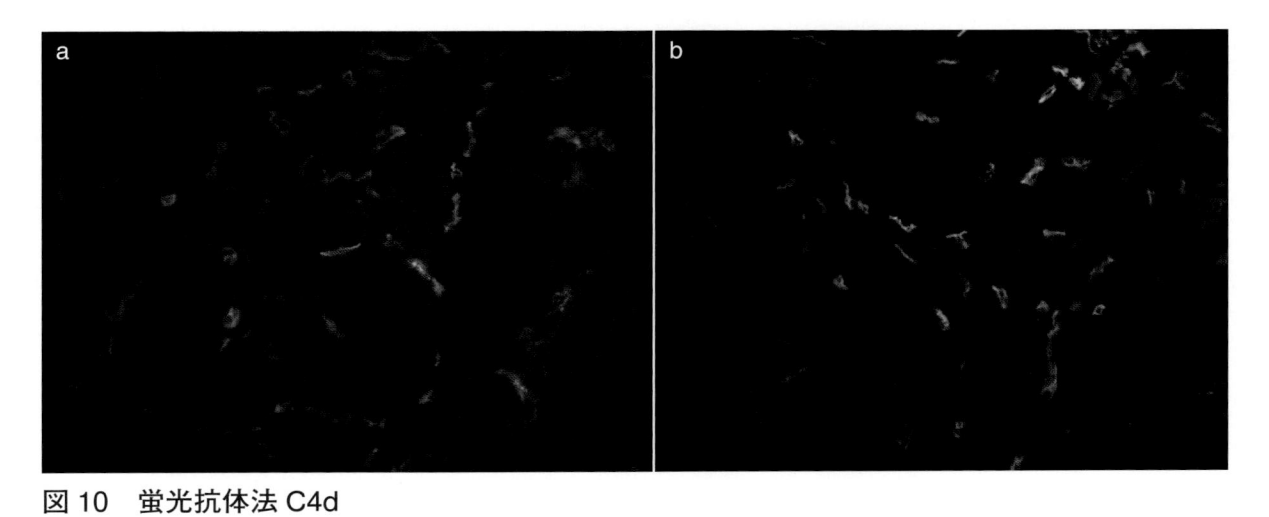

図10　蛍光抗体法 C4d
1時間生検組織（a）においても軽微だが C4d は PTC にびまん性に線状陽性所見を呈し，5日目（b）には強く陽性所見を認めた．

図11　臨床経過

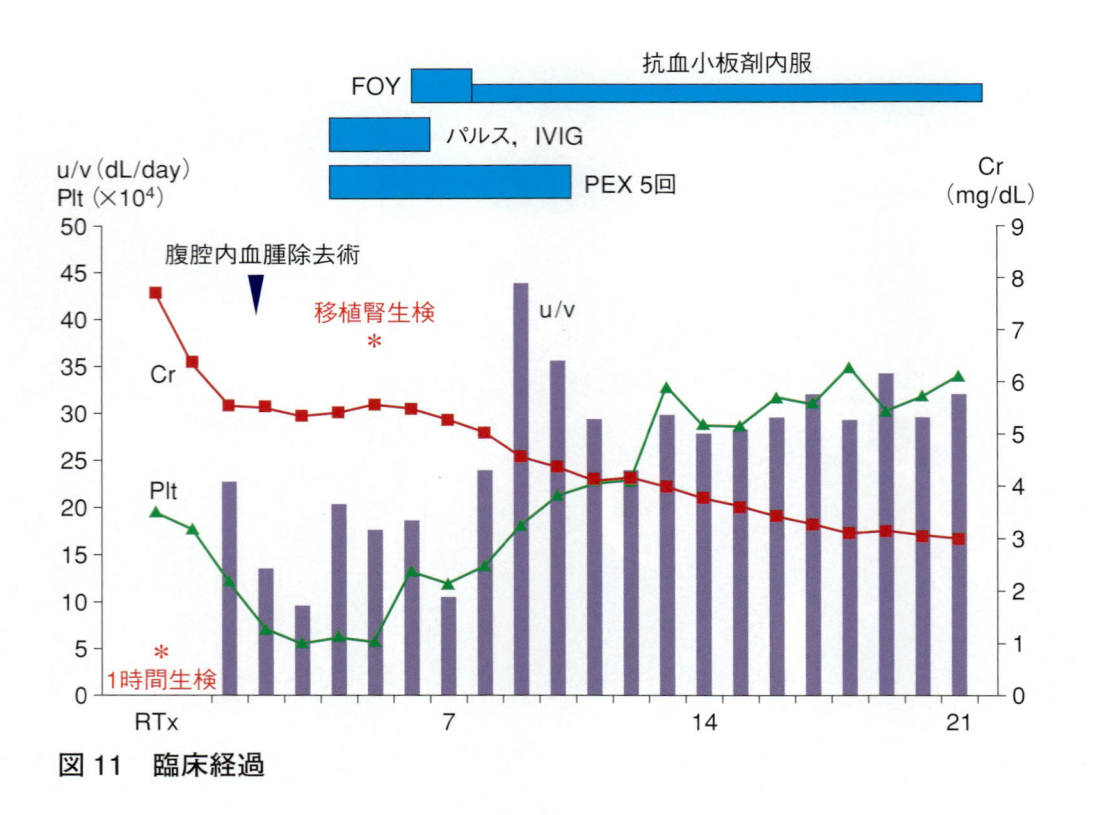

+ **本症例の臨床病理学的問題点**

　　Banff 分類において急性抗体関連型拒絶反応は，糸球体および PTC への好中球を主体とした遊走細胞浸潤を特徴とする．典型的には糸球体係蹄内に単核球・好中球が集積し内皮細胞腫大や血栓形成，mesangiolysis も伴う移植糸球体炎を呈する．抗ドナー抗体を介した内皮細胞障害による病変と考えられる．

　　本症例は，ABO 血液型不適合腎移植の前処置で血液型抗体価が下がりきらずに移植術となり，少量の既存抗体により移植後早期に促進型拒絶反応というべき抗体関連型急性拒絶反応を起こしたものである．臨床的には典型的な TMA を呈しており，内皮細胞障害が発生した 1 時間後の腎組織像と，TMA が完成した 5 日目の腎組織像を観察することができた．Native な腎臓において経験する TMA では極期に腎生検を行うことはなくその組織像を検討できる機会はまれであることを考えれば，TMA の病態をダイナミックに観察できた本症例はきわめて希少な症例である．既存抗体による糸球体内皮細胞障害は，わずか 1 時間で内皮細胞の剝離，好中球および血小板の接着，血栓形成まで至っていた．

　　この症例を経験し，臨床家としては ABO 血液型不適合腎移植においては手術前日までの抗体価が予定まで低下していても手術当日朝の血液型抗体価を必ず確認してから手術に臨むこととした．もし当日の抗体価が前日よりも上昇していれば，術前に血漿交換を行っている．

本症例からのメッセージ：

①急性抗体関連型拒絶反応の本態は抗ドナー抗体による内皮細胞障害であり，TMA を呈する．

②急性抗体関連型拒絶反応の組織像は，糸球体血栓を主とする典型的な TMA 像である．

③既存抗体が存在する移植においては，血流再開 1 時間ですでに内皮細胞障害は起こってくる．

（第44回重松腎病理カンファレンスより）

【文献】
1) Takahashi K, Saito K, Takahara S, et al, Japanese ABO-Incompatible Kidney Transplantation Committee：Excellent long-term outcome of ABO-incompatible living donor kidney transplantation in Japan. Am J Transplant 4（7）：1089, 2004
2) Tanabe K：Japanese experience of ABO-incompatible living kidney transplantation. Transplantation 84（12 Suppl）：S4, 2007
3) Mauiyyedi S, Crespo M, Collins AB, et al：Acute humoral rejection in kidney transplantation：Ⅱ. Morphology, immunopathology, and pathologic classification. J Am Soc Nephrol 13（3）：779, 2002
4) Racusen LC, Haas M：Antibody-mediated rejection in renal allografts：lessons from pathology. Clin J Am Soc Nephrol 1（3）：415-420, 2006. Epub 2006 Mar 8

31

ALLに対する同種骨髄移植後の腎障害

骨髄移植後腎症の病態は？

> **キーワード** 同種骨髄移植，TBI（total body irradiation），放射線腎症，多剤大量化学療法，内皮細胞障害，TMA（thrombotic microangiopathy），カルシニューリン阻害剤腎障害

✚ 症例
　　5歳，男児

✚ 腎生検までの病歴
4歳（200X-1年12月）　右尺骨腫瘍から発見された急性リンパ性白血病．
High risk群として治療を行うが，寛解導入不良のためsuper high risk治療群へ治療を変更する．
5歳（200X年10月）　兄をドナーとして骨髄移植を施行．
　AraC＋CY＋TBI 12 Gy（腎遮蔽なし）
　GVHD予防としてCyA 3 mg/kg/day＋MTX（day 1 15 mg/m^2，day 3, 5, 11 10 mg/m^2）
　急性GVHDあり．
200X＋1年2月　退院．CyA 160 mg/day　漸減．
　帯状疱疹に罹患．Acyclovir 2週間投与．
　2月下旬　貧血，血小板減少，BUNとCrの上昇を認め，CyAによるHUSを疑われる．
　4月下旬　CyAを中止．その後もK，BUN，Crの高値が持続しているため，当院に紹介となる．

✚ 来院時所見
身長112 cm，体重20.5 kg，血圧110/60
呼吸　整
眼球結膜　貧血様
リンパ節（頸部，腋窩，鼠径部）触知せず
聴診所見　呼吸音　整，心音　整，雑音（－）
腹部　平坦，軟，肝脾腫なし，便塊　触知

✚ 来院時考察
表1参照
　来院時前のデータでCrが0.7～0.9 mg/dLを推移しており，腎機能としては50%程度と判断した．腎機能障害の原因として，放射線照射による腎機能障害，CyAによるHUSなどが考えられ，確定診断と，腎予後を推測するために腎生検を行うことにした．

✚ 腎生検組織所見
図1～7

表1 腎生検（200X＋1年5月）時，検査データ

CBC		生化		尿所見	
WBC	5,200	Na	139 mEq/L	潜血	2＋
RBC	251×10⁴	K	5.7 mEq/L	蛋白	±
Hb	7.4 g/dL	Cl	113 mEq/L	糖	−
Ht	21.6%	BUN	45.8 mg/dL	RBC	5-9/1
Plt	12.8×10⁴	Cr	1.03 mg/dL	硝子円柱	1-4/1
血液ガス		UA	6.84 mg/dL	Na	82 mEq/L
pH	7.323	Ca	4.7 mEq/L	K	21.1 mEq/L
pCO₂	37.9 mmHg	P	6.2 mg/dL	Cl	74 mEq/L
HCO₃	19.2 mmol/L	β₂MG	5.0 mg/L	Cr	55.9 mg/dL
BE	−6.3	凝固系		β₂MG	17.1 μg/L
		PT	11.5 sec	NAG	12.9 IU/L
		APTT	55.7 sec		
		AT-III	126.7%		
		FDP	3.10 μg/mL		

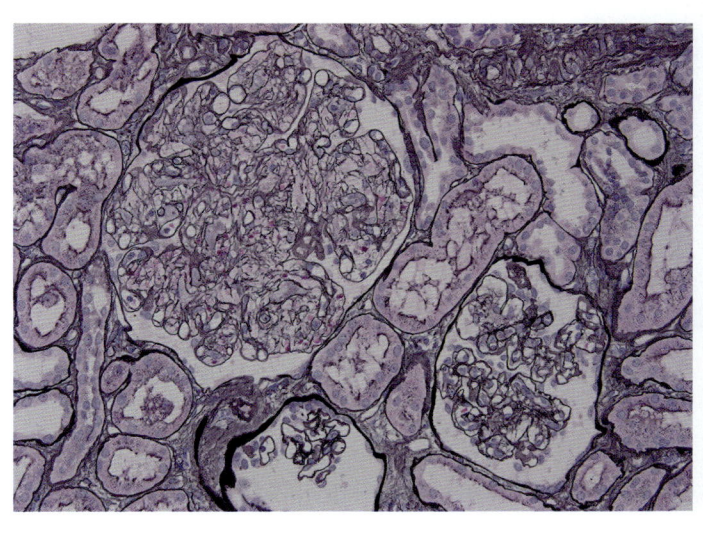

図1 PAM染色

糸球体は腫大し，係蹄からメサンギウムの基本構造は壊れて血管腔は判然としない．基底膜は不規則に多層化して細胞が入り込んでいる．メサンギウム基質の増加はなく硬化性病変や滲み込み病変はみられない．間質および尿細管には変化はない．

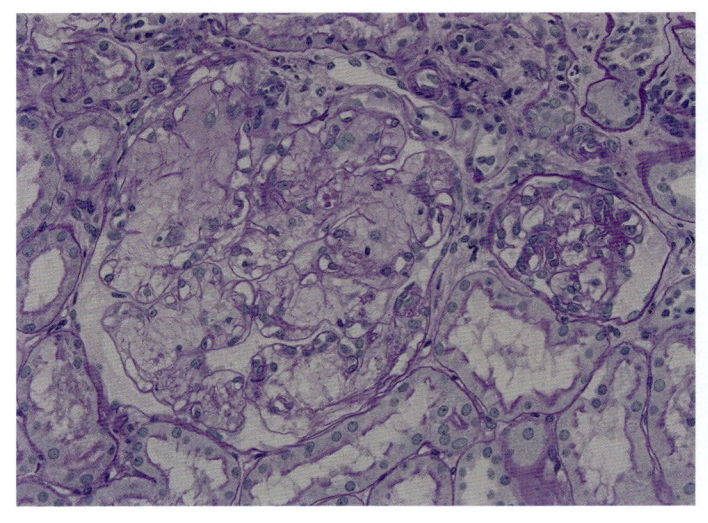

図2 PAS染色

糸球体係蹄は分葉化し，高度な内皮下腔の拡大とmesangiolysisにより血管腔は狭小化し基本構造を消失している．糸球体内への細胞増多は認めない．

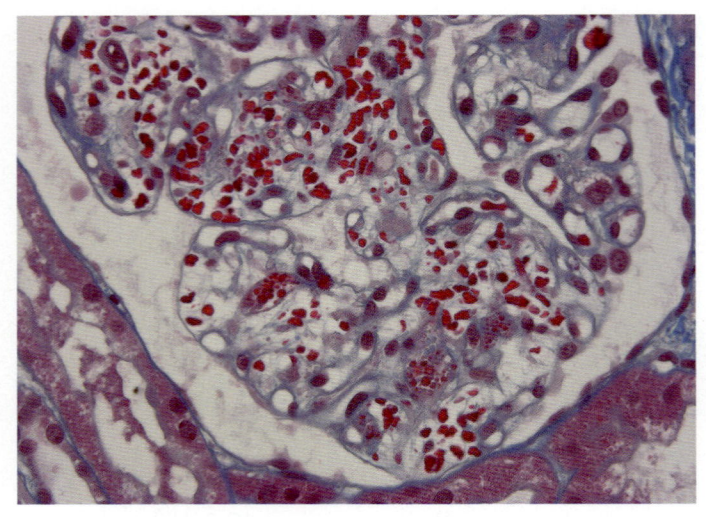

図3　Masson-Trichrome 染色
糸球体内に多数の破砕した赤血球を認める．これらの赤血球のほとんどが存在しているのは，高度に拡大した内皮下腔である．構造を保っている本来の係蹄腔内には赤血球は目立たない．

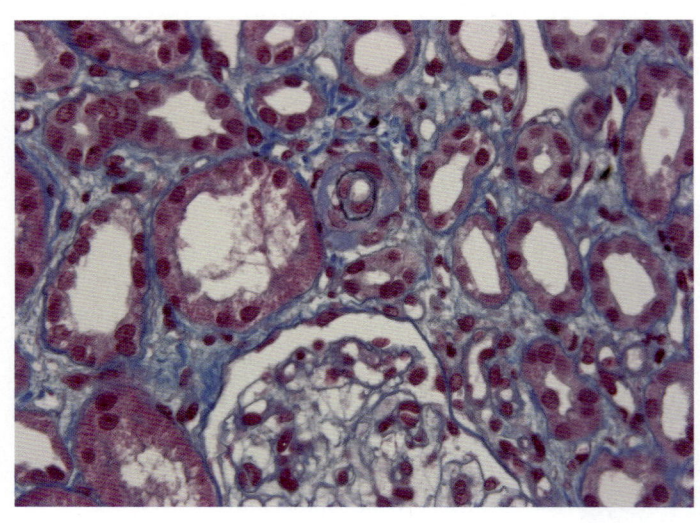

図4　Elastica & Masson-Trichrome 染色
細動脈中膜細胞部に，変性壊死および hyalinosis を数珠状に呈している．カルシニューリン阻害薬による慢性血管障害と同様な細動脈病変を認める．

✚ 腎生検後の経過

　　腎生検後 140～150/80～90 mmHg と高血圧が持続し，200X＋1年6月には腎機能障害による溢水，うっ血性心不全の診断のもと入院となった．利尿剤と水分制限等で水分管理ができたが，近い将来透析が必要と考えられ SMAP 法でテンコフカテーテル埋め込み手術を行い，7月より腹膜透析を開始した．

　　腹膜透析により，血圧管理でき尿量は維持され，全身状態は安定した．慢性 GVHD を起こすことなく，ALL の再発なく順調に経過していた．

　　200X＋4年9月には，24時間 Ccr が 43.6 mL/min/1.73 m² まで回復したため，テンコフカテーテルを抜去し腹膜透析を中断できた．

　　その後 ARB を投与しながら経過を診ているが，比較的腎機能は安定している．

15歳（200X＋10年12月腹膜透析中断後6年）現在の検査所見：
表2参照
　　身長 150.2 cm，体重 40.7 kg，BP 108/58

✚ 臨床側からの問題提起

　　本症例は同種骨髄移植後4カ月目頃から，貧血および血小板減少，腎機能低下を示してきており，同種骨髄移植後の HUS/TTP が疑われた．カルシニューリン阻害薬による

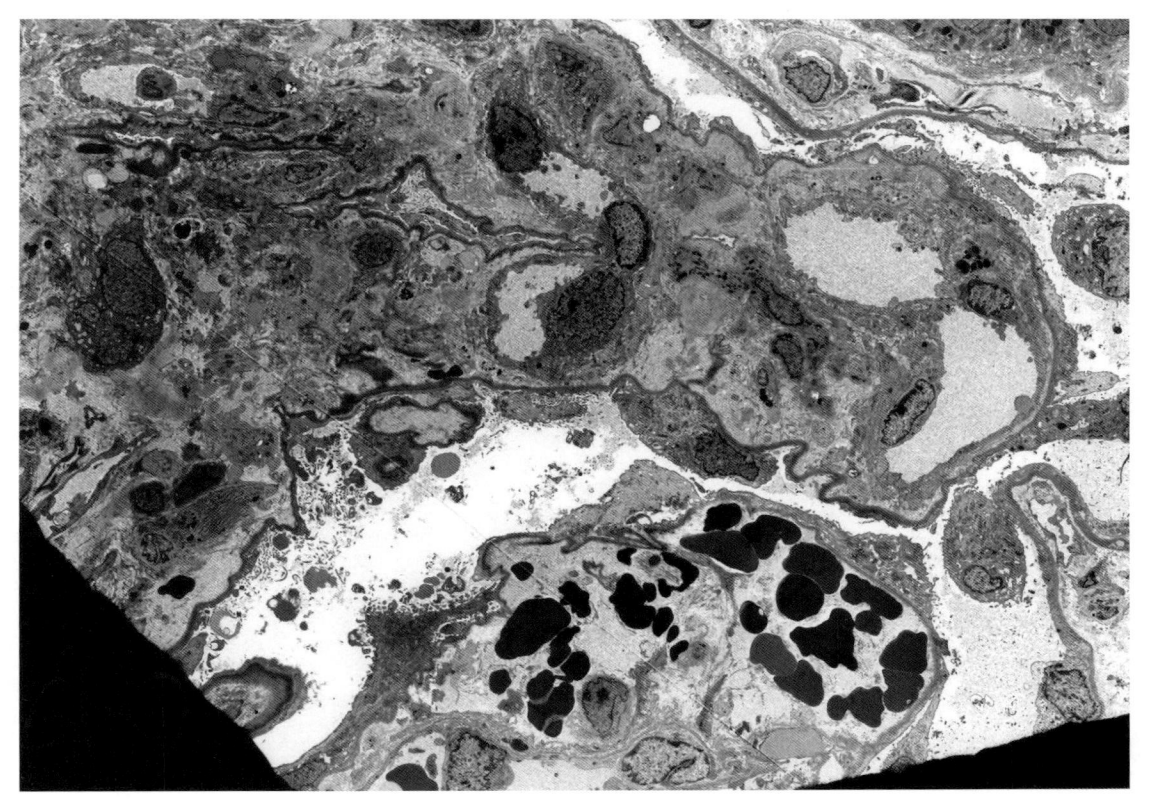

図 5　電顕
内皮下からメサンギウム領域まで浮腫状に拡大している．血管腔内には遊走細胞はみられない．下方にみられる変形し破砕された多数の赤血球は高度に拡大した内皮下腔内に存在している．

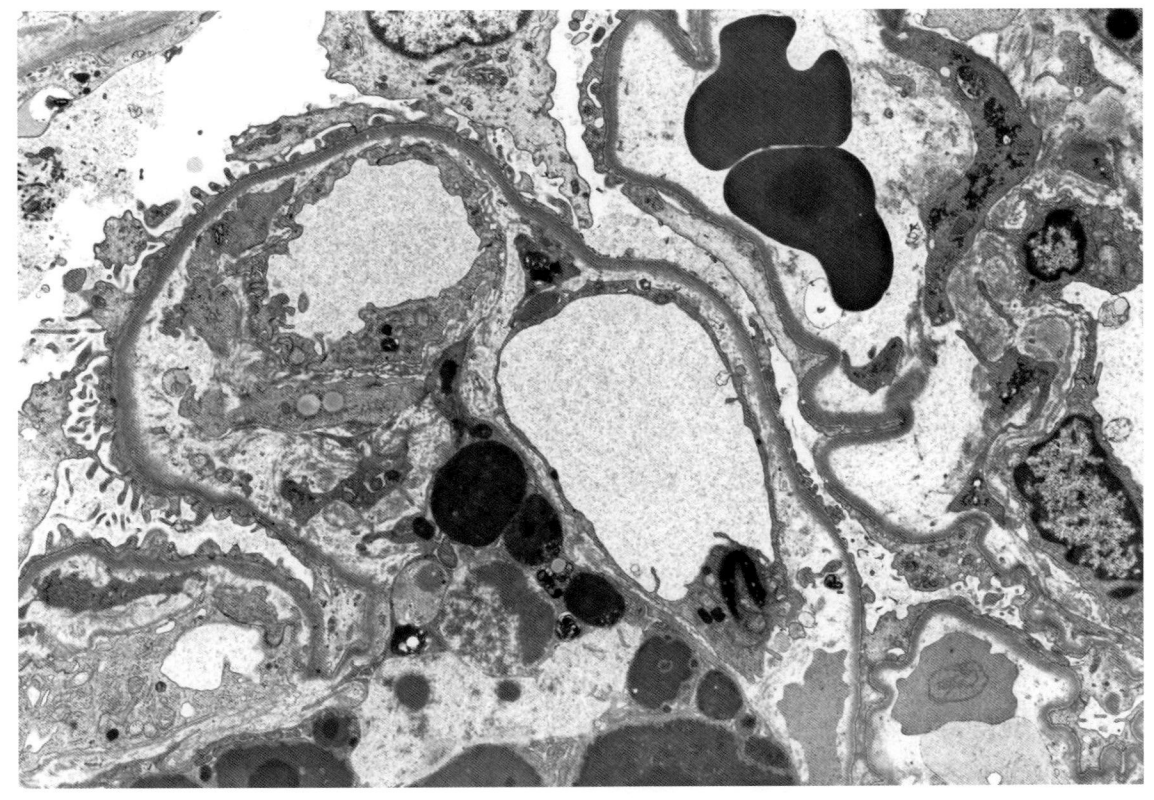

図 6　電顕
内皮下腔が拡大しメサンギウム融解を呈している．ひとつながりになった領域に，血漿成分，赤血球，遊走細胞が入り込んで浮腫状にひろがっている．

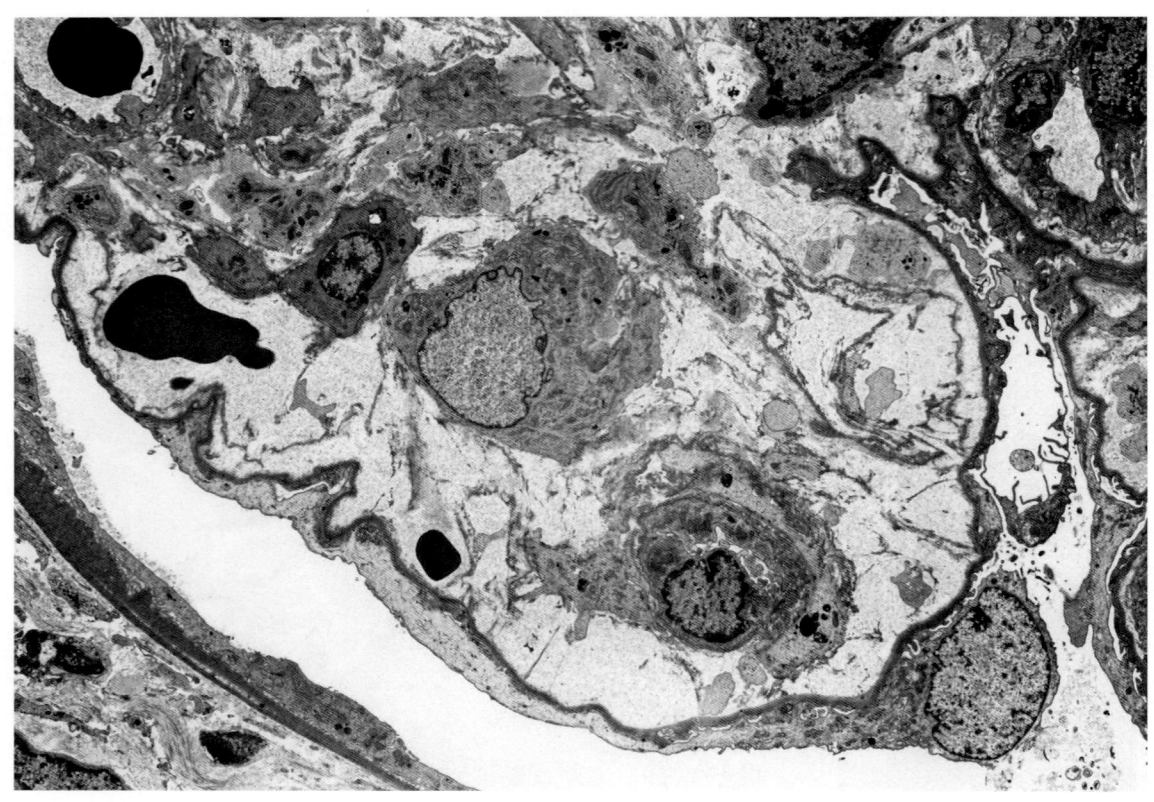

図7 電顕 強拡大
浮腫状に拡張し一塊となった segment を示す．腫大・変性した内皮細胞が浮かんでいるが，真の血管腔を判別するのは困難である．GBM は薄く引き延ばされ，ポドサイトの足突起が融合して覆っている．

表2 15歳（200X＋10年12月腹膜透析中断後6年）現在の検査所見

CBC		生化		尿所見	
WBC	6,500	Na	141 mEq/L	潜血	―
RBC	441×10⁴	K	5.4 mEq/L	蛋白	―
Hb	12.8 g/dL	Cl	109 mEq/L	糖	―
Ht	36.8%	BUN	30.3 mg/dL	RBC	<1/1
Plt	24.6×10⁴	Cr	1.10 mg/dL		
血液ガス		UA	5.93 mg/dL		
pH	7.256	Ca	9.9 mg/dL		
pCO₂	58.0 mmHg	P	4.9 mg/dL		
HCO₃	24.9 mmol/L	β₂MG	2.9 mg/L		
BE	−2.7	Cyst C	1.63 mg/L		

　HUS/TTP を考えてシクロスポリンを中止したが，腎機能障害は回復しなかったため同種骨髄移植8カ月後に腎生検を施行した．腎生検組織は，血栓形成は認めないが高度な糸球体内皮細胞障害を示唆するものであった．いわゆる放射線腎症といわれてきた高度な腎障害であったが，糸球体だけでなく細動脈病変も伴っており，カルシニューリン阻害薬に伴う腎障害の関与はどの程度考えられるであろうか．また骨髄移植後 AKI ではなく，本症例のように亜急性また慢性期に出現してくる腎障害の病態をどのように理解すればよいのであろうか．

✚ 病理医からの提言

　骨髄移植（幹細胞移植）には，同種骨髄幹細胞移植と自家骨髄幹細胞移植があり，各々の状況によって移植前処置や移植後治療が異なる．骨髄破壊的処置を施して全身放射線照射を行い，移植後にはGVHD予防免疫抑制療法を行う同種骨髄移植において，最も高頻度に骨髄移植後AKIが発症してくる．AKIは骨髄移植前処置の大量化学療法の影響下に，腎への放射線障害，腎毒性薬剤障害，sepsisおよび腫瘍崩壊症候群，GVHDなどの関与が考えられ，複数原因が重なって起こってくる．移植直後のAKIとは異なって骨髄移植数カ月後から緩徐に進行する腎障害を認めることが多く，いわゆる骨髄移植後腎症と呼ばれる．放射線被曝量によって骨髄移植後腎症発症率が異なり，慢性経過するTMAを呈する骨髄移植後腎症の主因は放射線腎症（radiation nephritis）と考えられてきた．しかし，骨髄の非破壊的処置のみで放射線照射を行わない幹細胞移植患者においても慢性腎障害を呈してくることが報告され，放射線治療だけでなく多因子が関与している可能性が示唆されている．臨床的にはHUS/TTPを呈する症例や，CKDとして進行する症例がみられるが，ADAMTS-13活性の低下は認めず血漿交換療法の効果は認められない．骨髄移植後腎症として発症するTMAは，薬剤や放射線の直接的な内皮細胞障害によって起こるものと考えられる．

　骨髄移植後腎症の腎生検組織を検討すると，生検時期の違いにより程度は異なるが内皮細胞障害が巣状および分節性に認められる．本症例は骨髄移植後8カ月での腎生検でカルシニューリン阻害薬は中止された後ではあったが，巣状にきわめて高度な糸球体内皮細胞障害を認め，細動脈にはいわゆるCAA（calcineurin-inhibitor associated arteriolopathy）病変が存在していた．糸球体においてこれほど高度な内皮下拡大とmesangiolysisを起こすTMA病変は骨髄移植後腎症に特有なものである．原疾患に対する大量化学療法，放射線照射，および骨髄移植後のカルシニューリン阻害薬の使用に伴い，内皮細胞障害を起こしてくると考えられる．細動脈病変はCAAに酷似し中膜細胞部に置換する硝子化をみるが，カルシニューリン阻害薬慢性毒性のみの影響とすることは困難である．

（第32回重松腎病理カンファレンスより）

【文献】

1) Hingorani S：Chronic kidney disease in long-term survivors of hematopoietic cell transplantation：epidemiology, pathogenesis, and treatment. J Am Soc Nephrol 17（7）：1995, 2006
2) Mirabell R, Bieri S, Mermillod B, et al：Renal toxicity after allogeneic bone marrow transplantation：the combined effects of total body irradiation and graft-versus-host disease. J Clin Oncol 14：579-585, 1996
3) Cohen EP：Radiation nephropathy after bone marrow transplantation. Kidney Int 58：903-918, 2000
4) Cohen EP, Lawton CA, Moulder JE：Bone marrow transplant nephropathy：radiation nephritis revisited. Nephron 70（2）：217, 1995
5) Ellis MJ, Parikh CR, Inrig JK, et al：Chronic kidney disease after hematopoietic cell transplantation：a systematic review. Am J Transplant 8（11）：2378, 2008
6) Jodele S, Licht C, Goebel J, et al：Abnormalities in the alternative pathway of complement in children with hematopoietic stem cell transplant-associated thrombotic microangiopathy. Blood 122（12）：2003-2007, 2013. Epub 2013 Jun 27
7) Fuge R, Bird JM, Fraser A, et al：The clinical features, risk factors and outcome of thrombotic thrombocytopenic purpura occurring after bone marrow transplantation. Br J Haematol 113（1）：58, 2001

32

Myeloma cast nephropathy と light chain の沈着を併発した骨髄腫症例

多発性骨髄腫の腎病変は多彩だが，どんな合併は稀なのか？

キーワード myeloma cast nephropathy, light chain deposition

+ **症例**

36歳，男性

+ **主訴**

食欲不振，膝関節痛

+ **既往歴**

21歳から統合失調症で内服加療

+ **現病歴**

1カ月半くらい前から右膝関節痛が出現し，ロキソプロフェンナトリウムを毎日内服するようになり，食欲もなくなっていた．精神科の定期採血で貧血の進行（Hb 6.0 g/dL）と腎機能悪化（Cr 4.6 mg/dL）を認め当院を紹介された．

+ **初診時現症**

身長161 cm，体重53.8 kg，体温37.3℃，血圧121/53 mmHg，脈拍122回/分
意識清明，眼瞼結膜に貧血を認める．表在リンパ節は触知せず．胸部所見異常なし．腹部所見異常なし．四肢に浮腫を認めず．

+ **入院時検査所見**

表参照

心電図：洞性頻脈

心エコー：EF 65％，拡張能正常，左室肥大（－）

+ **入院中臨床経過**

図1参照

血中と尿中にκM蛋白を認めたため，骨髄穿刺と全身骨X線撮影を施行．骨髄はやや大型な形質細胞を23.8％に認め，多発性骨髄腫の骨髄像であり，全身骨では右橈骨，大腿骨，脛骨，腰椎にpunched out lesionを認めた．入院第6病日腎生検を施行した．

+ **腎生検所見**

光顕所見（図2～6）：

切片は4本で皮髄比は1：1．糸球体は21個得られ，硬化糸球体はなし．糸球体は良く保たれた基本構造を有し，増殖性病変，アミロイドの沈着などはなく，正常（minor glomerular abnormality）であった．間質は浮腫状に拡大し，focalに細胞浸潤が強い部位を認める．濃淡および切れ込みのある骨折様に切断された円柱がつまった尿細管を認める．

表

尿検査		CBC		生化学			
pH	5.5	WBC	8,100/μL	総蛋白	7.9 g/dL	Ca	13.8 mg/dL
蛋白（2+）	2.27 g/日	Eosino	3%	Alb	4.7 g/dL	P	4.3 mg/dL
尿潜血（−）		Stab	2%	T. Bil	0.3 mg/dL	重炭酸塩	19.0 mEq/L
尿蛋白分画		Seg	68%	AST	20 IU/L	BUN	49.8 mg/dL
alb	13.9%	Lym	20%	ALT	16 IU/L	Cr.	5.04 mg/dL
α₁gl	22.2%	Mo	7%	LDH	178 IU/L	UA	7.3 mg/dL
α₂gl	0%	plasma	6%	ALP	352 IU/L	CRP	0.3 mg/dL
βgl	15.3%	RBC	195×10⁴/μL	γ-GTP	33 IU/L	IgG	833 mg/dL
γgl	48.6%	Hb	5.9 g/dL	Na	139 mEq/L	IgA	21 mg/dL
尿 β₂M	14,881 μg/L	Ht	18.3%	K	4.4 mEq/L	IgM	16 mg/dL
免疫電気泳動	κM 蛋白	Plt	34.9×10⁴/μL	Cl	105 mEq/L	免疫電気泳動	κM 蛋白

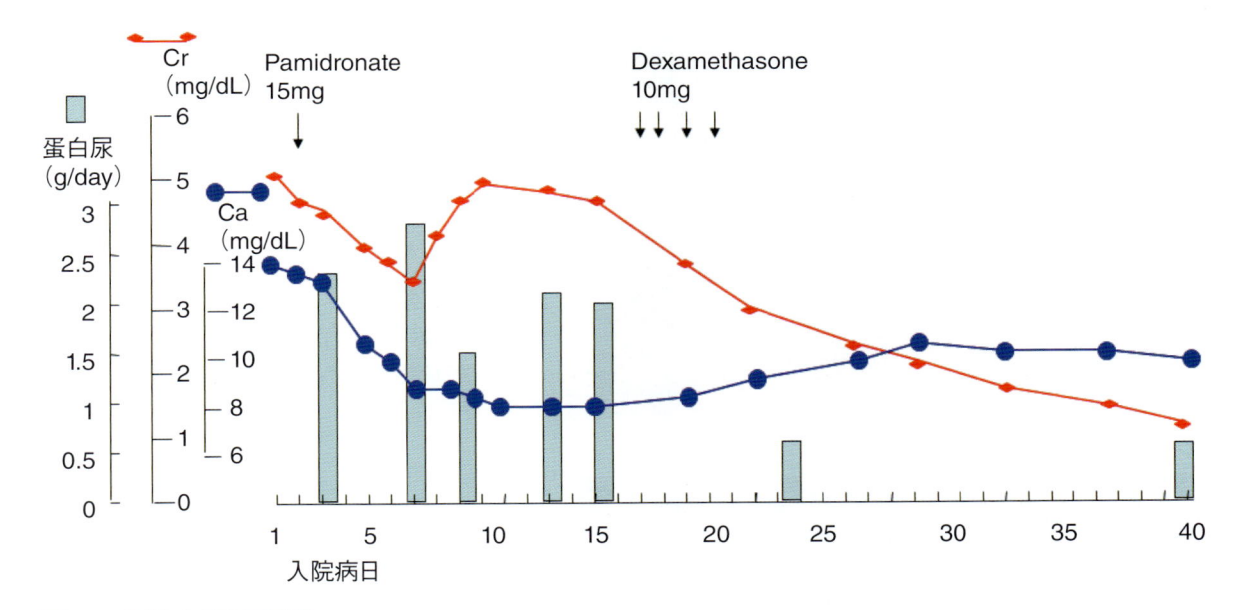

図1 入院中臨床経過

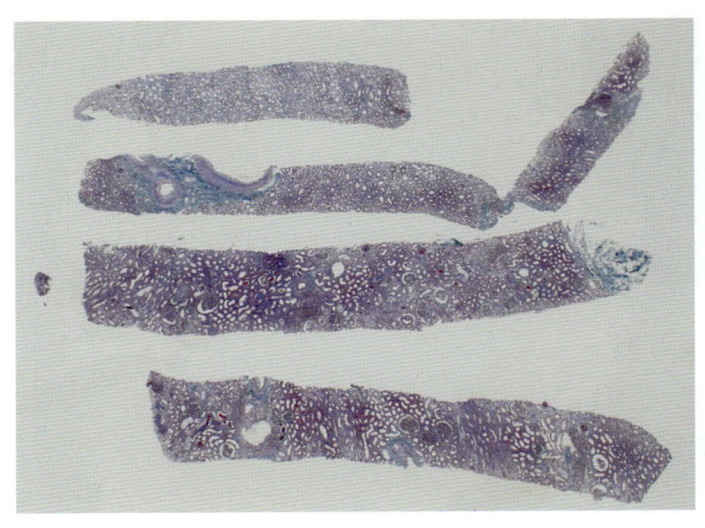

図2 Masson Trichrome 染色
糸球体は 21 個得られ，硬化糸球体はない．尿細管系は全体に萎縮傾向があり，間質は軽度浮腫状に拡大し，限局性に細胞浸潤が強い部位を認める．

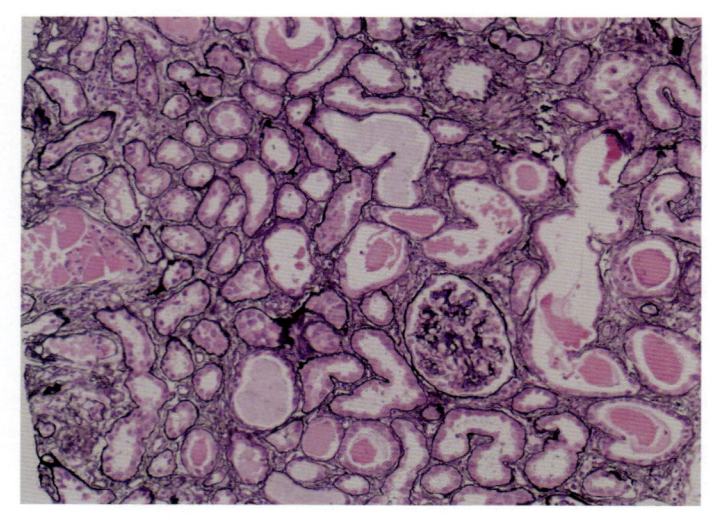

図3 PAM染色
変化が乏しい糸球体と円柱がつまった尿細管が多数存在する．間質の軽度拡大を認める．

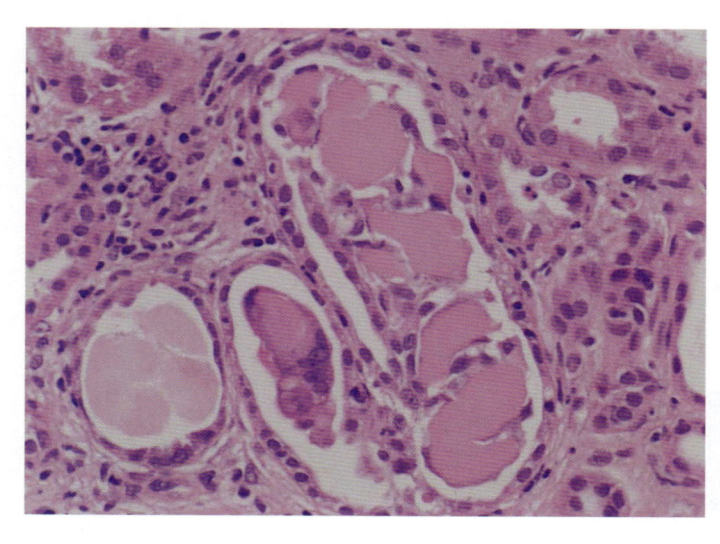

図4 HE染色
切れ込みのあるこわれた円柱がつまった尿細管を認める．円柱の周囲を大小の単核，多核の細胞が取り囲むように存在している．

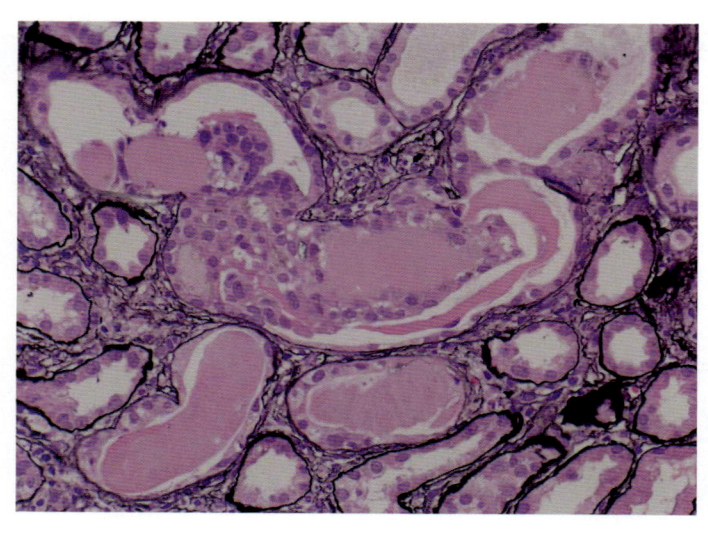

図5 PAM-HE染色
円柱周囲には大小多数の単核細胞が存在し多核巨細胞も認める．

免疫蛍光所見（図7）：
　糸球体基底膜と尿細管壁への κ 鎖沈着あり．

電顕所見（図8～10）：
　糸球体基底膜と尿細管基底膜の内皮下に帯状の沈着物を認める．

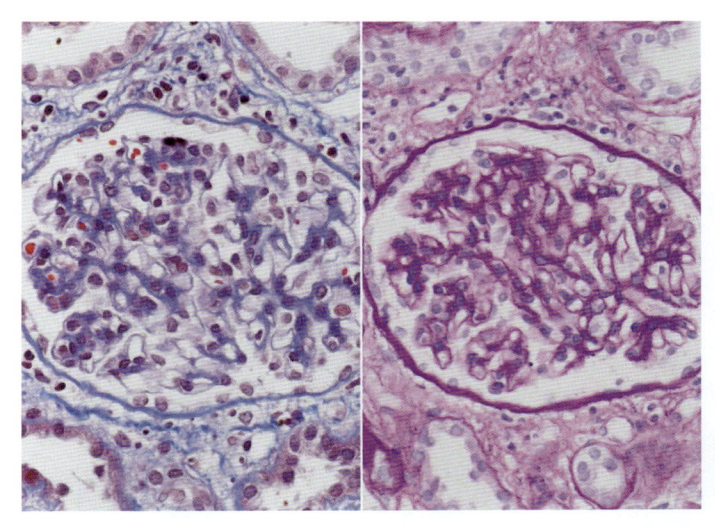

図6　Masson Trichrome 染色/PAS 染色
糸球体は微小変化に留まる．アミロイドの沈着はない．

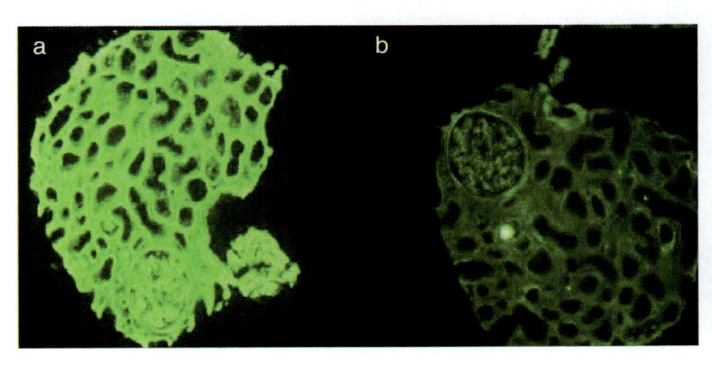

図7　蛍光抗体法（軽鎖染色）
糸球体基底膜と尿細管壁への強いκ鎖（a）沈着が確認される．λ鎖（b）は陰性である．

✚ その後の臨床経過

　高カルシウム血症に対して生理食塩水の補液と pamidronate 15 mg を投与し，dexamethasone 10 mg を3週間ごとに3回施行．クレアチニン 0.98 mg/dL まで低下後 MP 療法（prednisolone 80 mg + melphalan 8 mg 4日間）を24回行った．その間クレアチニン 0.76 mg/dL～0.98 mg/dL で推移．治療開始2年後骨髄の形質細胞78％まで増加．クレアチニン 4.08 mg/dL まで上昇．週1回の bortezomib 1.3 mg/m^2 + dexamethasone 20 mg/body へ変更し，2ヵ月後にはクレアチニン 1.10 mg/dL へ低下した．bortezomib + dexamethasone を1年継続後，胸水増加と呼吸困難で入院．形質細胞50％へ増加しており，lenalidomide 開始が考慮されたが，腎機能障害進行，全身状態悪化のため施行されず．血液透析導入となった．血液透析5回施行後，血圧維持が困難となり，発症4年9ヵ月後永眠された．

✚ この症例の臨床的問題点

　光顕では myeloma cast nephropathy（MCN）の診断であり，蛍光抗体法と電子顕微鏡の結果により light chain deposition disease（LCDD）と診断した．光顕の注意深い観察にもかかわらず LCDD は診断できなかった．LCDD の早期例の診断を可能とする光顕所見はあるのだろうかが疑問に残った．MCN? 全例に糸球体の典型的病変が出現していないとの報告がある．Monoclonal immunoglobulin deposition disease（MIDD）全体では，メサンギウム硬化を認めない頻度が31％であったとの報告[3]がある一方で，LCDD と MCN の併発例では，光顕上糸球体に著変を認めない頻度が高い（63.6％[1]，69％[2]）．LCDD と MCN の併発例について，電子顕微鏡では沈着物を認めず，蛍光抗体法でのみ沈着物が明らかに

267

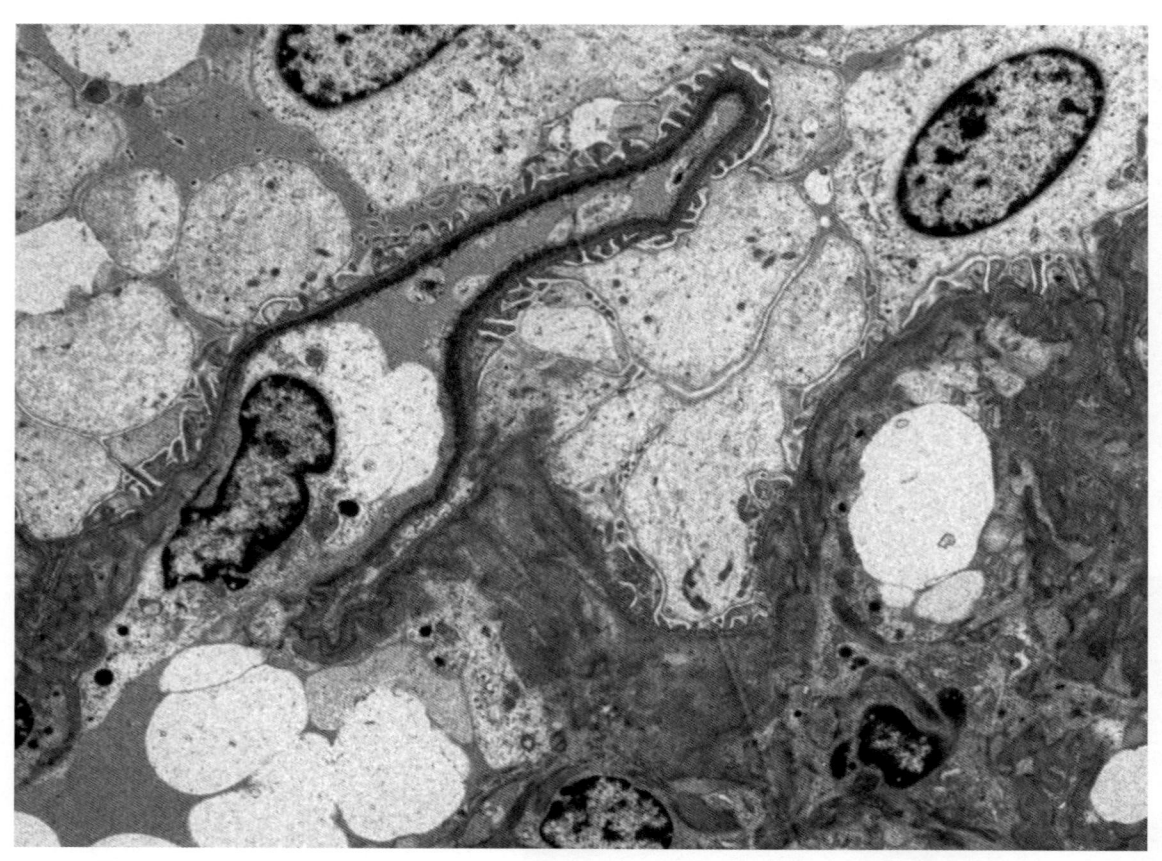

図 8　電顕
糸球体基底膜の内皮下に帯状に連続した砂状のザラザラした高電子密度沈着物を認める．

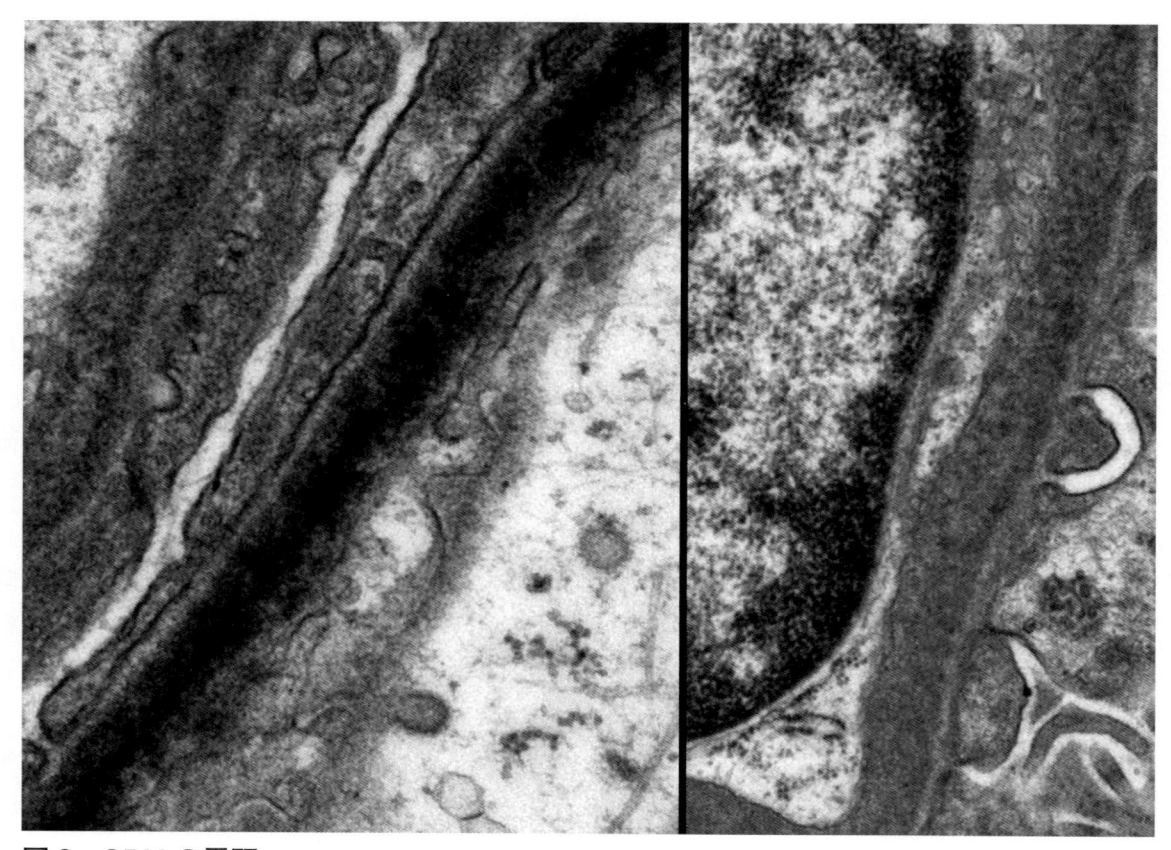

図 9　GBM の電顕
左の部位では連続性に濃淡のある砂状の弱い基底膜への不連続沈着を認める．しかし，右に示す部位では基底膜への沈着は目立たない．

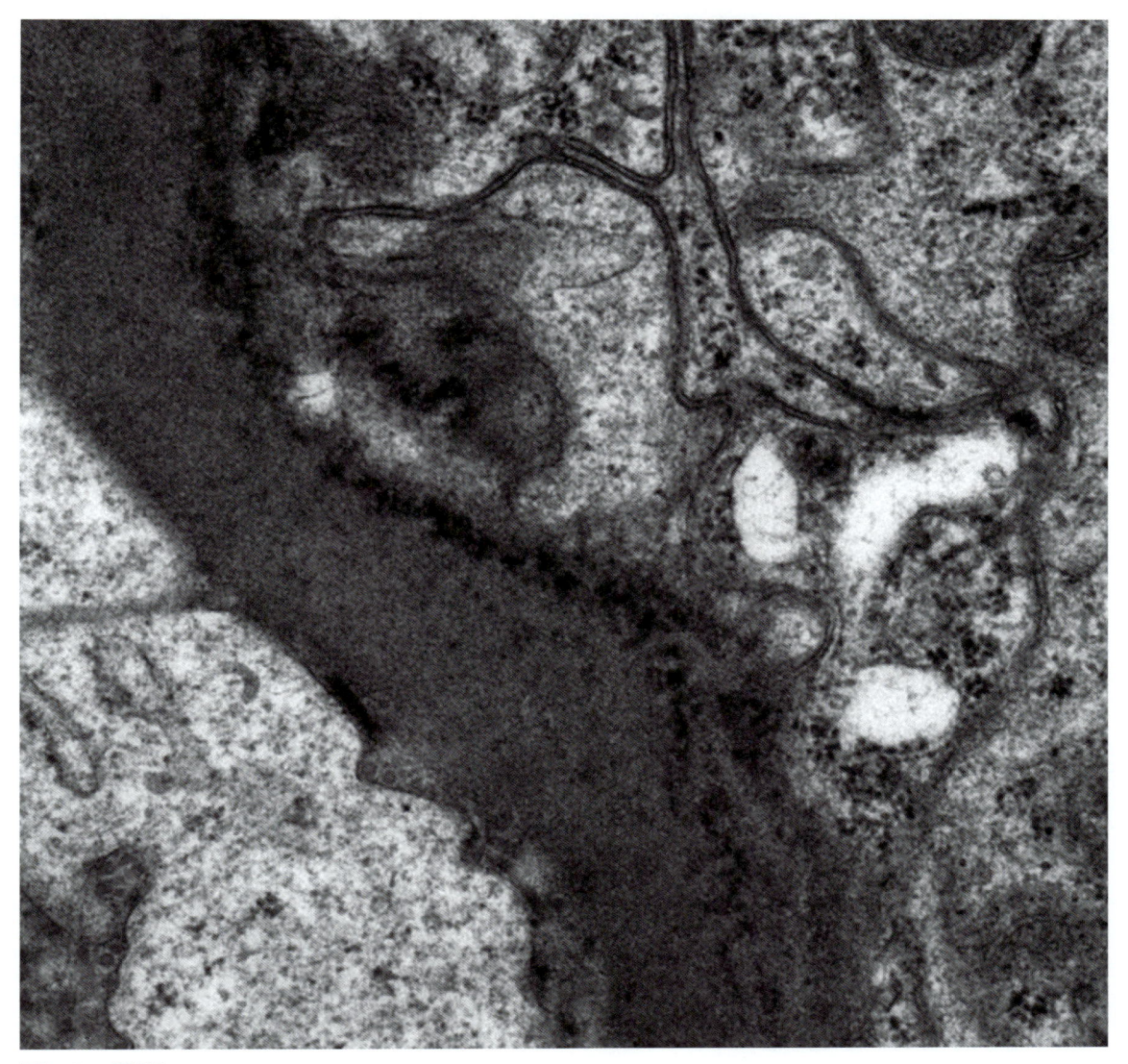

図 10　電顕
尿細管基底膜に高電子密度の砂状細顆粒状沈着物を認める．

なった症例（36.3%[1]，34.8%[2]），蛍光抗体法は陰性で電子顕微鏡で顆粒状沈着物を認める症例がある[3]．光顕で微小変化であることについて，結節性病変の初期病変である，あるいは light chain に結節性病変を形成するポテンシャルが弱い，のいずれも考えられている[4]．尿検査所見による monoclonal gammopathy の腎症病型の鑑別として，Leung ら[5] は尿のアルブミン排泄率が，MCN では他の monoclonal gammopathy の腎症病型に比して有意に低く，MCN のアルブミン排泄率 7（2～26）%，LCDD のアルブミン排泄率 55（7～78）% であったと報告した．本症例のアルブミン排泄率は 13.9% であり，MCN としては高いが，LCDD としては低い結果であった．予後との関連について，LCDD と MCN 合併例は有意に腎予後が悪いことが 2000 年代前半の論文では報告されている[1,3]．bortezomib などの新規治療薬登場後の解析報告が待たれる．

✚ この症例の問題点に関する病理医の見解

病理診断：
　　#1. Myeloma cast nephropathy
　　#2. Light chain deposition disease

多発性骨髄腫に伴い出現する腎病変は多岐にわたる．アミロイドーシス，Myeloma Cast Nephropathy，Light chain deposition disease を含む MIDD（monoclonal immunoglobulin deposition diseasae），クリオグロブリン腎症，immunotactoid glomerulopathy，crystalloid 沈着像を示す Light chain proximal tubulopathy 或は Histiocytosis（Crystal storing histiocytosis），多発性骨髄腫細胞の腎内浸潤などが知られている．

　Myeloma Cast Nephropathy は，多発性骨髄腫症例の急な腎機能障害として重要だが形態所見から早期に的確に診断できると考えてよい．Light chain deposition disease（LCDD）は糸球体の結節状病変，TBM の肥厚などが典型像として良く知られている．病変が十分に出来上がった段階での診断は容易である．しかし，今回の症例では光顕上，糸球体病変は Minor glomerular abnormality であった．電顕所見は LCDD に特徴的な基底膜内側に連続性の砂状高電子密度沈着が確認され，TBM 壁内にも同様に確認された．IF の軽鎖染色で，係蹄壁と TBM に κ 鎖が線状パタンで沈着していたことが確認されているので診断は問題ない．LCDD の早期診断は光顕の所見では難しいことは想像に難くない．従って，M タンパクが存在する例での軽鎖の免疫染色，特に IF での検索は不可欠である．電顕も診断に有効であるが，極めて早期の LCDD では，電顕観察対象内に LCDD の特徴的所見が出ていない可能性も残ることを忘れてはならない．

　報告では，LCDD と MCN を合併した症例は，光顕では，糸球体病変が乏しい．電顕でも LCDD の所見がはっきりせず，IF でのみ κ あるいは λ が染色される症例も多い．したがって，本例のように，光顕だけでは，LCDD を診断できない症例も存在する．骨髄腫など，MIDD が疑われる場合には，ルーチンに凍結蛍光で軽鎖の検索，アミロイド沈着の有無と電顕を施行する必要がある．本例は MCN と LCDD が合併したと考えられるが，骨髄腫が基礎疾患であるため，軽鎖は単クローンとするとこの合併が理解しにくい．骨髄腫の 17% にみられるという biclonal な増殖が背景にある可能性は否定できない．

本症例からのメッセージ：

①多発性骨髄腫例では，myeloma cast nephropathy と light chain deposition disease（LCDD）の MIDD が合併することがある．
②LCDD の典型的糸球体病変（結節形成）や TBM 肥厚などの所見を欠き，光顕で診断できない早期の LCDD がある．
③M 蛋白陽性例では軽鎖染色を正確な診断のために必ず行う必要がある．

（第 37 回重松腎病理カンファレンスより）

【文献】

1) Lin J, Markowitz GS, Valeri AM, et al：Renal monoclonal immunoglobulin deposition disease：the disease spectrum. J Am Soc Nephrol 12（7）：1482-1492, 2001
2) Gokden N, Cetin N, Colakoglu N, et al：Morphologic manifestations of combined light-chain deposition disease and light-chain cast nephropathy. Ultrastruct Pathol 31（2）：141-149, 2007
3) Nasr SH, Valeri AM, Cornell LD, et al：Renal monoclonal immunoglobulin deposition disease：a report of 64 patients from a single institution. Clin J Am Soc Nephrol 7（2）：231-239, 2012
4) Ronco P, Plaisier E, Mougenot B, et al：Immunoglobulin light（heavy）-chain deposition disease：from molecular medicine to pathophysiology-driven therapy. Clin J Am Soc Nephrol 1（6）：1342-1350, 2006
5) Leung N, Gertz M, Kyle RA, et al：Urinary albumin excresion patterns of patinets with cast nephropathy and other monoclonal gammpathy-related kidney diseases. Clin J Am Soc Nephrol 7：1964-1968, 2012

33

免疫電気泳動で IgG-κ 鎖が陽性の膜性増殖性糸球体腎炎（MPGN）の 1 例

糸球体基底膜内側の高電子密度沈着物（EDD）は軽鎖沈着症（LCDD）の可能性はないか？

> **キーワード** IgG κ鎖 M 蛋白血症，MPGN 様糸球体腎炎，糸球体基底膜内の EDD

✚ 症例
60 歳代，男性

✚ 主訴
尿蛋白精査

✚ 既往歴
X-30 年：胆嚢炎
X-20 年：唾石症，手術
X-4 年：高血圧症
X-1 年：前立腺肥大症，手術
虫垂炎，手術

✚ 現病歴
X-5 年に健診で蛋白尿を指摘される．
X-4 年より他院の腎臓内科に通院し，加療を受ける．ACE 阻害薬，ARB などによる治療を受けたが，尿蛋白は改善しなかった．
X 年 1 月に当院紹介受診，腎生検目的で入院となる．

✚ 服薬歴
オルメサルタン 20 mg/日，塩酸ジラゼプ 300 mg/日

✚ 家族歴
特記すべきことなし

✚ 初診時現症
身長 167.1 cm，体重 59.1 kg，血圧 133/79 mmHg，脈拍 64/分・整，36.2℃．
意識清明．眼瞼結膜：貧血・黄疸なし．胸部：心雑音なし，呼吸音正常．
腹部：平坦で軟，肝・脾触知せず．下腿浮腫なし．

✚ 初診検査所見
表参照

✚ 第 1 回目腎生検所見
光顕所見（図 1～4）：
検体は皮質 3 片，皮髄 1 片であった．糸球体は 18 個得られ，全節性硬化糸球体は認めない．管外増殖病変は認めない．メサンギウム細胞の増殖や，基底膜の肥厚，二重化，点刻

表1 検査所見

尿定性	pH 6.0, 蛋白 (3+), 潜血 (±), 糖 (−)
尿沈渣	赤血球 2〜3/HPF, 顆粒円柱 1/10HPF, 卵円形脂肪球 (+)
尿定量	蛋白 2.38 g/日
血算	WBC 4,300/μL, RBC 407×10^4/μL, Hb 12.1 g/dL, Ht 34.3%, Plts 16.2×10^4/μL
生化学	TP 4.8 g/dL, Alb 2.8 g/dL, AST 18 IU/L, ALT 14 IU/L, LDH 191 IU/L, ALP 178 IU/L, UN 20 mg/dL, Cr 1.05 mg/dL, UA 6.1 mg/dL, TG 137 mg/dL, TC 217 mg/dL, HDL-C 45 mg/dL, LDL-C 96 mg/dL, T-Bil 0.7 mg/dL, CRP 0.02 mg/dL, Na 140 mEq/L, K 4.4 mEq/L, Cl 105 mEq/L, Ca 8.8 mg/dL, Pi 3.3 mg/dL, FBS 90 mg/dL, HbA1c 4.5%（JDS値）
免疫学	IgG 596 mg/dL, IgA 119 mg/dL, IgM 78 mg/dL, C3 94.4 mg/dL, C4 26.4 mg/dL, CH50 46.0/mL, ANA 40倍未満, RF 陰性, クリオグロブリン陰性, BJP 陰性, HBs抗原陰性, HCV抗体陰性, RPR 陰性, TPHA 陰性
凝固系	PT 13.0 sec, APTT 33.3 sec, Fibrinogen 284 mg/dL

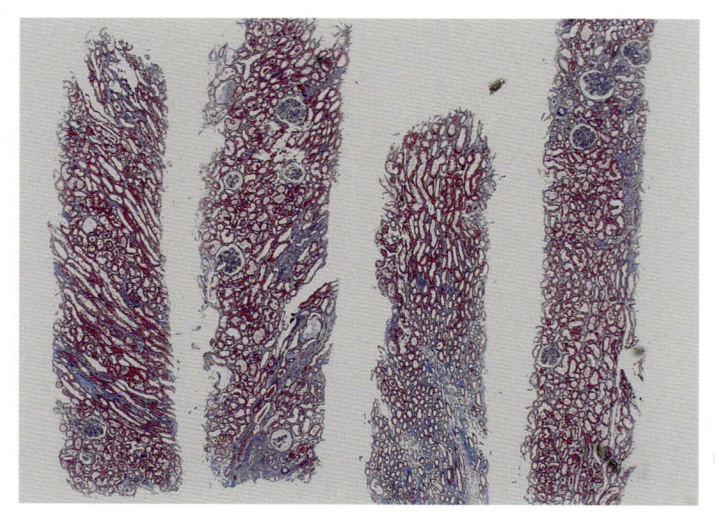

図1 第1回目の腎生検 (M-T)

得られた検体の全体像である．間質の線維化は巣状に10%以下に認めるのみで，軽度である．

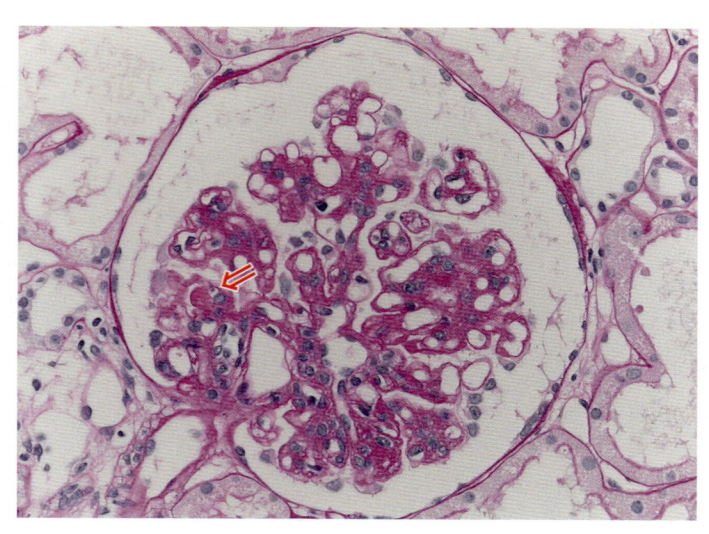

図2 第1回目の腎生検 PAS染色

PAS染色での中拡大像である．糸球体係蹄は肥厚し，二重化している部分を認める．メサンギウム基質の増加およびメサンギウム細胞の増殖も認める．PAS陽性物質沈着（⇒）を限局して認め，一部の係蹄では管内細胞増加も認める．

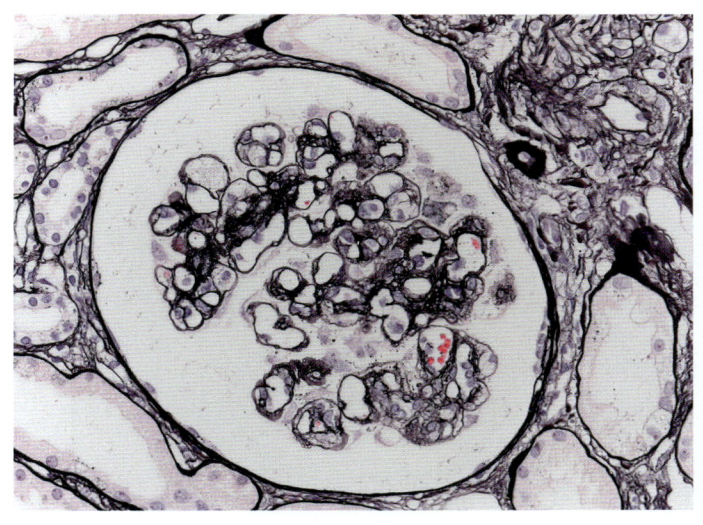

図3 第1回目の腎生検　PAM染色
PAM染色での中拡大像である．係蹄壁は肥厚し，内皮下腔の拡大と基底膜の二重化している部分を認める．軽度のメサンギウム域拡大と一部融解像を伴っている．

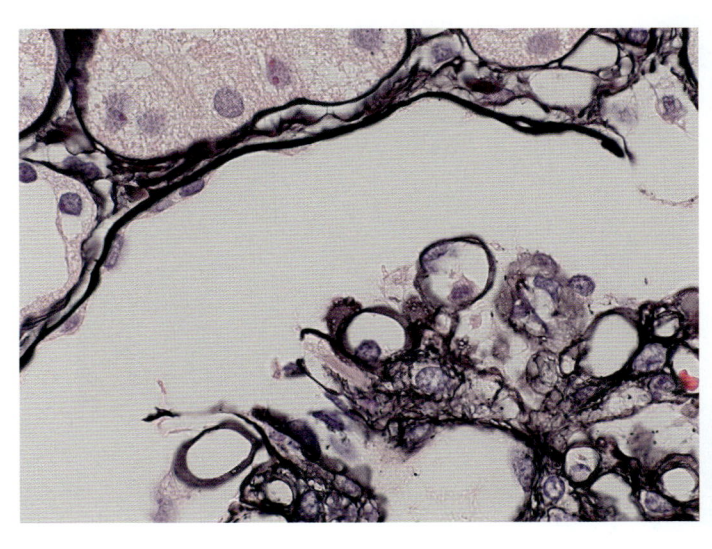

図4 第1回目の腎生検　PAM染色
PAM染色での強拡大像である．肥厚した係蹄壁の基底膜内に点刻像を認める．

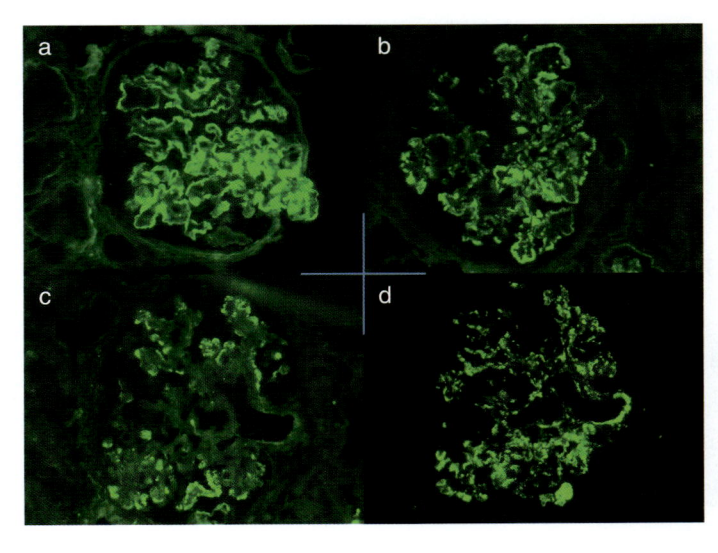

図5 第1回目の腎生検（蛍光抗体法）
a：IgG, b：C4, c：IgM, d：C3
IgG, IgM, C4でfringeパターンで陽性，C3はメサンギウム，係蹄壁に顆粒状に陽性．アミロイドAは陰性．κとλは同等の染色程度でほぼ陰性であった．

像や内皮下腔の拡大などを認める．一部の尿細管内に円柱成分と思われる構造物を認めるが，少量である．Congo-red染色は陰性であった．

免疫蛍光所見（図5）：

IgG, IgM, C4でfringeパターンに陽性，C3はメサンギウム，係蹄に顆粒状に陽性．

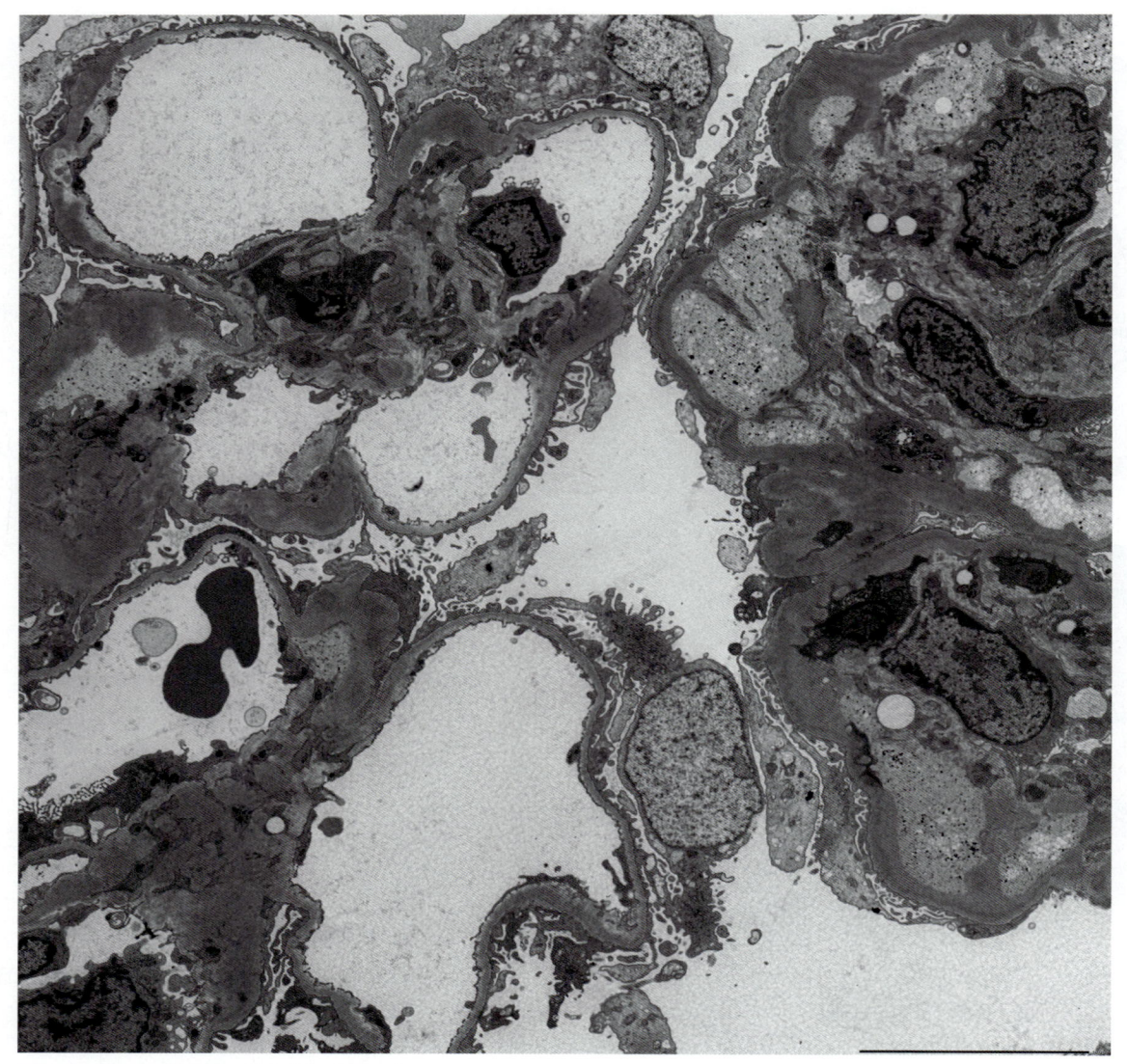

図6　第1回目の腎生検（電顕）
足細胞の足突起扁平化や脱落は目立たない．係蹄内に赤血球を認めるが破砕，変形などは認めない．メサンギウム細胞や内皮細胞の増殖も認めない．高電子密度沈着物（EDD）が上皮下，基底膜内，内皮下，メサンギウムなどに沈着している．

アミロイドAは陰性．κとλはいずれもほぼ陰性で，染色性に差異は認めない．

電顕所見（図6〜8）：

　足細胞の足突起扁平化や脱落は目立たない．係蹄内に赤血球を認めるが破砕，変形などは認めない．メサンギウム細胞や内皮細胞の増殖も認めない．高電子密度沈着物（EDD）が基底膜内を中心に，上皮下・内皮下・メサンギウム領域にも認められる．EDDの内部に，微小管状構造物を疑う所見は認められなかった．

✚ 初診時画像所見

　　胸部X線：心拡大やうっ血，胸水貯留は認めず．
　　CTでは両腎の萎縮は認めず．リンパ節腫大なし，腹水も認めず．

✚ 臨床経過

　　図9（a，b）参照
　　年齢や病歴からは積極的治療を勧める根拠が弱いと考えられ，いったん経過観察となっ

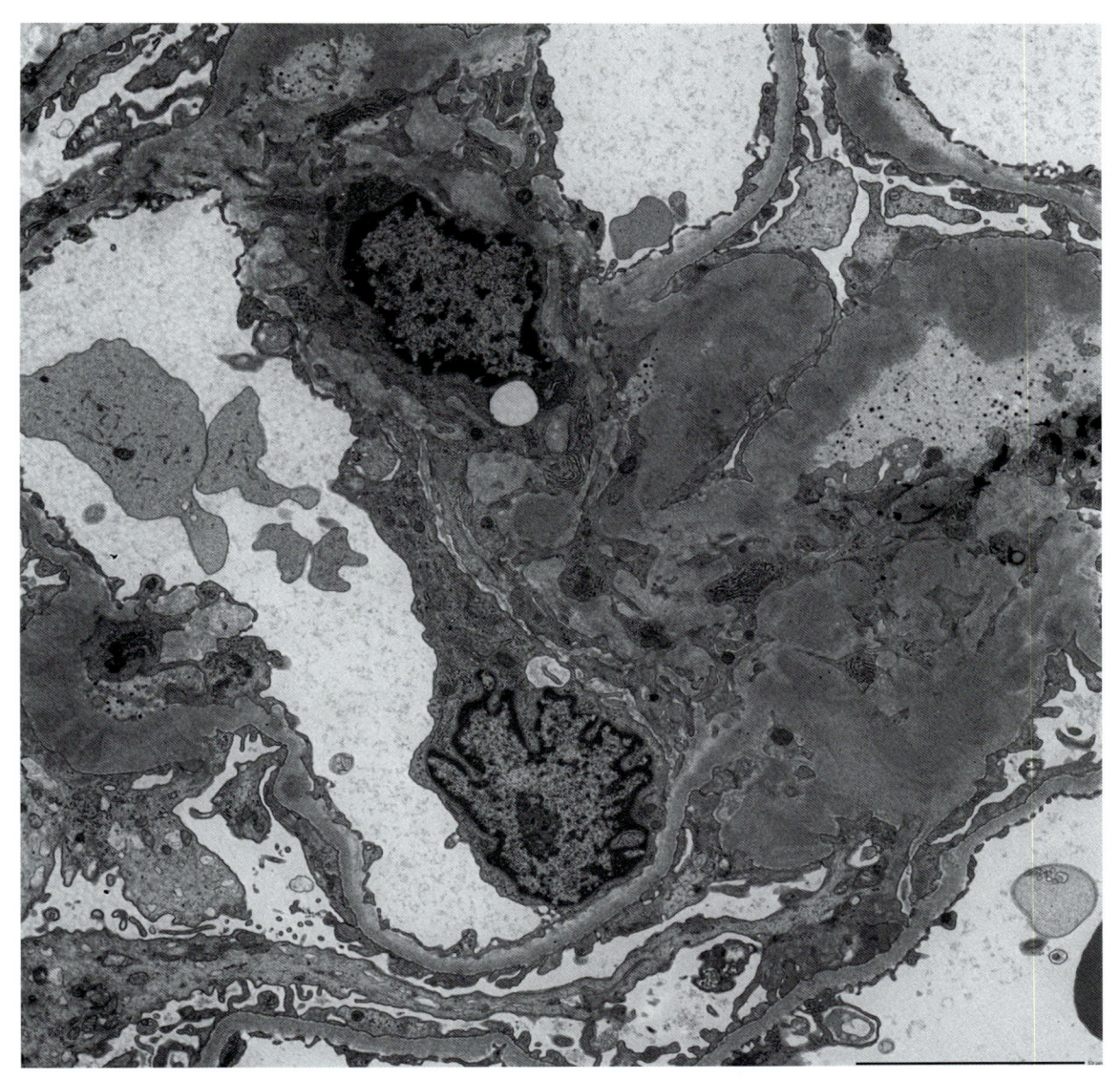

図7 第1回目の腎生検（電顕）
EDD が基底膜内とメサンギウム領域を中心に沈着している．

た．血中に IgG-κ 鎖が認められているが，血液内科での骨髄穿刺で monoclonal gammopathy of undetermined significance（MGUS）と診断され，こちらも経過観察となった．しかしその後，約2年間の経過で 5.41 g/gCr へ尿蛋白量が増加し，Cr も約 1.0 mg/dL から 1.5 mg/dL まで悪化した（図9a）．そのため，病勢把握目的で X+2 年 5 月に 2 回目の腎生検の運びとなった．病理学的には前回の組織像と著変は認めなかったが，臨床的に病勢が悪化したものと考えられプレドニゾロン（PSL）55 mg/日で投与開始となった．なお，骨髄穿刺再検するも著変を認めなかった．その後尿蛋白は減少傾向であり，PSL も減量していった．X+5 年 10 月より尿蛋白が再度増加し，再燃と考えシクロスポリン（CyA）を追加した．その後，尿蛋白は減少傾向である（図9b）．

✚ 第2回目腎生検所見

光顕所見（図10〜13）：

検体は皮質2片，皮髄1片であった．糸球体は 21 個得られ，全節性硬化糸球体は 6 個認めた．びまん性，全節性にメサンギウムの増殖や，管内増殖を認める．基底膜の肥厚，二

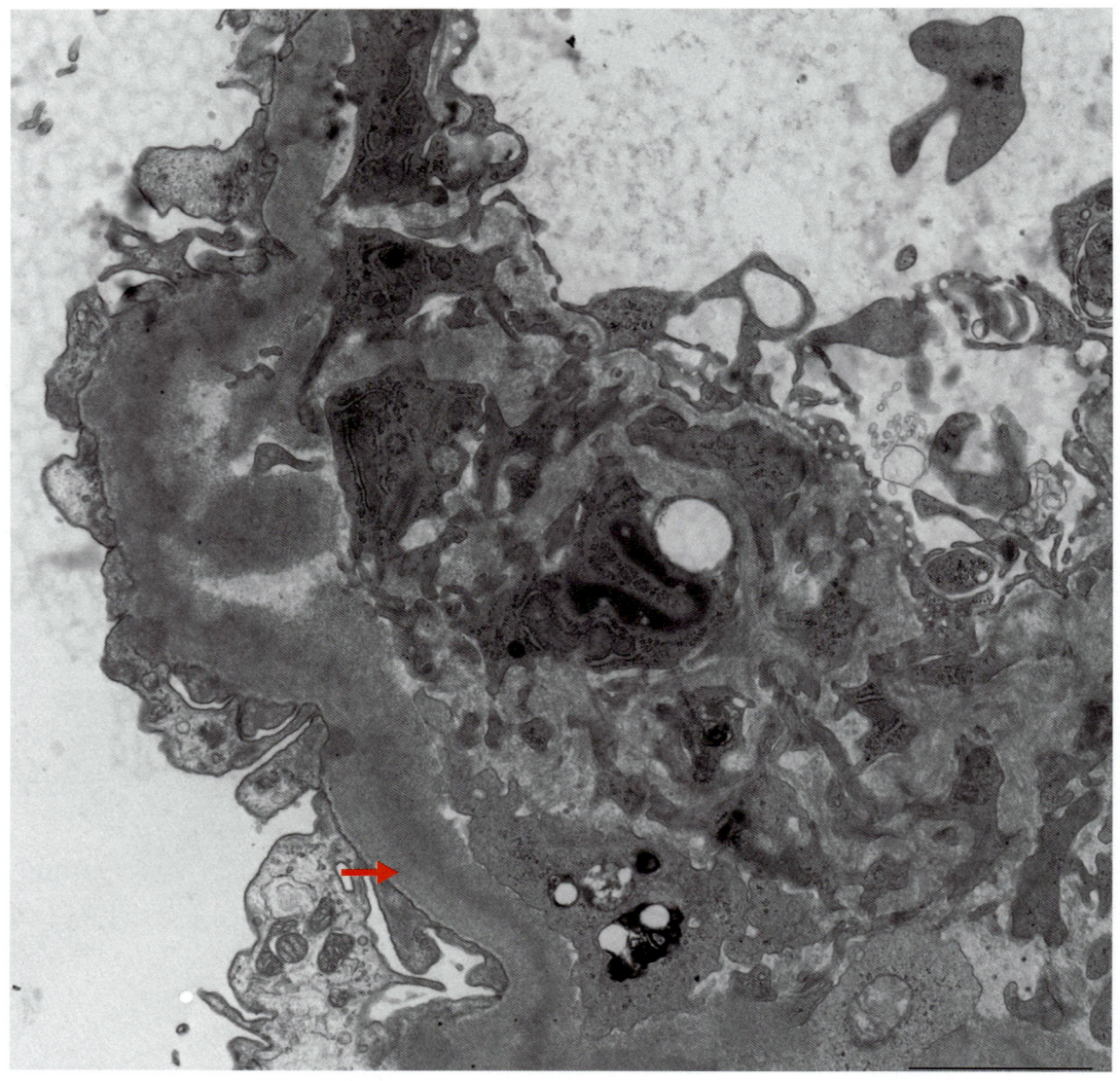

図8 第1回目の腎生検（電顕）
基底膜内の lamina densa の内皮側に帯状の沈着物（矢印）を認める．拡大したメサンギウム細胞の胞体の内皮下への伸展によりメサンギウム間入を呈している．

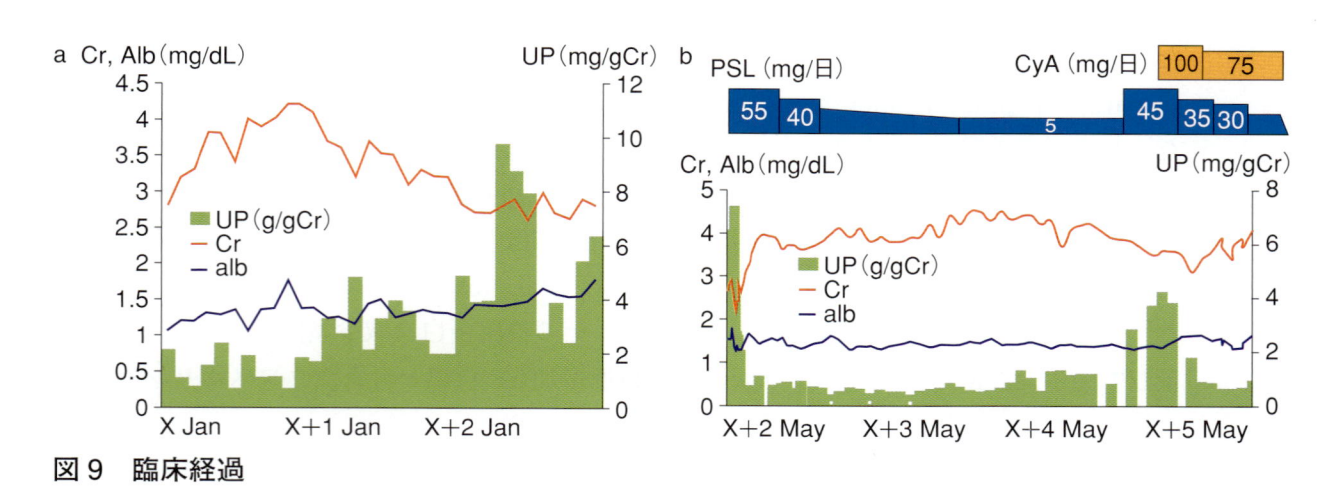

図9 臨床経過

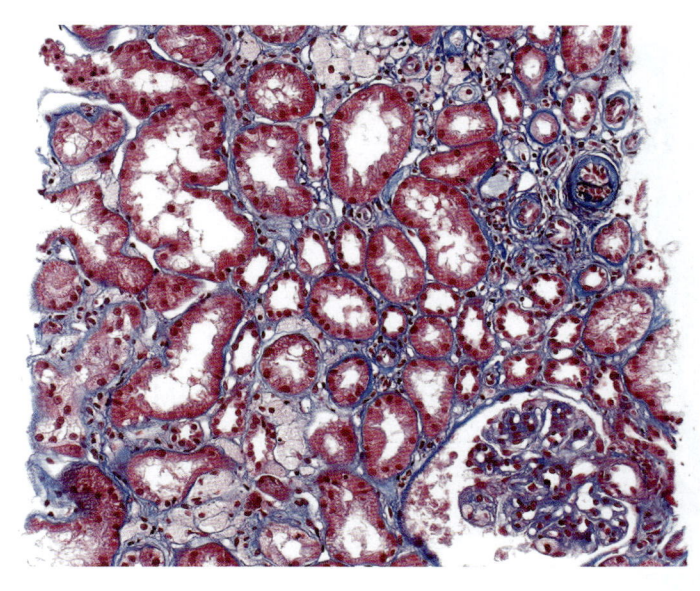

33. 免疫電気泳動で IgG-κ 鎖が陽性の膜性増殖性糸球体腎炎（MPGN）の 1 例

図 10　第 2 回目の腎生検（Masson Trichrome）
間質の線維化は目立たない．間質や糸球体係蹄内に泡沫細胞の出現を認める．

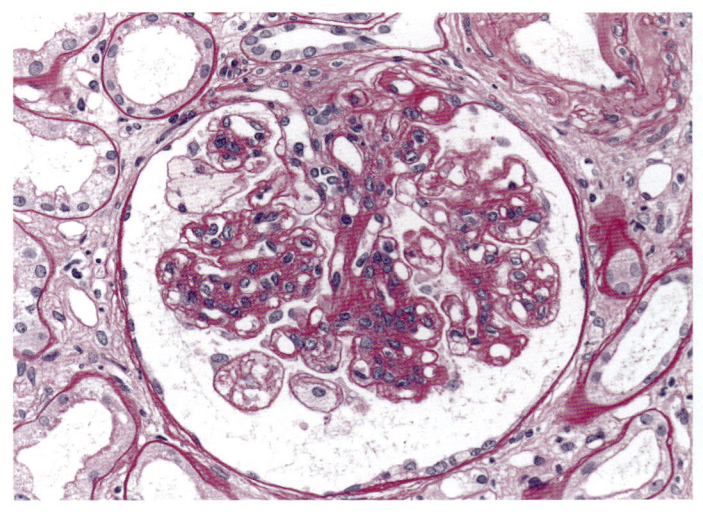

図 11　第 2 回目の腎生検　PAS 染色
PAS 染色の中拡大像である．係蹄壁の肥厚，二重化などを認める．メサンギウム基質の増加およびメサンギウム細胞の増殖を認め，分葉化を呈している．内皮下腔の拡大が強くなっている．係蹄内に泡沫細胞の出現も認める．第 1 回目の生検時よりも傷害は高度になっている．

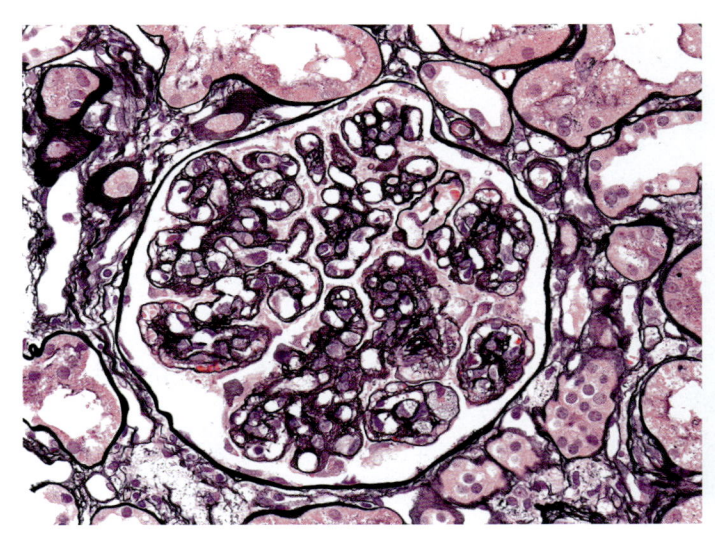

図 12　第 2 回目の腎生検　PAM 染色
PAM 染色の中拡大像である．基底膜の肥厚，二重化などを認め，メサンギウム間入と思われる像も呈している．泡沫細胞も認める．

重化も認める．Congo-red 染色は陰性．全体に第 1 回目の生検と同様の傾向はあったが，病勢が進行した印象であった．間質は尿細管の萎縮，約 20〜30％ の線維化を認めた．

277

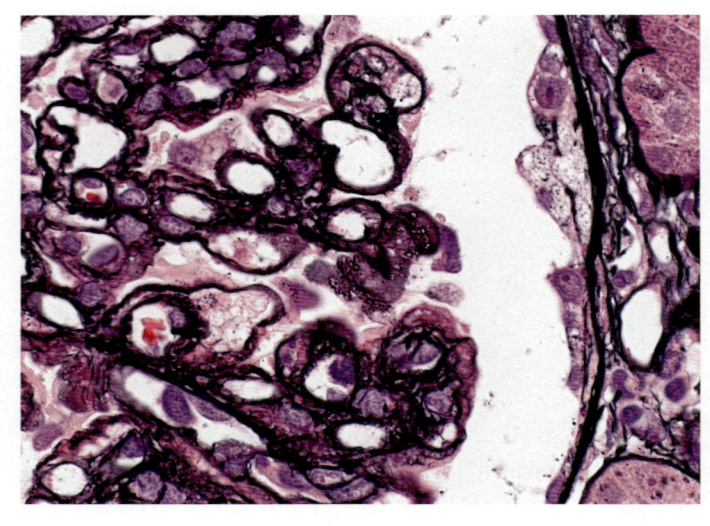

図 13　第 2 回目の腎生検　PAM 染色
PAM 染色の強拡大像である．係蹄壁の肥厚，二重化などを認める．また，spike の形成や，基底膜の点刻像を認める．ボウマン嚢壁に泡沫細胞がみられる．

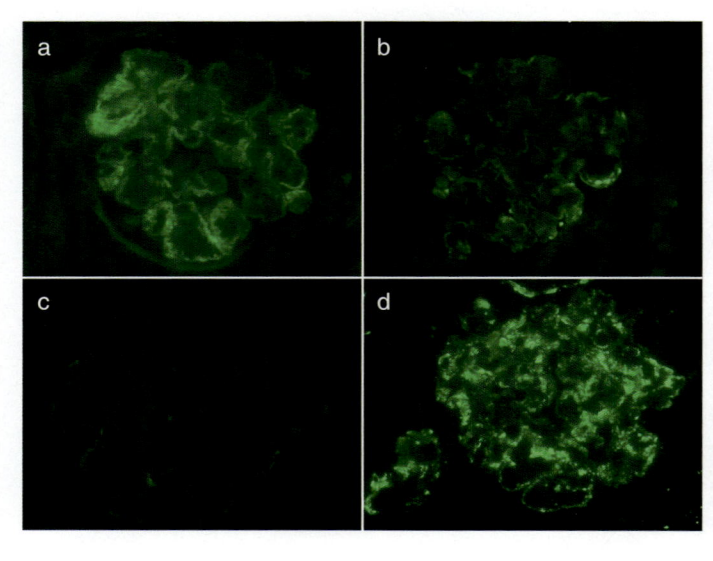

図 14　第 2 回目の腎生検（蛍光抗体法）
a：IgG，b：C4，c：IgM，d：C3
IgG と C4 は 1 回目と同様に fringe パターンで陽性．IgA，IgM，C1q は fringe パターンに弱陽性．C3 はメサンギウム，係蹄に顆粒状に陽性．Fib はメサンギウム，係蹄に顆粒状に弱陽性であった．

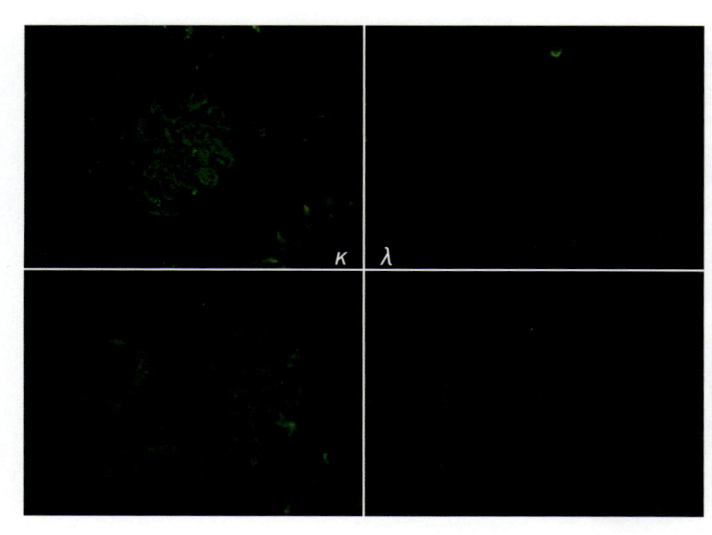

図 15　第 2 回目の腎生検（蛍光抗体法）（軽鎖染色）
いずれも強陽性ではないが，κ は弱陽性，λ は陰性と判断した．

免疫蛍光所見（図 14，15）：
　IgG と C4 は 1 回目と同様に fringe パターンに陽性．IgA，IgM，C1q は fringe パターンに弱陽性．C3 はメサンギウム，係蹄に顆粒状に陽性．Fib はメサンギウム，係蹄に顆粒状に弱陽性．いずれも強陽性ではないが，κ は弱陽性，λ は陰性と判断した．

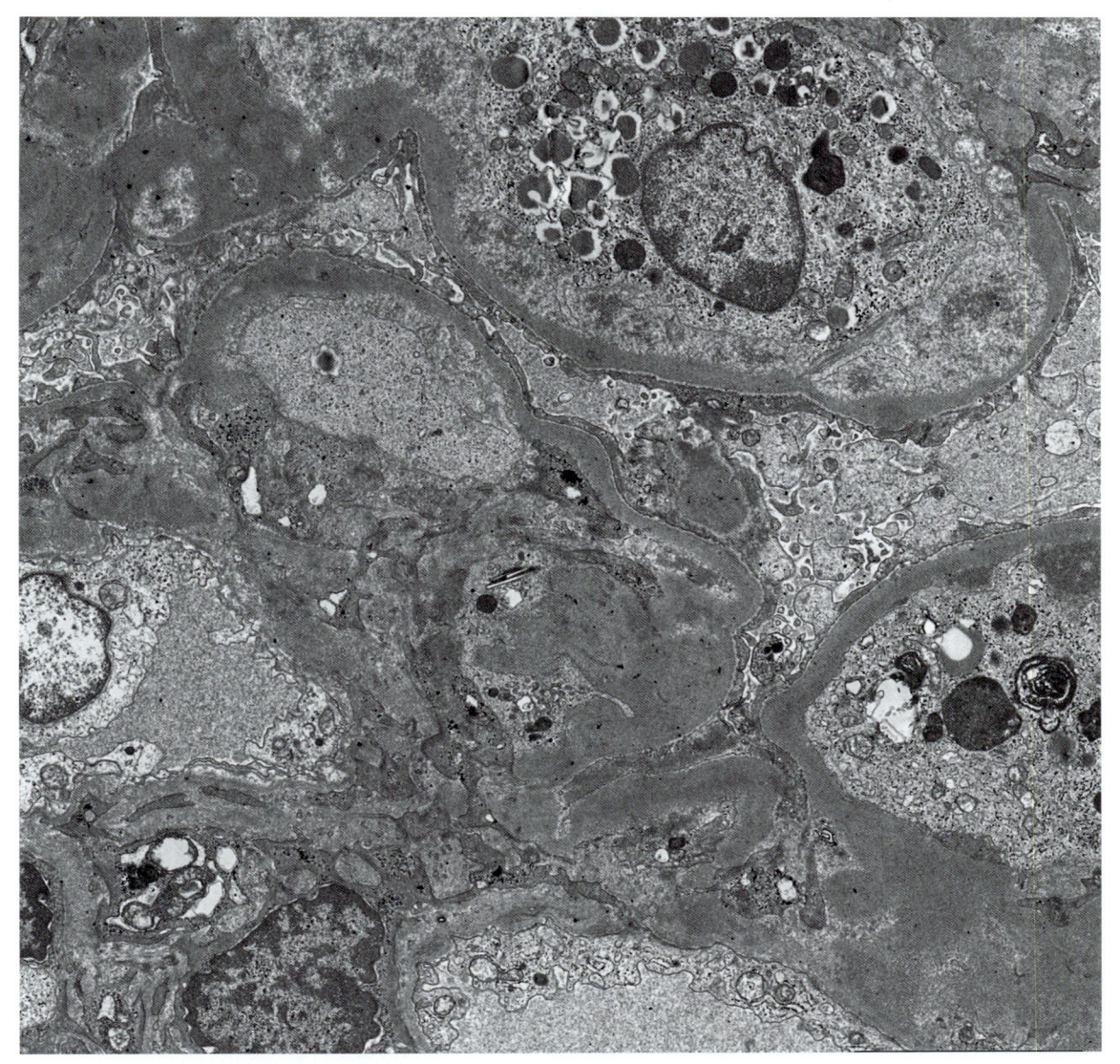

図 16　第 2 回目の腎生検（電顕）
第 1 回目の生検時よりも病態が進展した糸球体である．足細胞の足突起の扁平化を認める．内皮下腔の拡大を認める．高電子密度沈着物（EDD）が上皮下，基底膜内，内皮下，メサンギウムなどに沈着している．血管腔内にリソゾームの増えた単球が認められる．

電顕所見（図 16〜18）：
　第 1 回目の生検時よりも病態が進展した糸球体である．足細胞の足突起の扁平化を認める．内皮下腔の拡大を認める．EDD が基底膜内を中心に，上皮下，内皮下，メサンギウムなどに沈着している．基底膜は肥厚し，ソーセージ様にも見える所見である．EDD 内に不明瞭であるが微小管腔構造様に見える部位もあった．しかし，微小管状構造様の変化はEDD のどの部位にでも認めていない．

✚ この症例の臨床的問題点
　MPGN 様糸球体病変を示した IgG-κ 鎖の M 蛋白血症例であるが，診断に苦慮した．
　κ 鎖がほとんど陰性である蛍光抗体法の所見からモノクローナル免疫グロブリン性増殖性糸球体腎炎や LCDD などの monoclonal immunoglobulin deposition disease（MIDD）は否定的と考えた．また，M 蛋白血症例に出現しやすい organized deposit が EDD の主たる病変ではないと判断したことから Fibrillary glomerulonephritis（FGN）や Immunotactoid

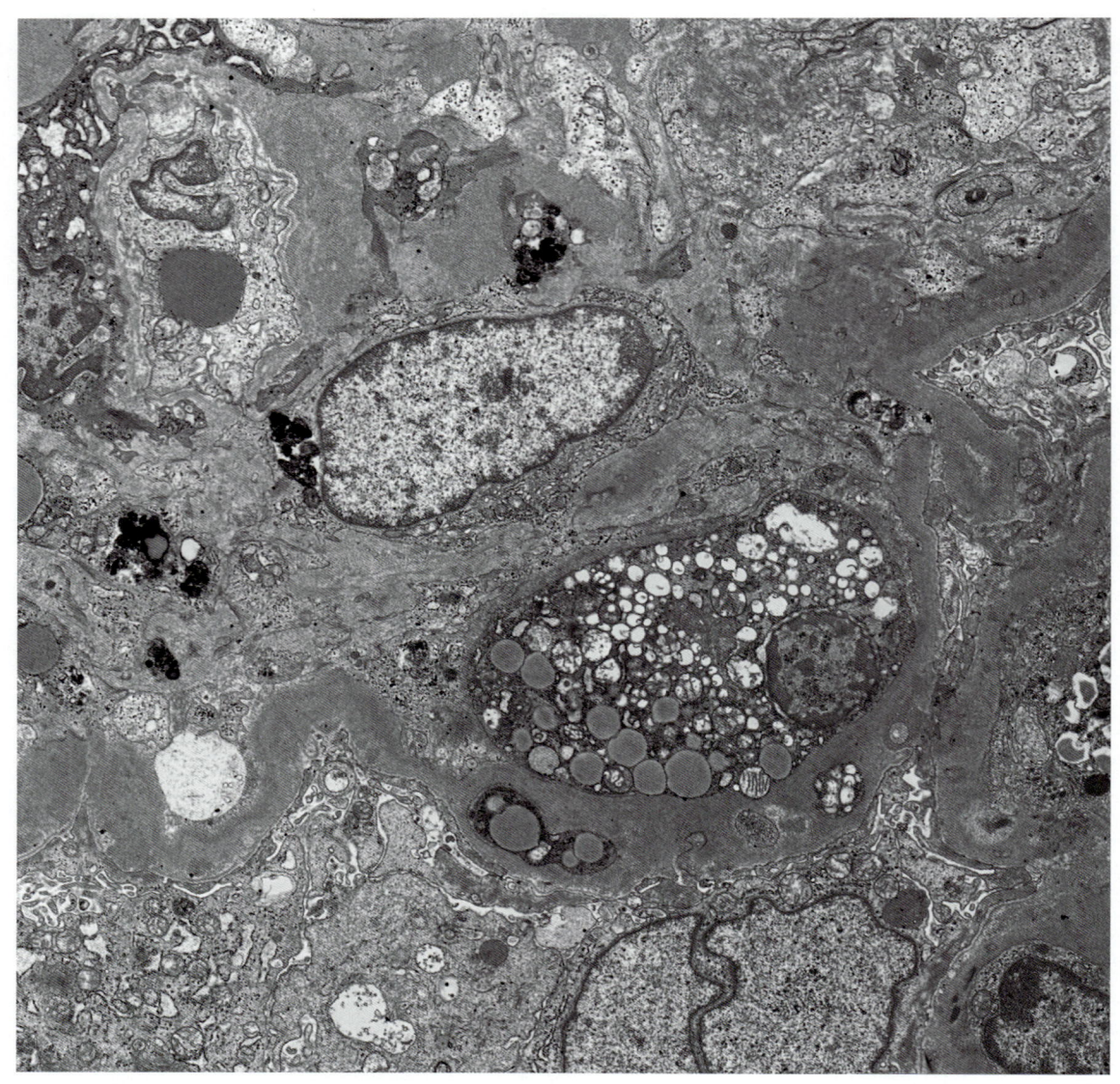

図17 第2回目の腎生検（電顕）
EDDは基底膜内～内皮下を中心に帯状に沈着している．内皮下に泡沫細胞を，メサンギウム基質や基底膜内に脂肪滴を認める．

glomerulopathy（ITG）も否定した．アミロイドーシスも否定された．基底膜内のEDDがlamina densaの内側に連続性に見える部位があるが結節形成に至っていないLCDDの可能性はないのだろうか？ 沈着物はorganized depositではないのだろうか？ なぜ，κ鎖もλ鎖も染色されないのだろうか？ 診断が確定できず苦慮しさまざまな可能性を考えたが結論に至っていない．

この病理の診断について，primary MPGNタイプ-IIIとしてよいのか？ そのほかの特殊な腎症を考えるべきか？ 治療は何が適切か？ 臨床的には多数の疑問が残っている．

✚ この症例の問題点に関する病理医の見解

光顕ではMPGN様の変化を認め，IFおよびEMにてIgG，C3を中心とした免疫複合体の沈着を認める．Depositは境界不明瞭で，一部内皮下に帯状に見える部分もあり，一見LCDDあるいはHCDD，HLCDDなどのMIDDを想起させる．しかし，上皮下，メサンギウムなどさまざまな箇所にEDDを認めることから，十分な背景解析ができていない段階

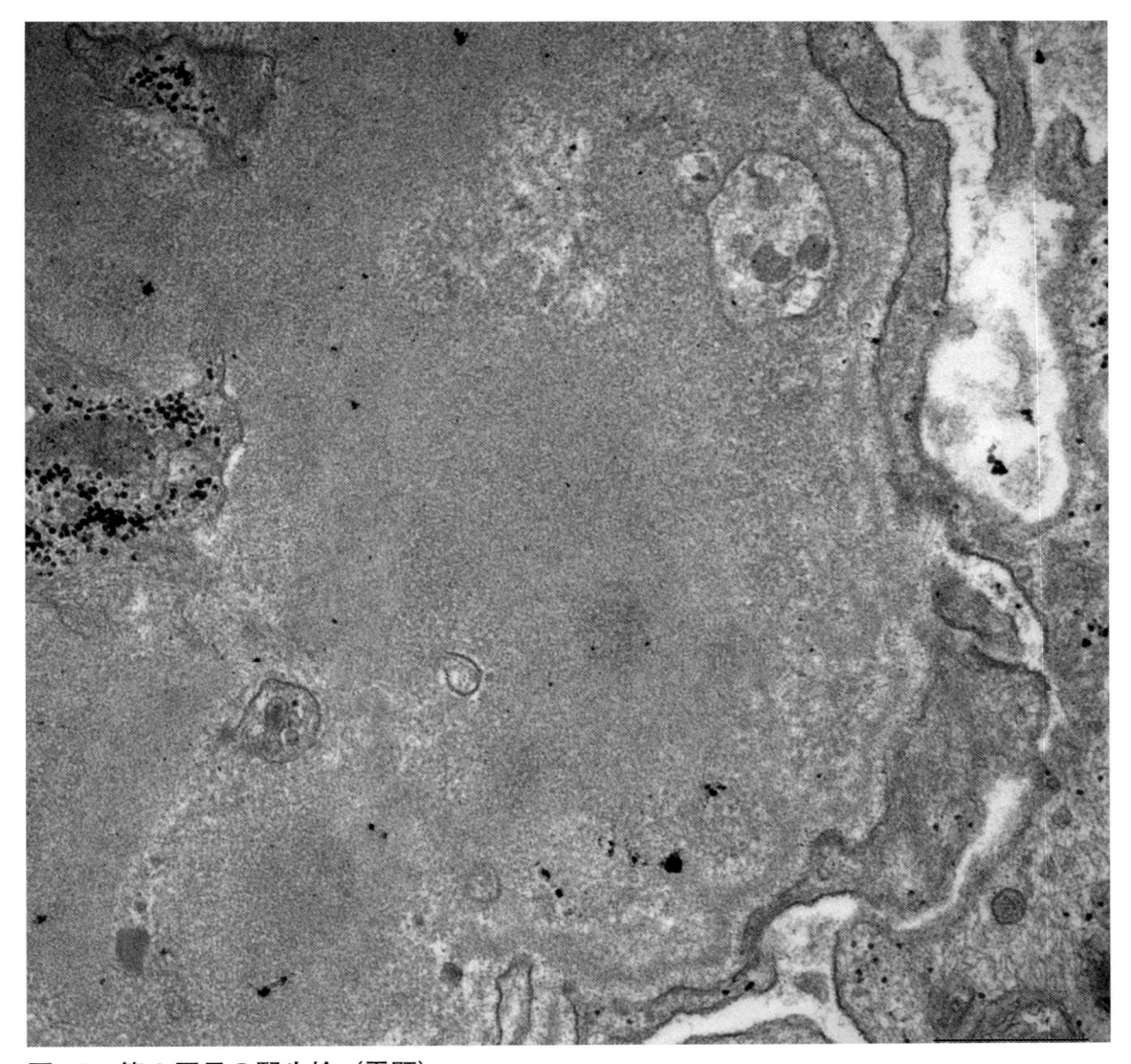

図18 第2回目の腎生検（電顕）
EDDはメサンギウム基質内や基底膜内を中心に沈着している．この部位のEDD内に不明瞭であるが細線維状様，小管状構造様変化をみる．Lamina densaの内側に沿う微細なEDD連続性沈着はない．

ではMPGN-III型と診断するのが妥当と思われる．沈着物の一部は不明瞭ではあるが細線維状，管状構造を認めるため，fibrillary GNなどのorganized depositsの沈着する疾患の可能性を完全には否定できない．しかし，organized depositsをEDDのどの部位にでも観察できるわけではなく形態学的に明瞭なorganized depositsとはいえない印象である．IgGのsubtype 1-4を精査し，monoclonalityが証明されればproliferative glomerulonephritis with monoclonal IgG deposit（PGNMID）も考えられるかもしれないが未検索であり診断できない．また，沈着物の電子密度が低いことはPGNMIDとして典型ではないと考え可能性は乏しい．血中免疫電気泳動ではIgG-κが陽性にもかかわらず免疫組織検索でκ鎖が陰性であることが診断を複雑にさせている．いずれにしても，診断は形態のパターン以上に沈着物の性状に依存すると考えられる．重要なことはIgG-κのM蛋白が証明されても，沈着が同蛋白の単クローン沈着であることは保障されないことであり，軽鎖染色の質，重鎖染色さらには重鎖のCH1，CH2，CH3などの有無が診断の決め手になることである．HCDDではCH1が欠損することを証明する必要がある．

本例では軽鎖の染色がκもλも陰性，あるいは陰性に近かった．いわゆるMPGNは，形態診断であり，病態診断には沈着物の性質が重要な鍵をもつ．IgGの沈着があり，さらにIgMの沈着もあることから，一般的にはκもλも染色されるはずである．例外としては，重鎖が軽鎖を伴わないで沈着する場合にはIgGが陽性でありながら，κ，λは陰性である．IgG-κ鎖のM蛋白が沈着していたのならκのみの沈着でよいが，沈着物が血中のM蛋白と必ずしも一致しないこともある．血漿中のM蛋白が陽性であったことを考えると軽鎖染色の特異性に問題があった可能性がある．また，血漿中の蛋白が組織沈着しても免疫染色に対応する抗原性の変化，マスキングなどの影響でfalse negativeとなることを考える必要もある．抗原賦活化させてからの酵素抗体法染色，またコントロールを置いたIFでの再染色などをしていただきたい．もし，κ，λが本当に陰性ならば，最終的には，CH1-3の染色を行い，必要なら沈着している重鎖のアミノ酸配列を検討すべきと思われる．

本症例のポイント：

沈着物質は未特定であり，今後の結果をまちたい．

（第38回重松腎病理カンファレンスより）

【文献】

1) Pozzi C, D'Amico M, Fogazzi GB, et al：Light chain deposition disease with renal involvement：clinical characteristics and prognostic factors. Am J Kidney Dis 42（6）：1154-1163, 2003
2) Hutchison CA, Batuman V, Behrens J, et al；International Kidney and Monoclonal Gammopathy Research Group：The pathogenesis and diagnosis of acute kidney injury in multiple myeloma. Nat Rev Nephrol 8（1）：43-51, 2011
3) Nasr SH, Satoskar A, Markowitz GS, et al：Proliferative glomerulonephritis with monoclonal IgG deposits. J Am Soc Nephrol 20（9）：2055-2064, 2009
4) Alchi B, Jayne D：Membranoproliferative glomerulonephritis. Pediatr Nephrol 25（8）：1409-1418, 2010
5) Sethi S, Fervenza FC：Membranoproliferative glomerulonephritis-a new look at an old entity. N Engl J Med 366（12）：1119-1131, 2012

34

腎生検で診断したCrystal-storing Histiocytosisを合併したIgG-κ型のMGUS症例

糸球体毛細血管腔内に高度なcrystalloid含有細胞が多数存在し，尿細管上皮細胞内にもcrystalloidが確認されたM蛋白血症例

> **キーワード** IgG κM蛋白，Bence Jones kappa proteinuria, crystal-storing Histiocytosis, light chain proximal tubulopathy, ネフローゼ症候群

✚ 症例
69歳，女性

✚ 主訴
両下腿浮腫

✚ 既往歴
入院2年前に高血圧と高コレステロール血症を指摘されアムロジピン，プラバスタチン，ピンドロール，フロセミド，アゾセミドの投薬を受けた．

✚ 現病歴
入院の約2カ月前に若干の脱毛や顔面の皮膚の黒ずみを，入院1カ月前に両足のむくみを自覚した．入院2週間前に，高度の尿蛋白（2.5 g/day）・低アルブミン血症・腹水貯留にて近医に入院．白血球減少・血小板減少・低補体・抗核抗体陽性を認めたため当院に紹介入院となった．この間熱発・関節痛はなく光線過敏の自覚もなかった．

✚ 家族歴
父：胃癌

✚ 入院時現症
身長156 cm，体重55 kg，体温36.5℃，血圧169/84 mmHg，脈拍66回/分（整），前額部正中に淡い紅斑あり，前腕伸側に淡い不整形の小紅斑を多数認める．
手指・爪囲・手領域に皮疹なし，関節に腫脹・圧痛なし，両下腿浮腫あり
硬口蓋粘膜右上にびらんあり，大唾液腺の腫大なし，甲状腺腫なし，右頸部にφ1 cmの小リンパ節を触知，心尖部に収縮期雑音（Ⅱ/Ⅵ）を聴取．呼吸音に異常なし，腹部平坦・軟・圧痛なし，神経学的異常所見なし．

✚ 入院時検査成績
表に示す．
多量の蛋白尿（8.05 g/gCre）を認め血清アルブミン値は低下していた．白血球減少（好中球数288/μL，リンパ球数1,056/μL）と低補体血症を認めた．抗二本鎖DNA抗体は陰性であった．血清免疫電気泳動にてIgG-κ型M蛋白，尿中にBJPκ型蛋白を認めた．

✚ 臨床経過
骨髄穿刺を施行したが，異型性のある形質細胞のモノクローナルな増殖は認めなかっ

表1 入院時検査成績

検尿		血液生化学		免疫血清	
蛋白（3＋）		TP	6.7 g/dL	CRP	0.35
潜血（1＋）		Alb	2.5 g/dL	フェリチン	285
尿沈渣		$β_2$MG	4.0 μg/mL	IgG	1,916
	RBC10-19/HP	Na	143	IgA	283
尿生化学		K	3.1	IgM	340
	蛋白 8.05 g/gCr	Cl	103	C3	67
血球計数		Ca	8.6	C4	4
	WBC 1,600	BUN	9.3	CH50	10.0
	（％）	Cre	0.8	抗核抗体	80倍
	blast 0	UA	13	以下はすべて陰性	
	promyelo 0	GOT	76		抗 ds-DNA
	myelo 0	GPT	25		抗 Sm
	metamyelo 0	LDH	274		抗 SS-A/Ro
	stab 4	ALP	638		抗 SS-B/La
	seg 14	γGTP	169		P-ANCA
	lym 66	T. Bil	0.5		C-ANCA
	mono 11	Amy	103		HBsAg
	eos 5	CK	166		HCV
	baso 0	Gluc	95	βD グルカン	陰性
	RBC 457×10⁴	T. Chol	235	クリオグロブリン	
	Hb 13.6	TG	129	免疫電気泳動	
	Hct 41	Hapt	137	血清 IgG-κ 型 M 蛋白（＋）	
	Plt 11×10⁴			尿 BJPκ 型 M 蛋白（＋）	
凝固					
	APTT 96.8％				
	PT 95.9％				
	FDP 9.0 μg/mL				
	D-dimer 5.4 μg/mL				

た．また右前腕皮膚生検では表皮萎縮のみがみられ，蛍光抗体直接法でループスバンドは陰性であった．

　蛋白尿の原因精査および全身性疾患の検索を目的に第X病日（3/18）に左腎を経皮的に生検した．

✚ 腎生検所見

光顕所見（糸球体病変は図1～3，図4，5は尿細管病変，図6，7は PTAH 染色）：

　糸球体は28個得られ，そのうち3個が全節性硬化糸球体である．残りの糸球体のうち2個に線維細胞性半月体が認められた．糸球体の主要病変は毛細血管腔内を占拠する物質（細胞）の存在で，糸球体毛細血管腔はほとんど閉塞に近いほど狭くなり，本来の毛細血管腔は圧排され free space が保たれていない．この物質の特徴は，核を有する腫大した細胞で，HE 染色に陽性，PAS 陽性物質，Masson 染色に赤染する特徴があり，強拡大では細胞質内に杆状・棍棒状の細長い構造体が密集している．この物質を大量に取り込んでいる細胞はマクロファージや内皮細胞などの糸球体細胞の可能性が高いと考えられる．糸球体

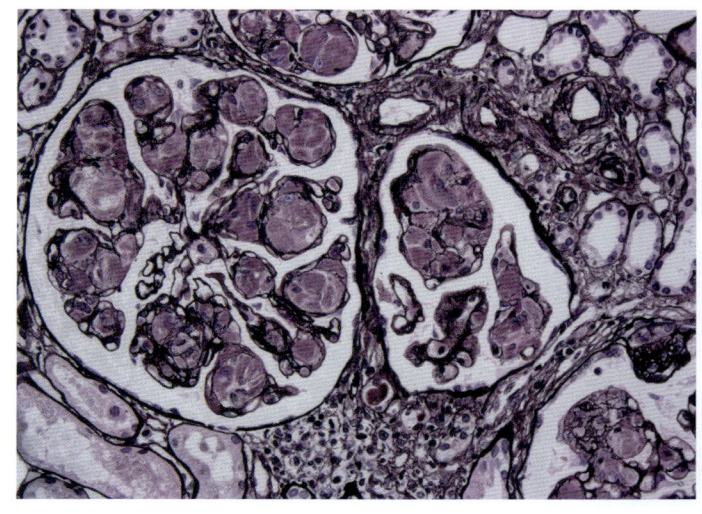

図1 PAM-HE染色
すべての糸球体で全球状に毛細血管腔内に杆状構造を有する腫大した細胞が存在.

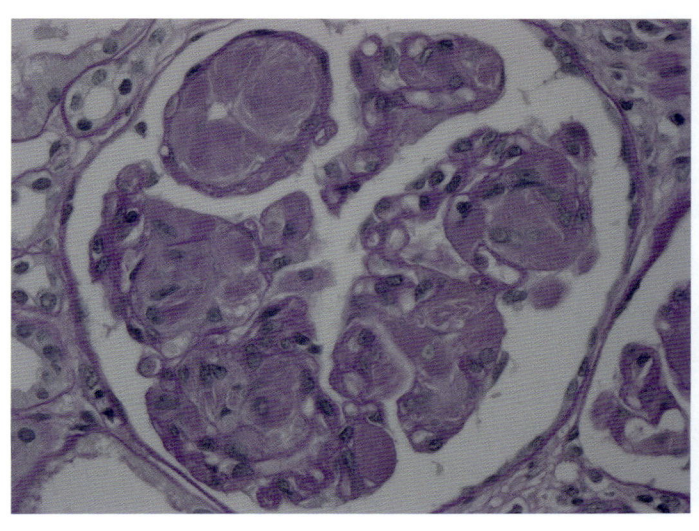

図2 PAS染色
糸球体毛細血管腔は腫大した細胞に圧排されてほとんど閉塞に近い. 細胞内のPAS陽性沈着物には杆状の構造が存在する. 糸球体の基本構造は大きく改変され, メサンギウム領域と毛細血管腔の関連性が不明瞭となっている. メサンギウム融解を伴っている.

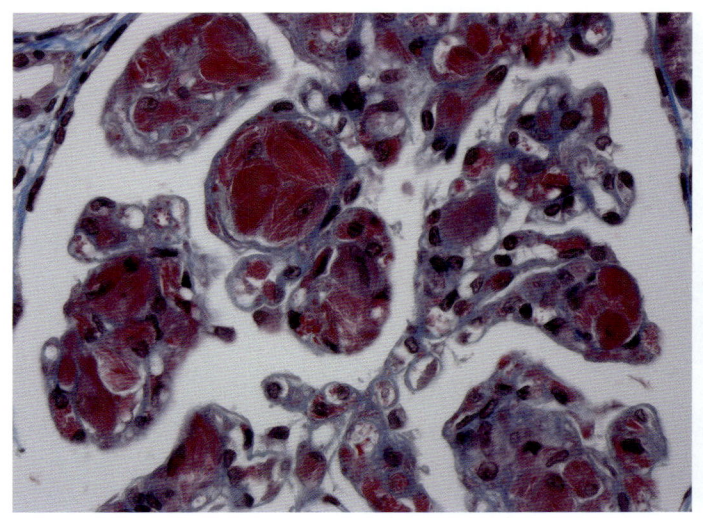

図3 Masson-Trichrome染色
糸球体内のMasson redに強く陽性の物質は核を有する細胞の胞体内に存在し多数の杆状構造を有するcrystalであることが確認できる. このMasson redに陽性の杆状構造物は毛細血管内の細胞のみでなく, 内皮細胞やメサンギウム細胞内にも確認される. 少ないが上皮細胞内にも存在する.

によっては分葉化を呈するもの, メサンギウム融解により基本構造の改変に陥っているものがみられた. メサンギウムは軽度の増殖をきたし, 分節性に糸球体係蹄壁の二重化がみられた. 係蹄とボウマンの癒着も観察された.

糸球体に認められたPAS陽性, Masson赤染性物質は近位尿細管上皮細胞胞体内にも認

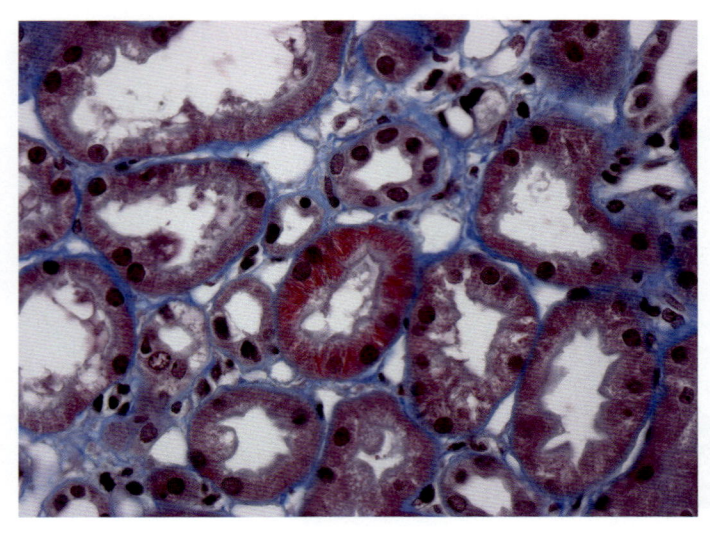

図4　Masson-Trichrome 染色
一部の近位尿細管細胞内に多数の杆状構造を有する物質が尿細管上皮細胞内に存在している．

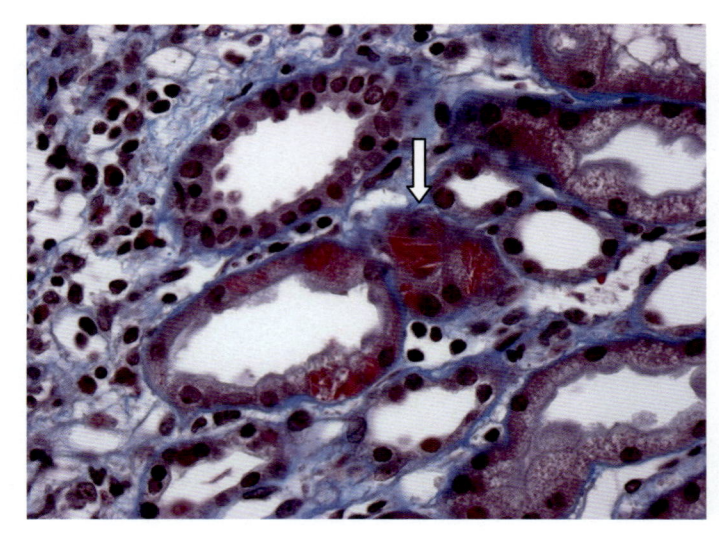

図5　Masson-Trichrome 染色
一部の近位尿細管では腫大した上皮細胞に杆状の構造体が確認される．一方，一部の尿細管内に糸球体毛細血管内に存在した細胞が存在している（⇒）．

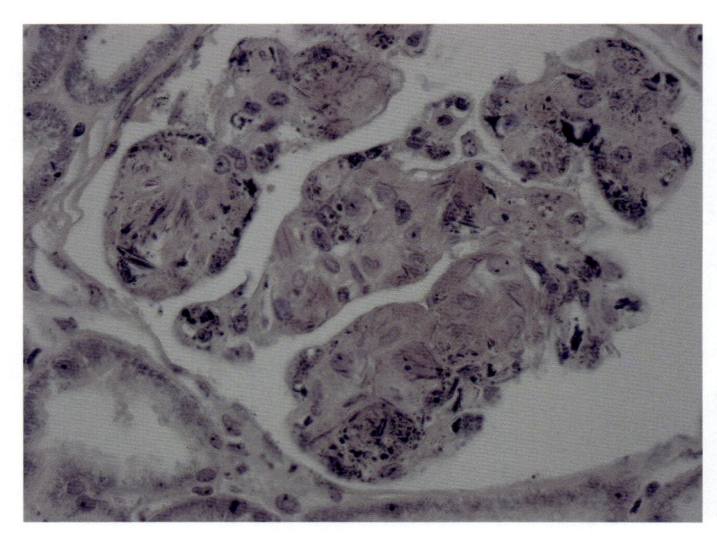

図6　PTAH 染色
細胞内に存在する杆状構造体はPTAH染色に強く染色され杆状，針状のcrystalであることが明瞭に示される．横断面では丸い構造を示している．

められた．近位尿細管内の沈着物は，糸球体内と異なりマクロファージは存在せず，針状のcrystalとして沈着し，Masson染色で赤く確認できる．ごく一部の尿細管では腫大した尿細管上皮細胞内にcrystalが存在するのか，マクロファージが尿細管腔内にあるのかが不明瞭な部位がある．しかし，間質・尿細管への細胞浸潤は目立たなかった．尿細管腔内

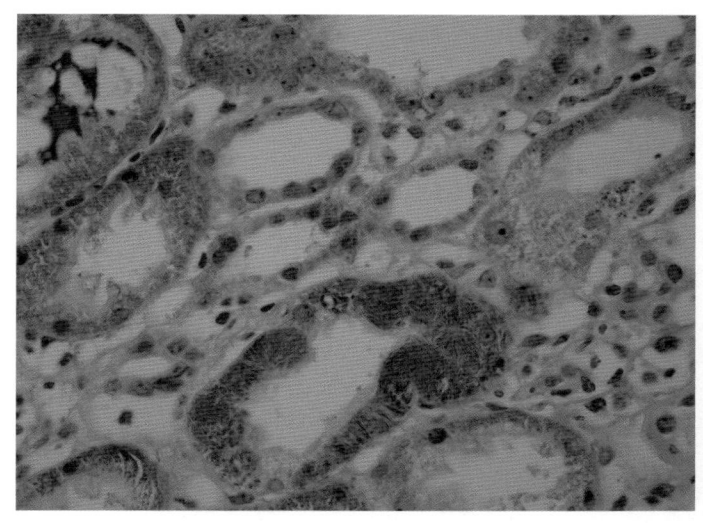

図7 PTAH染色
一部の近位尿細管の細胞質内には多数のPTAH染色陽性のcrystalが存在し，大量の沈着部位では細胞質の腫大が著しい．糸球体内にて観察されたcrystalより針状・杆状構造体は小さい印象を受ける．

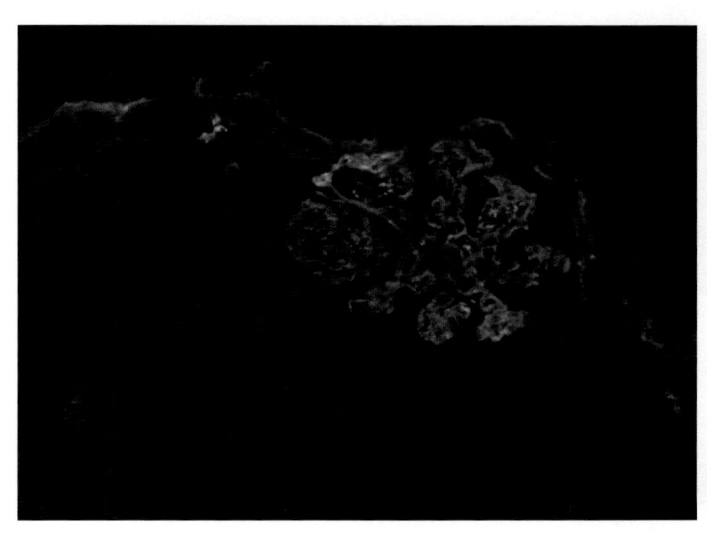

図8a κ鎖染色
糸球体内のcrystal含有している細胞にわずかに陽性．

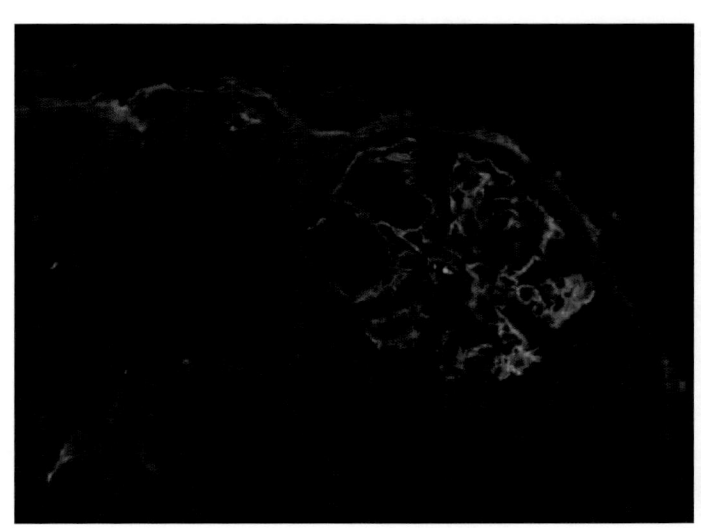

図8b λ鎖染色
Crystal含有している細胞部位には陰性．

に円柱は目立たず，小動脈や細小動脈に血管炎や糸球体・尿細管に認められた構造物は認められなかった．小葉間動脈分枝レベルの血管に線維性内膜肥厚を認めた．細小動脈に内皮下の硝子様変性を認めない．

リンタングステン酸ヘマトキシリン（PTAH）染色では，この腫大した細胞内の杆状・

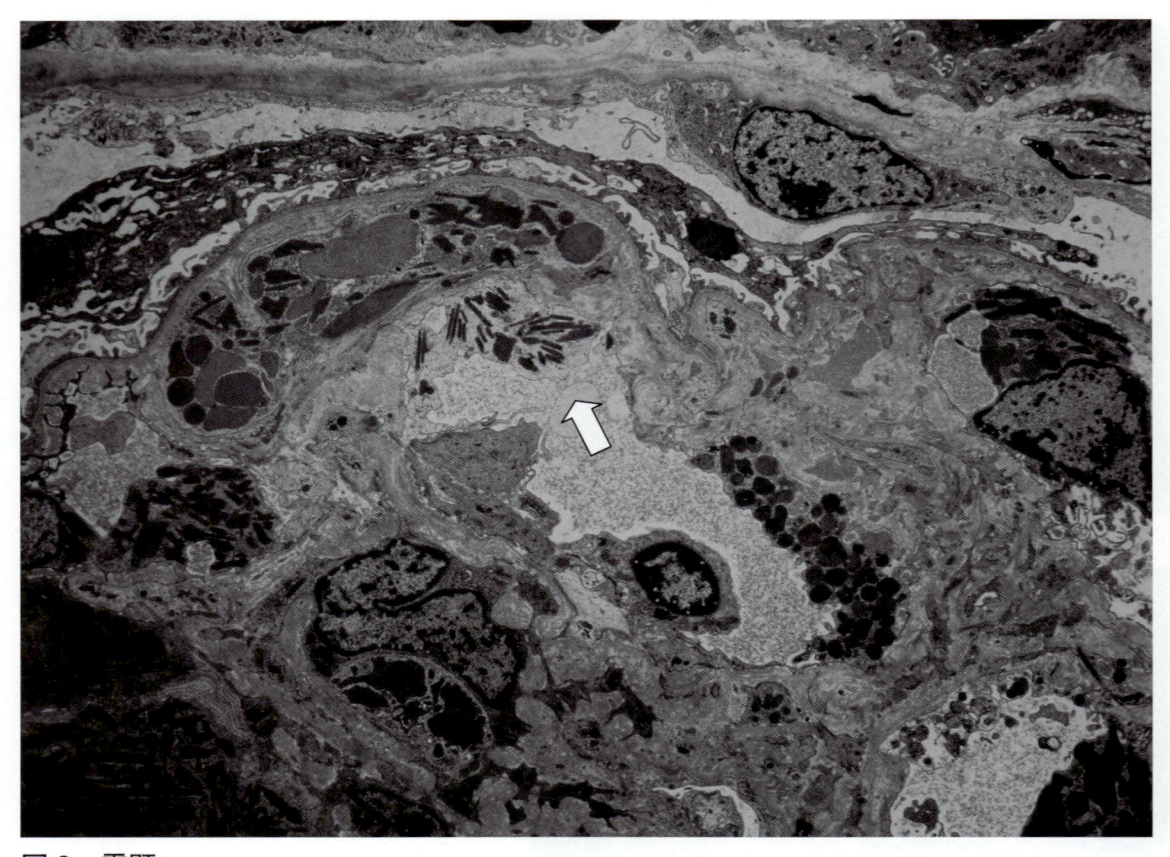

図9 電顕
針状, 杆状の高電子密度の均質な構造を有する crystal は, 内皮細胞内 (⇒) や毛細血管腔内の細胞内に存在する.

棍棒状の細長い構造体は強陽性に染色される部分と陰性部分がある. PTAH 染色は陽性であるが, 通常のフィブリン血栓の染色性とは異なり, この杆状・棍棒状の細長い構造体にのみ陽性である. 尿細管上皮細胞内の杆状・棍棒状の細長い構造体も PTAH に強陽性である.

免疫蛍光所見:
　IgA, IgG はメサンギウム領域〜係蹄に沿って陽性, IgM は係蹄に沿って陽性, C1q はメサンギウム領域〜係蹄に沿って淡く陽性, C3 はメサンギウム領域の一部に陽性, C4 陰性, フィブリノーゲン非特異的線状陽性パターンであった. この腫大した細胞内の杆状・棍棒状の細長い crystal はいずれも陰性であった.
　軽鎖染色を免疫蛍光抗体法で行ったが, κ 鎖も λ 鎖も同様に crystal は陰性であった (図 8a, 8b).

電子顕微鏡所見 (図9〜13):
　電顕弱拡大では, 糸球体内皮細胞内や毛細血管腔内の細胞内に多数の均質な結晶様高電子密度沈着物が確認された. 強拡大では中〜大型の杆状構造物が細胞質内に存在し, これが光学顕微鏡で杆状構造を呈した物質に相当すると考えられた. 均質な構造物は膜に取り囲まれたものが多い. この超微細構造物はアミロイドーシス・fibrillary 腎炎・immunotactoid 腎症にみられるものとは異なり, 均質で organized deposits ではない. 沈着物の幅や長さなどは均一でない. 高電子密度の沈着物以外に血漿蛋白の浸み込みと思われる沈着も存在する.

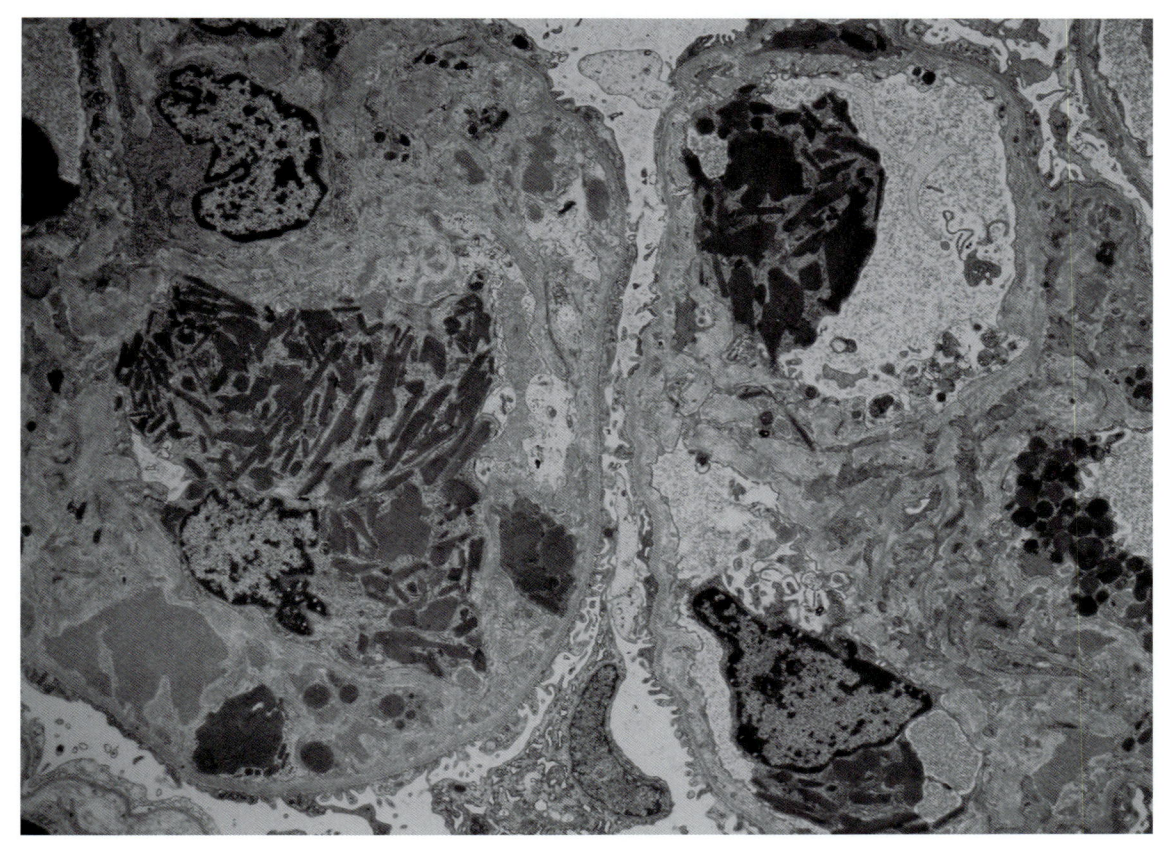

図10 電顕
毛細血管内に存在する crystal を多量に含有する腫大した細胞により，毛細血管腔は圧排されている．Crystal は，杆状構造を呈するものが多いが，不整な形態を示すものも認める．不規則に拡大した内皮下腔には crystal とは異なる血漿蛋白の浸み込み性病変がある．拡大した内皮下腔に免疫複合体に合致する沈着物はない．

　この構造物を含む細胞は，組織球が最も目立ったが，それ以外にも糸球体上皮細胞・内皮細胞・メサンギウム細胞・尿細管上皮細胞と多彩であった．尿細管上皮細胞内に存在する均質な沈着物は糸球体にて確認されたものより小さなものが多い印象である．

　特殊染色にて杆状・棍棒状の細長い構造体解析を行った．ダイロン染色やフィブロネクチン染色は陰性であった．
　CD31 染色では，杆状・棍棒状の crystal 周囲の細胞に陽性であり毛細血管腔内にこの細胞が存在することを示唆した．
　CD68 染色（図14）にて，結晶構造物を有する糸球体内の大部分の細胞が陽性でありマクロファージ内に crystalloid が存在することが確認された．一方，CD138 染色にて糸球体は陰性であり糸球体へ形質細胞浸潤はないことも確認した．

臨床側の総合所見と問題点：
　今回の症例は，crystal-storing histiocytosis として診断される範疇に属する病態と考えた．杆状・棍棒状の crystal が糸球体優位に存在する点は，crystal-storing histiocytosis として矛盾はない．一方，糸球体固有細胞・マクロファージ・尿細管上皮細胞にも杆状・棍棒状 crystal が存在し，異なった病変の混在を考えている．今回の症例は CD68 陽性細胞内への杆状・棍棒状 crystal 沈着に加え，特に糸球体内皮細胞内にも大量の結晶構造をみる点が本例の特筆すべきすべき点と考えた．一方，本症例のように糸球体内病変の目立った

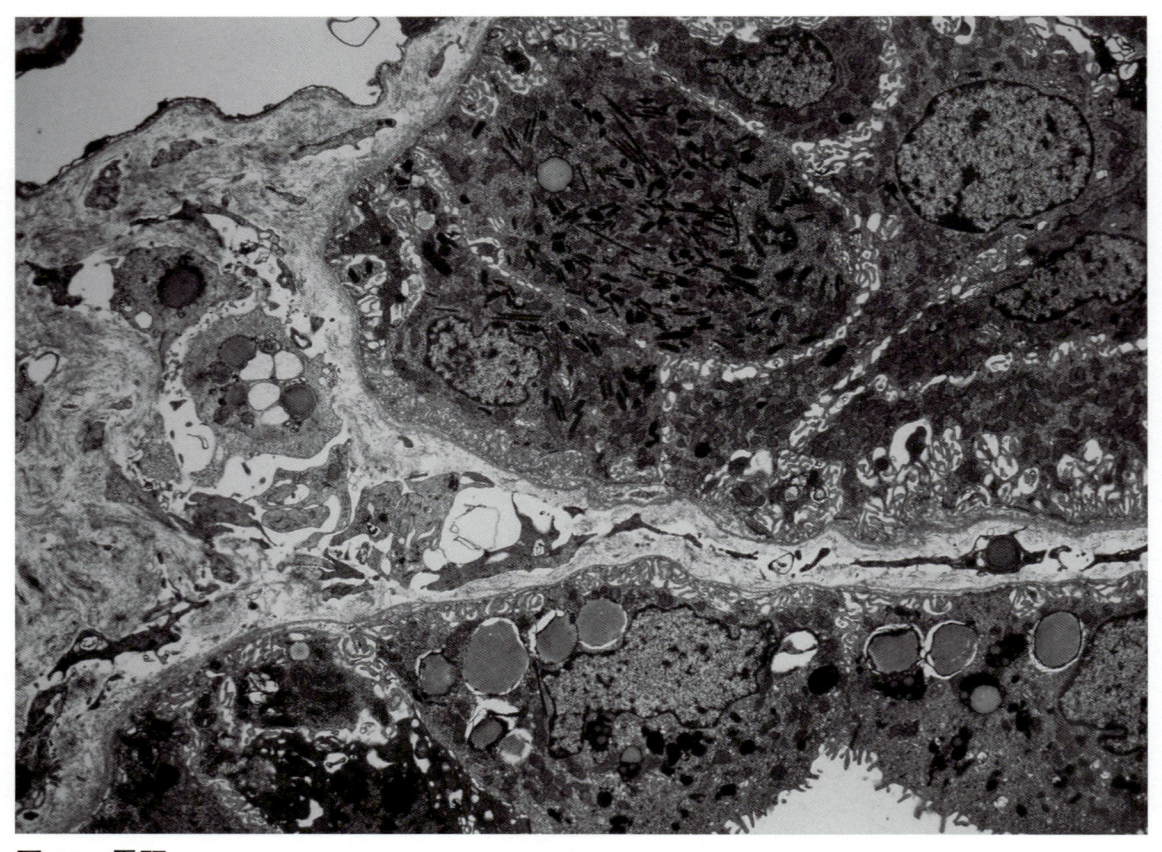

図 11　電顕
光顕で確認された尿細管内の crystal はほとんどが近位尿細管内であったが，電顕観察ではきわめて限局的だが遠位尿細管内にも存在した．

crystal-storing histiocytosis と Bence Jones 蛋白尿の多い M 蛋白血症例で，特に Fanconi 症候群を呈する症例に報告の多い，尿細管上皮細胞内への crystal 沈着と病態はどのように異なるのかが興味あるが，病理学的病態解析は可能であるかを学びたい．

✚ この症例の病態に関する病理医の見解

　M 蛋白血症症例や Bence Jones 蛋白尿陽性例の腎生検で主に尿細管に crystal が確認されることはよく知られている．特に，近位尿細管上皮細胞内に大量の crystal が証明される light chain proximal tubulopathy を呈することはまれではない．特に Fanconi 症候群を呈するような近位尿細管障害の高度例においてしばしば観察される．

　本症例は，糸球体内に大量の crystal が沈着し，その多くは組織球（マクロファージ）内に取り込まれたものであることが確認されているため crystal-storing histiocytosis の診断で問題はない．一方，糸球体固有細胞や尿細管細胞内にも多くの crystal が確認されているため，Bence-Jones 蛋白尿例に出現することの多い crystal tubulopathy を伴っていると考えてよい．

　IgMκ の M 蛋白血症，Bence Jones kappa 蛋白尿陽性であるが，免疫染色では今回の症例でみられるように免疫グロブリンは陰性で κ 軽鎖の染色も陰性部分がほとんどでごく一部分に陽性である．従来の報告例でも免疫染色で軽鎖や M 蛋白が陽性とならないことはまれではなく，細胞内に取り込まれて crystal を形成する段階で抗原性を失っていると考えられる．光顕の染色に関しても今回の症例は，HE 染色，PAS 染色，Masson Trichrome 染色ですべて陽性に染色されている．従来の報告では各染色法に対する反応は症例ごとに

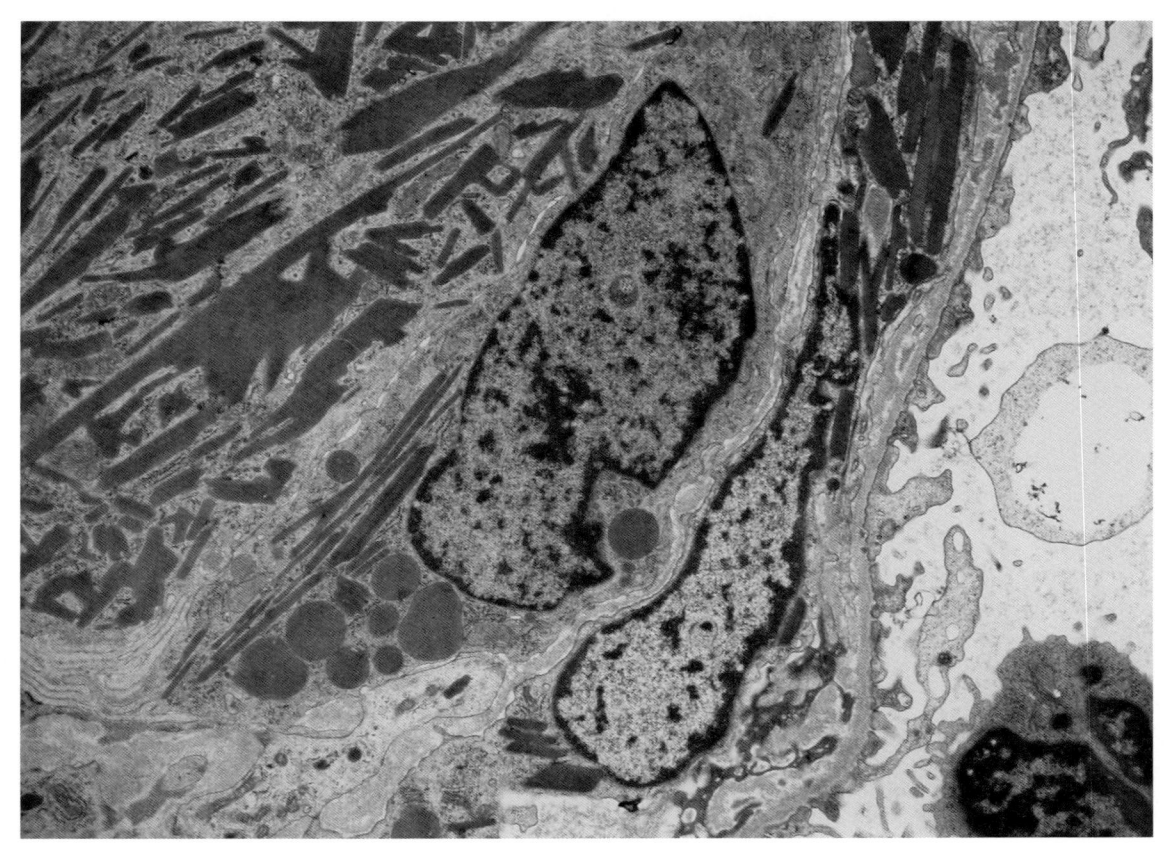

図 12　電顕　強拡大（糸球体）
糸球体係蹄内に存在するマクロファージ内の針状・杆状の crystal は均質で無構造である．内皮下には小杆状の crystal が散在してみられ，メサンギウム間入を伴う．

さまざまで一様ではない．最も陽性染色される可能性が高いのは PTAH 染色との報告もある．当然であるが，この PTAH 染色陽性はフィブリン血栓ではなく今回の crystal の染色特性である．

　多発性骨髄腫症例の骨髄検査で骨髄液中の形質細胞や単球内に同様な crystal が存在する報告があるため，M 蛋白血症の存在下では組織球のような強い貪食能を有する細胞内に取り込まれると一定の条件下で crystal が形成されると想像される．糸球体内に確認された多数の CD68 陽性細胞が crystal を含んでいるため crystal-storing histiocytosis と診断するが，内皮細胞，メサンギウム細胞，上皮細胞などの糸球体固有細胞にも crystal は確認されている．組織球内で起きていることと同じことが糸球体固有細胞でも起きていると考えてよいかは，決定するだけの根拠がない．

　κ 軽鎖に由来する Fanconi 症候群を呈する crystal-storing histiocytosis について詳細に検討した論文によると血中 M 蛋白血症のない Bence-Jones-κ 蛋白尿のみの陽性例では crystal-storing histiocytosis の報告はない．したがって，血中に M 蛋白血症が存在することが crystal-storing histiocytosis の背景として重要である．その際に，尿細管内に確認される crystals 分布は巣状で軽微にとどまっている．一方，Fanconi 症候群を呈した例は全例高度な尿細管内に多数の crystal が存在していた．M 蛋白のサブグループ解析結果より，crystal-storing histiocytosis での V domain mutation が通常の（crystal-storing histiocytosis のない）多発性骨髄腫に合併する Fanconi 症候群症例と異なっていると報告されている．Vκ domain の mutation が crystal-storing histiocytosis での組織球内への取り込みや

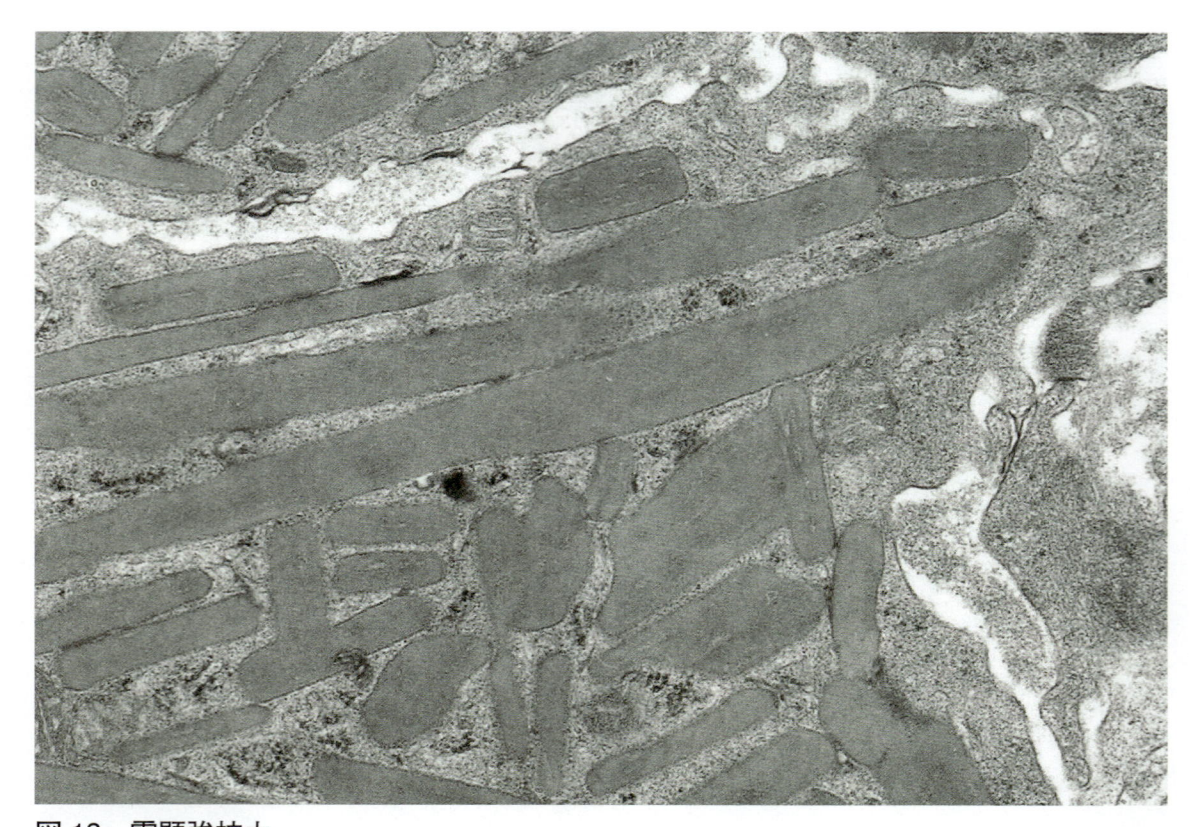

図13　電顕強拡大
無構造なcrystalのほとんどは膜に囲まれている．周囲の細胞質との反応は認めない．

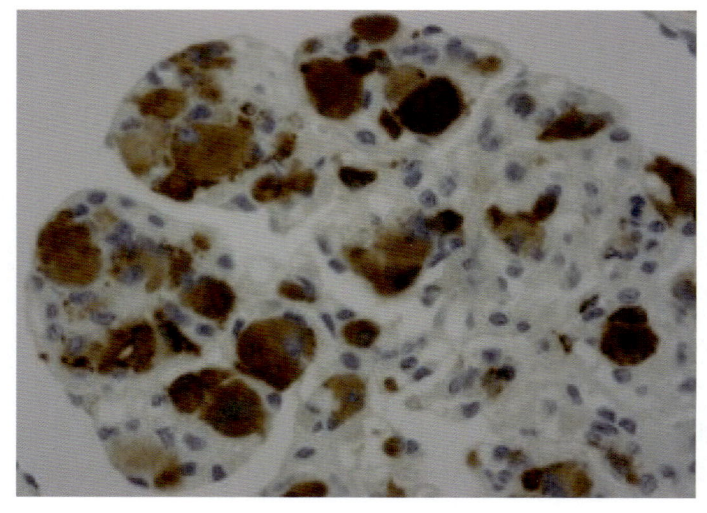

図14　CD68染色
Crystalを多数含有している細胞の多くはCD68陽性の組織球（マクロファージ）である．

多臓器での病変に関与しているのかもしれない．

✦ この症例のその後の経過

　　骨髄における異型性形質細胞は5%以下であり血清にIgG-κ型M蛋白を認める点のみではMGUS（monoclonal gammopathy of undetermined significance）相当の病態と診断されていた．
　　Crystal-storing histiocytosisの本態が血中に非生理的蛋白が存在することであるのか？貪食した結晶様構造物を細胞が処理できない点にあるのかは明らかとされていないがcrystal-storing histiocytosis例においてMGUSや多発性骨髄腫の合併も多い．このためM

蛋白の存在が本例における腎病変の成立に関与していると考えた．M蛋白血症が臓器障害をきたしたとして多発性骨髄腫に准じて治療を行うこととした．MP療法（melphalan＋prednisolone）を施行した．

5年が経過した今，血清クレアチニン値0.8 mg/dL（53 mL/min/1.73 m^2），尿蛋白230 mg/gCre と良好な経過をたどっている．ただし腎生検と同時期に施行した肝生検組織においてはアミロイドを認めており長期的には腎アミロイドーシスへの懸念も抱いてfollow-up 中である．

（第40回重松腎病理カンファレンスより）

【文献】
1) Merlini G, Stone MJ：Dangerous small B-cell clones. Blood 108：2520-2530, 2006
2) Deret S, Denoroy L, et al：Kappa light chain-associated Fanconi's syndrome：Molecular analysis of monoclonal immunoglobulin light chain from patients with and without intracellular crystals. Protein Eng 12：363-369, 1999
3) Lebeau A, Zeindl-Eberhart E, et al：Generalized crystal-storing histiocytosis associated with monoclonal gammopathy：molecular analysis of a disorder with rapid course and review of the literature. Blood 100：1817-1827, 2002
4) Hamel CE, Thierry A et al：Crystal-storing histiocytosis with renal Fanconi syndrome：pathological and molecular characteristics compared with classical myeloma-associated Fanconi syndrome. Nephrol Dial Transplant 25：2982-2990, 2010

35

多発性骨髄腫に合併したネフローゼ症候群

ネフローゼ症候群を呈した多発性骨髄腫に認めた C3 腎症は偶然合併か，それとも？

キーワード 多発性骨髄腫，ネフローゼ症候群，膜性増殖性腎炎（MPGN）typeⅢ，C3 腎症，補体経路異常

✚ 症例
50 歳代，男性

✚ 主訴
健診異常

✚ 現病歴
X-3 年までは健診にて異常を指摘されたことはなかった．

X-2 年，健診にて尿潜血・尿蛋白・腎機能低下を指摘されたが，医療機関は受診しなかった．

X 年，健診にて尿潜血・尿蛋白・腎機能低下，高血圧を指摘され，当院受診し入院した．先行感染を疑わせる経過はなかった．

✚ 既往歴
30 歳代：左突発性難聴
肉眼的血尿の既往なし，扁桃炎の既往なし

✚ 服薬歴
なし

✚ 家族歴
腎疾患なし，そのほか特記すべき事項なし

✚ 生活歴
喫煙：20～40 本/day 14 年間，飲酒：2 合/day

✚ 初診時現症
身長 164 cm，体重 59.7 kg，血圧 167/99 mmHg，脈拍 63 bpm
両側下腿に圧痕性浮腫軽度あり，皮疹なし

✚ 初診時検査所見
尿定性：蛋白（3+），潜血（3+），糖（−）

尿沈渣：赤血球>100/HPF，白血球 5～9/HPF，硝子円柱 10～19/FF，上皮円柱 20～29/FF，顆粒円柱 5～9/FF，脂肪円柱 30～49/FF，変形赤血球（+）

蓄尿：蛋白 4.4 g/day

血算：WBC 5,400/μL，RBC×10^4/μL，Hb 10.9 g/dL，Ht 31.2%，Plt 22.9×10^4/μL

生化学：TP 5.87 g/dL，Alb 2.43 g/dL，CK 405 IU/L，AST 23 IU/L，ALT 18 IU/L，

LDH 243 IU/L，AlP 178 IU/L，γGTP 17 IU/L，BUN 29.2 mg/dL，Cr 1.46 mg/dL，UA 7.56 mg/dL，TG 189 mg/dL，TC 256 mg/dL，HDL-C 39 mg/dL，LDL-C 170 mg/dL，T-Bil mg/dL，CRP＜0.20 mg/dL，Na 141 mEq/L，K 3.9 mEq/L，Cl 110 mEq/L，Ca 8.4 mg/dL，Pi 3.7 mg/dL，$β_2$MG 4.6 mg/L

免疫学：IgG 1,985 mg/dL，IgG4 23.3 mg/dL，IgA 46 mg/dL，IgM 41 mg/dL，IgD 0.6 mg/dL，C3 65 mg/dL，C4 23 mg/dL，CH50 34.8/mL，ANA 40倍，抗DNA抗体＜2.0 IU/mL，抗ds-DNA抗体＜10 IU/mL，抗C1q抗体 1.5 μg/mL，PR3-ANCA＜10 U/mL，MPO-ANCA＜10 U/mL，抗GBM抗体＜10 U/mL，RF＜3 IU/mL，クリオグロブリン陰性，ASO 20 IU/mL，ASK 80倍

凝固系：PT 12.0 sec，APTT 18.5 sec，Fibrinogen 401.0 mg/dL，FDP 1.20 μg/mL

蛋白分画：血清・尿ともにγ分画にM peakを認める

血清免疫電気泳動：IgGκ（＋）

尿免疫電気泳動：BJP（－），IgGκ（＋）

初診時画像所見

CT：腎形態異常なし，リンパ節腫大なし
PET：異常集積なし

臨床経過

C3の軽度低下と腎機能障害を伴うネフローゼ症候群を呈していた．同時に相対的なIgG高値およびそのほかの免疫グロブリンの抑制あり，M蛋白を伴い多発性骨髄腫が疑われた．骨髄穿刺で異型のある形質細胞を17％認め，IgGκ型多発性骨髄腫（Durie & Salmonの病期分類：病期ⅡA，ISS：Ⅱ期）と診断した．多発性骨髄腫に合併したネフローゼ症候群であり，腎病変精査のため第6病日に腎生検を施行した．

腎生検所見

光顕所見（図1〜5）：

糸球体は全部で58個あり，そのうち36個が荒廃している．残存糸球体ではメサンギウム基質の増加が目立ち，係蹄の分葉化を認める．基底膜は不規則に肥厚しており，二重化も散見される．分節性に好中球浸潤を伴う管内増殖性変化を認め，humpも多数認められる．上皮細胞の変性・腫大もひろく存在し，癒着性変化も多い．浸みこみ病変を伴って分節性硬化をみるが，半月体形成はみられない．尿細管は不均一に拡張し，内部に硝子円柱が散見される．間質にはリンパ球や形質細胞など炎症細胞の浸潤を認める．小葉間動脈は内膜の肥厚を認める．コンゴーレッド染色は陰性である．

蛍光抗体法所見（図6）：

C3のみメサンギウムから係蹄に陽性で，そのほかは陰性でisolated C3 patternである．κおよびλは陰性．

電顕所見（図7，8）：

糸球体では上皮下にhumpが散見され，内皮下ならびに基底膜内に高電子密度沈着物（EDD）が散在する．糸球体基底膜は中等度の肥厚を認め，washed-out像も認める．メサンギウムには細胞増多と基質の増加を認め，傍メサンギウムにはEDDをみ，内皮下や基底膜内のEDDへ連なっている．足突起癒合を部分的に認める．

その後の臨床経過（図9）

腎生検像はいわゆる多発性骨髄腫に合併する糸球体病変（アミロイドーシス，MIDD）

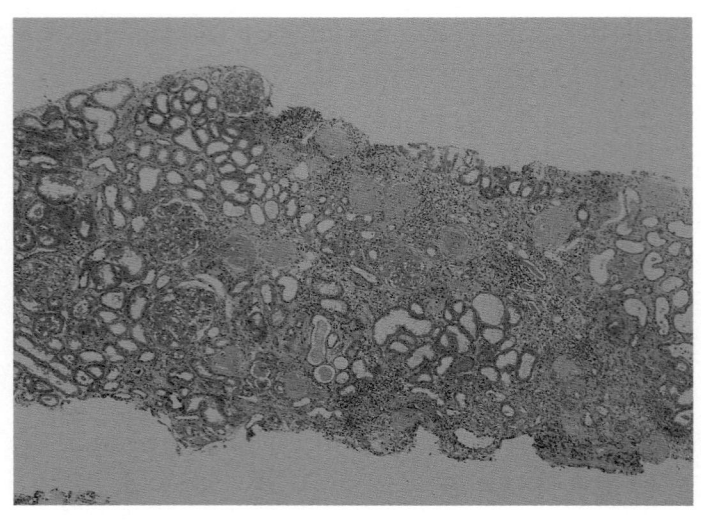

図1　HE染色
球状硬化した糸球体が目立ち，残存する糸球体は代償性肥大を示し，分葉化を認める．間質は縞状に線維化と尿細管萎縮，消失が見られ，代償性に肥大した尿細管が縞状に分布する．単核球浸潤が存在しているがmyeloma castは認められない．

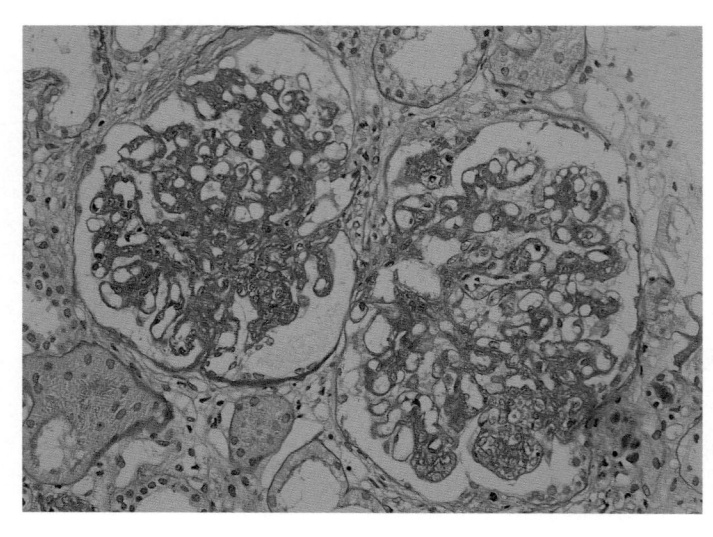

図2　PAS染色
糸球体は分葉化傾向を示し，管内増殖性ないしメサンギウム増殖性変化や係蹄の二重化を認める．癒着性病変も伴う．無構造なアミロイドを疑わせる沈着物は認めない．

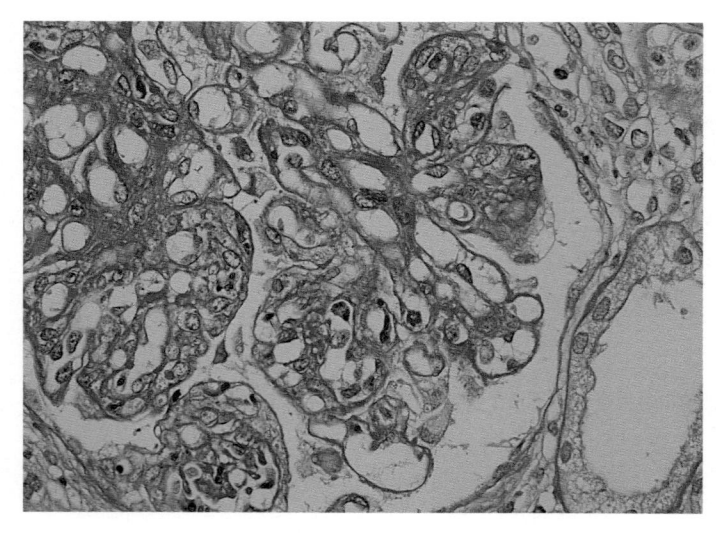

図3　PAS染色　400倍
糸球体強拡大像．好中球を含む管内増殖性変化とメサンギウム増殖，基底膜の不規則な二重化を認める．

や骨髄腫腎は呈さず，MPGN type-Ⅲであり，蛍光抗体法のC3単独陽性所見からはC3腎症に酷似したものと考えた．この腎病変が多発性骨髄腫に関連しているものかどうかは不明であったが，まず多発性骨髄腫の治療を優先することとした．第18病日より1回目のBD（Bortezomib＋dexamethasone）療法を開始した．その後は特に問題なく，第30病日

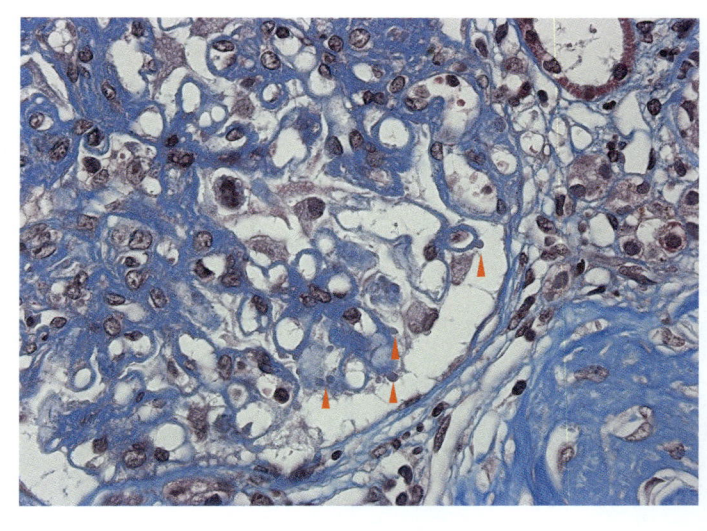

図4 Masson Trichrome 染色　400倍
GBM の肥厚あり，多数の hump 様上皮下に沈着物を観察し得る（▶）．

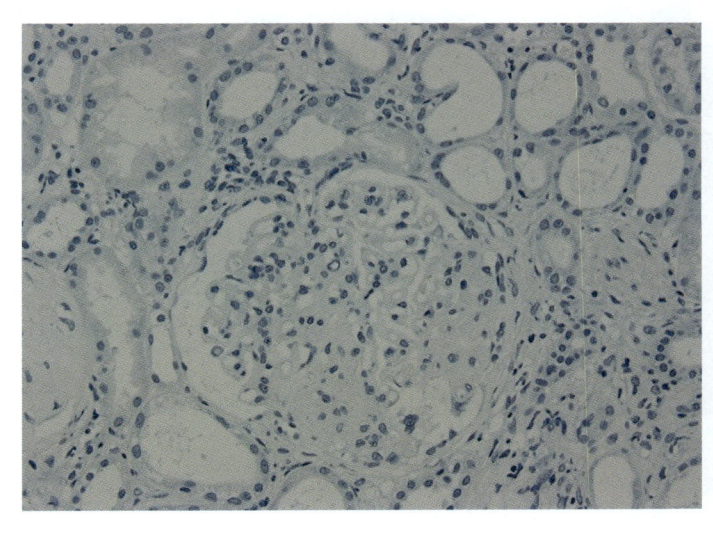

図5 コンゴーレッド
糸球体および間質尿細管に，コンゴーレッド染色では陰性であった．

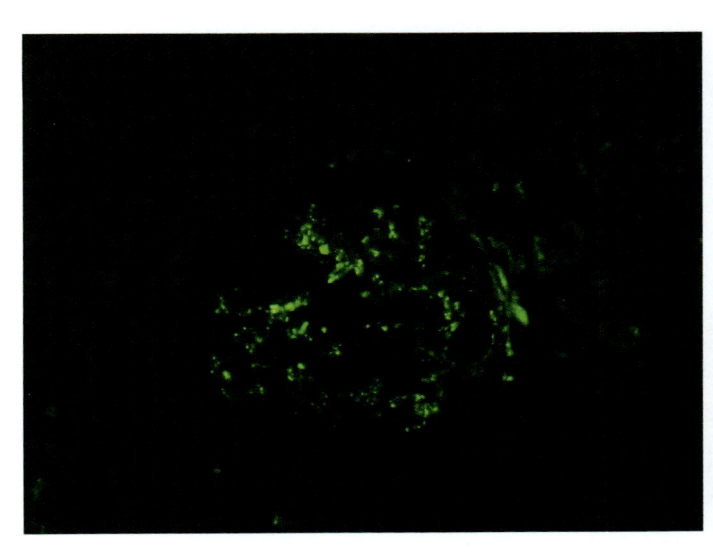

図6 蛍光抗体法　C3　200倍
蛍光抗体法では，C3 でメサンギウムと係蹄にパラパラと大小の顆粒状に陽性であった．そのほかの蛍光抗体法（IgG, IgA, IgM, フィブリノーゲン, C1q, C4）は陰性で isolated C3 pattern であった．蛍光抗体法のκおよびλも陰性であった．

に退院となった．以後，外来にて BD 療法を2回施行したが，3回目の BD 療法施行時に肺炎を併発したため入院となり，抗菌薬投与にて改善した．その後はしばらく治療を中断していたが，腎機能悪化傾向であり，多発性骨髄腫の病勢が強くなってきたため，入院して lenalidomide + dexamethasone 療法を施行することとした．投薬開始後9日目より Cr 4

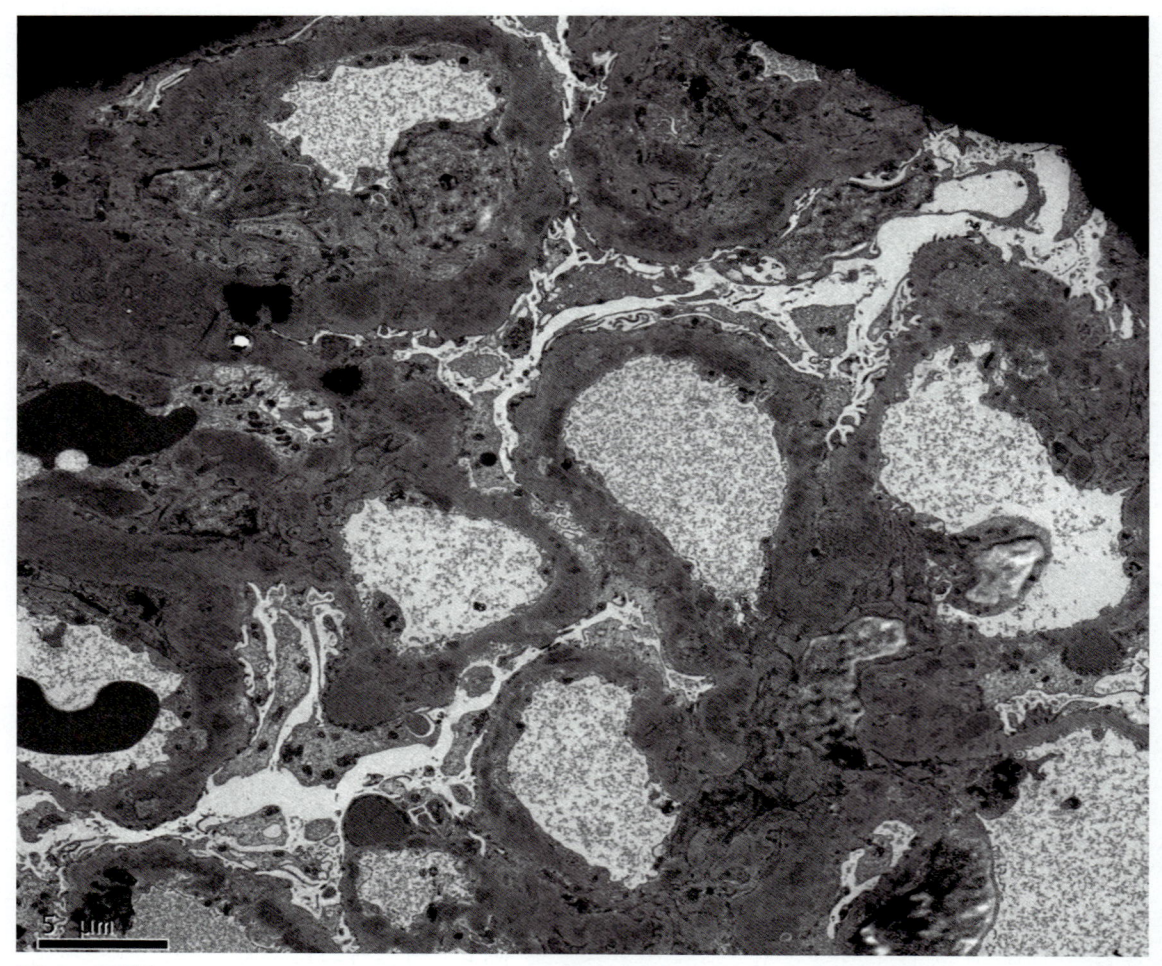

図7 電顕
メサンギウムから内皮下，基底膜内にかけて多彩な EDD が多数沈着し，基底膜は肥厚している．hump 様上皮下沈着物が散在している．内皮細胞は腫大しているが，係蹄内に単核球は目立たない．

mg/dL に上昇し腎機能が悪化したため治療を中断した．その後も Cre 4 台を推移し，4 カ月後（初診時から 20 カ月後）には Cre 7.11 mg/dL となり血液透析導入となった．

補体に関しては初診時に軽度 C3 値の低下を認めたのみですぐに回復し，経過中低下は認めなかった．

✚ 臨床側からの問題提起

IgGκ（＋）多発性骨髄腫を基礎疾患とする症例で臨床経過としてはネフローゼ状態が持続し，組織学的には deposit や hump を認めるなど多発性骨髄腫では説明のつかない病変で MPGN type-Ⅲ としか診断できなかった．好中球を含む管内増殖も認め hump も多発していたが，急性糸球体腎炎としては臨床経過が合わない．多彩な deposit を呈するが，congo red 陰性，IF では免疫グロブリンおよび κ，λ 陰性，クリオグロブリン陰性であり，organized deposit は認めなかった．MPGN type-Ⅲ で IF では isolated C3 pattern であり，新たな疾患概念として提起されている C3 腎症の範疇に入るものと考えられるだろうか．また，多発性骨髄腫による腎病変が存在するのか，また，C3 腎症の組織像を呈したことと多発性骨髄腫との関連はあるのだろうか．

✚ 病理側からのコメント

多発性骨髄腫を基礎にもつ症例の腎生検組織であるが，骨髄腫に関連した腎病変ははっ

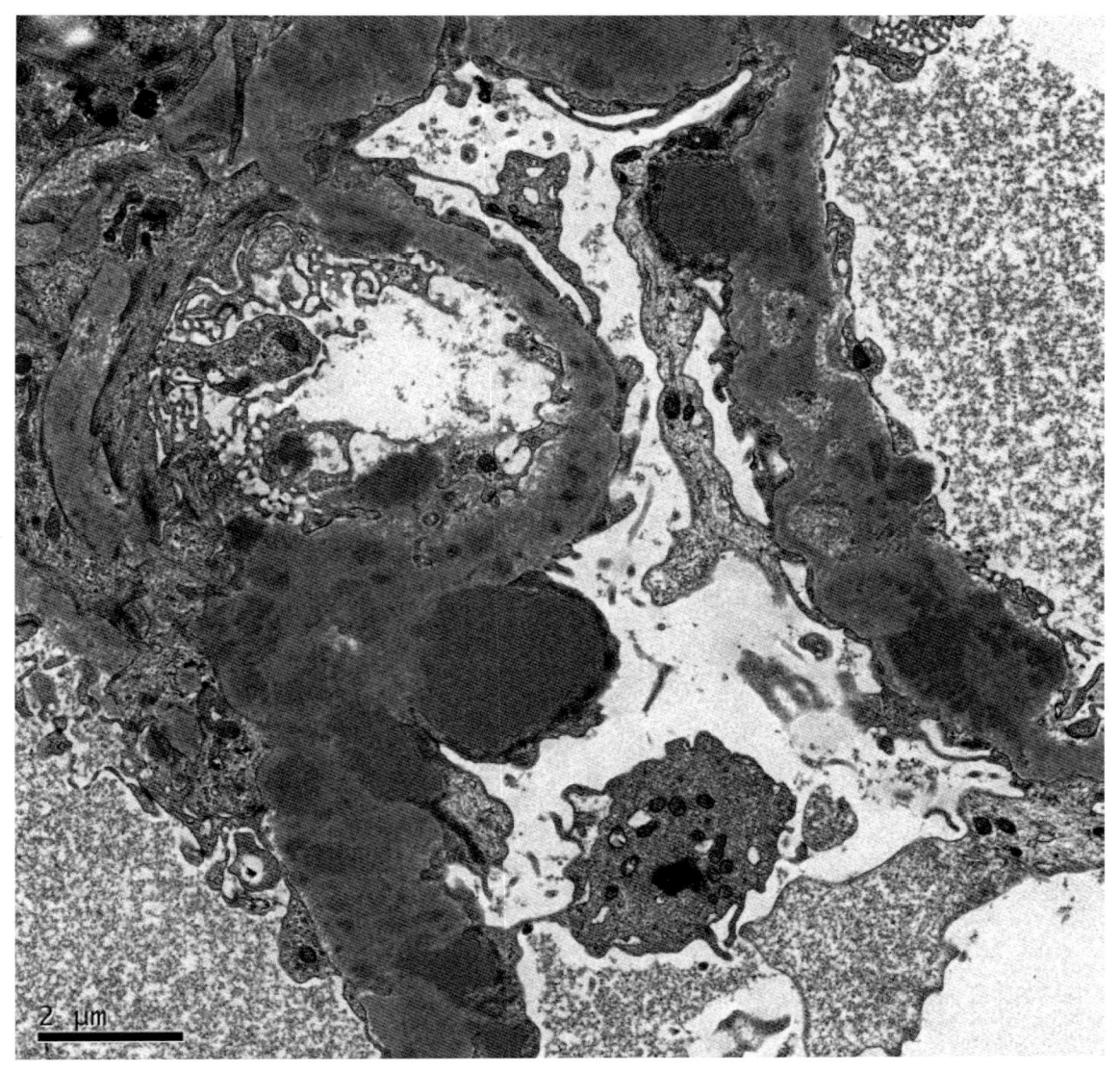

図8 電顕強拡大
Hump が目立ち，内皮下および基底膜内に EDD が散在する．糸球体基底膜は中等度の肥厚を認め，washed-out 像を伴っている．

きりしない．糸球体病変は MPGN type Ⅲ に類似した組織像であり，glomerulonephritis with isolated C3 deposits と診断できる．この症例では hump 様の上皮下沈着物がかなり目立っているが，C3 腎炎では hump の形成を伴う症例があることが知られている．13 日成因新癒着や浸みこみ病変を伴う分節性硬化を認めて FSGS 病変の合併が認められるのは，高度な治療抵抗性ネフローゼ症候群が持続して腎機能低下も急激であったことに対応していると思われる．

　C3 腎症の病因については補体経路異常が提唱され，補体制御因子の遺伝子異常や自己抗体産生が注目され，MPGN-Ⅲ では C5 変換酵素と第二経路の終末腎炎因子が関与するといわれている．多発性骨髄腫に合併した C3 腎症の報告もあるが，因果関係については明らかにはされていない現状である．本症例が組織像として C3 腎症を呈していることは間違いないが，多発性骨髄腫に関連して C3 腎症が起こってきたかどうかについては今のところ明言は避けたい．

図9 その後の臨床経過

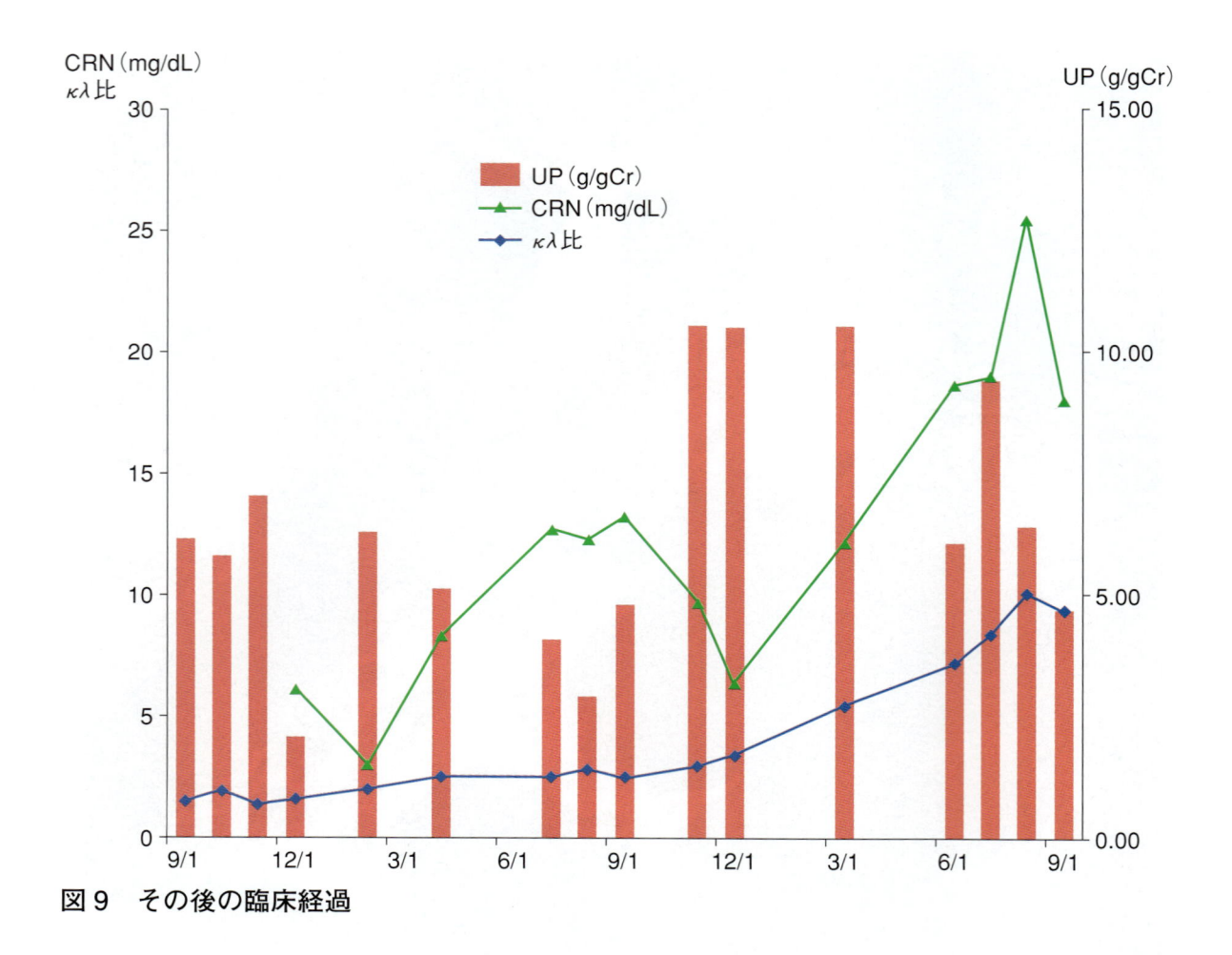

+ この症例からのメッセージ
①従来MPGNとされていた症例の中にC3腎症が存在する．
②多発性骨髄腫を合併するC3腎症の報告はあるが，関連性ははっきりしない．
③C3腎症の病因とされる補体系路異常を起こす原因として遺伝子変異や自己免疫異常はいわれているが，感染契機や免疫担当細胞異常などほかにも原因となる病態が推測される．補体経路異常の診断方法の確立が望まれる．

(第47回重松カンファレンスより)

【文献】
1) Servais A, Fremeaux-Bacchi V, Lequintrec M, et al：Primary glomerulonephritis with isolated C3 deposits：a new entity which shares common genetic risk factors with haemolytic uraemic syndrome. J Med Genet 44：193-199, 2006
2) Sethi S, Fervenza FC, Zhang Y, et al：Proliferative glomerulonephritis secondary to dysfunction of the alternative pathway of complement. Clin J Am Soc Nephrol 6：1009-1017, 2011
3) Bridoux F, Desport E, Fremeaux-Bacchi V, et al：Glomerulonephritis with isolated C3 deposits and monoclonal gammopathy：A Fortuitous Association? Clin J Am Soc Nephrol 6：2165-2174, 2011
4) Sandhu G, Bansal A, Ranade A, Jones J, Cortell S, Markowitz GS：C3 glomerulopathy masquerading as acute postinfectious glomerulonephritis. Am J Kidney Dis 60：1039-1043, 2012

36

IgA-κ 型の多発性骨髄腫に認められた IgA 腎症に経時生検をし得た 1 例

monoclonal IgA glomerulonephritis の症例か？

キーワード IgAκ 型多発性骨髄腫，IgA 腎症

➕ 症例
60 歳代，男性

➕ 生活歴
喫煙 30 本/日

➕ 既往歴
小学生時扁桃摘出術，その後も感冒時に尿潜血を指摘されたことがあった．
虫垂炎
痔核手術
尿路結石を指摘されたことあり（尿潜血陽性のため？？）
慢性肺気腫

➕ 現病歴
2003 年より尿の泡立ちを自覚した．
2004 年 10 月の健診で検尿異常を指摘された．
2004 年 11 月に感冒後肉眼的血尿あり，当院へ紹介となり，2005 年 1 月に入院し腎生検（第 1 回）を施行した．

➕ 第 1 回生検時所見（表 1，図 1，2）
IF では IgA および C3 においてメサンギウムに強く陽性で，IgA 腎症と診断した．

第 1 回生検と同時に免疫電気泳動にて IgA-κ 型の多発性骨髄腫を疑った．骨髄穿刺では plasma cell 11.2％で異型性は強くなかった．多発性骨髄腫は Stage 1 であったため治療は行わず経過観察とし，ARB，CCB，statin，Sarpogrelate Hydrochloride（Anplag®）などの投与をしていた．

2006 年 11 月上旬より発熱・咳嗽および「イソジンガーグルを薄めたような」淡茶褐色の以前と同様の肉眼的血尿を認めた．下腿浮腫の増悪および腎機能低下（Cr 1.04 mg/dL→3.25 mg/dL），肺炎のため同月入院した．抗菌薬（CTRX）使用により肺炎は軽快傾向を示したが，尿蛋白が多く第 2 回腎生検を施行した．

➕ 第 2 回腎生検時所見（表 2，図 3〜6）
第 2 回腎生検の結果より活動性の高い IgA 腎症と判断した．肺炎の治療中であったため感染の増悪を懸念し，PEx を 2 回先行させた後，mPSL pulse（500 mg×3）を施行し，後療法を PSL 50 mg/day とした．

PSL は漸減し 2.5 mg/day となっていたが 2011 年 7 月に左大腿骨頭壊死を指摘された．2011 年後半より IgA が漸増，IgG と IgM が著減，ネフローゼ症候群を呈してきたため 2012

表1 第1回腎生検時主要所見

UP 3+	尿量 950 mL/day	浮腫なし
OB 3+	UP 1.6 g/day	紫斑なし
US −	uCre 1.2 g/day	喫煙 30 本/日
RBC 50〜99/HPF	Ccr 67.6 mL/min	身長 168 cm
WBC 1〜4/HPF		体重 63.1 kg
扁平上皮＜1/5	Cre 1.25 mg/dL	血圧 140/80 mmHg
尿細管上皮＜1/5	Alb 3.35 g/dL	ANA ＜40 倍
卵円形脂肪体＋	β_2MG 3.0 mg/L	RF 2 U/mL
硝子円柱 10〜19/全	IgG 405 mg/dL	MPO-ANCA ＜10 EU
上皮円柱 1〜4/全	IgA 631 mg/dL	HBs-Ag（−）
顆粒円柱 1〜4/全	IgM 18 mg/dL	HCV（−）
脂肪円柱 1〜4/全	C3 94 mg/dL	sIEP IgA-κ M 蛋白（＋）
	C4 28 mg/dL	uIEP BJP（−），IgA-κ M 蛋白（＋）

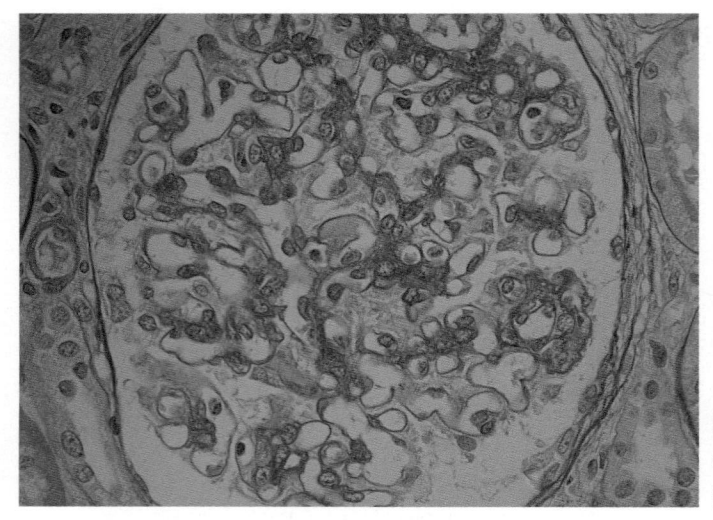

図1 第1回生検，PAS 染色

軽度のメサンギウム細胞増殖性変化があり，一部に係蹄壁の二重化も存在する．

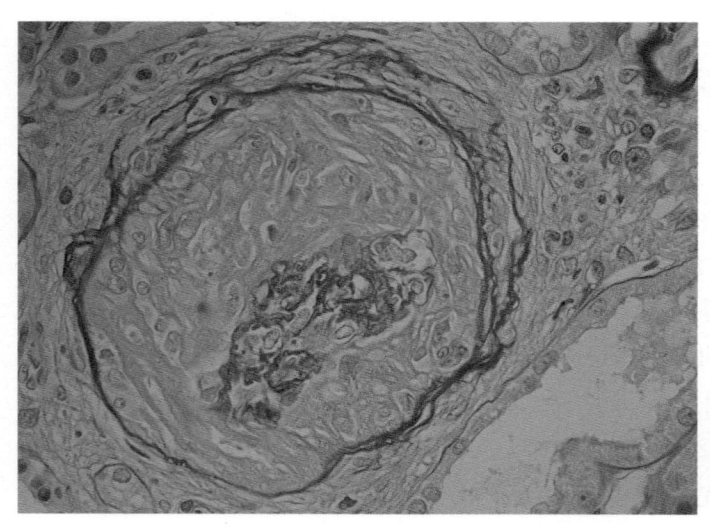

図2 第1回生検，PAS 染色

細胞線維性半月体形成を認める．小半月体も含めると得られた約50個の糸球体の約10％に半月体を認める．

表2 第2回腎生検時主要所見

UP 3+	尿量 1,150 mL/day	浮腫あり
OB 3+	UP 11.9 g/day	紫斑なし
US −	uCre 1.2 g/day	身長 168 cm
RBC 50〜99/HPF	Ccr 26.0 mL/min	体重 64.4 kg
WBC 5〜9/HPF	Cre 3.25 mg/dL	血圧 170/90 mmHg
扁平上皮＜1/5	Alb 1.69 g/dL	
尿細管上皮＜1/1〜4	β_2MG 7.0 mg/L	ANA ＜40 倍
卵円形脂肪体＋	IgG 174 mg/dL	クリオグロブリン陰性
硝子円柱 100/全＜	IgA 737 mg/dL	MPO-ANCA ＜10 EU
上皮円柱 1〜4/全	IgM 23 mg/dL	sIEP IgA-κ M 蛋白（＋）
顆粒円柱 1〜4/全	C3 112 mg/dL	uIEP BJP（−），IgA-κ M 蛋白（＋）
脂肪円柱 20〜29/全	C4 29 mg/dL	

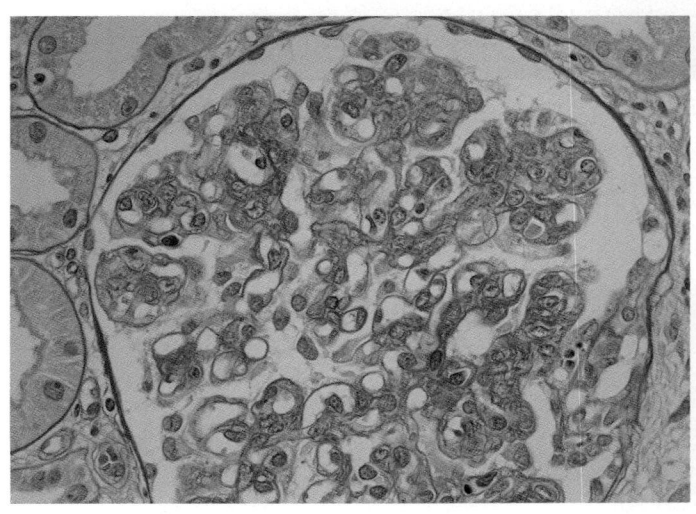

図3 第2回生検，PAS 染色

メサンギウム領域の拡大性病変が主体で，一部に管内増殖を認める．第1回生検に比較してメサンギウム領域の拡大と細胞増多，内皮下腔の拡大，メサンギウム間入を伴う係蹄壁の二重化が目立つ．また，係蹄上皮細胞は腫大し吸収顆粒を含むものもある．

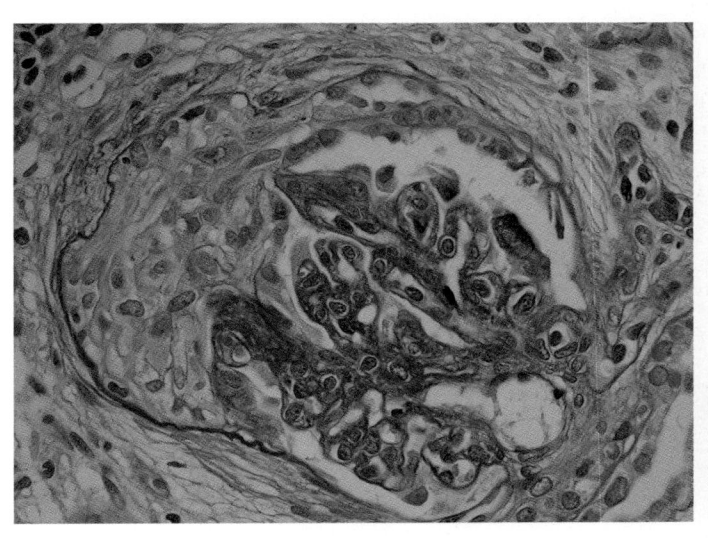

図4 第2回腎生検，PAS 染色

係蹄壁は高度に虚脱しているが，線維細胞性半月体と思われる．得られた 26 個の糸球体のうち 15 個（58%）に半月体形成を認めた．

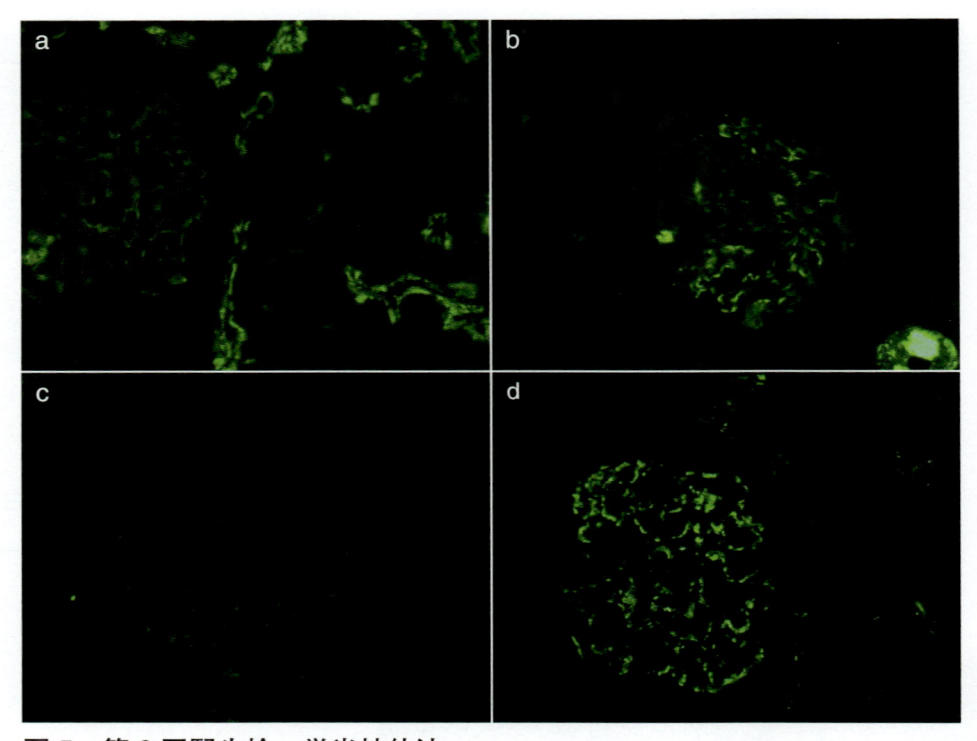

図5 第2回腎生検，蛍光抗体法
a：IgG, b：IgA, c：IgM, d：C3
IgAおよびC3で，メサンギウムより係蹄に優位に陽性である．

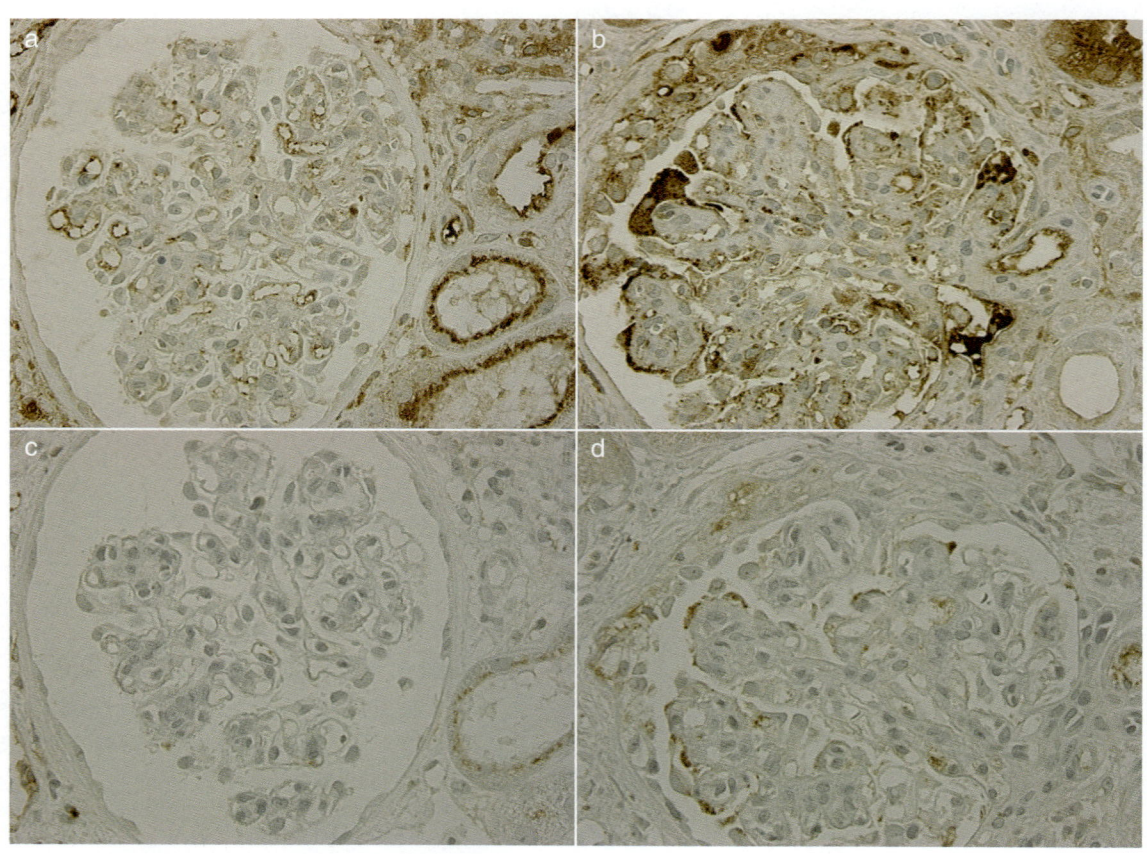

図6 第2回生検，免疫染色（PAP法）
このκ鎖（a, b），λ鎖（c, d）の染色結果からは軽鎖のmonoclonalityを確認できなかった．

表3　第3回腎生検時主要所見

UP 4+	尿量 1,237 mL/day	浮腫あり
OB 3+	UP 4.0 g/day	紫斑なし
US －	uCre 1.0 g/day	身長 168 cm
RBC 100/HPF＜	Ccr 45.1 mL/min	体重 67.7 kg
WBC 5〜9/HPF	Cre 1.52 mg/dL	血圧 153/100 mmHg
扁平上皮 1/1〜4	Alb 2.99 g/dL	
尿細管上皮 1〜4/1	β_2MG 3.5 mg/L	ANA ＜40 倍
卵円形脂肪体＋	IgG 153 mg/dL	RA 3 U/mL
硝子円柱 30〜49/全	IgA 711 mg/dL	クリオグロブリン陰性
顆粒円柱 1〜4/全	IgM 17 mg/dL	MPO-ANCA ＜10 EU
脂肪円柱 50〜99/全	C3 112 mg/dL	sIEP IgA-κ M 蛋白（＋）
変形赤血球（＋）	C4 26 mg/dL	uIEP BJP（－），IgA-κ M 蛋白（＋）

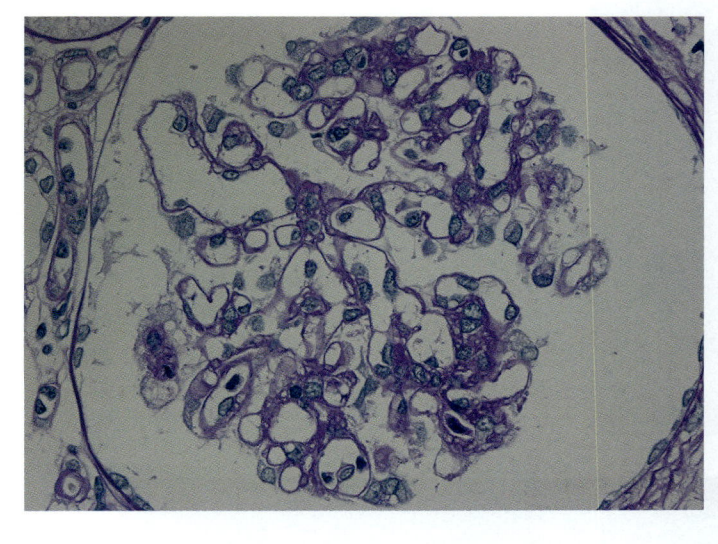

図7　第3回生検，PAS染色
メサンギウム領域の軽度増殖性変化および係蹄壁の二重化を認める．

年1月に再入院し，第3回腎生検を施行した．

第3回腎生検時所見（表3，図7〜11）

骨髄穿刺も施行され，Plasma cell 11.2% と 2005 年時と変化なく，PET-CT でも局所集積はなかった．

これまでの臨床経過を図12に示す．

第3回腎生検の結果から monoclonal IgA1-κ の沈着による腎炎であり，多発性骨髄腫の腎病変であると考えた．この結果より，第1回生検および第2回生検について IF（図13）を施行した．

呈示した問題点

第1回腎生検および第2回腎生検の時点では，IgA 腎症と診断していた．第3回腎生検で monoclonal IgA-κ の deposits が確認され，多発性骨髄腫による腎病変と診断した．通常の IgA 腎症との病理学的な相違点はあるのだろうか．

この症例の問題点に関する病理医の見解

原発性 IgA 腎症で糸球体に沈着する IgA の重鎖サブタイプは IgA1 である．一方，軽鎖の染色パターンでは，λ も κ もともに陽性の症例が多いが，明らかに λ 鎖優位の症例もあ

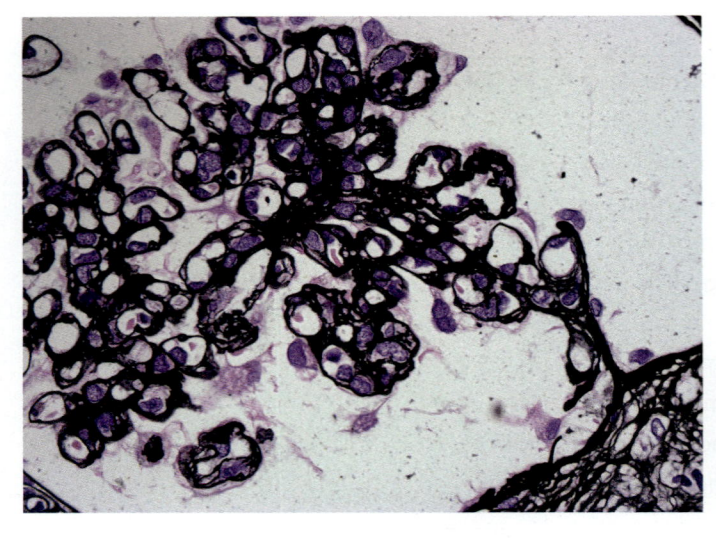

図 8 第 3 回生検, PAM 染色
係蹄壁の二重化が観察され, ボウマン囊との癒着をみる. 得られた 10 個の糸球体のうち 2 個に同様の癒着を認めた.

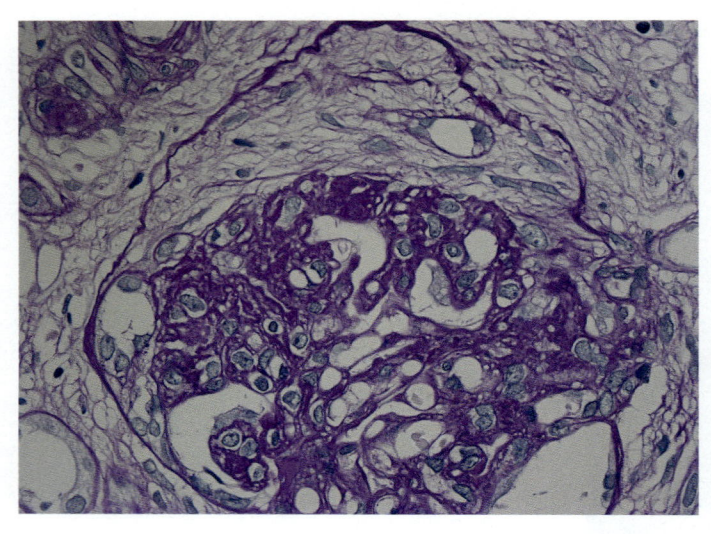

図 9 第 3 回生検, PAS 染色
メサンギウム基質の増加があり, 線維細胞性半月体を認める. 得られた 10 個の糸球体のうち 2 個に線維細胞性半月体が認められた. 第 2 回生検より慢性期の病像を呈している.

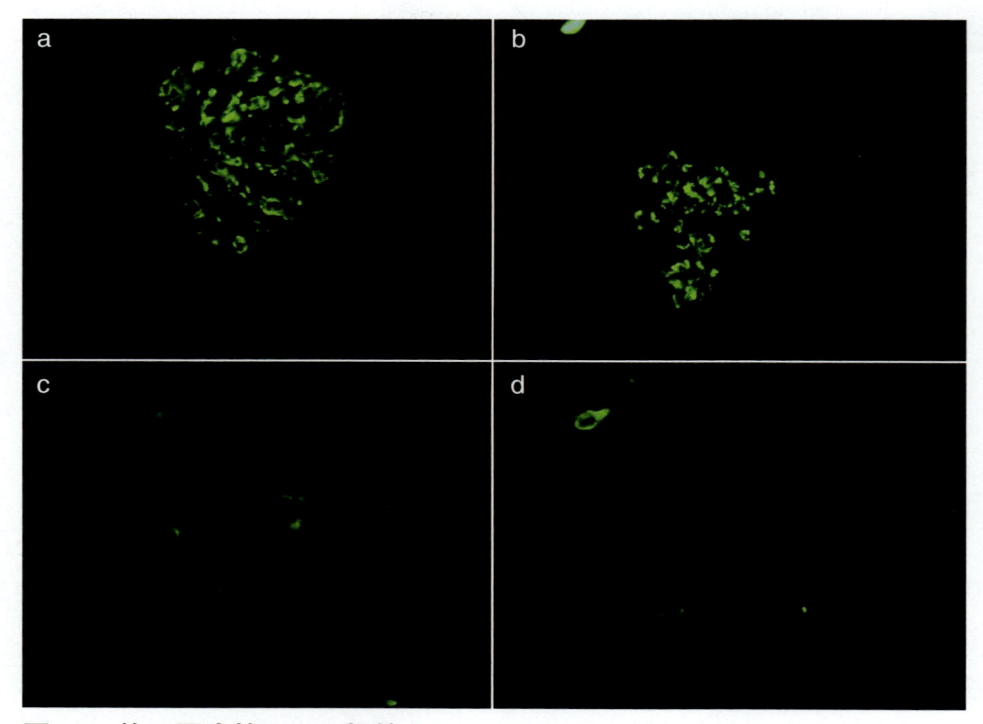

図 10 第 3 回生検, IF, 軽鎖
κ 鎖 (a, b) はメサンギウム主体で一部の係蹄に陽性であったが, λ 鎖 (c, d) は陰性である.

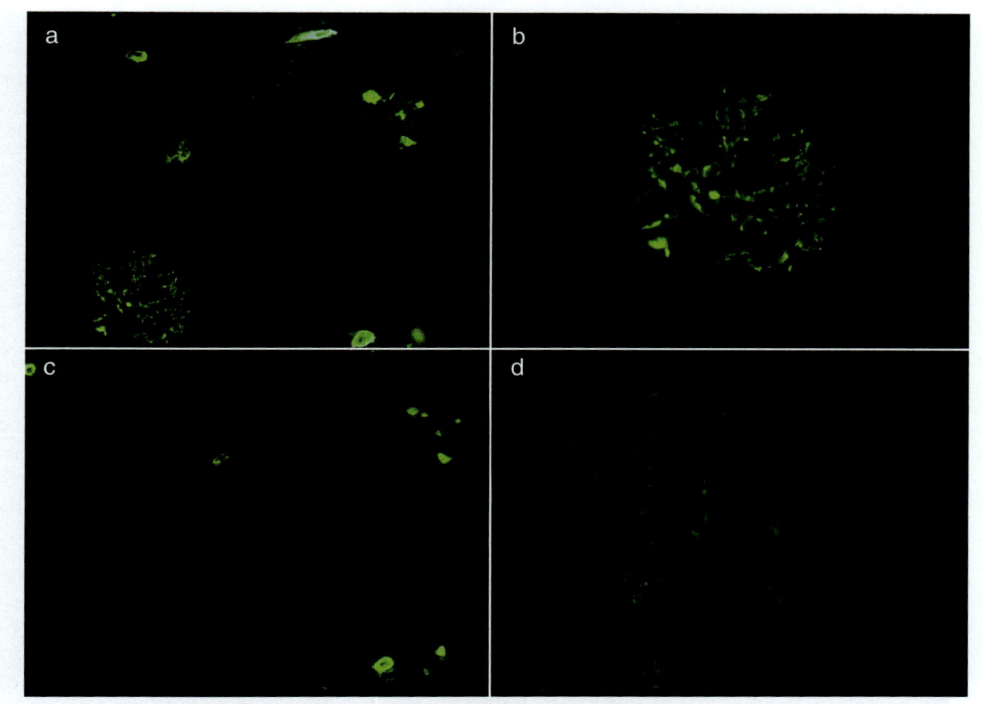

図11 第3回生検,蛍光抗体法,IgA サブクラス
IgA1(a, b)のメサンギウムおよび係蹄に陽性であるが,IgA2(c, d)は陰性である.軽鎖はκのみに陽性であったことから,monoclonal IgA1-κ 沈着と診断した.

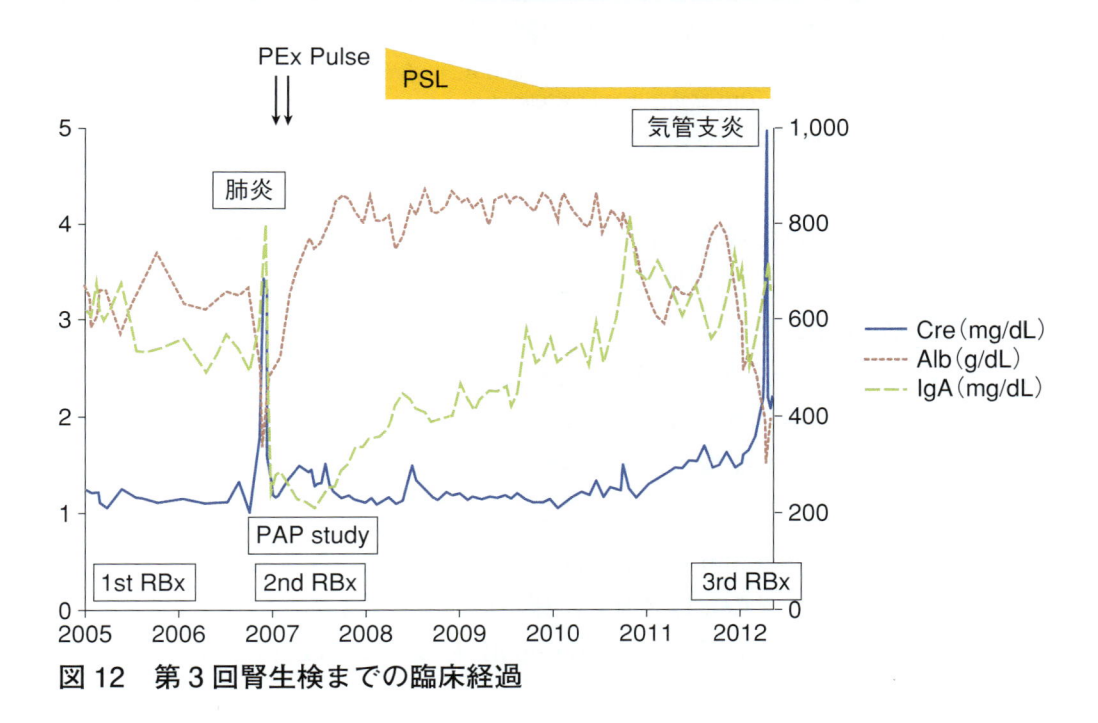

図12 第3回腎生検までの臨床経過

る.なかには,λ鎖のみの陽性例もある.しかしκ鎖が優位な症例についてはほとんど経験しない.IgA 腎症において IgA1 とλ鎖のみが陽性の場合は,monoclonal IgA1 沈着の疾患との鑑別はできない.

今回の症例では,IgA-κ の M 蛋白陽性の多発性骨髄腫例に出現した IgA1-κ の陽性沈着が3回の生検で確認された.したがって,本例では monoclonal IgA1-κ の monoclonal 免疫グロブリン沈着症と診断できる.IgA の沈着が係蹄壁優位で,係蹄壁の二重化と半月

307

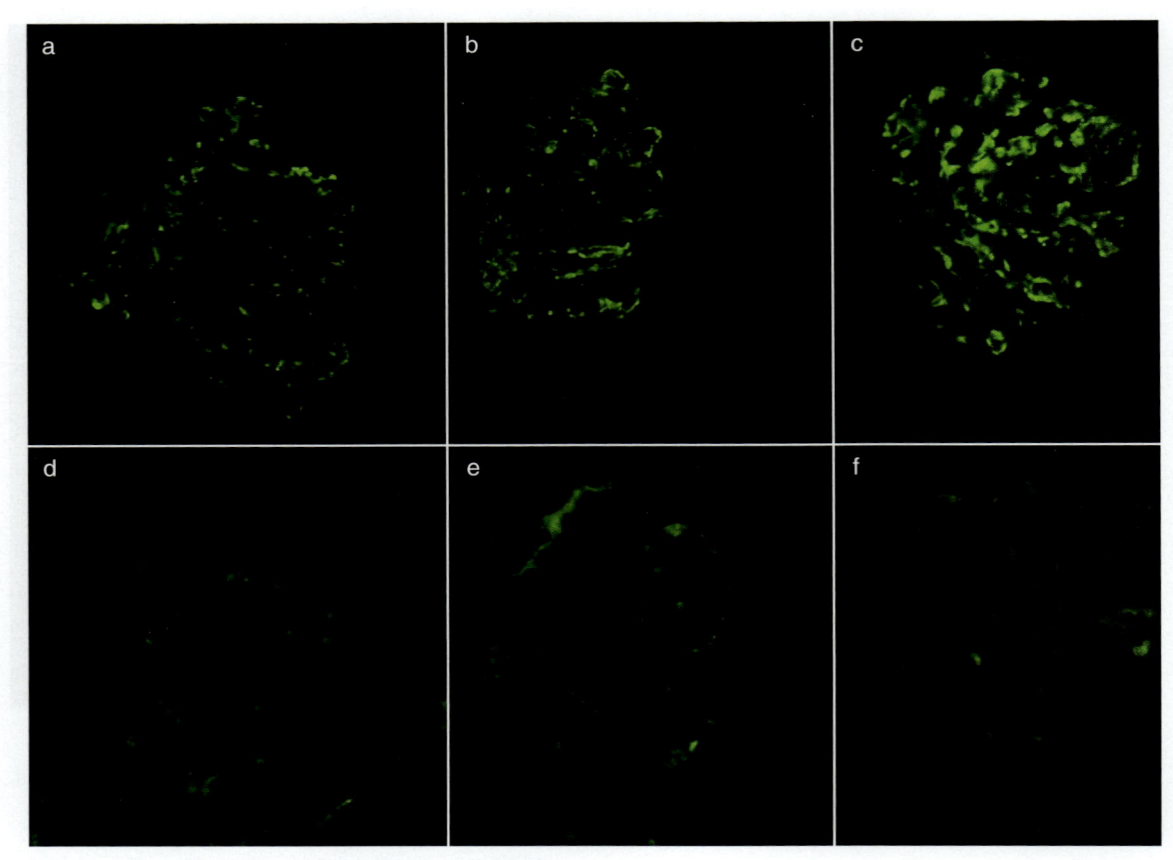

図13 第1回生検から第3回生検の軽鎖 IF
a：1st κ，b：2nd κ，c：3rd κ，d：1st λ，e：2nd λ，f：3rd λ
第2回生検のパラフィン切片免疫染色では不明確であったが，蛍光抗体法では第1回生検時より κ 鎖のみに陽性である．第1回生検時より monoclonal IgA1-κ の沈着であったと考えられる．

体形成が目立つ点で通常の IgA 腎症とは組織像が異なる．臨床的な意義については，特別に通常の IgA 腎症との差異はないようである．

この症例のポイント：
①IgA 腎症での IgA サブクラスは IgA1 である．
②κ 軽鎖のみが染色される IgA 腎症に出会った際には免疫電気泳動が必要である．
③monoclonal IgA1-κ 陽性の IgA 腎症がある．

✤ その後の経過

BD 療法（bortezomib＋dexamethasone）を3クール施行したところ，表4 のようにフリーライトチェーンの κ は著減し，尿蛋白も陰性化した．

さらに約1年の経過で Cre は 1.6 mg/dL 程度にまで改善し，尿蛋白も 0.3 g/gCre 程度と安定している．

✤ まとめ

腎生検より monoclonal IgA1-κ の沈着を証明し，多発性骨髄腫による腎病変と考え，BD 療法を施行したところ著効した症例である．通常の IgA 腎症であれば，軽鎖はともに陽性で λ＞κ であることが多いが，本症例では monoclonality を示している．

monoclonal な deposits の沈着では IgG であれば PGNMID（proliferative glomerulonephritis with monoclonal IgG deposits）が近年報告されているが，IgA の monoclonal deposits の報告は限られている．多発性骨髄腫に合併した monoclonal IgA 沈着の報告はみられ

表4 BD療法3クール施行後の検査成績

	5/9	5/17	5/21	5/23	5/25	5/28	6/4	6/8	6/11	6/15	6/18	6/29
Cre（mg/dL）	2.23	2.63	2.65	2.71	2.15	2.08	2.02	2.17	1.95	1.89	2.06	2.50
Alb（g/dL）	2.08	1.92	1.71	1.94	1.95	2.05	2.27	2.56	2.69	2.94	2.94	3.39
IgA（mg/dL）	657	580				364		237				115
尿潜血	（3+）	（3+）	（2+）	（2+）	（3+）	（2+）	（2+）	（2+）	（2+）	（1+）	（2+）	（1+）
尿蛋白	（3+）	（3+）	（2+）	（3+）	（4+）	（2+）	（3+）	（2+）	（2+）	（1+）	（+−）	（−）
遊離κ型（mg/L）		312.0						54.9				
遊離λ形（mg/L）		25.4						20.3				
κ/λ比		23.38						2.70				

ない．ただし，IgA型骨髄腫に合併した紫斑病性腎炎の報告は存在する．

　本症例からは，多発性骨髄腫による腎病変に monoclonal deposits の沈着によるものが存在する可能性，PGNMID と同様な monoclonal IgA による病態が存在する可能性，が示唆される．今後の病態解明の手がかりになりうる貴重な症例である．

（第48回重松腎病理カンファレンスより）

【文献】

1) Kaneko S, Usui J, Narimatsu Y, et al：Renal involvement of monoclonal immunoglobulin deposition disease associated with an unusual monoclonal immunoglobulin A glycan profile. Clin Exp Nephrol 14（4）：389-395, 2010
2) Soares SM, Lager DJ, Leung N, et al：A Proliferative Glomerulonephritis Secondary to a Monoclonal IgA. Am J Kidney Dis 47（2）：342-349, 2006
3) Birchmore D, et al：IgA multiple myeloma presenting as Henoch-Schönlein purpura/polyarteritis nodosa overlap syndrome. Arthritis Rheum 39（4）：698-703, 1996
4) Van Der Helm-Van Mil AH, et al：Immunoglobulin A multiple myeloma presenting with Henoch-Schönlein purpura associated with reduced sialylation of IgA1. Br J Haematol 122（6）：915-917, 2003

著明な肉芽腫形成を認めた間質性腎炎の1例

巨細胞性肉芽腫を伴う間質性腎炎に皮膚病変を合併した症例

キーワード 巨細胞性肉芽腫，間質性腎炎，サルコイドーシス

✚ 症例
58歳，女性

✚ 主訴
発熱

✚ 既往歴
55歳：両眼 白内障手術

✚ 現病歴
6年前の検診にて，血糖高値を指摘されていたが放置．

入院4カ月前から，下肢筋痛・筋力低下，38℃台の発熱が出現．入院3カ月前，近医にて抗生剤治療を受けるも改善せず（このとき Cr 0.58 mg/dL）．倦怠感，食欲低下，体重減少（−5 kg/3カ月）も出現．入院1カ月前，ステロイド使用のうえ当院総合内科に紹介されたが自覚症状は消失していた．ステロイドを一旦休薬し，外来経過観察中，症状再燃．腎機能障害（Cr 1.52→3.11 mg/dL）を認めたため，精査目的にて腎臓内科に紹介入院となった．

✚ 服薬歴
3カ月前　CFPN（フロモックス®），CTRX（セフィローム®）
1カ月前　Dexamethasone 3.3 mg（iv）×2日

✚ 家族歴
父：胃癌，白血病
母：高血圧症
（腎疾患，結核，膠原病：罹患者なし）

✚ 職業
保険外交員

✚ 入院時現症
身長：165 cm，体重：51.8 kg，血圧：135/82 mmHg，脈拍：70/分（整），体温：36.8℃，意識：清明，頭頸部・胸腹部診察：異常なし，表在リンパ節：触知せず，皮膚：両側膝部伸展側に辺縁不整な浸潤のある隆起性無痛性紅斑あり，皮下組織，筋肉内の腫瘤などは認めない．四肢：大腿四頭筋やや萎縮，神経：上腕二・三頭筋反射低下，腕橈骨筋反射低下

表1 入院時検査所見

＜urinalysis＞		＜Labo data＞			
gravity	1.011	WBC	11,400/μL	Glu	106 mg/dL
pH	6.5	(Band 1, Seg 81, Lym 10, Mo 6, Eo 2%)		HbA1c（JDS）	6.8%
Prot	＋				
OB	−	Hb	8.9 g/dL	CRP	4.8 mg/dL
Glu	−	MCV	91.2 fL	ESR	104 mm/hr
S-RBC	1〜4/HPF	Plt	31.3万/μL	Ferritin	542 ng/mL
S-WBC	30〜49/HPF	TP	7.3 g/dL	CH50	57.3
Granular cast	2＋	Alb	3.0 g/dL	C3	102 mg/dL
Bacteia	−	AST	13 IU/L	C4	35 mg/dL
β_2-MG	37,788 μg/L	ALT	4 IU/L	ANA	×640（Nucleo）
NAG	31.4 U/L	ALP	145 IU/L	RF	22.0
UP	0.4 g/日	LDH	244 IU/L	PR3-ANCA	＜10
U-Ca	85.1 mg/日	γ-GTP	20 IU/L	MPO-ANCA	＜10
IEP	negative	CPK	69 IU/L	Cryoglobulin	−
＜ABG（room air）＞		BUN	26.1 mg/dL	Anti-SS-A/Ro	−
pH	7.388	Cr	3.11 mg/dL	Anti-SS-B/La	−
Pco$_2$	36.3	Na	137 mEq/L	ACE	10.7
Po$_2$	76.0	K	4.4 mEq/L	Blood culture	negative
HCO$_3$	21.4	Cl	103 mEq/L		
		Ca	9.7 mg/dL		

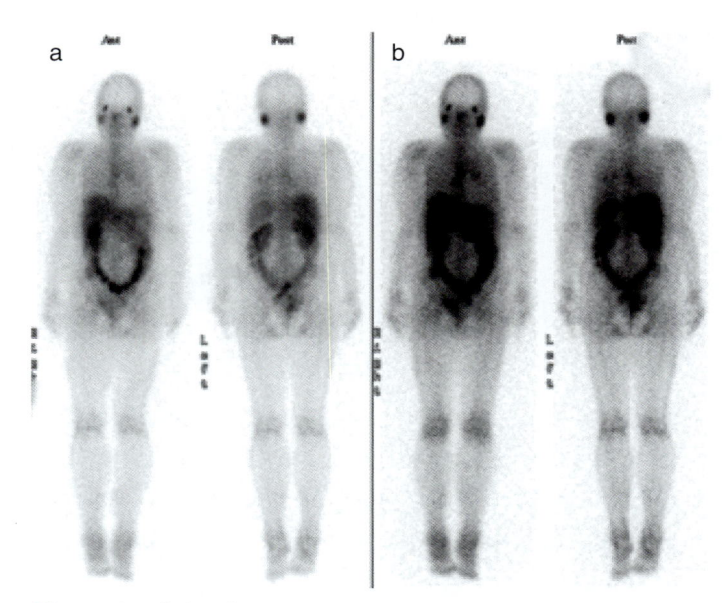

図1 Ga シンチ
a：両腎に集積（＋），b：両側の涙腺・耳下腺集積（＋）

✚ 入院時検査所見

　　　検尿，採血：(表1)

　　　胸部X線：異常なし．胸腹部CT：肺門部リンパ節腫大などの異常なし．

　　　ECG：異常なし．心エコー：異常なし．

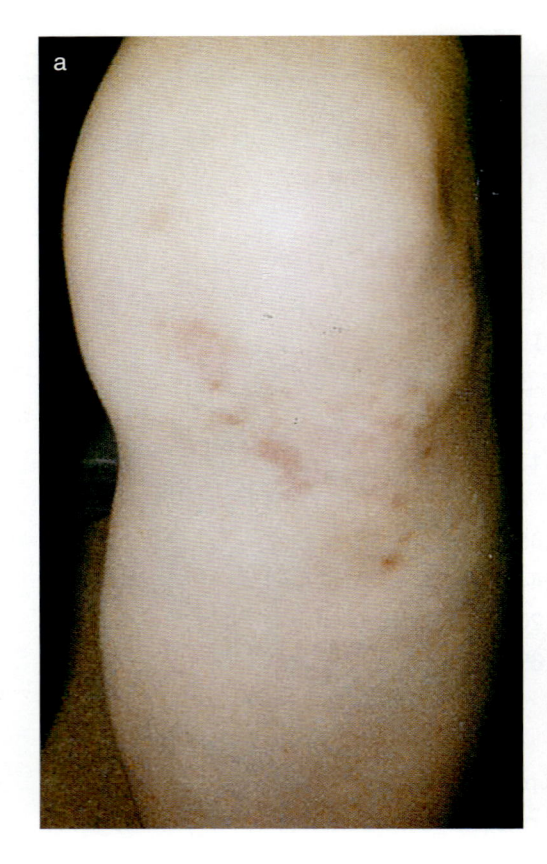

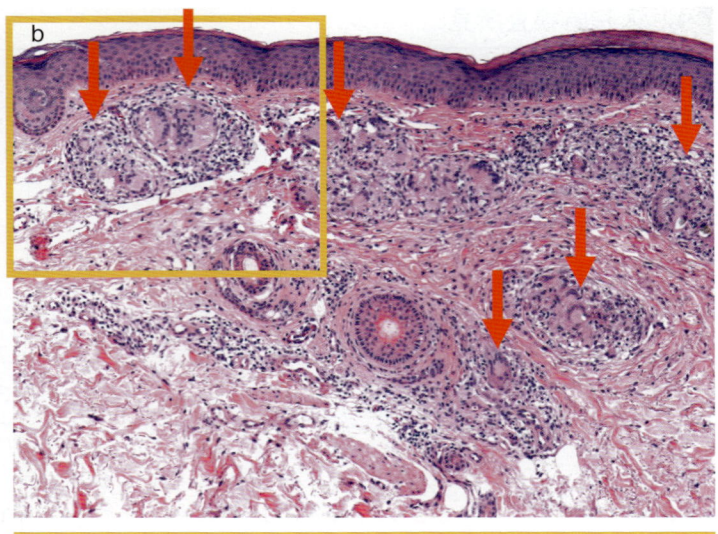

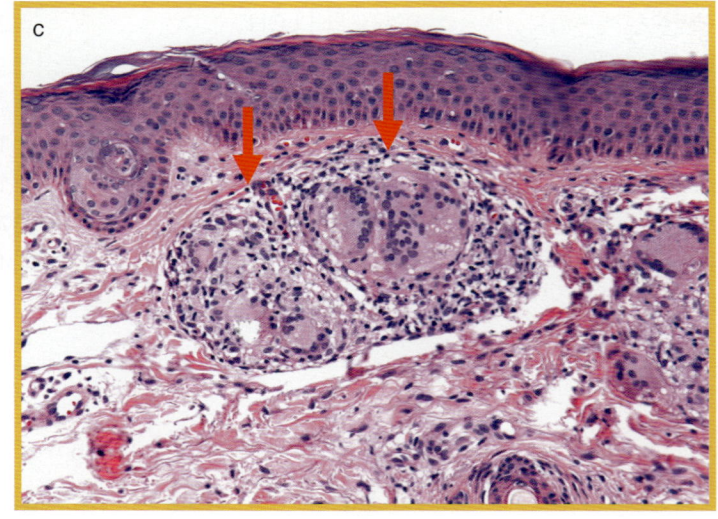

図2 膝伸展部紅斑および皮膚生検（HE）
a：膝部滲出性結節性紅斑，b，c：（矢印）非乾酪性肉芽腫

　　ガリウムシンチ（図1）：両腎，涙腺，耳下腺に集積あり．
　　眼科診察：ぶどう膜炎などの異常所見なし
　　ツベルクリン反応：発赤1×1 mm，硬結なし（アネルギーあり）

✚ 臨床経過

　3カ月間で，Cr 0.58から3.11 mg/dLへと急速進行性に腎機能低下が進行した．蛋白尿は軽度で血尿を認めず．無菌性膿尿を認め，病変の主座は尿細管間質性腎炎が疑われた．
　入院後，第2病日に皮膚生検（図2）を，第3病日に腎生検（図3〜10）を施行した．生検にて非乾酪性肉芽腫を認め，サルコイドーシスが疑われた．第10病日からPSL 1 mg/kg/日のステロイド内服療法を開始し，自覚症状は消失．1週間後には皮疹消失，4週間後にはCr 1.0 mg/dL前後まで腎機能は改善したが，それ以上には改善せず，ステロイドを漸減した．

✚ 腎生検所見

光顕所見（図3〜10）：
　切片は腎皮質であり，糸球体は8個含まれ，増殖・硬化・係蹄変化を認めない．尿細管は刷子縁の消失・尿細管上皮の脱落等の急性尿細管壊死所見，ならびに尿細管炎（尿細管

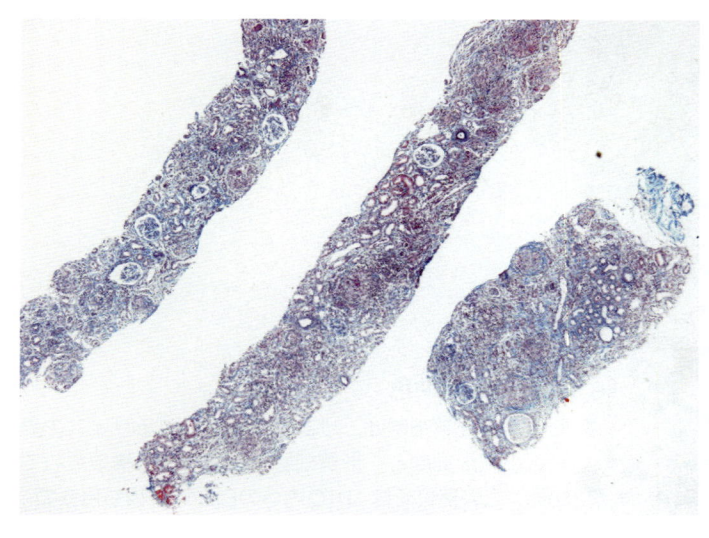

図3　Masson Trichrome 染色
腎組織片が3本採取されている．皮質100％で糸球体約14個中に荒廃糸球体なし．
病変の主座はびまん性の間質病変で弱拡大でも肉芽腫の多発が確認できる．

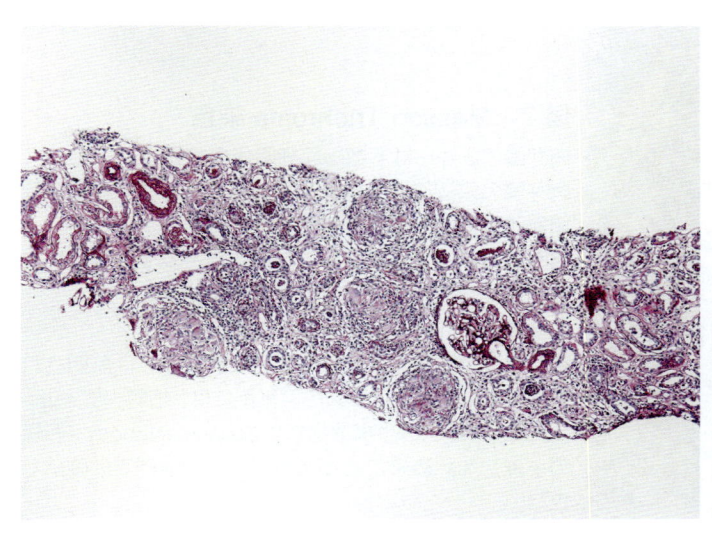

図4　PAS 染色
拡大した間質には糸球体径と同等かそれより少し大きい類上皮細胞から成る肉芽腫が多発し巨細胞とその周囲のリンパ球浸潤を伴っている．間質の細胞浸潤も広範に広がって，尿細管腔内には脱落細胞が散見される．糸球体と輸入細動脈には目立った病変はない．

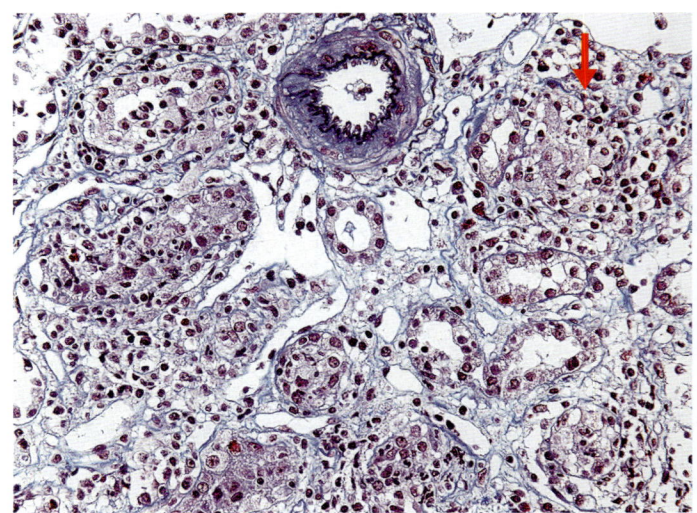

図5　Masson Trichrome 染色
小葉間動脈には血管炎を認めない．拡大した傍尿細管毛細血管（PTC）腔内への白血球集簇も目立たない．
間質には，小円型細胞を主体とする細胞浸潤があり，尿細管上皮細胞と尿細管基底膜（TBM）の間には多数の白血球が浸出し強い尿細管炎を認める．
尿細管腔内には多数の上皮細胞脱落と白血球漏出をみるが，Tamm Horsfall 蛋白（THP）は認めない．一部に肉芽腫も形成される（矢印）．

上皮細胞への炎症細胞浸潤）を認める．間質は広範囲に単核球と一部多核球の浸潤を認め，巨細胞を伴う肉芽腫の形成が顕著である．びまん性に線維化も認める．細動脈は硬化性変化や血管炎を認めない．

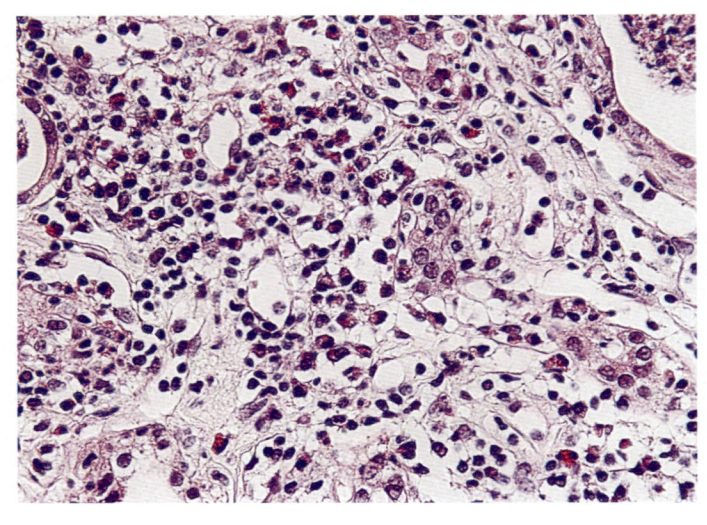

図6 HE染色
間質への浸潤細胞は，リンパ球とみられるサイズの異なる小円形細胞と，形質細胞，好酸球から構成されている．この部位では，PTC内への白血球集積も目立つ．

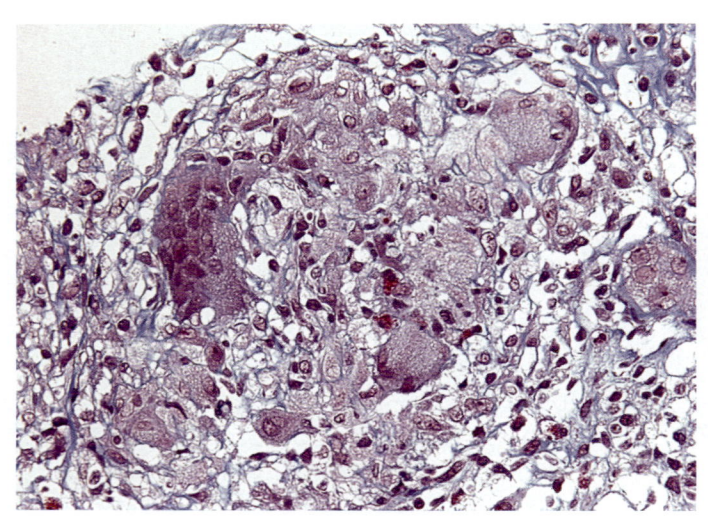

図7 Masson Trichrome染色
肉芽腫のなかには多数の巨細胞が含まれる．
肉芽腫の周辺には，動脈や糸球体はみられず，間質尿細管領域に出現した肉芽腫である．
肉芽腫を構成する細胞はマクロファージや類上皮細胞が主体でそのなかに小円形細胞が混在する．
乾酪壊死のない肉芽腫形成である．
また，肉芽腫内にはほかの染色で真菌などは証明されない．サルコイドーシスの巨細胞には，細胞内にasteroid body（星状の小構造物）やSchaumann body（石灰の小塊）を認めることがあるが，この症例では確認できない．

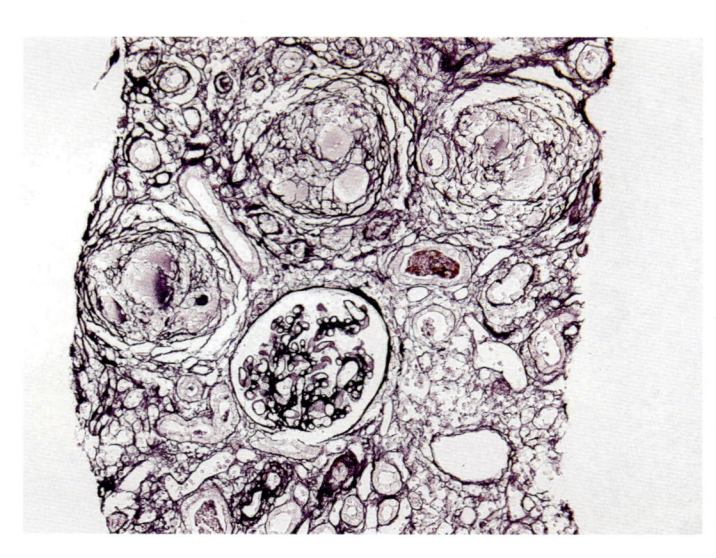

図8 PAM染色
PAM染色では肉芽腫内の巨細胞の存在がわかりやすい．肉芽腫内にはPAM染色陽性の基底膜様物質が多くの隔壁構造を作っている．
糸球体には著変を認めない．

免疫蛍光所見：
　免疫グロブリンや補体はすべて陰性
　　（angiotensin converting enzyme染色も陰性であった．ただし，検体内に肉芽種病変を含まず．）

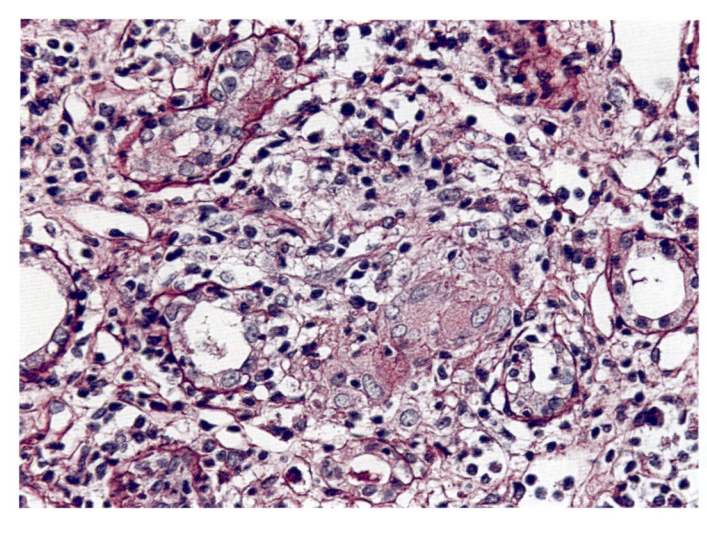

図9 PAS染色
間質尿細管壁の一部には小さな肉芽腫を確認できる．
肉芽腫の周辺に動脈や糸球体はみられず，間質尿細管に出現していることがわかる．

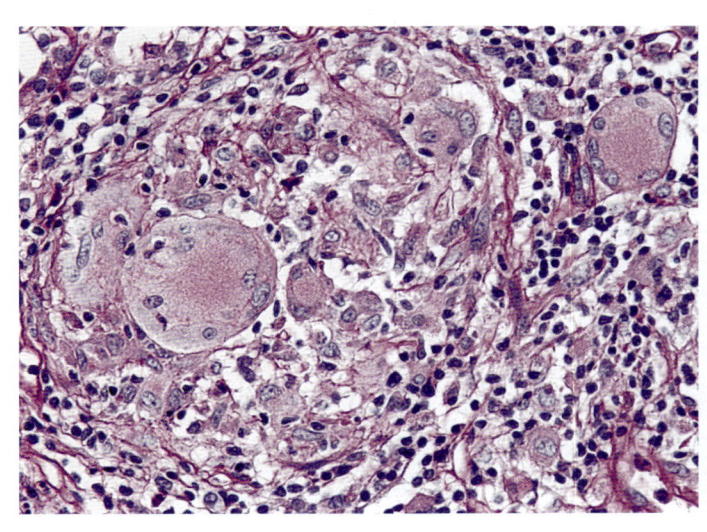

図10 PAS染色
肉芽腫の周囲にはPAS陽性の基底膜様構造が確認される．
肉芽腫内には多数の巨細胞と類上皮細胞が存在する．
肉芽腫を構成する細胞間にはルーズな間隙が存在する．図8のPAM染色で示した肉芽腫内の隔壁構造がまだ強く出現していない新しい病変である．

電顕所見：
糸球体に異常を認めず．肉芽腫部の電顕写真はなし．

✚ この症例の臨床的問題点

　肉芽腫形成を伴う尿細管間質性腎炎で皮膚にも肉芽腫形成を認めたことより，全身性疾患，特にサルコイドーシスの可能性が臨床的には高い．しかし，確定診断には至っていないため腎生検診断結果よりほかの肉芽腫性間質性腎炎をきたす疾患の除外が望まれる．

　サルコイドーシスは原因不明の全身性（多臓器性）肉芽腫性疾患で，その病理像は類上皮細胞肉芽腫を特徴とする．各臓器に特徴的な臨床所見を認め，呼吸器系病変は70～80％に，リンパ節病変は75～90％に，血清ACEの上昇は2/3の症例でみられるとされるが，本症例ではいずれの所見も認めなかった．腎病変は7～27％と報告されているが，本症例のように腎不全を認めるものは1％以下とされており，サルコイドーシスのなかでは比較的珍しいとされている．

　サルコイドーシスの診断基準（表2）は，組織診断群と臨床診断群に分けられている．本症例では，神経症状，皮膚症状，腎症状から臨床的にはサルコイドーシスの可能性が非常に高いと考えるが，臨床診断するにおいて神経ならびに皮膚などの組織診断をもって確定診断とすることと定義されており，また組織診断をするにおいては少なくとも一臓器に

表2　サルコイドーシスの診断基準－2006

サルコイドーシスの診断は組織診断群と臨床診断群に分け，下記の基準に従って診断する．

1．組織診断群
一臓器に組織学的に非乾酪性類上皮細胞肉芽腫を認め，かつ，下記1）〜3）のいずれかの所見がみられる場合を組織診断群とする．
　1）ほかの臓器に非乾酪性類上皮細胞肉芽腫を認める．
　2）ほかの臓器で「サルコイドーシス病変を強く示唆する臨床所見」がある．
　3）表1に示す検査所見6項目中2項目以上を認める．

> 表1．全身反応を示す検査所見
> ①両側肺門リンパ節腫脹　④ガリウムシンチグラムにおける著明な集積所見
> ②血清ACE活性高値　　⑤気管支肺胞洗浄検査でリンパ球増加またはCD4/CD8比高値
> ③ツベルクリン反応陰性　⑥血清あるいは尿中カルシウム高値

2．臨床診断群
組織学的に非乾酪性類上皮細胞肉芽腫は証明されていないが，2つ以上の臓器において「サルコイドーシス病変を強く示唆する臨床所見」に相当する所見があり，かつ，前記の表1に示した全身反応を示す検査所見6項目中2項目以上を認めた場合を臨床診断群とする．

3．除外診断
他疾患（結核，悪性リンパ腫，悪性腫瘍や異物によるサルコイド反応等）を十分に除外することが必要．

（日本サルコイドーシス/肉芽腫性疾患学会雑誌 26（1），2006より一部改変）

組織学的に非乾酪性類上皮細胞肉芽腫を認めることが必要とされている．

　このため，皮膚生検によって診断確定が期待されたが，非乾酪性肉芽腫を認めるものの，そのなかに異物（珪素）を内包している肉芽腫もあり，外傷性の異物によるサルコイド様病理所見の可能性ありと診断された．

　以上により腎生検の組織検索で，サルコイドーシスによる非乾酪性肉芽種と診断可能であるか，また，サルコイドーシス以外の肉芽腫の可能性があるか否かが臨床上の争点となった．サルコイドーシスでは，肉芽腫内に出現する巨細胞の細胞質にasteroid bodyと称される星形の小構造物や，Schaumann bodyと名付けられた石灰小塊が認められることがあり，かなり特異性の高い所見とされているが，必ずしも出現する変化ではなく，本症例では確認することができなかった．

✚ この症例の問題点に関する病理医の見解

　巨細胞性肉芽腫性間質性腎炎の成因としては，肉芽腫性間質性腎炎（特発性，薬剤性など），血管炎（多発血管炎性肉芽腫症（Granulomatosis with Polyangitis），allergic granulomatous angiitis：AGA（アレルギー性肉芽腫性血管炎），感染症（細菌，真菌，結核），サルコイドーシス，ハンセン病，特殊な腎盂腎炎などが知られている．病理診断においては巨細胞性肉芽腫性間質性腎炎の本来の病態を考えることが重要である．血管炎，細菌感染，真菌感染，異物などによる組織障害が生じた際に，適正に貪食などの生体反応で処理ができない際には急性炎症反応としての対応がしきれないことが起きる．その際には組織障害を持続させる因子（原因）が持続する．その過程のなかで細胞性免疫機序の作動とマクロファージ内への取り込み減少が起きてくる．その結果として，類上皮細胞の集積や類上皮細胞の融合による巨細胞の出現があり，巨細胞性肉芽腫性間質性腎炎の像を呈する．

　今回の症例では，感染症や血管炎は否定的である．しかし，腎生検組織所見のみからサ

ルコイドーシスなのか特発性，薬剤性などそのほかの巨細胞性肉芽腫性間質性腎炎なのかを特定することは，巨細胞に asteroid body などのサルコイドーシスに特有の変化が認められない限り困難である．

　臨床的判断として多臓器障害が存在し，2臓器に非乾酪性肉芽腫を認め，腎生検では巨細胞性肉芽腫性間質性腎炎を呈しているため，全般的な診断基準に合致すればサルコイドーシスであると診断確定して問題はない．

本症例のポイント：
①巨細胞性肉芽腫性間質性腎炎の鑑別診断を的確に進めることが重要．
②サルコイドーシスの確定診断を腎生検に求めることには限界がある．
③結核は，ステロイド禁忌であるため慎重に否定する必要がある．
　（間質性腎炎では，腎機能低下から間質性腎炎の活動性や広がりが推察できる）

（第37回重松腎病理カンファレンスより）

【文献】
1) Brause M, Magnusson K, Degenhardt S, et al：Renal involvement in sarcoidosis-a report of 6 cases. Clin Nephrol 57（2）：142-148, 2002
2) Fayad F, Lioté F, Berenbaum F, et al：Muscle involvement in sarcoidosis：a retrospectire and followup studies. J Rheumatol 33（1）：98-103, 2006
3) 日サルコイドーシス肉芽腫会誌 26（1），2006

38

抗ミトコンドリア M2 抗体（抗 M2 抗体）陽性の非原発性胆汁うっ滞性肝硬変 (non-PBC) 例に発症した Fanconi 症候群の 1 例

抗 M2 抗体は Fanconi 症候群を惹起するか？

キーワード Fanconi 症候群，抗 M2 抗体，骨軟化症，尿細管間質性腎炎

＋ 症例
30 歳代，女性

＋ 主訴
腰痛，全身倦怠感

＋ 既往歴
特記すべきことなし

＋ 現病歴
2006 年に右股関節痛が出現した．2007 年に他院にて精査を受け，MRI にて大腿骨頭壊死と診断されたが，軽度であったため保存療法となっていた．しかし徐々に壊死の拡がりを認めたため同年人工骨頭置換術を受けた．術後も歩行困難が続いており，2009 年 4 月に腰痛のため近医を受診した際に，血液検査にて電解質異常を認め，当科紹介受診した．著明な低カリウム血症（K＝2.5 mEq/L），低リン血症，高クロール性代謝性アシドーシス，蛋白尿，尿糖を認めたことから Fanconi 症候群を疑い精査加療目的にて入院した．

＋ 服薬歴
ロキソプロフェン，オロパタジン，レバミピド

＋ 家族歴
父：糖尿病

＋ 初診時現症
身長 147 cm，体重 52.2 kg，血圧 107/70 mmHg，呼吸音異常なし，心音異常なし，下肢異常なし，四肢遠位部に軽度の筋力低下あり，著明な側彎あり

＋ 初診検査所見
表 1, 2 参照

＋ 臨床経過
図 1 参照

尿検査では尿中に蛋白，潜血，ブドウ糖，リン酸の漏出を認めたほか，尿生化学では随時尿 NAG 10.6 IU/L，β_2MG 42,700 μg/L と高値を示した．また尿細管リン再吸収率（％TRP）は 22％であり，近位尿細管での再吸収障害を示す所見であった．尿中アミノ酸分析では汎アミノ酸尿を認めた．これらの所見から Fanconi 症候群と診断した．加えて骨シンチにて多発骨折を認めたことや，尿中 NTX が高値で骨吸収亢進が存在すること，活性型 VitD3 が低値であることより骨軟化症もきたしていると診断した．後日測定した ALP の

表1

Blood cell count				Serological test	
RBC	$4.7 \times 10^6/\mu L$	T-cho	175 mg/dL	ANA	(−)
Hb	13.7 g/dL	UA	2.4 mg/dL	Anti-ds-DNA	(−)
Ht	42.3%	Na	139 mEq/L	anti-SSA	(−)
WBC	$7.5 \times 10^3/\mu L$	K	2.5 mEq/L	anti-SSB	(−)
PLT	$177 \times 10^3/\mu L$	Cl	110 mEq/L	IgA	270 mg/dL
Blood chemistry		Ca	8.5 mg/dL	IgM	1,152 mg/dL
TP	8.6 g/dL	IP	2.6 mg/dL	IgG	1,409 mg/dL
Alb	4.4 g/dL	iPTH	167 pg/mL	Arterial blood gas analysis	
T-Bill	0.3 mg/dL	BUN	20.4 mg/dL	PH	7.211
LDH	138 IU/L	Cre	1.84 mg/dL	pCO_2	33.0 mmHg
ALP	1,227 IU/L	BS	98 mg/dL	pO_2	95.3 mmHg
AST	22 IU/L	HbA1c	4.9%	Na^+	138 mEq/L
ALT	20 IU/L	1-25 Vitamin D	<4 pg/mL	Cl^-	118 mEq/L
γ-GTP	21 IU/L			HCO_3c	12.7 mmol/L
AMY	205 IU/L			Lac	3 mg/dL
CK	28 IU/L			Anion gap	7.3

表2

Urinalysis			
pH	6.0	U-Na	33.0 mEq/L
Protein	(2+)	U-K	29.27 mEq/L
Occult blood	(1+)	U-Cl	40.7 mEq/L
WBC	(−)	U-Cr	33.62 mg/dL
Glucose	(3+)	U-IP	37.2 mg/dL
Ketone	(−)	U-Protein	171.8 mg/dL
RBC [HPF]	<1	U-Protein	5.11 g/g・CRE
WBC [HPF]	5〜9	U-NAG	10.6 IU/L
Tubular epithelial cell	1〜4	U-β2MG	42,700 μg/L
Hyaline cast	(1+)	%TRP	22%
Epithelial cast	(1+)	U-NTX	215.5 nM BCE/m M Cr
Granular cast	(2+)		

isozymeも骨型優位でこれを裏付ける所見であった．

　Fanconi症候群の原因を特定するためにさまざまな検査を行った．先天性疾患であるシスチン症やガラクトース症候群などでは眼症状や耳症状を呈することがあるが，特に異常は認めなかった．また抗SS-A抗体や抗SS-B抗体も陰性．lip biopsyも唾液腺の萎縮は認めずSjogren症候群も否定的であった．そのほか各種抗体検査や内分泌検査，副甲状腺超音波検査十二指腸生検を施行するも異常は認めず，原疾患を特定することはできなかった．

　ポリクローナルにIgMが高値を示し，さらにPBCがFanconi症候群の原疾患になりうる報告があることから，抗ミトコンドリアM2抗体（抗M2抗体）を測定したところ，160倍と高値であった．しかし，後に肝生検を施行したが非特異的な像がみられるのみで，

図1 入院後の臨床経過

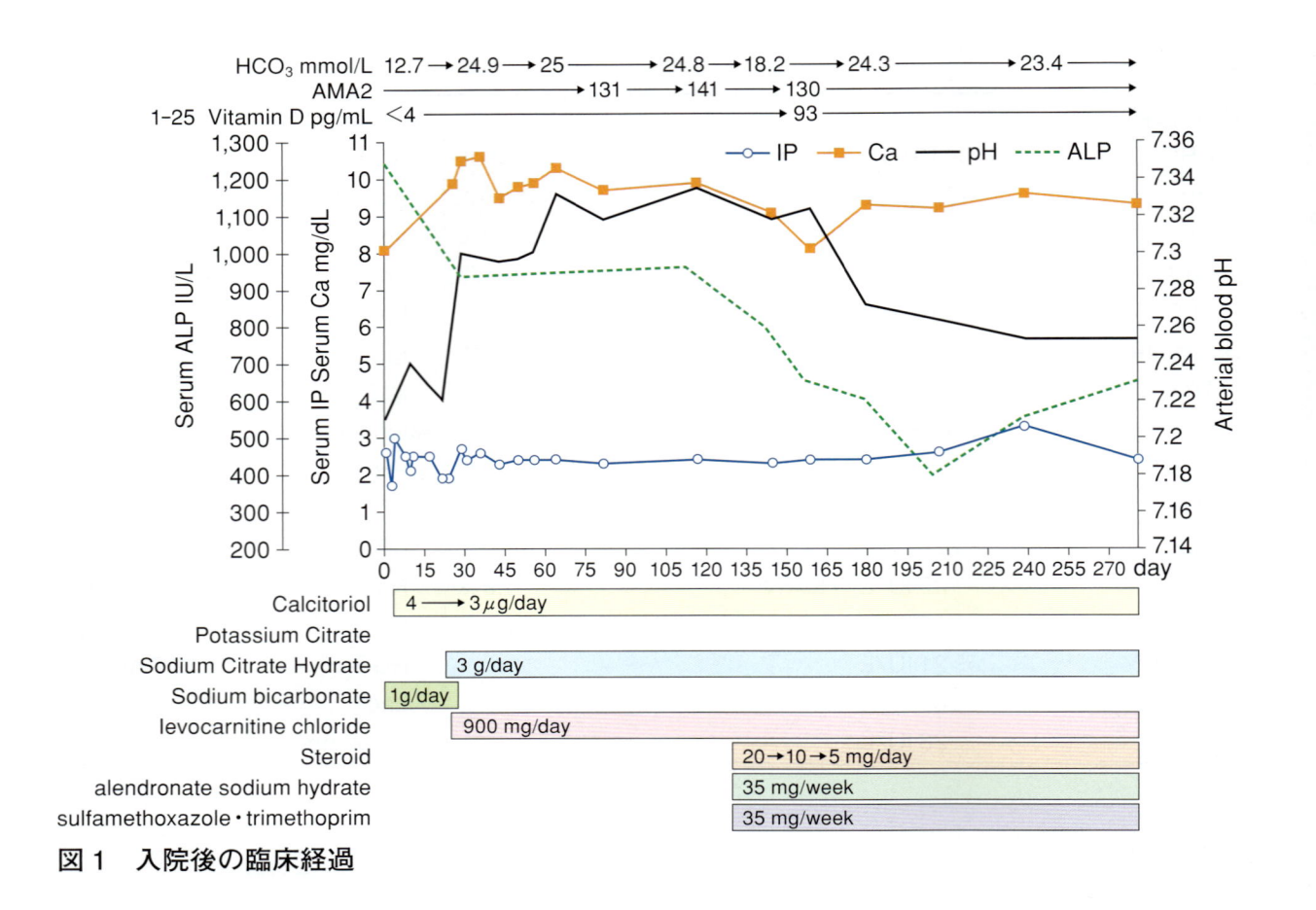

PBCの診断基準を満たさなかった．

治療に関しては，入院当日より低カリウム血症によると思われる心室頻拍症（VT）を認めたため，カリウム製剤内服と塩化カリウム製剤点滴によるK補正を開始した．また骨病変に対しカルシトリオール（4 μg/day），代謝性アシドーシスの改善を目的にクエン酸K・クエン酸Na配合剤（3 g/day）内服を開始した．また筋力低下が著明であったため，第23病日からはカルニチンを補充（900 mg/day）した．Pは正常下限であったため補充は見合わせた．

治療により低カリウム血症が次第に改善しVTなどの臨床症状の改善を認めたため，腎機能障害の原因精査のため腎生検を施行した．

腎生検所見

光顕所見（図2〜6）：

糸球体は17個得られ，そのうち全節性硬化糸球体は1個である．半月体形成は認めない．糸球体はメサンギウムの軽度拡大を伴う程度で，明らかな管内増殖，管外増殖，膜の二重化，spike，点刻像はない．

間質は，尿細管周囲や糸球体周囲の広範囲に炎症細胞の浸潤（リンパ球，形質細胞，少数のマクロファージ，好酸球）を認め，高度浮腫状となっている．加えて尿細管腔の不規則な拡張や尿細管上皮細胞の萎縮，変性，剥離が広範囲にあり，一部尿細管基底膜の断裂像も認める．観察した近位尿細管は形態を良好に維持している部位がほとんどない．この変化は近位尿細管だけに限局しているのではなく，遠位尿細管でも目立つ．

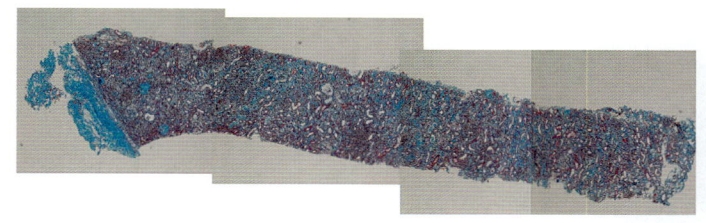

図2 Masson Trichrome 染色　全体像
採取された腎生検標本は腎被膜を含み皮質から髄質までが観察可能である．間質にびまん性に線維化を認め，尿細管の萎縮を伴っている．

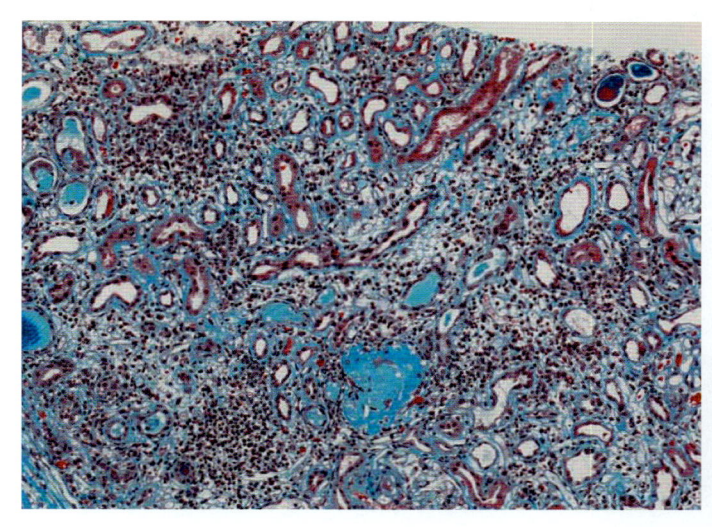

図3 Masson Trichrome 染色
間質には線維化と浮腫様変化が混在し，高度な小円型細胞浸潤がある．尿細管上皮細胞は萎縮し，細胞質の扁平化した部分が多く，光顕で近位尿細管と認識できる部位が少ない．Tamm-Horsfall（TH）蛋白の間質への漏出を認める．

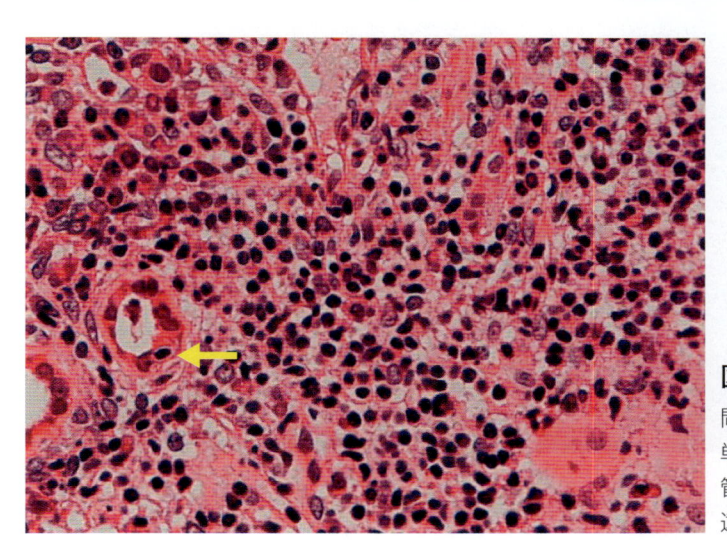

図4 HE 染色
間質への浸潤細胞は，小円型細胞が主体で，リンパ球，単球，形質細胞と多くの細胞が出現している．傍尿細管毛細血管（PTC）内にも同様に細胞が認められる．遠位尿細管に軽い尿細管炎がある（矢印）．

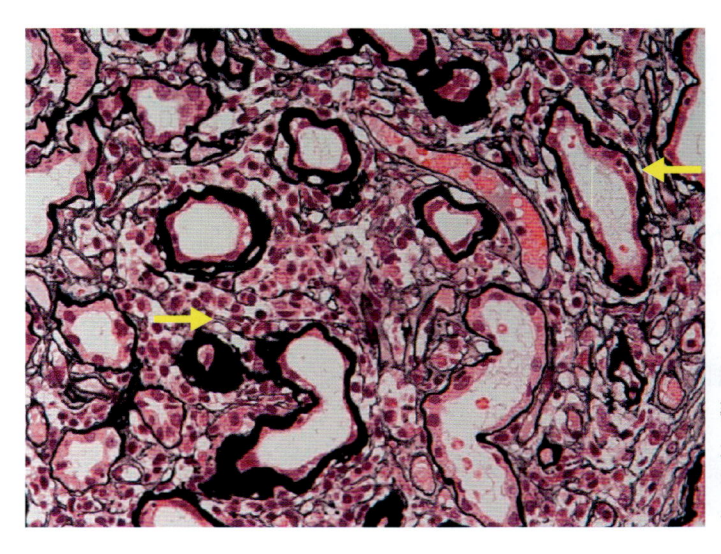

図5 PAM-HE 染色
萎縮した尿細管基底膜の肥厚が目立つ．軽度の尿細管炎（⇒）を示す遠位尿細管の基底膜も肥厚している．間質の細胞浸潤と同様に PTC 内（⇒）に小円型細胞が多数集積している．

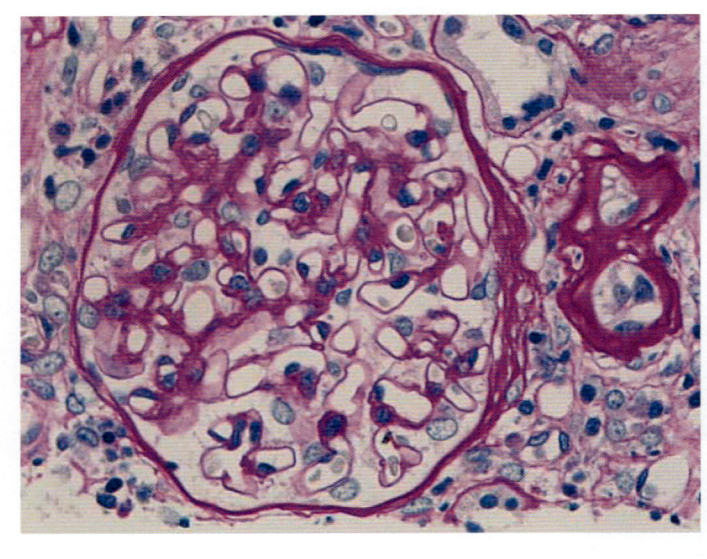

図6　PAS染色
糸球体には明らかな病変はない．ボウマン嚢周囲にも小円型細胞浸潤がある．腎小体に近接する尿細管は高度な萎縮を示している．

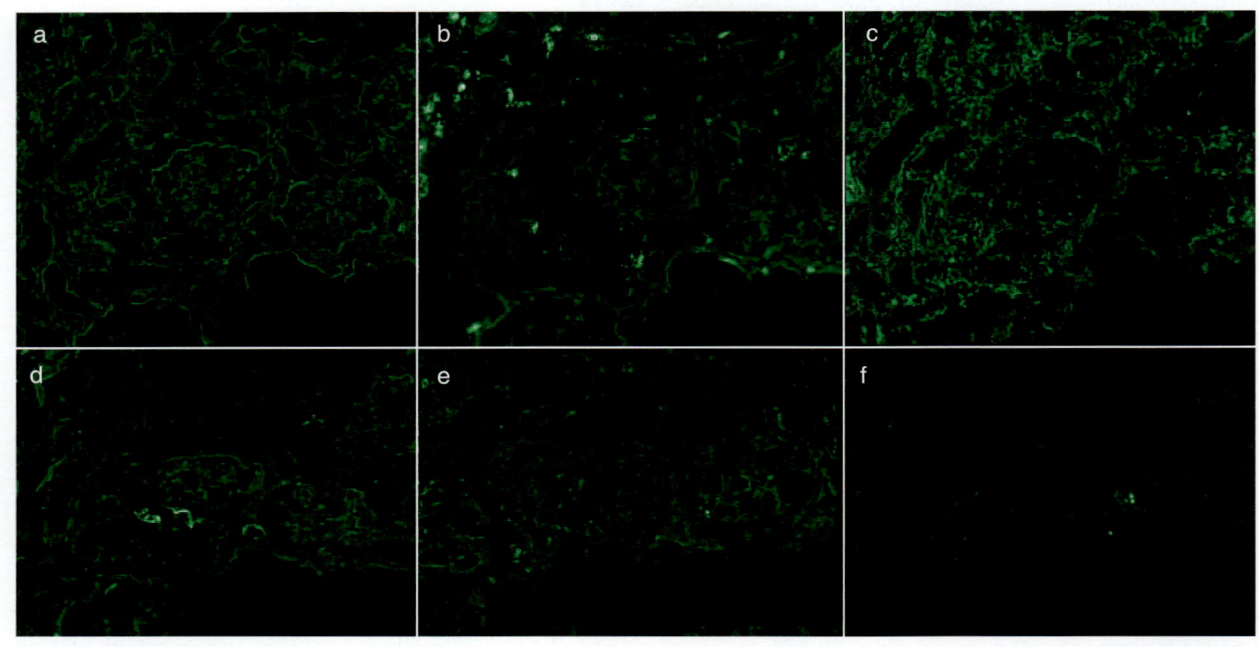

図7　蛍光抗体法
a：IgG，b：IgA，c：IgM，d：C3c，e：C4，f：C1q
糸球体，間質，尿細管，血管系のいずれにも有意な免疫グロブリンや補体の沈着はない．

免疫蛍光所見（図7）：
　特異的な変化はなし

電顕所見（図8）：
　糸球体に高電子密度沈着物は認められない．メサンギウム基質は軽度増加しているが，メサンギウム細胞の増生はない．係蹄では内皮下浮腫はほとんど認められない．足突起はよく保たれている．間質にはリンパ球浸潤が目立ち，形質細胞やマクロファージも散見される．尿細管の萎縮も目立つ．尿細管上皮細胞の一部に変性や壊死が認められる．

コメント：
　全体として間質性腎炎が主体の像であり，近位尿細管の萎縮や変性が広範囲に認めたことから，全般的に近位尿細管機能が障害されFanconi症候群を発症したと考えられる．

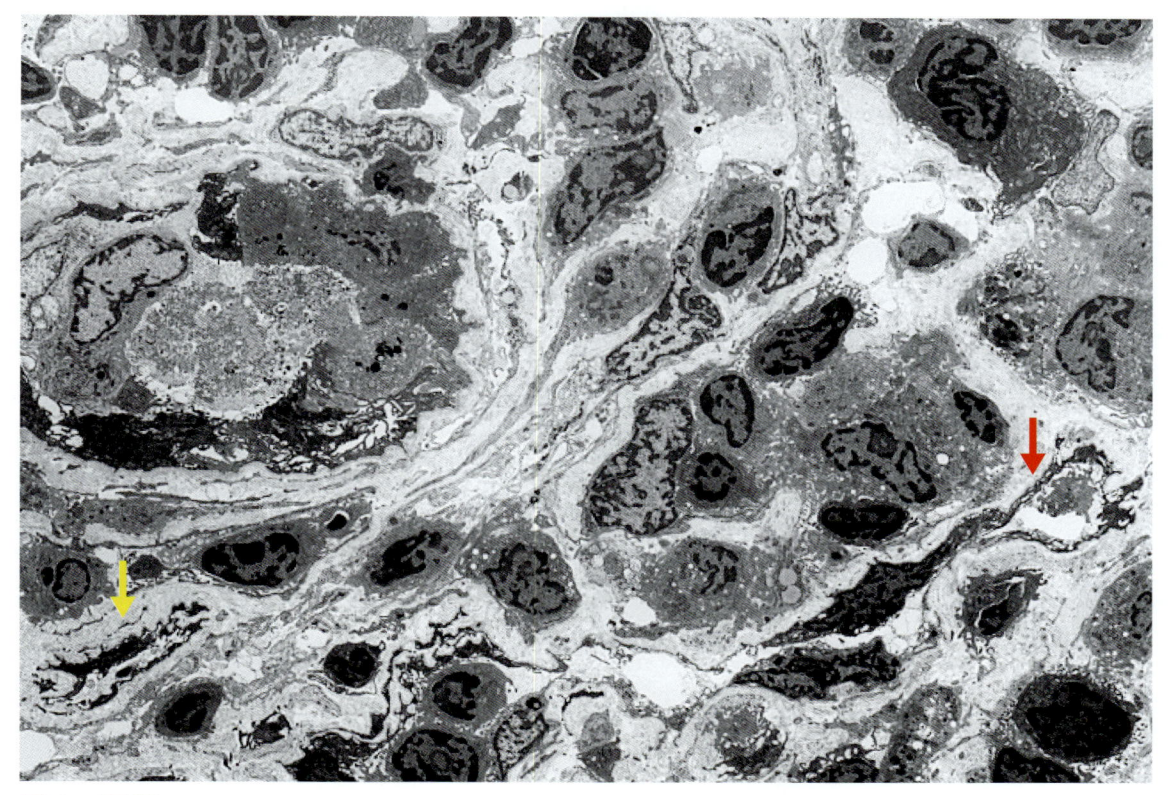

図8 電顕
尿細管上皮細胞は高度な変性萎縮に陥っている．間質にはリンパ球，単球系細胞などの小円型細胞が多数浸潤している．PTC の内皮細胞の細胞質（右方の矢印）は不整で軽度の腫大を示している．間質の線維芽細胞（？）（左方の矢印）は萎縮している．

✚ 初診時画像所見

全身骨 X 線像（図9）：四肢骨の有意の著明な骨量減少，左尺骨近位1/3の偽骨折，腰椎の側彎症と椎体変形を認めている．

骨シンチ（図10）：多数の骨折像を認めるなど骨軟化症を示唆する所見であった．

✚ この症例の病態と病理学的立場からの問題点

Fanconi症候群は先天性と後天性のものに分けられ，後天性にはさまざまなものがある．治療は先天性のものは対症療法が中心になるのに対し，後天性のものは原疾患の治療を行うことにより尿細管機能障害の改善が見込める．このため原疾患の鑑別が重要になる[1]．

PBC と Fanconi症候群の純粋な合併例は，わが国と海外の報告を併せても3例しか報告されておらず非常にまれである[2,3]．しかし本症例ではPBCに特異的な抗M2抗体陽性であったものの，肝生検でPBCに特徴的な所見を認めなかったところからPBCを合併している可能性は低いと考えられ，抗M2抗体陽性のFanconi症候群と診断した．

PBCの特異抗体である抗M2抗体が尿細管間質性腎炎，Fanconi症候群を惹起する理由として，フランスの Lino らは，
1）ミトコンドリア抗原に対するTリンパ球の反応
2）抗M2抗体によるミトコンドリア機構の破壊
の関与を推測している[3]．

本症例では，腎生検にて高度の炎症細胞浸潤や間質の高度浮腫と尿細管間質性腎炎の所見を認めたことから，可逆性であると判断して短期間のステロイド治療を考慮したが，骨

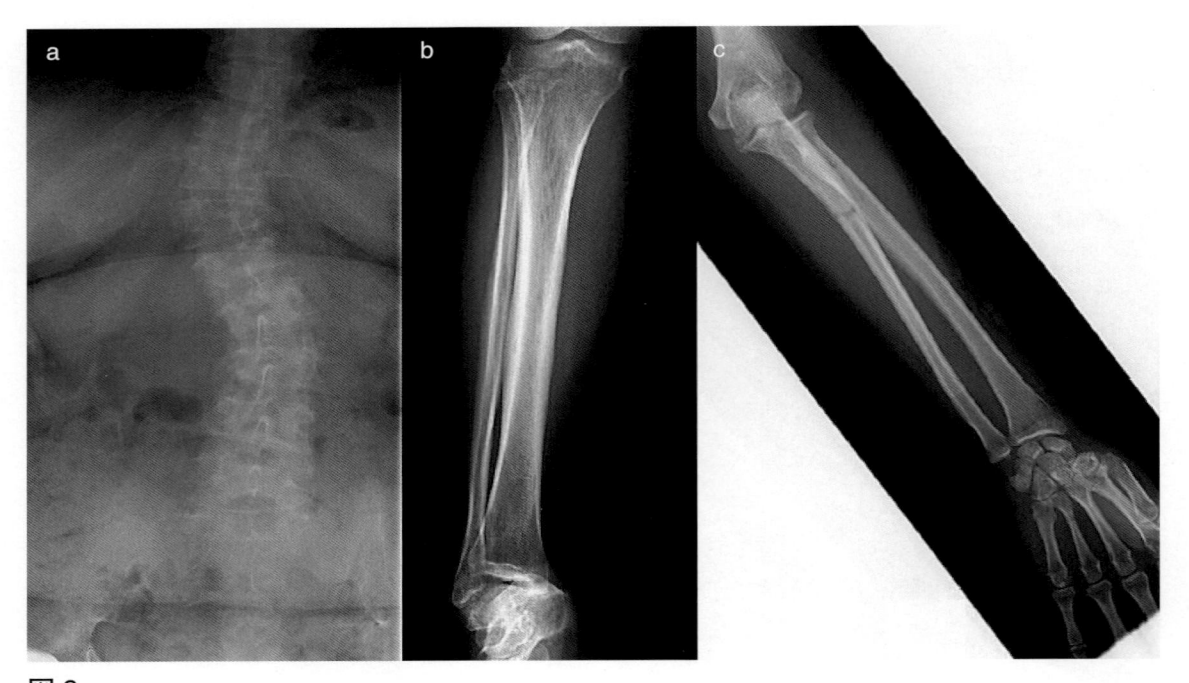

図9
a：腰椎，b：右下肢，c：左上肢

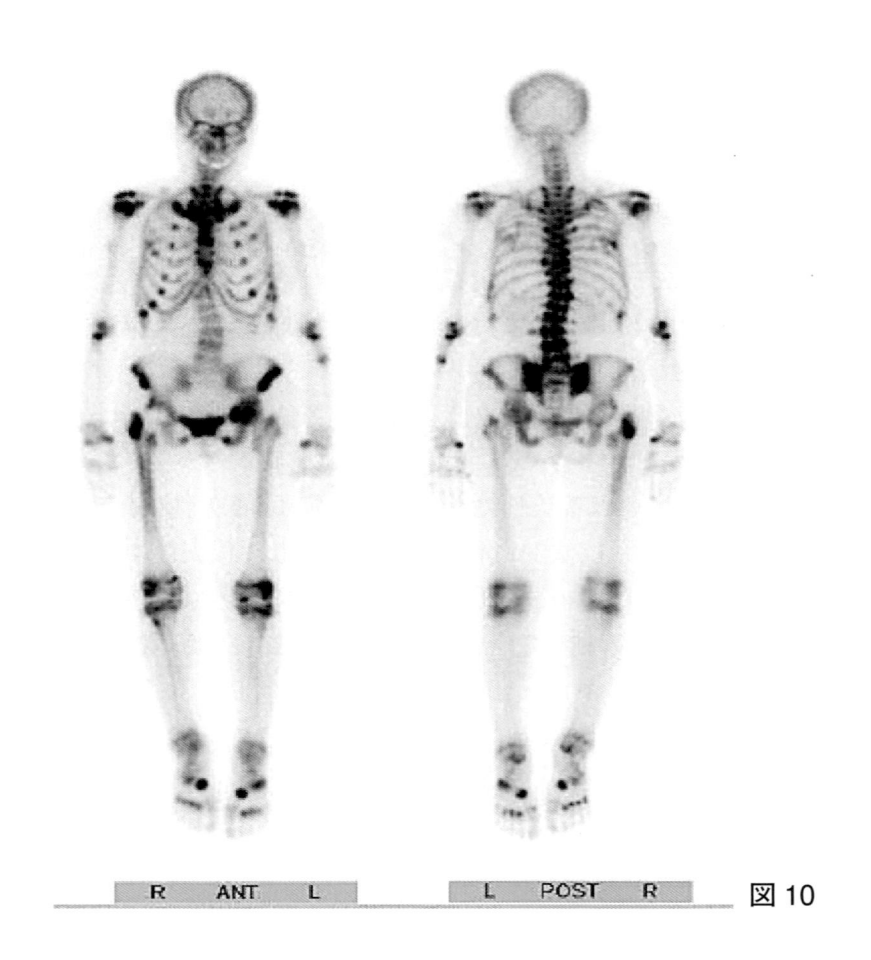

図10

軟化症も合併し，骨折などのリスクもあるため投与を控えていた．しかしその後腎機能の増悪をきたしたため prednisolone 20 mg/day を2週間，10 mg を2週間，その後5 mg で投与継続し腎機能改善を認めた．

近年，M2抗体陽性のFanconi症候群の報告がされているが，間質性腎炎を認めない症例もある．膠原病に伴う自己抗体に関連した尿細管機能障害としてはSjoegren症候群がよく知られている．Sjoegren症候群に合併する遠位尿細管性アシドーシスの主たる成因として間質性腎炎ではなく，尿細管のH＋分泌を担うH＋_ATPaseが欠損することが免疫組織学的に証明され，さらに尿細管周囲に免疫グロブリン産生細胞の浸潤，補体，免疫複合体の沈着が認められるため，Sjoegren症候群で産生される自己抗体がdistal Renal Tubular Acidosis（dRTA）を惹起させる可能性が示唆されている[4]．一方，抗M2抗体によりFanconi症候群を呈する近位尿細管障害は，近位尿細管の酵素異常の結果であり，その原因は前述した以外に間質性腎炎を含め多岐にわたる可能性があるが，本来の病態はいまだ解明されていないのが実情である．不明なことが多い抗M2抗体がFanconi症候群を引き起こす機序について，今後症例の蓄積により病態解明されることが望まれる．

本症例のポイント：
①抗M2抗体陽性のFanconi症候群．
②抗M2抗体による間質尿細管性腎炎．
③多発病的骨折とFanconi症候群．
④抗M2抗体は近位尿細管を特異的に傷害するのか？

（第42回重松腎病理カンファレンスより）

【文献】
1) 五十嵐　隆：尿細管機能異常．腎と透析 55（2）：349-352, 2003
2) Band H, Hashimoto N, Hirota Y, et al：Severe hypophosphatemicosteomalacia with Fanconi syndrome, renal tubular acidosis, vitamin D deficiency and primary biliary cirrhosis. Intern Med 48：353-358, 2009
3) Lino M, Binaut R, Noel LH, et al：Tubulointerstitial nephritis and Fanconi syndrome in primary biliary cirrhosis. AM J Kidney Dis 46：e41-46, 2005
4) DeFranco PE, Haragsim L, Schmitz PG, et al：Absence of vacuolar H(＋)-ATPase pump in the collecting duct of a patient with hypokalemic distal renal tubular acidosis and Sjögren's syndrome. J Am Soc Nephrol 6：295-301, 1995

39 壮年発症家族性 Fanconi 症候群の1例

家族性に発症した Fanconi 症候群の原因はなにか？

> **キーワード** 家族性壮年発症 Fanconi 症候群，腎性クル病，尿細管異常症，ミトコンドリア異常症（Mitochondria cytopathy）

✚ 症例
57 歳，男性

✚ 主訴
尿蛋白，腎機能低下

✚ 現病歴
少なくとも 30 代後半までは尿検査異常なし．
45 歳生命保険加入のための検診にて尿糖，尿蛋白を指摘されるが，腎機能低下は認めず．
53 歳右股関節痛出現し，右大腿骨近位部疲労骨折と診断され保存的治療を受けていた．
57 歳両股関節痛出現し，両側大腿骨近位部骨折を認めたため病的骨折が疑われ，代謝性疾患の疑いで当科紹介となる．
各種検査結果より Fanconi 症候群と診断し，腎機能低下 Cre 1.5 mg/dL，尿蛋白 2＋ を認め，精査目的にて入院となる．

✚ 既往歴
特記すべきことなし

✚ 家族歴
母親：58 歳時に尿糖・腎機能低下を指摘され他院で腎生検施行．その後通院を中断し，80 代で透析導入となり現在維持透析中．病的骨折あり．糖尿病なし．
弟：40 代で尿糖を指摘．病的骨折あり．糖尿病なし．腎機能低下なし．55 歳腎生検施行．

✚ 嗜好歴
喫煙 20〜50 歳まで 20 本/日，飲酒なし．

✚ アレルギー歴
特記すべきことなし

✚ 薬剤
健康食品や漢方薬，市販薬含め内服なし．重金属曝露歴なし．

✚ 身体所見
身長 164 cm，体重 74.5 kg，BMI 27.7，血圧 120/70 mmHg，発熱なし
意識清明，眼瞼結膜に貧血なし，眼球結膜に黄染なし，扁桃腫大なし，肺ラ音，心雑音なし，腹部軟で圧痛なし，下腿浮腫なし，皮疹なし

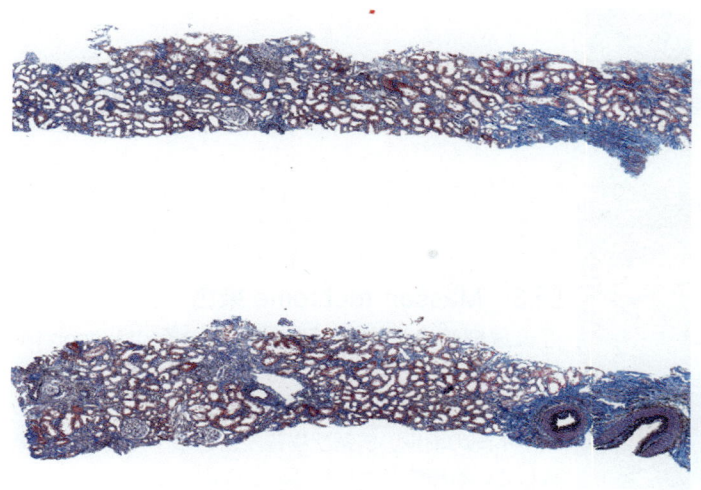

図 1　Masson trichrome 染色
弱拡大で全体像を示す．動脈内膜に軽い線維性肥厚があるが，この倍率では病変部位は明らかでない．

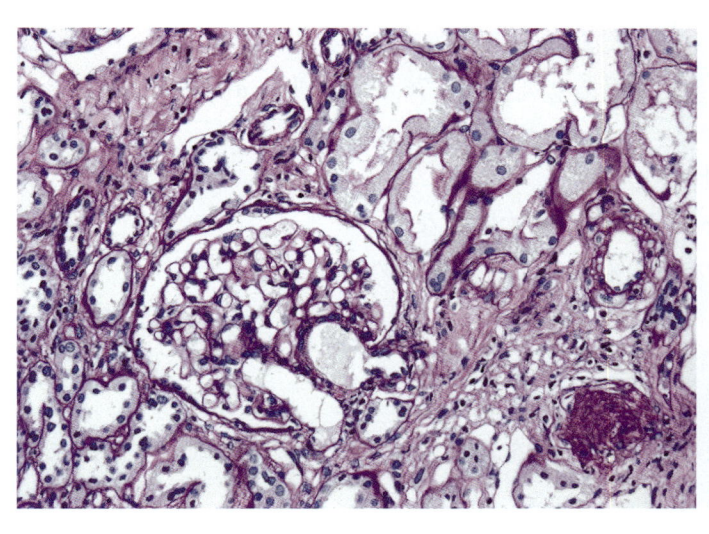

図 2　PAS 染色
荒廃に陥っていない糸球体には有意な病変は認められない．PAS 染色では，近位尿細管上皮細胞が部分的に腫大が目立つ．

✚ 入院時検査所見

血算・生化学：

　WBC 6,300/μL，RBC 502×10^4/μL，Hb 16.1 g/dL，Ht 46.7％，PLT 15.3 万/μL，TP 6.64 mg/dL，Alb 4.3 mg/dL，CK 56 IU，AST 25 IU，ALT 34 IU，LDH 165 IU，Amy 100 IU，ALP 460 IU/L，Cre 1.59 mg/dL，BUN 25.6 mg/dL，UA 2.07 mg/dL，Glu 93 mg/dL，Na 142 mEq/L，K 3.6 mEq/L，Cl 115 mEq/L，Ca 9.1 mg/dL，P 2.2 mg/dL，T. Bil 0.97 mg/dL，CRP＜0.2 mg/dL，HbA1c 4.9％，iPTH 35 pg/mL，1.25 OHVD 30 pg/mL，T-Chol 187 mg/dL，LDL-C 120 mg/dL

　IgG 968 mg/dL，IgA 243 mg/dL，IgM 57 mg/dL，C3 84 mg/dL，C4 19 mg/dL，抗核抗体＜40 倍，抗 SS-A 抗体＜7.0 U/mL，抗 SS-B 抗体＜7.0 U/mL，P-ANCA＜10，抗ミトコンドリア M2 抗体＜20 血清蛋白分画正常

　FECa 4.7％（正常 1〜2），UCa/UCre 0.26（正常＜0.3），％TPR 56％（正常 85〜98），FEUA 48％（正常 4〜14）

動脈ガス：

　pH 7.30，pCO$_2$ 38.5 mmHg，pO$_2$ 85.6 mmHg，HCO$_3$ 18.0 mmol/L

尿定性・沈渣：

　pH 6.0，尿潜血－，尿蛋白 2＋，尿糖 4＋，白血球 1/1-4，硝子円柱 50-99/全，顆粒円

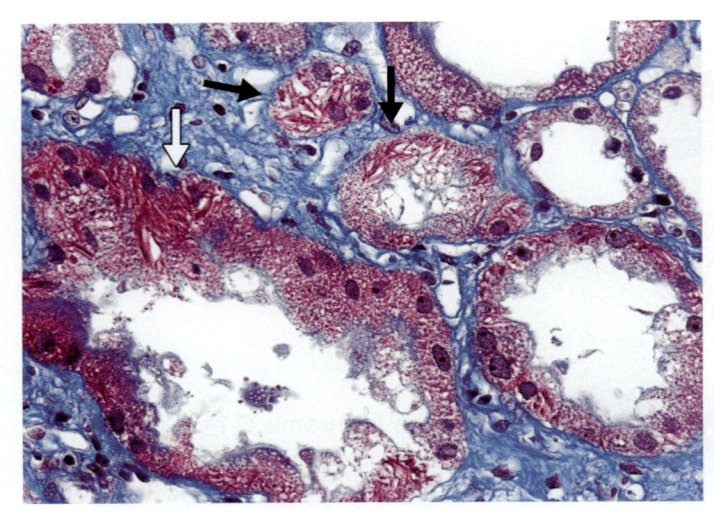

図3　Masson trichrome 染色
近位尿細管上皮細胞が腫大している．Masson trichrome 染色にて赤く強く染まる所見が目立つ．腫大した尿細管細胞質内が疎に見える部位（→）では多数の大小不同の細長い紡錘状物質が目立ち，非常に強く集積している部位（⇒）も認められる．

柱＞100/全，シュウ酸 Ca＋，汎アミノ酸尿あり，$β_2$MG 76,892 µg/L，$α_1$MG 123 mg/L，NAG 14.0 IU/L，尿中蛋白分画正常
　蓄尿蛋白 0.8 g/日（尿中 Cre 排泄 0.9 g/日）
胸部X線：CTR 50.3%，肺野 clear でうっ血や胸水貯留なし
腹部骨盤単純CT：両側軽度腎萎縮あり，右腎結石を数個認める
心電図：洞調律・整
骨シンチ：肋骨・椎体・関節に集積亢進部位の多発あり

✚ 入院後臨床経過

　Fanconi 症候群に対し補充を主とする対症療法を開始した．また腎機能低下，蛋白尿の原因精査目的に腎生検を行った．
　診断後も Fanconi 症候群に対する対症療法を継続した．臨床経過は良好で，その後，病的骨折の再燃はなく，運動耐容能も向上してきている．

✚ 腎生検所見

光顕所見（図1～3）：

　糸球体は17個得られ，そのうち9個が全節性硬化糸球体である．残りの糸球体ではメサンギウム基質増加，細胞増殖，巣状硬化や係蹄上皮細胞の変性，管外性増殖性変化は認められず正常範囲内の構造と考えられる．
　尿細管間質は高度に萎縮しており，尿細管上皮細胞の配列が乱れ，細胞内に顆粒物質の貯留が散見されるが，尿細管炎の所見は認められない．間質は線維化が目立ち，リンパ球主体の細胞浸潤を認める．
　細動脈では硝子化が散見され，小葉間動脈で弾性線維の増加がみられる．

免疫蛍光所見：

　有意な沈着は認められない．

電顕所見（図4～6）：

　近位尿細管上皮細胞内に大小不同に腫大し，紡錘状に変性したミトコンドリアを多数認める．遠位尿細管上皮細胞内にも同様の所見を認める．糸球体には有意な病変は認められない．

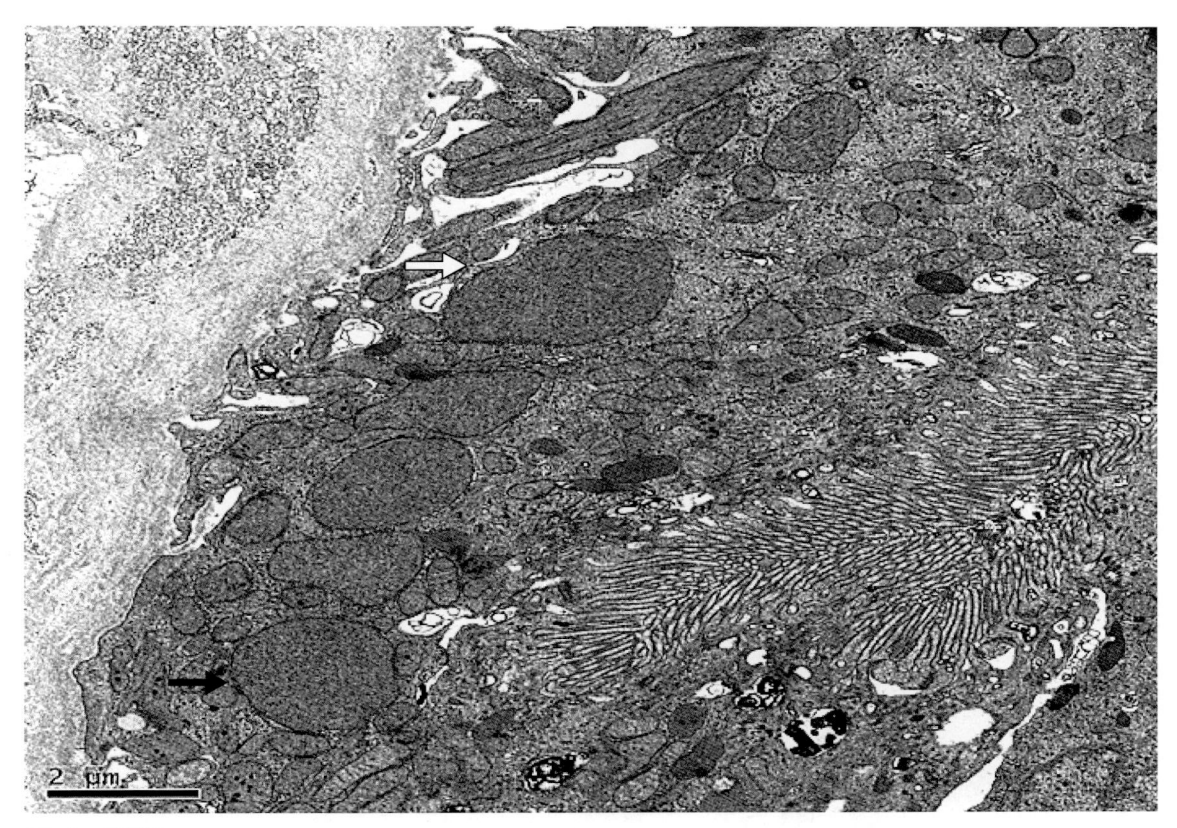

図 4　電顕
近位尿細管を示す．大多数のミトコンドリアは腫大し cristae の二重膜構造が不明瞭になっている（→）．通常の楕円形から俵型を呈さず，大きく紡錘状になっているミトコンドリアもある（⇒）．

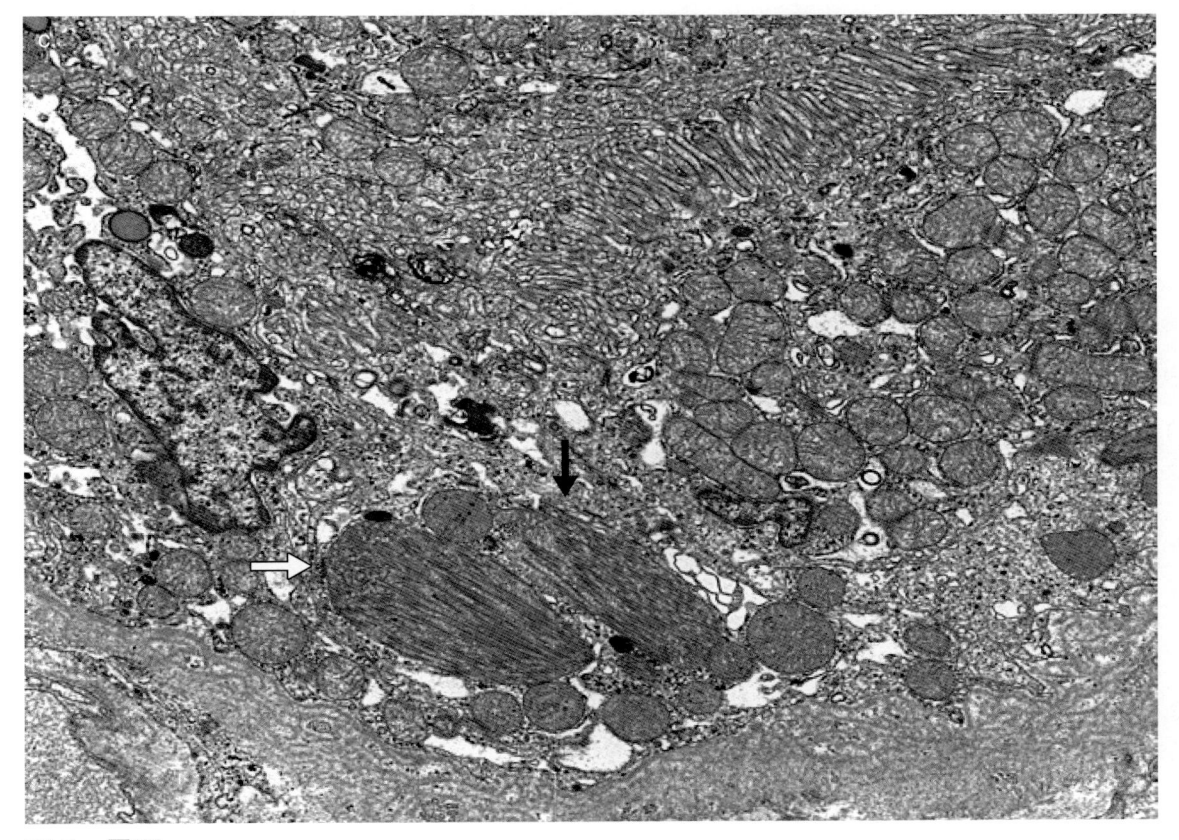

図 5　電顕
高度に巨大化したミトコンドリア（⇒）と比較的正常に近いサイズのミトコンドリアが混在している部位．

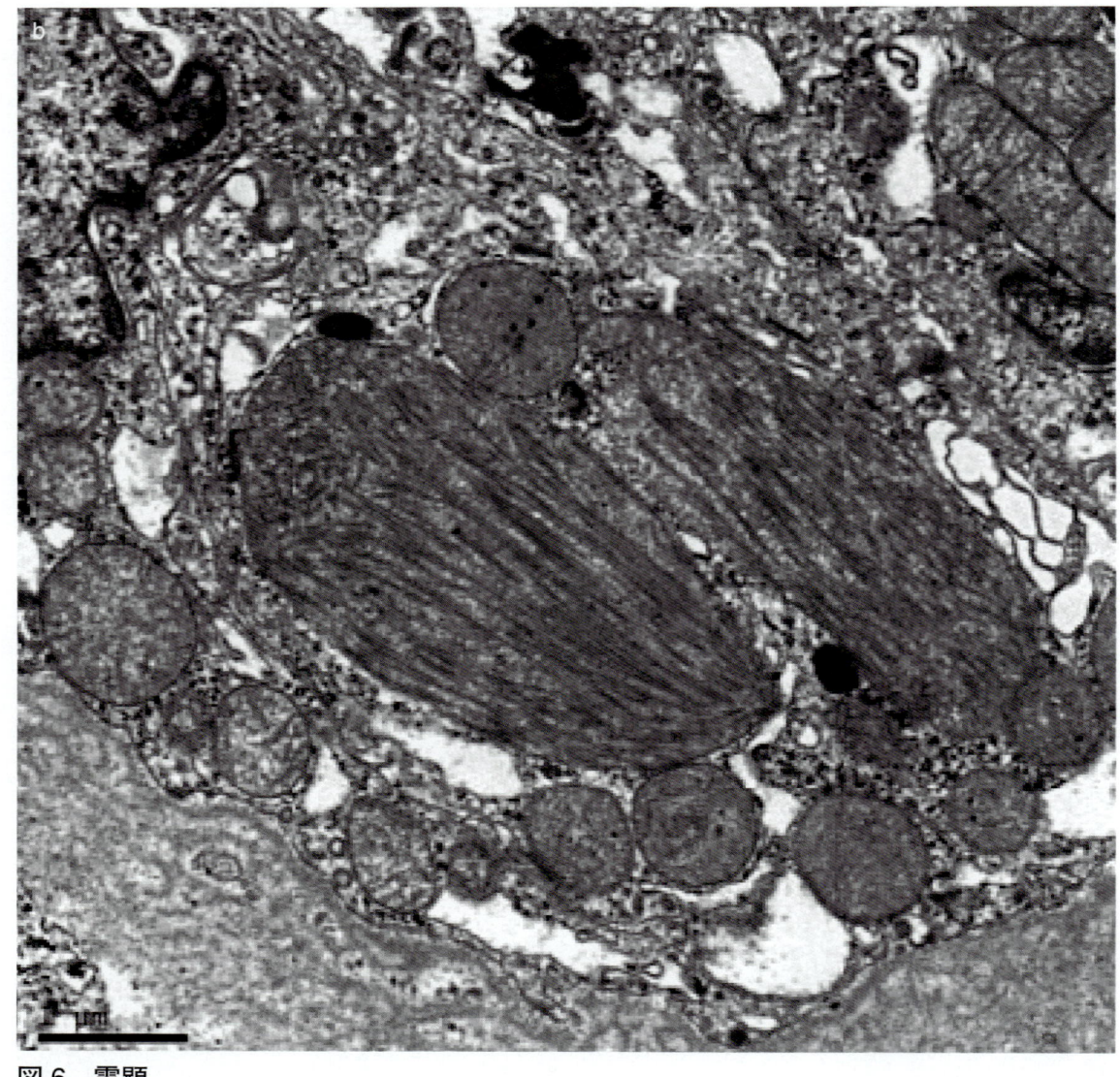

図6　電顕
巨大紡錘化したミトコンドリアでは，通常の cristae の配列を失い，長軸方向に直線的に集積している．

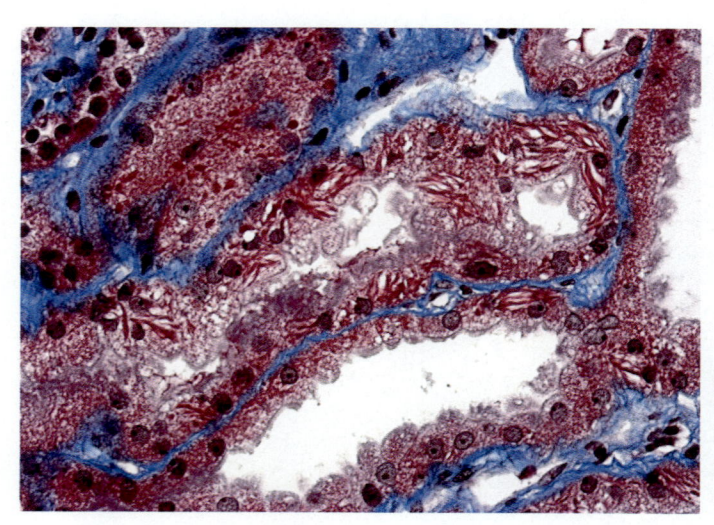

図7　弟の光顕所見　Masson trichrome染色
図3に示した兄と同様に尿細管上皮細胞内に多数の辺縁が赤染する紡錘状物質の集積が赤染されて認められる．

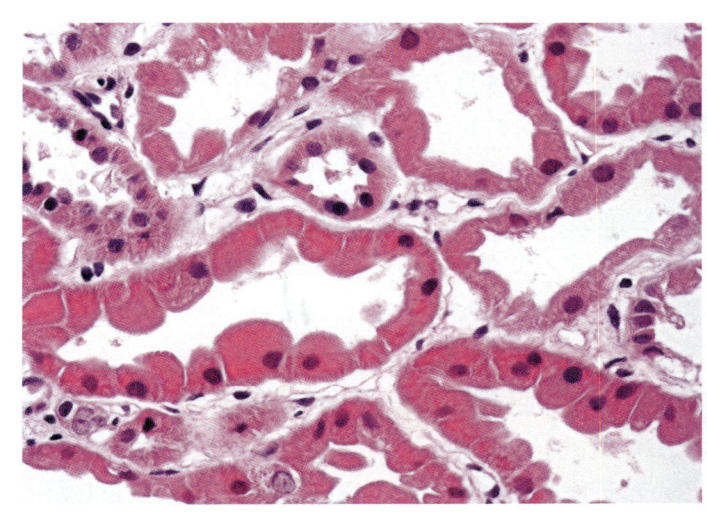

図8 母の光顕所見　HE染色
近位尿細管上皮細胞が好酸性に腫大して認められる．ミトコンドリアの集積が予測できる所見である．

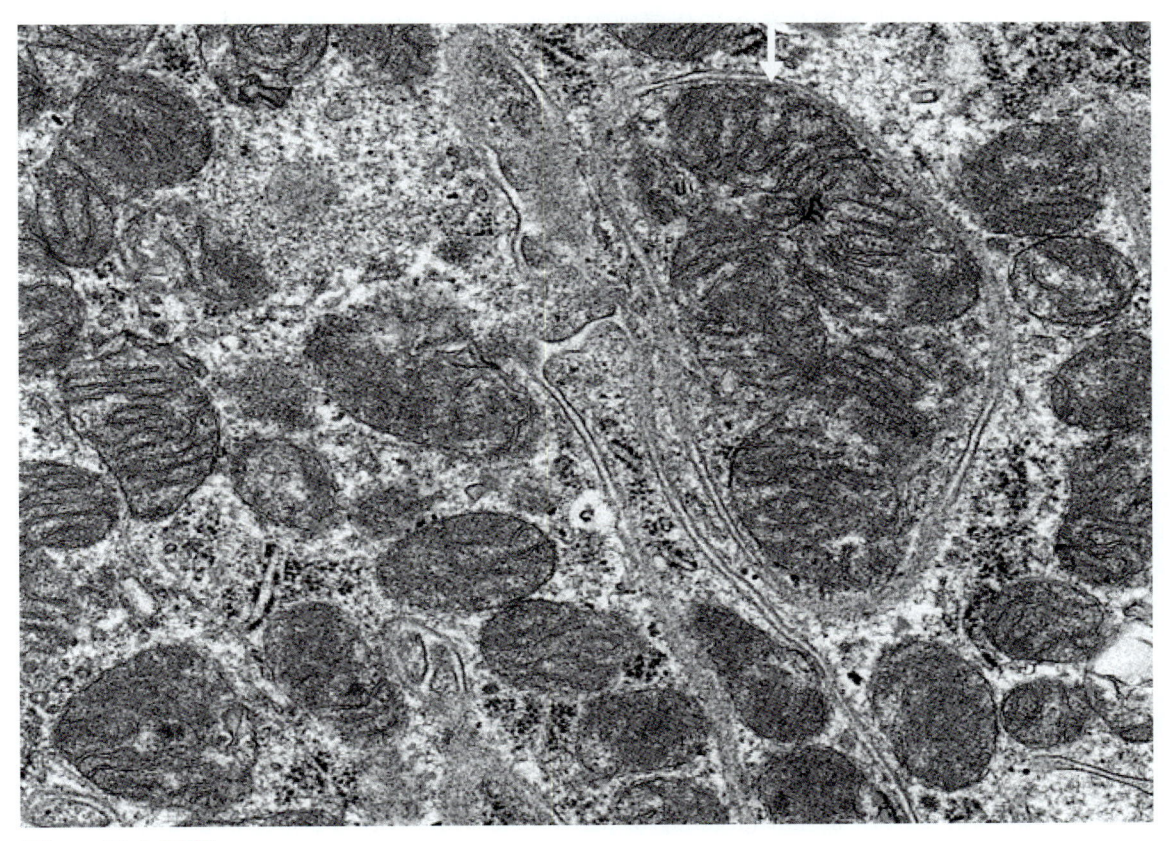

図9 母の電顕
尿細管上皮細胞内に多数の変性ミトコンドリア，巨大なミトコンドリア（⇨）確認される．

✚ 本症例の臨床的問題点

　　　尿細管性アシドーシスを伴い，光顕にて尿細管上皮の高度変性，電顕にて変性ミトコンドリアを認めたことからFanconi症候群の原因としてミトコンドリア異常症を疑い，ミトコンドリア遺伝子変異検索を行ったが特定されなかった．このような病理所見を呈した場合にほかに考慮，鑑別すべき疾患はあるのか疑問が残った．

✚ 本症例の問題点に関する病理医の見解

　　　本例では家族性に集積し，全例が臨床像はFanconi症候群を示し，形態像では近位尿細

管主体に巨大，変性ミトコンドリアが確認されたことより何らかの原因でミトコンドリア異常をきたしたと診断される．A3243G 変異を含め頻度の高いミトコンドリア遺伝子異常はなかったが，さらなる遺伝子検索が望まれる．ミトコンドリア異常症は全身の臓器に種々の病変として出現してくることが知られているが，この症例の家系では近位尿細管に限局して病変が出現した機序は興味深い．最近家族性ファンコニ症候群で，peroxisome の遺伝子異常でミトコンドリア機能異常を来たする文献があり，巨大ミトコンドリアとの関係は不明であるが，近位尿細管の代謝異常が関係しているかもしれない．

家族性ミトコンドリア異常に起因する Fanconi 症候群に遺伝子解析結果：

母親および今回腎生検を施行した兄弟の遺伝子を評価した．スクリーニング検査として行うことができる A3243G 変異をはじめとしたミトコンドリア遺伝子 10 項目を検査した．残念ながら，今回のスクリーニングでは遺伝子異常の部位は特定できなかった．今後，ミトコンドリア異常の遺伝子や近位尿細管代謝系の異常検索を積極的に行っている施設に依頼し，さらなる検索を行う予定である．

（第 47 回重松腎病理カンファレンスより）

【文献】

1) Herlitz LC, et al：Tenofovir nephrotoxicity：acute tubular necrosis with distinctive clinical, pathological, and mitochondrial anormalities. Kidney Int 78：1171-1177, 2010
2) Kohler J, et al：Tenofovir renal toxicity targets mitochondria of renal proximal tubules. Lab Invest 89：513-519, 2009
3) Enriko D Klootwijk, Markus Reichold, Amanda Helip-Wooley, et al：Mistargeting of Peroxisomal EHHADH and Inherited Renal Fanconi's Syndrome. N Engl J Med 370：129-138, 2014
4) Kanzaki Y, et al：Giant mitochondria in the myocardium of a patient with mitochondrial cardiomyopathy. Circulation 121：831-832, 2010
5) Herlitz LC, et al：Tenofovir nephrotoxicity：acute tubular necrosis with distinctive clinical, pathological, and mitochondrial anormalities. Kidney Int 78：1171-1177, 2010
6) Kohler J, et al：Tenofovir renal toxicity targets mitochondria of renal proximal tubules. Lab Invest 89：513-519, 2009
7) Sano T, et al：Giant mitochondria in pancreatic acinar cells of Alloxan-induced diabetic rats. Tox Pathol 38：658-665, 2010
8) Housley SI, et al：Renal carcinoma with giant mitochondria associated with germ-line mutation and somatic loss of the succinate dehydrogenase B gene. Histopathology 56：405-408, 2010
9) Klootwijk ED, Et al：Mistargeting of peroxisomal EHHADH and inherited renal Fanconi's syndrome. N Eng J Med 370：129-138, 2014

40

検尿異常を伴わない末期腎不全の18歳症例

ネフロン癆の組織形態学的特徴とは？

キーワード ネフロン癆（Nephronophthisis），NPHP，遺伝子，NPHP1，NPHP3

✚ 症例
18歳，女性

✚ 主訴
腎機能低下の進行

✚ 家族歴
両親，姉，妹に腎機能障害および検尿異常なし

✚ 既往歴
出生時に特に異常は指摘されていない．1歳半になっても自力歩行困難であり，発育不良を認めていたことから近医小児科受診．小脳が小さいとの指摘を受けたが経過観察となっていた．小学生時に構音障害が疑われ再度小児科，耳鼻科を受診するも発育の差の範囲内と言われ経過観察となっていた．

これまで学校健診にて検尿異常を指摘されたことはなかった．

中学生頃から朝登校前に1L前後の飲水行動があり，また高校生頃からは朝方4時頃に尿意を自覚し目が覚めるようになっていた．

✚ 現病歴
200X年5月下痢症状を認めるも，翌日には軽快．しかし38℃台の発熱を認めたことから自宅にあった消炎鎮痛剤を内服し，2日後近医受診．血液検査にてCr 8 mg/dL台と著明な腎機能低下を認めたことから即日入院．さらなる精査・加療目的に4日後当院転院となった．

✚ 入院時現症
身長157 cm，体重63.0 kg．血圧128/62 mmHg，上下肢差・左右差なし．

脈拍76/分，整．心音，肺音に特記すべき異常を認めない．眼瞼，下腿に浮腫を認めない．

神経学的異常を認めない．

✚ 入院時検査所見
図1，表1，2参照

胸部X線写真では肺うっ血は認めず，心胸郭比52.4%．腹部CTにて両側腎の軽度萎縮を認めるも，水腎症，腎囊胞は認めなかった．眼底検査，尿管・膀胱造影にて特記すべき所見は認めなかった．

血液検査では血算にて赤血球244万，Hb 6.9 g/dLと貧血の所見を認めた．また生化学検査においてBUN 90.3 mg/dL，Cr 8.38 mg/dLと著明な腎機能低下を認めた．低カリウ

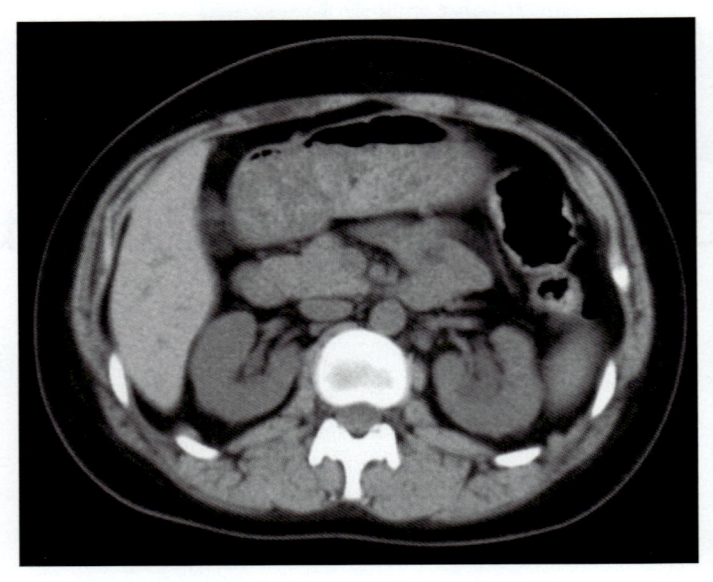

図1

表1

Complete Blood Counts		Blood Biochemistry		Na	140 mEq/L
WBC	12,210/μL	TP	6.7 g/dL	K	2.6 mEq/L
RBC	244 万/μL	Alb	3.8 g/dL	Cl	103 mEq/L
Hb	6.9 g/dL	AST	6 IU/L	Ca	6.4 mg/dL
Ht	19.8%	ALT	8 IU/L	P	3.2 mg/dL
Ret	18‰	LDH	134 IU/L	Fe	48 μg/dL
Plt	17 万/μL	ALP	545 IU/L	ferritin	37.3 ng/mL
Coagulation function		γ-GTP	8 IU/L	$β_2$MG	12.2 mg/L
PT	14.7 sec	ChE	175 IU/L	i-PTH	2,037 pg/mL
PT-INR	1.25	CK	22 IU/L	HBs-Ag	(−)
APTT	27.8 sec	BUN	90.3 mg/dL	HCV	(−)
Fib	322 mg/dL	Cr	8.38 mg/dL	RPR	(−)
		UA	9.4 mg/dL	TPLA	(−)
		T-chol	154 mg/dL		
		TG	107 mg/dL		
		LDL-chol	83 mg/dL		
		BS	131 mg/dL		
		HbA1c	5.1%		
		CRP	1.02 mg/dL		

ム血症（K 2.6 mEq/L），低カルシウム血症（Ca 6.4 mg/dL），高 intact PTH 血症（2,037 pg/mL）を認めた．尿検査では軽度の蛋白尿（0.29 g/gCr），$β_2$microglobulin の高値を認めた．

+ 入院後経過

　入院後腎機能障害の原因精査を施行したが特記すべき所見はなく，自尿は保たれていたものの腎機能の改善は認めなかった．このためさらなる精査目的に第 8 病日経皮的腎生検を施行した．

表2

IgG	1,080 mg/dL	Urinalysis	
IgM	73 mg/dL	比重	1.004
IgA	202 mg/dL	pH	5.5
IgE	229.4 IU/mL	OB	(1+)
C3	98.7 mg/dL	UP	(＋／−)
C4	24.6 mg/dL	US	(−)
CH50	40.2 U/mL	RBC	1〜4/HPF
ANA	＜40	WBC	1〜4/HPF
SAA	159.4 μg/mL	尿浸透圧	208 mOsm/kgH
RF	0 U/mL	uβ$_2$MG	17,877 ng/mL
MPO-ANCA	＜10 EU	uNAG	3.2 IU/L
PR3-ANCA	＜10 EU	u-protein	0.29 g/gCr
抗GBM抗体	＜10 EU		

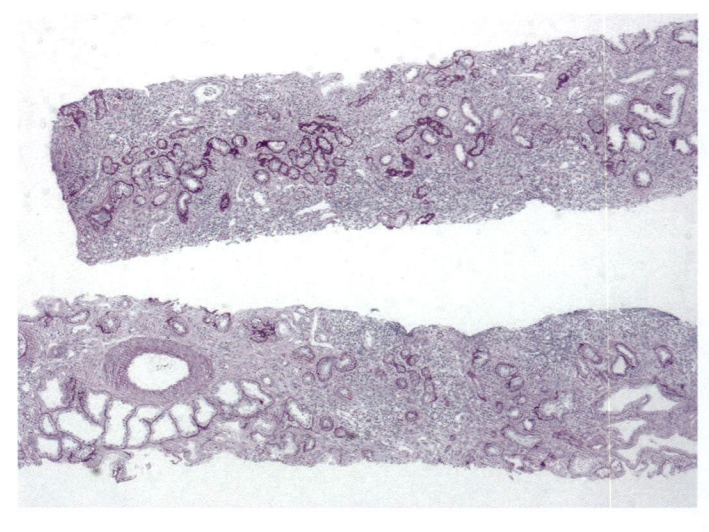

図2 PAS染色
間質・尿細管の障害がびまん性に存在する．広範囲な線維化と単核球浸潤を認め，尿細管は萎縮するもの，拡張するものが混在している．

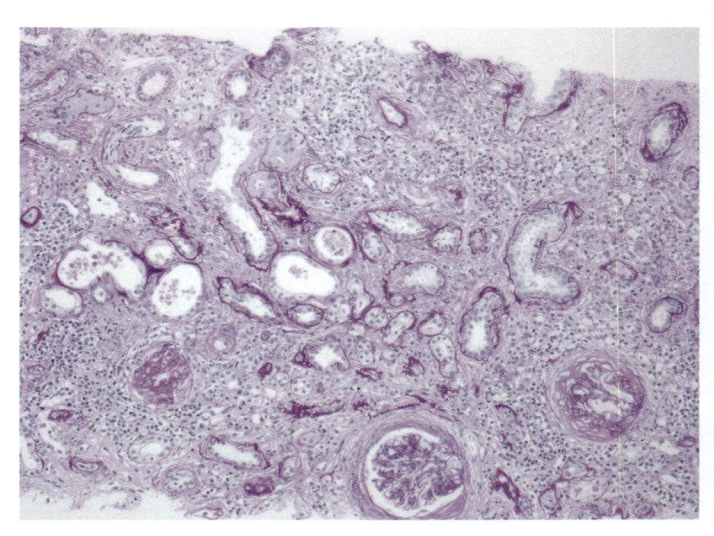

図3 PAS染色
荒廃糸球体と虚脱糸球体が目立ち，ひろがった間質に不正形に拡張した尿細管が散在している．

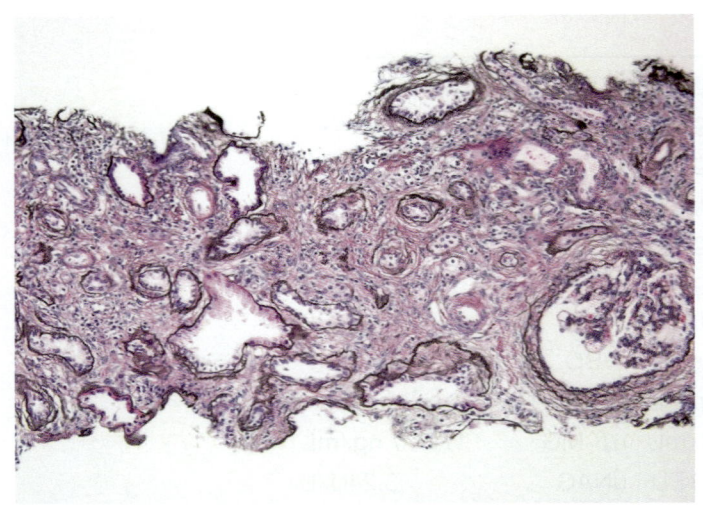

図4　PAM染色
線維化は尿細管を取り囲むように多層に存在し，不正形に拡張した尿細管の基底膜は肥厚や菲薄化が混じっている．

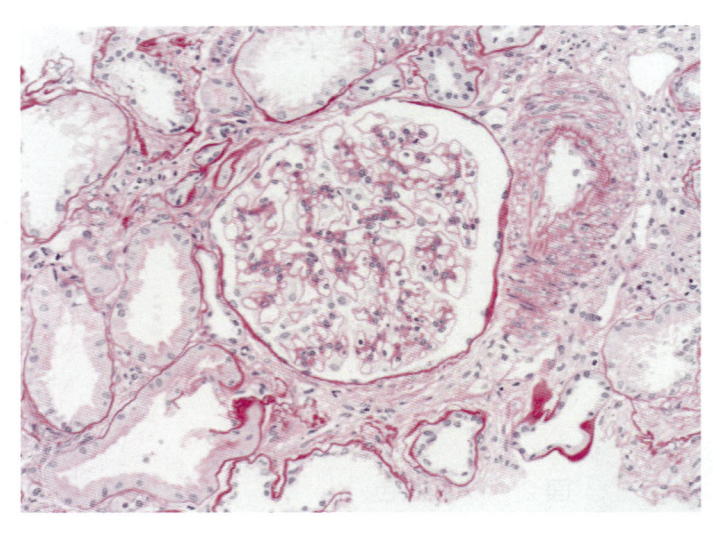

図5　HE染色
保たれた糸球体や細動脈には大きな異常は認めない．

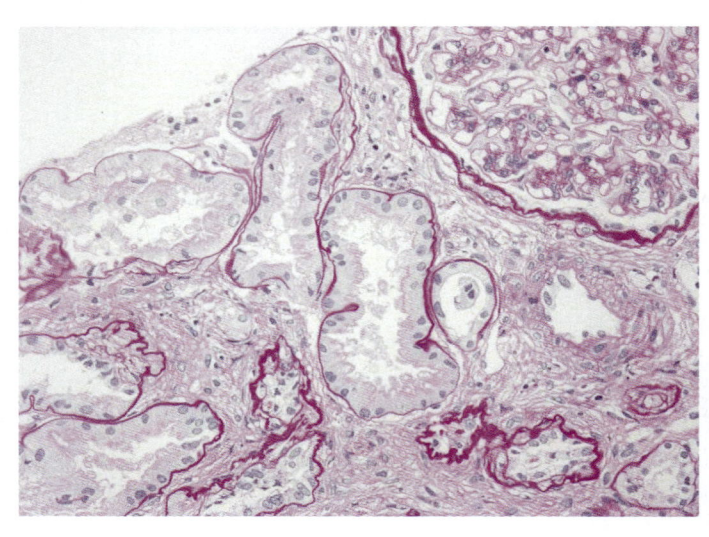

図6　PAS染色
不正な形に拡張した尿細管基底膜を詳細に観察すると，部分的に消失し，菲薄化し，肥厚している部位もみられる．

✚ 腎生検光顕所見（図2〜6）

　　糸球体は15個得られており，うち7個が硬化糸球体であった．残りの糸球体には係蹄の虚脱やボウマン嚢周囲の線維化を認めた．評価可能な糸球体は2，3個であり，これには特記すべき所見は認めなかった．間質は広範囲に線維化と細胞浸潤を認めた．尿細管では不

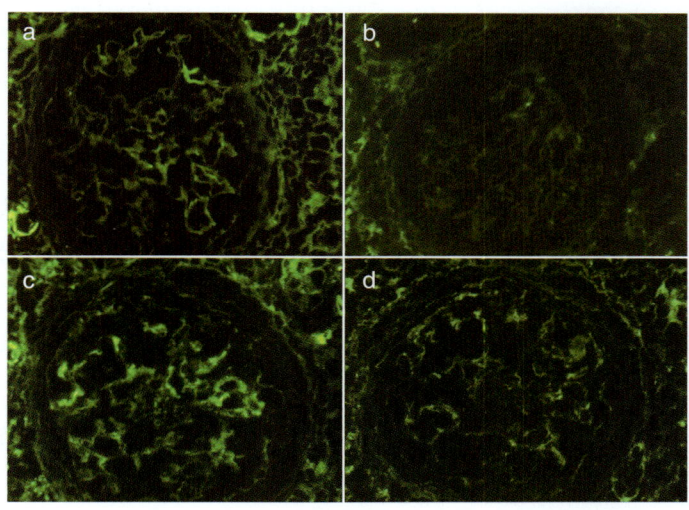

図7
a：C3，b：IgA，C：IgM，d：C1q

規則な拡張，尿細管基底膜の不整，菲薄化，消失が散見されていた．細小動脈に異常は認めなかった．

✚ 免疫蛍光所見（図7）
いずれも陰性

✚ 電顕所見
特徴的な組織は得られていない．

✚ 本症例の臨床的問題点
18歳で初めて指摘された末期腎不全症例である．発熱，感冒症状を契機に発見され，これまで検尿異常や腎機能障害の指摘を受けたことのない症例であった．このため急性腎障害が疑われるも，検査所見上は電解質異常，貧血，高intact PTH血症等を認め，慢性に経過した腎機能障害の可能性が示唆された．

小児期腎不全の原因疾患としては低形成腎，巣状糸球体硬化症の頻度が高いが，本症例においては検査所見からいずれの疾患も考えにくく，臨床所見および検査所見から腎障害の原因を特定することは困難であった．

腎生検組織所見上は尿細管基底膜の不整，菲薄化，消失を認め，特徴的な病理像と末期腎不全到達年齢から，若年性ネフロン癆が最も疑われた．

ネフロン癆では腎外病変を伴う症例も報告されているが本症例では腎外病変を認めなかった．また検尿異常を認めることが少ないこともネフロン癆の特徴であり，本症例でも学校健診で異常を指摘されず，腎障害を早期に発見することが難しかったものと考えられた．

✚ 考察
カンファレンスでは間質・尿細管障害が主病変であり，間質の線維化や尿細管萎縮を認め，尿細管基底膜の不整や菲薄化の所見を認めていることからネフロン癆に矛盾しない病理像であるとのコメントをいただいた．

ネフロン癆は常染色体劣性遺伝形式を示す疾患であり，検尿異常を呈さず多くは20歳前に末期腎不全に至る．平均1歳で末期腎不全に至る乳児型ネフロン癆はNPHP2遺伝子異常を伴う．最も多い遺伝子異常はNPHP1遺伝子であり，平均13歳で末期腎不全に至る若年性ネフロン癆である．末期腎不全の平均19歳とされる思春期ネフロン癆はNPHP3遺伝

子異常とされる．ネフロン癆は腎臓以外の臓器障害を呈することも多く，ネフロン癆の臨床経過を示す多くの症候群も確認されている．遺伝子異常に関しては，NPHP1, 2, 3 以外に多数の遺伝子異常が見つかっており，各々特徴的な臨床像を呈してくる．

ネフロン癆の病理組織像は慢性の間質尿細管障害像を呈し，特徴的な尿細管の形態を認める．奇妙な形に拡張した尿細管が目立ち，尿細管基底膜が部分的に菲薄化・消失，あるいはレース状に肥厚している．TH 蛋白が漏出する尿細管も散見する．本症例では臨床像と腎生検組織像の特徴よりネフロン癆を考えたが腎外症状は明らかなものはなく，ネフロン癆の確定診断においては原因遺伝子の同定が重要と考えられた．本人およびご家族の同意を得て遺伝子解析を行ったところ NPHP4 では変異は認められなかったものの，NPHP1 および NPHP3 にて heterozygote の変異が存在していることが判明した．このような変異によるネフロン癆の症例はこれまで報告がなく，非常に貴重な症例と考えられた．

今回遺伝子検索を行っていただきました近畿大学医学部小児科　竹村司先生に深く感謝致します．

本症例のポイント
①検尿異常の認めない若年者腎不全では，ネフロン癆は重要な鑑別疾患のひとつである．
②ネフロン癆の病理像は特徴的ではあるが，確定診断には遺伝子解析が必要である．

（第 44 回重松腎病理カンファレンスより）

【文献】
1) 竹村　司：ネフロン癆．腎と透析 61：357-359, 2006
2) 花田卓也, 林　篤, 河場康郎, 他：学校検尿を契機に発見された若年性ネフロン癆の 1 例．日児腎誌 21：77-81, 2008
3) 中野　優, 藤田直也, 松林　正, 他：貧血の経過中に腎機能低下から診断に至ったネフロン癆の 1 例．日児腎誌 24：64-67, 2011
4) Wolf MT, Hildebrandt F：Nephronophthisis. Pediatr Nephrol 26：181-194, 2011

41

検尿異常や腎形態異常なく急激な腎機能低下を示した高齢症例

Medullary cystic kidney disease（MCKD）の診断は妥当か？

> **キーワード** Nephronophthisis（NPHP），NPHP-MCKD complex，間質尿細管障害，遺伝性腎疾患

◆ 症例
69歳，女性

◆ 家族歴
腎不全の家族歴は，明らかなものはなし．

◆ 既往歴
10年ほど前から，高血圧，高脂血症で内服治療をうけていた．
200X-1年6月の血液検査では，Cre＝0.74 mg/dL，BUN＝27.3 mg/dLであった．

◆ 現病歴
3カ月ほど前からの腎機能低下と貧血にて近医でフォローされていた．検尿異常は指摘されていなかった．200X年3月に高度な心不全状態となり，Cre＝6.9 mg/dL，BUN＝78.0 mg/dLで当科へ転送された．

◆ 入院現症
身長139 cm，体重39.5 kg，体温37.4℃，血圧172/90，貧血顔貌，眼瞼結膜貧血，心収縮期雑音（＋），下腿浮腫（＋），導尿にて黄色混濁尿少量のみ

◆ 入院時検査所見
WBC 7.7，RBC 167，HGB 5.2，HCT 16.1，PLT 13.9，網状赤血球数38‰，pH（A）7.14 7，pCO$_2$（A）27.1，pO$_2$（A）108.0，HCO$_3$（A）9.0，TCO$_2$（A）9.8，BE（A）−18.2，O$_2$Sat（A）97.0，PT 14.1，PTq％74.4，INR 1.16，APTT 29.6，フィブリノゲン 272.0

血清総蛋白 6.77，アルブミン 2.91，CK 72，AST 17，ALT 19，LD 234，AL-P 346，γ-GT 33，Amy 244

血清クレアチニン 6.98，血清尿酸 5.65，血清尿素窒素 80.2，グルコース 107，T-Cho 127，血清ナトリウム 136，血清カリウム 5.6，血清クロール 114，血清カルシウム 3.6 mEq/L，血清無機リン 6.0 mg/dL，血清マグネシウム 1.7，血清鉄 50，TIBC 212，UIBC 162，総ビリルビン 0.19

IgG11 85，IgA 509，IgM 56，血清補体価＝53.5，C3＝91，C4＝30，β$_2$マイクログロブリン 12.8，CRP 0.83，フェリチン 76，シスタチンC 3.68，梅毒定性（−），梅毒定性 cut off 0.1，梅毒RPR定性（−），HBsAg定性（−），HBs cut of＝0.3，HCVAbⅢ（−），HCVAb cut of 0.1，血清浸透圧 306，抗核抗体＜40，P-ANCA＜10，細胞質抗好中球細胞質抗体（C-ANCA）＜10，抗糸球体基底膜（GBM）抗体＜10，ANCA定性（−）

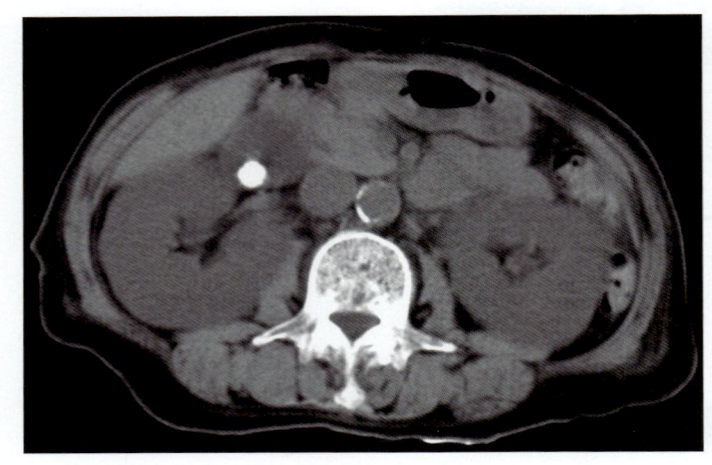

図1　CT画像

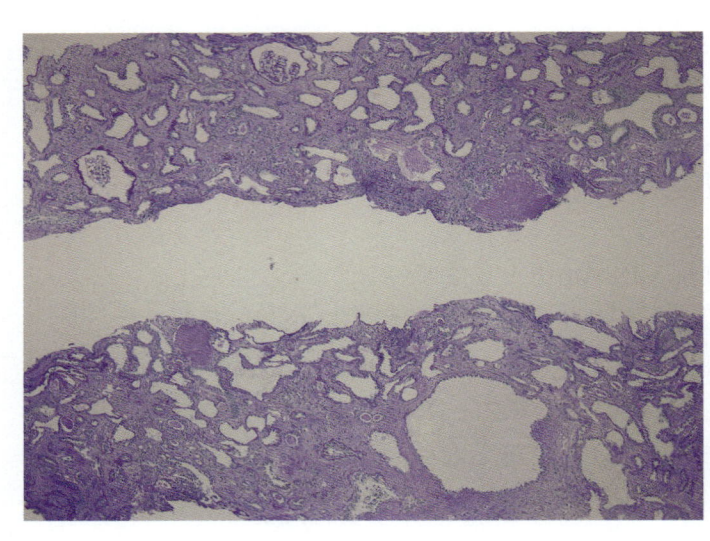

図2　PAS染色　40倍
間質尿細管障害がびまん性にひろがっている．尿細管は囊胞状の拡張や不規則な凹凸のある高度な線維化巣に取り囲まれている．糸球体は虚血性変化のみである．尿細管腔内への巨大なタム・ホースファル蛋白（THP）の停滞が散在し，間質へのTH蛋白漏出も認める．

✚ CT画像（図1）

入院時単純CTを示す．両腎ともに腫大しており，水腎水尿管なく囊胞形成や石灰化は認めない．腹水なく，リンパ節腫大なく，他臓器の腫大は認めない．胆石あり．

✚ 入院後の経過

高度な貧血，アシドーシス，心不全，腎不全増悪あり無尿のため当日輸血しながら緊急透析を施行した．連日透析を行いBW 40→35 kgまで調節し症状は徐々に改善した．当初は急速進行性糸球体腎炎（RPGN）を考えたが，ANCAおよび抗GBM抗体など陰性でほかの要素も考えにくく，経過や画像所見からも非典型的であり，腎機能可逆性や原疾患診断目的に腎生検を施行した．

✚ 腎生検所見

図2〜8に示す．

✚ 考察

本症例は急速進行性の腎機能障害を呈しながら，検尿異常なく腎形態は腫大していたため腎生検が施行された．その組織像は前項に示されたnephronophthisis（NPHP：ネフロン癆）に類似する間質尿細管病変であった．尿細管は憩室状に突き出る奇妙な形状に拡張し，尿細管基底膜は肥厚する部位ときわめて菲薄化している部位が目立った．拡張した尿細管周囲には高度な線維化巣が取り囲んでおり，糸球体や血管には大きな異常はみられなかっ

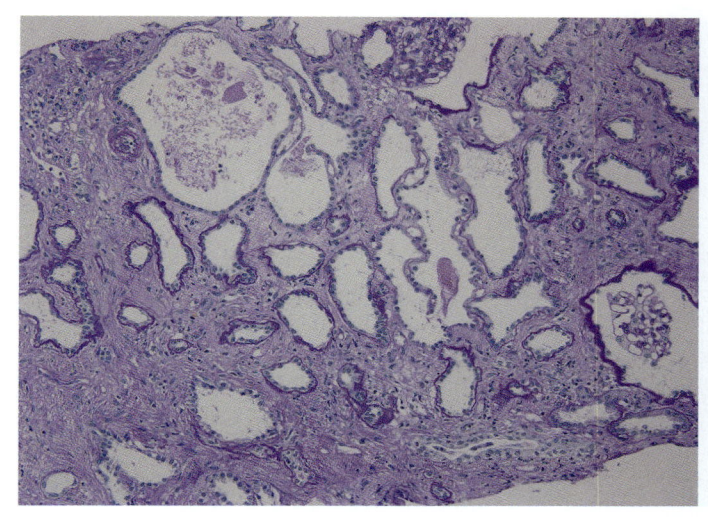

図3　PAS染色　100倍
高度な線維化巣に取り囲まれた尿細管は，一部は萎縮しているが多くは基底膜が菲薄化して奇妙な形に拡張している．間質に単核球浸潤はなく尿細管炎はみられない．糸球体にはメサンギウム増殖性変化は認めない．

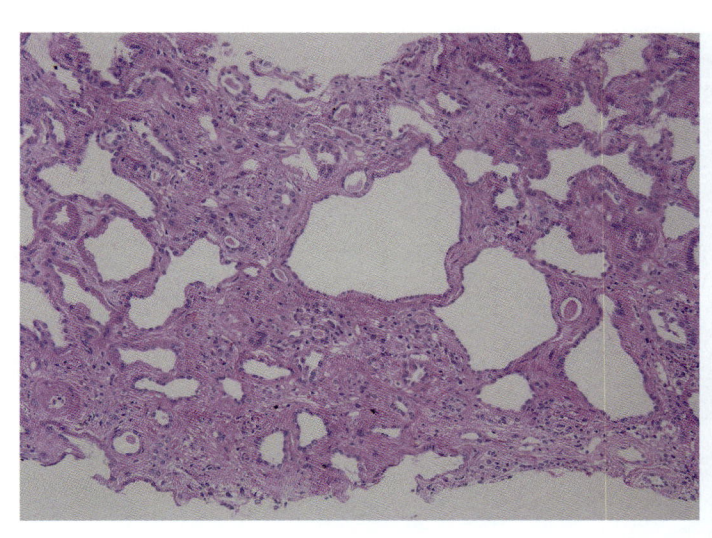

図4　HE染色　100倍
拡張した尿細管の形状は，憩室状や萌芽状に外側に突き出ていく奇妙なものである．尿細管上皮細胞は平低化，萎縮している．

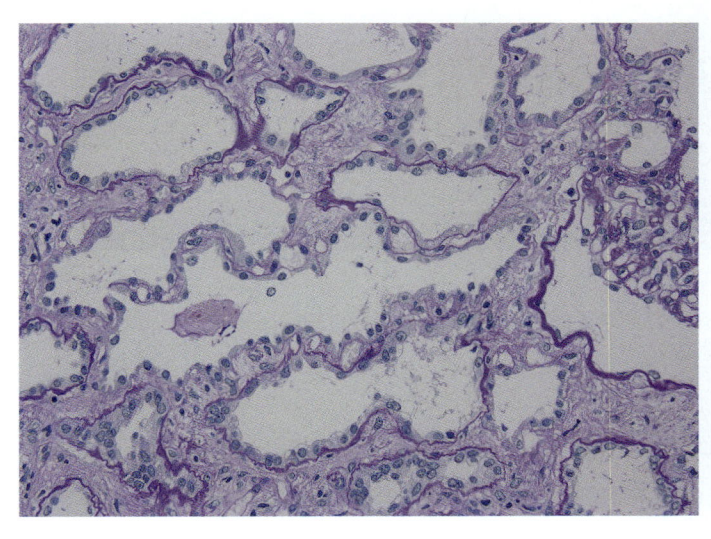

図5　PAS染色　200倍
PAS染色で尿細管基底膜を観察すると，部分的にやや肥厚している部位も存在するが憩室状や萌芽状に突き出ている部位など全体にきわめて薄く一部は消失している．

た．

　Nephronophthisis（ネフロン癆）と medullary cystic kidney disease（MCKD）は，NPHP-MCKD complex としてまとめられており，検尿異常を伴わず尿濃縮力障害を呈し，慢性尿細管間質性腎炎所見から末期腎不全に至る家族性遺伝性の腎障害である．NPHP は

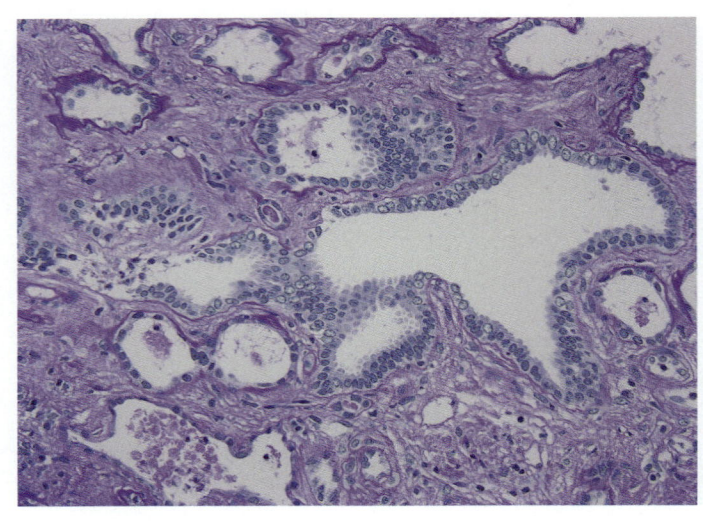

図6 PAS 染色 200倍
中程に存在する尿細管は集合管と思われるが，上皮細胞の増生，多層化を伴って拡張している．尿細管基底膜はきわめて菲薄化している．

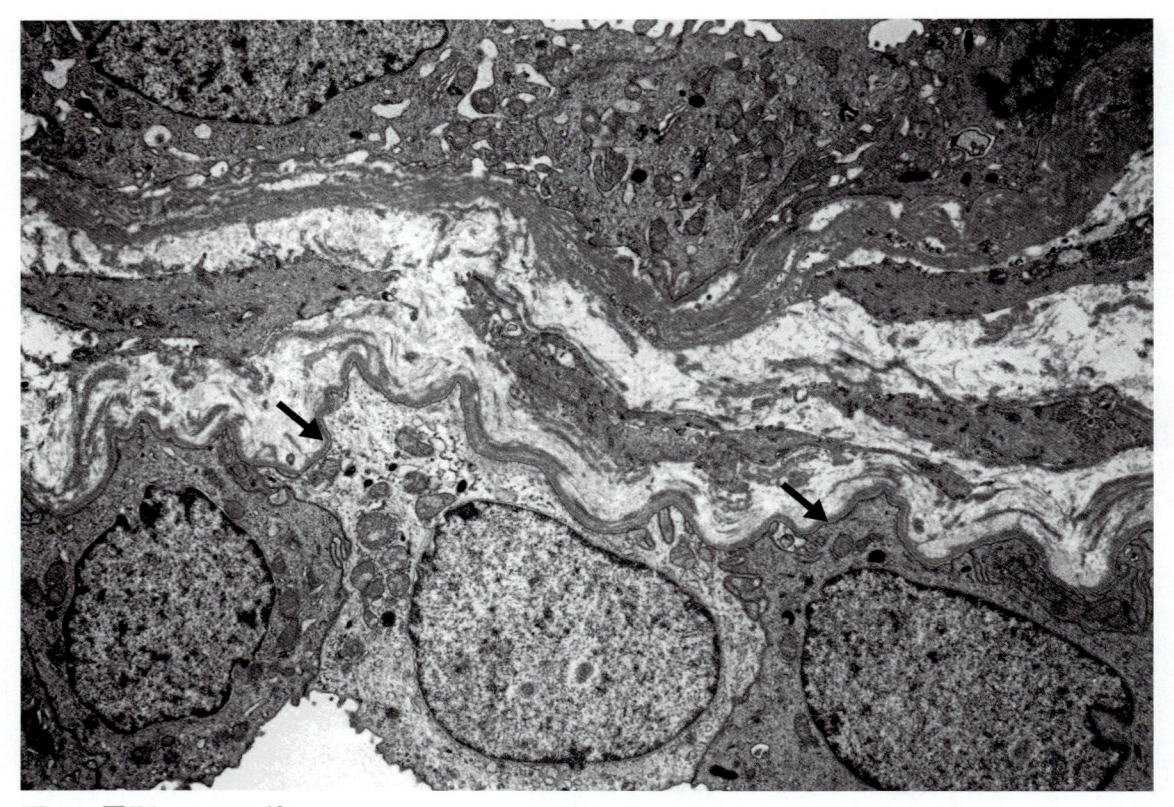

図7 電顕 4,000倍
遠位尿細管上皮細胞と尿細管基底膜を示す．上皮細胞がやや萎縮気味である．基底膜は蛇行し薄い(→)．間質には筋線維芽細胞が増生している．

常染色体劣性遺伝で乳児期から若年期に末期腎不全となり，その病態は腎尿細管上皮細胞に存在するcilia（繊毛）の構成蛋白の欠損により尿細管上皮細胞のcilia functionが障害されて組織成長障害やcyst形成に至るものと考えられている．これまで多数の遺伝子異常の存在が明らかとなってきているが，最も多い遺伝子変異がNPHP1遺伝子にあり若年性ネフロン癆である．NPHPでは腎以外の臓器障害を伴うことも多く，繊毛機能異常とNPHPを伴う種々の症候群が存在している．MCKDは常染色体優性遺伝で髄質囊胞を認めたことからmedullary cystic kidney diseaseと呼ばれていたが，多くのMCKD症例は形態的に囊胞をみることはないため，最近ではADIKD（autosomal dominant interstitial kidney

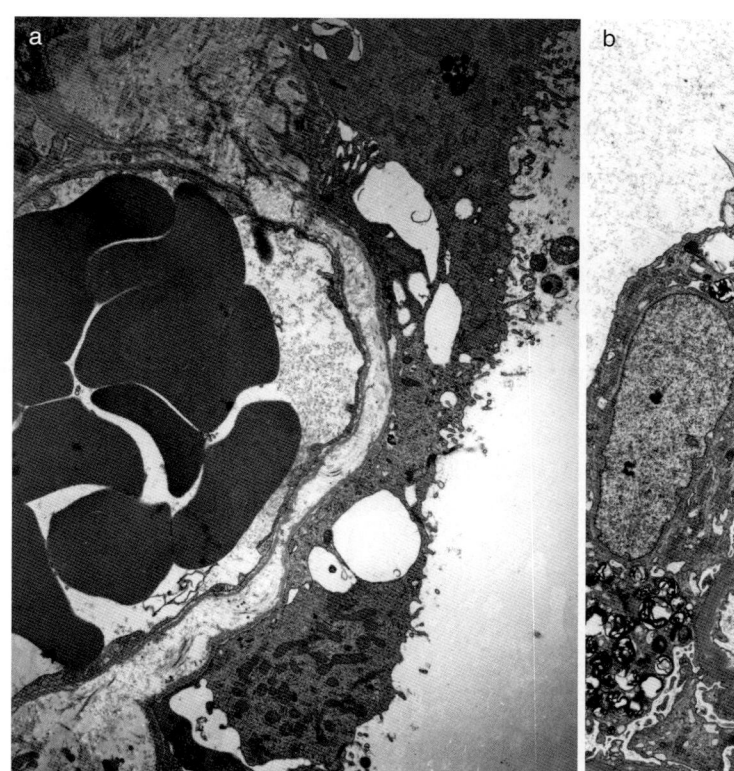

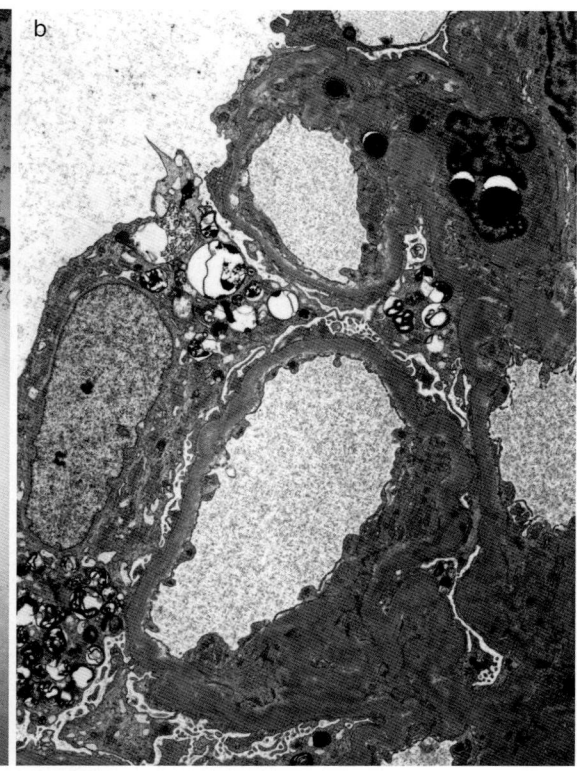

図 8　電顕　(a) 4,000 倍, (b) 3,000 倍
(a) は遠位尿細管と傍尿細管毛細血管 (PTC) を示す．尿細管基底膜は，PTC の基底膜と同程度の薄さである．
(b) の糸球体係蹄基底膜と比較するとその厚さの違いが明らかである．

disease) と称されるようになった．臨床的には MCKD は 20〜40 歳で末期腎不全となる MCKD-2（家族性若年性高尿酸血症性腎症/ウロモデュリン関連腎症）と 50〜60 歳で末期腎不全に至る MCKD-1 に分類される．MCKD-2 の遺伝子変異はウロモデュリン (UMOD) 遺伝子でありわが国においても検索は可能であるが，MCKD-1 は mucin 1 (MUC1) 遺伝子変異とされており，欧米の数施設で行われているに過ぎない．また，Renin (REN) 遺伝子変異による MCKD も報告されている．NPHP/MCKD complex は遺伝子異常や病態は異なるものの腎障害像は類似し，腎組織像は酷似している．

　本症例の腎生検組織像は NPHP を示唆するものであったが，遺伝子検索で NPHP-1 欠損なく MCKD-2 の遺伝子異常なく，家族歴は明らかではないが高齢であることから MCKD-1 と診断した．

本症例からのメッセージ：

①Nephronophthisis と MCKD は，遺伝子変異や臨床症状は異なるが，腎組織病変はほぼ同じである．

②病理所見だけでは MCKD を確定診断とすることは困難で，臨床所見・遺伝子診断を組み合わせていくことが重要になる．

③中年以降高齢者の慢性間質尿細管障害からの腎機能低下の原因のひとつとして，MCKD を念頭におく必要はある．

（第 44 回重松腎病理カンファレンスより）

【文献】

1) Hildebrandt F, Omram H : New insights : nephronophthisis-medullary cystic kidney disease. Pediatr Nephrol 16 (2) : 168, 2001
2) Scolari F, Viola BF, Ghiggeri GM, et al : Towards the identification of (a) gene (s) for autosomal dominant medullary cystic kidney disease. J Nephrol 16 (3) : 321-328, 2003
3) Wolf MT, Beck BB, Zaucke F, et al : The Uromodulin C744G mutation causes MCKD2 and FJHN in children and adults and may be due to a possible founder effect. Kidney Int 71 (6) : 574, 2007
4) Wolf MT, Mucha BE, Hennies HC, et al : Medullary cystic kidney disease type 1 : mutational analysis in 37 genes based on haplotype sharing. Hum Genet 119 (6) : 649, 2006
5) Kirby A, Gnirke A, Jaffe DB, et al : Mutations causing medullary cystic kidney disease type 1 lie in a large VNTR in MUC1 missed by massively parallel sequencing. Nat Genet 45 (3) : 299-303, 2013. Epub 2013 Feb 10
6) Kiser RL, Wolf MT, Martin JL, et al : Medullary cystic kidney disease type 1 in a large Native-American kindred. Am J Kidney Dis 44 (4) : 611, 2004

42

高度な間質尿細管病変を呈した自己免疫異常症例

組織診断困難例だったが，4年後にIgG4関連腎疾患と確認できた：引き出しに入れた診断困難例は，忘れなければ宝物かもしれない

> **キーワード** 高γグロブリン血症，低補体血症，間質尿細管腎炎，IgG4関連腎疾患

＋ 症例
59歳，男性

＋ 主訴
高γグロブリン血症の精査

＋ 既往症
57歳より高血圧（アムロジピン内服中）

＋ 家族歴
特記すべきことなし

＋ 現病歴
2003年の検診で高γグロブリン血症と貧血を指摘され，2カ月後当科紹介受診した．血液検査にて抗核抗体陽性，低補体血症，抗DNA抗体軽度上昇認め，SLEが疑われたため，精査（腎生検）加療目的で入院となった．

＋ 現症
身長170 cm，体重55.0 kg，血圧136/80 mmHg．
意識清明，唾液腺腫張なし，頸部リンパ節触知せず，心音異常なし，呼吸音異常なし，腹部平坦・軟，肝・脾触知せず，下肢浮腫なし．

＋ 腎生検時検査所見
表に示す．
血清免疫電気泳動　M-protein（−）
尿免疫電気泳動　BJP（−）

＋ 画像所見など
胸部単純X線：異常なし
胸部CT：肺野異常陰影なし，リンパ節腫脹なし
腹部単純CT：両腎は均一に腫大している．水腎水尿管なし，肝膵腫大なし
Gaシンチグラフィ：腎臓に均一な取り込みを認める
口唇生検：異常なし
骨髄穿刺：異型細胞なし

＋ 腎生検所見
図1〜7

表

尿検査			末梢血液検査					
Pro	（－）		WBC	4,900/μL		LDH	151 IU/L	
OB	（－）		Neu	68.3%		ALP	153 IU/L	
Glu	（－）		Lym	21.7%		γ-GTP	31 IU/L	
Sed.			Mon	7.3%		T-Bil	0.45 mg/dL	
RBC	<1/HPF		Eo	7.5%		Amy	139 IU/L	
WBC	<1/HPF		Bas	0.2%		CK	54 IU/L	
硝子円柱	<1/LPF		RBC	383×10^4/μL		T-Cho	158 mg/dL	
			Hb	12.0 g/dL		TG	49 mg/dL	
Protein	0.2 g/day		Ht	36.1%		BUN	20.9 mg/dL	
β$_2$-MG	1,562 μg/L		Plt	23.4×10^4/μL		Cr	1.02 mg/dL	
NAG	7.3 U/L					UA	7.97 mg/dL	
			生化学検査			Na	138 mEq/L	
			TP	9.96 g/dL		K	3.8 mEq/L	
			Alb	3.19 g/dL		Cl	104 mEq/L	
			GOT	21 IU/L		Ca	4.5 mEq/L	
			GPT	11 IU/L		P	2.7 mg/dL	
血清検査			免疫学的検査			クリオグロブリン	（－）	
CRP	0.55 mg/dL		RF	40 IU/mL		IL-6	2.3 pg/mL	
IgG	5,660 mg/dL		抗核抗体	×640（HO, SP）		sIL-2R	1,500 U/mL	
IgA	561 mg/dL		LE test	（－）				
IgM	115 mg/dL		抗DNA（RIA）	23 IU/mL		感染症		
C3	43 mg/dL		抗 ds-DNA	17 IU/mL				
C4	5 mg/dL		抗 Sm	<7.0 EU		HBsAg	（－）	
CH50	<12.0 UmL		抗 RNP	<7.0 EU		HCV Ab	（－）	
			抗 SS-A	<7.0 EU		RPR	（－）	
凝固			抗 SS-B	<7.0 EU		TPHA	（－）	
PT	12.8 sec		MPO-ANCA	<10 EU		EBV-IgM	<10	
APTT	26.4 sec		PR3-ANCA	<10 EU		EBV-IgG	80	
Fib	473 mg/dL		IC（C1q）	37.7 μg/mL		EBV-EBNA	10	
			IC（C3d）	>40.0 μg/mL				

✚ 臨床側からの問題点

　臨床的には中年男性で，ポリクローナルな高γグロブリン血症と低補体血症，抗DNA抗体高値など自己免疫異常を呈しており，非典型SLEを疑って腎生検を施行した．腎生検でループス腎炎が存在していれば，その重症度によって治療方針を立てられるはずであった．しかし得られた腎生検組織では糸球体病変は変化に乏しく，これまで見たことのない異様で高度な間質尿細管病変が一様に拡がっていた．尿細管炎は目立たなかったが形質細胞浸潤が主体であり，シェーグレン症候群の合併も考えたが臨床所見なく抗SSA抗体，抗SSB抗体陰性で，口唇生検からも否定された．蛍光抗体法でIgGとC1qが糸球体メサンギウム領域にわずかに陽性で，さらに尿細管基底膜や間質に陽性であったこと，電顕で間質や尿細管基底膜内にEDDを認めたことから，SLEに伴う間質尿細管病変を第一に考えた．キャッスルマン病や悪性リンパ腫，骨髄腫は否定的であり，プレドニゾロン50 mg/dayの

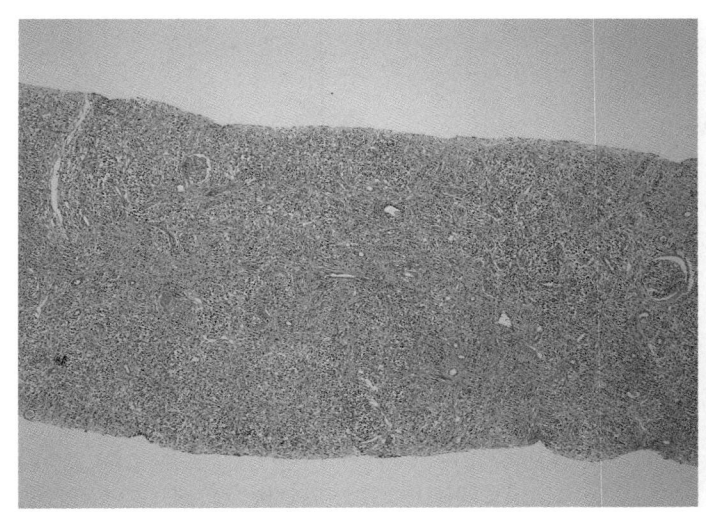

図1 Masson Trichrome 染色
採取された2本の切片はほぼ一様な間質病変を呈している．糸球体には虚脱し，著変はみられず，びまん性に密な炎症細胞浸潤と細かい線維化によって間質が拡大している．

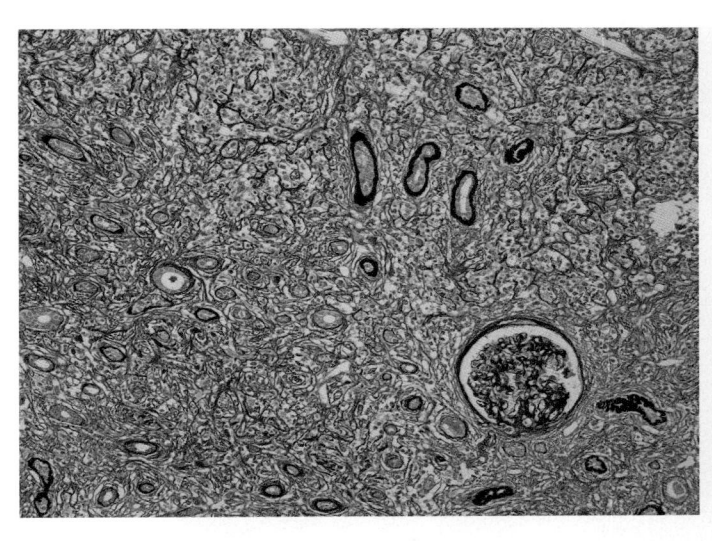

図2 PAM 染色
糸球体は増殖性変化なく，pericapsular fibrosis を伴って虚脱性変化をみる．異様な間質病変が拡がっており，尿細管は萎縮，消失し，浸潤細胞を取り囲む特異な線維化（PAM陽性線維の増加）が目立つ．尿細管炎を呈してはいない．

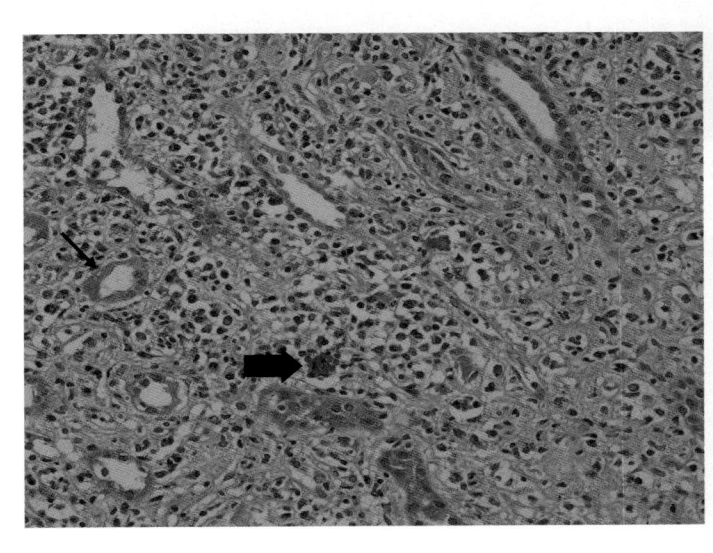

図3 HE 染色
軽度な線維化に取り囲まれて間質への炎症細胞浸潤を認める．浸潤細胞はリンパ球と半数以上を占める形質細胞が主体であり，いわゆるブドウ状細胞（蛋白過剰産生した形質細胞）（➡）も認め，好酸球も散見される．尿細管は減少しており，尿細管上皮細胞の変性像は目立つが尿細管炎は認めない．残存尿細管の基底膜の肥厚と沈着（→）を認める．

　治療を開始したところ，速やかに高γグロブリン血症，低補体血症，貧血は改善した．
　この病変を非典型なSLEに伴う尿細管間質病変と考えたが，そのほかに説明し得る病態があるのだろうか．また，病態を説明するために行い得る免疫組織学的検索があればご教授いただきたい．

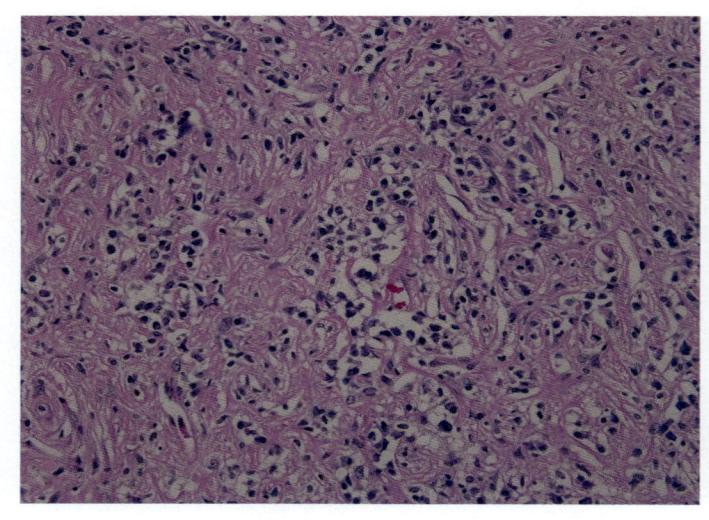

図4　HE染色
尿細管は消失しており，多数の形質細胞浸潤を取り囲むように渦巻状の特徴的な線維化が存在している．

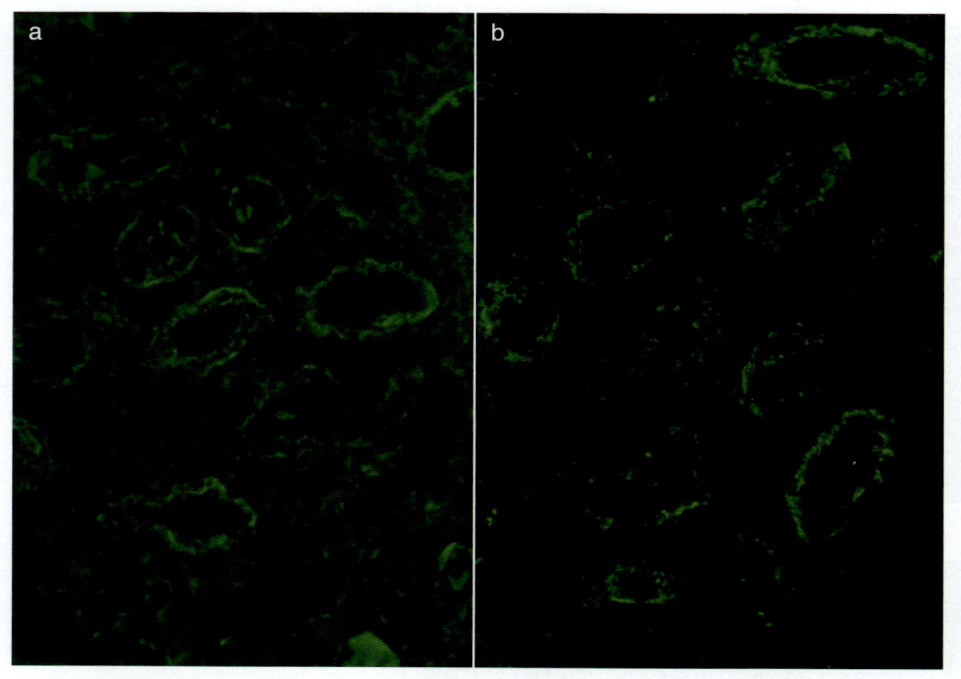

図5　蛍光抗体法 IgG（a）と C1q（b）を示す
尿細管基底膜および周囲間質に微細顆粒状の IgG，C1q 沈着を認める．糸球体のメサンギウム領域にも IgG と C1q は軽度の沈着を認めたが，ほかの免疫グロブリンと補体は有意な所見はなかった．

✚ 病理側からの意見（2003年当時）

　　　病変は糸球体ではなく間質主体である．びまん性に間質への炎症細胞浸潤が存在し，浸潤細胞はリンパ球と形質細胞が大部分を占める．尿細管や血管系は減少（消失）しており，密な炎症細胞浸潤の周りを取り囲むような線維化が目立つ．尿細管炎は目立たず，基底膜内に沈着物を疑わせる肥厚を呈する尿細管が残存している．
　　　高γグロブリン血症が基礎に存在し，腎組織に形質細胞浸潤が主体に起こってきていることから，リンパ増殖性疾患と自己免疫性疾患を念頭において検索をすすめるべきと思われる．以前に神奈川腎炎研究会で，本症例によく似た間質尿細管病変の症例が提示されたことがあったと記憶している．当時もリンパ増殖性疾患に伴う腫瘍性変化であるのか，自

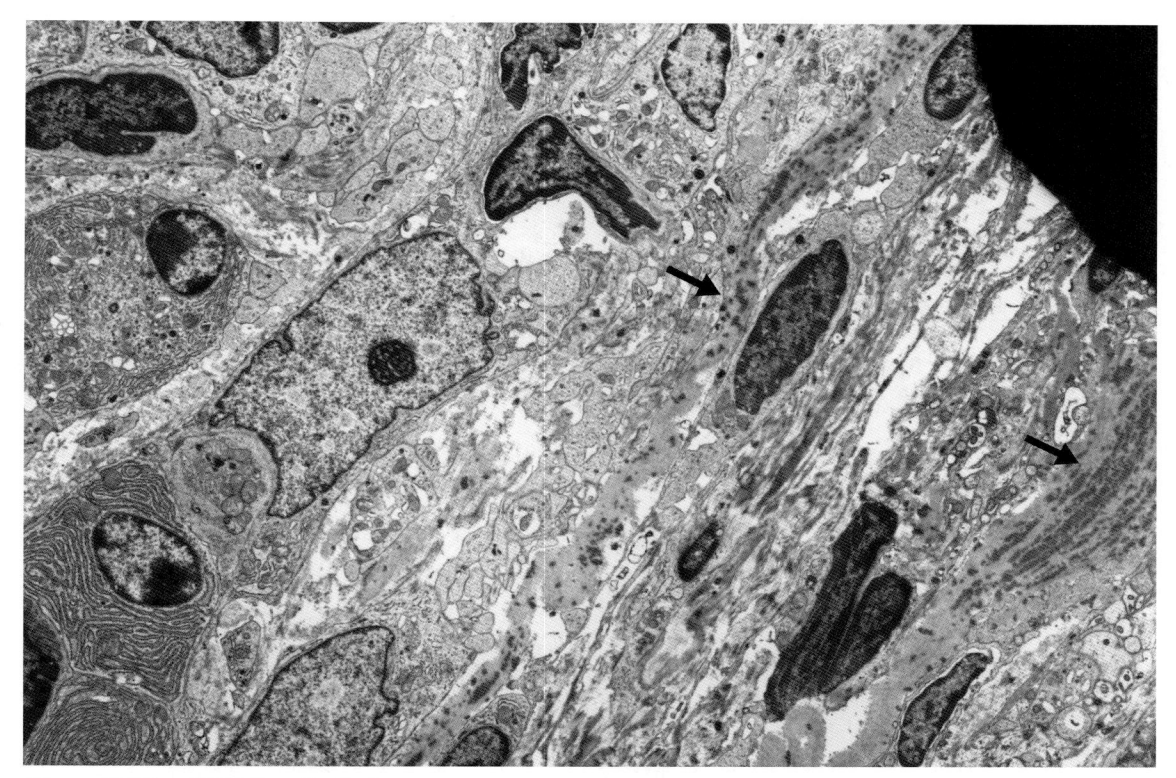

図6 間質の電顕像 強拡大
マクロファージ，形質細胞，線維芽細胞など多彩な細胞の浸潤の隙間に微細顆粒状あるいは癒合棒状の高電子密度沈着物（EDD）が存在している（→）．

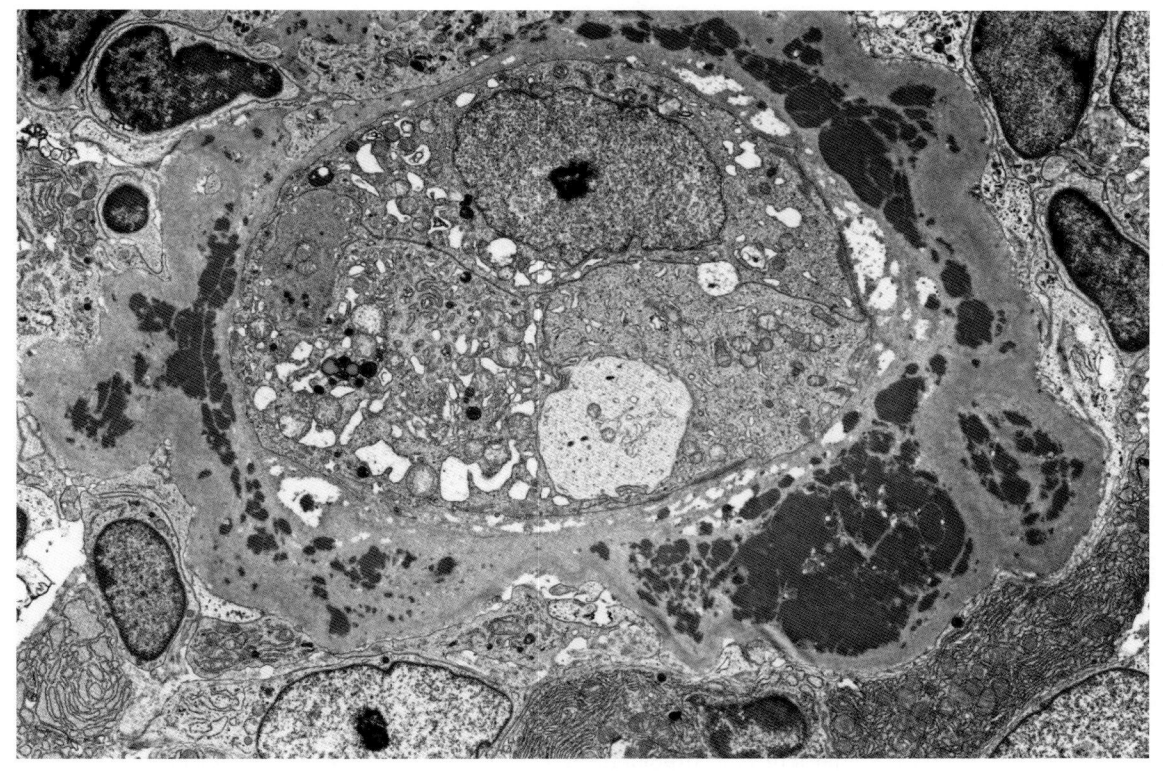

図7 尿細管電顕像 強拡大
高度に肥厚した尿細管基底膜内に不整形，集積性のEDDが多量に沈着している．尿細管上皮細胞は萎縮しているが，尿細管炎はみられない．この尿細管周囲を形質細胞やリンパ球が取り囲んでいる．

己免疫性疾患や何らかの炎症性病変であるのかとの議論になった．Light chain（κ, λ）の染色は行って，monoclonality の有無の検討は必要であろう．また，自己免疫性硬化性膵炎（？）というものが提唱されてきているが，特異な線維化と形質細胞浸潤を伴う炎症とのことであり，もしかしたら本症例もそれに近いものかもしれない．

✚ その後の経過

　　自己免疫性膵炎の膵外病変の 1 つとしての腎実質病変（間質性腎炎）の記載がなされた論文発表は 2004 年である．2003 年当時にはまだ IgG4 関連腎疾患の概念は確立されておらず，本症例を結びつけることはできなかった．2007 年に当科ではじめて腎腫瘤形成性の IgG4 関連腎疾患を経験し診断することができた．その時点で 4 年前の本症例のことが思い浮かび，見直してみるとまさに bird's eye pattern というべき特徴的な線維化を伴って多数の形質細胞浸潤が主病変であった．本症例で特異であったのは，間質病変が巣状ではなくびまん性変化であり，皮質から髄質までほぼ一様な病変が拡がっていた．確定診断に向けて再度検索を開始し，ステロイド治療前の血清保存はできていなかったため腎生検組織での IgG サブクラス染色を信州大学医学部に依頼した．IgG サブクラスでは IgG4 が最も多数染色（>50％）されており，特徴的な線維化とあわせて IgG4 関連間質性腎炎と診断した．本症例は見直してみても，腎以外の臓器に IgG4 関連疾患を疑わせる所見はなく，腎のみに出現したまれな IgG4 関連疾患であった．腎形態も両側ともに均一に腫大しており，腫瘤形成や後腹膜線維症，水腎症を起こしてくるタイプではなかったため，腎生検が施行されずに非典型 SLE としてステロイド治療が開始されたならば，IgG4 関連腎疾患の診断はできなかったであろう．

　　IgG4 関連疾患について種々の検索がすすんできている現状でも，この疾患の病態が炎症なのかリンパ増殖性疾患に近いものなのかまだ議論が続いている．IgG4 関連腎疾患が確立されていなかった 10 年以上前に腎生検組織から同様な議論がなされていたことには，今さらながら重松カンファレンスのレベルの高さに驚かされた．

　　腎生検病理確定診断がつく症例ばかりでなく，診断困難例として引き出しに入れなければならない症例は数多い．なかには全く新しい病態の疾患が隠れているかもしれない．それらを忘れることなくひとつでも明らかにすることができれば，腎生検病理に携わるものとしてはこのうえのない幸せである．

（第 31 回重松腎病理カンファレンスより）

【文献】

1) IgG4 研究会：IgG4 関連疾患への誘い―IgG4 研究会モノグラフ―．2010 年 3 月
2) Takeda S：IgG4-associated idiopathic tubulointerstitial nephritis complicating autoimmune pancreatitis. Nephrol Dial Transplant 19：474-476, 2004
3) Uchiyama-Tanaka Y：Acute tubulointerstitial nephritis associated with autoimmune-related pancreatits. Am J kidney Dis 43：e18-24, 2004
4) Saeki T：Tubulointerstitial nephritis associated with IgG4-related systemic disease. Clin Exp Nephrol 11：168-173, 2007
5) Yamaguchi Y：Characteristic tubulointerstitial nephritis in IgG4-related disease. Hum Pathol 43（4）：536-549, 2012

43

間質性腎炎を合併した難治性ネフローゼ症候群を呈した膜性腎症

非典型的 IgG4 関連腎症：IgG4 関連腎症の疾患概念はまだ流動的か？

キーワード IgG4 関連腎症，間質性腎炎，膜性腎症，難治性ネフローゼ症候群

✚ 症例
74 歳，男性

✚ 主訴
全身浮腫

✚ 既往症
26 歳　肺結核
62 歳　colon polyp．大腸内視鏡検査で悪性疑いであったが再検査で異常なし．
63 歳　糖尿病（食事療法のみ）．

✚ 内服薬
高血圧症に対しアムロジピン 2.5 mg，バルサルタン 80 mg

✚ 現病歴
検尿異常を指摘されたことなし（最終確認 X－1 年 10 月）．
X 年 2 月初旬より尿の泡立ちを自覚し，3 月中旬より下肢浮腫，眼瞼浮腫を自覚した．
3 月全身浮腫にて当院受診し，精査加療目的にて入院．

✚ 家族歴
腎疾患なし

✚ 初診時現症
164 cm，74.7 kg（＋8 kg），170/98 mmHg，上下肢・顔面・陰嚢に高度浮腫．

✚ 初診時検査所見
表 1 参照

✚ 臨床経過
図 1 参照

X 年 3 月腎生検施行．膜性腎症＋間質性腎炎を認めた．Ga シンチで腎臓への異常集積像を認めていない．DLST にてロキソプロフェン，アセトアミノフェンの 2 剤が陽性であり薬剤性間質性腎炎と診断した．

ステロイド治療を開始し，LDL アフェレーシスを併用した．帯状疱疹を合併したため，ステロイドの減量を行いシクロスポリンの併用療法に移行した．

約 2 カ月後，尿蛋白は（3＋）3～4 g/day と持続しているものの，Alb 2.3 g/dL まで上昇し，浮腫のコントロールもついたので外来管理とした．

ネフローゼ症候群は一旦寛解したものの，その後再発し治療に難渋しネフローゼ状態が

表1 初診時検査結果

OB	（3+）	TP	4.45 g/dL	IgG	1,326 mg/dL
UP	（4+）8.5 g/day	Alb	1.12 g/dL	IgA	147 mg/dL
RBC	10〜19/HPF	AST	17 IU/L	IgM	113 mg/dL
顆粒円柱	1〜4/WF	ALT	8 IU/L	C3	70 mg/dL
SI	1.6	LDH	177 IU/L	C4	9 mg/dL
BJP	（−）	ALP	332 IU/L	CH50	14.6 U/mL
WBC	8,300/μL	γ-GTP	59 IU/L	cryoglobulin	（−）
RBC	440×10⁴/μL	BUN	17.1 mg/dL	ANA	<40
Hb	12.9 g/dL	Cr	0.96 mg/dL	DNA（RIA）	<2.0 IU/mL
Ht	39.7%	Na	138 mEq/L	SS-A	<7 U/mL
Plt	26.4×10⁴/μL	K	4.3 mEq/L	SS-B	<7 U/mL
		Cl	109 mEq/L	IgE	1,110 IU/mL
		Ca	4.0 mEq/L	s-IL2R	2,880 U/mL
		P	4.0 mg/dL	FDP	6.35 μg/mL
		CRP	2.03 mg/dL	IEP	M protein（−）
		T-chol	386 mg/dL		
		LDL-C	201 mg/dL		

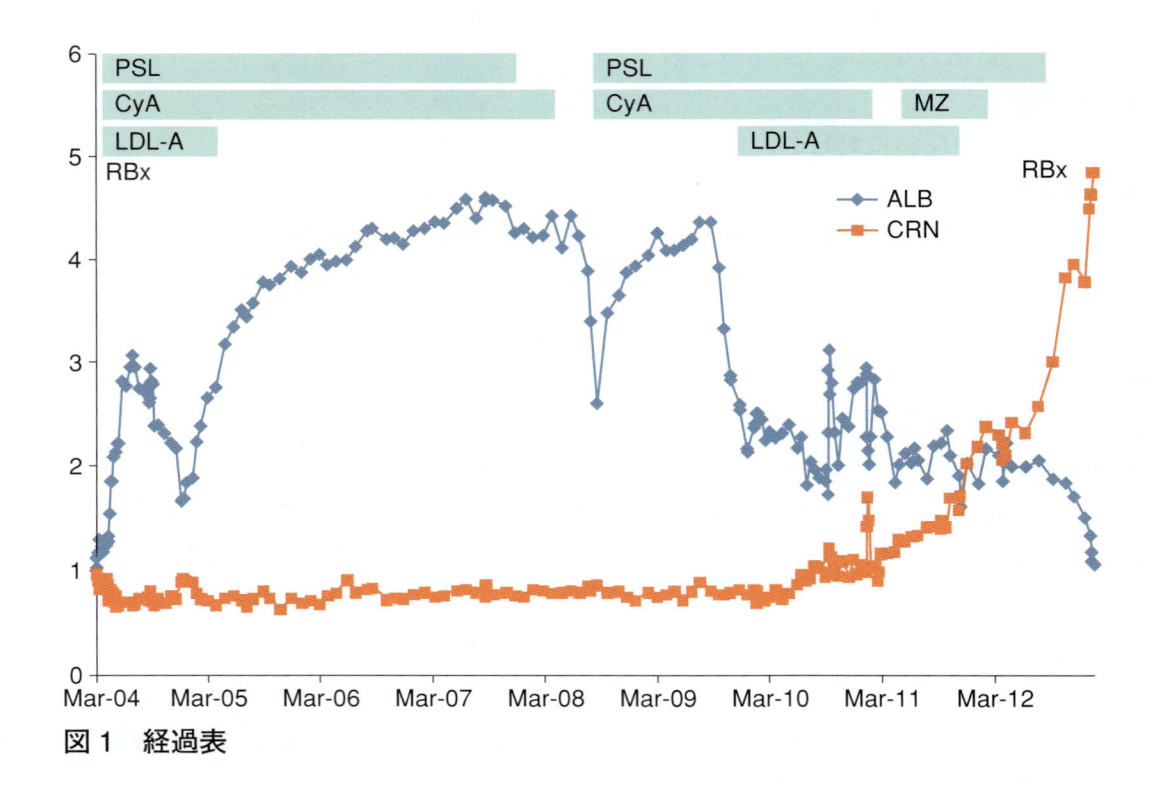

図1 経過表

続き，腎機能も徐々に低下した（図1）．

X+8年9月にはステロイド，シクロスポリンを中止し，抗凝固剤，ARBによる治療とした．

X+9年1月腎萎縮はあるものの，以前と比して若干腫れていること，相対的IgG高値（Alb 1.5 g/dL, IgG 1,600 mg/dL），IgG4 500 mg/dL，低補体血症，炎症反応上昇，鼠径

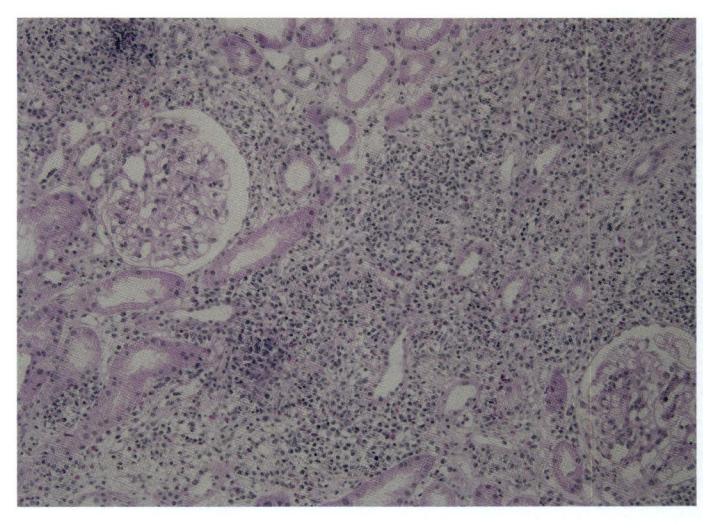

図2 初回 HE染色
主病変は，広範な間質の単核細胞浸潤である．形質細胞を主体とし好酸球が集簇しているところも散見される．細胞浸潤の高度な部位ではリンパ濾胞様構造が形成されている．免疫染色ではB細胞の集簇部位の周辺をT細胞が取り囲んでいた．尿細管炎は目立たない．

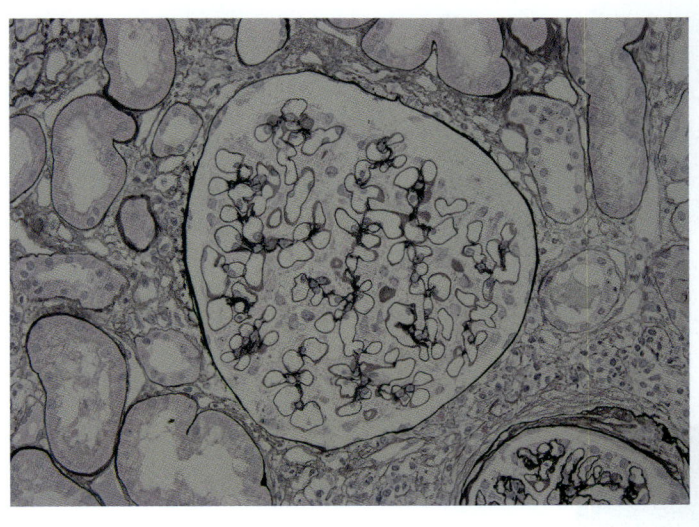

図3 初回 PAM-HE染色
糸球体の形態は保たれており，管腔の開きも良好である．明らかな基底膜の変化もなく，depositも認めない．

リンパ節腫脹があったため，IgG4関連疾患の存在が予想されたので，腎生検，また同時に鼠径部リンパ節生検を施行した．

✚ 腎生検所見

X年腎生検結果（図2～6）：

　糸球体は17個得られている．荒廃糸球体を1個認める．主病変は広範な間質の細胞浸潤である．好酸球はびまん性に存在している．細胞浸潤の特に著明であるところにリンパ濾胞様構造が形成されている．糸球体の形態は保たれており，管腔の開きも良好である．光顕検査では，明らかな基底膜肥厚はなく，点刻像（bubble appearance）やスパイク形成，上皮側の沈着物も認めない．細小動脈にも病変はない．蛍光抗体法の結果と電顕観察結果にて膜性腎症と診断した．なお後日行ったIgG subclass染色はIgG1, 2, 3, 4のすべてに同程度に陽性であった．

X+9年腎生検結果（表2，図7～17）

　糸球体は34個得られており，うち2つは荒廃している．いずれの糸球体もびまん性に高度な基底膜肥厚を認め，PAM染色を施すと，基底膜ははしご状を呈している．糸球体径は240～250 μmとやや肥大している．間質には広範囲に細胞浸潤を認め，軽度の線維化を認める．浸潤細胞は形質細胞，リンパ球が多く，ときに好酸球も集簇して認める．被膜か

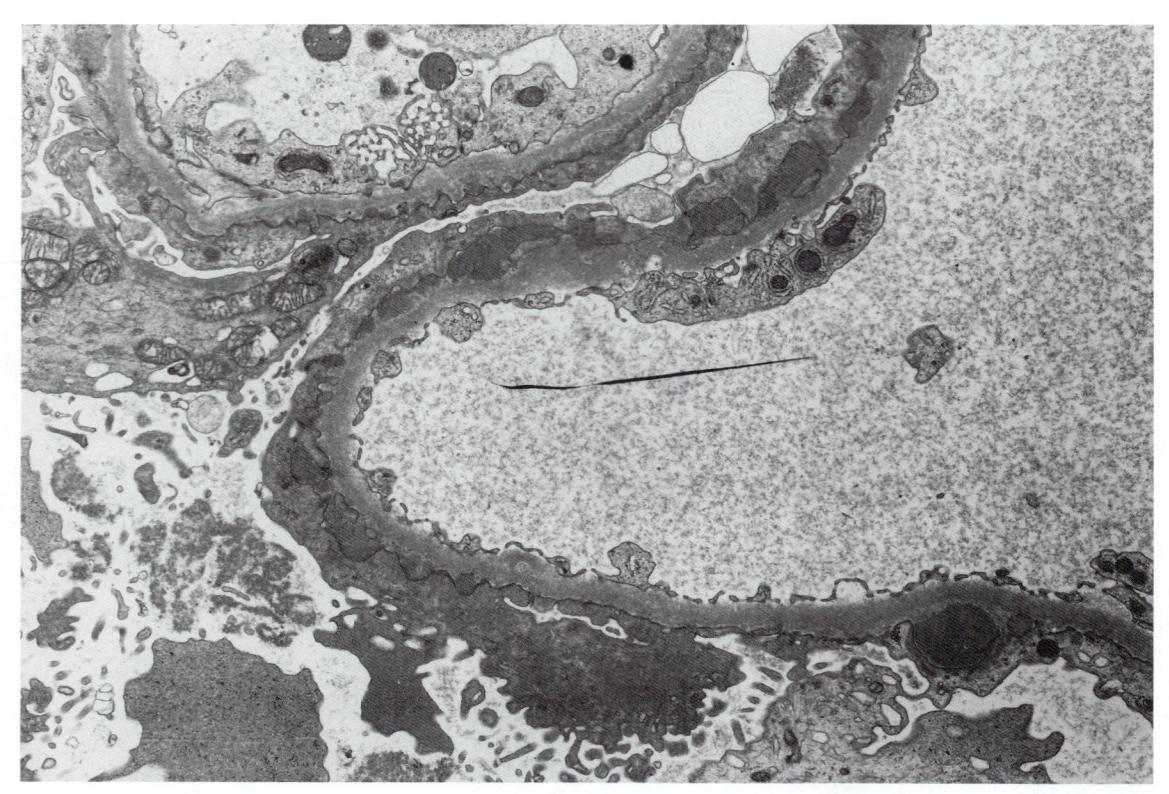

図4　初回　電顕
上皮側に大小さまざまな高電子密度沈着物（EDD）を認める．細かいものから，幅の広いもの，また hump を思わせるものも認められる．足突起は消失し，広範に扁平化している．

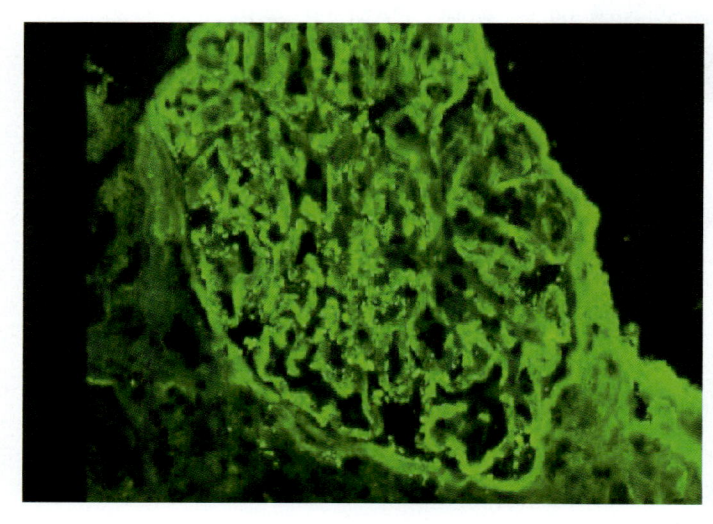

図5　初回　蛍光抗体法：IgG 染色
IgG と C3 に糸球体係蹄壁に沿った顆粒状の沈着を認める．
IgA，IgM，C4，C1q は陰性．

ら被膜直下の領域にも同様の炎症細胞浸潤がみられる．尿細管は一部著明に拡張しているが，広範に傷害されている．上皮の硝子滴変性，平低化が目立つ．尿細管炎はほとんど認めない．大きめの小葉間動脈が1本得られており，foam cell 集積を伴う動脈内膜炎を認める．

膜性腎症は高度に進行していたが，X 年と類似した間質病変を認めた．

形質細胞，IgG4 が目立つものの，IgG4 関連腎疾患の特徴とされる間質病変，bird's eye pattern（storiform fibrosis）などは認めなかった．しかし，臨床検査結果は IgG4 関連腎症によく合致し，腎生検でも IgG4 陽性の形質細胞浸潤が主で，被膜にまで及ぶ細胞浸潤

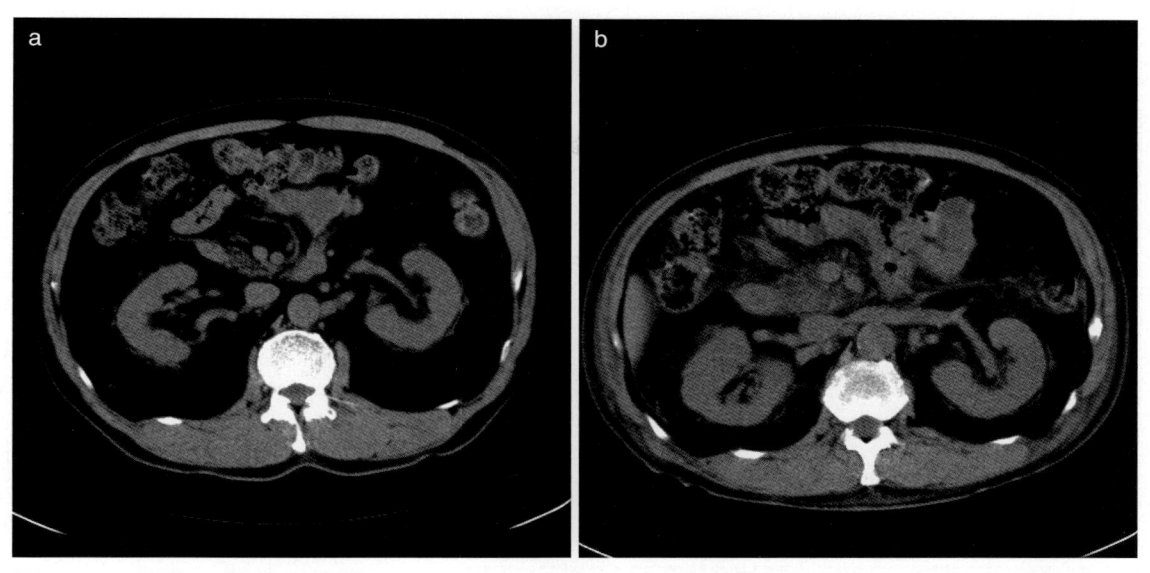

図6 CT画像の推移と経過

a：初診から3年後，b：9年後
1度は寛解したものの，その後再発し，治療に難渋しネフローゼ状態が続き，腎機能も徐々に低下．
12年9月にはステロイドも中止し，抗凝固，ARB のみ．
形態上腎萎縮はあるものの，以前と比して若干腫れている．
相対的 IgG 高値（Alb 1.5 g/dL，IgG 1,600 mg/dL）．
IgG4 500 mg/dL，低補体血症，炎症反応上昇，リンパ節腫脹がある．

表2 9年後検査結果

OB	（2＋）	TP	4.8 g/dL	IgG	1,622 mg/dL
UP	（3＋）10.5 g/day	Alb	1.33 g/dL	IgG4	500 mg/dL
RBC	10〜19/HPF	AST	31 IU/L	IgA	107 mg/dL
硝子円柱	50〜99/HPF	ALT	18 IU/L	IgM	89 mg/dL
顆粒円柱	1〜4/WF	LDH	243 IU/L	C3	34 mg/dL
脂肪円柱	10〜19/HPF	ALP	325 IU/L	C4	4 mg/dL
WBC	8,200/μL	γ-GTP	32 IU/L	cryoglobulin	（－）
RBC	335×10^4/μL	BUN	38 mg/dL	ANA	＜40
Hb	9.7 g/dL	Cr	4.49 mg/dL	DNA（RIA）	＜2.0 IU/mL
Ht	29.1％	Na	140 mEq/L	CRP	2.3 mg/dL
Plt	29.2×10^4/μL	K	4.6 mEq/L	β_2MG	21.1 mg/L
		Cl	110 mEq/L	IEP	M protein（－）
		Ca	6.6 mg/dL	MPO-ANCA	＜10 EU
		P	5.6 mg/dL	PR3-ANCA	＜10 EU
		T-chol	93 mg/dL	GBM	＜10 EU
		HDL-C	27 mg/dL	IL-6	14.9 pg/mL
		LDL-C	130 mg/dL	（基準値 4.0 以下）	

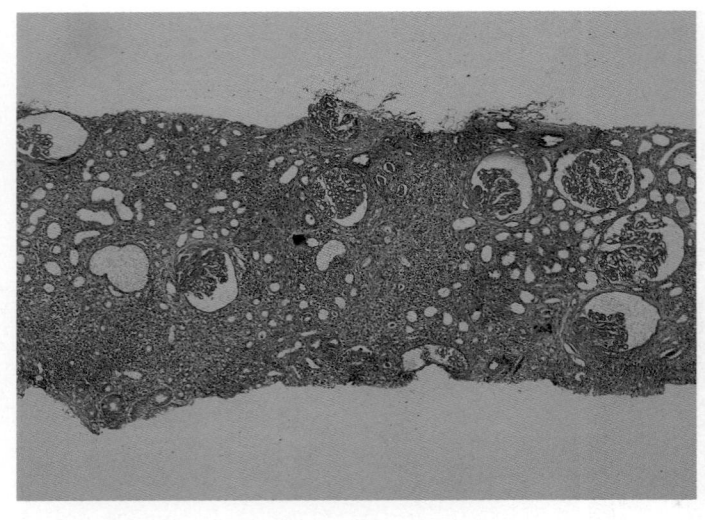

図7 9年後腎生検組織 MT染色
間質は広範囲に細胞浸潤を認め，軽度の間質線維化を認める．細胞浸潤は形質細胞，リンパ球が多く，ときに好酸球も集簇して認める．尿細管は一部著明に拡張し，広範に傷害されている．尿細管上皮細胞の硝子滴変性，平低化が目立つ．尿細管炎はほとんど認めない．

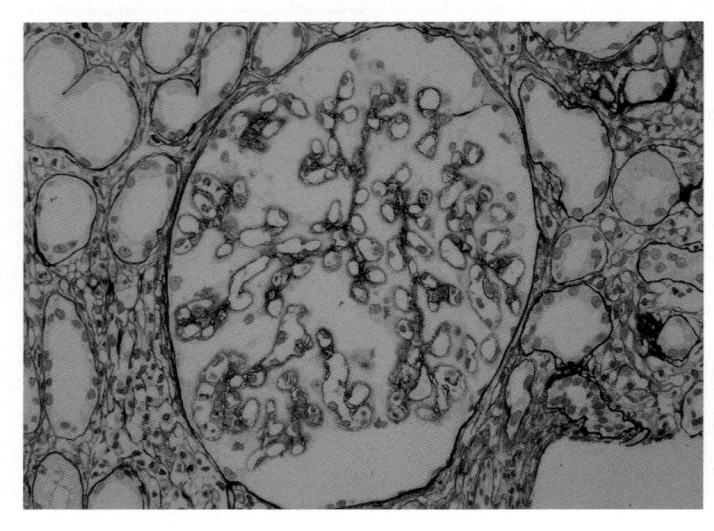

図8 9年後腎生検組織 PAM-HE染色
いずれの糸球体もびまん性の係蹄壁肥厚を認める．係蹄壁の基質がはしご状を呈している基底膜が多い．糸球体径は全体的に240〜250μmとやや肥大している．

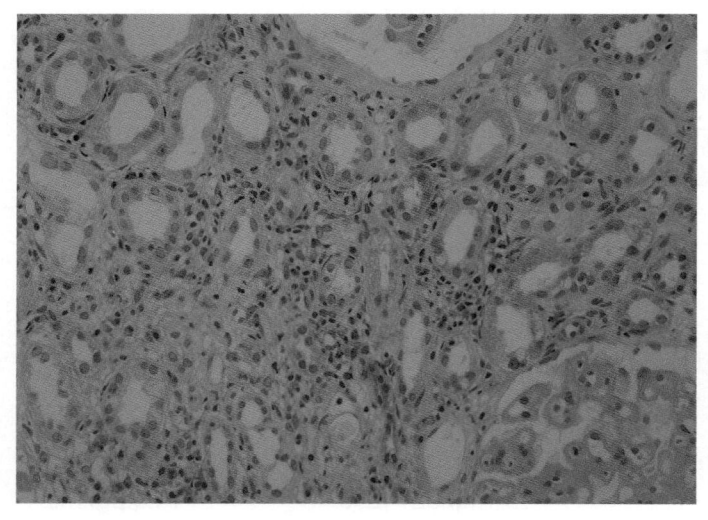

図9 9年後腎生検組織 HE染色
細胞浸潤は形質細胞，リンパ球が多く，ときに好酸球も集簇して認める．尿細管は一部著明に拡張しているが，広範に傷害されている．尿細管上皮の硝子滴変性，平低化が目立つ．尿細管炎はほとんど認めない．

などからIgG4関連腎症として説明できると判断した．
蛍光抗体法ではIgGとC3が係蹄にfine granularに染色され，IgG subclassはIgG1，2，3，4のすべてに同程度に陽性であった．

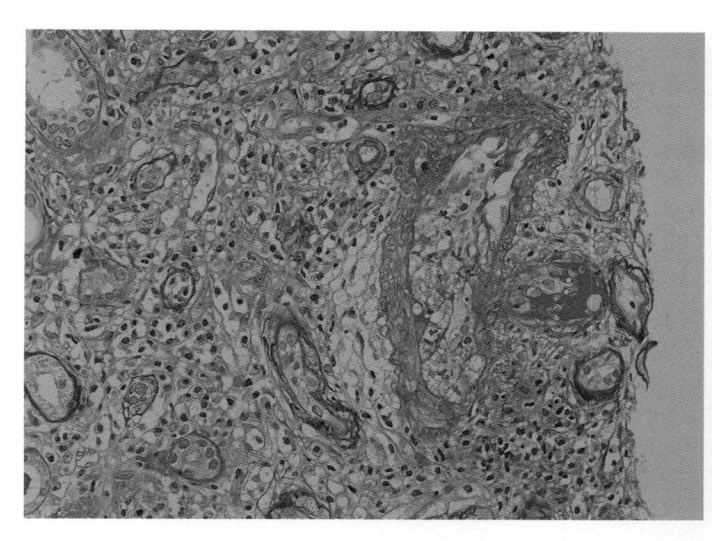

図10 9年後腎生検組織　PAS染色
小葉間動脈に増殖性内膜炎がある．
血管腔の大部分を腫大した細胞質を有する細胞が占拠している．内膜への浸潤細胞はリンパ球が主体である．

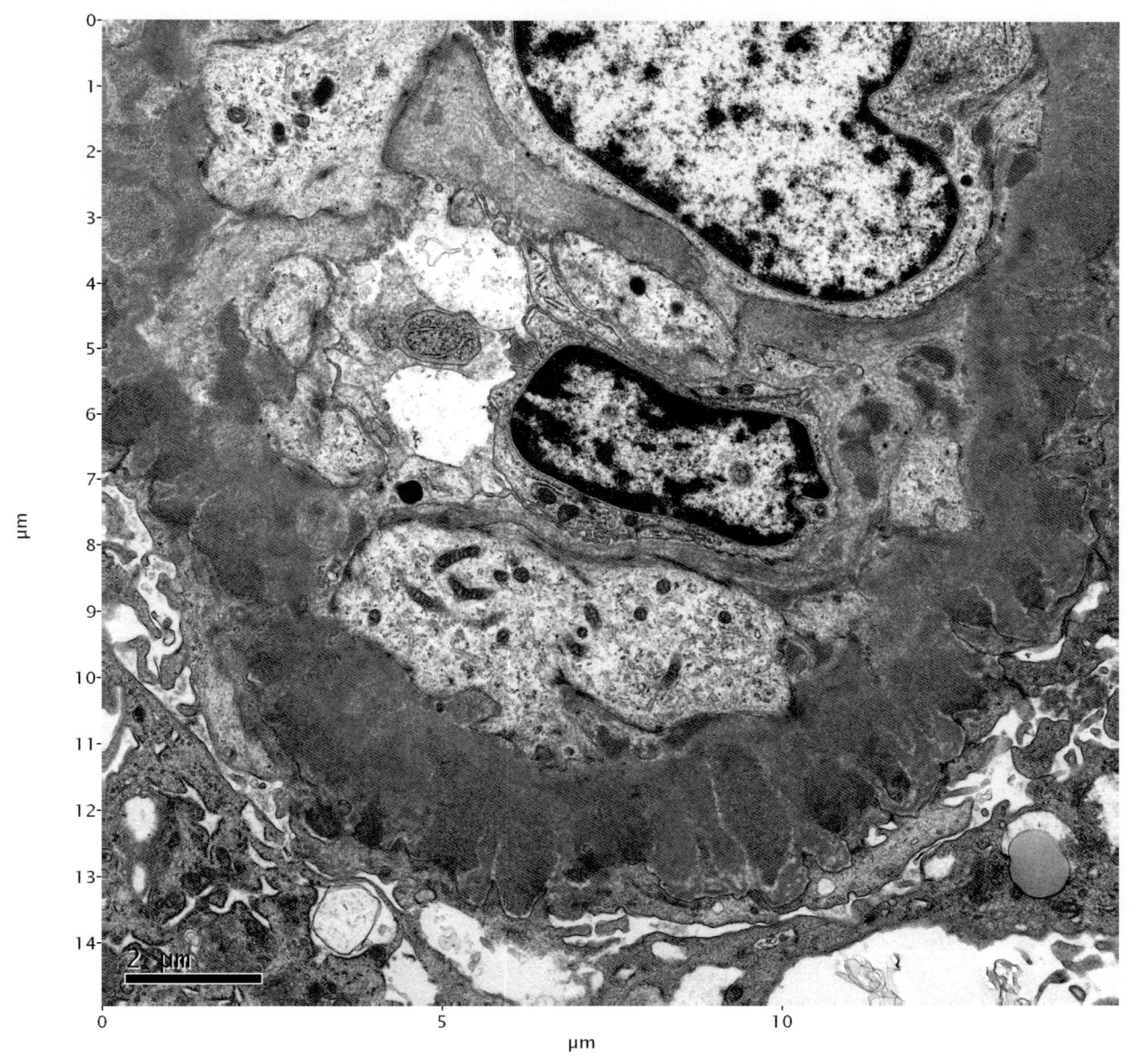

図11 9年後腎生検組織　EM
糸球体基底膜に高度な肥厚がある．肥厚した基底膜内にはびっしりと丈の高いEDDを認める．EDDの位置関係から基底膜貫通型EDDである．この部位ではメサンギウム細胞間入を伴っている．糸球体毛細血管腔は高度の狭小化を示している．係蹄上皮細胞の足突起は消失して扁平化している．

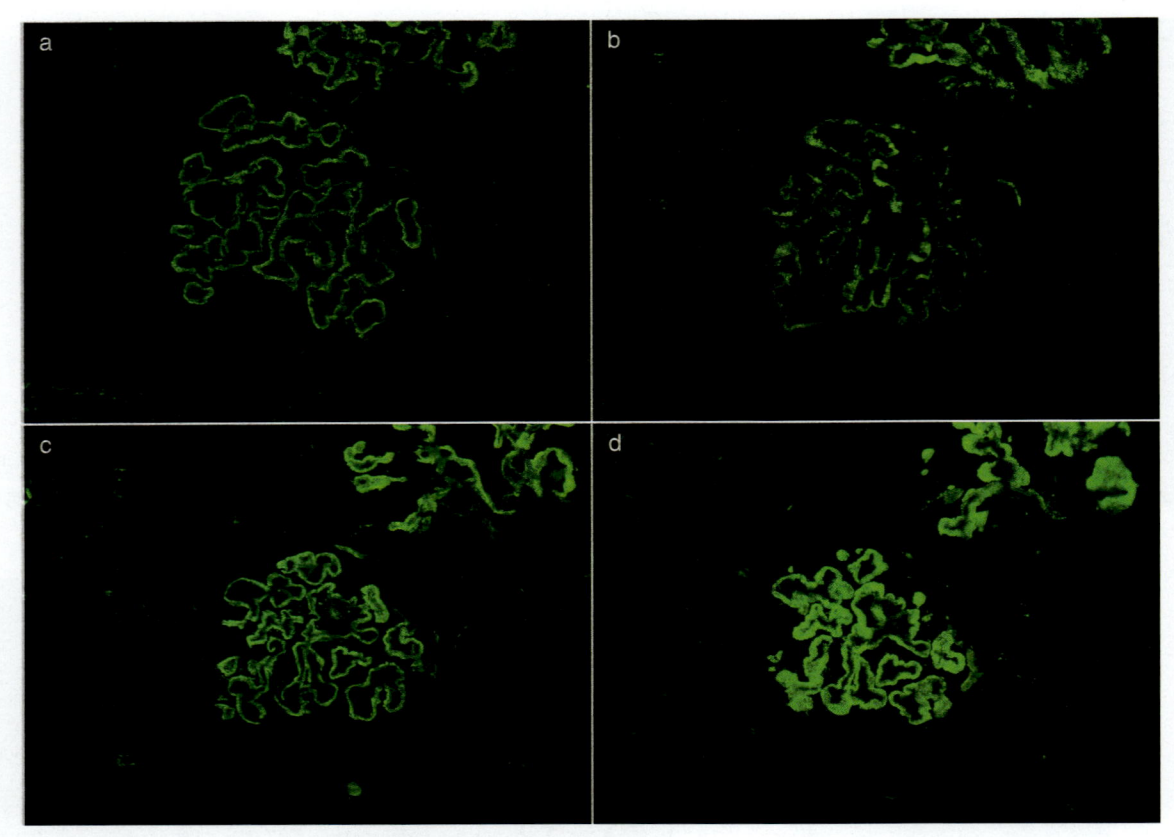

図12 9年後 腎生検組織 蛍光抗体法：IgG染色
a：IgG, b：C3, c：κ, d：λ
IgGとC3に糸球体基底膜に沿った顆粒状の沈着を認める．
IgA, IgM, C4, C1qは陰性．
κ, λは同程度に染色される．

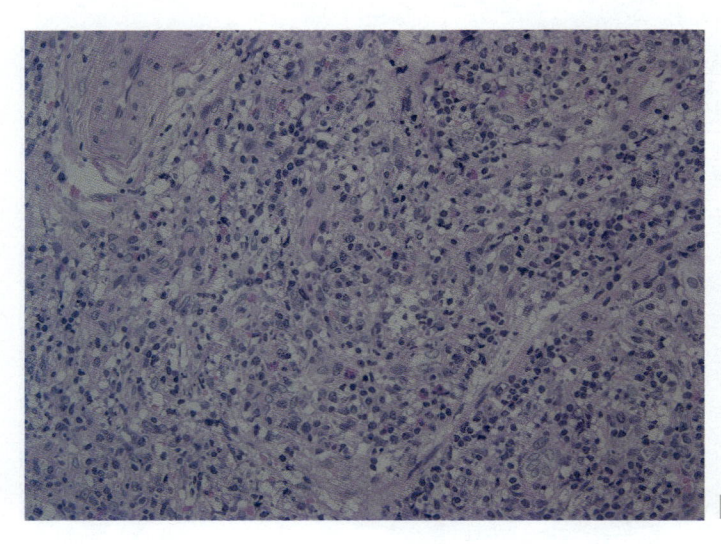

図13 9年後リンパ節生検組織 HE染色

+ **リンパ節生検所見**（図13, 14）
　　岡山大学病理学分野佐藤康晴先生コメント：
　　　　リンパ節の基本構造は保たれるものの，濾胞間の拡大や血管の増生が目立っている．また成熟～幼弱な形質細胞や免疫芽球様細胞が浸潤しており，これらの多くはIgG4陽性と

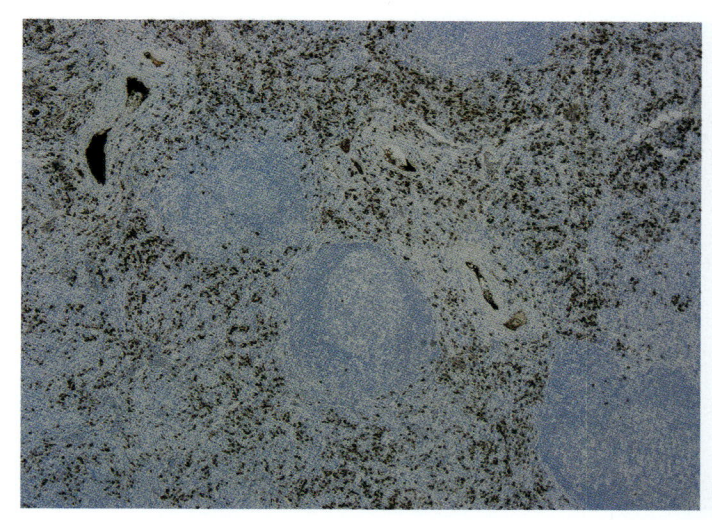

図14　9年後リンパ節生検組織　IgG4染色

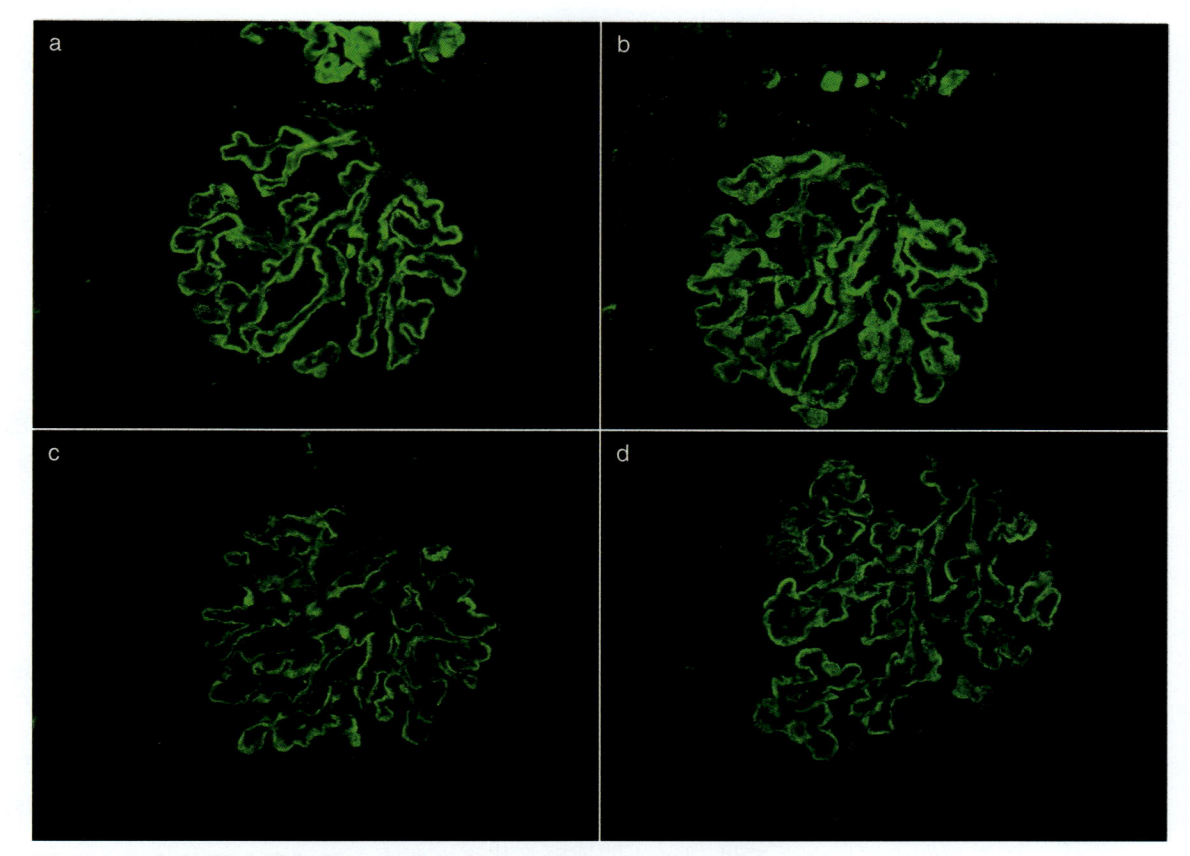

図15　9年後腎生検組織　蛍光抗体法：IgG subclass 染色
a：IgG1，b：IgG2，c：IgG3，d：IgG4
IgG1-4のすべてのsubclassにおいて染色される．

なっている．好酸球浸潤も目立っている．
　IL-6や自己免疫に関連した病態との鑑別が問題となるが，このような病態では，浸潤している形質細胞はそのほとんどが成熟したものであり，今回の症例とは異なっている．今回の例はIgG4-関連疾患と考える．
　また血管増生や濾胞間の拡大などをあわせると，IgG4関連リンパ節症のtype 3（interfollicular expansion and immunoblastosis）に非常に類似している[1]．

359

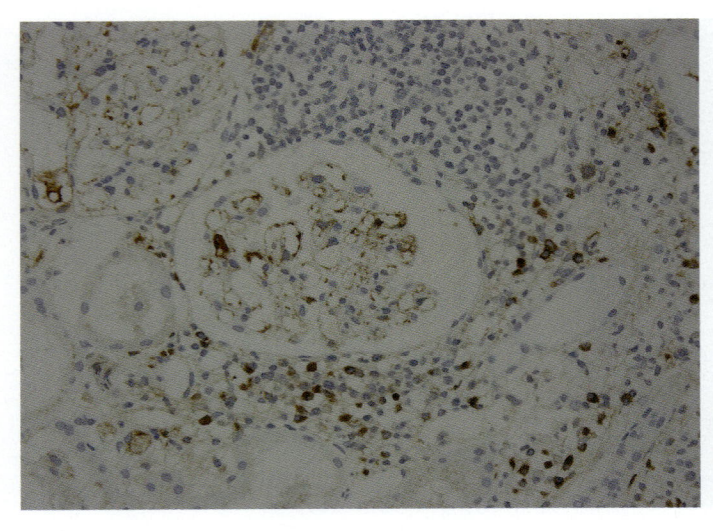

図16 初回腎生検組織　IgG4染色
間質にIgG4陽性細胞が散在性に認められ，糸球体内にも少数点在している．

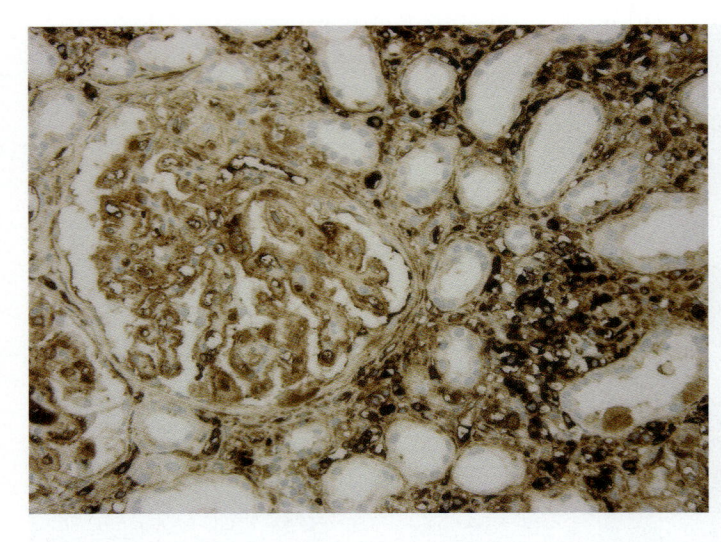

図17 9年後腎生検組織　IgG4染色
9年前の生検組織に比べ，間質にはIgG4陽性細胞の分布が著明である．

✚ 診断確定上の課題

　難治性ネフローゼ症候群により9年の経過で末期腎不全に移行した症例で，腎組織からは，高度に進行した膜性腎症と，形質細胞を主体とする間質細胞浸潤を認めたが，腎生検組織像はIgG4関連腎疾患に特徴的な間質病変を示さなかった．臨床検査結果とリンパ節生検結果などから総合的判断としてIgG4関連腎疾患としたが，診断確定に疑問が残った．

　間質病変の原因としては，IgG4関連腎疾患とCastleman disease（plasma rich type）が鑑別に上がる．

　臨床的立場からは，相対的IgG高値（Alb 1.5 g/dL，IgG 1,600 mg/dL），IgG4 500 mg/dL，低補体血症，炎症反応上昇，鼠径リンパ節腫脹があり，IgG4関連腎疾患に矛盾しないと考えている[2]．膜性腎症が多いという報告にも矛盾しない．一方，IL-6 14.9 pg/mL（基準値4.0以下）であり，IL-6著明増加が原因であるCastleman diaseaseとしては否定的と言わざるを得ない．また，一般的なCastleman diaseaseではIgG以外の免疫グロブリンも上昇するが，本例では高くない．また，全身のリンパ節腫脹もみられなかった．

　治療との関連から考えると，どちらの疾患もステロイド治療が奏効することが多い．特に，IgG4関連腎疾患の初期では治療への反応性はきわめて良好である．本症例でも治療に難渋したのは膜性腎症によるネフローゼ症候群であり，IgG4関連腎疾患の間質病変ではな

いことからIgG4関連腎疾患の可能性は否定されない．

腎生検組織からIgG4関連腎疾患（IgG4-RD）と診断可能かどうか．

IgG4-RDとすれば，9年の経過で典型像が認められないが，継続的なステロイドとシクロスポリン療法の影響は病理組織学的にどのように反映されるかが疑問である．この症例は難治性ネフローゼ症候群が全く治療に反応しない状況で最終的には腎機能低下が急激に進行した．IgG4関連腎疾患の症例蓄積が進んできたが，この症例のような腎病変もあり得るかが検討課題である．

現在のIgG4関連腎疾患の診断基準として画像上特徴的な異常所見，あるいは腎臓の病理組織学的に2つの所見（IgG4陽性形質細胞の浸潤あるいはstoriform fibrosis）を認めることが，definite or probable diagnosisに必須であるが，この基準は比較的早期に診断する際に有用な基準である[3]．長期間の治療による修飾を受けると典型的間質病変を呈さないIgG4関連腎疾患も存在する可能性を検討する必要がある．

血管炎に関しては，IgG4関連腎疾患には形質細胞浸潤を主体とする動脈炎の合併は報告されているが[4]，本症例ではplasma cell richではなくfoam cellを伴っていた．しかし，血管炎の合併例は多くないため，浸潤細胞の種類から診断できる段階ではないと考える．間質へのIgG4陽性形質細胞の浸潤はANCA血管炎など多くの疾患で報告されているが，本例ではそうした疾患については否定できる．

✚ この症例の問題点に関する病理医の見解

IgG4関連腎疾患では間質にstoriform patternのsclerofibrosisを認めることが多く，9年の経過でそのような病変が確認できないため腎生検所見からはIgG4関連腎炎と診断することは難しい[5]が，治療の影響は無視できず，IgG4関連腎炎においてこのような非定型的所見を呈する可能性が考慮される．一方で，IgG4関連腎臓病であってもstageや部位によりstriform fibrosisやbird's eye patternは伴わないことから，生検でそれらがないからといって否定するには十分ではない．また，膜性腎症が間質の著しい炎症細胞浸潤の原因として妥当ではないと思われる．形質細胞，好酸球の浸潤はIgG4-RDに特異的な所見ではなく，この点はCastleman diseaseとしても矛盾しないがIL-6の値や限局性のリンパ節病変などからCastleman diseaseは否定的である．動脈内膜炎についての明確な病態説明は困難である．今後IgG4関連腎臓病の組織学的バリエーションについて広く検討する必要がある．

✚ この症例の重要なポイント

IgG4関連疾患の診断基準が整備されたが，診断困難な症例が存在する可能性がある．

腎病変ではIgG4関連腎疾患の診断を確定困難であったが，臨床情報やリンパ節生検の所見から総合的に判断するとIgG4関連疾患と考えられる．

IgG4関連腎疾患にみられる血管炎については今後の研究結果待ちである．

（第50回重松腎病理カンファレンスより）

【文献】
1) Sato Y, et al：IgG4-Related Lymphadenopathy. Int J Rheumatol 2012：572539, 2012
2) Saeki T, Nishi S, Imai N, et al：Clinicopathological characteristics of patients with IgG4-related tubulointerstitial nephritis. Kidney Int 78：1016, 2010

3) IgG4 関連腎臓病ワーキンググループ：IgG4 関連腎臓病診療指針．日腎会誌 53（8）：1062-1073, 2011
4) Sharma SG, Vlase HL, D'Agati VD：IgG4-related tubulointerstitial nephritis with multifocal plasma cell-rich renal arteritis. Am J Kidney Dis 61（4）：638-43, 2013
5) Yamaguchi Y, Kanetsuna Y, Honda K, et al：Japanese study group on IgG4-related nephropathy. Characteristic tubulointerstitial nephritis in IgG4-related disease. Hum Pathol 43（4）：536-549, 2012

44

後腹膜線維症の治療経過中に発症した
低補体血症を伴った急性腎障害の 1 例

複雑な背景をもった抗尿細管基底膜抗体型腎障害は SLE 関連の病変か？

キーワード 抗尿細管基底膜抗体型腎障害，免疫複合体型糸球体腎炎，低補体，後腹膜線維症

+ **症例**
　　81 歳，男性

+ **主訴**
　　腎機能低下にて紹介

+ **既往歴**
　　後腹膜線維症

+ **現病歴**
　　X-1 年 5 月 21 日　腎後性腎不全（Cre 4.86 mg/dL）にて入院
　　　　　　　　　　　後腹膜腫瘤による尿管狭窄に対し尿管ステント留置
　　　　　5 月 29 日　後腹膜腫瘤の開腹生検を施行
　　　　　6 月 19 日　特発性後腹膜線維症として PSL 50 mg で治療開始
　　　　　7 月 12 日　Cre 0.99 まで改善　その後は Cre 0.9 前後で推移
　　　　　9 月 28 日　尿管ステント抜去
　　X 年 1 月 28 日　泌尿器科定期受診時に Cre 2.0 と増悪
　　　　　2 月 6 日　Cre 2.9 まで悪化したため腎臓内科に紹介

+ **服薬歴**
　　プレドニゾロン 5 mg（X-1 年　6/19～漸減中）
　　ブロチゾラム 0.25 mg（X-1 年　1/24～）
　　アルプラゾラム 0.8 mg（X-1 年　1/24～）

+ **家族歴**
　　腎疾患なし　悪性腫瘍なし

+ **施行歴**
　　喫煙　20 本×45 年（65 歳で禁煙）

+ **初診時現症**
　　159 cm　50.3 kg　BMI 19.7
　　体温 36.5℃　血圧 145/74　脈拍 68
　　意識清明　神経学的脱落兆候なし　異常知覚なし
　　顔面紅斑なし　眼瞼結膜貧血あり　口腔内潰瘍なし
　　胸部：ラ音なし　心雑音なし

表 初診時検査所見（X年2月）

TP	7.0 g/dL	WBC	7,000/μL	血清M蛋白	陰性
Alb	3.0 g/dL	Hb	8.2 g/dL	尿中BJP	陰性
CK	140 IU/L	Ht	25.3%	クリオグロブリン	陰性
AST	20 IU/L	Plt	21.0×10^4/μL	血液培養	陰性
ALT	12 IU/L	IgG	2,586 mg/dL	尿蛋白	2+
LDH	194 IU/L	IgA	375 mg/dL	尿潜血	3+
ALP	175 IU/L	IgM	83 mg/dL	尿RBC	>100
γGTP	12 IU/L	IgG4	109 mg/dL	尿WBC	5〜9
T. Bil	0.27 mg/dL	C3	37 mg/dL	RBC円柱	＋
Cre	2.95 mg/dL	C4	3 mg/dL	蓄尿蛋白	0.78 g/day
BUN	56 mg/dL	CH50	10.1 U/mL		
尿酸	6.6 mg/dL	抗核抗体	160倍		
CRP	3.33 mg/dL	dsDNA抗体	<10 IU/mL		
Glu	130 mg/dL	抗DNA抗体	<2.0 IU/mL		
TG	52 mg/dL	抗SS-A抗体	<7.0 U/mL		
T. chol	128 mg/dL	抗SS-B抗体	<7.0 U/mL		
LDL	35 mg/dL	PR3-ANCA	<1.0 EU		
HDL	98 mg/dL	MPO-ANCA	<10 EU		
フェリチン	133 ng/mL	抗GBM抗体	<2.0 EU		

両側下腿浮腫あり
紫斑なし　皮疹なし　関節炎所見なし
体表のリンパ節は触知しない

✚ 腹部CT所見の推移

図1参照

単純CT　X-1年5月21日：（図1a, b）
両側水腎・水尿管と後腹膜大動脈周囲に腫瘤を認める
開腹後腹膜生検施行：診断困難な病変
小型〜中型のlymphoidの集簇と形質細胞の集簇がある
形質細胞はIgG4/IgG比が10％程度で基準値は満たさない
CD3（＋）T細胞とCD20（＋）B細胞が混在　核異型は明らかではない
単純CT　X年2月4日：（図1c, d）
1年前に認めていた水腎・水尿管は認めない
両側腎臓は腫大している
リンパ節腫大なし
大動脈周囲の後腹膜部に存在した軟部腫瘤影は縮小

✚ 臨床経過

図2参照

X年2月4日　精査加療のため入院
　　2月7日　腎生検施行
　　　　　　間質性腎炎疑いにてPSL 30 mgで治療開始

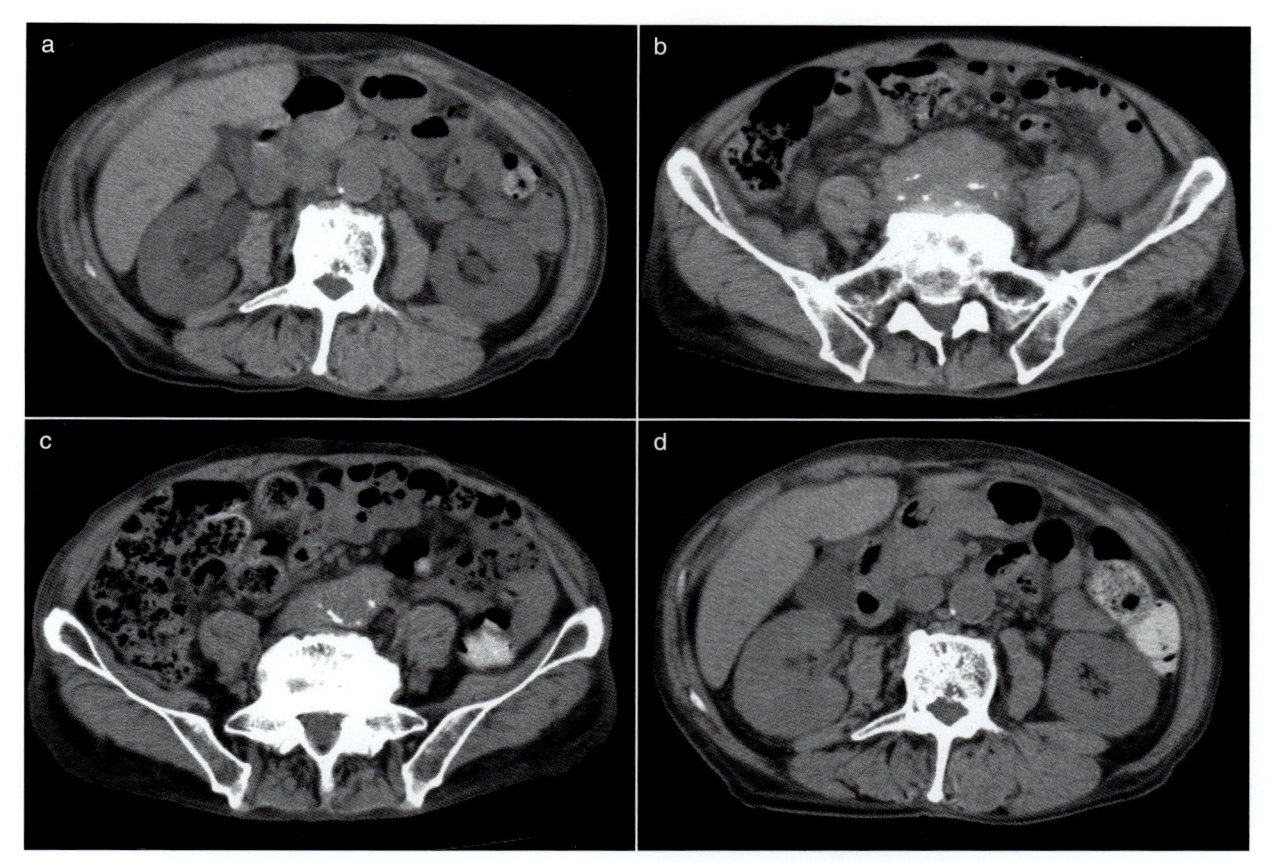

図1 腹部CT所見の推移
a, b：単純CT X-1年5月21日, c, d：単純CT X年2月4日

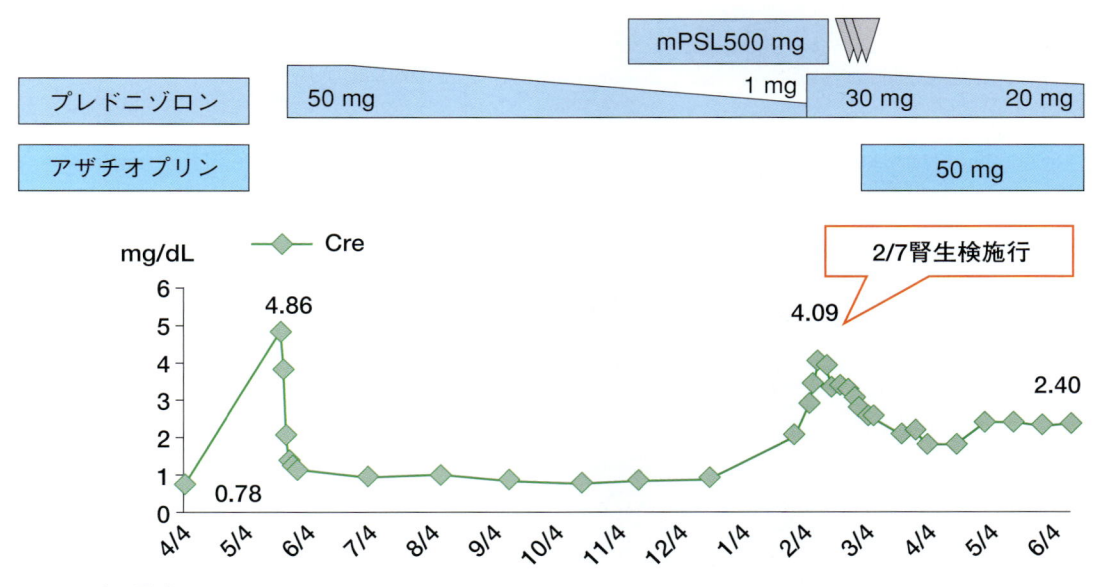

図2 経過表

2月20日　腎生検にて尿細管基底膜への免疫複合体の沈着を認めループス腎炎もしくは抗TBM抗体腎炎の可能性が指摘された

2月21日　低補体も認めたためSLEに伴うループス腎炎として治療開始
　　　　　mPSLハーフパルス（500 mg 3日間）施行

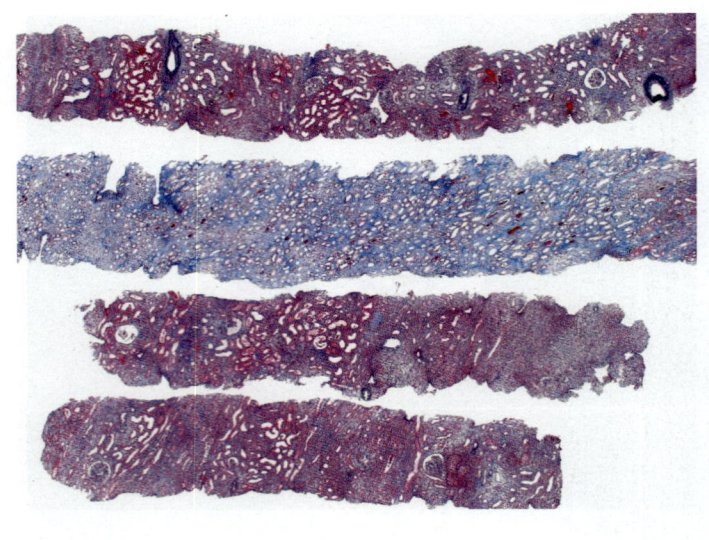

図3　Masson Trichrome 染色
皮質から髄質までの組織が得られている．全体的に間質に細胞浸潤が強く，尿細管が脱落している領域を認める．

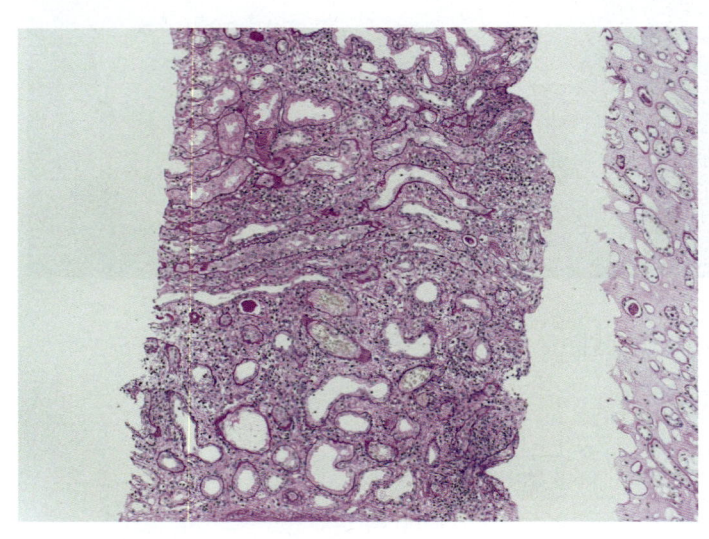

図4　PAS 染色
皮質部の間質にびまん性の炎症細胞浸潤を認める．この部位では円柱や尿細管腔内への細胞脱落は目立ず，上皮の扁平化がみられる．

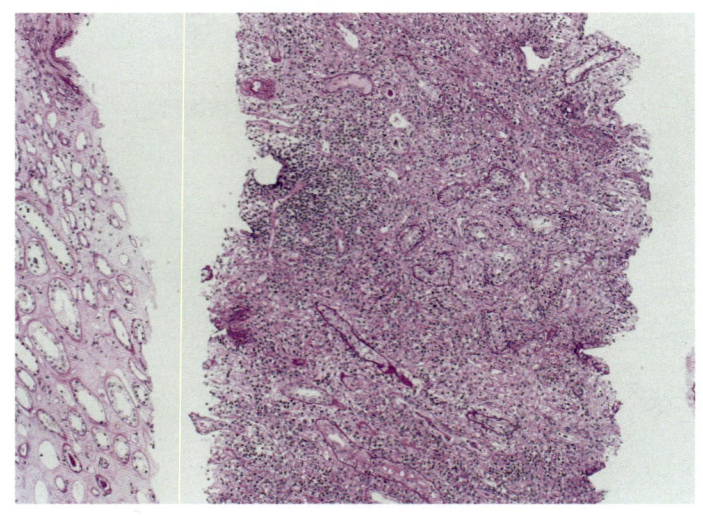

図5　PAS 染色
高度の炎症細胞浸潤を認め，この部位では尿細管が萎縮，消失している．

2月24日　維持療法 PSL 30 mg
2月26日　アザチオプリン 50 mg 併用開始
　　　　　ステロイド治療開始後に Cre は低下し Cre 2.4 前後で安定した．

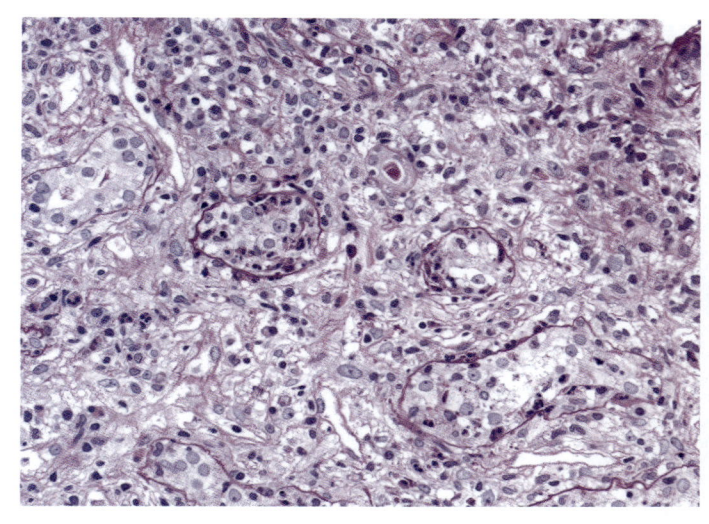

図6　PAS染色
高度の炎症細胞浸潤を認める．浸潤細胞の種類は多彩で，リンパ球や形質細胞，好中球を含んでいる．激しい好中球性尿細管炎を認め，尿細管基底膜に間質に浸潤した炎症細胞が接着している．尿細管腔内に尿細管上皮細胞の脱落と多数の浸潤細胞の炎症細胞の浸潤，集積をみる．

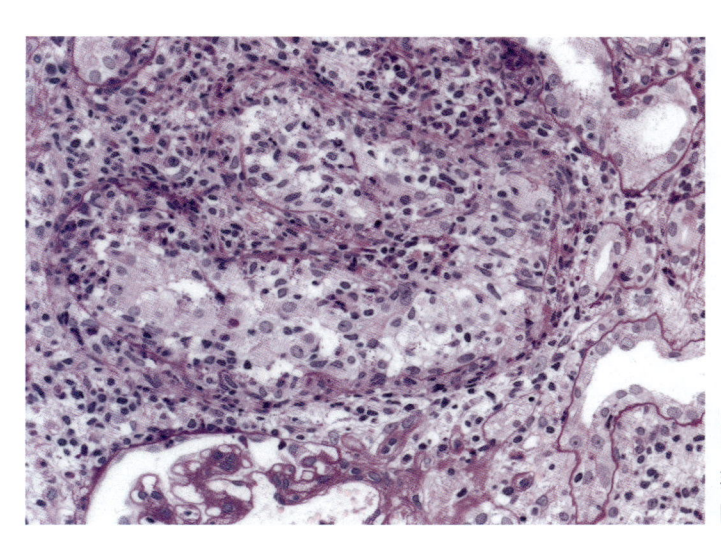

図7　PAS染色
非常に高度の尿細管炎．一部のTBMは菲薄化，消失し断片化し，尿細管上皮細胞もほぼすべて脱落している．

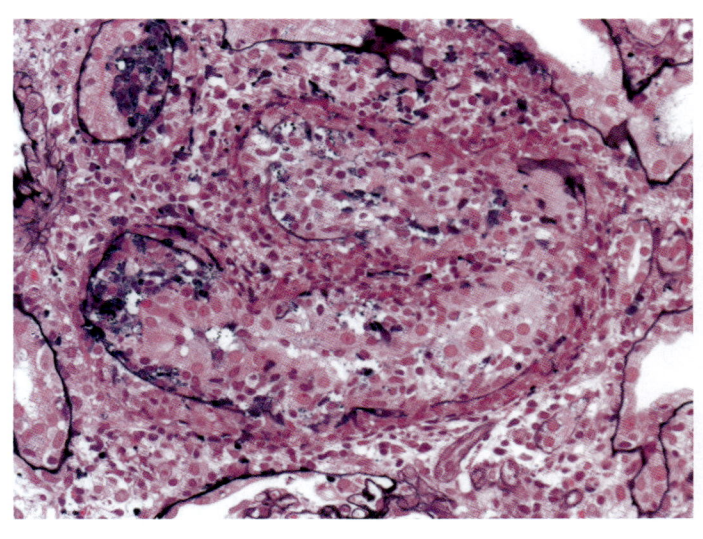

図8　PAM-HE染色
PAM染色で同じ尿細管を観察すると，TBMの消失・断片化がよくわかる．

腎生検所見

光顕：図3〜11

　採取された腎生検組織は皮質と髄質を含んでいる．病変は糸球体と間質尿細管の両者に存在するが，主体は間質尿細管病変である．間質尿細管病変の分布は，皮質が主体である．

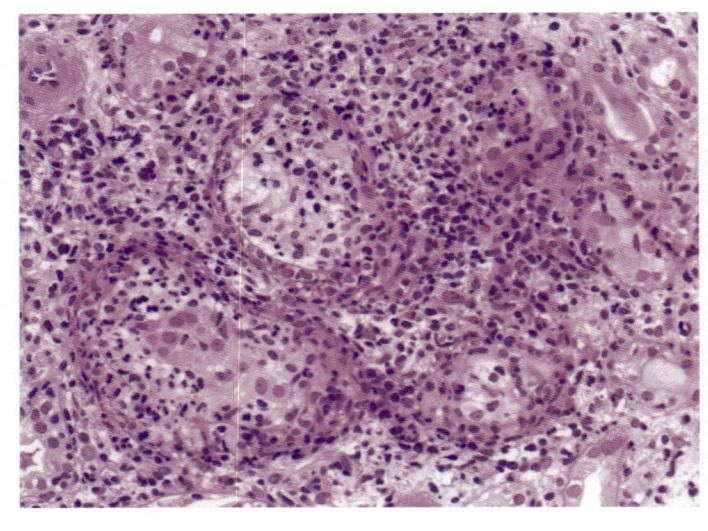

図9　HE染色
浸潤細胞は好中球および単核球が主体である．数は少ないが好酸球や形質細胞も認められ，多彩な細胞が浸潤している．好中球の多い部位でも尿路感染にみられる micro-abscess は認めない．

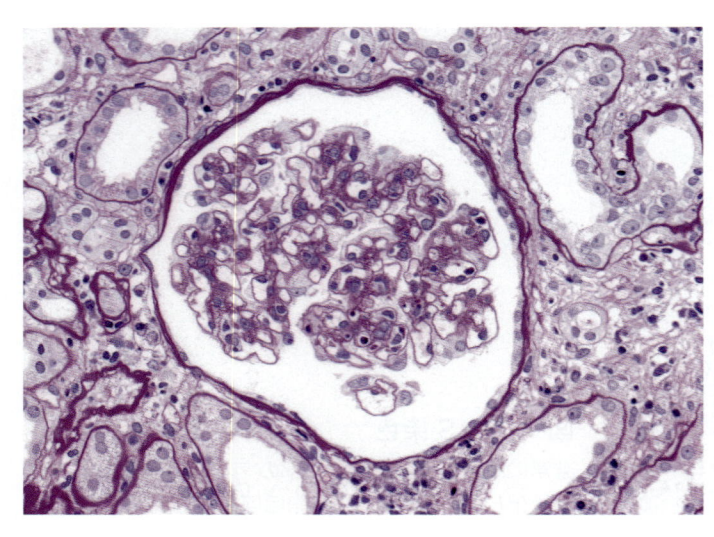

図10　PAS染色
軽度の小円形細胞の管内細胞増殖を認める糸球体．メサンギウム領域は拡大しているが細胞増多は目立たない．糸球体基底膜の肥厚や二重化はない．明らかな沈着物もない．

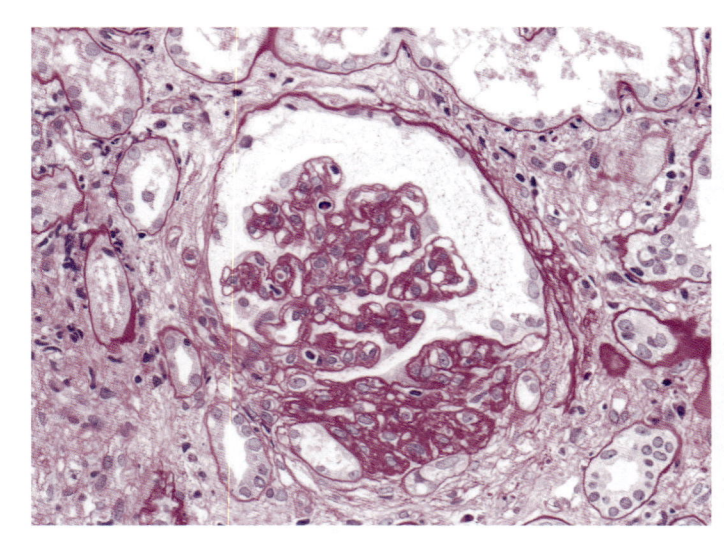

図11　PAS染色
線維細胞性半月体および接する係蹄に硬化像を認める．この部位ではボウマン嚢被膜基底膜は連続性を失っている．一部の GBM に二重化を認める．

　間質への高度な細胞浸潤と部位によっては尿細管基底膜（TBM）を破壊するような激しい炎症が TBM の外側から浸潤する炎症細胞により惹起されている．糸球体はメサンギウム領域の拡大と小円形細胞を糸球体毛細血管内に認めるが，炎症性病変や免疫複合体の沈着などは目立たない．一部に古い半月体性病変がある．

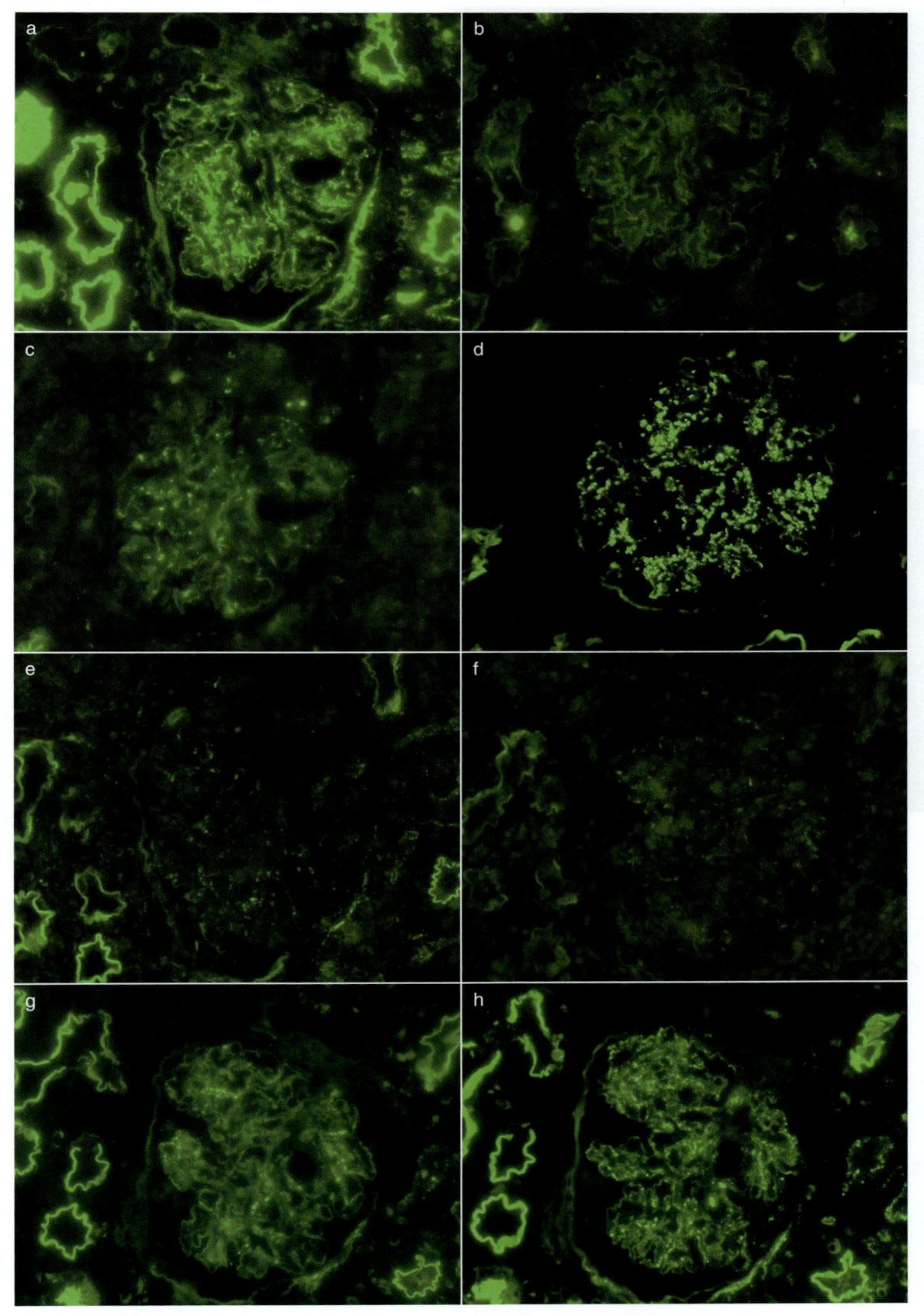

図12　蛍光抗体法
a：IgG，b：IgA，c：IgM，d：C3，e：C1q，f：C4，g：κ，h：λ
IgG，C1q，κ，λとがTMBに幅広く線状に非常に強く沈着している．C3は部位により線状沈着している．
糸球体には顆粒状にC3＞IgGがメサンギウム主体に係蹄壁にも沈着している．

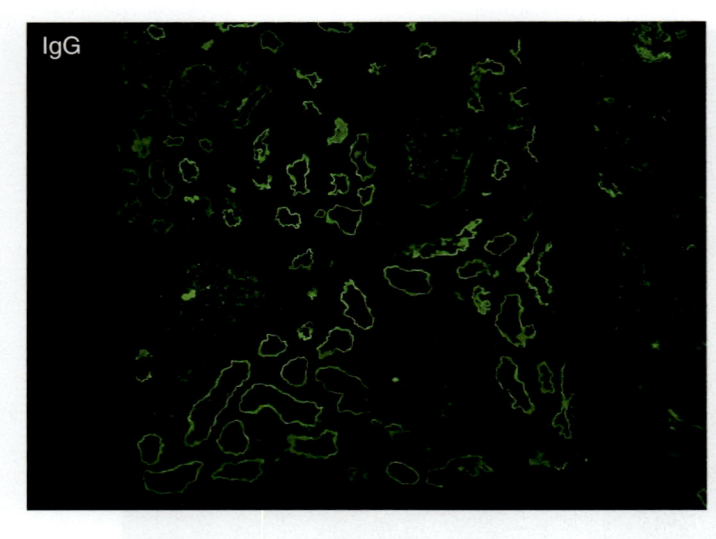

図13 蛍光抗体法
TBMへの線状のIgG沈着は近位尿細管に強く，遠位尿細管では染色性が低い．

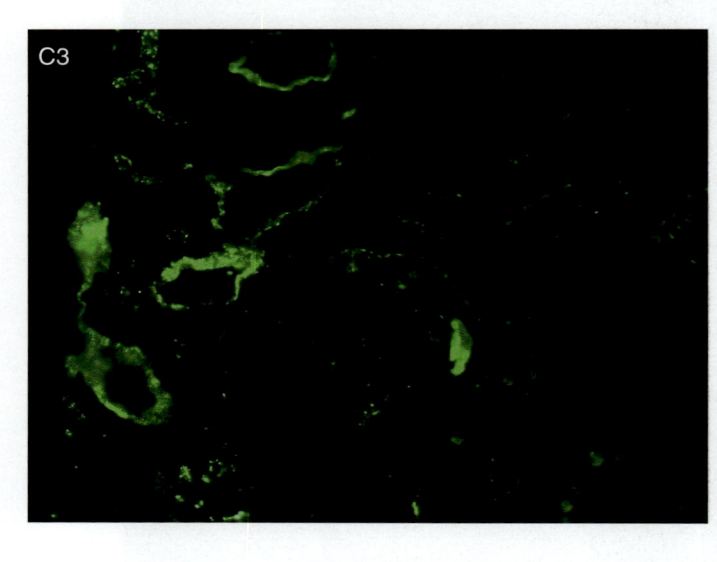

図14 蛍光抗体法
C3はTBMに主に線状ではなく顆粒状に沈着している．しかし，一部では線状沈着がある．
傍尿細管毛細血管（PTC）への沈着はない．

蛍光抗体所見：図12〜14
電顕所見：図15〜17

✚ この症例の臨床的問題点

　後腹膜線維症の治療経過中に低補体を伴い腎機能障害が発症しており，当初はIgG4関連疾患として後腹膜線維症と間質性腎炎の合併を疑った．しかし，臨床検査ではIgG4は高値でなく，後腹膜生検の病理検査結果や今回の腎生検所見などからIgG4関連疾患，IgG4関連腎症の診断基準をみたさなかった．

　今回の病態の主は間質性腎炎と考えた．尿細管間質への高度な細胞浸潤と激しい尿細管障害を認め，糸球体においてもメサンギウム基質の増加，管内増殖性病変，部分的な係蹄の二重化，古い半月体，電顕で高電子密度沈着物（EDD）の沈着を認めた．蛍光抗体にてIgG，C3，λ＞κが尿細管基底膜にlinearに陽性で，抗尿細管基底膜病と判断している．基礎疾患として免疫複合体型糸球体腎炎，C3のTBMへの顆粒状沈着などの病変があるため，抗尿細管基底膜病と免疫複合体型腎炎の重複と考えている．

　一部の尿細管基底膜周囲に好中球の浸潤が目立ち，一見するとmicroabscess様にもみえる．後腹膜線維症からの水腎症の既往もあるため尿路感染のリスクは高い症例だが，この好中球主体の病変も抗TBM抗体腎炎によるものと考えてよいか？

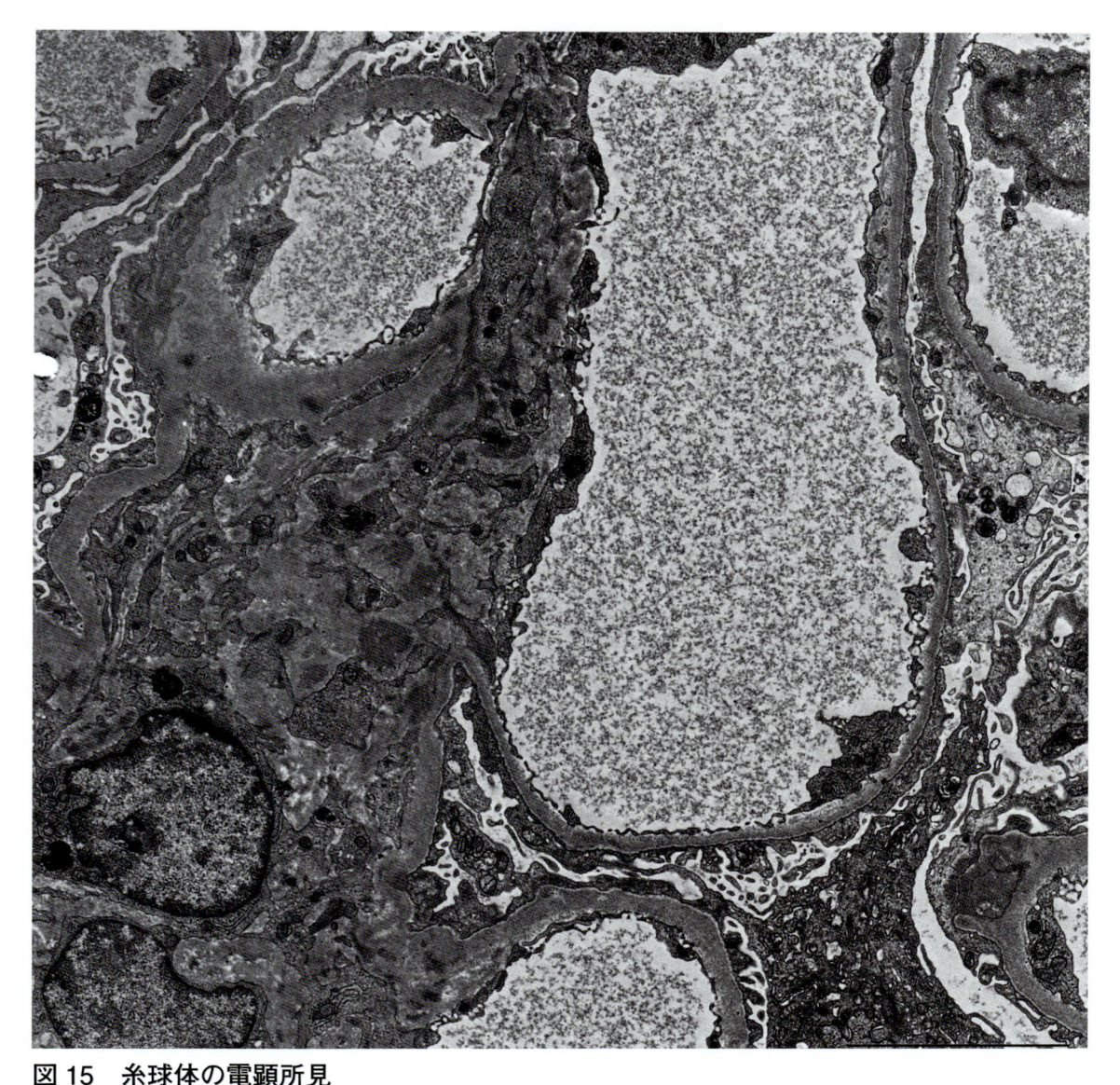

図15 糸球体の電顕所見
主にメサンギウムに EDD を認める．一部で目立たないが内皮下，上皮下にもわずかな EDD を認める．

　臨床経過を振り返ると，後腹膜線維症や低補体血症の存在との関連を考えると，SLE に関連した病変として全体は説明可能だろうか？

✚ この症例の問題点に関する病理医からのディスカッション

　蛍光抗体にて IgG，C3，λ＞κ が尿細管基底膜に linear に陽性であることから，抗 TBM 抗体を測定することができないため，確定診断には至らないが抗 TBM 病の可能性があるとの意見が多かった．好中球が目立つ部位は急性期の病変を反映し，microabscess は破壊性尿細管炎を反映していると考えられるため腎生検の時点での抗尿細管基底膜病の活動性が高いと考えるのが妥当だろう．

　真菌を疑う像を認め感染の関与も完全には否定できないためグロコット染色などの特殊染色が望まれる．

　IgG，C3 陽性で hump を認め，感染関連急性糸球体腎炎を示唆する所見もあるが炎症の主座ではなく，尿細管基底膜への免疫反応が二次的に影響した可能性を指摘する意見も出た．しかし，基礎疾患が SLE のような広範な免疫異常を伴うものとすれば，説明困難な二

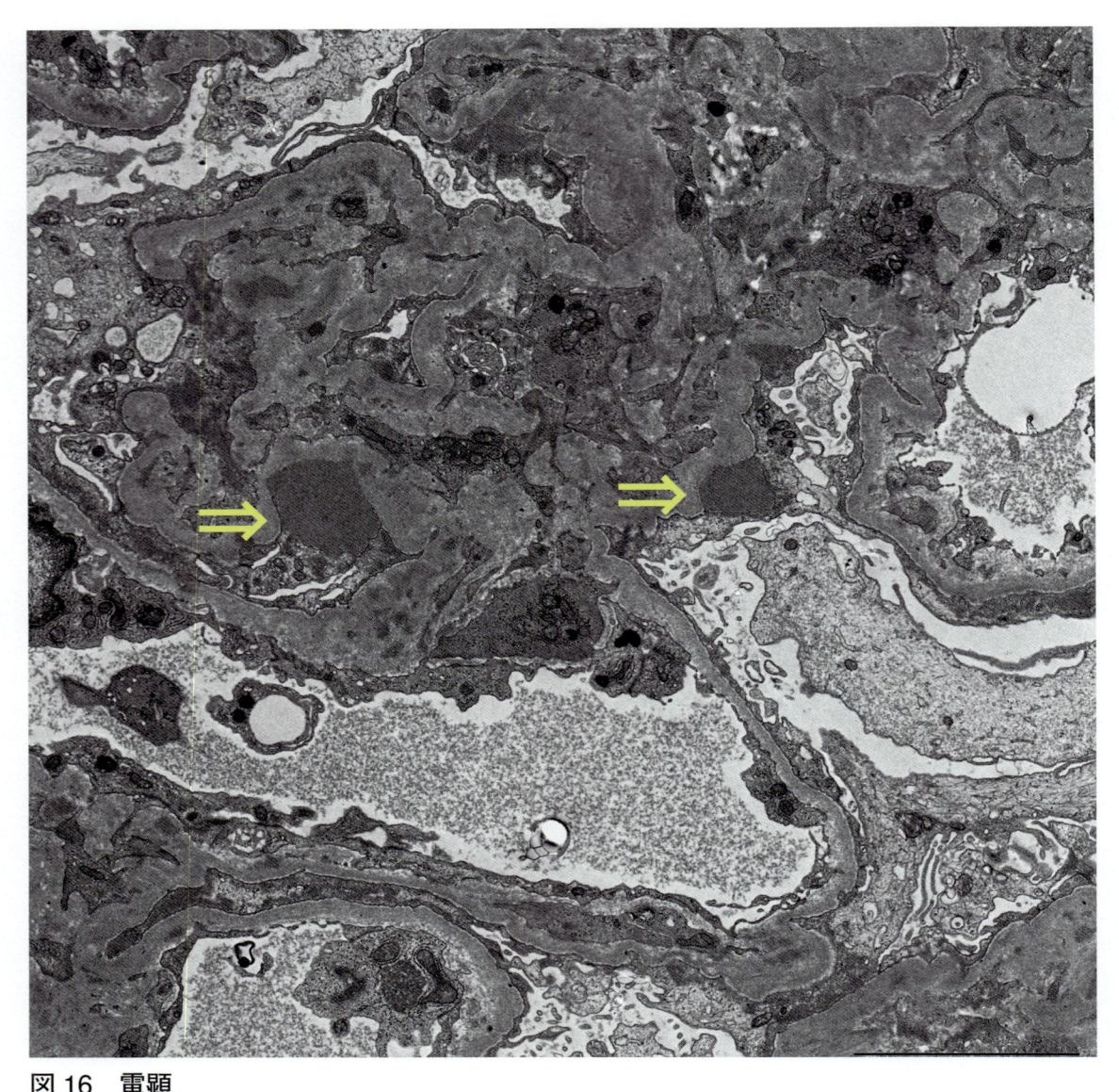

図 16　電顕
Hump様のdepositを上皮下に認める（⇒）．内皮下浮腫や部分的なメサンギウム間入がみられる．

次的影響を考える必要はない．

　今回の症例の主診断としては抗TBM病の可能性が考えられ，尿路閉塞や糸球体腎炎の痕跡から，二次性に抗TBM抗体が産生された可能性が示唆される．しかし，そもそも抗TBM病の病態・概念が確立していないため厳格に考えると確定診断が難しいという見解であった．治療前の患者血清があれば濃縮したうえで正常腎組織に反応させ尿細管基底膜への沈着の有無を試みることも意見として出された．

　この症例は全身性基礎疾患の存在が必要な病態であるため，低補体や後腹膜線維症を合併しているが，IgG4関連腎症とは異なる病変であり，SLEの可能性を今後も検討していくことが重要である．

✚ その後の臨床経過

　　退院後は外来にてPSLを漸減し，現在PSL 10 mgを内服．
　　アザチオプリンは骨髄抑制のため中止．
　　Creは2.4〜2.6程度で安定しており，PSL漸減を進めている．

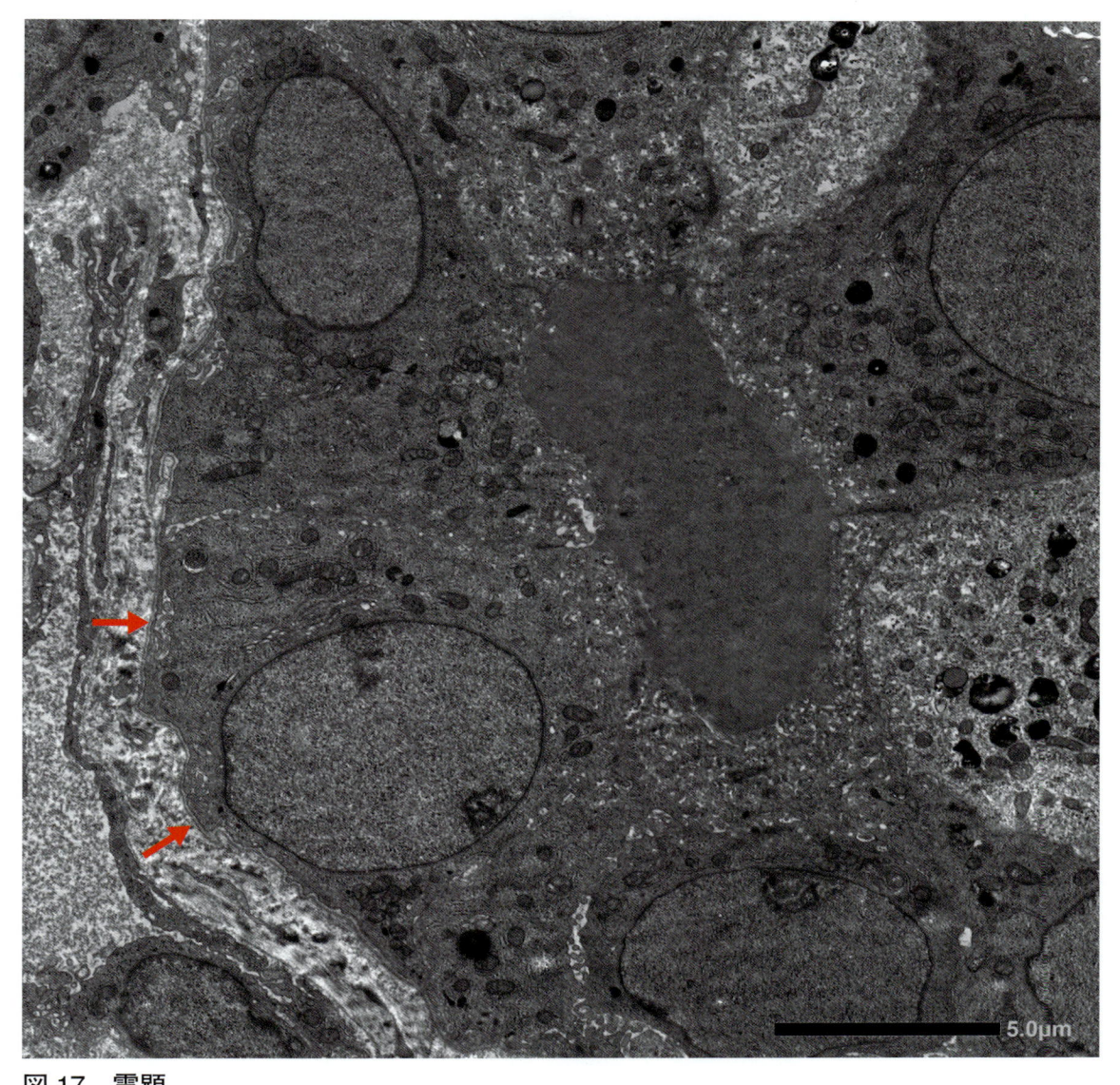

図17 電顕
著しく菲薄化した尿細管基底膜部ではdepositは明らかではない（矢印）.

　退院後を含め臨床経過中に関節炎所見や皮疹，紅斑などの所見は認めなかった．
本症例のポイント：
①抗尿細管基底膜抗体型腎炎による間質尿細管病変は激しい．
②抗尿細管基底膜抗体型腎炎の急性期病変では好中球の関与が重要．
③抗尿細管基底膜抗体型腎炎と免疫複合体型腎障害の合併からはSLE的な病態が示唆される．

（第50回重松腎病理カンファレンスより）

【文献】

1) Nasr SH, Koscica J, Markowitz GS, et al : Granulomatous interstitial nephritis. Am J Kidney Dis 41 : 714-719, 2003

45

腎移植1年の移植腎生検で診断された
軽鎖沈着病（light chain deposition disease：LCDD）の再発例

移植腎に再発しやすい重要な腎臓病を知ろう

キーワード LCDD，免疫グロブリン軽鎖染色，腎移植後再発，BD療法

✚ 症例

53歳，女性

✚ 原疾患の臨床経過・腎移植手術後経過

2001年に蛋白尿の精査目的でA施設を受診し，入院で腎生検を含む評価を受けた．

腎生検時検査結果を表に示す．糖尿病はない．腎機能低下を伴わない24時間蓄尿で1g程度の蛋白尿を示していた．IgG，IgA，IgMレベルに異常を認めなかったが，免疫電気泳動にて血清中のIgA-λ，尿中にベンスジョーンズ蛋白（BJP）-λのM蛋白が検出された．骨髄検査では形質細胞に異型性はなく，normocellular marrowであったのでmonoclonal gammopathy of undetermined significance（MGUS）と診断された．

腎生検診断は，分葉化の目立つ糸球体に高度な結節性病変がびまん性に観察された．結節性糸球体病変の検索が行われたが，PAP法での軽鎖染色は陰性であったため，最終診断は細線維性糸球体腎炎（fibrillary glomerulonephritis）とされていた．

MGUS例のfibrillary glomerulonephritisであり，形質細胞を抑制する化学療法は行われることなく，腎保護療法が行われた．

その後の臨床経過は，慢性糸球体腎炎症候群が持続し，腎機能低下の進行が早く，腎生検から4年目で血液透析に導入された．

維持透析中には特記すべきことなく経過した．

✚ 腎移植手術後経過

2009年12月に，姉をドナーとしたABO適合生体腎移植手術が施行された．

組織適合性検査結果は，3ミスマッチであり，抗ドナーHLA抗体もないため，標準的移植免疫抑制療法であるバシリキシマブ，プレドニゾロン，シクロスポリン，ミコフェノール酸モフェチルが使用された．

腎移植後の臨床経過を図1に示す．

移植後早期の経過は良好で，sCrの最低値はCr 0.7 mg/dLに速やかに低下し，検尿異常も認めなかった．

プロトコール腎生検として行っている血流再開1時間後の移植腎生検と移植後3週の退院時に行っている移植腎生検ではドナー由来の動脈硬化性病変が認められたが，拒絶反応，カルシニューリン腎毒性，原病再発などを示唆する病理所見は確認されなかった．

図2a，bに1時間生検と移植手術3週後の光顕所見を示す．光顕レベルの評価では，糸球体は微小糸球体病変（MCD）で病変はなく，通常の免疫蛍光抗体法検査（IgG，IgA，

表 2001年6月固有腎生検時検査結果

OB	（+/−）	TP	6.7 g/dL	IgG	900 mg/dL
UP	（3+）1.1 g/日	Alb	4.2 g/dL	IgA	346 mg/dL
RBC	10〜19/HPF	AST	31 IU/L	IgM	104 mg/dL
硝子円柱	1〜4/WF	ALT	26 IU/L	C3	60 mg/dL
BJPλ	（+）	LDH	246 IU/L	C4	20 mg/dL
		ALP	188 IU/L	CH50	34.5 U/mL
		γ-GTP	133 IU/L	ANA	<40
		BUN	16.9 mg/dL	IEP	IgAλ
WBC	3,500/μL	Cr	0.79 mg/dL		
RBC	414×10^4/μL	Na	139 mEq/L	骨髄	
Hb	13.3 g/dL	K	4.2 mEq/L	normocellular marrow	
Ht	37.9%	Cl	106 mEq/L		
Plt	24.8×10^4/μL	Ca	4.4 mEq/L		
		P	4.0 mg/dL		
		CRP	0.2 mg/dL		
		T-chol	249 mg/dL		

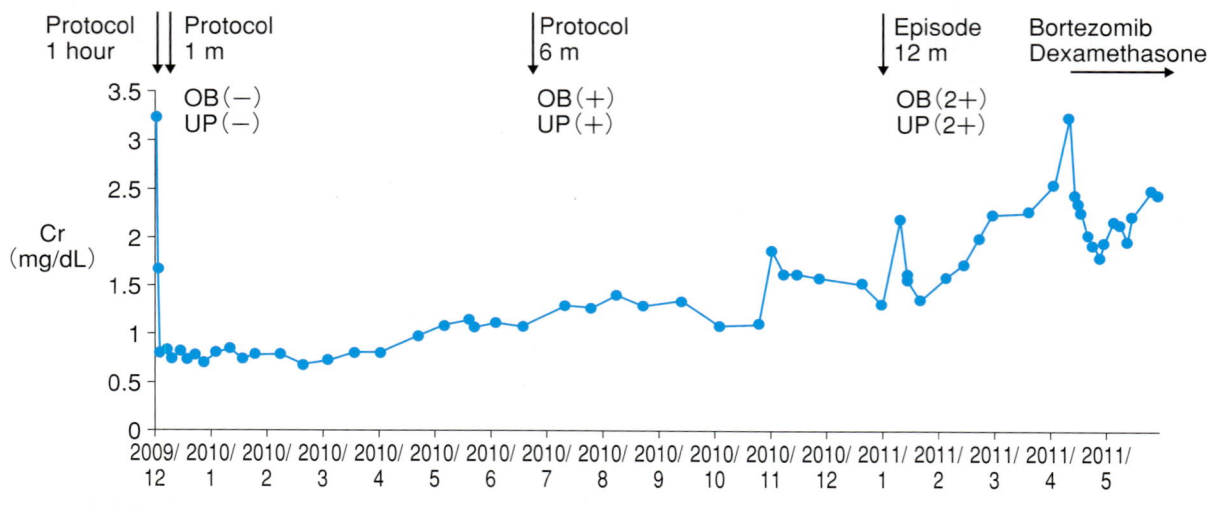

図1 臨床経過

IgM, C1q, C3, C4, Fibrinogen）では，すべて陰性であった．

移植後6カ月頃よりCrは1.1 mg/dLに上昇し，テープ法で（+），0.2 g/日の尿蛋白を認めるようになった．移植後6カ月にて実施した移植腎生検でも明らかな拒絶反応や，再発性腎疾患を示唆する糸球体病変は確認できなかった．図2cに示すように光顕では，MCDから僅かに糸球体係蹄の肥厚傾向を認めるかもしれない所見であった．前回と同様に，免疫蛍光抗体法検査（IgG, IgA, IgM, C1q, C3, C4, Fibrinogen）では，すべて陰性であった．

その後も，徐々にCrは上昇し，尿蛋白も増加を続けた．緩徐な進行性移植腎障害の原因として臨床的には原病の糸球体疾患再発や慢性拒絶反応などが疑われたため，移植後12カ月でEpisode生検を施行した．

生検時点の腎機能障害は，Cr 1.62 mg/dLに上昇し，尿検査ではUP（2+），2.2 g/日と

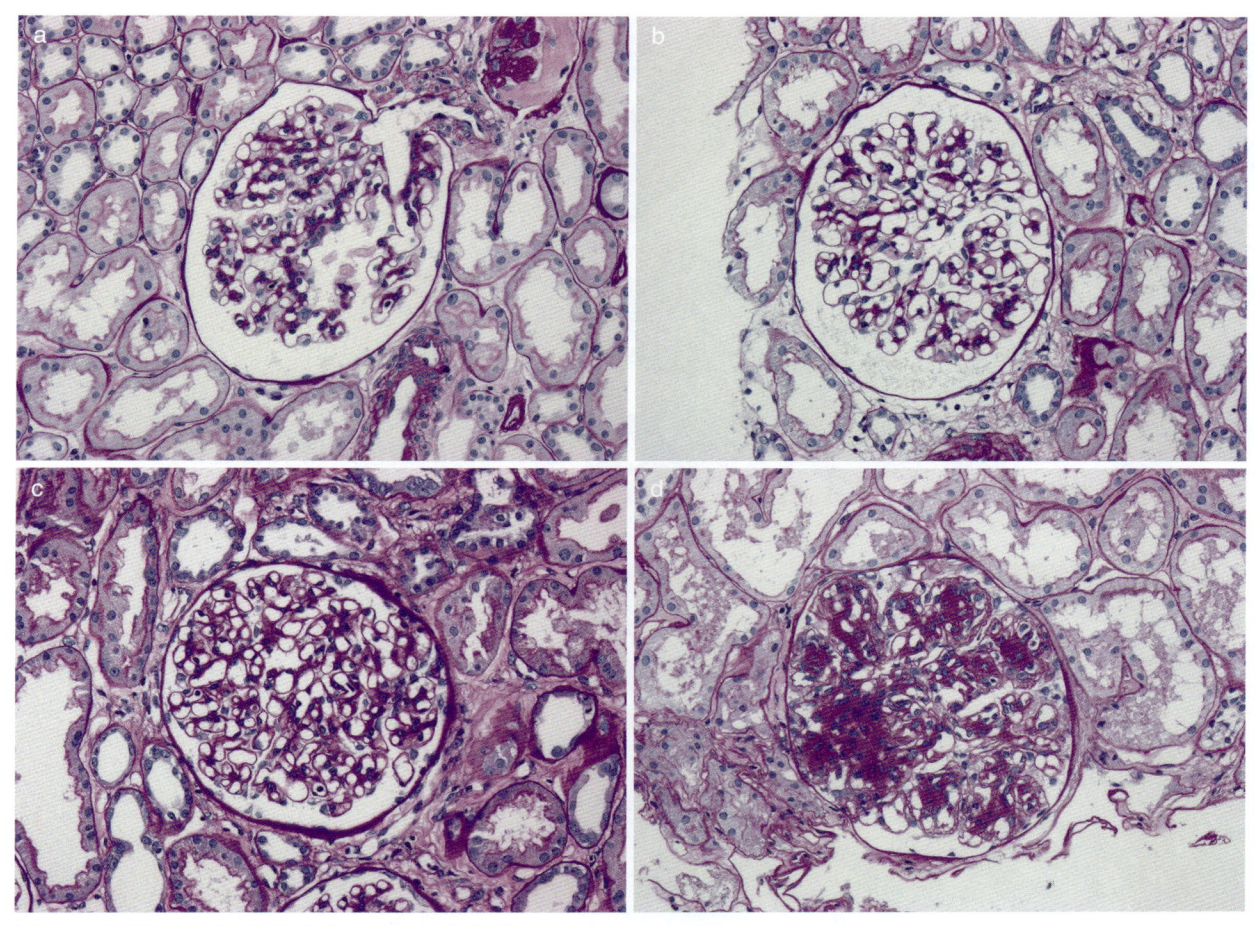

図2 光顕での糸球体病変の経時的変化
a：PAS染色（1時間生検），b：PAS染色（3週間生検），c：PAS染色（6カ月生検），d：PAS染色（12カ月生検）
移植後6カ月生検までは，糸球体に著変は認められない．しかし，12カ月生検ではメサンギウムが増加しびまん性に結節が形成されている（×200）

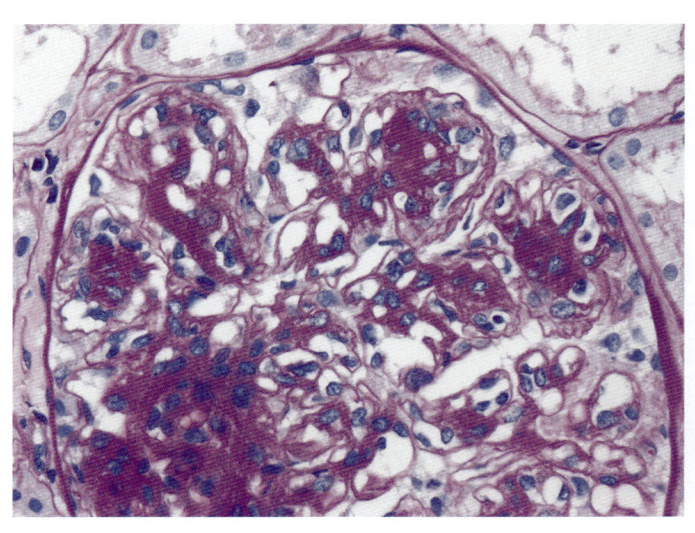

図3 PAS染色（12カ月生検）
メサンギウム基質が増加しびまん性に結節性病変が形成されている．

尿潜血も（2＋）出現していた．
　図2dに糸球体病変を示す．糸球体係蹄壁の肥厚を伴ったメサンギウム領域の拡大が著しく，結節性病変を伴っていた．この膜性増殖性糸球体腎炎（MPGN）様病変に結節性病変を伴う腎臓病の鑑別が進められた．Congo red染色を含む光顕標本，先述の通常免疫蛍

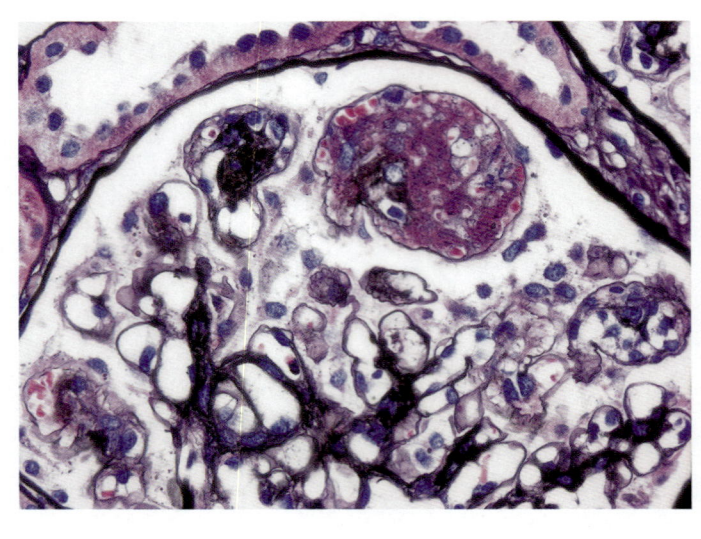

図4　PAM染色（12カ月生検）
メサンギウム融解をきたし，結節性病変を形成している．

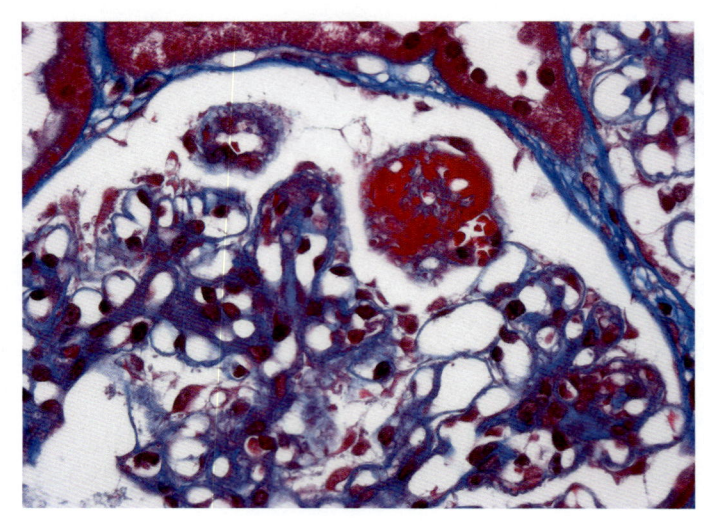

図5　Masson Trichrome染色（12カ月生検）
内皮下腔へのフィブリン析出や赤血球集積（糸球体内出血）が認められる．

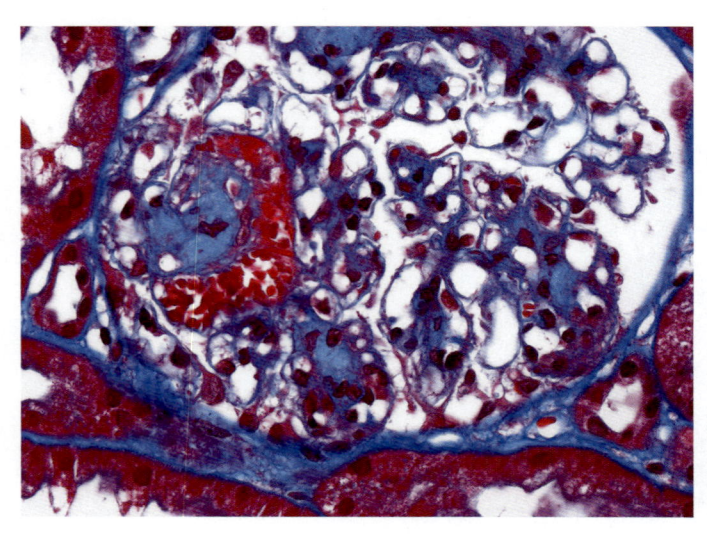

図6　Masson Trichrome染色（12カ月生検）
MPGN様で結節性病変がある．内皮下腔へのフィブリン析出や赤血球集積（糸球体出血）を認める．

　光抗体検査に軽鎖染色κとλを加えた．また，電子顕微鏡検索を行った．Congo red染色は陰性であった．臨床的に糖尿病は確実に否定できた．
　病理所見の詳細は後に示すが採取された腎生検組織の全部位において糸球体基底膜（GBM），結節部，ボウマン嚢と近位尿細管と遠位尿細管のTBMに軽鎖λが線状に強陽性

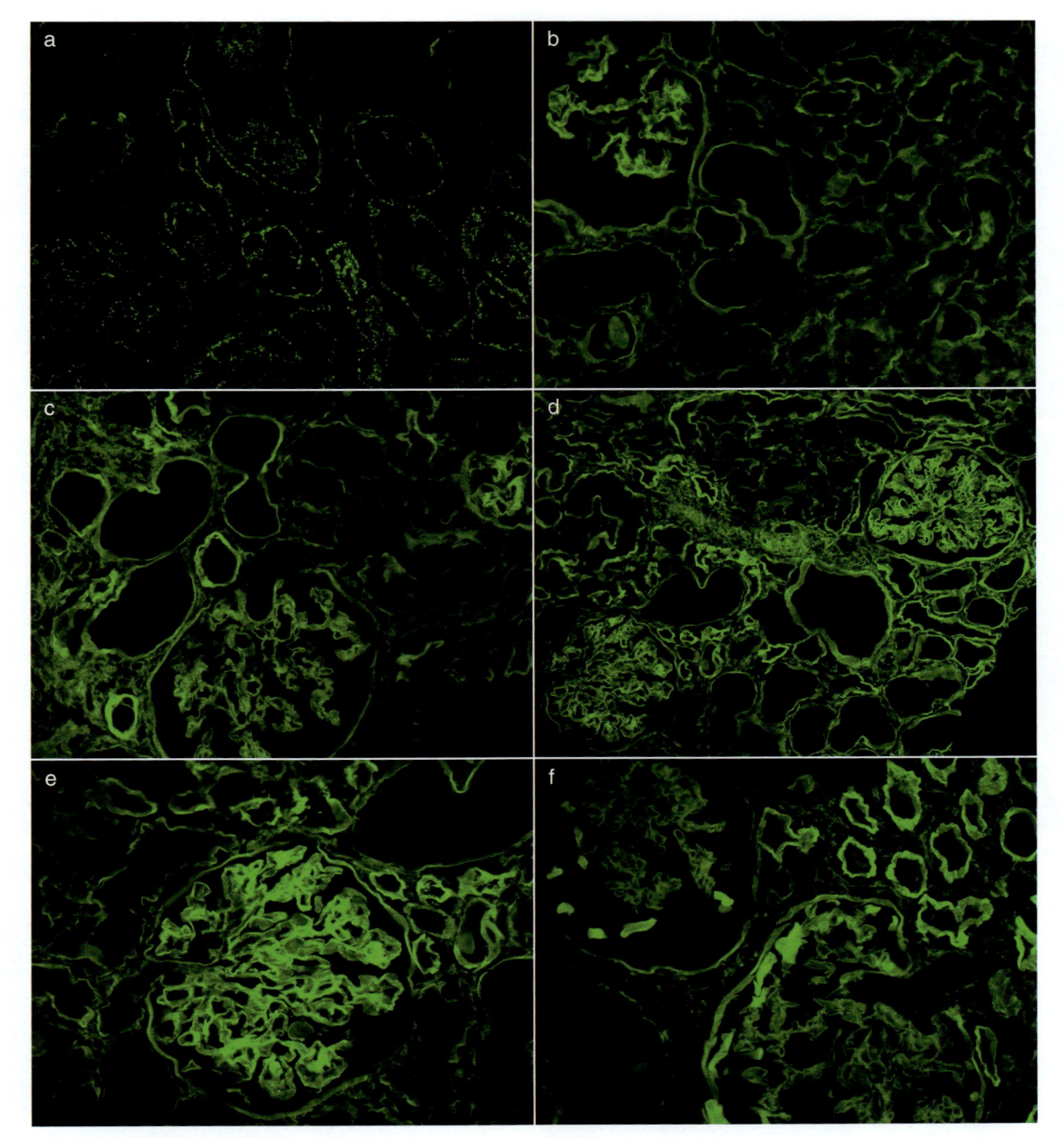

図7 IF所見（λ鎖）
a：1時間生検，b：3週間生検，c：6カ月生検，d：12カ月生検，e：12カ月生検，f：12カ月生検
1時間生検では刷子縁およびTBMに沿って顆粒状に沈着を認めた．
3週間生検では弱いもののTBMおよびGBMに線状に沈着が認められる．次第に沈着強度は増し，6カ月以降ではTBM，GBMに強く線状に沈着している．

であった．電顕では尿細管基底膜（TBM）の外側部に沿った細かなdense depositsが，糸球体ではGBMの内側に沿って連続する細かいdense depositが確認された．以上よりLCDDの診断が確定し，再発が疑われた．

この段階で，移植手術中の血流再開後1時間，移植後3週間，6カ月経過後に行われていた移植腎生検の詳細検索を行った．また，A施設にて行われた固有腎生検標本を取り寄せ評価した．

以下に各病理学的検査法での経時的腎生検所見を示す．
図3〜6に光顕所見でみられた特徴的糸球体病変を示す．

379

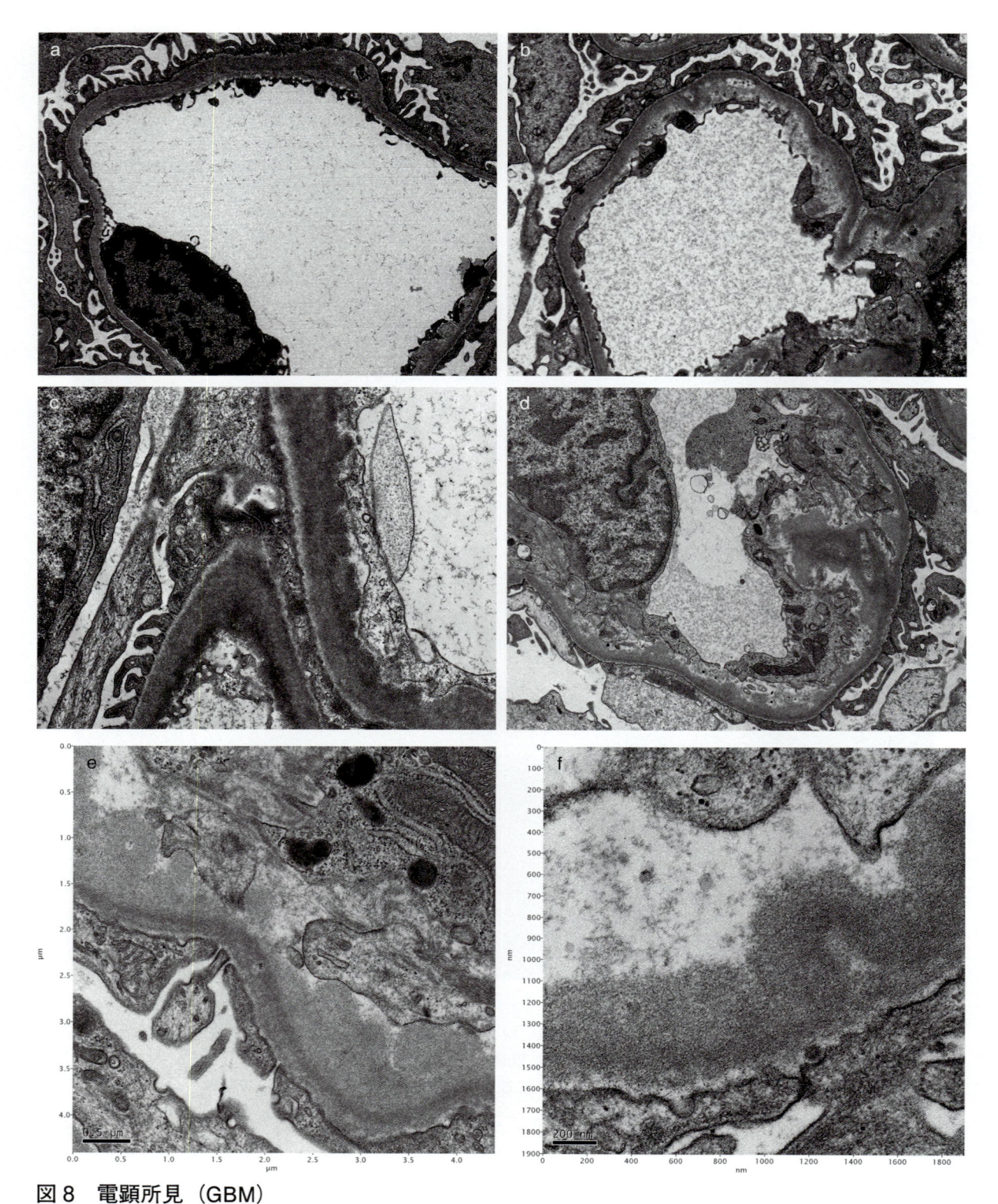

図8 電顕所見（GBM）
a：1時間生検，b：3週間生検，c：6カ月生検，d：12カ月生検，e：12カ月生検，f：12カ月生検
3週間生検までは GBM に EDD は認めず．6カ月生検以降では GBM に顆粒状の EDD が確認される．

図7に免疫グロブリン軽鎖λの染色を示す（e, fは1年後の強拡大）．
図8に糸球体の電子顕微鏡所見の推移を示す（e, fは1年後の強拡大）．
図9に間質尿細管の電子顕微鏡所見の推移を示す（e, fは1年後の強拡大）．
図10　原腎の光顕組織像　PAS 染色．

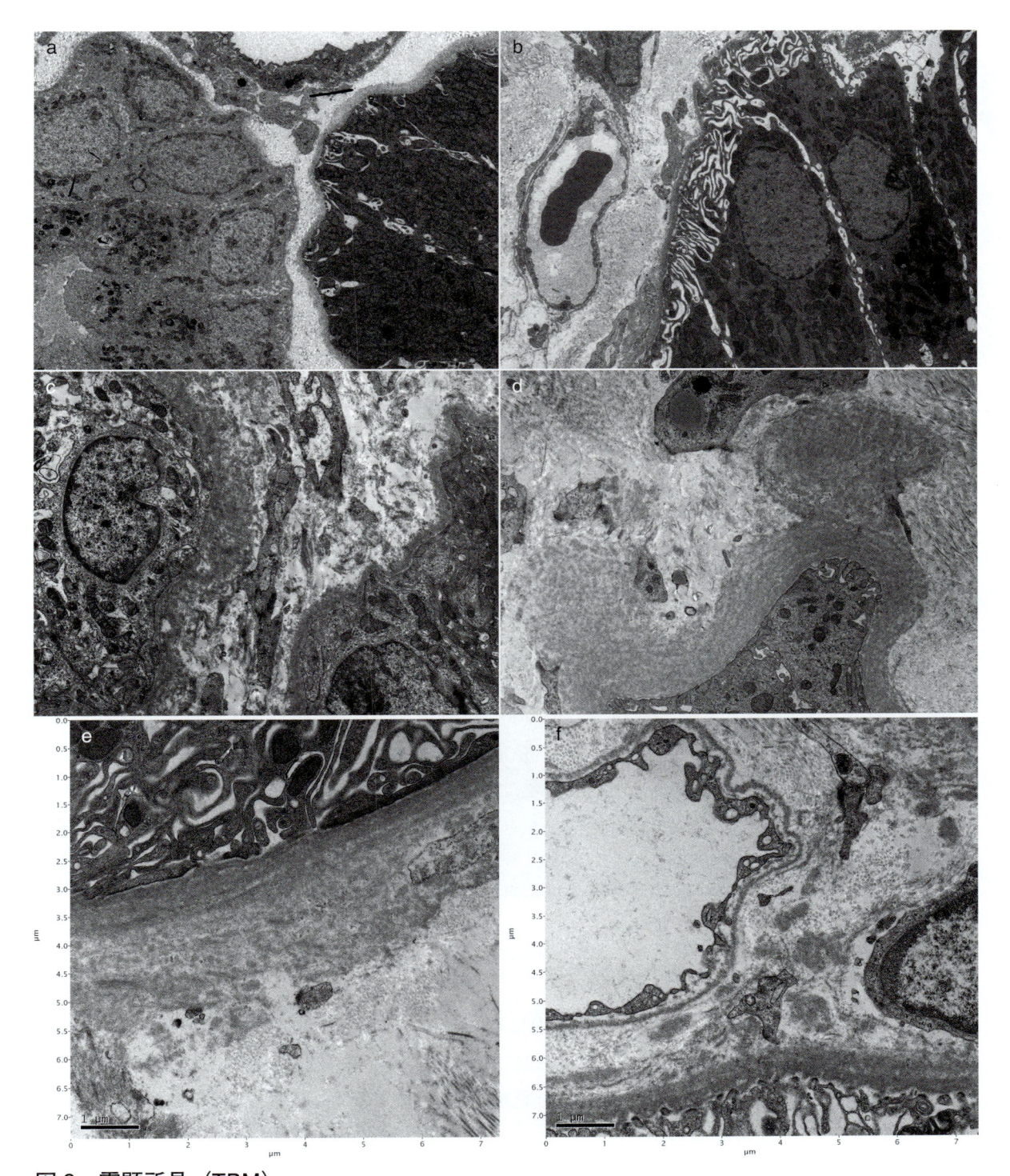

図9 電顕所見（TBM）

a：1時間生検，b：3週間生検，c：6カ月生検，d：12カ月生検，e：12カ月生検，f：12カ月生検
3週間生検までは TBM に EDD は認めないが，6カ月生検以降では TBM に沿って顆粒状の EDD を認める．12カ月生検ではさらに間質への EDD 沈着も認められる．

図11　原腎の電顕組織像．

✚ 腎生検所見の説明（図2～11）

図2a，1時間生検：

糸球体は13個存在し2個が虚血性に荒廃していた．

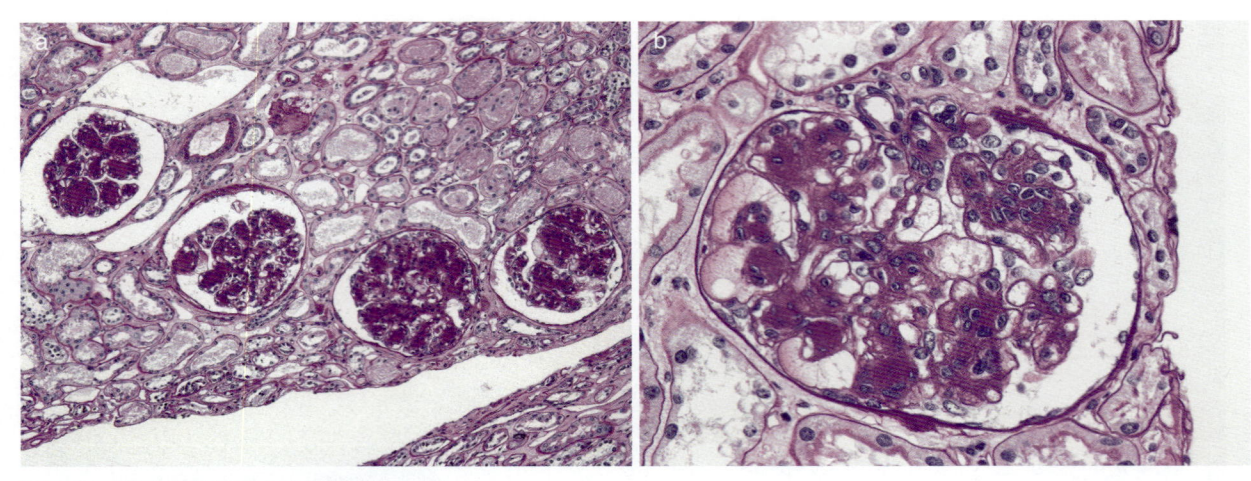

図 10　固有腎生検 PAS 染色
いずれの糸球体もメサンギウム基質の拡大を認め，結節が形成されている．
内皮下腔の著明な拡大を伴う糸球体も散見される．

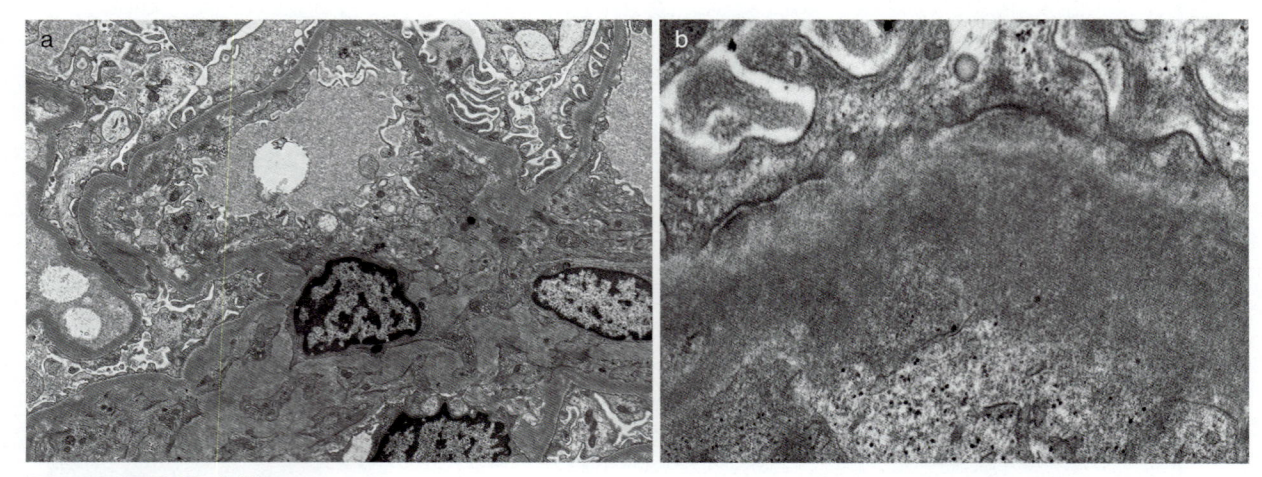

図 11　固有腎生検 EM
GBM に沿った連続性を有する EDD が確認される．Organized structure は明らかではない．

　　糸球体係蹄の開きは良好で，係蹄内に単核球や好中球など遊走細胞の集積はない．メサンギウム基質の増加はなく，糸球体細胞に増殖はない．糸球体係蹄壁の肥厚はない．Minor glomerular abnormalities に留まる．荒廃虚血糸球体近くで萎縮尿細管がみられるが，尿細管基底膜に異常はない．

図 2b　退院時生検（移植後 3 週間）：

　　移植後 1 時間生検と比較して新しい病変の出現はなく，minor glomerular abnormalities の所見である．免疫蛍光抗体法で，IgA と C3 がメサンギウム領域に（＋／−）であったが，有意な沈着はない．尿細管基底膜の肥厚はなく，間質病変も伴っていない．

図 2c　移植後 6 カ月生検：

　　糸球体は 22 個存在し 1 個が荒廃する．
　　糸球体係蹄の開きはよく移植糸球体炎はみられない．メサンギウム基質の増加や細胞増多はない．3 週間の生検と比較すると糸球体係蹄にきわめてわずかな肥厚がある印象を受けるが，spike formation，bubble appearance などはない．PAS 陽性物質の明らかな基底膜沿い（GBM，TBM）の沈着はない．光顕検索では minor glomerular abnormalities の診

断に留まる範囲の変化と診断した．間質に線維化や萎縮尿細管はみられず，拒絶反応関連の病変もない．数カ所に間質に漏出した Tamm-Horsfall protein（THP）をみる．免疫蛍光抗体法では，通常の免疫グロブリン重鎖や補体はすべて陰性であった．

図 2d　移植後 1 年のエピソード生検：

糸球体は 23 個存在し荒廃するものはない．

観察した糸球体には多少の程度の差はあるものの同様の病変を認めた．メサンギウム基質の増加，メサンギウム細胞増多とともに，高度な糸球体係蹄壁の肥厚と糸球体毛細血管内への単核球の集積をみる．PAS 染色で確認できるほどに GBM は厚くなっているが，bubbling や spike はなく，内皮下 deposits もみられない．いくつかの糸球体では分葉化を呈している．分節性に高度な内皮障害から内皮下腔の拡大およびメサンギウム融解を示している．間質はほぼ保たれているが，ごく軽度の線維化がみられる．尿細管上皮細胞の変性像はない．PAS 染色で確認できる明らかな TBM の肥厚はない．免疫グロブリンの重鎖と補体など通常の蛍光抗体検査は陰性であったが，免疫グロブリン軽鎖 λ が GBM，TBM に線状に強陽性であった．

図 3～6：

MPGN 様で結節性病変がある．

内皮下腔へのフィブリン析出や赤血球集積（糸球体内出血）を認めるもの，結節形成を認めるものも存在する．

図 7 に免疫グロブリン軽鎖 λ

図 8 に糸球体の電子顕微鏡所見

図 9 に間質尿細管の電子顕微鏡所見

固有腎の腎生検（図 10　a：弱拡大，b：強拡大）：

糸球体は 22 個得られている．荒廃糸球体は 1 つ認める．

ほぼすべての糸球体において，分葉変化が著明で，PAS 強陽性の結節が確認される．メサンギウム基質増加を認め，細胞増多は認めない．一部の内皮下腔が拡大している．一部係蹄壁では二重化が散見される．GBM の肥厚はわずかにある印象がするが，確信はもてないレベル．Congo red 染色は陰性であった．間質は保たれている．TBM に PAS 陽性の明らかな肥厚はない．

通常の免疫蛍光染色はすべて陰性であった．

固有腎の腎生検　電顕所見（図 11）：

GBM に沿った連続性を有する高電子密度沈着物（EDD）が確認される．Organized structure は明らかではない．

✚ 考察

再発性腎疾患は移植腎喪失において最も重要な疾患のひとつである．免疫抑制剤の発達により移植後 10 年間の成績は向上したが，再発性疾患は減少していない．いくつかの再発性疾患は腎臓のみならず，心臓などほかの臓器の障害をきたし得る．Death with functioning graft（移植腎機能を保持したままでの移植患者死亡）の原因としても重要である．

形質細胞異常はさまざまな腎疾患をきたし得る．Cast nephropathy，LCDD，重鎖沈着病（HCDD），アミロイドーシス，クリオグロブリン腎症などがある．まれな疾患では近位尿細管に軽鎖の結晶が充満した light chain proximal tubulopathy が知られている[1]．

LCDD の最も特徴的な所見はメサンギウム形成であり，糖尿病性腎症でみられる結節性

病変に酷似している．LCDDのメサンギウム結節は疾患のステージによりいくつかのバリエーションを呈する．

　今回われわれはLCDDの再発例を経験した．移植手術中の血流再開後1時間からのプロトコール生検も含めて，非常にごく早期から典型的病変に進展する段階まで経時的に観察することができた．LCDDはきわめてまれであることに加え，移植後の再発率が高く，再発後の移植腎予後が不良であるため腎移植の適応にはしないことが推奨されている．もともと本患者はIgAλのMGUSを合併したfibrillary glomerulonephritis（FGN）と診断されていたため，生体腎移植が行われた．今回の症例は，移植後のLCDDの進展過程を詳細に観察することができた非常に重要な症例である．

　移植後腎生検の解析でこの症例の本来の診断に到達し，原腎でも検索を加えた結果より以下に根拠を示すように原疾患がLCDDと考えられた．

　再発性腎疾患の診断基準にあるように，固有腎生検においてみられた糸球体の著明なメサンギウム拡大と結節形成などの所見は移植12カ月後生検での形態像と酷似していた．

　2つ目はモノクローナルIgAλが血清免疫電気泳動にて，また尿よりBJPλが終始認められていたこと．

　3つ目は，固有腎生検において行われたPAP法では軽鎖の有意な沈着を認めなかったが，PAPは通常IFほど感受性，特異性に優れておらず，ときに偽陰性を呈することがある．本症例もその可能性が高いと考える．軽鎖の評価は凍結切片で蛍光抗体法で行うことが必要である．

　最後に，1時間生検ではTBMにλ鎖が顆粒状に沈着しており，3週後では弱いながらも線状に沈着を認めたことである．

　LCDDの発症初期には蛍光所見と電顕検索が診断に有用である．今回の経験から予測されるように蛍光抗体法の優位性が示された．最も重要な所見は初期には顆粒状沈着だったものが3週後には次第に線状を呈することである．また1時間生検において，軽鎖が刷子縁のみならず，TBMへの沈着も確認されたことは非常に早期からの沈着が始まることを示唆している．しかし電顕観察ではEDDを確認することはできなかった．実際LCDD例ではIFでは観察されるが，電顕では観察されないとの報告もある[2]．

　もう1つのポイントは今回軽鎖がλ鎖であったことが興味深い．通常LCDDにおいて軽鎖は9：1でκ鎖が多いとされている[3]．過去の報告においてもほとんどすべての報告がκ鎖である[4]．κ鎖とλ鎖との疾患特異性の相違はまだ知られていない．

　LCDDの治療がなされていない状態では，過半数は移植後8〜48カ月に再発し[5,6]．Leungらは7例中5例に再発を認めたと報告した[4]．移植後平均33.3カ月であり，最も早い例が2.9カ月と報告されている．さらに再発後末期腎不全に至るのは，平均10.9カ月であり，1人のみ移植後13年間再発していない．

　LCDDの治療は移植腎機能のみならず，心への沈着による患者生命予後のためにもなされるべきである．移植患者におけるLCDDの治療は確立していないが，数例報告されている[7,8]．

　本症例においてはボルテゾミブとデキサメサゾンの併用療法を施行した．現在までの経過では著しく蛋白尿は減少し腎障害の改善は認められているが，再生検を含め今後の長期観察が必要である．

✚ 病理医のコメント

原腎見直しに関するコメント:

　原疾患再発の疑いによりなされた腎生検組織の診断は，糸球体への沈着は segmental かつ比較的 mild であるが，蛍光抗体法所見を考慮すると，λ型の LCDD として矛盾しないと考えられる．電顕検索による糸球体，尿細管基底膜への沈着物の構造は典型的ではないが，fibrillary deposit とするよりは LC deposit とみるべき像を呈している．

　原腎の光顕所見は，DM nephropathy の nodular sclerosis に類似した糸球体変化がびまん性に認められ，fibrillary glomerulonephritis としては unusual であり，この時点ですでに進行した LCDD として矛盾しない所見を示している．免疫組織学的検討資料がないため，LC の沈着についての情報は不明であるが，電顕所見では，基底膜の一部などに再発時生検組織の所見に類似した沈着パターンが認められ，光顕所見とあわせ考慮すると，LCDD としての可能性を考えるのが妥当であろう．ただし，著明な mesangial expansion による結節性変化に対応するメサンギウムの沈着が，明らかな電顕所見として認められない点に，LCDD の再発と断定することについて形態的立場からはわずかな疑問が残されるが，移植腎であるという特殊な環境による（沈着に並行しない）病変の修飾，強調である可能性も考えておく必要はある．

本症例のポイント:

①腎生検診断には軽鎖染色が必要．
②Amyloidosis 以外の organized deposit の診断には，電顕検索による仔細な検討が必須であり，確実な電顕情報なしに原腎生検診断で fibrillary glomerulonephritis としたことに問題がある．
③LCDD は腎移植後に高率に早期から再発し，移植腎喪失原因となる．
④原腎の病理診断を正確に行うため，移植前に再評価すること．
⑤LCDD の再発は腎移植後 1 時間ときわめて早期に brush border と TBM への軽鎖の顆粒状沈着として始まる．
⑥移植後 1 カ月での軽鎖沈着は TBM と GBM と同様程度に染色され，線状分布に移行している．
⑦移植後 6 カ月で電顕では初期の典型的 LCDD 所見が出現する．
⑧移植後 1 年では，軽度だが完成した LCDD の糸球体，間質尿細管病変ができ上がる．
⑨移植腎の再発性 LCDD へのボルテゾミブ療法は有効で蛋白尿が減少する．
⑩ボルテゾミブ治療後の LCDD 沈着の改善の状況が今後の課題．

（第 46 回重松腎病理カンファレンスより）

【文献】

1) Herlitz LC, Roglieri J, Resta R, et al：Light chain proximal tubulopathy. Kidney Int 76（7）：792-797, 2009
2) Lin J, Markowitz GS, Valeri AM, et al：Renal monoclonal immunoglobulin deposition disease：the disease spectrum. J Am Soc Nephrol 12（7）：1482-1492, 2001
3) Keeling J, Herrera GA：The mesangium as a target for glomerulopathic light and heavy chains：pathogenic considerations in light and heavy chain-mediated glomerular damage. Contrib Nephrol 153：116, 2007
4) Leung N, Lager DJ, Gertz MA, et al：Long-term outcome of renal transplantation in light-chain

deposition disease. Am J Kidney Dis 43 (1) : 147-153, 2004
5) Gerlag PG, Koene RA, Berden JH : Renal transplantation in light chain nephropathy : case report and review of the literature. Clin Nephrol 25 (2) : 101-104, 1986
6) Alpers CE, Marchioro TL, Johnson RJ : Monoclonal immunoglobulin deposition disease in a renal allograft : probable recurrent disease in a patient without myeloma. Am J Kidney Dis 13(5) : 418-423, 1989
7) Kastritis E, Wechalekar AD, Dimopoulos MA, et al : Bortezomib with or without dexamethasone in primary systemic (light chain) amyloidosis. J Clin Oncol 28 : 1031, 2010
8) Lamm W, Willenbacher W, Lang A, et al : Efficacy of the combination of bortezomib and dexamethasone in systemic AL amyloidosis. Ann Hematol 90 : 201, 2011
9) Horike K, Takeda A, Otsuka Y, et al : A case of recurrent light chain deposition disease after living-related renal transplantation-detailed process of the recurrence. Clin Transplant ; 26 Suppl 24 : 64-69, 2012

46

生体腎移植後早期に再発した進展経過を確認できた Fibronectin 腎症

移植後再発しやすい稀な家族性糸球体疾患を知ろう

> **キーワード** 再発性糸球体疾患，Fibronectin 腎症

✚ 症例
　　移植時年齢 50 歳代，女性，AB 型

✚ 既往歴
　　50 歳，心房中隔欠損および三尖弁閉鎖不全症に対して欠損孔閉鎖・三尖弁輪縫縮術（この際の輸血歴あり）

✚ 移植までの臨床経過
　　中学生のときから尿蛋白を指摘されていた．尿潜血は指摘されていなかった．
　　46 歳，ネフローゼ症候群と腎機能低下を指摘されたが通院しなかったため腎生検を含めた精査を受けていない．
　　49 歳，腹痛で前医を受診したところ，Cr 8.35 mg/dL，BUN 100 mg/dL，Hb 7.2 g/dL，腹部 CT で両側の腎臓萎縮が判明し，7 カ月後に血液透析導入となった．
　　51 歳，後腹膜腔鏡下左腎摘出術（腎癌が疑われたため施行したが，血管腫であった）
　　52 歳，夫をドナーとして生体腎移植を施行した．

✚ ドナー
　　50 歳代，夫，B 型
　　糖尿病の指摘あり，HbA1c 6.5％
　　尿蛋白（−），尿潜血（−），尿糖（±）
　　Cr 0.96 mg/dL，BUN 15.8 mg/dL，Alb 4.20 g/dL，TP 7.08 g/dL

✚ 家族歴
　　父：高血圧，くも膜下出血，慢性腎臓病
　　母：49 歳死去，高血圧，脳卒中，浮腫
　　兄：20 代交通外傷死去
　　子供 5 人：健康

✚ 移植後の臨床経過および腎生検所見の概要
　　妊娠出産歴，輸血歴があり，donor specific anti-HLA antibody（DSA）が陽性であったことから，減感作療法として，術前 2 週間前からミコフェノール酸モフェチル（mycophenolate mofetil：MMF）内服，二重膜濾過血漿吸着法（double filtration plasmapheresis：DFPP）4 回，Rituximab 200 mg 投与を 2 回行い，生体腎移植術を施行した（図 1）．
　　移植手術中血流再開 1 時間後生検（1st RBx）では，活動性のない持ち込み IgA 腎症と，動脈硬化が認められた（図 2）．なお，蛍光免疫染色法で C1q は陰性，C4d も陰性であった．

図1 臨床経過1

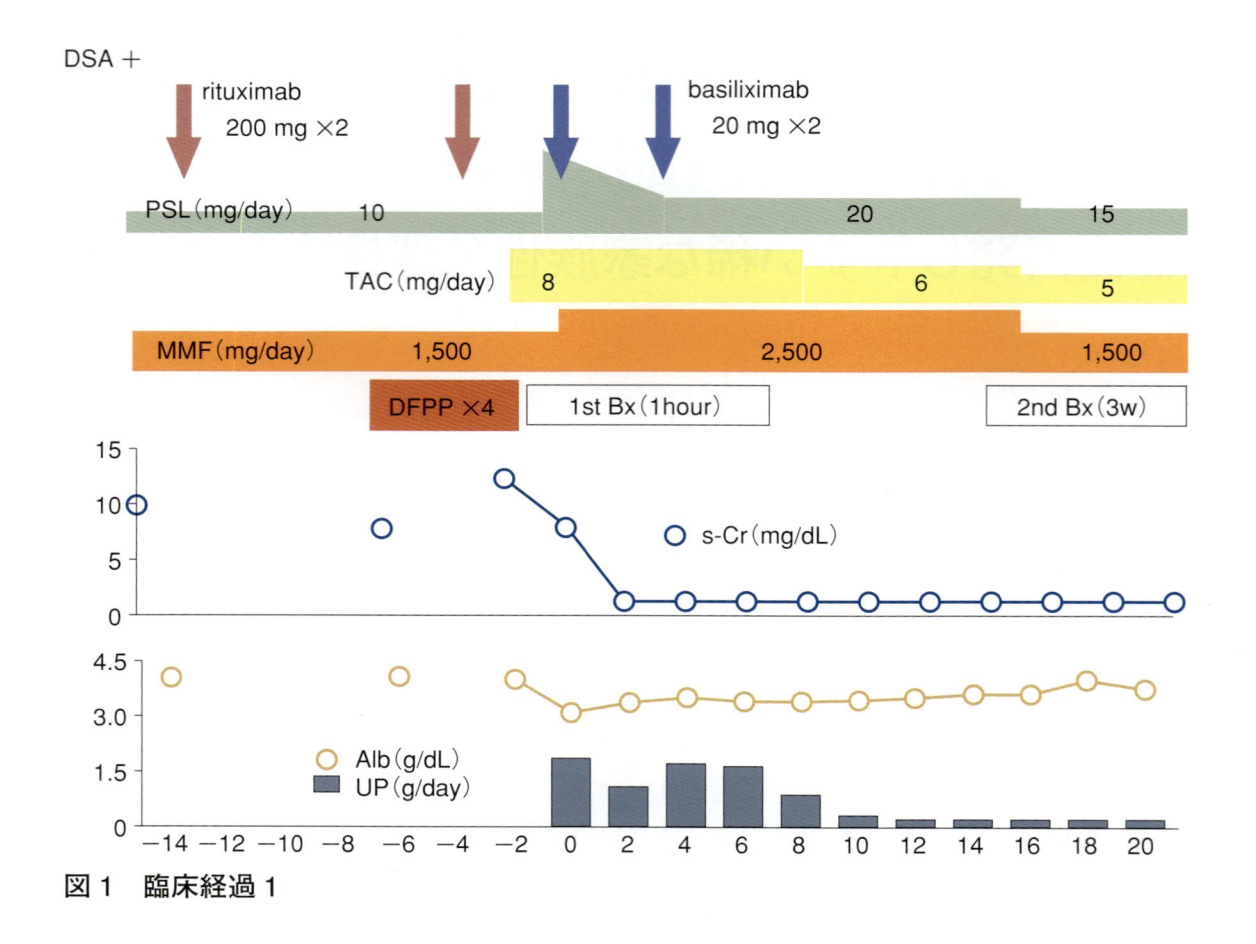

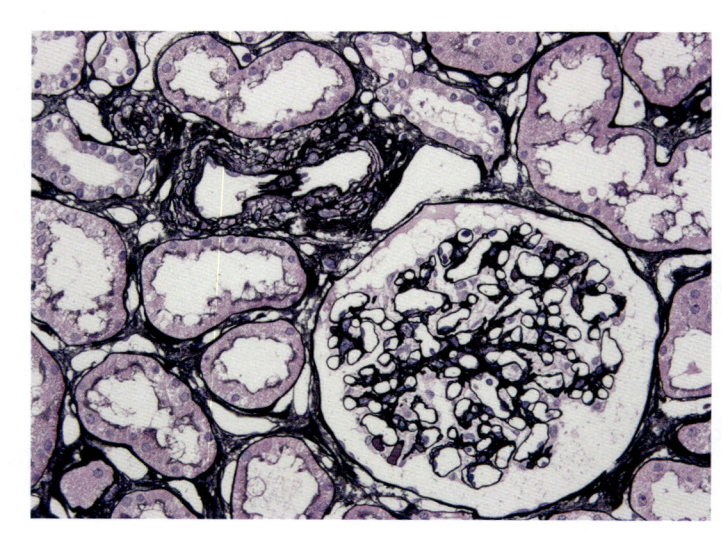

図2 第1回腎生検（移植後1時間生検）
糸球体の基本構造は保たれているが，メサンギウム領域に半球状の沈着物を認め，蛍光染色法ではIgA腎症パターンを示した．メサンギウム基質の増加はあるが細胞増多はなく，半月体も認められず，IgA腎症の活動性はない．小葉間動脈では内弾性板の多層化や血管腔の狭小化，細動脈には中等度の内皮下hyalinosisを認めた（PAM染色）．

　移植後の経過は順調で，移植後3週間でクレアチニン1.04 mg/dLとなり，尿蛋白も認められなかった．移植後19日でプロトコール生検（2nd RBx）を施行した（図3）．一部の糸球体で係蹄内の単核球集積を認め，傍尿細管毛細血管炎（PTCitis），動脈内膜炎の所見を認めたことから，潜在性の抗体関連型の拒絶反応も疑い，免疫抑制療法は変更せず経過観察していた．このときの蛍光免疫染色法でC1qがわずかに陽性となっており，C4dは陰性であった．細動脈では高度な内皮下hyalinosisがひろく存在していた．
　その後徐々に尿蛋白が増加し，また，サイトメガロウイルス感染を合併したためこれを治療した．血清クレアチニン値も上昇傾向を認め，移植後134日で腎生検（第3回）を施

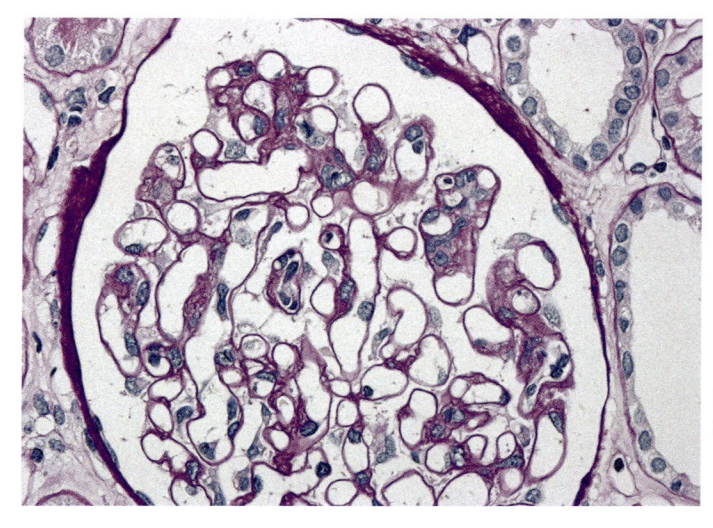

図3a　第2回生検（移植後19日，PAS染色）

糸球体係蹄の開きはよいが，一部では係蹄内に単核球集積が目立ち，軽度の移植糸球体炎を呈しているものと考えられた．ほかの糸球体も含め，軽度のメサンギウム基質の増加がびまん性全節性にみられた．

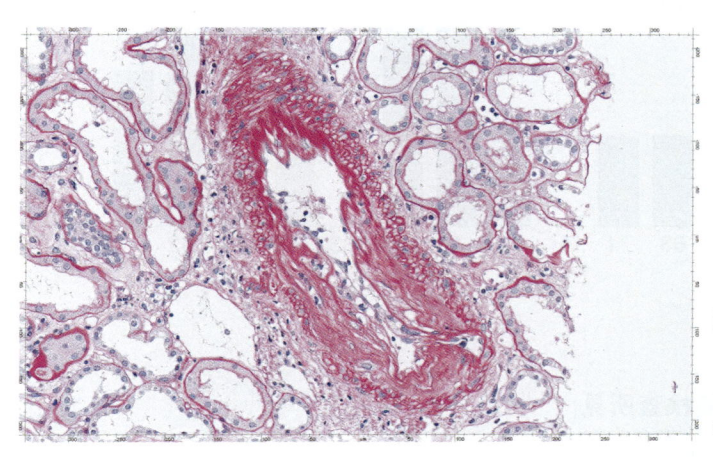

図3b　第2回生検（移植後19日，PAS染色）

1本の小葉間動脈で内皮下への単核球浸潤を伴う浸出性内膜炎を認めた．

行した．このときの血清クレアチニン 1.31 mg/dL，尿蛋白 1.0 g/day で，経過および検査所見を別に示す（図4，表）．

　組織像（図5）は，糸球体病変は均質で，MPGN様病変を呈し内皮下にdepositsを認め，管内増殖性変化を認めた．蛍光免疫染色法ではC1qのみが陽性であったことから，C1q腎症の可能性を考慮したが確定診断は得られなかった．

　その後も腎機能は徐々に低下し，尿蛋白は増加傾向を示した（図6）．

　移植後237日，移植後365日で腎生検（第4回腎生検，第5回腎生検）を施行した．第4回腎生検では，以前の生検でも確認していたメサンギウム領域の拡大および細胞増多，内皮下の沈着物がさらに進展していた．蛍光免疫染色法では免疫グロブリンやC1qを含めた補体に明らかな陽性所見はなく，C4dも陰性，κおよびλも陰性であった．第5回腎生検では，さらにメサンギウム領域の拡大と細胞増多が進行し（図7），蛍光免疫染色法は前回と同様で免疫グロブリン，補体，C4dは陰性であった．電子顕微鏡で内皮下腔の沈着物に直径12〜14 nmの線維状構造物が観察された（図8）．Congo Red染色は陰性であった．

　免疫グロブリンや補体が陰性に加え，線維性沈着物の構造から，fibronectin腎症を疑った．Fibronectin腎症の経験豊富な筑波大学病理学上杉先生にコンサルトし，電顕所見を見てもらいfibronectin腎症の電顕像に合致するとの回答を得た．さらにfibronectin腎症の診断確定に必要なfibronectin染色を依頼して評価した結果，IST4およびIST9染色の所見（図9）より血清fibronectinの沈着が証明され，fibronectin腎症の診断に至った．原腎の

389

図4 臨床経過2

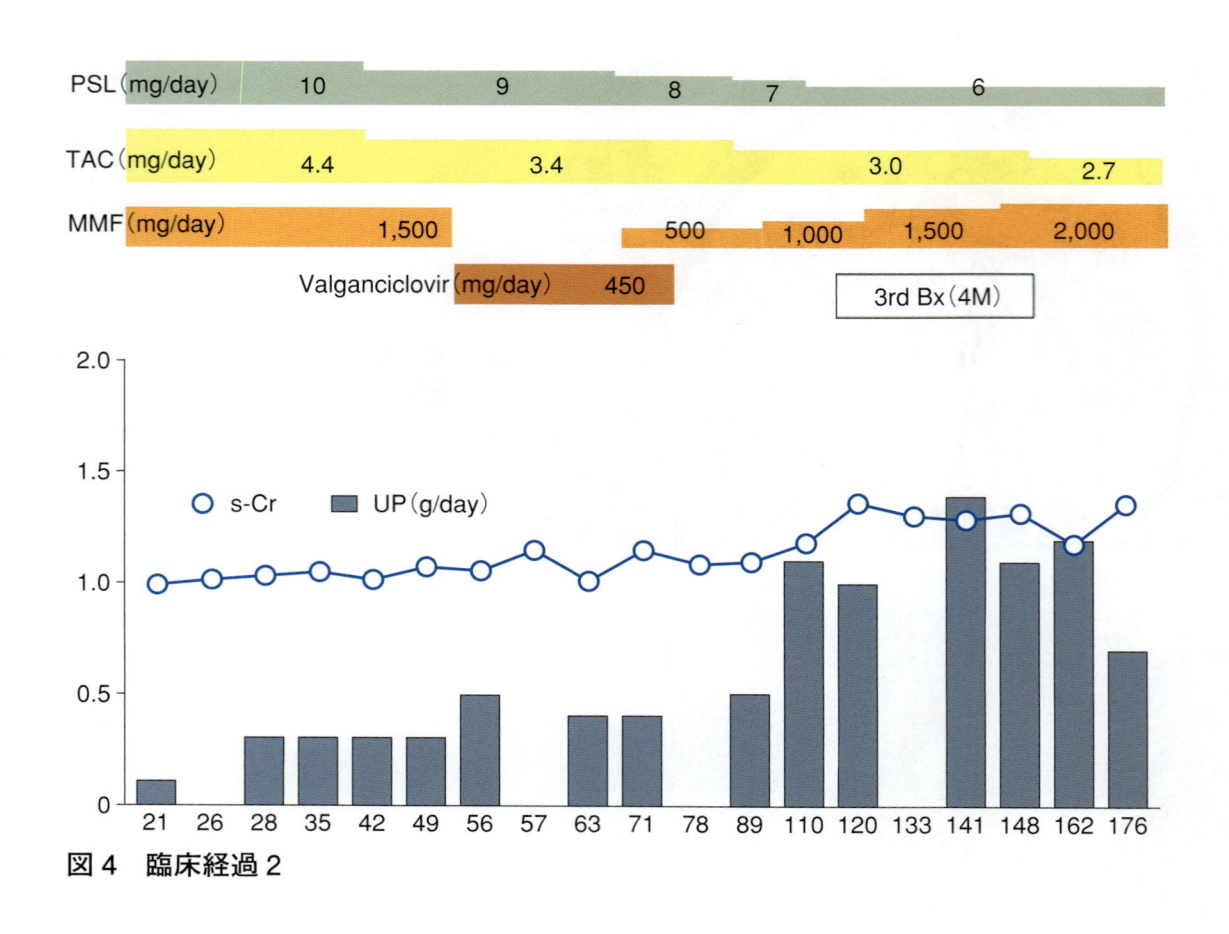

表 第3回腎生検（移植後134日）時の主要検査所見

WBC（/μL）	4,900	BUN（mg/dL）	19.2	UP	3+
Ne（%）	59.4	Cr（mg/dL）	1.31	UP（g/day）	1.0
Ly（%）	25.8	UA（mg/dL）	7.72	OB	—
Mo（%）	10.9	Na（mEq/L）	137	US	—
Eos（%）	3.0	K（mEq/L）	4.6	uRBC（HPF）	<1/5
Baso（%）	0.9	Cl（mEq/L）	107	uWBC（HPF）	<1/5
RBC（万/μL）	330	Ca（mg/dL）	10.2	Casts	—
Hb（g/dL）	9.1	P（mg/dL）	3.9	3rd GBx 後追加検査	
Ht（%）	28.3	CPK（IU）	62	$β_2$MG（mg/L）	4.9
Plt（万/μL）	18.2	Glu（mg/dL）	124	CH50（U/mL）	33.7
TP（g/dL）	6.41	CRP（mg/dL）	<0.20	RF（IU/mL）	1
Alb（g/dL）	4.39	IgG（mg/dL）	922	Cryoglobulin	—
AST（IU）	17	IgA（mg/dL）	115	ANA	×40（Sp）
ALT（IU）	16	IgM（mg/dL）	63	aDNA（RIA）（IU/mL）	<2.0
LDH（IU）	276	C3（mg/dL）	71	ds-DNA IgG（IU/mL）	<10
AMY（IU）	191	C4（mg/dL）	25	C1q（μg/mL）	<1.5
T. Chol（mg/dL）	273				

　組織診断が得られていないが，臨床経過より fibronectin 腎症の再発を疑った．Fibronectin 腎症の再発経過を経時的に観察できる腎生検組織が採取されていたため，初回から5回までの糸球体病変の進展と腎生検組織の fibronectin の免疫染色と電顕所見の経時比較（図

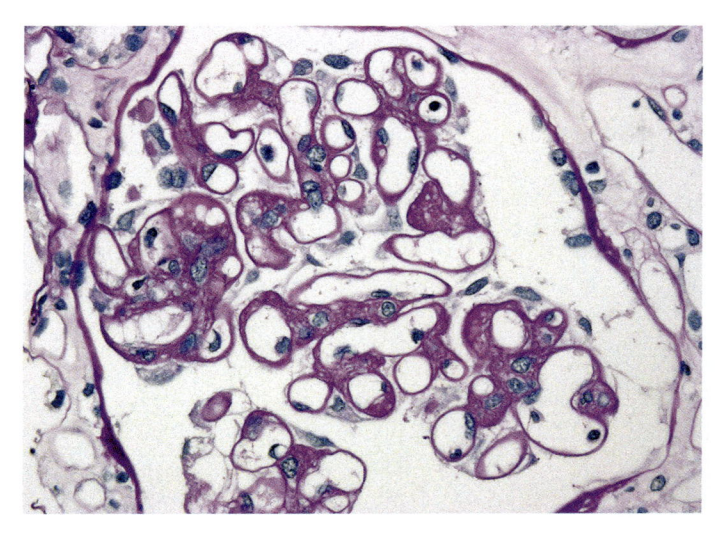

図 5a　第 3 回腎生検（移植後 134 日，PAS 染色）

糸球体病変は一様で，メサンギウム領域が泡沫状に拡大し，管腔内には単核球が散見され．内皮下腔に PAS 陽性沈着物がみられる．

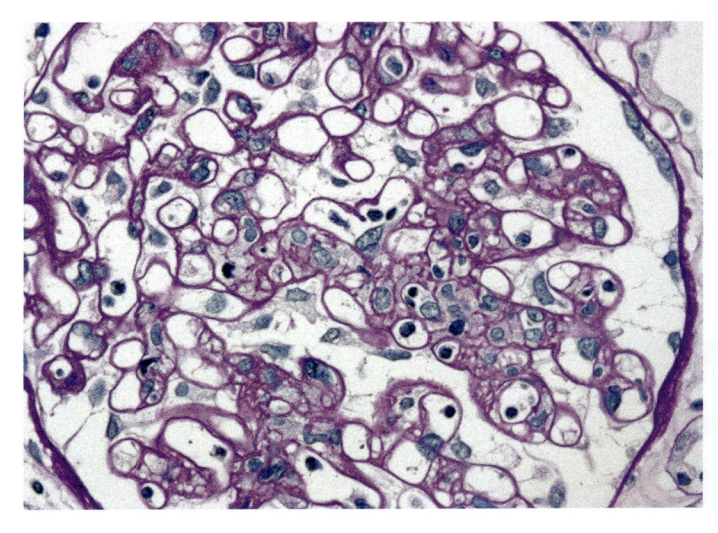

図 5b　第 3 回腎生検（移植後 134 日，PAS 染色）

係蹄内やメサンギウム域への単核球浸潤が軽度みられ，糸球体基底膜の不規則な二重化を認める．メサンギウム領域は拡大し，細胞増多が目立つ．

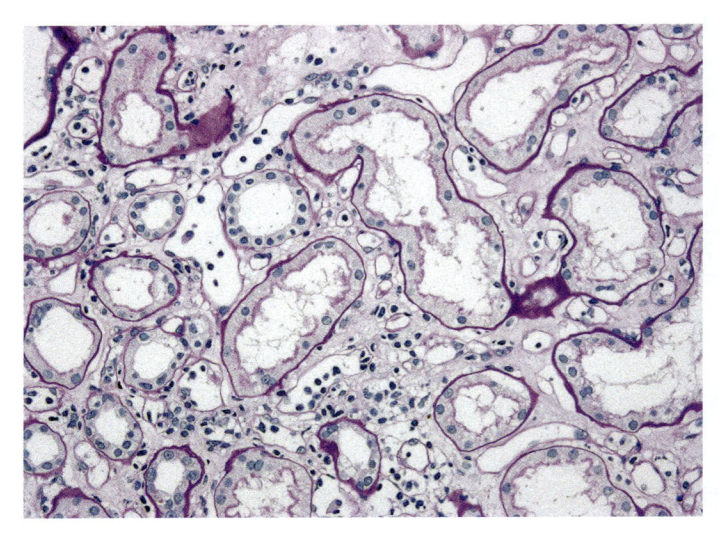

図 5c　第 3 回腎生検（移植後 134 日，PAS 染色）

PTC はびまん性に拡張し，管腔内に単核球が集積している（ptc2*）

10）を行った結果を示す．免疫組織染色は蛍光抗体法（仙台社会保険病院城先生による）と酵素抗体法（バーゼル大学病理学研究所 MJ Mihatsch 先生による）で行った．

　第 2 回腎生検ですでに fibronectin の陽性所見が確認され，その後経時的に沈着が強くなっていった．また，電顕での検索でも第 2 回腎生検の電顕像ですでに内皮下腔に線維状

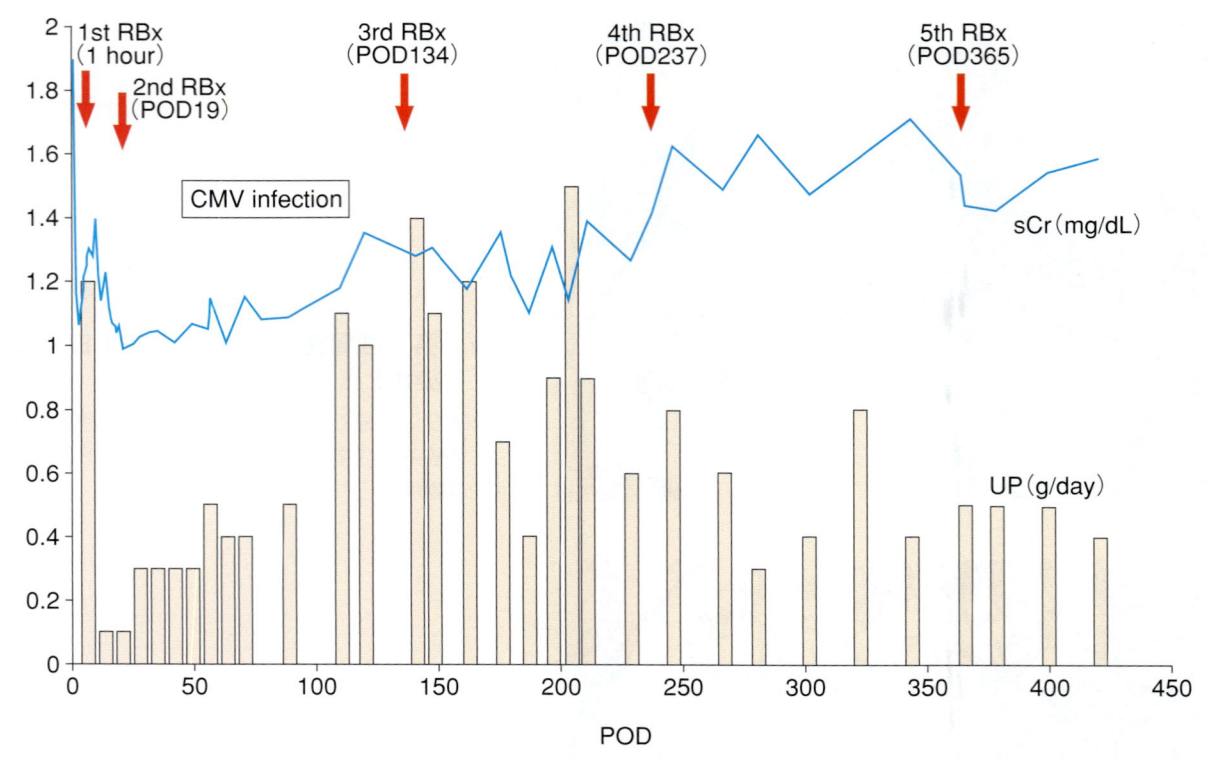

図6　臨床経過3

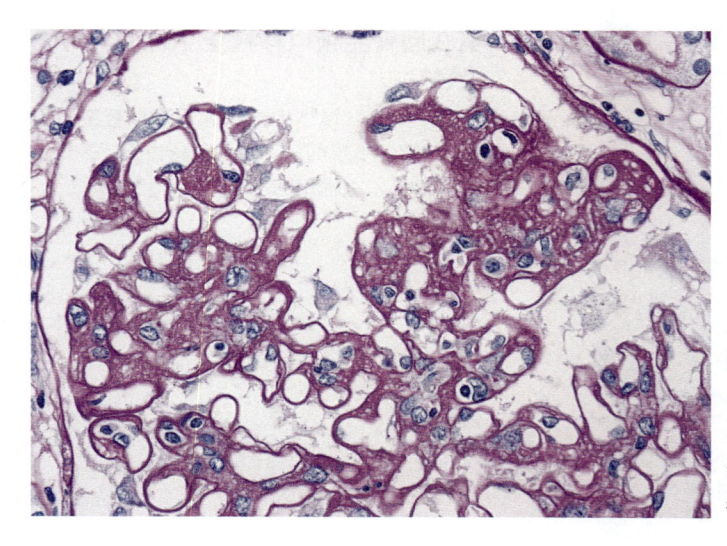

図7　第5回腎生検（移植後365日，PAS染色）
メサンギウム領域の拡大および細胞増多が進行し，メサンギウム領域および内皮下腔にPAS陽性の沈着物が観察される．

の構造物がわずかに確認され（図11），光学顕微鏡所見（図12），免疫組織染色と同様に経時的に高度になっていった．

　Fibronectin腎症は，常染色体優性遺伝をとり，その責任遺伝子はfibronectionをコードするFN1遺伝子である．この遺伝子変異を検索したところ，FN1 exson28内の4412から4414番目の3塩基が欠失（c4412-4414del）していた（図13）．家族の遺伝子検索をしたところ，長男，次男，三男に同様の遺伝子変異を認めた．

　次男は尿蛋白陽性であることから，腎生検を施行した．

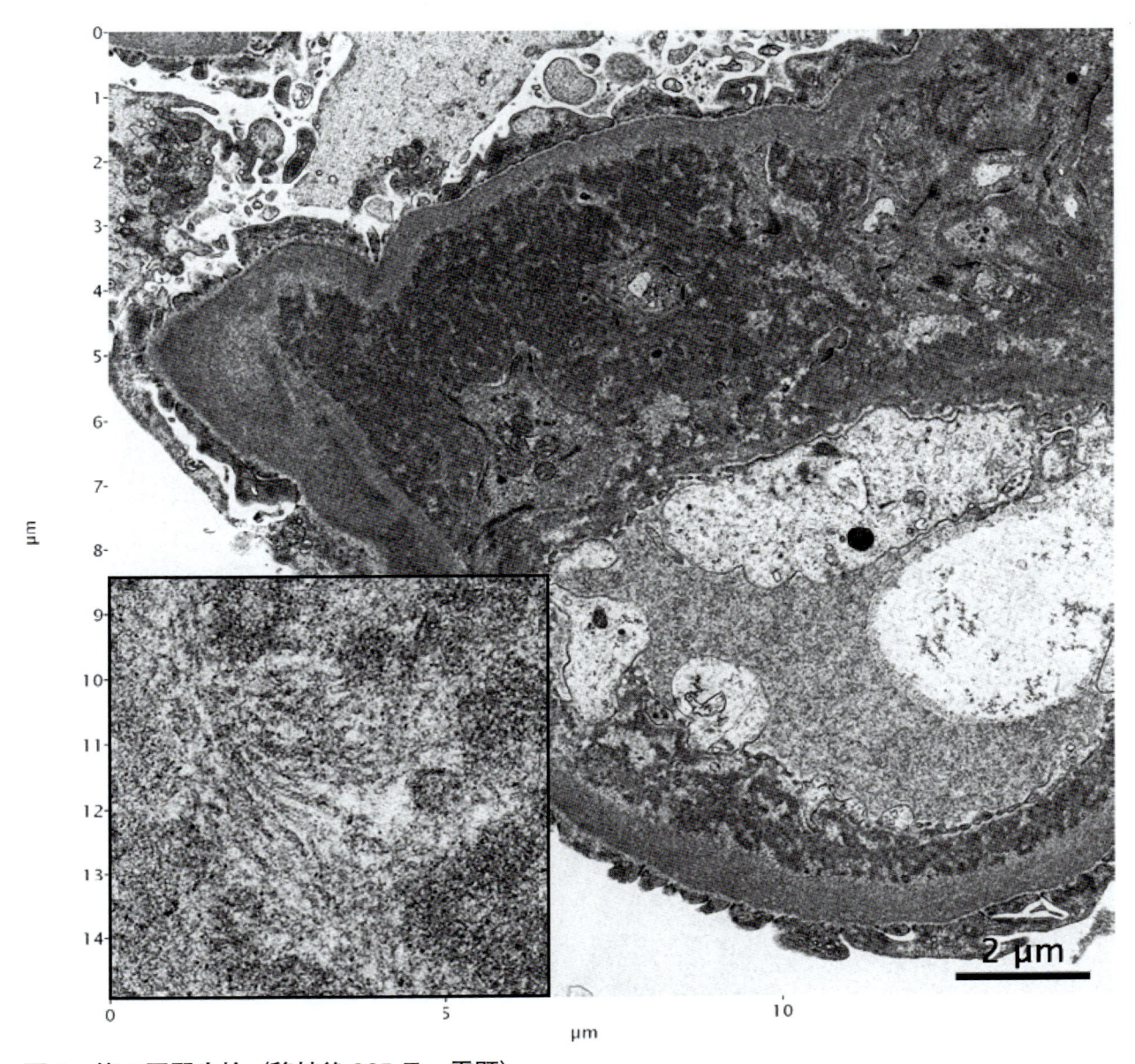

図8 第5回腎生検（移植後365日，電顕）
内皮下腔およびメサンギウム領域に大量の高電子密度沈着物（EDD）を認める．EDDは比較的電子密度の低い部分と高い部分が混在しており，電子密度の低い部分で直径12〜14 nmの線維状構造物が認められる．

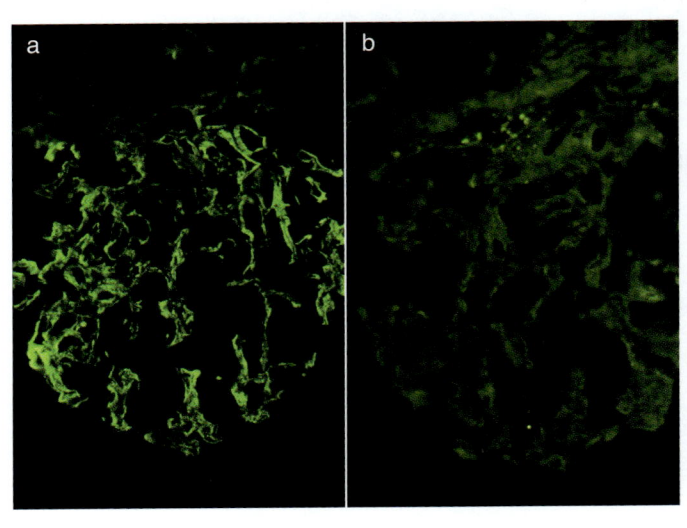

図9 第5回腎生検（移植後365日，IST4染色およびIST9染色，courtesy of Dr. Zardy, Genova, Italy，仙台社会保険病院病理部城謙輔先生より提供）
a：IST4，b：IST9
IST4は血清fibronectinおよび組織fibronectinに対する抗体で，IST9は組織fibronectinに対する抗体である．IST4染色ではメサンギウム領域および係蹄に陽性で，IST9は陰性であり，この所見より血清fibronectinの沈着が証明された．

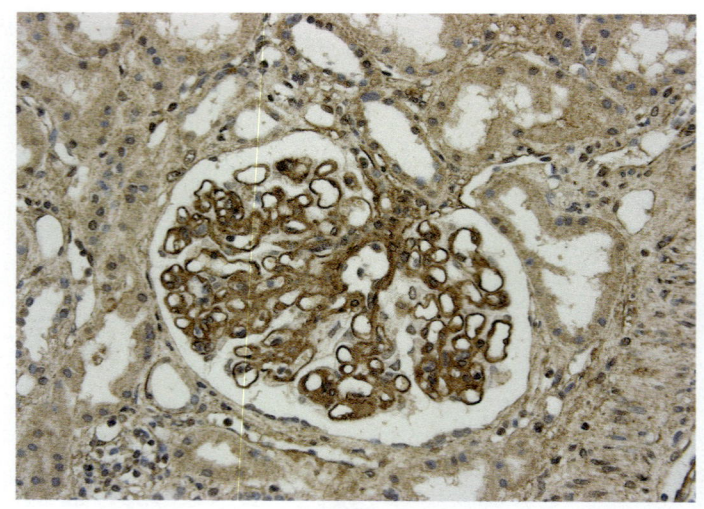

図10a　第5回腎生検（移植後365日，fibronectin免疫染色（Serotec），バーゼル大学病理学研究所 MJ Mihatsch先生より提供）
メサンギウム領域および係蹄壁に沿って陽性であり，fibronectin腎症として矛盾しない．

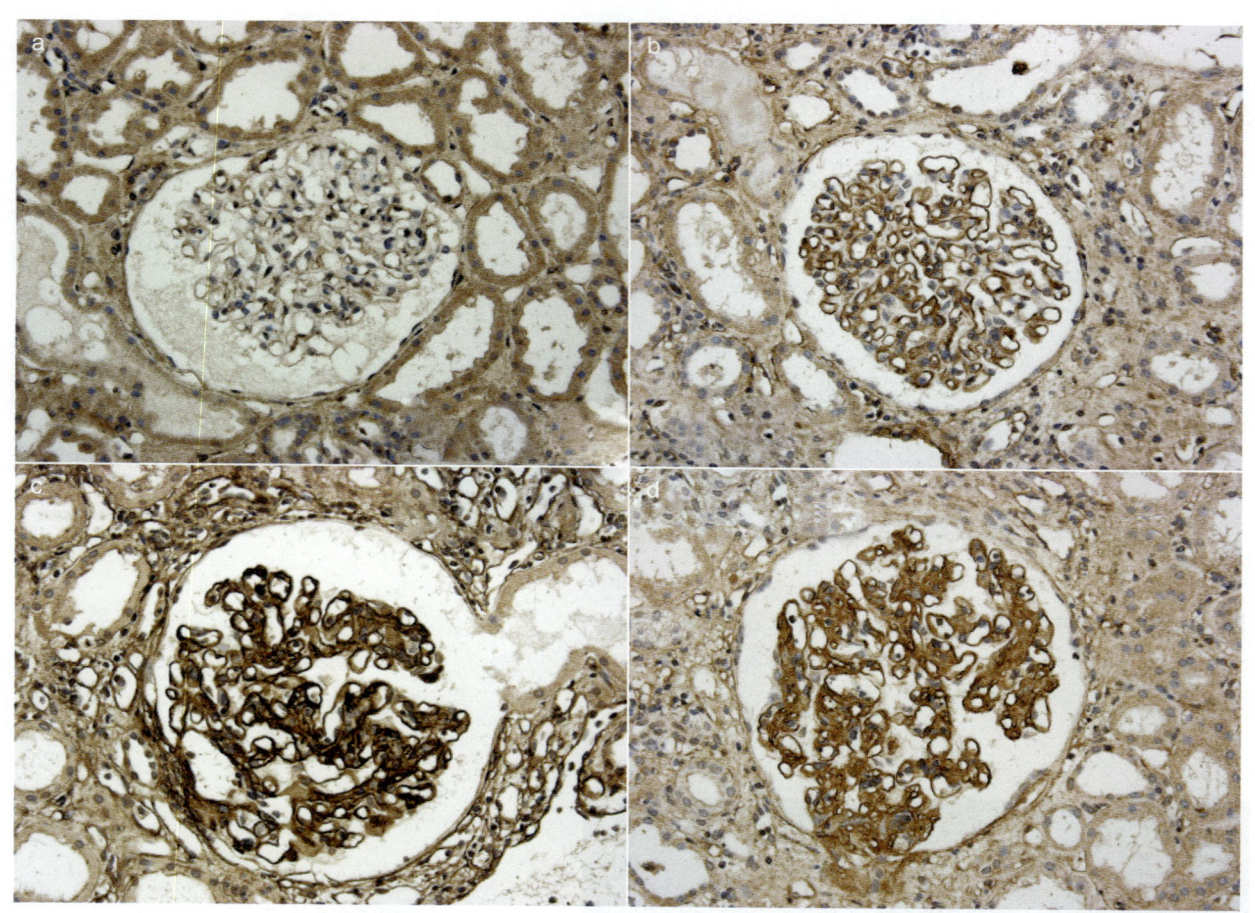

図10b　第1回から第4回腎生検のfibronectin免疫染色，バーゼル大学病理学研究所MJ Mihatsch先生より提供
a：1 hour，b：POD19，c：POD134，d：POD237
Fibronectinは1時間生検時には陰性であったが，移植後19日の時点でメサンギウム領域および内皮下腔にfibronectin陽性となっている．組織学的には移植後19日でfibronectin腎症が再発している．その後経時的にfibronectinの沈着が強くなっていった．

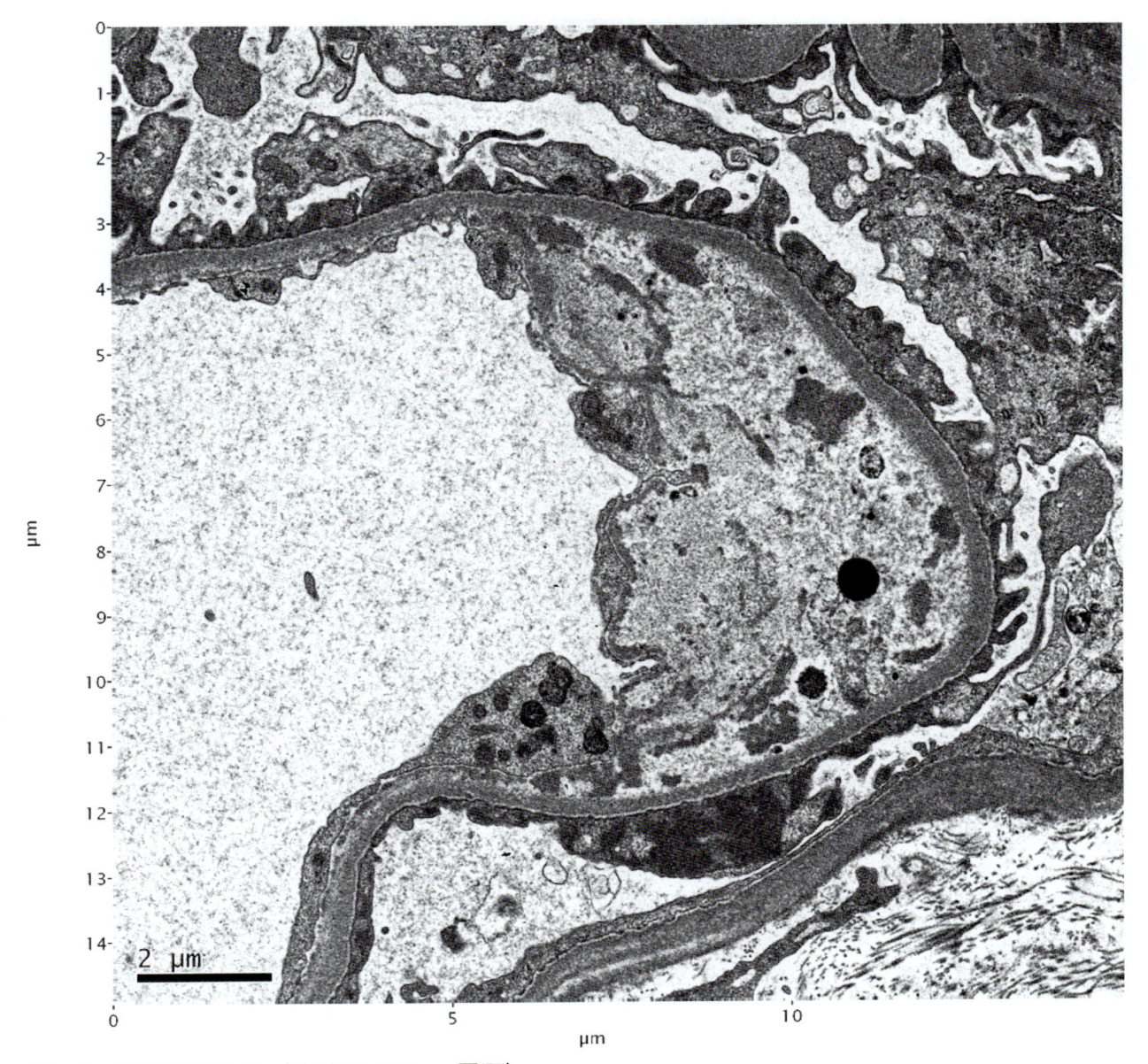

図 11　第 2 回腎生検（移植後 19 日，電顕）
内皮下の著明な浮腫を認め，そのなかに高電子密度の線維状構造物をわずかに確認できる．

✚ 次男の経過

　　　20 歳代の男性．尿蛋白陽性を 6 年前に指摘されていた．遺伝子解析で FN1 に変異あり，尿蛋白 2＋，0.5 g/day のため腎生検を施行した．腎生検施行時のそのほかの主要検査所見は，血圧 112/53 mmHg，尿潜血（－），血清クレアチニン 0.92 mg/dL，24 時間クレアチニンクリアランス 112.4 mL/min であった．腎移植後 1 年で行った移植腎生検の糸球体病変と同じ病変がより高度に確認された．糸球体は，メサンギウム域が拡大し細胞増多を伴い，内皮下腔に沈着物を認めた（図 14）．蛍光免疫染色法では有意に陽性となる所見は認められず，電顕では線維状の構造物を認めた（図 15）．Congo Red 染色で陰性であり，fibronectin 免疫染色でメサンギウム領域と内皮下腔に陽性であることを確認した．

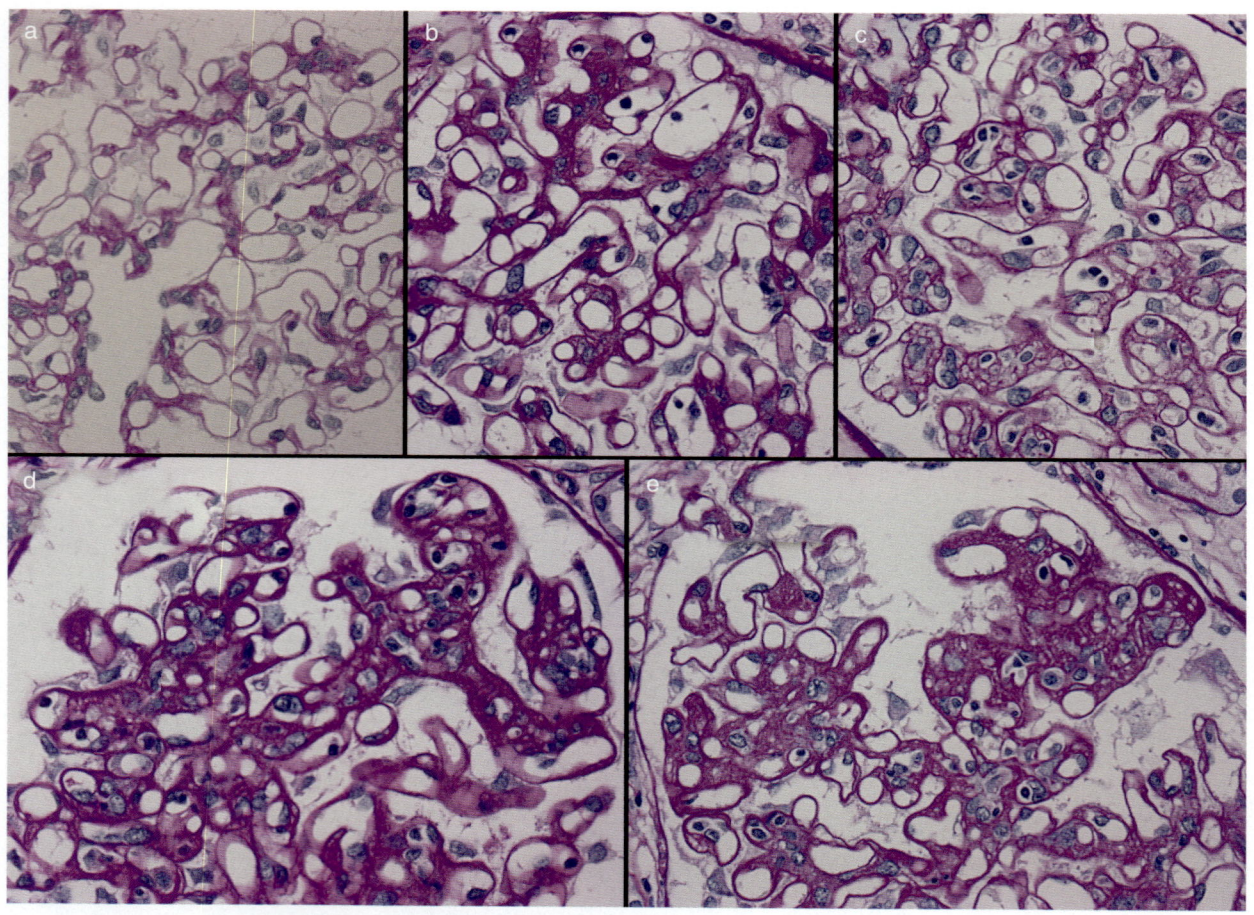

図 12 光顕像（PAS染色）の経時的変化
a：1 hour, b：POD19, c：POD134, d：POD237, e：POD365
経過とともにメサンギウムの増殖性変化が進展し，沈着物が増加している様子が明らかである．

✚ まとめ

　移植腎生検で経時的に組織像を検討し得たことで，電顕，免疫組織学的検索，遺伝子検索によりfibronectin腎症を診断し得た．本症例では原腎の組織が得られておらず，移植後に確定診断に至ったが，移植後の経過を予測し治療に反映させるためにも，改めて原疾患の精査が重要であることを再認識した．また，遺伝性疾患であることから，家族への精査にまで施行するに及んだ．

本症例のポイント：
①腎移植レシピエントの原疾患を正確に把握することが必要．
②Fibronectin腎症は初期から再発する．
③Fibronectin腎症の診断には電顕所見と特殊な免疫組織化学検査が必要．
④Fibronectin腎症の診断にFN1遺伝子の異常と家族歴の聴取が必要．
⑤Protocol腎生検を含む経時的移植腎生検によりfibronectin腎症の進展様式が明らかにされた．
⑥きわめてまれな腎疾患の診断では診断経験豊富な専門医の援助が必要である．

（第43回重松腎病理カンファレンスより）

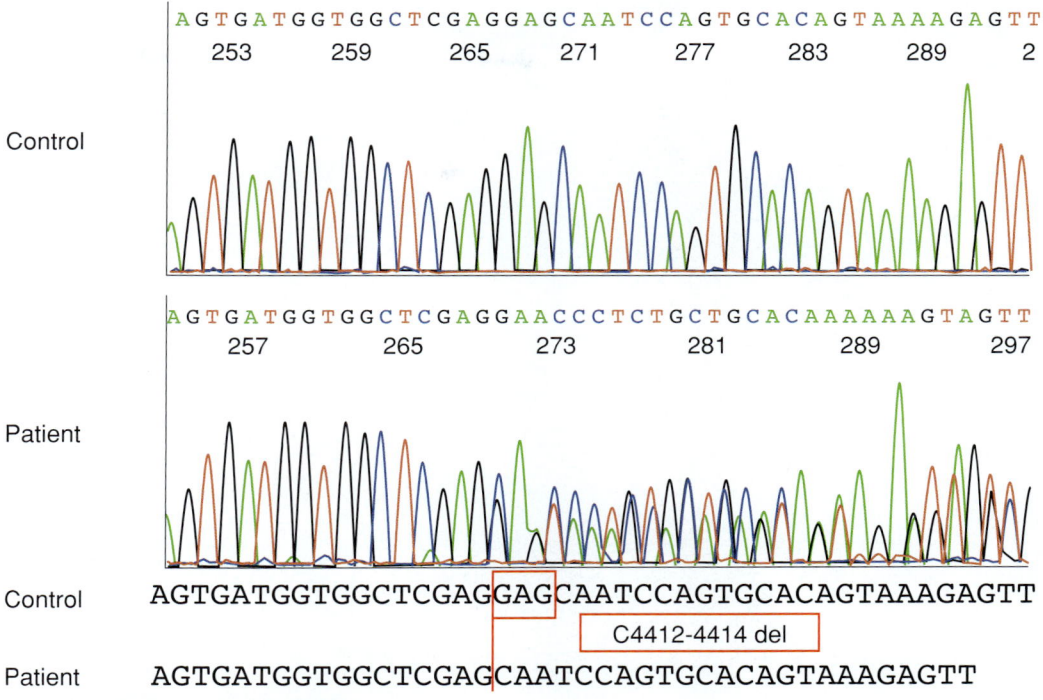

図 13　FN1 遺伝子変異検索

遺伝子の検索を行ったところ，FN1 exson28 内の 4412 から 4414 番目の 3 塩基が欠失（c4412-4414del）が判明した．家族の遺伝子検索をしたところ，長男，次男，三男に同様の遺伝子異常が判明した．（神戸大学小児科　大坪裕美先生，飯島一誠先生より提供）

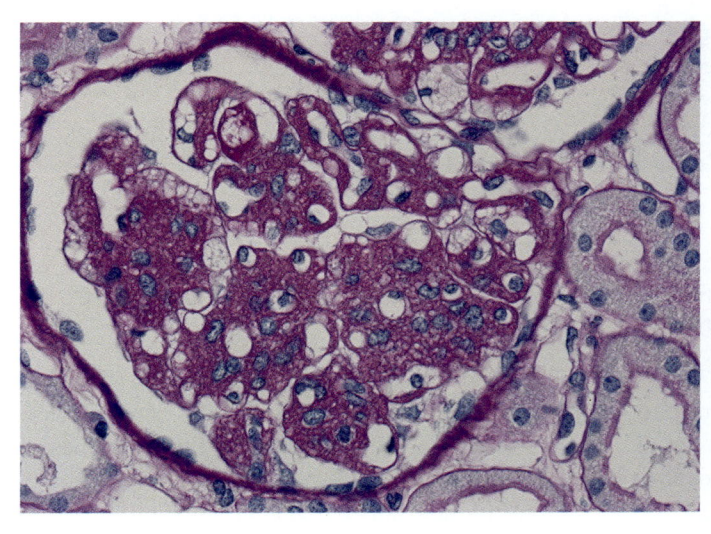

図 14　次男の腎生検像（PAS 染色）

高度な MPGN 様の組織像を認める．メサンギウム領域のルースな拡大があり，細胞増多も伴っているがメサンギウム領域の基質増加の程度に比べて細胞増多は少ない．係蹄壁の肥厚も目立つ．メサンギウム領域から内皮下腔に沈着物の存在が示唆される．

【文献】

1） Tuttle SE, Sharma HM, Bay W, et al：A unique familial lobular glomerulopathy. Arch Pathol Lab Med 111：726-731, 1987
2） Mazzucco G, Maran E, Rollino C, et al：Glomerulonephritis with organized deposits：a mesangiopathic, not immune complex-mediated disease？ A pathologic study of two cases in the same family. Hum Pathol 23：63-68, 1992
3） Assmann KJ, Koene RA, Wetzels JF：Familial glomerulonephritis characterized by massive deposits of fibronectin. Am J Kidney Dis 25：781-791, 1995
4） Strøm EH, Banfi G, Krapf R, et al：Glomerulopathy associated with predominant fibronectin deposits：a newly recognized hereditary disease. Kidney Int 48：163-170, 1995

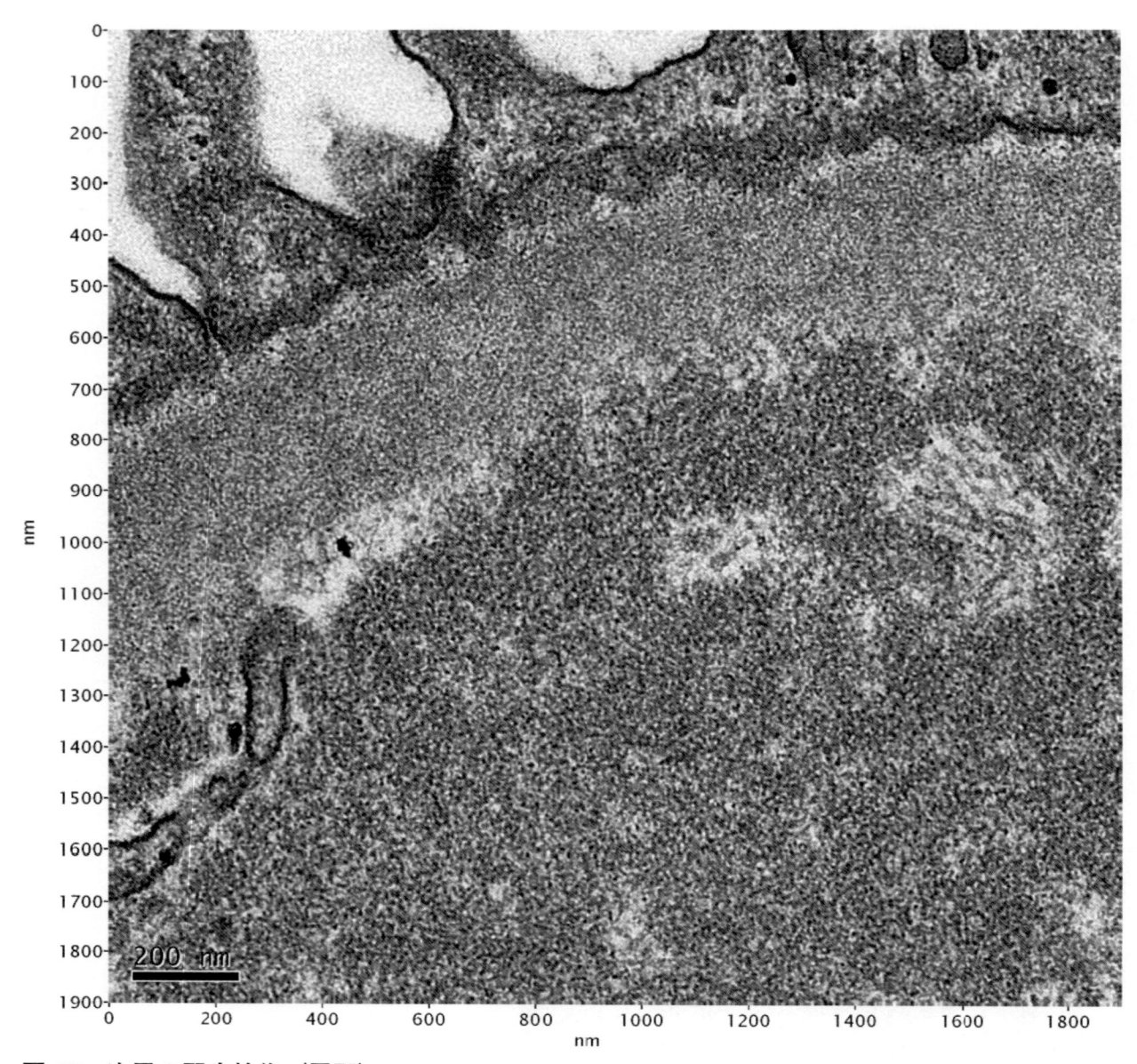

図15 次男の腎生検像（電顕）

内皮下腔に高電子密度沈着物が大量に観察される．電子密度の高い部分と低い部分が混在しており，電子密度の低い部分に細線維状の構造物をみる．Fibronectin glomerulopathyの沈着物として矛盾しない所見である．

5) Gemperle O, Neuweiler J, Reutter FW, et al：Familial glomerulopathy with giant fibrillar (fibronectin-positive) deposits：15-year follow-up in a large kindred. Am J Kidney Dis 28：668-675, 1996
6) Bürgin M, Hofmann E, Reutter FW, et al：Familial glomerulopathy with giant fibrillar deposits. Virchows Arch A Pathol Anat Histol 388：313-326, 1980
7) Yong JL, Killingsworth MC, Spicer ST, et al：Fibronectin non-amyloid glomerulopathy. Int J Clin Exp Pathol 3：210-216, 2009
8) Fujigaki Y, Kimura M, Yamashita F, et al：An isolated case with predominant glomerular fibronectin deposition associated with fibril formation. Nephrol Dial Transplant 12：2717-2722, 1997
9) Sato H, Matsubara M, Marumo R, et al：Familial lobular glomerulopathy：first case report in Asia. Am J Kidney Dis 31：E3, 1998
10) Niimi K, Tsuru N, Uesugi N, et al：Fibronectin glomerulopathy with nephrotic syndrome in a 3-year-old male. Pediatr Nephrol 17：363-366, 2002
11) Brčić I, Brčić L, Kuzmanić D, et al：Fibronectin Glomerulopathy in a 34-year-old Man：A Case Report. Ultrastruct Pathol 34：240-242, 2010
12) Castelletti F, Donadelli R, Banterla F, et al：Mutations in FN1 cause glomerulopathy with fibronectin deposits. Proc. Natl. Acad. Sci. U.S.A. 105：2538-2543, 2008
13) Otsuka Y, Takeda A, Horike K, et al：A recurrent fibronectin glomerulopathy in a renal transplant patient：a case report. Clin Transplant 26：58-63, 2012

腎移植後に進行性に腎障害を呈した1例

腎移植後の単クローン性IgG沈着型増殖性糸球体腎炎 proliferative glomerulonephritis with monoclonal IgG deposits（PGNMID）の再発

キーワード proliferative glomerulonephritis with monoclonal IgG deposits：PGNMID，再発性糸球体腎炎，IgG3κ

◆ 症例
46歳，男性

◆ 主訴
尿蛋白，腎機能障害

◆ 既往歴
2006年12月　末期腎不全のため血液透析導入
2007年5月　母親をドナーとする生体腎移植術施行
2007年9月　出血性胃十二指腸潰瘍

◆ 現病歴
30歳代より尿蛋白を指摘され保存的加療を受けていたが，次第に腎機能悪化し2006年12月に血液透析が開始された．腎生検は行われておらず，腎不全の原疾患は不明であった．2007年5月ABO血液型不適合生体腎移植術が施行された．移植後は血清Cre 1.7～1.9 mg/dLで推移していた．腎移植後1カ月のプロトコール腎生検では，免疫蛍光所見でIgG，C3，C4，C1qがメサンギウム領域に陽性であったが，光顕では著変を認めず経過観察となった．2009年12月から尿蛋白1 g/day前後となり，その後血清Creが2.3 mg/dLまで上昇したため2010年9月腎生検が施行された．この時点での病理所見では，メサンギウムを主体とする増殖性腎炎とカルシニューリン阻害薬による慢性血管毒性が認められた．ステロイドパルスに引き続き後療法PSL 30 mgで治療したが効果は得られなかった．2011年からさらに尿蛋白が増加し，2 g/day前後となった．2012年2月に血清Cre 2.71 mg/dL，尿蛋白5.32 g/dayと増悪を認め，2012年3月再度腎生検が施行された．

◆ 内服薬
プレドニゾロン（PSL）5 mg，タクロリムス（FK）5 mg，ミコフェノール酸モフェチル（MMF）1,500 mg，イミダプリル5 mg，オルメサルタン10 mg，シルニジピン10 mg，アゼルニジピン8 mg，ラベプラゾールナトリウム10 mg，クエン酸第一鉄ナトリウム50 mg，アスピリン100 mg，アレンドロン酸ナトリウム35 mg/週

◆ 家族歴
父：大腸癌　両親，同胞に腎疾患なし

表　検査所見

<血液>				<尿>	
WBC	1,100/μL	GOT	8 IU/L	pH	6.0
Hb	8.0 g/dL	GPT	6 IU/L	蛋白	(3+)
Plt	22.6 万/μL	LDH	158 IU/L	潜血	(+/−)
TP	4.9 g/dL	ALP	144 IU/L	亜硝酸塩	(−)
Alb	3.0 g/dL	γGTP	17 IU/L	白血球	(−)
BUN	36 mg/dL	T-Bil	0.3 mg/dL	沈渣	赤血球 4〜6/HPF
Cre	2.77 mg/dL	AMY	105 IU/L	尿中 BJP	陰性
Na	141 mEq/L	CRP	0.09 mg/dL	1 日尿蛋白	4.85 g
Cl	116 mEq/L	補体価	63.2 U/mL	<追加検査>	
K	4.9 mEq/L	C3	97.8 mg/dL	血清免疫グロブリン遊離 L 鎖	
Glu	107 mg/dL	C4	40.6 mg/dL	κ/λ 比	1.311
		IgG	491 mg/dL	κ 鎖	47.60 mg/L
		IgA	83 mg/dL	λ 鎖	36.30 mg/L
		IgM	56 mg/dL	免疫固定法（IFE）で血清，尿ともに M 蛋白検出されず．	
		抗核抗体	40 未満		
		血清 M 蛋白	陰性		

✚ 生体腎移植

　　　ドナー：母　既往歴なし　血液型　B 型 Rh（+）　レシピエント O 型 Rh（+）
　　　2007 年 5 月　ABO 不適合生体腎移植術施行
　　　手術時間 5 時間 38 分　輸液 3,400 mL，出血 692 mL（尿込み），尿量 850 mL
　　　WIT：2 分 55 秒　TIT：2 時間 3 分

✚ ドナー検査

　　　BUN 20 mg/dL，Cre 0.79 mg/dL，尿蛋白 0.02 g/day，HbA1c 4.9%
　　　HBsAg（−），HCVAb（−），HIVAb（−），TPAb（−）/RPR（−）
　　　抗核抗体定性（+），抗核抗体定量 160 倍 diffuse pattern，抗 ssDNA 抗体（−），抗 dsDNA 抗体（−）
　　　抗 U1-RNP 抗体（−），抗カルジオリピン IgG 抗体（−），抗 CLβ_2GPI 抗体（−）

✚ 入院時現症

　　　身長 175 cm　体重 67.4 kg　BMI 22.0
　　　血圧 127/96 mmHg　脈拍 70 回/分　体温 36.4℃
　　　身体所見　軽度の下腿浮腫を認めるほか，特記すべき所見を認めず．

✚ 検査所見

　　　表参照

✚ 入院までの臨床経過

　　　図 1，2 参照

✚ 腎生検①（2007 年 5 月施行　腎移植 1 時間後）

　　光顕所見：
　　　糸球体は 13 個得られ，全節性硬化糸球体は認められない．係蹄壁の開きは良好で係蹄壁の変化は観察されない．管外増殖性変化および管内増殖性変化も認められない．1 個の糸球体で分節性のメサンギウム細胞の増殖が観察される．尿細管間質の障害はほとんど認め

図1　臨床経過①

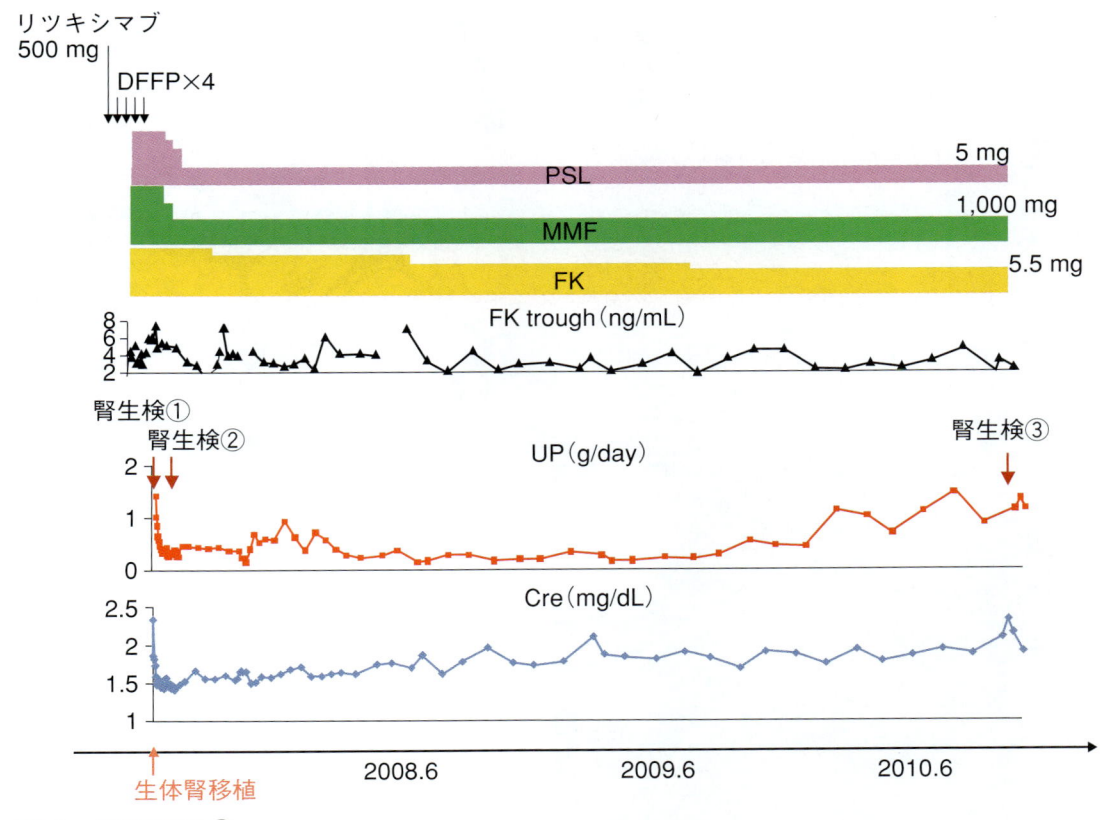

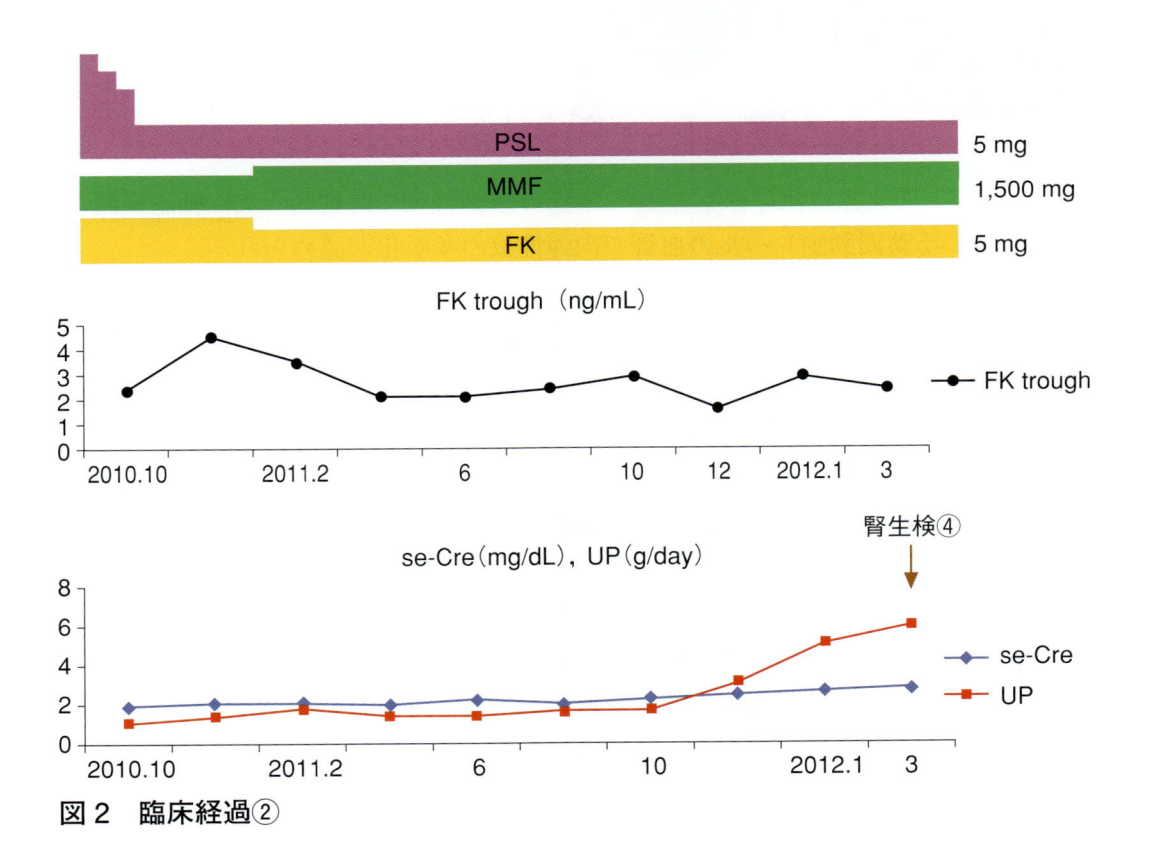

図2　臨床経過②

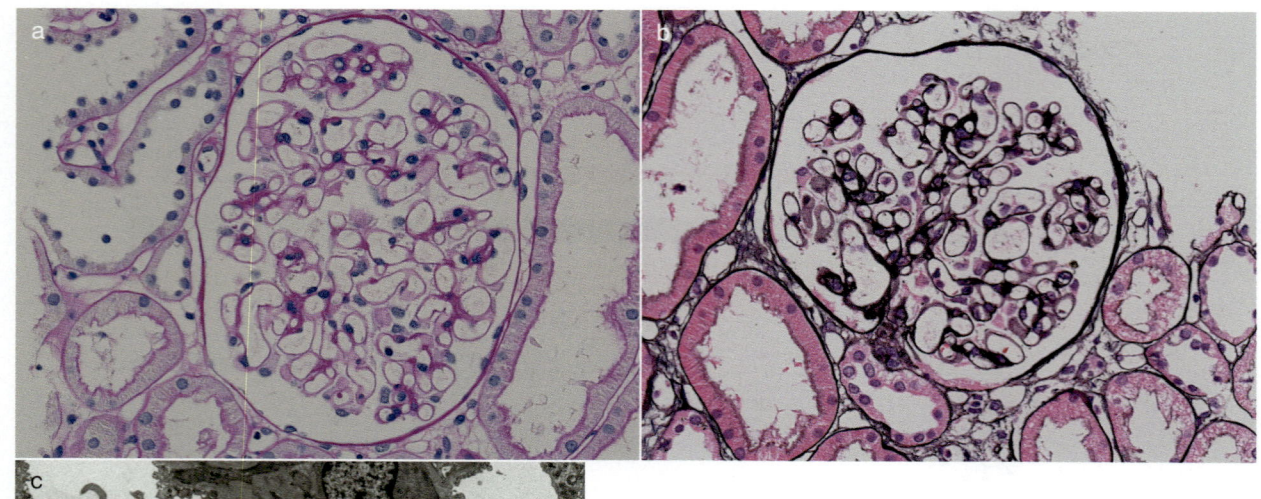

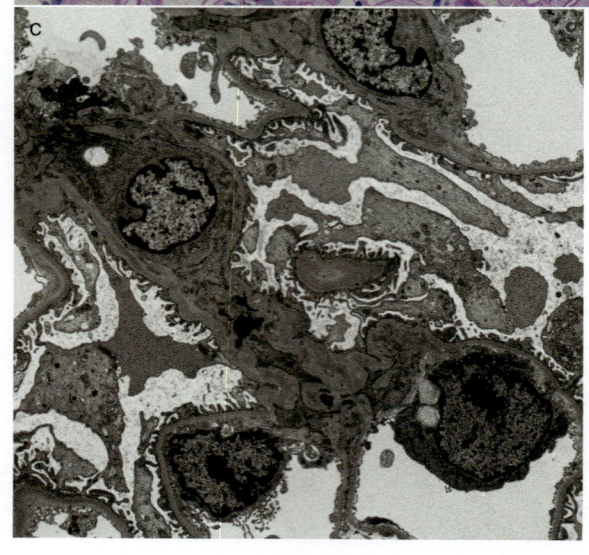

図3　腎生検②（腎移植1カ月後）の光顕，電顕所見
a：PAS染色，b：PAM-HE染色，c：電顕
糸球体の細胞増殖性変化，係蹄壁病変，免疫複合体の沈着などは観察されないが，電顕ではメサンギウム領域に僅かに高電子密度物質の沈着が認められる．

られず，間質線維化は標本の10％未満で尿細管炎や間質への炎症細胞浸潤なども観察されない．小葉間動脈レベルの血管で内弾性板の多層化が認められる．

免疫蛍光所見：

免疫グロブリンおよび補体の有意な沈着は観察されない．

電顕所見：

標本内に高電子密度物質の沈着は認められない．足突起の扁平化も観察されない．
腎移植1時間後生検では特別な所見はなかった．持ち込み糸球体腎炎はなかった．

✚ 腎生検②（2007年6月施行　腎移植1カ月後）

光顕所見（図3）：

糸球体は17個得られ，全節性硬化糸球体は認められない．糸球体に有意な細胞増殖性変化は観察されない．糸球体係蹄壁の変化も認められない．間質線維化は標本の10％未満のままである．拒絶反応を示唆するような尿細管炎や間質への炎症細胞浸潤なども観察されない．小葉間動脈レベルの血管で内弾性板の多層化が認められる．細動脈の硝子化は観察されない．

免疫蛍光所見（図4）：

IgG，C3，C4，C1qがメサンギウム領域に陽性である．

電顕所見：

メサンギウム領域に高電子密度物質の沈着が認められる．

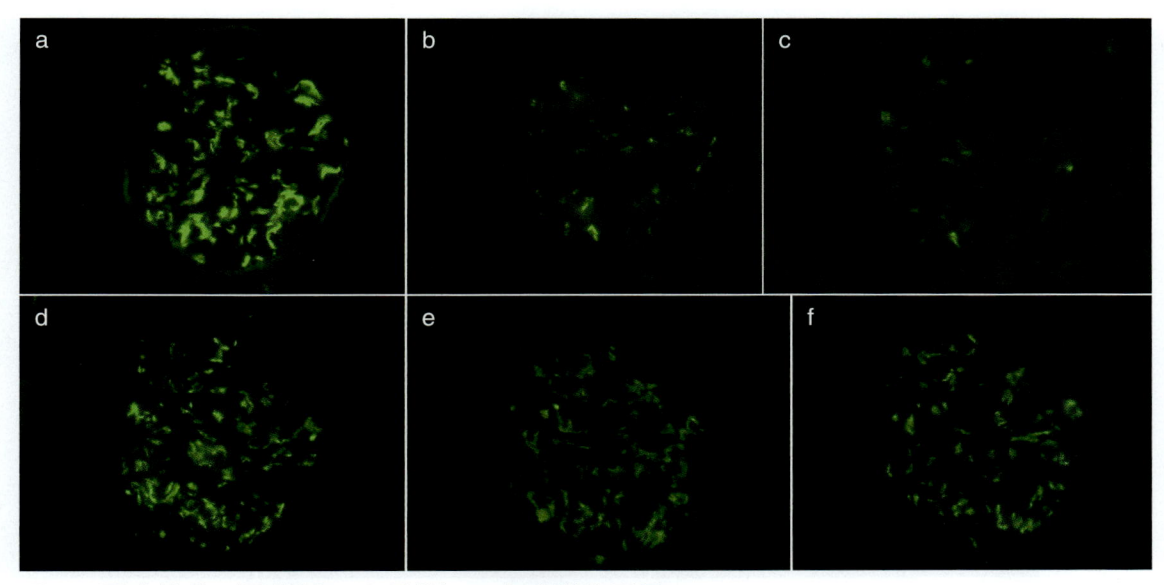

図4 腎生検②（腎移植1カ月後）の免疫蛍光所見
a：IgG，b：IgA，c：IgM，d：C3，e：C4，f：C1q
腎移植後1時間では陰性であったが，移植1カ月後にはIgG，C3，C4，C1qがメサンギウム領域に陽性である．

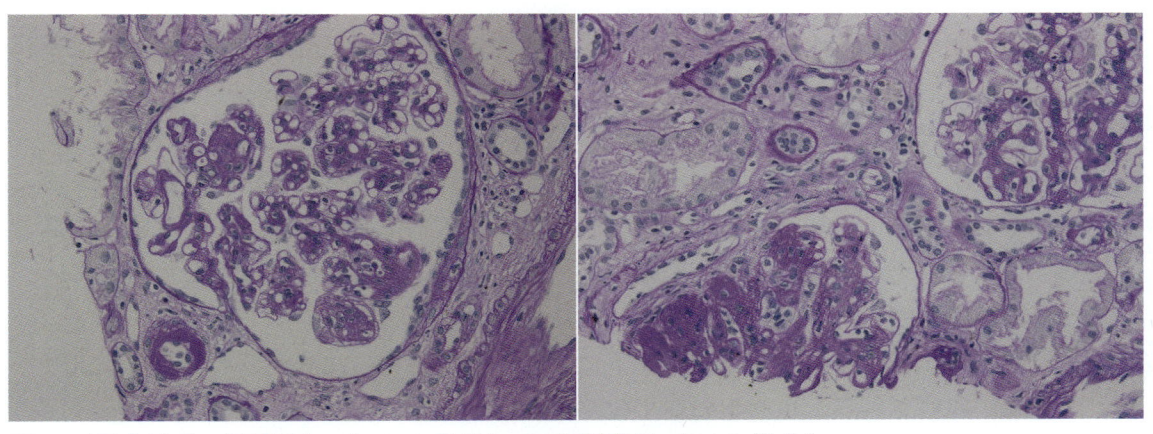

図5 腎生検③（腎移植3年4カ月後）の光顕所見（PAS染色）
一部の糸球体は分葉化傾向を呈し，メサンギウム基質の増加と軽度のメサンギウム細胞増殖が認められる．ボウマン嚢との癒着や係蹄壁の二重化も観察される．半月体形成はみられない．糸球体血管極近くの細動脈硝子化が出現してきている．

　腎移植1カ月後のprotocol biopsyには拒絶反応やカルシニューリン阻害薬による血管毒性もみられない．光顕評価では糸球体病変は確認できないが免疫蛍光所見や電顕所見からはde novo腎炎の存在が示唆された（図3）．

✚ 腎生検③（2010年9月施行　腎移植3年4カ月後）
光顕所見（図5）：
　糸球体は9個得られ，そのうち1個が全節性硬化糸球体である．一部の糸球体は分葉化傾向を呈し，メサンギウム基質の増加とメサンギウム細胞増殖が認められる．パラメサンギウム領域には，depositと思われるeosin陽性の沈着物が観察される．管外増殖性変化は認められない．ボウマン嚢との癒着を示す糸球体が確認される．係蹄壁の二重化も認められる．間質には領域的な線維化が認められ，標本の30％程度である．Focalに間質細胞浸

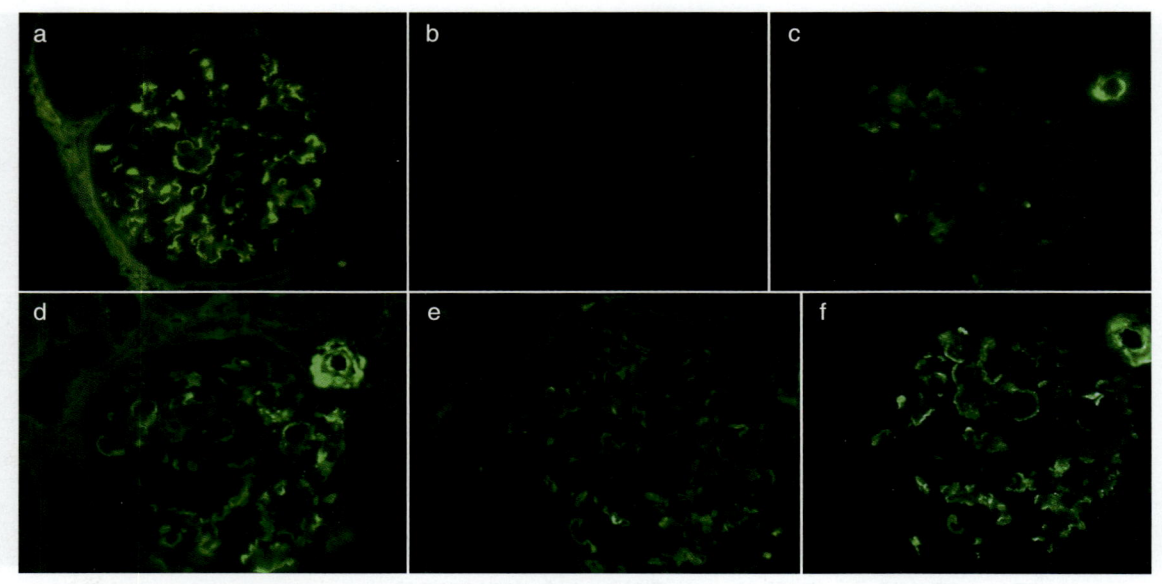

図6 腎生検③（腎移植3年4カ月後）の免疫蛍光所見
a：IgG, b：IgA, c：IgM, d：C3, e：C4, f：C1q
IgG, IgM, C3, C4, C1q がメサンギウム領域，係蹄壁および細動脈壁に陽性である．

潤は認められるが，尿細管炎の所見は観察されない．細動脈の内膜肥厚，硝子化が認められる．

免疫蛍光所見（図6）：
　IgG, IgM, C3, C4, C1q がメサンギウム領域から糸球体係蹄壁に陽性である．細動脈壁では内膜下に加え中膜平滑筋細胞に相当する部位にも C3 や C1q は陽性である．C4d はメサンギウム領域と一部傍尿細管毛細血管（PTC）壁に陽性である．

電顕所見（図7）：
　メサンギウム領域および内皮下に高電子密度物質の沈着が認められる．メサンギウム間入が観察される．足突起の扁平化が認められる．
　腎移植3年4カ月後の episode biopsy．光顕所見は前回（腎生検②腎移植1カ月後）から大きく変化しており，メサンギウム領域を主座とした増殖性腎炎の所見が認められる．また細動脈レベルでは中膜内まで硝子化が有意に進行しており，カルシニューリン阻害薬による血管毒性が出現してきていると考えられる．拒絶反応は確認されない．電顕所見では高電子密度物質の沈着が増加している．

✚ 腎生検④（2012年3月施行　腎移植4年10カ月後）

光顕所見（図8, 9）：
　糸球体は3個得られ，そのうち1個が全節性硬化糸球体である．糸球体は分葉化し，メサンギウム基質の増加とメサンギウム細胞増殖が認められる．管内および管外増殖性変化も確認される．係蹄上皮細胞は腫大し，一部の糸球体では分節状硬化が観察される．係蹄壁の二重化や管外性に pseudo tubular formation の所見も認められる．間質は 60〜70％ で広範囲に線維化が観察される．間質細胞浸潤や尿細管萎縮，拡張した尿細管が focal に確認される．尿細管炎の所見は認められない．細動脈レベルで非常に高度な硝子化が観察され，一部で血管内腔の狭小化や閉塞をきたしている．

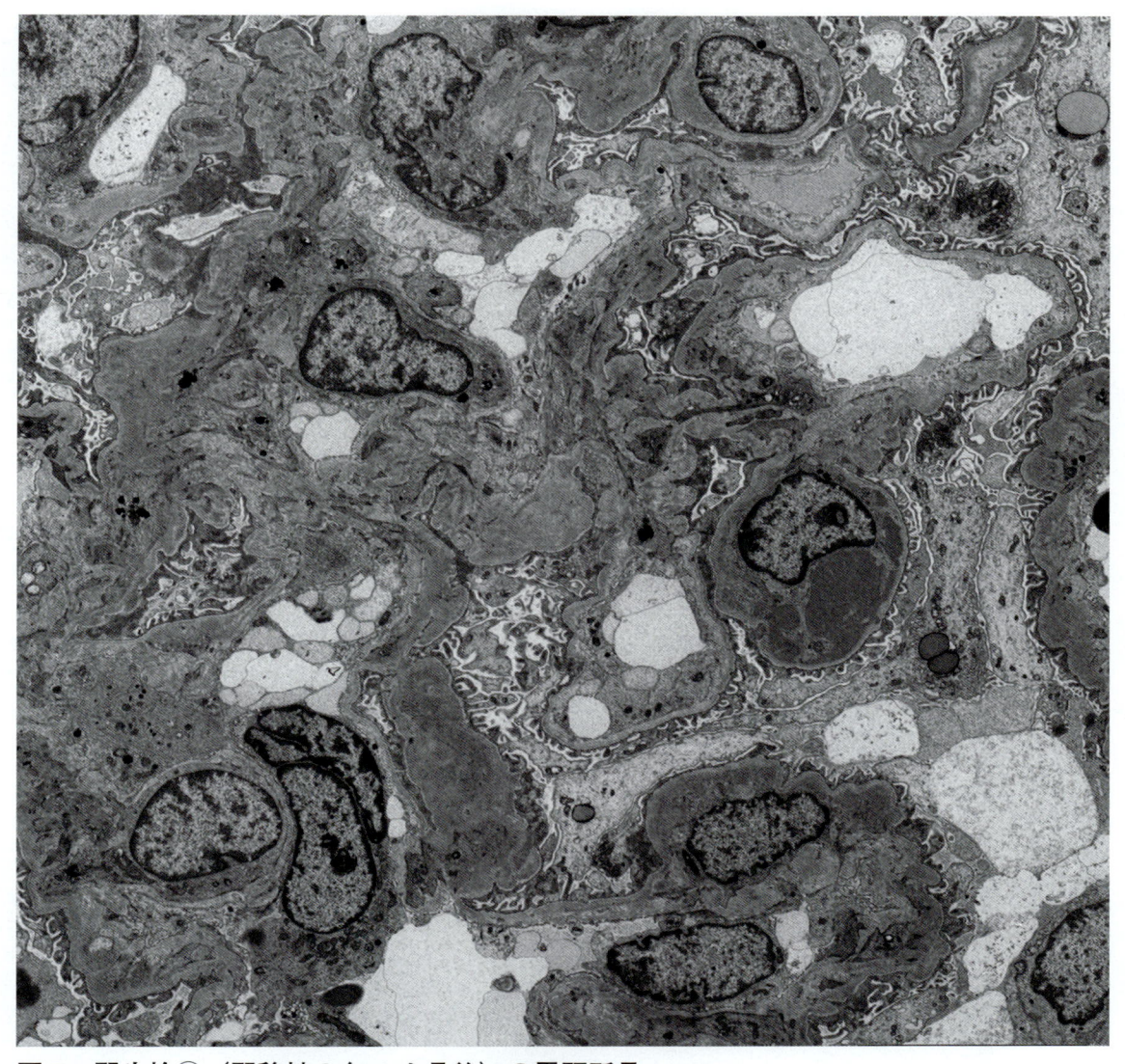

図7 腎生検③（腎移植3年4カ月後）の電顕所見
メサンギウム領域に加え，内皮下にも高電子密度物質の沈着が認められる．メサンギウム間入がみられ，内皮下腔が軽度開大しており，内皮障害が示唆され，単球，マクロファージが出現している．足突起は一部で扁平化している．

免疫蛍光所見（図10, 11）：

IgG, IgM, C3, C4, C1q がメサンギウム領域，係蹄壁および細動脈に陽性である．

C4d は係蹄壁と一部 PTC 壁に陽性．IgG のサブクラスと κ・λ の染色を追加したところ，IgG3 と κ がメサンギウム領域と係蹄壁に陽性であった．

電顕所見（図12, 13）：

メサンギウム領域および内皮下に多量の高電子密度物質が沈着している．高電子密度物質の沈着量は前回（腎生検③腎移植3年4カ月後）に比較して増加しており，一部の係蹄では内皮下に広範囲にわたり均一な沈着が観察される．高電子密度物質に繊維状構造や管腔状構造は認められない．内皮下腔の開大と内皮細胞の腫大が認められ，内皮障害が想定される．そのほか上皮細胞の腫大や空胞変性もみられる．細動脈においては硝子化が著明で，血管腔の狭小化が観察される．足突起の消失が広範囲にわたり認められ，一部では基底膜が露出している．

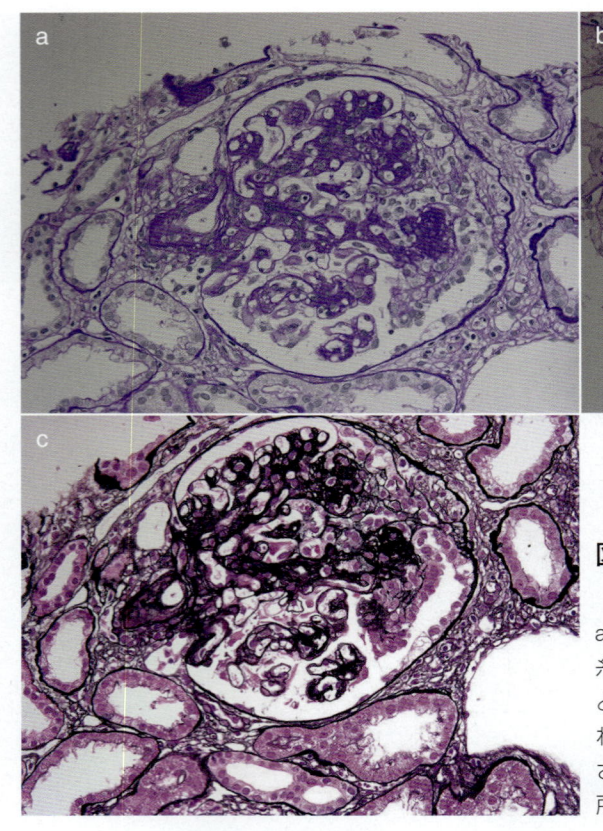

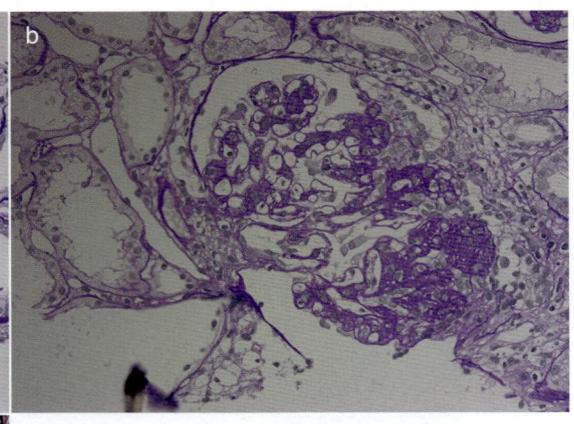

図8 腎生検④（腎移植4年10カ月後）の光顕所見

a, b: PAS染色, c: PAM-HE染色

糸球体は分葉化し，メサンギウム領域では基質の増加と細胞増殖が進行している．管内増殖性変化も認められる．新たに細胞成分を主体とする半月体形成が観察される．係蹄上皮細胞腫大や分節状硬化などFSGS様所見や係蹄壁の二重化も認められる．

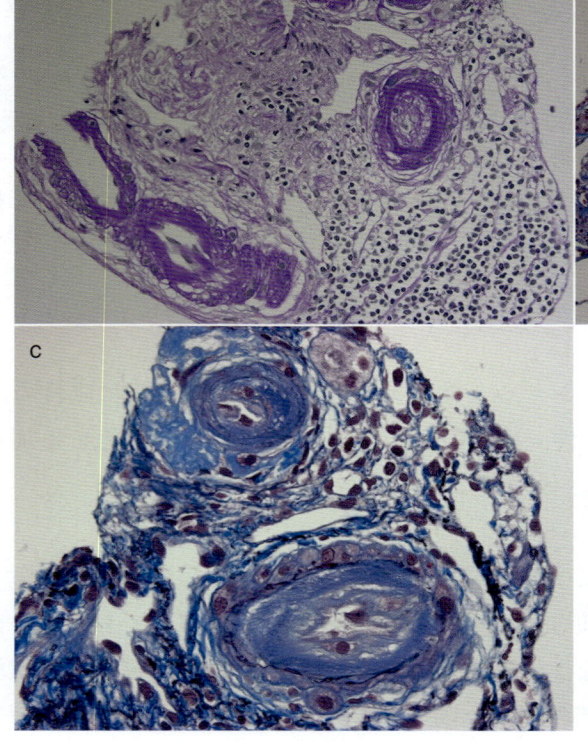

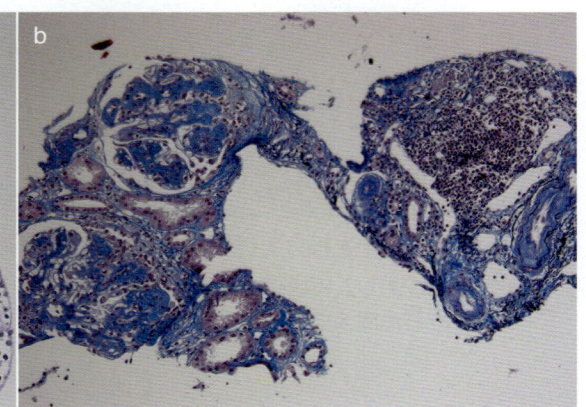

図9 腎生検④（腎移植4年10カ月後）の光顕所見

a: PAS染色, b, c: MT染色

間質は60〜70%で広範囲に線維化が観察される．カルシニューリン阻害薬によると思われる血管毒性変化が認められ，細動脈レベルで高度な硝子化がみられる．内膜は著明に肥厚し，血管内腔の狭窄，閉塞を伴う．

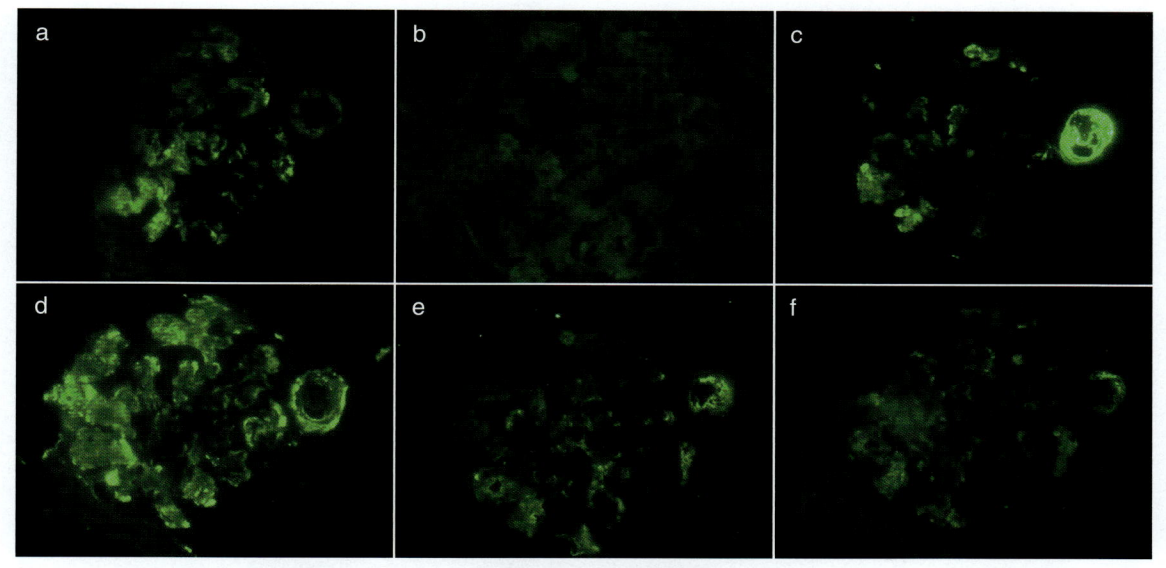

図 10　腎生検④（腎移植 4 年 10 カ月後）の免疫蛍光所見
a：IgG, b：IgA, c：IgM, d：C3, e：C4, f：C1q
IgG, IgM, C3, C4, C1q がメサンギウム領域，係蹄壁および細動脈壁に陽性である．

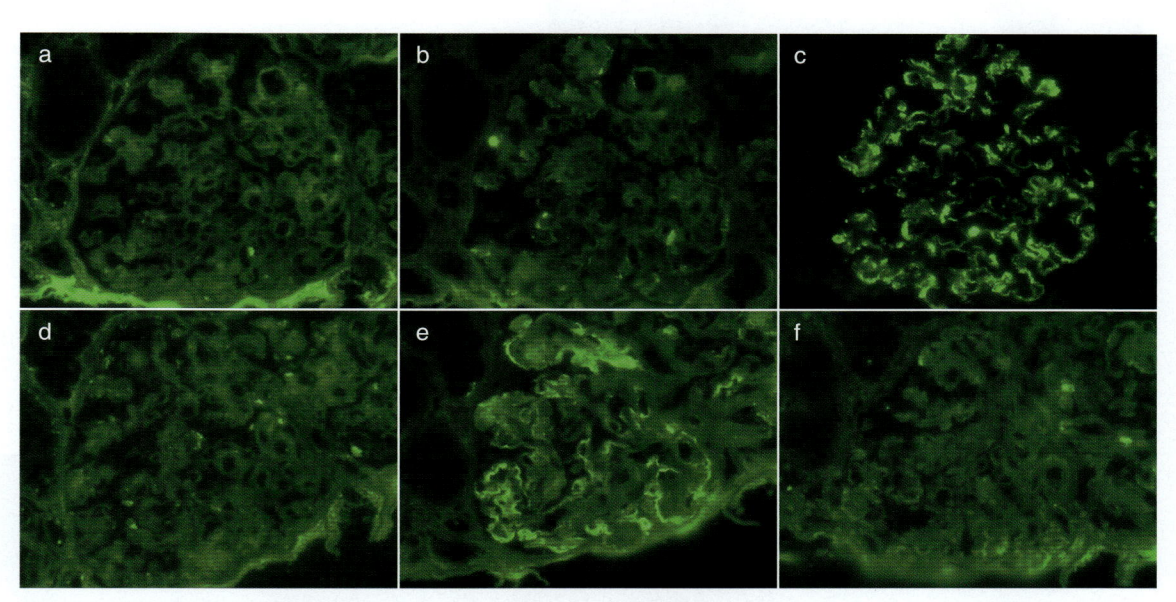

図 11　腎生検④（腎移植 4 年 10 カ月後）の免疫蛍光所見
a：IgG1, b：IgG2, c：IgG3, d：IgG4, e：κ, f：λ
IgG のサブクラスと κ・λ の追加染色を示す．
IgG3 と κ がメサンギウム領域と係蹄壁に陽性である．

コメント：

　腎移植 4 年 10 カ月後の episode biopsy．光顕所見では，メサンギウム増殖に加え新たに管内および管外増殖性病変や分節状硬化が出現している．内皮障害，上皮障害ともに進行し糸球体病変の進展が認められる．尿細管萎縮や間質繊維化などの慢性病変の増悪も観察される．カルシニューリン阻害薬によると思われる細動脈硝子化も高度で腎機能障害の一因となっていることが予想される．拒絶反応に関しては有意な所見は観察されない．電顕所見からは何らかの沈着症が疑われる．免疫蛍光所見でIgG3 と κ が dominant に陽性でモノクローナルな免疫グロブリンによる沈着症が考えられる．

407

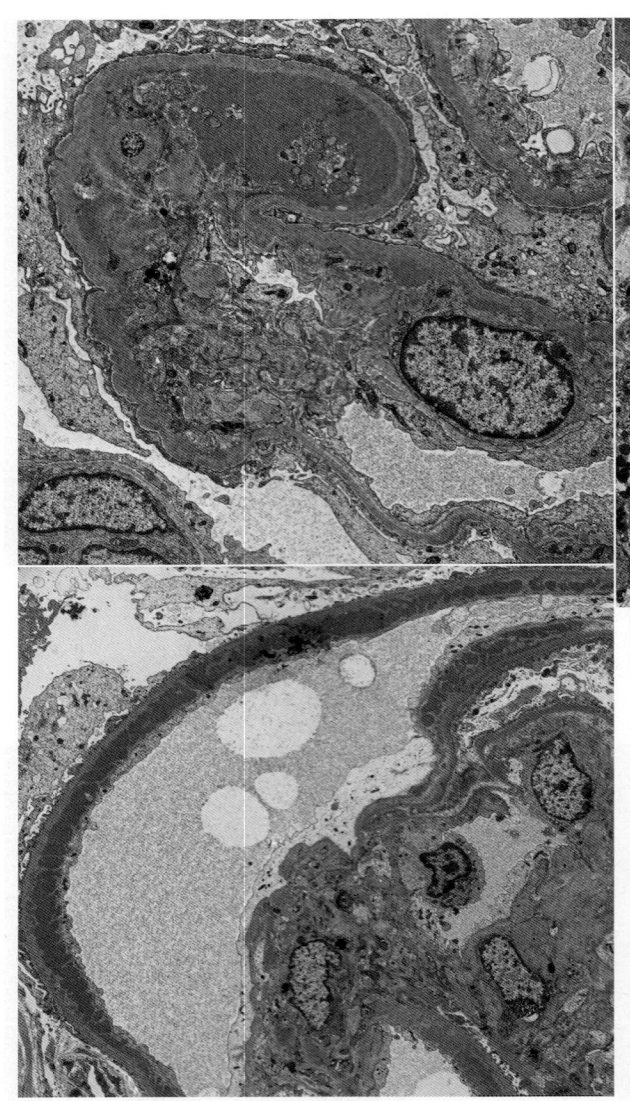

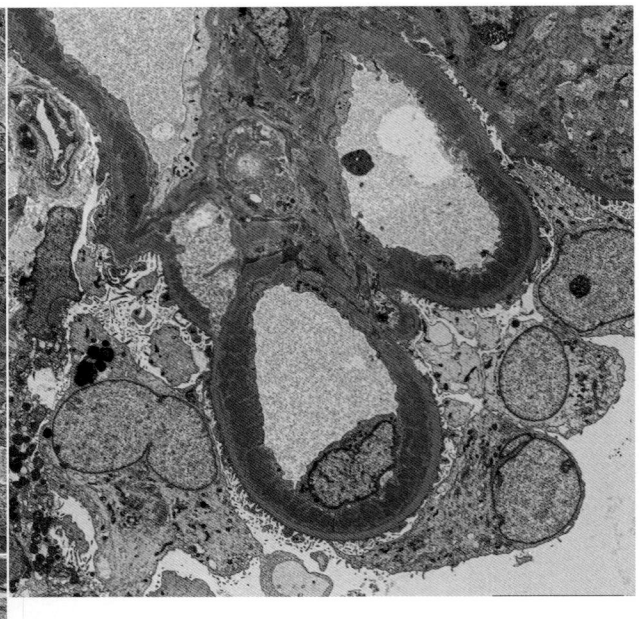

図 12 腎生検④（腎移植 4 年 10 カ月後）の電顕所見

多量の高電子密度物質が内皮下，メサンギウム領域に観察される．また一部の内皮細胞下には広範囲にわたり帯状の沈着が認められる．
内皮下腔の開大が多く観察され，内皮細胞の腫大も伴い内皮障害の所見である．

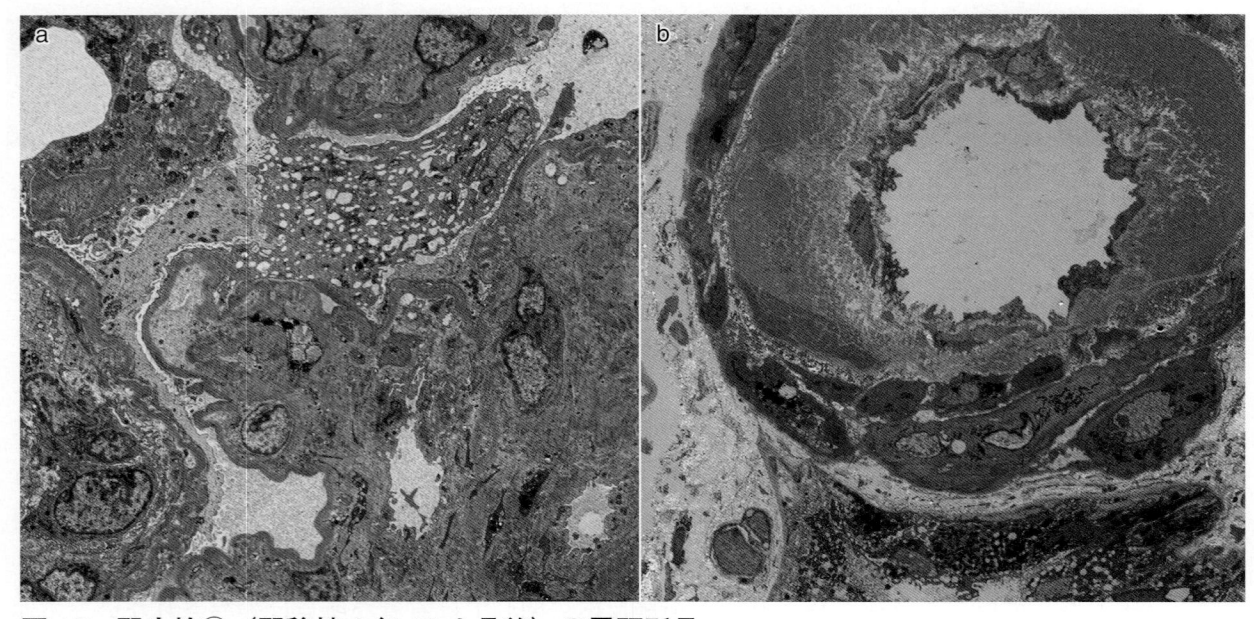

図 13 腎生検④（腎移植 4 年 10 カ月後）の電顕所見

係蹄上皮細胞は腫大し部分的に剥離し，小胞体の増加が観察される（a）．
細動脈では蛋白質様滲出物のしみこみによる内膜肥厚が著明で，血管内腔の狭小化が認められる（b）．

✚ この症例の臨床的問題点

　生体腎移植後に進行性腎障害, 蛋白尿を認め経時的に腎生検を行ったが, 診断および治療に苦慮した症例である. 腎移植1カ月後の早期から糸球体に免疫グロブリンと補体の沈着を認めている. 光顕所見は膜性増殖性腎炎 (MPGN) 様病変が主体である. 最終的には管外増殖性変化や巣状分節性糸球体硬化 (FSGS) 様病変も伴い, 多彩な糸球体病変と随伴性の間質線維化が進行している. 電顕では多量の deposit がメサンギウム領域や内皮下に確認され何らかの沈着症の存在が疑われる. この病理学的変化を一元的なものと捉えると, 腎移植後に de novo 腎炎が発症したと考えるのが妥当であろうか？　本症例は腎移植に至るまでの経過で腎生検が施行されておらず, 原因不明のネフローゼ症候群, 腎不全と扱われていたことがさらに診断を難しいものにしている. 抗核抗体陰性など血清学的な免疫異常は認めず, 臨床徴候も含めて SLE の診断には至らない. また血清・尿ともに M 蛋白は検出されていない. 経過中でほかにどのような検査を追加で行っておくべきであったのだろうか？　3回目の腎生検（腎移植3年4カ月後）後にステロイド治療を行ったが無効であった. この時点でどのような治療介入が適切であったのだろうか？　そもそもこの腎病変は可逆性が期待できるのであろうか？　多くの疑問が残る症例であった.

✚ この症例の問題点に関する病理医の見解

　追加検査で腎生検④（腎移植4年10カ月後）にて, IgG サブクラスと κ・λ の免疫蛍光染色を行った. 結果として IgG3 および κ がメサンギウム領域, 係蹄壁に陽性で monoclonal IgG3 の沈着が確認された. 本症例において, 糸球体病変はメサンギウム増殖, 管内増殖, 分葉化, 基底膜二重化など MPGN 様変化が主体である. 近年, 単クローン性 IgG 沈着型増殖性糸球体腎炎 (proliferative glomerulonephritis with monoclonal IgG deposits：PGNMID) という疾患概念が報告されてきている. 2009年の JASN (20：2055-2064, 2009) に症例要約が掲載されている. PGNMID の光顕所見としては, 管内増殖や基底膜二重化を中心とする MPGN 様病変が特徴である. メサンギウム細胞増殖や基質増生, メサンギウム間入などメサンギウム増殖としての側面も持ちあわせる. 本症例のように半月体を伴う場合もある. 免疫蛍光所見では, monoclonal な IgG と軽鎖の沈着を認める. 沈着部位としては係蹄壁とメサンギウム領域に顆粒状に沈着することが多い. 沈着する IgG のサブクラスと軽鎖の組み合わせとしては, 本症例と同様の IgG3κ の報告が最も多い. そのほか, IgG3λ や IgG1κ などが多い. IgG4 の沈着はここでは報告されていない. そのほか糸球体に C3 は高頻度で陽性となり, C1q もしばしば陽性となる. IgA および IgM の沈着はほとんどみられない. PGNMID において, 蛋白異常症が証明されるケースは約30％程度と決して高頻度ではない. 本症例でも M 蛋白は検出されていないが, 特に IgG3 が沈着する症例で蛋白異常症が証明されない場合が多い. 電顕所見ではメサンギウム領域と内皮下への高電子密度物質の沈着を認める. 上皮下への沈着もあるが頻度は減り, 基底膜内への沈着はさらに低頻度である. PGNMID と鑑別を要する疾患としては, 細繊維性糸球体腎炎, イムノタクトイド糸球体症, typeⅠクリオグロブリン血症性糸球体腎炎, 軽鎖重鎖沈着症 (LHCDD) などがあげられる.

　本症例では, 電顕で確認される高電子密度物質に繊維状構造物や管腔状構造物は確認されない. イムノタクトイド糸球体症ではIgG1の沈着が多い. Protein thrombi や結節病変は認められない. クリオグロブリン血症を示唆する臨床徴候に欠けることなどが鑑別点と考えられる.

✚ 診断および臨床病理的判断

　病理診断は，単クローン性IgG沈着型増殖性糸球体腎炎(proliferative glomerulonephritis with monoclonal IgG deposits：PGNMID)に合致する．腎移植後に再発した可能性が考えられる．新しい疾患概念であること，血漿中にM蛋白，monoclonal IgGが存在し得ないことが多いため正確な頻度は不明である．この疾患を見逃さないため対策として免疫蛍光抗体法での軽鎖染色κ鎖，λ鎖の染色を全例に行うことが推奨される．もし，単一の軽鎖のみが陽性であった際にはIgGのサブクラス，IgG1〜IgG4までを染色することが必要である．光顕所見としてメサンギウム増殖性腎炎タイプからMPGNタイプまで幅広い特徴的でない増殖性病変であるため，免疫組織学的検査の標準的適応以外には診断補助対策はない．

　ほかに追加すべき検査としては，血液，尿の免疫固定法によるM蛋白の検索や血清免疫グロブリン遊離L鎖κ/λ比である．後日検査した結果にて，免疫固定法でもM蛋白は検出されず，またκ/λ比も正常であった．PGNMIDに対する治療としては，副腎皮質ステロイドにシクロフォスファミド，ミコフェノール酸モフェチル，シクロスポリンなどの免疫抑制剤を併用して行われることが多いが，治療抵抗性の症例も少なくない．本症例では，リツキシマブの使用を検討してもよいと考えられた．

本症例からのメッセージ：

①単クローン性IgG沈着型増殖性糸球体腎炎(proliferative glomerulonephritis with monoclonal IgG deposits：PGNMID)は見落としている可能性が高い．

②単クローン性IgG沈着型増殖性糸球体腎炎(proliferative glomerulonephritis with monoclonal IgG deposits：PGNMID)の診断補助には軽鎖染色を標準化することである．

③単クローン性IgG沈着型増殖性糸球体腎炎(proliferative glomerulonephritis with monoclonal IgG deposits：PGNMID)を疑えばIgGサブクラス染色で診断は確定する．

（第48回重松腎病理カンファレンスより）

【文献】

1) Nasr SH, Markowitz GS, Stokes MB, et al：Proliferative glomerulonephritis with monoclonal IgG deposits：a distinct entity mimicking immune-complex glomerulonephritis. Kidney Int 65：85-96, 2004
2) Nasr SH, Satoskar A, Markowitz GS, et al：Proliferative glomerulonephritis with monoclonal IgG deposits. J Am Soc Nephrol 20：2055-2064, 2009
3) Masai R, Wakui H, Komatsuda A, et al：Characteristics of proliferative glomerulo-nephritis with monoclonal IgG deposits associated with membranoproliferative features. Clin Nephrol 72(1)：46-54, 2009
4) Nasr SH, Sethi S, Cornell LD, et al：Proliferative glomerulonephritis with monoclonal IgG deposits recurs in the allograft. Clin J Am Soc Nephrol 6：122-132, 2011
5) Albawardi A, Satoskar A, et al：Proliferative glomerulonephritis with monoclonal IgG deposits recurs or may develop de novo in kidney allografts. Am J Kidney Dis 58(2)：276-281, 2011

48

特異な動脈内膜病変を伴いシクロスポリン急性腎毒性が疑われた生体腎移植症例

移植手術後きわめて早期に出現した動脈内膜の浮腫性増殖性病変をどのように考えるのか，拒絶反応を否定できるか？

キーワード 腎移植，新生内膜増殖性病変，シクロスポリン血管毒性

✚ 症例

　原疾患は若年性ネフロン癆，18歳時にCAPDを導入された．
　合併症として，下垂体腫瘍，耐糖能異常，IQ＝75．
　04年10月に44歳父親をドナーとしたABO血液型適合生体腎移植術を施行した．O（+）→O（+），direct crossmatch（-），FCXM（-），WIT＝5分，TIT 1時間19分，初尿38分後と良好な手術経過．
　免疫抑制療法はシクロスポリン，プレドニゾロン，ミコフェノール酸モフェチル（MMF）．
　術後4日目にCr 0.86 mg/dLまで改善した．耐糖能低下があり高血糖には術後インスリンを使用した．術後6日目に発熱と混濁尿あり．尿路感染症＋敗血症にて抗生剤開始しWJカテーテルを抜去，MMFも中止した．同時に肝機能障害出現し，移植腎機能も低下した．感染症改善後もCr 2.32 mg/dLと改善なく尿量も減少し術後13日目に1回目の移植腎生検を施行した．
　それまでシクロスポリンは血中濃度モニタリングでC2を1,400 ng/mLを目標にコントロールしてきたが，移植腎生検組織像の評価結果よりシクロスポリンを一時中止後減量投与とした．乏尿続き術後16から21日目まで血液透析を要した．徐々にCr 1.59 mg/dLまで改善し術後33日目に2回目移植腎生検施行し組織病変を評価した．
　免疫抑制療法はシクロスポリンとプレドニゾロンで継続したが，その後も尿路感染症を繰り返した．再度徐々に移植腎機能低下あり，術後57日目に3回目の移植腎生検を施行した．シクロスポリンは少量を1日1回投与に変更して継続し，感染症のコントロールを主体に経過をみており移植腎機能はやや改善傾向である（図1）．

✚ 移植腎生検病理所見

1時間生検：ごく軽度の細小動脈硬化症変化を認める以外には著変はなかった．
1回目生検（POD13）：図2〜6
　限局性に尿路感染症を示唆する尿細管腔内への好中球集積と間質への遊走細胞の浸潤があり，THPの間質への逸脱を認め，間質尿細管傷害も認めた．傍尿細管毛細血管腔内（PTC）と糸球体毛細血管腔内への好中球や単核球の集積（毛細血管炎）は認めなかった．PTCや糸球体係蹄壁へのC4d染色は陰性であった．また，血栓形成も認めなかったことより抗体関連型急性拒絶反応像はないと考えた．
　この症例で最も特徴的な病変として，高度な血管病変が存在した．太めの小葉間動脈に

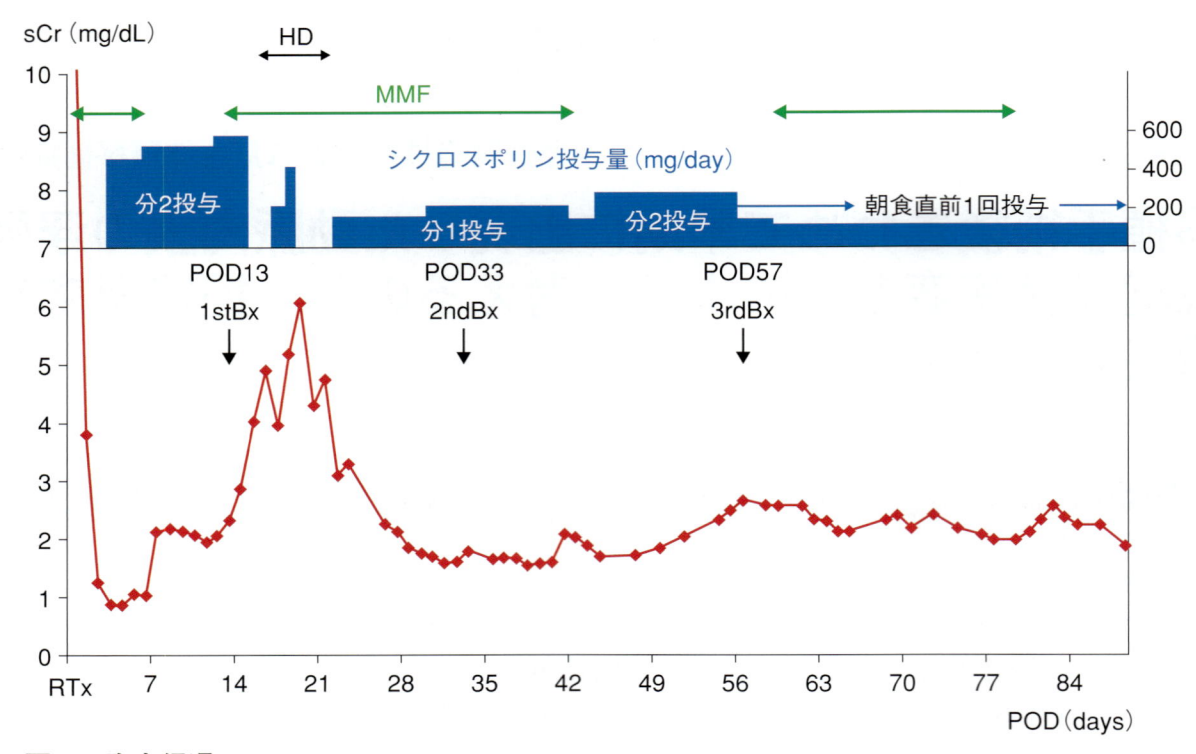

図1 臨床経過

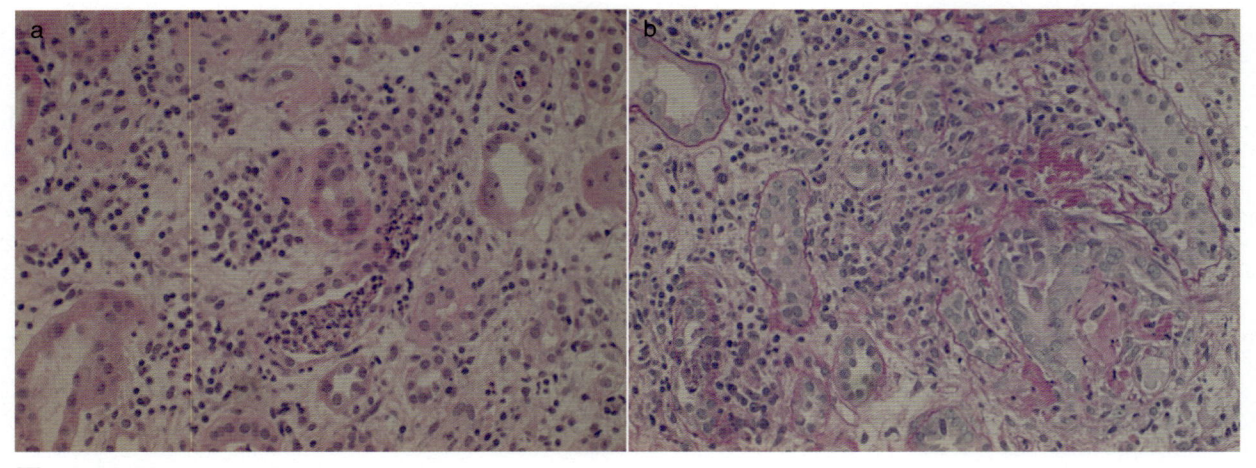

図2 POD13
a：HE染色，b：PAS染色
1回目移植腎生検像．尿細管腔内への好中球集積と間質に好中球，リンパ球の浸潤あり．THPの間質への逸脱を認め，巣状の尿路感染症とそれに伴う腎逆流と間質尿細管障害を認める．

　きわめて高度な内膜部浮腫性増殖性病変を認め，再疎通現象を示唆する細血管腔がみられた．血管型拒絶反応でみられる通常の動脈内膜炎，泡沫細胞の出現はなかった．図4に示すようにより細いレベルの小葉間動脈でも類似の軽い病変は出現していた．輸入細動脈には硝子化が限局的に確認されたが，類似の内膜病変は認めなかった．拒絶反応に関連する動脈内膜炎でないことを確認するため，リンパ球やマクロファージ（Mφ）の浸潤を検討したが陰性であった（図5）．一方，浮腫性増殖性に高度な血管内膜の肥厚を認める部位では α 平滑筋アクチン（αSMA）（+）細胞が血管内腔側に強く出現し，新生中膜を示唆し，中膜層に近い部位では浮腫が高度であることを確認した（図6）．

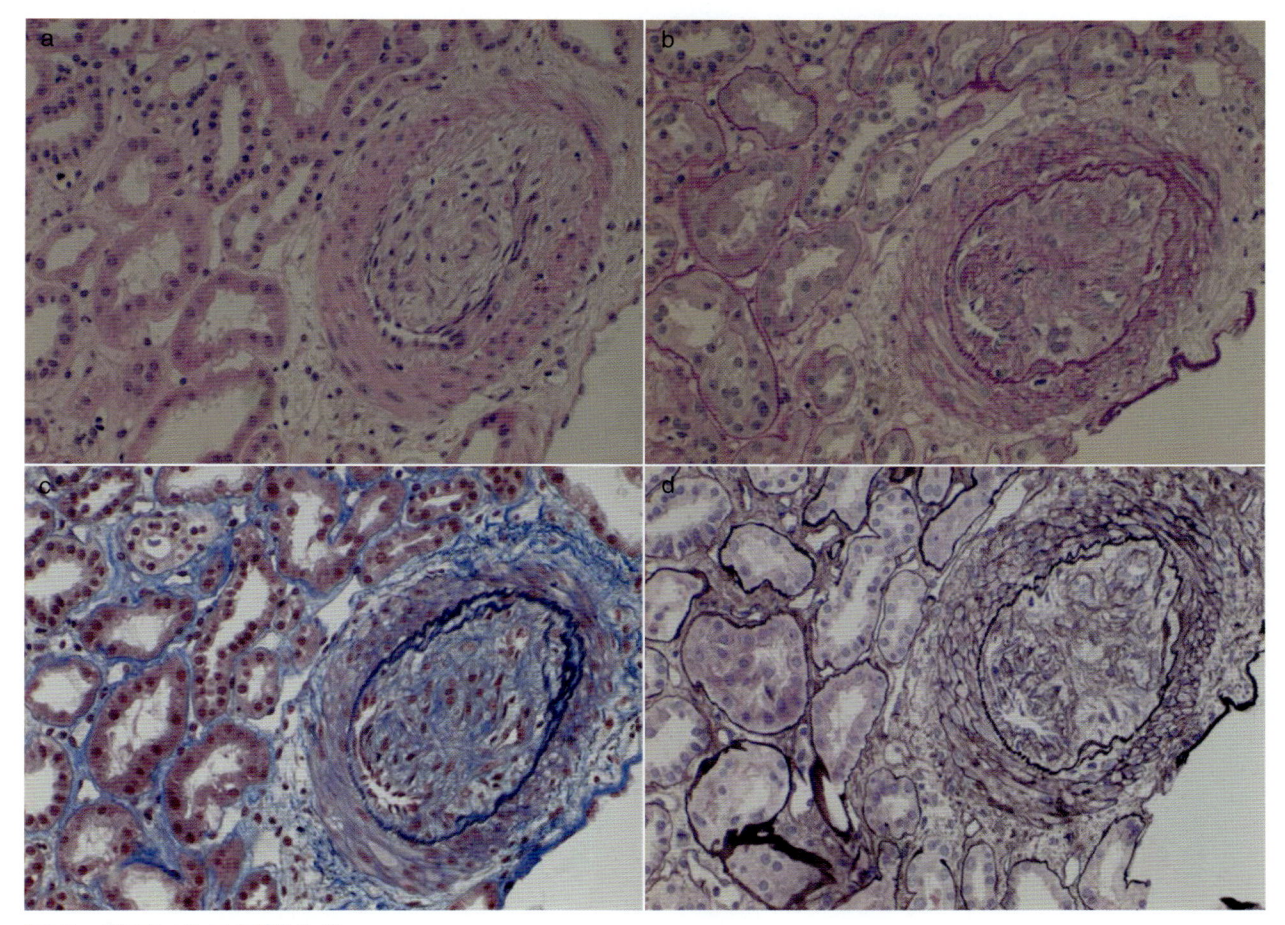

図 3　移植 13 日目腎生検
a：HE，b：PAS，c：Masson-Trichrome，d：PAM
太めの小葉間動脈の高度な内膜部の浮腫性増殖性病変であり，再疎通現象を示唆する血管腔は狭小化している．同部位を 4 種の染色法で示す．

2 回目生検（POD33）：図 7　αSMA 染色結果

透析療法から離脱し，腎機能も回復してきた時期に行った腎生検であるが，前回の 13 日目の病理組織所見と同様に血管病変が持続していた．動脈内膜部の高度な浮腫性病変は弓状動脈に近いレベルの動脈に存在している．前回に比べると肥厚した内膜内に αSMA 陽性細胞が増加している印象を受ける．また，非特異的な間質尿細管傷害が巣状に存在している部位でも αSMA は陽性である．

3 回目生検（POD57）：図 8，9

間質尿細管傷害を認める．拡大した間質部にはびまん性線維化がひろがっている．糸球体は目立った病変はない．

小葉間動脈以上の動脈レベルの内膜部浮腫性変化は持続し，αSMA（＋）細胞の増加も持続している．肥厚した血管内膜に線維化の進行は目立っていない．

1 時間生検から第 4 回までの移植腎生検の蛍光抗体法検索では，肥厚した動脈内膜部や糸球体係蹄への有意な沈着所見なし．また，C4d 染色も全腎生検で陰性であった．

✚ 経過のまとめ

生体腎移植後きわめて早期に尿路感染症を契機に移植腎機能低下を認めた．
臨床的に感染症はコントロールできていた時点の生検像である．急性拒絶反応は認め

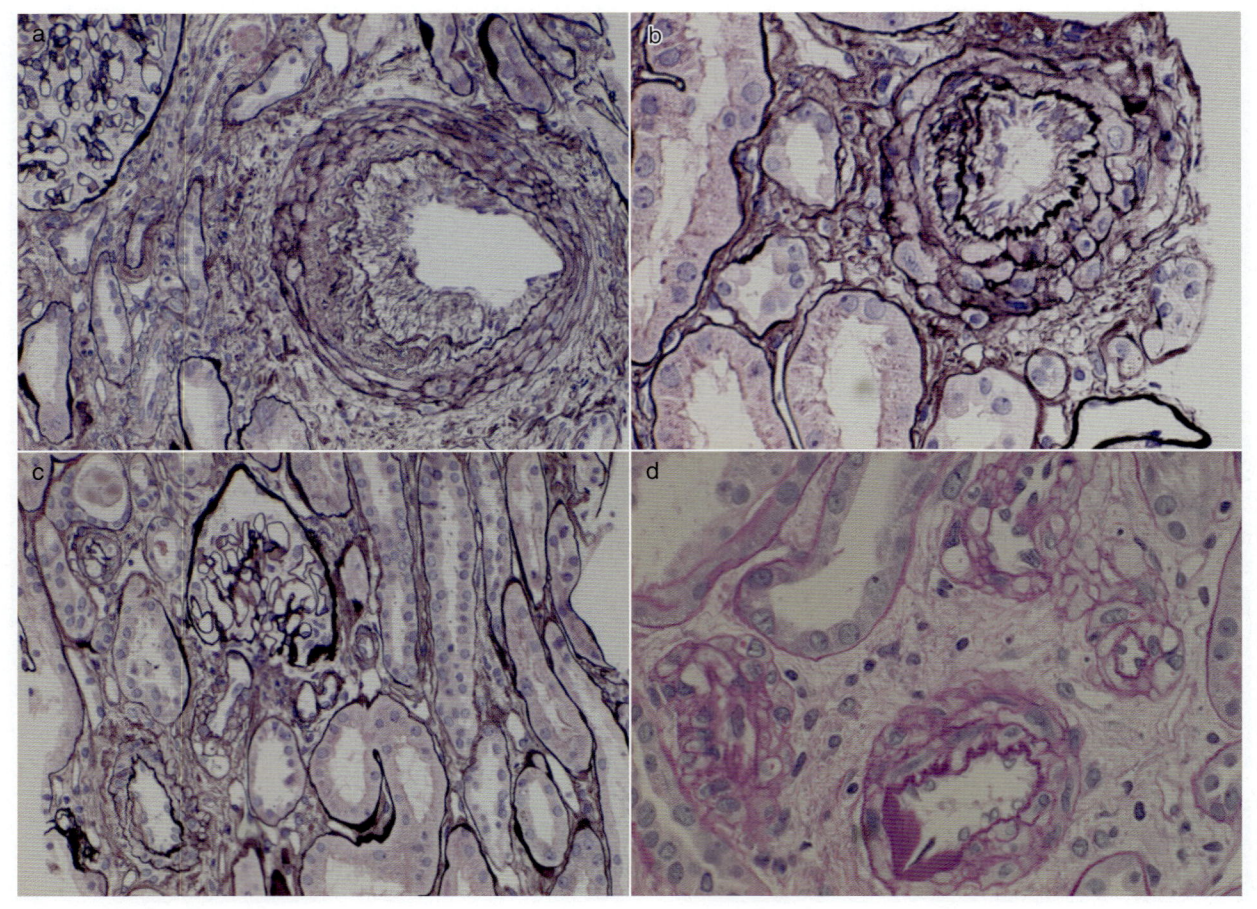

図4 POD13
a：太めの小葉間動脈，b：細めの小葉間動脈
c：細めの小葉間動脈から輸入動脈，d：細動脈から輸入動脈
動脈内膜病変を血管サイズごとに示す．浮腫状増殖性内膜肥厚を呈する小葉間動脈より細いサイズでは内膜病変は軽く，輸入動脈に同様の変化はない．

ず，尿路感染に伴う巣状の間質尿細管傷害を認めたが，高度な移植腎機能低下を説明できる病変はなかった．この症例の最大の特色は，乏尿となりHDも要した激しい移植腎機能低下と小葉間動脈レベル以上の動脈内膜部に高度な浮腫性増殖性病変を認めたことである．血管病変の原因として拒絶反応は否定的と判断したため，思い切ってシクロスポリンを中止減量したが，幸いにして移植腎機能は回復した．

移植後の経過としては繰り返す尿路感染症，CMVアンチゲネミア陽性，カリニ肺炎など感染症に難渋した免疫抑制療法コントロールの難しい症例であった．

2回目，3回目移植腎生検では尿細管間質傷害は持続し，同様な動脈内膜部病変を認めたが，進行性に悪化することはなく同様な状態で存在していた．

✚ 考察

移植腎に出現する血管病変，特に小葉間動脈より中枢側レベルでの動脈病変は急性，慢性拒絶反応においてきわめて重要である．それに対して，細動脈はカルシニューリンインヒビター（CNI）毒性や高血圧性病変として重要である．この症例では拒絶反応はないのに，太い動脈病変が出現している．臨床的には非常に強いタイプのシクロスポリン（CyA）急性血管毒性の特殊系と考えられる経過を示した．また，この特異的な血管病変は内膜下の浮腫性病変から始まり，短期間のうちに同部位に αSMA陽性細胞が出現し増加した．実

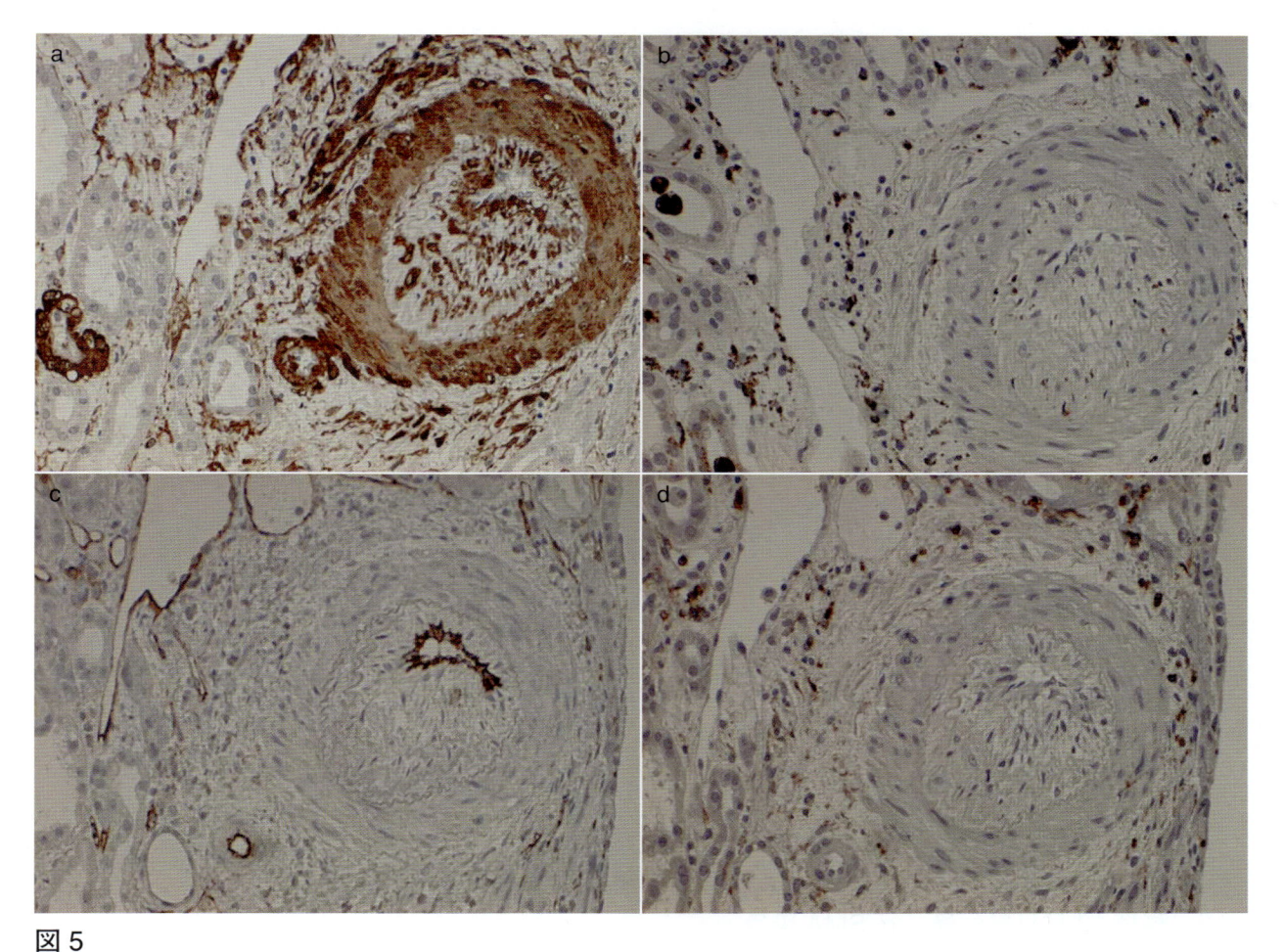

図 5
a：SMA，b：CD68，c：CD31，d：T cell
高度に肥厚した内膜と内皮細胞部に CD68 陽性細胞も T 細胞も認めないが SMA 陽性細胞の分布が目立つ．

　験的に血管型拒絶反応を惹起すると早期より aSMA 陽性細胞や胎児性平滑筋細胞が出現し，血管型慢性拒絶反応移行することが報告されている．拒絶反応以外の物理的障害性動脈内膜病変を惹起した後でも同様な aSMA 陽性細胞や胎児性平滑筋細胞が出現することはよく知られている．従来の一般的な考え方では，この症例にみられた血管病変はきわめて特異的な経過での急速に進行する血管型慢性拒絶反応と鑑別される必要がある．しかし，臨床経過や抗ドナー抗体を認めないこと，拒絶反応治療ではなく CyA の減量により改善するなど，総合的には否定的と判断した．

　1980 年頃の CyA が 16〜18 mg/Kg/day の大量投与時代において，小葉間動脈に高度な浮腫性病変と血栓性病変をきたした症例が散見されている．今回の臨床経過からは CyA の急性血管型腎毒性の特殊型である可能性が高いが，血中濃度の管理が行われていたにもかかわらず出現した背景として，個体感受性が高かったことと，敗血症を惹起し高サイトカイン血症となった尿路感染症の混在にあると考える．

✚ 病理医の見解

　本症例における特異な動脈内膜部浮腫性病変の成り立ちについては，拒絶反応を的確に否定することが基本となる．この症例は術前に前感作抗体がなかったこと，ABO 血液型適合腎移植例であること，腎移植後の移植腎機能低下が急速に進行した時期には強い拒絶反応治療が行われているため De novo 型抗ドナー抗体が産生されるとは考え難い．Non-

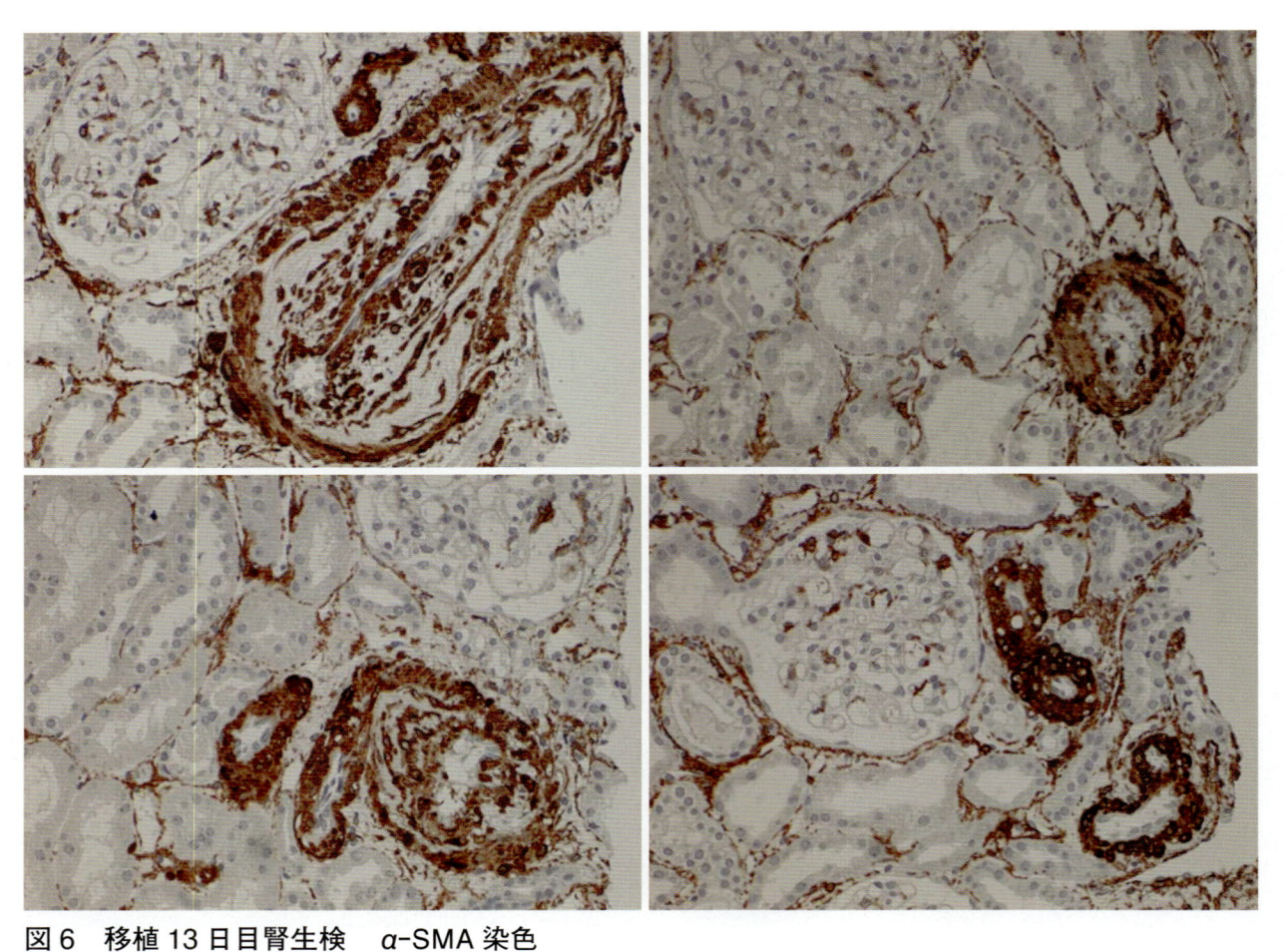

図6 移植13日目腎生検　α-SMA染色
動脈内膜下の浮腫様に拡大した部分には，α平滑筋アクチン陽性細胞が増加している．

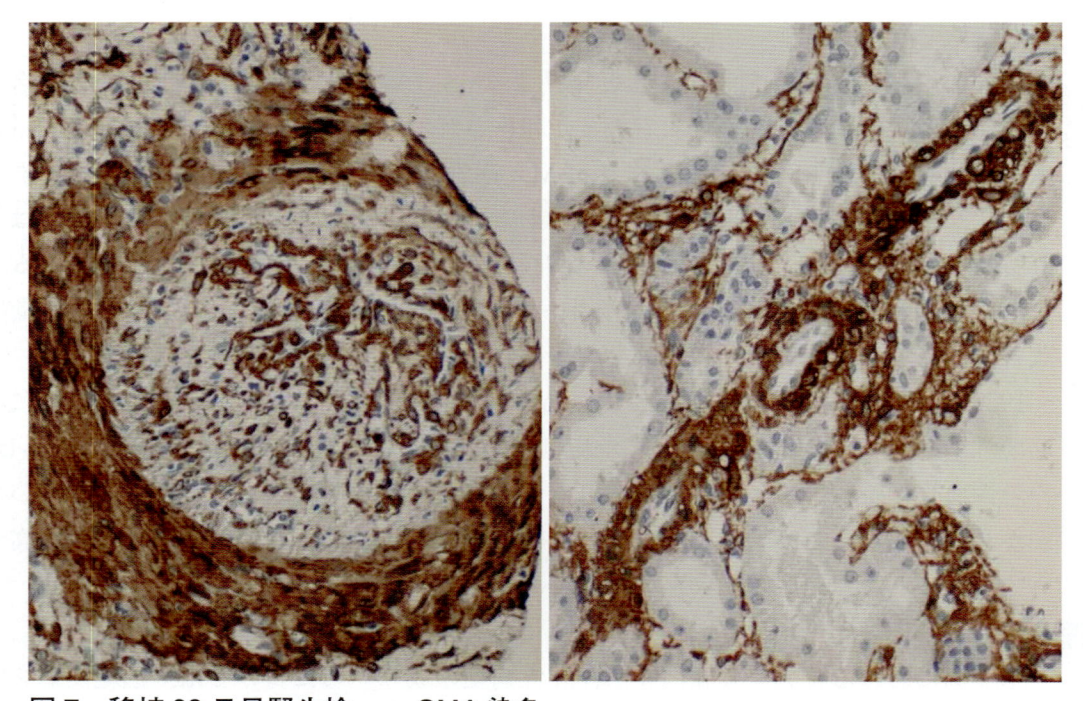

図7 移植33日目腎生検　α-SMA染色
動脈内膜の浮腫性病変は変化なく，α平滑筋アクチン陽性細胞は増加していた．

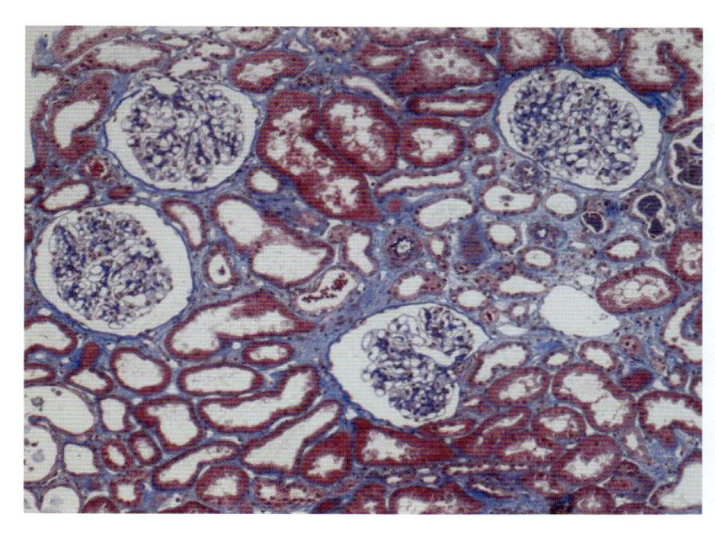

図 8 移植 57 日目腎生検 Masson-Trichrome 染色
間質にはびまん性線維化が広がり，尿細管上皮の扁平化と内腔の拡張がみられ，間質尿細管傷害は持続している．

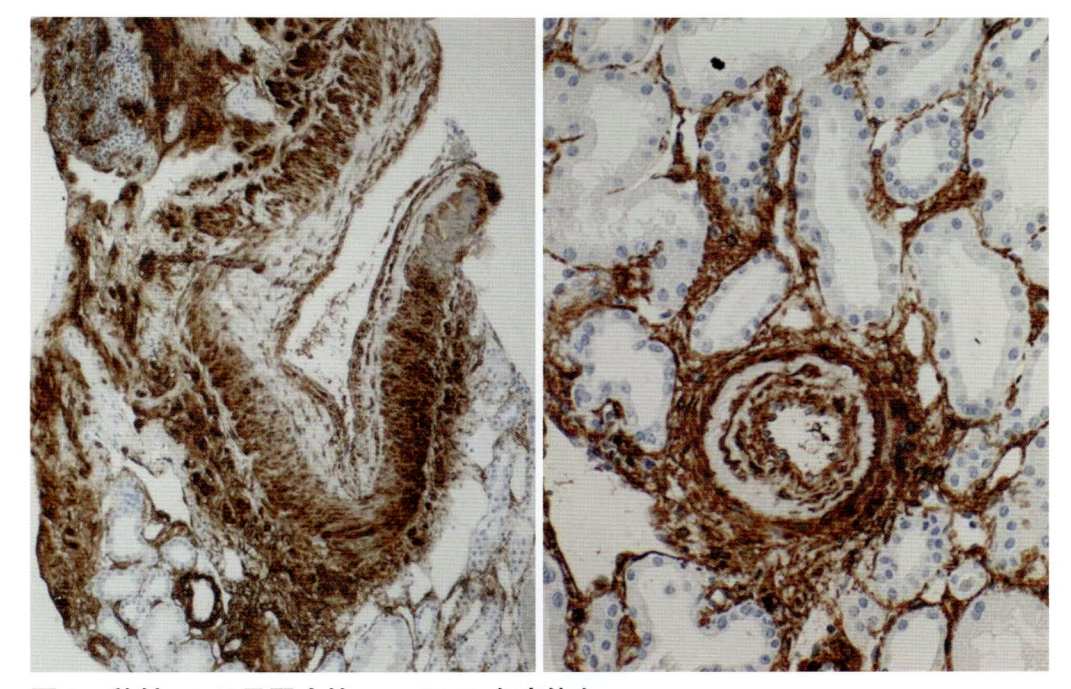

図 9 移植 57 日目腎生検 α-SMA 免疫染色
小葉間動脈以上のレベルでは動脈内膜部の浮腫性病変は持続し，内皮下に新生中膜を示唆する SMA 陽性細胞が層構造を形成している．

　HLA 抗原に対する抗体や minor 抗原系への抗体などの産生も同様に考え難い．したがって，拒絶反応以外の関与を考える必要がある．

　臨床的にはシクロスポリンの急性血管毒性特殊型についての考察が提案されたが，今回の症例で使用された投与量および血中濃度モニタリングが行われていたことを考えると病態としては疑問が残る．特に，シクロスポリン腎毒性の関与が大きいと判断するには病理像としては典型的でないことが気になる．1980 年頃の CyA が 16～18 mg/Kg/day の大量投与された時代の血管病変は，内膜から中膜にかけての壊死性病変と血栓形成であった．今回の病変を説明するには動脈内膜の透過性が異常に亢進する病態があったと考えたい．バーゼル大で尿路感染症でこのような高度の血栓性血管症を見たことがあり，弓状動脈から小葉間動脈壁に沿って帯状の浮腫状肥厚を連続的に認めた．感染症や拒絶反応などとと

もにCNIとの共役ででき上がってくると考えられる.

　悪性高血圧レベルの異常な血圧上昇，HUSを惹起するようなベロトキシン（VT）様の因子が敗血症の中で出現していたこととシクロスポリンの相乗作用があったなどを考えたいが検証できない.

（第34回重松腎病理カンファレンスより）

【文献】

Mihatsch MJ, Kyo M, Morozumi K, et al：The side-effects of ciclosporine-A and tacrolimus. Clin Nephrol 49：356-363, 1998

49

急性骨髄性白血病の地固め療法中に生じた急性腎不全の1例

腎臓への稀な感染症として真菌感染症も忘れてはならない

キーワード 腎塞栓症，真菌感染，ムコール症，急性腎不全

✚ 症例
47歳，男性

✚ 主訴
急性骨髄性白血病治療中の発熱，胸痛，乏尿

✚ 既往歴
10歳：急性扁桃炎
47歳：大腸ポリープにてポリペクトミー

✚ 現病歴
200X年4月半ばより舌痛，左顔面神経麻痺があり近医を受診した．その後A総合病院で精査を受け血液検査，骨髄検査より急性骨髄性白血病（FAB分類：M2）と診断され，4月28日より血液内科のあるB総合病院へ転入院となった．

4月30日よりIDA（イダルビシン）+Ara-C（シタラビン）による寛解導入療法が施行され最も血球減少の厳しい時期に発熱，下痢があったため種々の抗生剤（CFPM, FLCZ, IPM/CS, PAPM/BP）を使用された．その後造血回復とともに解熱し，骨髄検査ではCRを確認した．

5月31日より大量Ara-Cによる地固め療法が施行され，6月1日顔面紅潮，悪寒，39℃台の発熱がありAra-C症候群と判断されDEX（デキサメサゾン）を投与し速やかに改善していた．

6月9日に白血球数が170/μLに減少し，6月13日より38℃台の発熱と鼻出血が出現，G-CSFと抗生剤CFPMを開始された．発熱は以後も持続し6月16日より右胸痛が出現，同時期よりAST/ALTが上昇，6月20日には白血球数はWBC 3,100/μLへ回復したが解熱せず，その後乏尿性の腎機能障害が進行した．抗生剤の変更，輸血，アルブミン製剤，利尿剤や低用量ドーパミンを投与されたが反応が乏しく，全身浮腫や胸水貯留をきたしたため，急性腎不全治療を目的に6月24日当院へ転入院となる．

✚ 転院時現症
意識清明，体温39℃，血圧170/90 mmHg，起座呼吸あり，左顔面神経麻痺あり，下肢に浮腫あり，四肢体幹に皮疹なし

✚ 検査所見
表参照

表　転院時の検査所見

WBC 7,100/μL（Nuet 86%, Lympho 3%）, Hb 7.9 g/dL, Ht 23%, Plt 22,000/μL, Ret30‰, PT 15.6 s, INR 1.3, Fib 617 mg/dL, FDP 12.5 μg/mL, AT-Ⅲ 61%, D-dimer 11 μg/mL, pH7.49, PO_2 77 mmHg, PCO_2 33 mmHg, HCO_3 26 mmol/L
TP 3.9 g/dL, Alb 1.4 g/dL, AST 26 IU, ALT 18 IU, ALP 530 IU, LDH 784 IU, CK 17 IU, Glu 100 mg/dL, T-ch 77 mg/dL, Na 132 mEq/L, K 3.0 mEq/L, Cl 95 mEq/L, Ca 3.7 mEq/L, P 4.0 mg/dL, Cr 4.9 mg/dL, UN 65 mg/dL, UA 6.3 mg/dL, CRP 23.5 mg/dL
IgG 523 mg/dL, IgA 115 mg/dL, IgM 23 mg/dL, エンドトキシン＜5 pg/mL, β-D グルカン＜5 pg/mL, アスペルギルス抗原（-）, カンジダ抗原×4, クリプトコッカスネオフォルマンス抗原（-）, HBsAg（-）, HCVAb（-）, 血液・喀痰・尿・IVH カテーテルの培養検査で有意菌認めず, チールニールセン染色（-）, 結核 PCR（-）
尿蛋白（2+）, 尿潜血（3+）, RBC 50～99/1 視野, WBC 10～19/1 視野
尿 Cr 4.5 mg/dL, 尿 Na 140 mEq/L, 尿 UN 43.8 mg/dL, 尿 $β_2mG$ 12,130 μg/L, 尿 FDP 4,030 ng/mL

✚ 臨床経過

　　　　　前医からの情報とスクリーニング検査より急性腎性腎不全が起きており透析療法が必要と思われた．単純 CT 検査後にさらに情報を得るために造影 CT 検査を行った．

　　　造影 CT 検査から全身の多発塞栓症が起きていることが予想され，非造影領域の広がりから比較的大きな血管レベルと思われた．さらに追加で頭部 MRI 検査や心エコー検査を行った．

　　　頭部 MRI 検査でも比較的新しい塞栓像がみられ，造影による ring enhancement を認めることより多発膿瘍が疑われた．前医からの情報では抗生剤投与前の血液培養で *Streptococcus oralis* を検出していたが，セフェム系抗生剤に感受性があり抗生剤投与後は検出されていなかった．また心エコー検査では菌塊（vegetation）はみられなかった．

　　　前医ではアゾール系抗真菌剤 FLCZ しか投与されておらず，治療経過や画像からは播種性アスペルギルス症が最も疑われた．しかし血液やカテーテルからの真菌培養は陰性，特異抗原や β-D グルカンも陰性で，眼科での診察でも真菌性眼内炎の所見はみられなかったため播種性アスペルギルス症の可能性は乏しいと判断した．積極的な感染源の検索にもかかわらず，多発性多臓器塞栓症を惹起する原因が特定できなかった．

　　　起因菌の確定ができないまま抗生剤（MEPM），抗真菌剤（MCFG，AMPH-B）の投与と透析管理を行ったが，連日 40℃ 台の発熱が持続し改善傾向はみられなかった．

　　　診断目的に可能な部位からの生検を検討していたが，7 月 7 日透析中に意識レベルの低下と右半身の弛緩麻痺が出現したため透析を中止し緊急 CT 検査を行ったところ左頭頂部に出血による血腫と周囲の浮腫を認めた．また 7 月 8 日には痙攣がありフォローの CT 検査で血腫の増大を認め，同日死亡された．

　　　病態究明のため家族の同意を得て病理解剖を行った．肉眼的所見は画像診断から予想した通りに肝臓，脾臓，脳，腎臓など多臓器に梗塞巣や膿瘍が多発していた．

　　　顕微鏡学的所見では梗塞部位の凝固壊死像がみられた．

　　　腎においては急性腎不全の原因となった塞栓塊と凝固壊死像が広範囲にみられた．一部に多核巨細胞を伴う肉芽腫や糸球体内の菌糸がみられた．

　　　真菌感染症の精査目的で行った Grocott 染色で血管内に幅広い菌糸で細胞壁が薄く不規

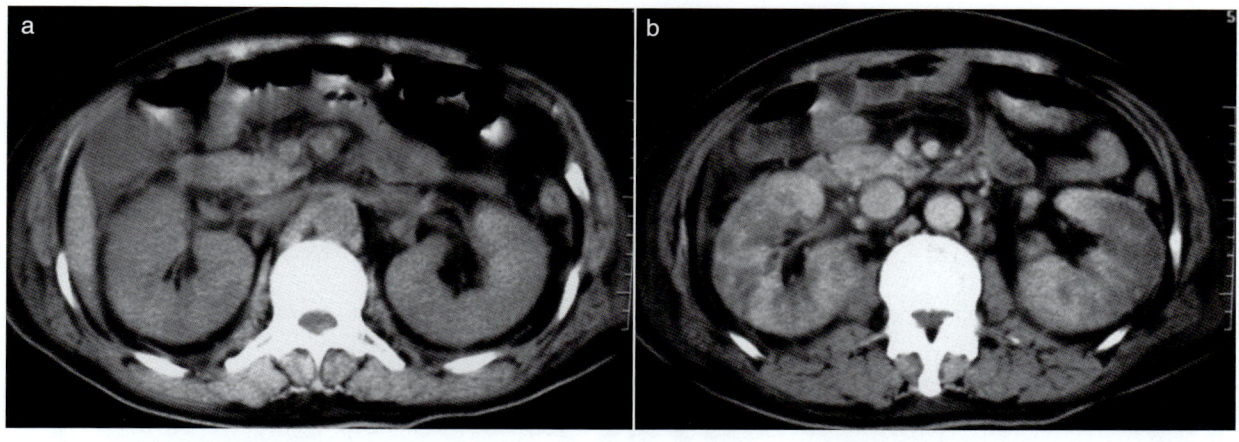

図1　入院後のCT検査
a：単純CT検査では，両腎腫大と斑状のlow density areaをうっすら認める．
b：両造影CTでは両側の腎臓は腫大し造影されない多発斑状影が広範にみられる．

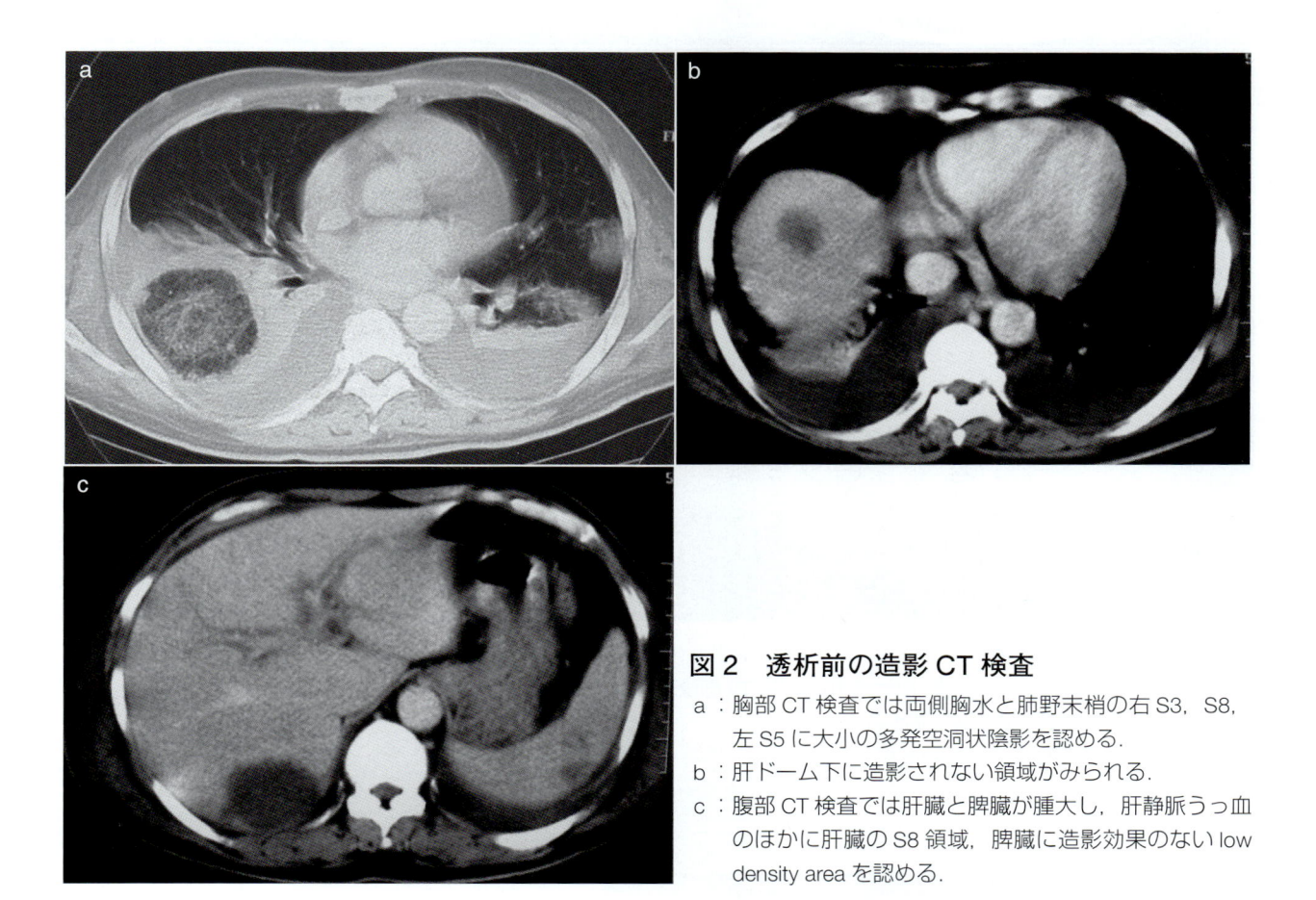

図2　透析前の造影CT検査
a：胸部CT検査では両側胸水と肺野末梢の右S3，S8，左S5に大小の多発空洞状陰影を認める．
b：肝ドーム下に造影されない領域がみられる．
c：腹部CT検査では肝臓と脾臓が腫大し，肝静脈うっ血のほかに肝臓のS8領域，脾臓に造影効果のないlow density areaを認める．

則分枝のある形態の真菌が多数みられ，その特徴的な形態からムコール症と診断した．

+ **画像検査**
　　図1〜3参照
+ **腎生検所見**
　　光顕所見
　　　図4〜11参照

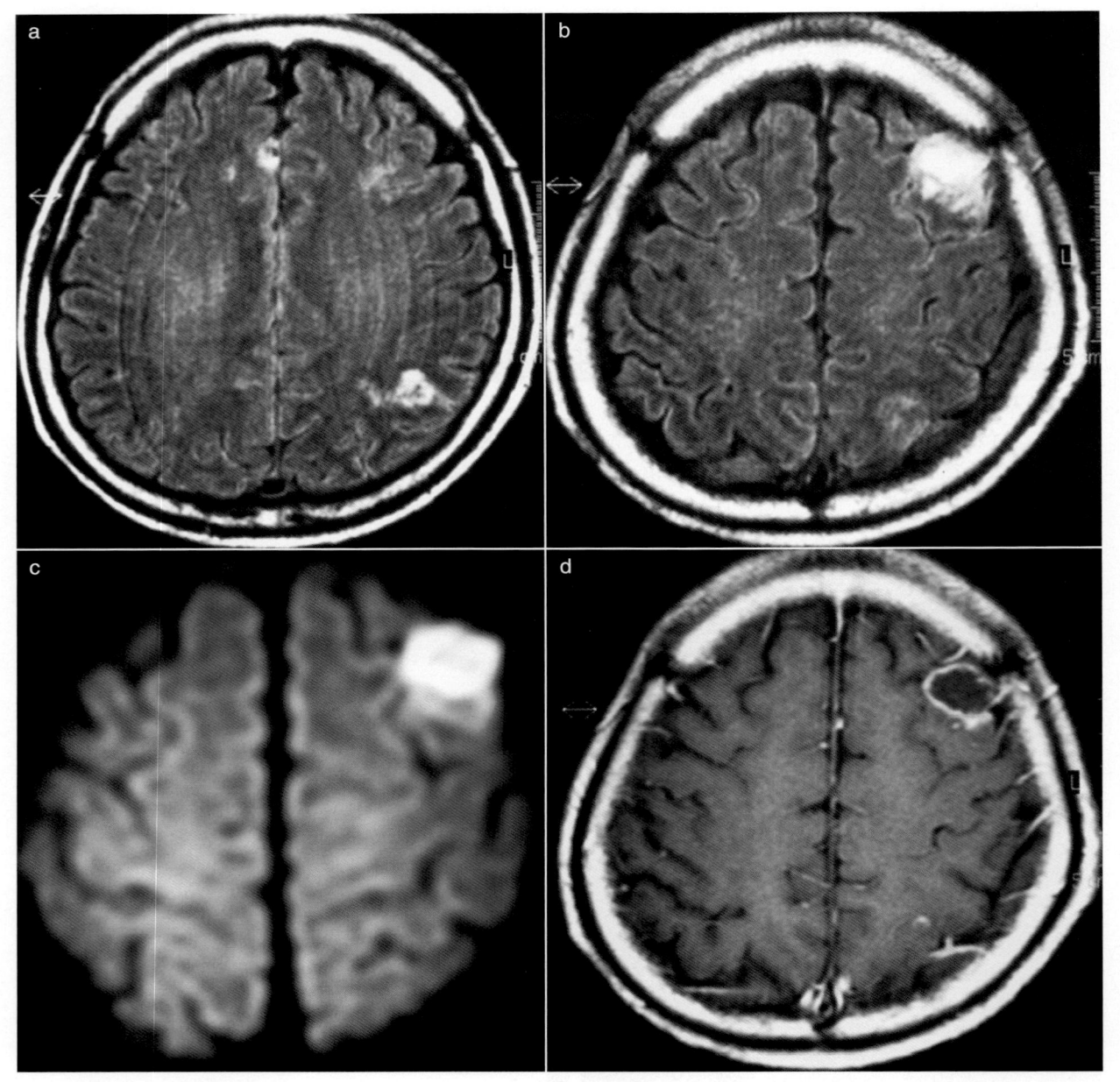

図3 脳MR検査結果

a, b：頭部MRI検査では大脳鎌付近や左頭頂部にT2画像 high の腫瘤を認める.
c：FLAIR画像で高信号の領域を認める.
d：造影MRI検査では ring enhance がみられる.

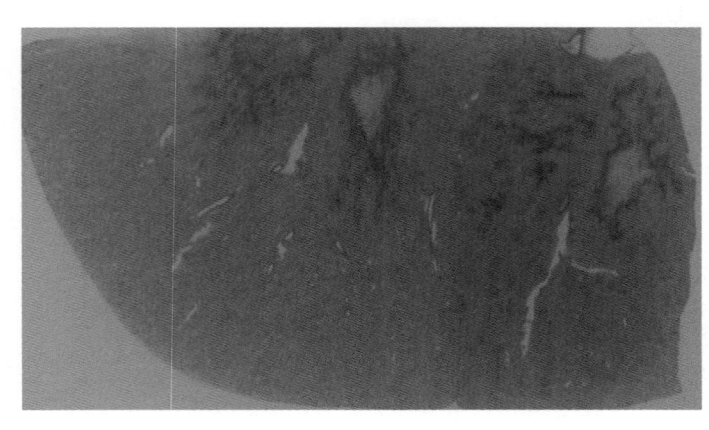

図4 腎臓 光顕標本弱拡大

髄質側優位に広範に大小さまざまな梗塞巣がみられる. 一部の病変は被膜直下の皮質まで拡大している.

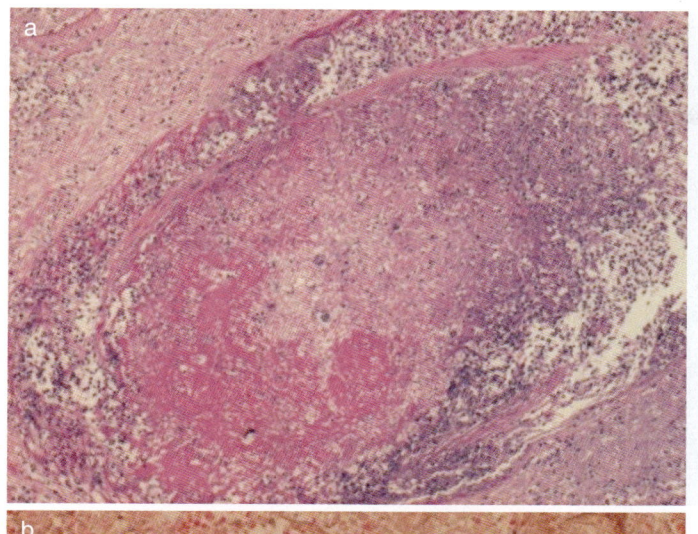

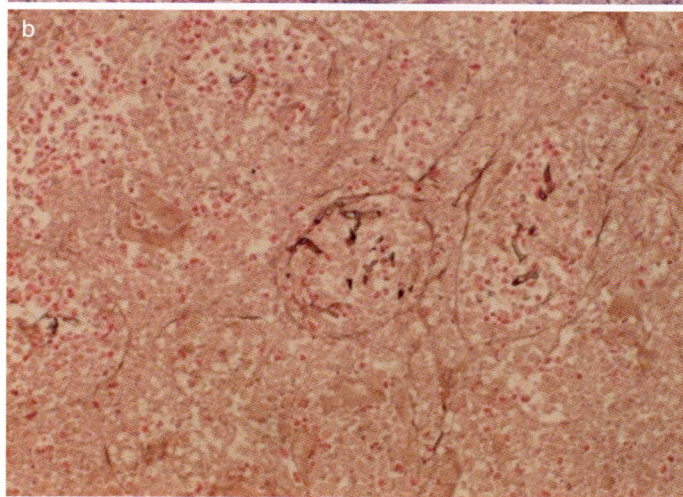

図5 腎臓の光顕所見

a：PAS染色；弓状動脈レベルで血栓と多核好中球が入り混じる塞栓塊がみられる．血管壁内にも高度な好中球浸潤がある．

b：PAM染色；皮質壊死に陥っている部位では，糸球体や尿細管基底膜が染色されていない．糸球体内に銀染色に染まる糸状菌がみられる．

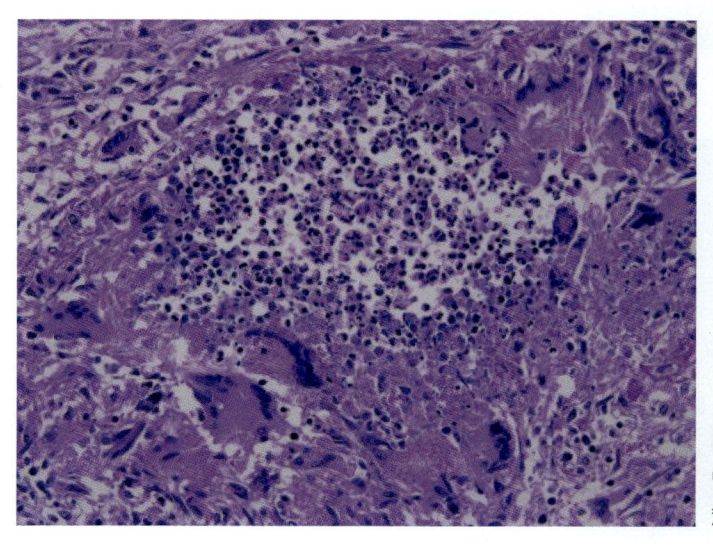

図6a　PAS染色

腎間質に膿瘍が形成され，その周囲に多核巨細胞が集簇している．

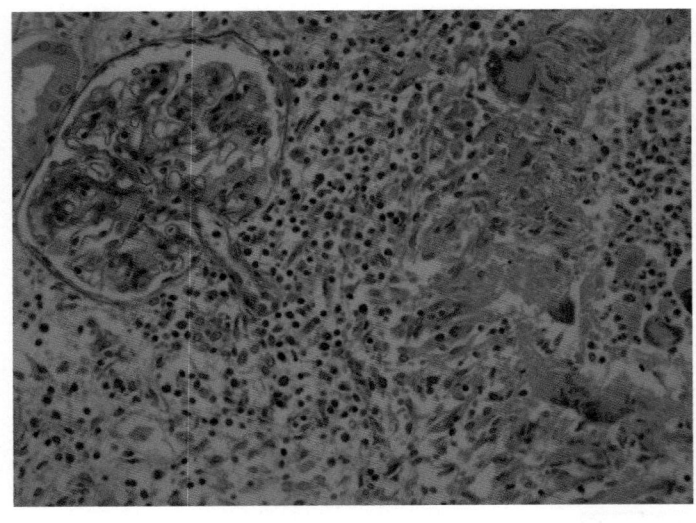

図 6b　PAS 染色
糸球体周囲の炎症細胞浸潤と多核巨細胞がみられる．

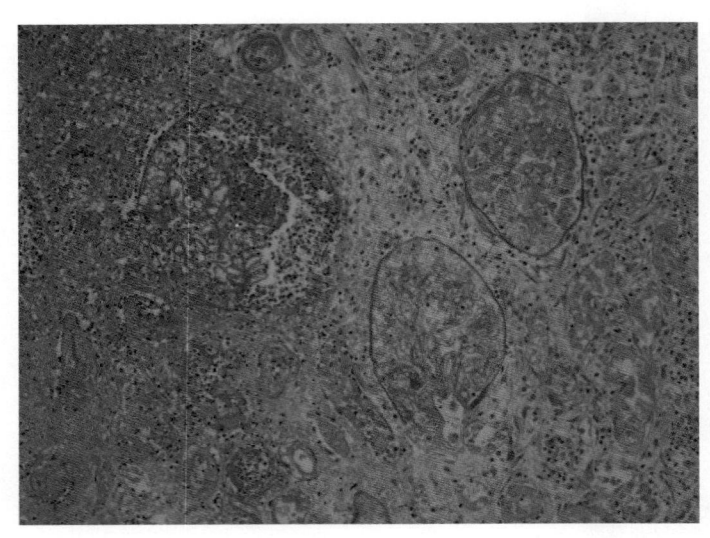

図 7a　PAS 染色
膿瘍領域の糸球体，および凝固壊死に至った梗塞巣内の糸球体．

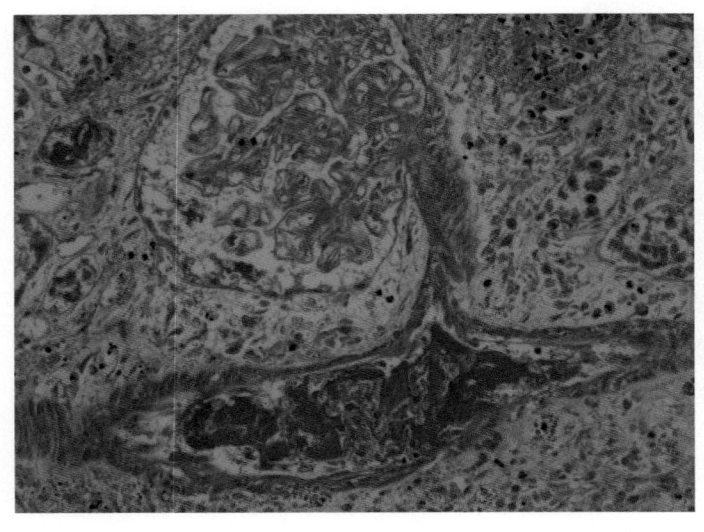

図 7b　HE 染色
小葉間動脈に血栓を認め，糸球体は係蹄の凝固壊死をきたしている．

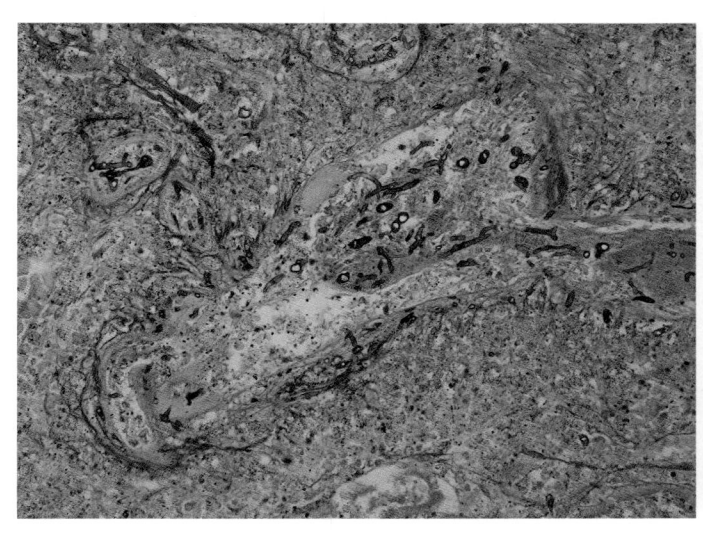

図8 Grocott 染色　腎の小動脈内に確認された菌糸
動脈内には幅広い菌糸で細胞壁が薄く不規則分枝のある形態の真菌がみられる．

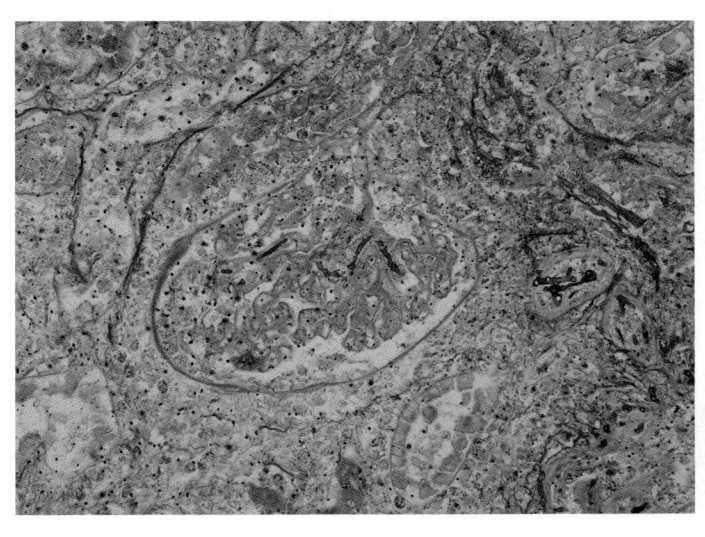

図9 Grocott 染色
糸球体内にも少量の菌糸が確認された．間質や尿細管腔内にも確認できる．

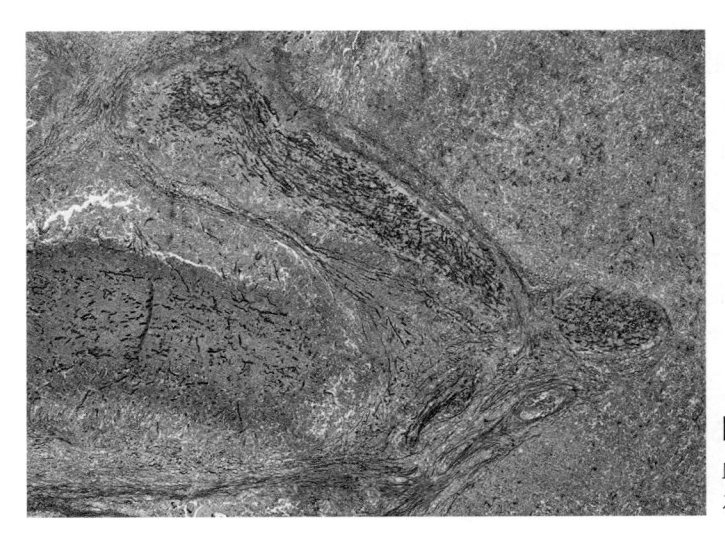

図10 Grocott 染色　肝臓の動脈内病変
血管内には幅広い菌糸で細胞壁が薄く不規則分枝のある形態の真菌の繁殖がみられる．

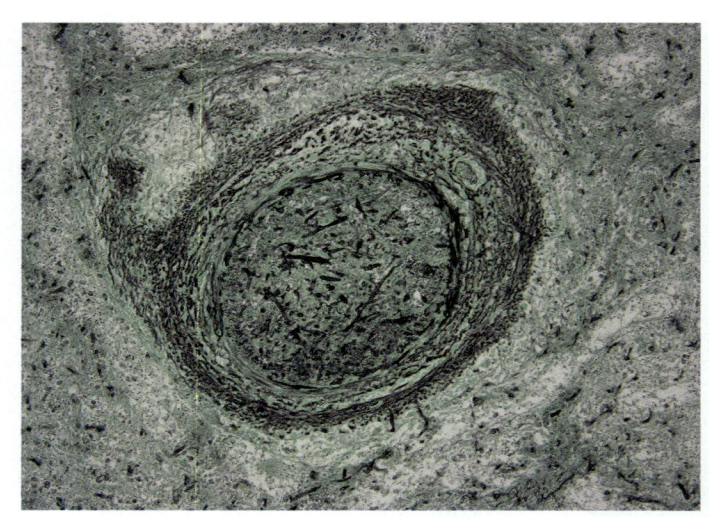

図11　Grocott 染色　脾動脈内の真菌塞栓

✚ 病態に対する考察

　ムコール症は接合菌症の大半を占め，急性（電撃的に）進行する最も予後不良な真菌症のひとつであり，発症例の大多数は致死的転帰をたどる．危険因子としてはアシドーシスを伴う糖尿病，栄養失調，重度熱傷，白血病や悪性リンパ腫などの血液悪性疾患，免疫抑制療法，鉄過剰治療中，多発外傷などがあり，基礎疾患や医療処置を伴っている患者に好発する．

　主として鼻，顔面をはじめ頭部，肺，腸管，皮膚などが侵され，肺接合菌症では吸入により感染し肺梗塞，空洞形成を伴う壊死性病巣を生じる．この病型は電撃性に進行する例が大半で，本症例のように好中球減少者に発症した場合，抗菌化学療法に反応しない持続性発熱や肺浸潤影など肺アスペルギルス症に似た病像を呈する．さらに播種性に至ると肺，肝臓，脾臓，腎臓，心臓のほか，脳に高率に感染し脳内の限局性病変形成による巣症状（意識障害など）を呈する例が多い．

　接合菌の特徴としては血管（特に動脈系）侵襲性が強く，しばしば血栓形成や大出血を引き起こし病変部や周囲組織を壊死に陥らせる．またほかの真菌群と異なりキチン（N-アセチルグルコサミンのホモ重合体）の代わりにキトサン（グルコサミンのホモ重合体）を保有し，（1→3）β-D グルカンがほとんど存在しないため β-D グルカンは陰性である．そのため早期診断に至る契機を捉えることも困難で治療が速やかに開始できないことが多いとされることは本症例の臨床経過にも合致する．

　このように一般に特徴的に臨床症状に乏しく，また血清診断のための検査法も実用化されたものはなく，確定診断は病理学的検査に依存するほかないが適切な検体が得られ診断される例は少ない．接合菌の形態学的特徴としては幅広い無隔菌糸で細胞壁が薄くところどころに肥大や不規則な分枝のある菌糸が観察される．

　適用可能な抗真菌剤は AMPH-B や posaconazole であるが重篤な感染症で急性に進行するなどの理由から播種例では治療が奏効する例はきわめて少ない．

　ムコール症はきわめてまれな重症真菌感染症であるが，強力な化学療法や免疫抑制下にある症例の全身性感染症，特に多発臓器塞栓などを示した例では積極的に鑑別診断に加えることが重要である．腎生検でムコール症を診断することは困難で，剖検の重要性を改めて確認した症例である．

本症例のポイント：

①剖検は診断確定に有用な情報を提供してくれる．

②強力な抗癌剤治療下ではきわめてまれな感染症が出現する．

③ムコール感染による多臓器への多発梗塞がある．

（第33回重松腎病理カンファレンスより）

【文献】

1) Gupta KL, et al：Renal zygomycosis：an under-diagnosed cause of acute renal failure. Nephrol Dial Transplant 14：2720-2725, 1999
2) Skiada A, et al：Disseminated zygomycosis with involvement of the central nervous system. Clin Microbiol Infect 15：46-49, 2009
3) Roden MM, et al：Epidemiology and outcome of zygomycosis：a review of 929 reported cases. Clin Infect Dis 41：634-653, 2005
4) Thomas R. Rogers, et al：Treatment of zygomycosis：current and new options. J Antimicrob Chemother 61：i35-39, 2008

50

傍尿細管毛細血管（PTC）に限局した血管内大細胞型 B 細胞リンパ腫 (PTC dominant IVLBCL) の 1 例

血管内悪性リンパ腫は PTC 内に浸潤することで AKI を起こす

> **キーワード** 血管内大細胞型 B 細胞リンパ腫（IVLBCL），PTC 内の IVLBCL，両側腎腫大，AKI

◆ 症例
70 歳代，女性

◆ 主訴
脱力，全身倦怠感，発熱

◆ 既往歴
高血圧（長いが正確な期間不詳）
約 30 年前に膵嚢胞を切除
15 年前に C 型肝炎を指摘され近医にて加療中（詳細不明），輸血歴なし

◆ 現病歴
2 週間前より感冒様症状，下痢，ふらつき，食欲不振が出現した．近医を受診し，抗生剤などを処方されたが改善を認めなかった．自宅で様子をみていたが全身倦怠感が増強したため，当院救急外来を受診した．腹部 CT にて両側腎臓の著明な腫大，腎機能低下を認めたため，精査加療目的で当科に紹介された．

◆ 内服薬
塩酸セフカペンピボキシル，L-カルボシステイン，リン酸ベンプロペリン，ビフィズス菌製剤散，ウルソデオキシコール酸，トリクロルメチアジド，塩酸エホニジピン

◆ 家族歴
特記すべきことなし

◆ 初診時現症
身長 150 cm，体重 45 kg，血圧 126/67 mmHg，脈拍 86 回/分，体温 37.4℃，SpO$_2$ 98%，意識清明，眼球・眼瞼結膜に貧血・黄疸なし，表在リンパ節に明らかな腫脹なし，呼吸音清明，心音はリズム整・過剰心音なし，心雑音を聴取しない，腹部は平坦・軟・圧痛なし，肋骨脊柱角叩打痛なし，腸音は亢進・減弱なし，下腿に pitting edema 軽度あり

◆ 初診時検査所見
血液検査・尿検査（**表**参照）．

◆ 臨床経過　図 1
入院後，腎機能が次第に悪化し，第 14 病日より血液透析を開始した．第 15 病日に腎生検を行ったところ，光顕にて傍尿細管毛細血管（PTC）内腔に大型で N/C 比が高くクロマチンの濃いリンパ球系異型細胞の集積を認め，悪性リンパ腫が疑われた．そのため，第 18

50. 傍尿細管毛細血管（PTC）に限局した血管内大細胞型B細胞リンパ腫（PTC dominant IVLBCL）の1例

表　初診時血液・尿検査所見

WBC	10.1×10³/μL	BUN	31.0 mg/dL	RF	（−）
RBC	4.92×10⁶/μL	Cr	1.35 mg/dL	MPO-ANCA	＜1.3 IU/m
Hb	13.6 g/dL	UA	7.8 mg/dL	PR3-ANCA	＜1.3 IU/m
Ht	41.9%	FBS	93 mg/dL	ASO	181 IU/mL
Plt	151×10³/μL	T-Bil	0.4 mg/dL	β₂MG	1,680 μg/L
Na	142 mEq/L	CRP	3.31 mg/dL	S-IL-2R	5,928 U/mL
K	3.1 mEq/L	Ferritin	41.9 ng/mL		
Cl	103 mEq/L	IgG	2,712 mg/dL	Blood Gas Analysis	
Ca	7.9 mg/dL	IgA	678 mg/dL	pH	7.463
IP	3.6 mg/dL	IgM	90 mg/dL	pO₂	52.4 mmHg
LDH	803 IU/L	CH50	33 IU/mL	pCO₂	34.6 mmHg
ALP	280 IU/L	HbsAg	（−）	HCO₃	24.5 mmol/L
AST	58 IU/L	HCV	（＋）		
ALT	28 IU/L	HCVRNA	6.2 LogIU/mL	Urinalysis	
TP	6.9 g/dL	TPHA	（−）	Protein	（2＋）
Alb	2.8 g/dL	RPR	（−）	Blood	（2＋）
CK	42 IU/L	Cryoglobulin	（＋）	WBC	（1＋）
AMY	80 IU/L	Anti ds-DNA	（−）	Glucose	（−）
		Bence Jones protein	（−）	Cast	（−）
				Urinary protein	0.37 g/day
				NAG	6.2 IU/L
				Urinary blood	1〜4/HPF
				Urinary WBC	1〜4/HPF

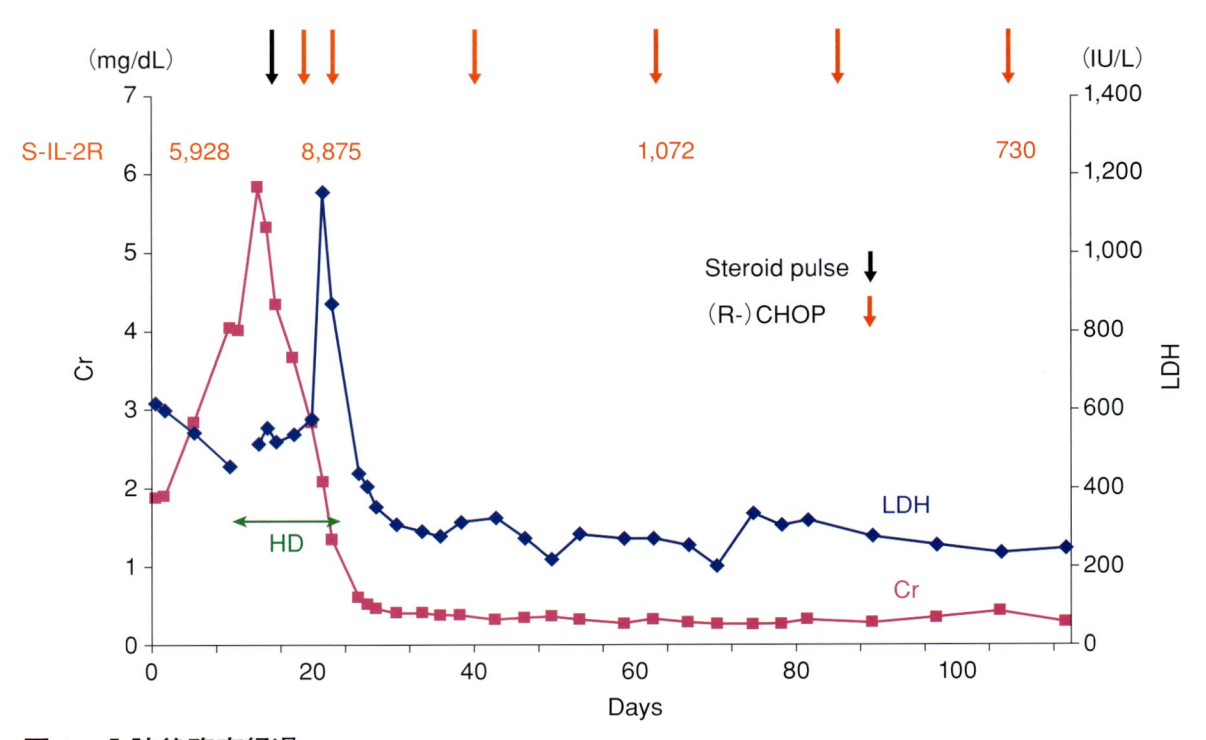

図1　入院後臨床経過

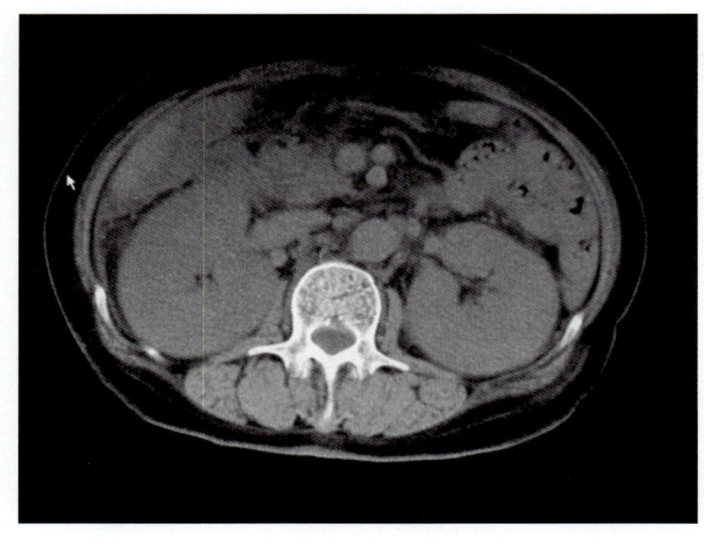

図2 腹部CT（入院時）
両腎に著明な腫大を認めた．明らかな水腎症の所見を認めなかった．撮像範囲内のリンパ節に明らかな腫脹を認めなかった．

病日に骨髄穿刺を施行した．血球貪食像を認めた．また血液検査にて血小板減少も認めたため，血球貪食症候群の併発を考え，同日よりステロイドパルス（1,000 mg/day×3日間）を行った．

後日，細胞表面マーカー染色の結果，PTCに限局した血管内大細胞型B細胞リンパ腫（Intravascular large B cell lymphoma：IVLBCL）と診断確定した．第23病日より，LBCLの標準治療として cyclophosphamide, doxorubicin, vincristine, and prednisone（CHOP）療法（2クール目以降は rituximab を追加した R-CHOP 療法を実施）を開始した．CHOP療法開始後 S-IL2R は低下，腎機能の改善を認め，第26病日で血液透析が離脱可能であった．その後は R-CHOP 療法を5カ月間に7クール実施し，再発なく経過している．

✚ 初診時画像所見

腹部CT：両腎に著明な腫大を認める（図2）．
ガリウムシンチグラフィー：両腎の淡い集積以外には，有意な異常集積は認めない．
骨髄穿刺所見：血球貪食像を認める．
骨髄生検所見：正常骨髄組織．
髄液検査所見：腫瘍細胞を認めない．

✚ 腎生検所見

光顕所見：

評価可能な糸球体は8個得られた．一方，PTCはびまん性に著明な拡大傾向を示しており，その内腔には大型でN/C比が高くクロマチンの濃いリンパ球系異型細胞が充満していた．尿細管はびまん性に著明な萎縮を認めた．大型の異常細胞はPTC内に留まらず間質への浸潤も認めた（図3a, b）．

糸球体に関しては，一部にごく軽度の増殖性変化を認めたが，概ね正常であった（図4）．

免疫蛍光所見：

メサンギウム領域に IgA, IgM, C3c の沈着を認めた（図5）．

電顕所見：

少量の dense deposit がメサンギウム基質に散見される（図6）．PTC内にリンパ腫細胞様の比較的大型の核を有する異型細胞を多数認め，マクロファージや好中球も混在して認められた（図7）．

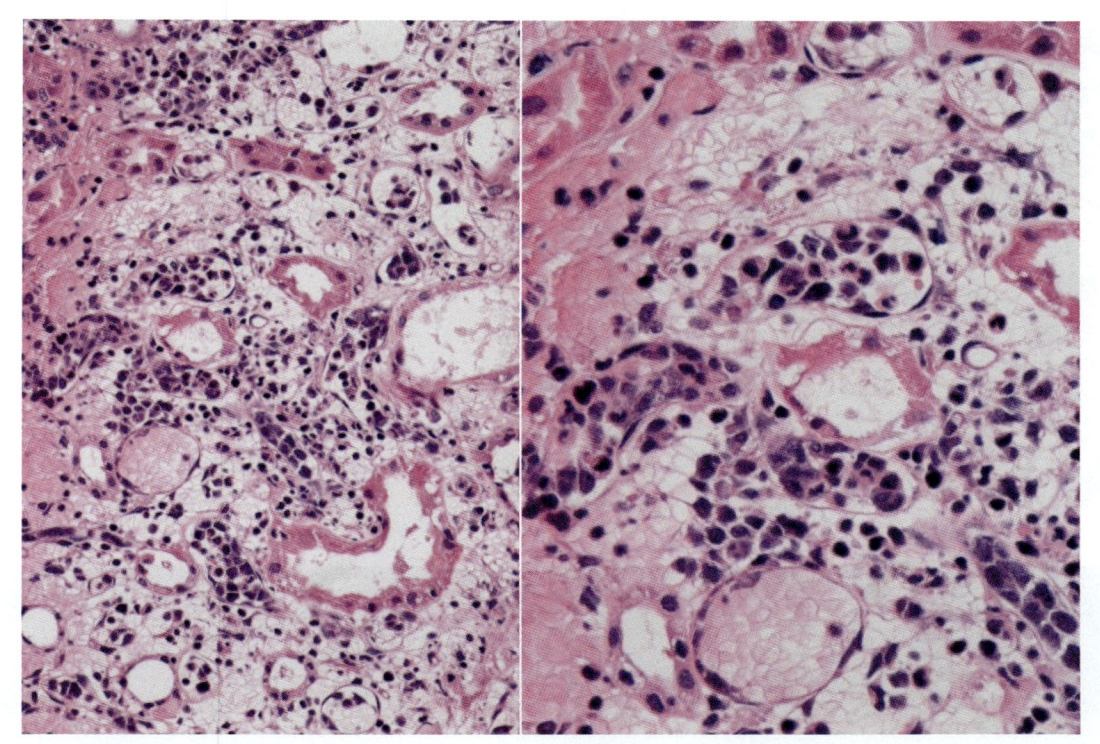

図3 光顕 HE染色
間質には浮腫性拡大と間質への細胞集積ないし浸潤を認める．拡張したPTC内には大型のリンパ球が多数集積している（右）．

特殊染色所見：
PTC内に充満した細胞において，CD5，CD20陽性所見を認めたが，糸球体内には認めなかった（図8，9）．一方，CD10，CD3，CD7は陰性であった．

コメント：
腎に病変のあるIVLBCLは主に糸球体係蹄内に限局する病型が報告されているが，PTC内に限局したIVLBCL症例はきわめてまれであり，本症例以外には剖検症例を含めて3例[1〜3]の報告を認めるのみである．また，ガリウムシンチグラフィーで腎以外に集積像がないこと，髄液検査および骨髄穿刺にて腫瘍細胞を認めないことから，腎限局のIVLBCLと考えた．

メサンギウム領域の軽度増殖病変は，免疫染色，電子顕微鏡写真の結果から，軽度IgA腎症の合併によるものと考えられた．

本症例ではHCV陽性であり，クリオグロブリンも陽性であったが，病理像ではクリオグロブリン血症に伴う糸球体腎炎に特徴的な所見を認めておらず，今回の病態には関与していないと考えられた．

✚ この症例の臨床的問題点
腎病変のある悪性リンパ腫は，腫瘍細胞が血管内中心に増殖する血管型と尿細管間質を中心に集積する尿細管間質型に大別され，腫瘍細胞の存在部位によって病態が異なると報告されている[4]．血管型ではネフローゼの病態を呈しやすく[5]，尿細管間質型では急性腎障害（AKI）の病態を呈しやすいと報告されている[6]．このように病型と症状には一定の関連があることが示唆される．本症例のようにPTCにリンパ腫が限局した場合に関して，過去の症例報告では，いずれも尿蛋白は軽度，腎機能低下を認めており，3例中2例[1,2]で

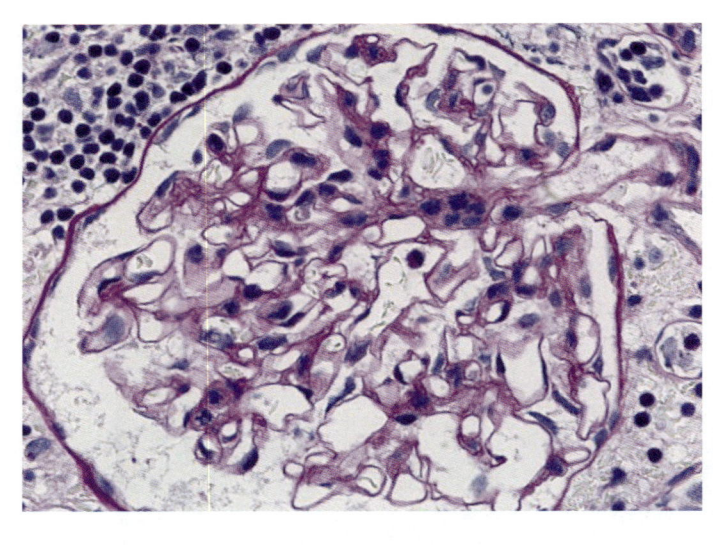

図4 光顕 PAS染色
糸球体には明らかな異常病変はない．しかし間質内あるいは PTC 内への単核細胞集積が目立つ．

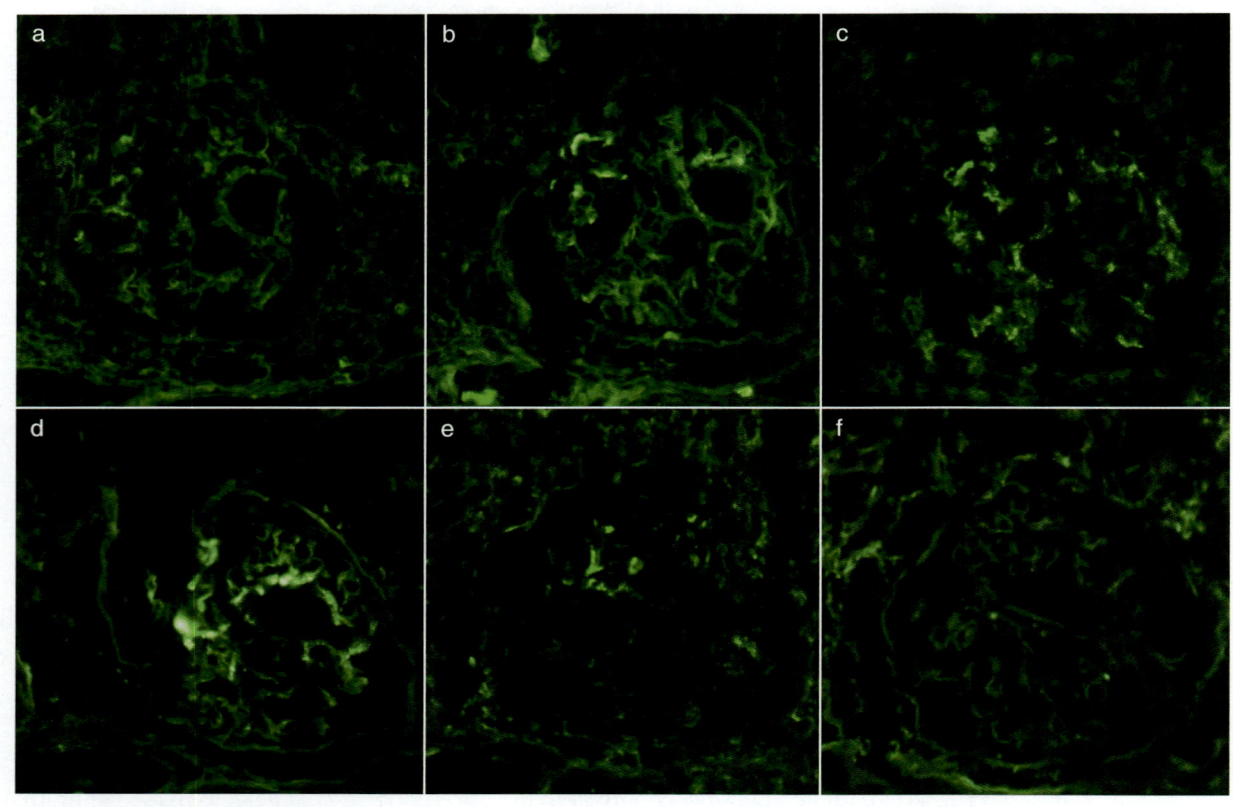

図5 免疫蛍光抗体染色
a：IgG，b：IgA，c：IgM，d：C3c，e：C1q，f：Fib である．IgA，IgM，C3c はメサンギウム領域に顆粒状に軽度沈着を認める．

　AKI を呈した．したがって，PTC にリンパ腫が限局する症例は AKI の経過を呈しやすい傾向が示唆される．
　腎病変を伴う IVLBCL の腎機能障害に対して，R-CHOP 療法が有効である[1,3]と報告されている．本症例では腎生検結果より，腫瘍細胞が PTC に充満することで，所属ネフロンにおいて虚血性障害を起こしたと推測できた．したがって，R-CHOP 療法による腫瘍細胞の退縮が腎機能改善に大きく寄与したと考えている．しかし，治療効果確認としては腎機能改善および腹部 CT で両側腎腫大の改善を認めているものの，残念ながら腎再生検は

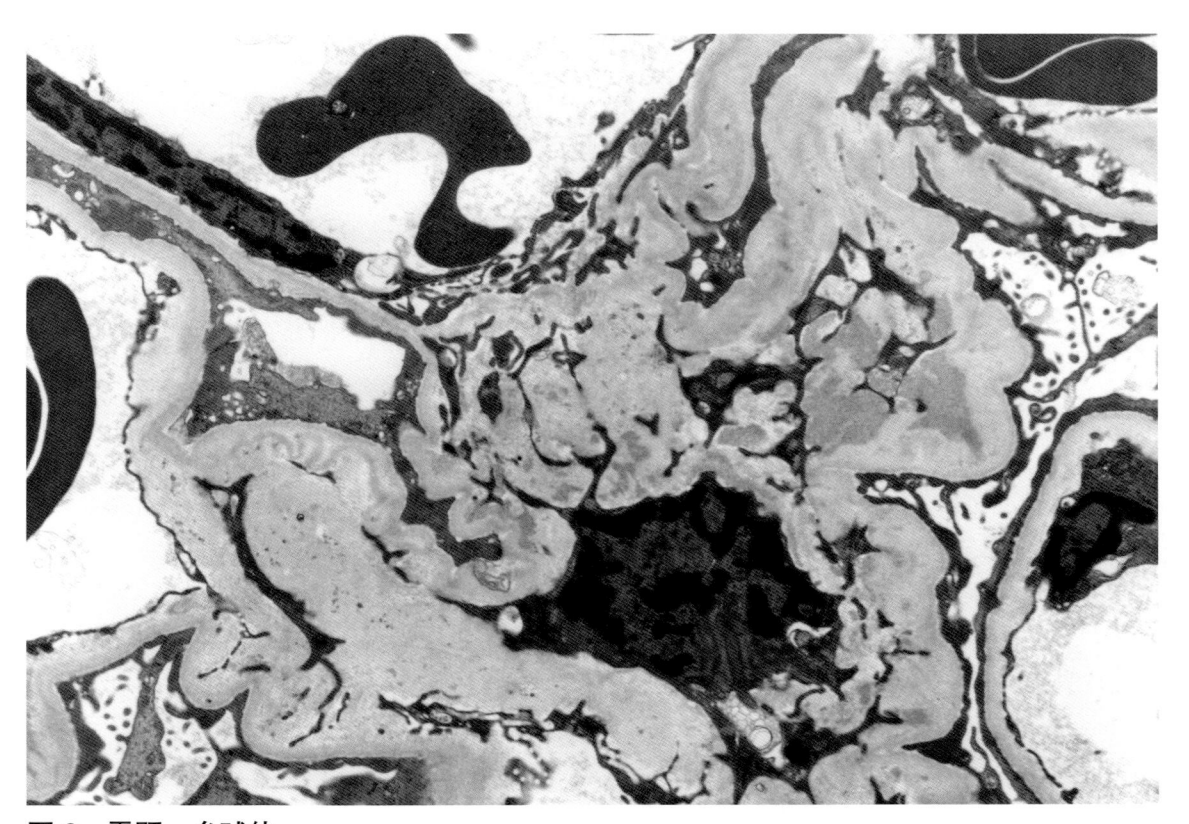

図6　電顕　糸球体
メサンギウム基質の増加と Paramesangial dense deposit を認めるが，細胞増殖性病変はない．

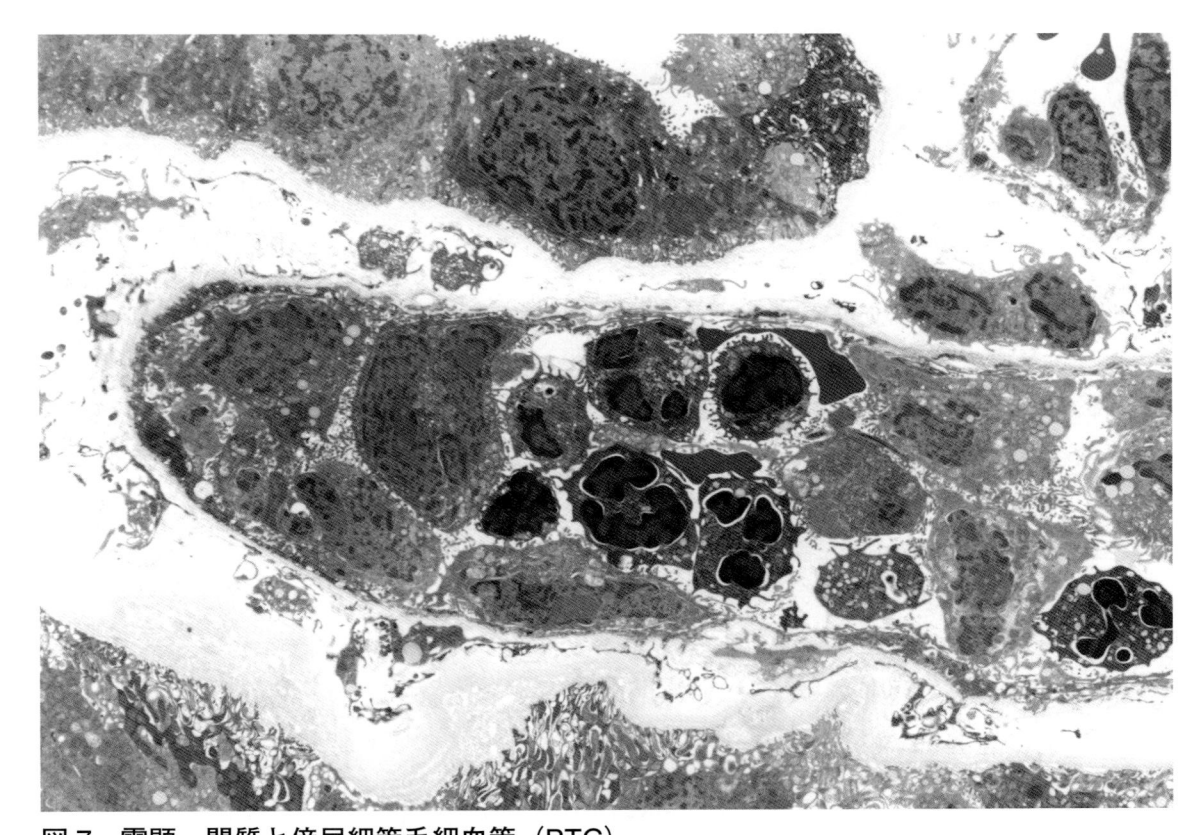

図7　電顕　間質と傍尿細管毛細血管（PTC）
拡張した PTC 内には大型の異型性のある核をもったリンパ球が多数集積している．また，好中球も多く遊走している．

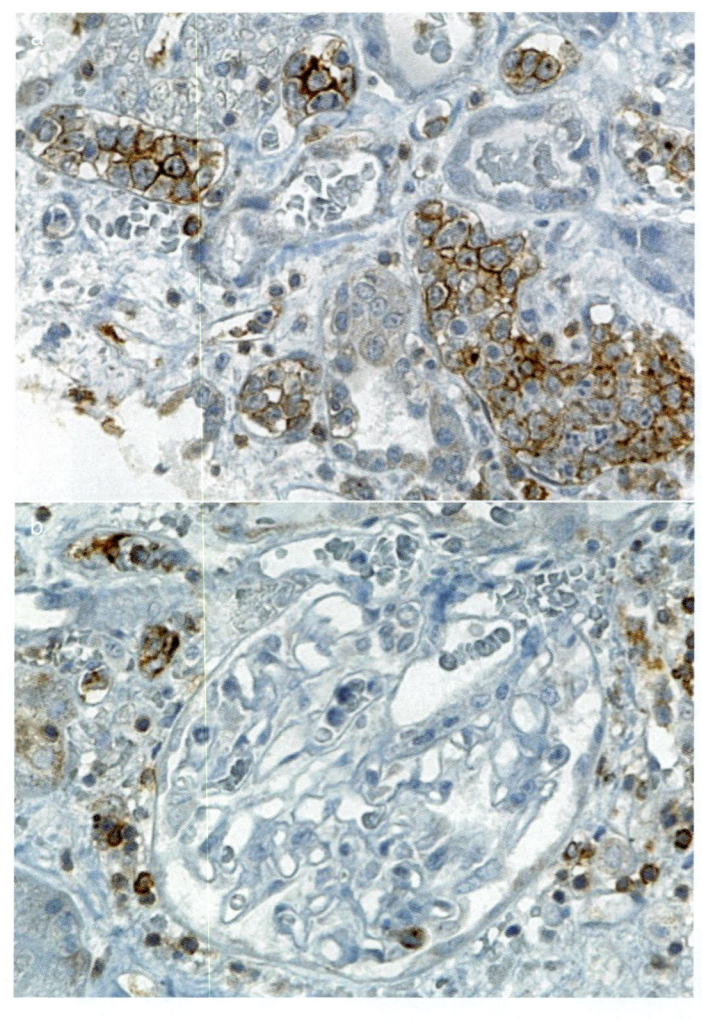

図8 光顕 CD5染色
a：PTC内に集積した大型遊走細胞の多くはCD5陽性である．
b：PTCに陽性細胞の集積をみるが，糸球体にはCD5陽性細胞の集積は明らかではない．CD20陽性細胞の集積もなかった．

施行できていないため，腎組織変化の検証はできていない．これまでの治療成功報告例においても腎再生検施行の報告はなく，軽快後の腎組織の変化は非常に興味があるところである．

　IVLBCLによるAKIは，早期診断および早期治療介入で病態の改善が望めるため，両側腎の腫大，腎機能障害を認める場合には，リンパ腫の存在を積極的に疑い，速やかに腎生検を行って確定診断を付け，治療を開始することが必要であると考える．本症例では，併発した血球貪食症候群に対してステロイドパルス治療をまず行うことで腎機能は改善傾向を示し，IVLBCLに対してR-CHOP療法による根治的治療を行うことで腎機能は改善し，血液透析離脱後も再増悪することなく維持が可能であったと考えている．

✚ **病理医からのコメント：**

　血管内大細胞性B細胞リンパ腫（IVBCL）が各臓器を傷害することはよく知られている．腎機能障害の精査で行った腎生検からIVBCLが診断されたとの報告は多い．その多くは，糸球体内への大細胞性B細胞リンパ球の浸潤である．今回の症例の特徴は，糸球体内への大細胞性B細胞リンパ球浸潤がなく，PTC内に集中して大細胞性B細胞リンパ球が浸潤したことである．どのような機序で大細胞性B細胞リンパ球がPTC内に限局してきたかが興味あるが，回答はない．細胞間接着分子は悪性腫瘍細胞のリンパ節内転移にかかわる重要な因子であることはよく知られている．また，悪性腫瘍細胞と血管内皮細胞と

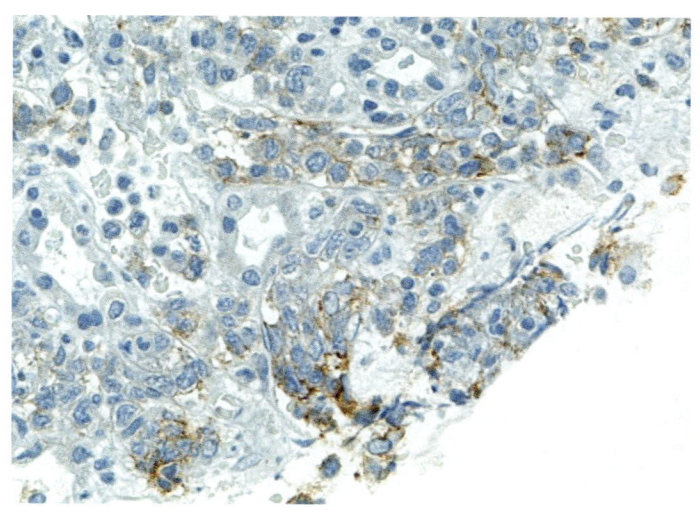

図9　光顕　CD20染色
PTC内の大型細胞にはCD20陽性のBリンパ球も認められた．

の接着に関しても多くの知見がある．糸球体内皮細胞とPTC内皮細胞の性質が同じでなく，補体制御蛋白の分布やcaveolinの局在に違いがあることが報告されている．今回の大細胞性B細胞リンパ球が糸球体内に集積しないでPTC内に集積した機序として大細胞性B細胞リンパ球表面に表出した接着分子に対応する接着分子がPTC内皮に表出していたのであろうか？　従来の報告例が糸球体内集積が主体であることを考えると糸球体毛細血管内圧や血流速度の違いで理解することには無理がある気がする．なぜ今回の症例ではPTC内への大細胞性B細胞リンパ球集積が起きたかは学問的に非常に興味があるが回答はない．今後の研究成果のなかでどのような機序が提唱されるかに期待したい．

本症例のポイント：
①PTC主体の血管内大細胞性B細胞リンパ腫（IVBCL）．
②血管内リンパ腫によるAKI．
③血管内大細胞性B細胞リンパ腫（IVBCL）の血管親和性を決定する因子は何か？
④血球貪食症候群を合併した血管内大細胞性B細胞リンパ腫（IVBCL）．

（第43回重松腎病理カンファレンスより）

【文献】

1) 小林和弘，茅野秀一，横山太郎，他：腎腫大を呈し腎生検にて診断したIntravascular Lymphoma（IVL）の1例．臨床と研究 84：1680-1686, 2007
2) 東北支部教育セミナーまとめ：急性腎不全を呈した血管内リンパ腫の1例．日内会誌 98：1155-1161, 2009
3) Sawa N, Ubara Y, Katori H, et al：Renal intravascular large B-cell lymphoma localized only within peritubular capillaries report of case. Intern Med 46：657-662, 2007
4) Tornroth T, Heiro M, Marcussen N, et al：Lymphomas diagnosed by percutaneous kidney biopsy. Am J Kidney 42：960-971, 2003
5) John P, William R, Thomas L：Angiotropic large B-cell lymphoma. Wintrobe's Clinical Hematology, 10th ed, Williams and Wilkins, pp2476, 1999
6) 八田　告，大西菜穂子，草場哲郎，他：急性腎不全にて発症し化学療法で著明に腎機能の回復をみたDiffuse Large B-cell Lymphomaの一例．日腎会誌 46：822-830, 2004

キーワード索引

数字・欧文

■数字
Ⅰ型クリオグロブリン血症 ………… 181
Ⅲ型クリオグロブリン腎症 ………… 224

■A
AKI ……………………… 119, 204, 428
APS ………………………………… 60
atubular glomeruli ………………… 96
atypical HUS ……………………… 241

■B
Banff 分類 ………………………… 250
BD 療法 …………………………… 375
Bence Jones kappa proteinuria …… 283

■C
C3 glomerulonephritis ……………… 43
C3 腎症 ……………………… 20, 294
crystal storing histiocytosis …… 181, 283

■D
DMS ………………………………… 55

■F
Factor H 異常による腎疾患 ……… 241
Fanconi 症候群 …………………… 318
Fibrinoid necrosis ………………… 75
Fibronectin 腎症 …………… 160, 387
finger print ……………………… 106
Finnish type ……………………… 50

■H
HUS …………………… 213, 224, 233

■I
IgAκ型多発性骨髄腫 ……………… 301
IgA 腎症 ……………… 106, 233, 301
IgG κ鎖 M 蛋白血症 … 171, 181, 271, 283
IgG3 ……………………………… 399
IgG 関連腎症 ……………… 345, 351
IgG サブクラス染色の有用性 …… 143
IVLBCL …………………………… 428

■L
LCDD ……………………………… 375
light chain deposition …………… 264
light chain proximal tubulopathy … 283
lobular glomerulopathy …………… 160
lupus nephritis …………………… 68
lupus vasculitis …………………… 60
lupus vasculopathy ……… 60, 68, 75

■M
mitochondria cytopathy …………… 326
MPGN-Ⅲ型 ………………… 27, 294
MPGN 様糸球体腎炎 ……………… 271
MPGN 様病変 ………………… 36, 43
MPO-ANCA 血管炎 ……………… 153
myeloma cast nephropathy ……… 264

■N
nephritis-associated plasmin receptor（NAPlr）………………………… 20
Nephronophthisis（NPHP）…… 333, 339
NPHP1 …………………………… 333
NPHP3 …………………………… 333
NPHP-MCKD complex …………… 339

■O
organized deposit …………… 106, 196

■P
PGNMID …………………………… 399
proliferative glomerulonephritis with monoclonal IgG deposits …… 399
PTAH 染色 ………………………… 250
PTC 内の IVLBCL ………………… 428

■R
RA ………………………………… 134
RPGN ……………………………… 233

■S
scleroderma renal crisis ………… 204

SLE ··· 68, 106, 119

■ T
TBI ··· 258
TBM deposits ·· 96
thrombotic microangiopathy
 ·· 233, 250, 258

TMA ········ 60, 181, 213, 224, 233, 250, 258
total body irradiation ························· 258

■ W
WT1 遺伝子 ·· 55

和文

■ あ
アミロイドーシス ································ 134

■ い
遺伝性腎疾患 ·· 339
イムノタクトイド腎症 ························ 171

■ え
壊死性＋管内増殖性糸球体腎炎 ········ 126
円柱形成 ·· 96

■ か
家族性壮年発症 Fanconi 症候群 ········ 326
カルシニューリン阻害剤腎障害 ········ 258
間質性腎炎 ·································· 310, 351
間質尿細管障害 ···································· 339
間質尿細管腎炎 ····························· 96, 345
感染関連腎炎 ·· 20
感染後急性糸球体腎炎 ··························· 1
感染後糸球体腎炎 ··································· 1
感染性糸球体腎炎 ························· 11, 126

■ き
急性抗体関連型拒絶反応 ···················· 250
急性糸球体腎炎 ······································ 11
急性腎障害（AKI） ····························· 204
急性腎不全（AKI） ······················ 153, 419
急性尿細管間質性腎炎 ························ 119
急速進行性糸球体腎炎 ················ 143, 171
急な腎機能低下 ···································· 195
強皮症腎クリーゼ ································ 204
巨細胞性肉芽腫 ···································· 310

■ く
クリオグロブリン腎症 ················ 106, 171

■ け
血管内大細胞型 B 細胞リンパ腫 ········ 428
血栓性病変 ·· 75
ゲムシタビン ·· 213
ゲムシタビン腎症 ································ 224

■ こ
抗 GBM 抗体型糸球体腎炎 ················· 143
抗 M2 抗体 ·· 318
高 γ グロブリン血症 ···························· 345
高血圧緊急症 ·· 204
好酸球性間質性腎炎 ······························ 27
抗尿細管基底膜抗体型腎障害 ············ 363
後腹膜線維症 ·· 363
骨軟化症 ·· 318
混合型クリオグロブリン血症 ············ 134

■ さ
再発性糸球体疾患 ································ 387
再発性糸球体腎炎 ································ 399
サルコイドーシス ································ 310

■ し
糸球体基底膜内の EDD ······················· 271
糸球体血栓 ·· 250
糸球体への non-amyloid organized deposit
 ·· 160
シクロスポリン血管毒性 ···················· 411
周期性のある organized deposit ········ 195
出産後の SLE 発症 ································ 86
上皮細胞陥入症 ······································ 86
上皮細胞障害 ·· 36
小葉間動脈から血管極の病変 ·············· 75

■し
腎移植 ……………………………… 411
腎移植後再発 ……………… 241, 375
真菌感染 …………………………… 419
腎性クル病 ………………………… 326
新生内膜増殖性病変 ……………… 411
腎塞栓症 …………………………… 419

■す
髄放線障害 ………………………… 96
ステロイド治療反応性 …………… 43

■せ
先天性ネフローゼ症候群 ……… 50, 55

■そ
増殖性動脈内膜炎 ………………… 11

■た
多核巨細胞性全層性動脈炎 …… 153
多剤大量化学療法 ……………… 258
多発性骨髄腫 ……………… 181, 294

■て
低補体血症 ……………… 20, 345, 363
低補体性腎炎 …………………… 1, 27

■と
同種骨髄移植 …………………… 258
動脈炎 ……………………………… 68

■な
内皮細胞障害 …………… 36, 213, 258
難治性ネフローゼ症候群 …… 36, 351

■に
尿細管異常症 …………………… 326
尿細管間質性腎炎 ………… 134, 318
尿細管基底膜内沈着物（TBM deposits）
　……………………………………… 96

■ね
ネフリン遺伝子 ………………… 50
ネフローゼ症候群 … 27, 171, 195, 283, 294
ネフロン癆（Nephronophthisis） …… 333

■は
半月体形成性腎炎 ……………… 134

■ほ
放射線腎症 ……………………… 258
補体経路異常 …………………… 294
補体制御蛋白異常 ……………… 241

■ま
膜性腎症 …………………… 143, 351
膜性増殖性糸球体腎炎 ………… 1
膜性増殖性糸球体腎炎様病変 … 195
膜性増殖性腎炎（MPGN）typeⅢ …… 294

■み
ミトコンドリア異常症 ………… 326

■む
ムコール症 ……………………… 419

■め
免疫グロブリン軽鎖染色 ……… 375
免疫複合体型糸球体腎炎 ……… 363

■よ
溶血性尿毒症性症候群 ………… 224
溶連菌感染 ……………………… 20

■り
両側腎腫大 ……………………… 428
リンタングステン酸ヘマトキシリン
　（PTAH）染色 ………………… 250

■る
ループス腎炎 ……………… 75, 86, 96

腎病理用語一覧

ANCA 血管炎	132, 361	巨細胞	150, 155, 157, 159, 313, 314, 315, 316, 317,
atubular glomeruli	96, 97, 99, 102	巨細胞性間質性腎炎	316, 317
C3 糸球体腎炎	43	巨細胞性動脈炎	17
IgA 腎症	42, 106, 109, 110, 115, 117, 132, 169, 233, 235, 236, 237, 238, 239, 245, 247, 248, 301, 305, 307, 308, 387, 388, 431	クリオグロブリン性糸球体腎炎	181
		crystal-storing histiocytosis	283, 289, 290, 291, 292
IgG 4 関連腎症	351, 354, 356, 361, 370, 372	軽鎖沈着症	169, 170, 267, 269, 270, 375
MRSA 腎炎	9, 132	血管内悪性リンパ腫	428
TH 蛋白	206, 321, 338, 340, 383	血栓性血小板減少性紫斑病（TTP）	60, 65, 83, 234
悪性高血圧 悪性腎硬化症	204, 205, 206, 207, 210, 211, 221, 235, 238, 245, 418	organized deposit	106, 113, 117, 160, 180, 193, 195, 200, 201, 202, 203, 232, 279, 280, 281, 288, 298, 385
アミロイド腎	169		
イムノタクトイド腎症	171, 178, 179, 180	抗尿細管基底膜抗体	363, 373
壊死性糸球体腎炎	126, 131, 132, 133, 141	抗尿細管基底膜抗体型間質性腎炎	363
感染関連糸球体腎炎	20	後腹膜線維症	350, 363, 370, 371, 372
感染後糸球体腎炎	1, 11, 17, 18, 132	抗リン脂質抗体症候群	64, 65, 83, 84, 119
管内増殖性糸球体腎炎	14, 16, 18, 126	骨髄移植後腎症	258, 263
基底膜内沈着物	271	骨髄腫腎	296
急性糸球体腎炎症候群	21, 131	細胞性半月体	29, 37, 69, 70, 71, 77, 106, 107, 108, 128, 131, 132, 145, 149, 176, 215, 235, 237
急性腎障害（AKI）	181, 187, 190, 193, 204, 337, 363, 431		
急性腎不全	153, 191, 206, 419, 420		
急性尿細管間質性腎炎	119, 120, 122, 125	細胞線維性半月体	302
急速進行性糸球体腎炎	132, 143, 144, 150, 151, 171, 233, 340	糸球体基底膜 dense deposit disease（BMDDD）	45
強皮症腎	204, 210, 211	糸球体沈着症	162

440

重鎖沈着病	383
上皮下沈着物	17, 21, 22, 149, 298, 299
上皮細胞陥入症	86
上皮細胞障害	36, 42
腎移植後糸球体腎炎	241
腎盂腎炎	316
真菌感染症	419, 420
髄放線障害	96
線維細胞性半月体	39, 110, 135, 137, 235, 284, 303, 306, 368
線維性半月体	215
先天性ネフローゼ症候群	50, 52, 53, 55, 58
巣状糸球体硬化症	250, 337
巣状糸球体硬化症様病変（FSGS様病変）	409
増殖性動脈内膜炎	11, 206
低補体血症性糸球体腎炎	107, 117
内皮下沈着物	167
内皮下浮腫	322, 372
内皮細胞障害	36, 38, 213, 215, 216, 221, 228, 230, 235, 236, 238, 239, 241, 244, 247, 248, 250, 256, 258, 263
肉芽腫性間質性腎炎	315, 316
尿細管内血症沈着症	
尿路感染症	411, 412, 413, 414, 415, 417
ネフリン	53
ネフローゼ症候群	27, 29, 36, 53, 54, 58, 160, 162, 171, 179, 195, 196, 202, 233, 283, 294, 295, 301, 351, 360, 387, 409
ネフロン癆	333, 337, 338, 340, 341, 343

半月体形成性糸球体腎炎	132
ハンプ	4, 5, 7, 9, 14, 17, 18, 19, 20, 21, 22, 24, 132, 149, 295, 298, 299, 354, 371
ヒアリン血栓	78
ファンコニー症候群	290, 291, 318, 319, 322, 323, 325, 326, 328, 331, 332
フィブロネクチン腎症	160, 387
傍尿細管基底膜（PTC）	252, 313, 321, 343, 370, 404, 411, 428, 433
膜性腎症	53, 118, 135, 143, 148, 149, 150, 151, 152, 351, 353, 354, 360, 361
膜性増殖性糸球体腎炎	1, 5, 9, 36, 43, 377
膜性増殖性糸球体腎炎様病変	195, 197
末期腎不全	179, 241, 244, 250, 333, 337, 341, 342, 343, 360, 384, 399
慢性腎不全	54
ミトコンドリア異常症	326, 331, 332
ムコール症	419, 421, 426
メサンギウム間入	5, 21, 30, 42, 45, 72, 92, 97, 110, 111, 164, 168, 215, 216, 217, 219, 222, 230, 231, 238, 276, 277, 291, 303, 372, 404, 405, 409
メサンギウム増殖性糸球体腎炎	107, 118
メサンギウム沈着物	232
メサンギウム融解	3, 4, 5, 9, 12, 14, 18, 37, 66, 70, 77, 78, 84, 128, 138, 163, 167, 169, 173, 174, 175, 188, 197, 198, 202, 215, 219, 256, 259, 263

溶血性尿毒症性症候群（HUS）	224
溶連菌感染関連糸球体腎炎	20
溶連菌感染後糸球体腎炎	16, 18, 25
lupus vasculopathy	60, 62, 64, 65, 66, 68, 71, 72, 73, 74, 75, 83, 84

ループス腎炎	17, 18, 61, 62, 64, 66, 68, 71, 72, 73, 74, 75, 77, 82, 83, 84, 86, 87, 88, 89, 95, 96, 98, 105, 106, 110, 111, 117, 118, 132, 170, 174, 346, 365

腎生検からここまで解る 臨床病態 50 症例

定価（本体 9,000 円＋税）
消費税変更の場合，上記定価は税率の差額分変更になります．

2014 年 7 月 15 日 第 1 版 第 1 刷発行

企　画	重松腎病理カンファレンス
監　修	重松秀一
責任編集	両角國男
編集協力	山中宣昭　山口　裕　長田道夫　武田朝美
発行者	蒲原一夫
発行所	株式会社 東京医学社

〒113-0033　東京都文京区本郷 3-35-4
編集部　　　　　　　　　　　　　TEL 03-3811-4119 FAX 03-3811-6135
販売部　　　　　　　　　　　　　TEL 03-3265-3551 FAX 03-3265-2750
URL: http://www.tokyo-igakusha.co.jp　E-mail: hanbai@tokyo-igakusha.co.jp　振替口座　00150-7-105704
正誤表を作成した場合はホームページに掲載します．

印刷・製本／三報社印刷
乱丁，落丁などがございましたら，お取り替えいたします．
・本書に掲載する著作物の複写権・翻訳権・上映権・譲渡権・公衆送信権（送信可能化権を含む）は(株)東京医学社が保有します．
・ JCOPY ＜(社)出版社著作権管理機構 委託出版物＞
本書の無断複写は著作権法上での例外を除き禁じられています．複写される場合は，そのつど事前に(社)出版社著作権管理機構（TEL 03-3513-6969, FAX 03-3513-6979, e-mail: info@jcopy.or.jp）の許諾を得てください．

ISBN978-4-88563-236-5 C3047 ¥9000E